JN438883

아토피 피부염 치유

저자 **박정원**

머리말

아토피피부염 발병은 피부 트러블과 같이 쉽게 치료될 수 있는 단순 피부 질환이 발생한 것이 아니라 근본 치료 및 치유가 간단치 않은 자가면역질환이 발병한 것이다.

1세 이하 영·유아를 포함한 다양한 연령층에서 아토피피부염이 경증(輕症) 상태로 처음 발병하면, 피부 트러블과 같은 단순 피부질환이 발생한 것으로 잘못 오인하는 경우가 많다.

경증(輕症) 아토피피부염이 처음 발병하였을 때 각종 약물로 치료를 하고 난 후 증상이 빠르게 완화되면, 아토피피부염 환자와 주위 사람들은 향후 쉽게 치유될 수 있을 것이라고 기대하게 된다.

하지만 경증(輕症) 아토피피부염 발병 초기부터 각종 약물치료를 계속했으나 아토피피부염 근본 원인은 치유되지 못한 채 한시적인 증상 완화와 증상 악화가 반복되면서 점차 중증(中症), 중증(重症) 상태로 진행이 되고 나면, 그제서야 아토피피부염은 쉽게 치유될 수 있는 질환이 아님을 뒤늦게 깨닫게 된다.

아토피피부염 발병 초기부터 각종 약물치료를 계속했으나 지속적으로 악화되고 있는 상황에서도 많은 환자와 가족들은 아토피피부염의 발병 원인을 정확히 알지 못하고 있다.

즉, 아토피피부염 유발요인으로 관여하는 특정 합성화학물질의 독성 부작용을 극복할 수 있는 면역능, 자연치유력을 온전하게 갖추지 못해 면역세포 생성장애, 면역세포와 연관 분자 기능 손상, 선천면역계기능 손상, 피부장벽기능 손상, 면역능 저하, 자연치유력 약화 등 정상 생명현상과 생체활동을 영위하지 못하는 사람들 중에서 아토피피부염이 발병하고 있음을 모르고 있다.

그리고 그 동안 각종 약물 치료를 많이 했음에도 불구하고 아토피피부염이 점점 악화될 때마다 왜 아토피피부염이 치유되지 못하고 악화되고 있는지에 대해 의문을 품게 된다.

아토피피부염이 악화되는 이유를 이해하기 어려운 것은 여러 요인 때문이다.

아토피피부염을 악화시키는 주요 원인으로는 특정 합성 화학물질, 휘발성 유기화합물, 중금속, 알레르겐, 자극물질, 그리고 기타 유해물질들이 있다. 이 물질들이 아토피피부염 환자의 체내로 지속적으로 유입되고 피부에 접촉하게 되면 관련 이상 증상이 심화되고, 면역체계의 과민반응이 심해지면서 특정 부위의 알레르기 및 다른 부위의 아토피피부염 증상이 악화된다. 그럼에도 불구하고, 이 물질들이 아토피피부염을 악화시키는 인자로 작용한다는 사실을 대부분의 사람들은 잘 인지하지 못한다. 아토피피부염 악화인자로 작용하는 이물질이 식품 섭취, 호흡기 흡입, 피부 접촉, 약물 사용 등의 경로를 통해 계속해서 체내로 유입되고 피부에 접촉되면서 아토피피부염을 악화시킬 수 있지만, 어떤 물질들이 악화 요인으로 작용하는지 대부분의 사람들은 알지 못하기 때문이다.

특히 아토피피부염 유발 요인으로 관여하는 특정 합성 화학물질과 약물 부작용을 일으킨 특정 약물이 아토피피부염을 심각하게 악화시키는 가장 강력한 악화인자 중 하나로 작용하고 있음에도, 대부분의 사람들은 이를 전혀 인지하지 못하고 있다. 이러한 악화인자 때문에 얼굴, 목, 가슴, 팔, 다리, 입술, 입 주위, 턱, 이마, 눈 주위, 귀, 손발, 두피 등 특정 부위에서 발생한 알레르기 반응과 다른 부위에서 나타난 아토피피부염 증상이 더욱 악화된다. 그러나 악화인자로 작용하는 이 물질들의 존재를 알지 못하는 경우, 체내로 계속 유입되고 피부에 접촉되는 악화인자를 제대로 차단하거나 제거하지 못하고, 증상을 빠르게 완화하는 약물 사용에만 의존하게 된다.

체내로 지속적으로 유입되고 피부에 접촉되는 악화인자 때문에 경증 상태의 아토피피부염이 점차 악화되면서 이로 인해 홍조와 홍종 부위의 염증, 부종, 상처, 진물 발생, 야간 수면 장애, 야간 각성 상태, 피부 건조, 각질 생성, 소양증, 태선화, 백색 피부 그림증 등의 증상이 심화된다. 그럼에도 불구하고, 악화인자로 작용하는 이물질을 철저히 차단하거나 제거하지 못하고 있으며 대부분의 경우, 아토피피부염이 악화될 때마다 이물질을 제대로 차단하거나 제거하지 않은 채, 증상을 빠르게 완화하는 치료법과 약물 사용에만 의존하고 있다.

체내로 계속 유입되고 피부에 접촉되는 악화인자는 철저히 차단 및 제거하지 못한 채, 특정 부위에 발생한 알레르기와 다른 부위에사 나타난 아토피피부염 증상을 빠르게 완화시키는 대증치료법과 효능을 발휘하는 약물을 사용해도 근본원인은 치유되지 않는다. 홍조, 홍종을 비롯한 기타 증상들은 단지 한시적으로 완화될 뿐이며, 대증치료를 중단하면 대증치료 효능이 소멸되면서 일시적으로 완화되었던 증상들이 사라지고, 마지막 대증치료 이전보다 더 악화된 상태로 나타나는 리바운드 현상이 발생한다. 또한, 아토피피부염이 악화될 때마다 이전에 사용했던 약물보다 더 강한 대증치료 효능을 가진 약물을 사용하더라도, 악화인자와 연관된 이상 증후가 심화되고 면역체계의 과민반응이 심해지면서 증상 완화가 더 이상 유지되지 못할 경우에도 리바운드 현상이 발생하면서 다시 악화된다.

이와 같이 발병 초기부터 각종 약물을 계속 사용했으나 아토피피부염이 근본치료되지 못하고 시일이 흐를수록 점점 악화되는 경우가 많은 이유는, 악화인자로 관여하는 이물질의 체내유입과 피부접촉은 철저히 차단 및 제거하지 못한 채 특정 부위에 발생한 알레르기와 기타 부위 아토피피부염 증상을 한시적으로 완화시키는 대증치료법 및 대증치료 효능을 발휘하는 약물로 치료하는 경우가 많기 때문이다.

그에 비해 아토피피부염 발병 초기부터 악화인자로 작용하는 이물질의 체내유입과 피부 접촉을 철저히 차단하고 제거한 상태에서 아토피피부염을 근본적으로 치료하고 치유할 수 있는 근원치료법과 그에 따른 약물을 사용하는 경우는 상대적으로 드물다. 그 결과, 아토피피부염 발병 초기부터 주로 대증치료법과 그 효능을 발휘하는 약물을 지속적으로 사용해온 사람들은, 어떤 치료법과 약물로 아토피피부염을 치료하느냐에 따라 치료 후 결과가 크게 달라질 수 있으며, 리바운드 현상이 발생하거나 발생하지 않을 수 있다는 점을 잘 모르고 있다.

오늘날의 아토피피부염 치료는 주로 대증치료에 의존하고 있는 것이 현실이지만, 특정 약물을 사용하여 아토피피부염을 치료하는 방법으로는 발병 초기부터 ❶ 대증치료법 및 대증치료 효능을 발휘하는 약물을 사용해서 치료하는 방법, ❷ 근원치료법 및 근원치료 효능을 발휘하는 약물을 사용해서 치료하는 방법, ❸ 계속해온 대증치료법 및 대증치료 효능을 발휘하는 약물 사용을 중단하고 근원치료법 및 근원치료 효능을 발휘하는 약물로 대체 사용해서 치료하는 방법이 있다.

아토피피부염 치료 방법에 따라 치료 결과는 한시적인 증상 완화와 근본적인 치료로 크게 구별되며, 치료 과정, 진행 상태, 증상 변화 등이 확연히 달라진다. 이러한 치료 방법에는 각각 다른 장점(치료 효능, 유리한 점, 편리한 점)과 단점(불리한 점, 불편한 점)이 존재하며, 이는 리바운드 현상 발생 여부와 치료 결과에 분명한 차이가 발생한다.

따라서, ❶, ❷, ❸과 같은 방법으로 아토피피부염을 치료할 경우의 장단점을 비교하면, 왜 아토피피부염이 근본적으로 치유되지 못하고 점점 악화되어 가는지를 이해할 수 있게 될 것이다. 이를 통해 아토피피부염이 근본적으로 치료 가능한 질환이라는 것을 인식하게 될 것이다.

즉, 아토피피부염의 발병 초기부터 악화인자로 작용하는 이물질이 체내로 유입되지 않고 피부에 접촉되지 않도록 철저히 차단하고 제거한 상태에서 한의학 이론과 치료 원리를 근거로 처방되고 조제된 근원치료 효능을 가진 한약을 복용하며 근원치료를 시작하면, 그 장점(치료 효능, 유리한 점)을 알게 되고, 리바운드 현상 없이 아토피피부염이 빠르게 근본적으로 치료되고 치유될 수 있음을 이해하게 될 것이다.

또한 아토피피부염 발병 초기부터 대증치료법과 그 효능을 발휘하는 약물을 지속적으로 사용했지만 아토피피부염이 근본적으로 치유되지 못하고 점점 악화되었을 때, 발병 초기부터 계속된 대증치료 효능을 발휘하는 약물 사용을 중단하고 근원치료 효능을 가진 한약 복용으로 대체한 후 치료된 사례들을 확인하면, 대증치료 효능으로 한시적으로 완화되었던 증상들이 사라지고 본래 앓고 있던 증상들이 마지막 대증치료 전보다 더 악화된 상태로 표출되는 리바운드 현상이 발생한 이후에 근원치료가 본격적으로 진행되며, 아토피피부염의 근본 원인과 이상 증상이 치유되어 근본적인 치료가 이루어지는 과정과 진행 상태를 알 수 있게 될 것이다.

특히 발병 초기부터 지속된 대증치료를 중단하고 근원치료로 전환한 후, 얼굴, 목, 가슴, 팔다리, 입술, 입 주위, 턱, 이마, 눈 주위, 귀, 두피 등 특정 부위에서 발생한 알레르기 반응과 다른 부위의 아토피피부염 증상의 근원치료 진행 상태와 근본 치료 상태 등를 확인하면, 근원치료 효능을 올바르게 인정받을 수 있게 될 것이다. 또한, 아토피피부염이 중증 상태로 진행된 경우에도 대증치료를 중단하고 근원치료로 대체한 후, 근원치료가 효과를 발휘하면서 증상의 점진적 호전과 근본 원인 치유 과정을 경험하게 되면, 근원치료의 진정한 효능을 이해하게 될 것이다.

1987년 박정원한의원을 개원한 이래, 신생아 태열, 영유아, 어린이, 청소년 및 성인의 아토피피부염, 건선, 통풍 등 다양한 질환의 치료와 예방에 힘써온 본인은 이번에 출간되는 첫 번째 책을 통해 아토피피부염이 결코 치료가 어렵거나 치유가 불가능한 질환이 아니라는 점을 알릴 목적으로 서술하였으며 이 책에서는 아토피피부염의 근본 치료 및 예방이 가능함을 강조하고 있다. 즉, 아토피피부염이 발병했더라도, 아토피피부염을 악화시키는 이물질이 환자의 체내로 유입되거나 피부에 접촉되지 않도록 철저히 차단하고, 제거함으로써, 아토피피부염의 추가 악화를 방지하고 점진적인 호전을 이룰 수 있다.

또한 근원 치료법과 그 효능을 발휘하는 천연 약물인 한약을 복용한 후 아토피피부염의 근본 원인과 악화인자와 연관된 이상 증상이 치유되고, 특정 부위에 발생한 알레르기 및 기타 부위의 아토피피부염 증상이 완전히 소멸된 부위에 정상 피부조직이 생성되면 아토피피부염이 근본적으로 치료될 수 있다. 즉, 아토피피부염의 발병 초기부터 악화인자의 체내유입과 피부 접촉을 철저히 차단하고 제거한 상태에서 한의학 이론과 아토피피부염 치료 원리에 근거하여 창안된 처방으로 조제된 한약 복용을 시작하면, 근원치료 효능이 발휘되면서 생명 현상과 생체 활동이 정상을 유지하고, 면역 능력이 증강되며, 자연 치유력이 강화되고, 면역 세포 생성과 관련 분자 기능, 선천적 면역계 기능 및 피부 장벽 기능이 정상적으로 작동하게 된다. 이러한 과정을 통해 홍조, 홍종을 포함한 아토피피부염의 다양한 증상들이 완전히 소멸되고 정상 피부 조직이 형성될 때, 아토피피부염의 근본 치료가 이루어질 수 있다.

이번에 출간되는 첫 번째 책을 통해 아토피피부염의 근원치료에 관한 내용을 항목별로 서술함으로써, 아토피피부염 치료의 미래 방향이 한시적인 증상 완화를 목표로 하는 대증치료법보다는 근본 치료를 목표로 하는 근원치료법이 유리함을 이해할 수 있을 것이다. 이 책에 서술된 내용을 통해 그동안 알려지지 않았던 아토피피부염의 근원치료와 관련된 사항들을 올바로 인식하는 계기가 되기를 바라며, 아토피피부염을 앓고 있는 당사자와 가족들이 궁금해하던 많은 의문점들이 해소되고 아토피피부염으로 인한 심신의 고통에서 벗어나 행복한 미래 생활을 영위할 수 있기를 진심으로 바란다.

끝으로 이 책의 출간을 위해 힘써준 의성당 출판사의 모든 관계자들에게 감사의 마음을 전하며, 조선시대 후기 문신 이양연(李亮淵)의 임연당별집(臨淵堂別集)에 수록된 오언절구(五言絶句) '踏雪野中去'가 내 진의(眞意)를 대변하고 있음을 알리며 인사말을 마친다.

踏雪野中去(답설야중거)	눈 내린 들판을 걸어갈 제
不須胡亂行(불수호란행)	발걸음을 함부로 어지러이 내딛지 마라
今日我行跡(금일아행적)	오늘 내가 남긴 발자취는
遂作後人程(수작후인정)	뒤에 오는 사람에게 이정표가 되리니

추천사 1

최근 들어서 피부염 특히 아토피질환으로 고통을 겪고 있는 환자들이 많음을 흔하게 볼 수 있다. 이런 환자들은 우선 보기에도 안쓰럽지만, 발적(발적), 발열(발열), 홍조(紅潮), 소양증(가려움증), 피부건조 등을 호소하는 것을 보면, 치료자의 한 사람으로서 안타까움을 금할 수 없다.

잘 알려진 사실이지만, 아토피피부염 치료에 흔히 사용되는 스테로이드 약물은 아토피피부염을 한시적으로 완화, 개선, 억제시키는 약리효능을 나타내기도 하지만 근본 치료가 어렵다는 점에서 한계를 가진다. 스테로이드 성분은 체내에 누적되어 산화콜레스테롤로 변환될 수 있으며, 조직을 산화시켜 더 심한 염증을 유발할 수 있기 때문이다.

인간은 자연계의 일원으로서, 자연계의 순환 속에서 천연 자연물과 공생할 때 건강과 장수를 누릴 수 있다. 하지만 현대인들은 물질문명의 혜택을 받으면서 자연의 순환을 역행하는 생활을 하고 있다. 가공식품, 한냉음료, 불규칙한 생활습관, 스트레스, 공해물질 등은 면역력을 감퇴시키고 자연치유력을 약화시켜 치료가 어려운 다양한 질병을 초래한다.

'아토피피부염 치유'의 저자는 25년 넘게 한방 임상에서 아토피 질환의 발병원인과 악화 요인을 연구하며 근본 치료를 향한 임상 치료에 매진해왔다. 생체의 자연 순환과 대사작용의 평형 유지, 즉 수승화강(水昇火降)과 수화기제(水火旣濟)의 이론과 치료 원리를 통해 온전한 생명 현상과 신체 활동을 보존하면서 아토피피부염을 치유하는 한의학 치료의 핵심은 근본 치료와 재발 방지에 있다.

이러한 한의학 치료는 천연물질인 한약을 복용하면서 자연 친화적인 환경에서 생활할수록 그 효과가 더욱 높아진다.

이 책은 오랜 기간 동안 연구와 임상을 통해 개발된 아토피피부염 치료법과 그 결과물을 담고 있다. 이는 개인의 업적을 넘어서 한의학계에 기쁨이 되고, 환자에게는 새 생명의 길을 열어주는 중요한 자료가 될 것이다.

따라서 이 책을 강력히 추천하는 바이다.

2024년 7월

한의학 박사 안 덕 균

추천사 2

'아토피피부염 치유'의 저자인 박정원 원장은 나와 함께 경희대학교 한의과대학 한의학과를 77년에 입학하여 83년에 졸업하고 한의사가 되었다. 1987년 한의원을 개원한 이후 지금까지 줄기차게 아토피피부염 정복을 향해 매진했으니, 박 원장은 전문가 중의 전문가라 할 만하다. 매월 마지막 목요일 부산 동기생 모임에서 박 원장은 이미 수년 전부터 아토피피부염 책을 집필 중에 있다고 했는데, 이제야 그 결실을 보게 되었다.

한의학을 생각할 때 우리 국민에게 가장 먼저 떠오르는 것은 아마도 허준의 동의보감일 것이다. TV 드라마 '집념'이 1996년 9월에서 이듬해 4월까지 공전의 히트를 쳤고, 이를 리메이크하여 2013년 3월에서 6월까지 '허준'이란 제목으로 방영되었다. 이를 보고 한의사가 된 후배도 많았으니, 동의보감이 우리 국민들의 질병을 치료하고 건강을 증진시키는 데 대단한 기여를 했다.

동의보감이 지어진 배경은 흥미롭다. 임진왜란 때 선조는 한양을 포기하고 의주로 피신했는데, 전쟁이 끝나고 한양으로 되돌아갔을 때 백성이 자신을 왕으로 인정해 줄 것이란 확신이 없었다고 한다. 이에 대한 해결책으로 선조는 허준에게 동의보감을 저술하게 했다. 이는 고려 때 몽골이 침입해오자 강화도로 피신하고서는 향약구급방을 펴낸 것과 취지가 같았다. 동의보감 서문에 따르면 임진왜란 당시에는 전쟁 중에 의사도 없고 의서도 부족하여 백성이 병나면 치료할 방법이 없으므로, 기존의 모든 의서를 참조하여 거의 모든 질병을 잘 분류하고 이에 적합한 치법을 모두 담게 했으니 이것이 바로 동의보감이다. 또한 한약은 당시 중국 명나라에서 수입하기 어려웠기 때문에 조선에서 나는 것으로 대용했고, 향약명도 붙였다.

이처럼 동의보감은 한의학을 한의사의 전유물에서 일반인에게 공개한 획기적인 사건이었다. 다만 백성이 동의보감을 구매하기에는 책값이 워낙 비쌌다. 동의보감이 한의학의 발전과 대중화에 기여했지만, 다른 한편으로는 저해 요인이 되기도 했다. 과거에는 교통이 불편했으므로 한 지역의 한의사 한 명이 그 지역의 모든 환자를 치료했다. 따라서 동의보감이 절실했다. 하지만 현재는 시대가 달라졌다. 이제는 대상을 한 지역에서 전 세계로 넓히고, 모든 질병에서 구체적인 질병 하나로 집중해야 하는 시대이다.

오늘날 한의학은 서양의학과 건강기능식품 등과 선의의 경쟁을 해야 하는 시대이므로 한의학 본연의 치료 영역을 확보해야 한다. 따라서 이제는 원래 취지에 맞게 동의보감을 일반인에게 넘겨주고 한의사는 전문가답게 더 발전해야 한다. 이런 관점에서 박정원 원장이 이번에 출판한 '아토피피부염 치유'는 이 시대에 가장 필요한 내용을 수록한 자료이다.

돌이켜보면 세상에 나온 수많은 책은 크게 두 가지로 우리를 실망시킨다. 하나는 아토피피부염에 대한 수많은 지식만 나열하고 정작 치유법은 없는 경우이다. 다른 하나는 아토피피부염에 대한 지식은 전무하면서 오로지 경험방 몇 개만 나열하고 왜 낫는지도 모르는 경우이다. 하지만 이 책은 이 두 요소를 완비했으므로 실망할 리가 없다. 한의학의 관점에서 아토피피부염의 원인과 분류 등을 하였으며, 또한 아토피피부염 치법과 치료 진행 과정과 치료 진행 상태, 치료 결과 등을 상세히 실었다. 30년 이상 임상에서 환자를 치료하면서 습득한 노하우를 공개하고 근본 치료 등의 결과물을 이 한 권에 모았으니 이를 추천하는 것이 동기생으로서 참으로 영광이고, 가슴이 뿌듯하다. 부디 전 세계에서 아토피피부염으로 고생하시는 분들이 더 이상의 고생을 끝내고 완치되기를 기원한다.

2024년 7월

한의학 박사
전 동의대학교 한의과대학 본초학 주임교수 김 인 락
전 대한본초학 회장

목차

1장

지구 자연계 훼손과 생명체 손상

Question

1. 지구에는 어떻게 생명체들이 존재할 수 있나요?
2. 지구 환경이 오염 및 훼손되고 자연생태계가 교란되면 어떤 일들이 발생할까요?
3. 아토피피부염은 왜 발병하나요?

1. 지구자연계와 생명체
2. 지구 자연계 훼손과 생명체 손상
3. 생명체 손상과 아토피피부염 발병

태양계의 한 구성체인 지구는 햇빛, 공기, 물, 토양 등 생명체 탄생과 존재를 가능하게 하는 천혜의 자연 환경을 갖추고 있으며, 이로 인해 태양과 함께 생명체 탄생과 존재의 근원 역할을 하고 있다. 지구 자연계와 생명체들은 '자연동일체'(自然同一體)이자 '공동운명체'(共同運命體)이므로, 지구 환경의 오염과 훼손, 자연생태계의 교란은 수많은 생명체들의 생명 현상과 생체 활동을 손상시키고 생명력을 약화시키는 결과를 초래할 것이다.

또한, 오늘날 물질 문명의 발달과 더불어 새롭게 개발되고 생산되는 합성 화학물질 중에는 아토피피부염의 유발 요인으로 관여하는 물질이 존재한다고 추정된다.

1. 지구자연계와 생명체

지구 자연계에는 인간을 비롯한 수많은 생명체들이 존재하고 있으며, 지구 자연계와 생명체들은 결코 분리(分離)될 수 없는 '자연동일체(自然同一體)'이며 '공동운명체(共同運命體)'이다. 태양계의 한 구성체인 지구는 수많은 생명체들의 존재를 가능하게 하는 햇빛, 대기, 물, 토양 등 천혜의 자연 환경을 갖추고 있어, 태양과 더불어 인간을 비롯한 수많은 생명체들의 탄생과 존재의 근원 역할을 한다. 지구 자연계에서는 장구한 세월 동안 생명체들의 탄생과 멸종이 진행되었으며, 기후 변화와 환경 변화에 적응하면서 진화해 온 생명체들은 공존 공생 관계를 유지하고 있다.

인간을 비롯한 수많은 생명체들은 지구 자연계와 더불어 공존하며 자연생태계(自然生態系)를 형성하고 있으며, 이로 인해 인간과 동식물 등의 생명체 및 지구 자연계는 자연동일체(自然同一體)라고 정의할 수 있다. 지구 자연계에 존재하는 생명체들은 급격한 기후 변동과 환경 변화에 적응할 수 있는 생명현상과 생체활동을 영위하면서 수많은 이물질로부터 스스로를 보호할 수 있는 면역체계를 구축(構築)하였다. 구축된 면역체계를 통해 면역능(免疫能=면역기능, 면역력)을 증강(增强)시키고 자연치유력을 강화(强化)하면서 생명현상과 생체활동을 정상적으로 영위할 수 있게 진화 발전하였다.

장구한 세월 동안 지구 자연계에서 고유한 생명현상과 생체활동을 영위해 온 수많은 생명체들은 오염되지 않은 지구 자연계와 공존, 공생 관계를 유지하면서 자연스러운 생태 순환의 연결 고리를 형성하였다. 인간을 비롯한 동식물 등의 공존, 공생을 통해 먹이사슬 등 생명체들의 자연스러운 생태 순환의 연결 고리가 형성되었으며, 그 결과 인류는 먹이사슬의 최상위층에 군림하면서 생명현상과 생체활동에 필요한 천연물질과 천연물을 획득할 수 있었고, 이를 의식주, 건강 보전 등에 활용할 수 있게 되었다. 오랜 세월 동안 의식주, 건강 보전 등에 활용된 천연물질과 천연물들은 결과적으로 인간의 면역체계 면역반응을 활성화시켜 자연스러운 면역능 증강과 자연치유력 강화를 실현시키는 원동력 역할을 하였다.

따라서 지구 자연계에 존재하는 인간은 지구 자연계와 동일체라고 일컬을 수 있으며, 또한 자연생태계에 존재하는 수많은 생명체들과도 결코 분리될 수 없는 '공동운명체'라고 정의할 수 있다. 인류는 지구 환경과 자연생태계를 인위적으로 오염시키거나 교란되지 않도록 노력해야 되며, 또한 자연 생태계에 존재하는 수많은 동식물 등의 생명체들 역시 인간만큼 귀중한 존재임을 인식하고 보호해야 한다.

2. 지구 자연계 훼손과 생명체 손상

지구 환경 오염과 훼손, 자연생태계 교란은 수많은 생명체들의 생명현상과 생체활동을 손상(損傷)시키고 생명력(生命力)을 약화(弱化)시키는 결과를 초래(招來)할 것이다. 산업혁명 이후부터 오늘날에 이르기까지 세계 각국에서 급속하게 진행되고 있는 산업 발전과 인구 증가는 수십억 년의 지구 역사에 비해 지극히 짧은 시간 동안 매우 빠른 속도로 전개되고 있다. 이로 인해 현재의 지구 환경은 인구 증가와 함께 대기오염, 수질 오염, 토양 오염 등 천연 환경이 빠르고 광범위하게 오염되고 있으며, 자연생태계 교란도 급격히 진행되고 있다.

인간의 삶의 편의(便宜)와 삶의 질(質) 향상을 위해 산업 발전이 가속화되면서 과거 지구자연계에 존재하지 않았던 수많은 종류의 합성화학물질들이 매년 새롭게 개발되고 대량으로 생산되고 있다. 또한, 과거에는 인위적으로 채광(採鑛)하지 않았던 각종 중금속과 휘발성 유기화합물의 사용량이 매년 증가하고 있으며 사용 범위도 확대되고 있다.

각종 합성화학물질, 휘발성 유기화합물, 중금속 등은 선진국을 포함한 전 세계에서 의식주와 건강을 향상시키는 데 필요한 다양한 소모품과 산업생산품의 개발, 생산, 유통, 보관에 유용하게 사용되고 있다. 하지만 이러한 물질들이 갖는 화학적, 생물학적 독성(毒性) 부작용은 대기오염, 수질오염, 토양오염 등을 일으켜 지구 환경과 자연생태계를 오염(汚染)시키고 교란(攪亂)시키는 주요 원인 물질로 작용하고 있다.

이러한 물질들의 과도한 사용으로 인해 발생하는 천연 환경의 오염과 훼손 및 자연생태계의 교란은 수많은 생명체들의 생명현상과 생체활동에 악영향을 미치고 생명력을 약화시키는 결과를 초래할 수 있다. 특히 먹이사슬의 최상위층에 군림(君臨)하고 있는 인간의 생명현상과 생체활동이 손상되면서 종국(終局)에는 면역체계 교란(攪亂), 면역능(=면역기능, 면역력) 저하, 자연치유력 약화와 같은 결과를 초래할수 있다.

세계 각국의 산업 발전이 확대되면서 새로운 합성화학물질의 대량 개발과 생산, 그리고 각종 중금속과 휘발성 유기화합물의 사용량 증가와 사용 범위 확대가 환경오염과 자연생태계의 훼손 및 교란을 심화시키고 있다. 이러한 현상이 계속될 경우, 지구 자연계의 자정력(自靜力)이 약화될 수 있다. 이와 같은 물질들로 인한 지구 환경의 오염 및 자연생태계의 교란이 지속되면 지구 자연계 자정력이 약화되고, 자연생태계에서 공존과 공생 관계를 유지해 온 수많은 생명체들의 생태 순환 연결고리에 이상(異常)이 발생하여 생명체들의 생명현상과 생체활동에 악영향을 끼칠 수 있다.

즉, 인간의 필요에 의해 유용하게 사용되고 있는 합성화학물질, 휘발성 유기화합물, 중금속 등은 그 독성(毒性) 때문에 생명현상과 생체활동을 손상시키며 면역능 저하와 자연치유력 약화를 초래할 수 있다. 이로 인해 특정 합성화학물질, 휘발성 유기화합물, 중금속과 연관된 특정 질환의 발병이나 이상 증후가 발생할 가능성을 염려할 수 있다. 특히 면역능이 저하되고 자연치유력이 약화된 사람일수록 외부 환경에 존재하는 다양한 이물질에 대항하여 스스로를 보호할 수 있는 면역체계가 제대로 작동하지 않거나 손상될 위험이 있다.

산업화가 진행된 선진국에서 아토피피부염과 같은 자가면역질환의 발병률이 높은 주된 이유는 현대화되고 도시화된 환경여건에서 생활하는 사람들이 물질문명의 혜택을 많이 누리면서, 아토피피부염 유발요인으로 작용하는 특정 합성화학물질의 체내 유입이 많기 때문으로 추정할 수 있다. 또한, 이러한 환경에서는 이물질의 독성을 극복할 수 있는 면역능과 자연치유력을 온전히 갖추지 못한 사람들 사이에서 아토피피부염이 발병하는 경우가 많다.

산업화가 진행된 우리나라에서도 생후 1년 이하의 영·유아를 비롯해 유아, 청소년, 성인 등 다양한 연령층에서 아토피피부염이 발병하고 있다. 이는 합성화학물질을 비롯한 휘발성 유기화합물, 중금속 등의 사용 증가와 활용 범위 확대로 인해 아토피피부염 유발요인으로 작용하는 특정 합성화학물질 및 다른 알레르겐 등의 아토피피부염 악화인자의 체내 유입과 피부 접촉 빈도가 증가하고 있기 때문이다.

본 저자의 연구에 따르면, 현재 우리나라 환경여건에서는 아토피피부염 유발요인으로 작용하는 두 종류의 특정 합성화학물질이 존재하며, 이러한 합성화학물질은 세 가지 유형의 형태로 존재한다고 추정된다.

3. 생명체 손상과 아토피피부염 발병

아토피피부염의 발병 원인은 물질문명의 발달과 함께 새롭게 개발되고 생산되는 합성화학물질들 중 아토피피부염 유발요인(誘發要因)으로 작용하는 물질이 체내로 유입되기 때문이다. 산업화가 진행된 국가일수록, 의식주와 건강 향상을 위해 인간의 삶의 편의와 질을 높이는 데 유용하게 사용되는 다양한 산업생산품들이 대량으로 개발되고 생산되고 있다.

이에 따라, 사회 각 분야에서 필요로 하는 각종 원자재의 대량 공급과 유통,

보관 등에 필요한 합성화학물질들이 계속해서 새롭게 개발되고 생산되며, 휘발성 유기화합물과 각종 중금속들도 대량으로 채광되고 있다. 이러한 상황은 아토피피부염과 같은 자가면역 질환의 발병률을 높이는 중요한 요인으로 작용하고 있다.

우리나라의 경우, 1970년대 이전에는 합성화학물질의 사용이 많지 않았으나, 1980년대 이후 산업 개발이 진행되면서 합성화학물질의 사용이 증가하였고, 매년 새롭게 개발되고 생산되고 있다. 또한, 휘발성 유기화합물과 각종 중금속의 사용량이 증가하고 활용 범위가 확대되면서 이들 물질이 광범위하게 사용되고 있다. 특히 합성화학물질, 휘발성 유기화합물, 중금속 등은 의식주를 비롯하여 인간 삶의 편의와 삶의 질 향상을 위해 유용하게 사용되고 있지만, 이러한 물질들이 체내에 계속 유입되거나 동시에 복합적으로 유입될 때 인체에 미치는 유해성이나 안전성에 대해 확신할 수 없는 상황이다.

물론, FDA와 같은 국가 기관에서는 이러한 물질들의 독성이 인체에 미치는 악영향을 고려하여 유해성 물질에 대한 허용 기준치를 설정하고 안전성을 설명하고 있지만, 독성을 지닌 물질들이 사람 체내에 복합적이고 지속적으로 유입된 후 칵테일 효과와 같은 다른 영향을 일으킬 경우 그 안전성을 보장하기 어렵다. 현실적으로 해마다 새로운 산업생산품들이 개발되고 있으며, 이러한 새로이 개발된 각종 산업생산품에 함유된 특정 물질의 독성(毒性)이 인체에 미치는 악영향을 완벽하게 확인하지 못한 채 사용되는 경우가 많다.

과거 언론 보도에 따르면, 43,000종류의 화학물질 중에서 유해성 검사를 받은 것은 6,000여 종류로, 전체의 약 15%에 불과하며 나머지 85%는 유해성이 제대로 검증되지 않은 상태다. 또한 특정 화학물질이 지니고 있는 독성이 자연생태계를 비롯하여 인간과 동식물 등의 생명체에게 미치는 해로운 영향에 대해서도 명확하게 밝혀내지 못하고 있는 실정이다. 이는 많은 화학물질들이 인체 및 환경에 미치는 영향을 충분히 이해하고 관리하는 데에 큰 한계가 있음을 보여준다.

특히, 독성을 지닌 각종 화학물질 등이 체내로 복합적이고 지속적으로 유입된 후 칵테일 효과와 같은 또 다른 독성 부작용을 일으키더라도 그러한 독성 부작용을 극복할 수 있는 면역능과 자연치유력을 완벽하게 갖춘 건강한 사람들은 독성을 극복할 수 있겠지만, 그렇지 못한 사람들에게는 독성 부작용과 연관된 특정 질환이나 증후가 발병할 수 있으므로 단일 화학물질의 허용 기준이 설정되었다고 해서 모든 사람들에게 안전성이 100% 보장되는 것은 아니다. 왜냐하면, 특정 화학물질에 관한 허용 기준 설정 등 객관적 안전성이 검증되었더라도 특정 화학물질에 대해 유전적 결함 또는 유전적 감수성을 지닌 사람에게도 안전성이 보장되는 것은 아니며, 특히 자가면역질환을 앓고 있는 사람에서 이상 면역반응이 나타날 경우 자가면역질환이 악화될 수 있기 때문이다.

과거에는 발병률이 낮았던 아토피피부염이나 건선 등의 자가면역질환의 증가, 그리고 새집증후군, 새가구증후군, 새차증후군, 새옷증후군, 새장난감증후군, 새책증후군 등과 같은 새로운 증후군이 출현하는 이유는 이러한 자가면역질환과 각종 증후군의 유발요인으로 관여하는 물질들이 현대에 많이 존재하기 때문이다. 아토피피부염 유발요인으로 작용하는 특정 합성화학물질이 사람 체내로 유입될 때, 이러한 물질의 독성을 극복할 수 있는 면역능과 자연치유력을 온전히 갖추지 못한 사람들 사이에서 아토피피부염이 발병할 수 있다고 추정된다.

즉, 아토피피부염 유발요인으로 관여하는 특정 합성화학물질이 사람 체내로 유입되었을 때 모든 사람에게 아토피피부염이 발병하는 것은 아니며, 특히 독성을 극복할 수 있는 면역능과 자연치유력을 온전히 갖추지 못한 사람들 사이에서 면역세포 생성장애, 면역세포와 연관분자 기능 손상, 선천 면역계 기능 손상, 피부장벽기능 손상, 면역능 저하, 자연치유력 약화 등이 발생하며, 이들은 아토피피부염 발병에 취약하다.

반면에 특정 합성화학물질이 외부에서 사람 체내로 유입되더라도 이 물질의 독성을 극복할 수 있는 면역능과 자연치유력을 온전히 갖춘 사람은 아토피피부염이 발병하지 않으며, 체내로 유입된 특정 합성화학물질이 아토피피부염 유발요인으로 관여하지 않는다. 그러나 아토피피부염이 발병한 사람의 체내로 아토피피부염 유발요인으로 관여한 특정 합성화학물질이 다시 유입된 후 면역세포 생성 장애, 면역세포와 연관분자 기능 손상, 선천 면역계 기능 손상, 피부장벽기능 손상, 면역능 저하, 자연치유력 약화 상태가 심화되면 홍조(紅潮), 홍종(紅腫), 소양증 등을 포함한 기타 아토피피부염 증상들이 빠르게 악화되는 강력한 악화인자로 작용할 수 있다.

2장

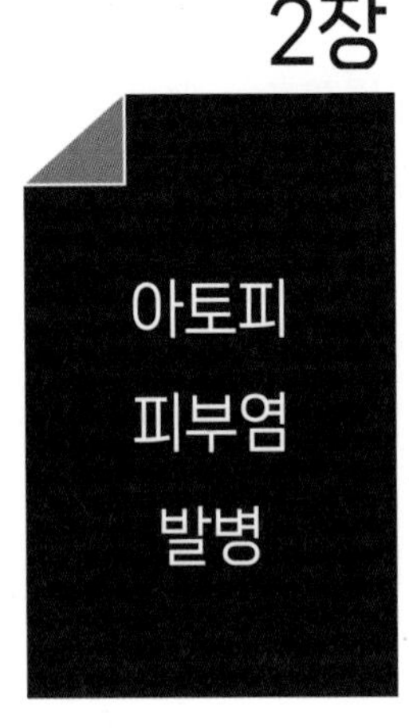

Question

1. 아토피피부염은 왜 선진국에서 더 많이 발병하나요?
2. 아토피피부염은 어떤 질환인가요?
3. 아토피피부염 발병요인에는 어떤 것이 있나요?
4. 어떤 경우에 아토피피부염이 발병하나요?
5. 아토피피부염 유발에 관여하는 특정 합성화학물질의 독성은 오직 아토피피부염만 발병시키나요?
6. 아토피피부염 발병 가능성이 높아지는 이유는 무엇 때문인가요?

1. 선진국 환경 여건과 후진국 환경 여건
2. 아토피피부염 발병(1)
3. 아토피피부염 발병(2)
4. 아토피피부염 발병 가능성
5. 특정 합성화학물질의 독성
6. 아토피피부염 발병 증가

오늘날의 환경 여건에서는 자가면역 질환인 아토피피부염 발병에 관여하는 특정 이물질이 존재하며, 아토피피부염 발병 요인으로는 선천적인 유전 인자와 후천적인 특정 환경 인자(특정 합성화학물질)가 있다.

아토피피부염 발병 소인을 지닌 사람의 체내로 아토피피부염 유발 요인으로 관여하는 특정 합성화학물질이 유입될수록 아토피피부염 발병 가능성이 높아진다. 이와 같이 특정 합성화학물질의 사용 증가와 체내 유입 사례가 증가함에 따라 아토피피부염 발병 가능성도 높아진다고 추정할 수 있다.

1. 선진국 환경 여건과 후진국 환경 여건

산업화가 진행된 선진국에서는 도시 지역에서 삶의 질과 편의를 향상시키기 위한 물질 문명의 혜택을 많이 누리고 있다. 이로 인해 아토피피부염 유발요인으로 관여하는 특정 합성화학물질의 사용 빈도 및 체내 유입 빈도가 산업화가 덜 진행된 후진국에 비해 상대적으로 높다. 아토피피부염 유발에 관여하는 특정 합성화학물질이 사람 체내로 유입됐을 때, 이 물질의 독성을 극복할 수 있는 면역능과 자연치유력을 완전히 갖추지 못한 사람들에서는 면역세포 생성 장애, 면역세포와 연관분자 기능 손상, 선천 면역계 기능 손상, 피부장벽 기능 손상, 면역능 저하, 자연치유력 약화 등의 생명현상과 생체활동이 손상되며, 이러한 상태의 사람들에서 아토피피부염이 발병할 가능성이 있다.

또한, 물질문명의 혜택을 많이 누리며 생활하는 선진국 사람들일수록 아토피피부염 유발에 관여하는 특정 합성화학물질의 사용 빈도 및 체내 유입 빈도가 높기 때문에, 이들 국가에서의 아토피피부염 발병률이 후진국보다 상대적으로 높다고 볼 수 있다. 이는 선진국에서의 삶의 질 향상과 편의를 위해 개발되고 생산되는 각종 생산품들이 많이 사용되고 있으며, 아토피피부염 유발에 관여하는 특정 합성화학물질 또한 사용 빈도가 높고 사람의 체내로 유입되는 경우가 많기 때문에 아토피피부염 발병 가능성이 높아지는 것으로 추론할 수 있다.

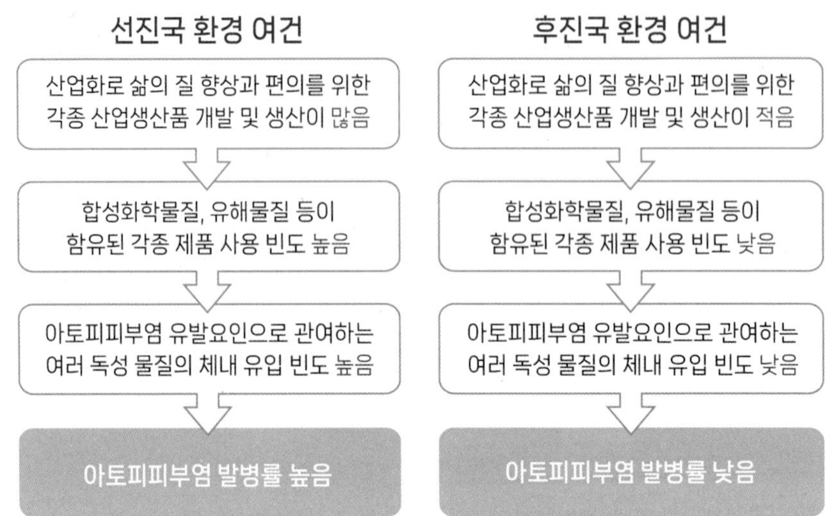

2. 아토피피부염 발병(1)

아토피피부염 발병은 피부 트러블과 같이 간단하게 치료될 수 있는 단순 피부 질환이 아니라, 치료가 어려운 난치(難治) 질환인 자가면역질환(自家免疫疾患)이 발병한 것이다. 1세 이하 영·유아(嬰·乳兒)를 비롯한 다양한 연령층에서 아토피피부염이 경증(輕症) 상태로 처음 발병할 때, 많은 경우에 이를 단순 피부 트러블로 잘못 판단한다.

특정 합성화학물질이 체내로 유입된 후 아토피피부염 유발요인으로 관여하는 상황에서, 초기에 약물 치료를 계속했음에도 불구하고 아토피피부염이 빠르게 치유되지 않고 중증(中症) 또는 중증(重症)으로 악화되는 경우가 있다. 이러한 상황이 발생하면 아토피피부염이 쉽게 치료될 수 있는 단순 피부 질환이 아니라는 것을 뒤늦게 깨닫게 된다. 즉, 아토피피부염은 치료가 간단한 단순 피부 질환이 아니라 난치 질환인 자가면역 질환이 발병한 것이다.

오늘날의 환경 여건에서 존재하는 두 종류의 특정 합성화학물질은 인간의 삶의 질 향상과 편의를 위해 유용하게 사용되고 있지만, 이들이 아토피피부염 유발요인으로도 작용하고 있다는 사실은 대다수 사람들이 알지 못하고 있다. 이러한 두 종류의 특정 합성화학물질이 아토피피부염 유발요인으로 관여하는 것을 인식하지 못하는 이유는, 그 이로운 영향은 잘 알려져 있으나 해로운 영향에 대해서는 잘 모르기 때문이다.

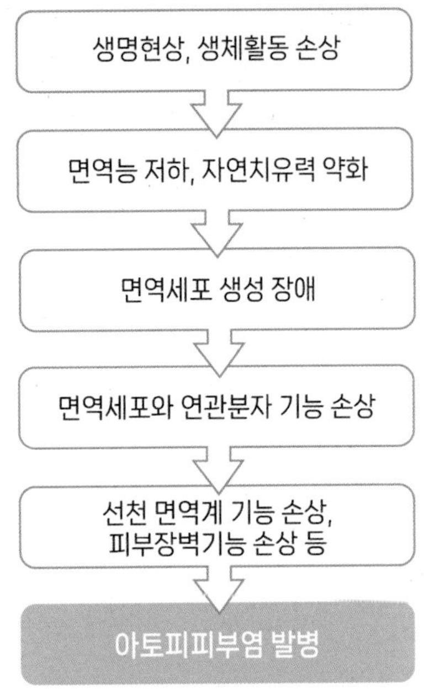

| 특정 합성화학물질이 체내로 유입된 후 아토피피부염 유발요인으로 관여할 경우

또한, 이 특정 합성화학물질이 사람 체내로 유입되었을 때 모든 사람에게 아토피피부염이 발병하는 것이 아니라 일부 사람들에게만 발병할 수 있기 때문에, 특정 합성화학물질이 아토피피부염 유발요인으로 작용한다는 사실을 인식하기 어려울 수 있다. 이는 아토피피부염 발병에 영향을 미치는 복합적인 요인들 중 하나로, 이 물질들의 독성이 특정 개인에게만 영향을 미칠 수 있기 때문에 일반적인 인식에서 벗어나게 되는 경우가 많다.

왜냐하면, 앞서 기술한 바와 같이 특정 합성화학물질의 독성(毒性)을 극복할 수 있는 면역능, 자연치유력을 온전히 갖추지 못해 선천 면역계 기능과 피부 장벽기능 등이 손상(損傷)된 사람들 중에서 일부 사람들만 아토피피부염이 발병하기 때문이다. 또한 아토피피부염 유발요인으로 관여하는 특정 합성화학물질이 체내로 유입된 후 아토피피부염이 곧바로 발병하지 않고 수주일(數週日) 또는 수개월(數個月) 이상이 경과한 이후에 아토피피부염이 발병할 경우에는, 특정 합성화학물질이 아토피피부염 유발요인으로 관여했다고 판단하기 어렵기 때문이다.

즉, 특정 합성화학물질이 사람 체내로 유입됐을 때, 그 독성을 극복할 수 있는 자연치유력이나 면역능을 완전히 갖추지 못한 사람들에서 면역세포 생성 장애, 면역세포와 연관분자 기능 손상, 선천 면역계 기능 손상, 피부장벽기능 손상, 면역능 저하, 자연치유력 약화 등 생명현상과 생체활동이 손상되면서 아토피피부염이 발병한다. 이 경우, 특정 합성화학물질이 아토피피부염의 유발요인으로 관여했다고 볼 수 있다.

3. 아토피피부염 발병(2)

아토피피부염 발병요인은 유전인자와 아토피피부염 유발요인으로 관여하는 특정 환경인자(=특정 합성화학물질)이다.

1) 아토피피부염 발병요인

아토피피부염 발병요인(發病要因)은 체내요인(體內要因)과 체외요인(體外要因)으로 분류 및 분석할 수 있다. 선천요인(先天要因)은 체내요인(體內要因)에 해당되며, 후천요인(後天要因)은 체외요인(體外要因)에 해당된다. 그리고 선천요인인 유전인자(遺傳因子)는 발병소인에 해당되며, 후천요인인 특정 환경인자(環境因子)는 유발요인에 해당된다.

즉, 모체(母體) 자궁에서 잉태(孕胎)되고 세상에 태어난 후 사람의 생명현상과 생체활동을 영위(營爲)하는 데 관여하는 유전인자와 삶을 영위하는 동안 체내로 유입되고 피부에 접촉되는 환경인자 중에서 아토피피부염 유발요인으로 관여하는 특정 환경인자(=특정 합성화학물질)가 아토피피부염 발병요인에 해당된다.

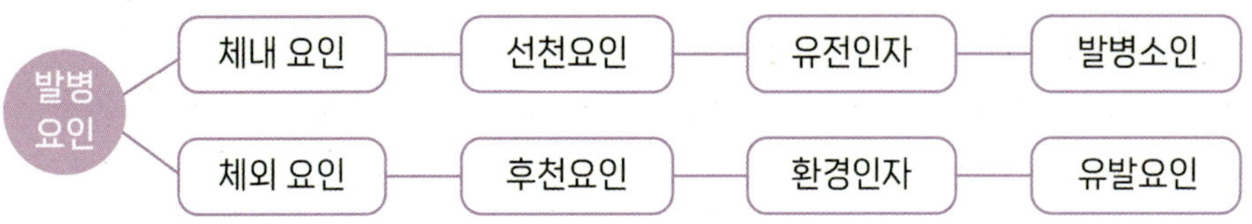

2) 아토피피부염 선천요인과 후천요인

아토피피부염 발병소인을 지닌 사람 체내로 아토피피부염 유발요인으로 관여하는 특정 합성화학물질이 유입될 경우, 아토피피부염이 발병할 가능성이 높다. 즉, 아토피피부염 유발요인으로 작용하는 특정 합성화학물질의 독성(毒性)을 극복할 수 있는 면역능과 자연치유력을 온전히 갖추지 못한 사람의 체내로 이 물질이 유입된 후, 면역능 저하(低下), 자연치유력 약화(弱化), 면역세포 생성 장애, 면역세포와 연관분자 기능 손상, 선천 면역계 기능 손상, 피부장벽기능 손상 등이 발생하면 아토피피부염이 발병할 가능성이 높아진다.

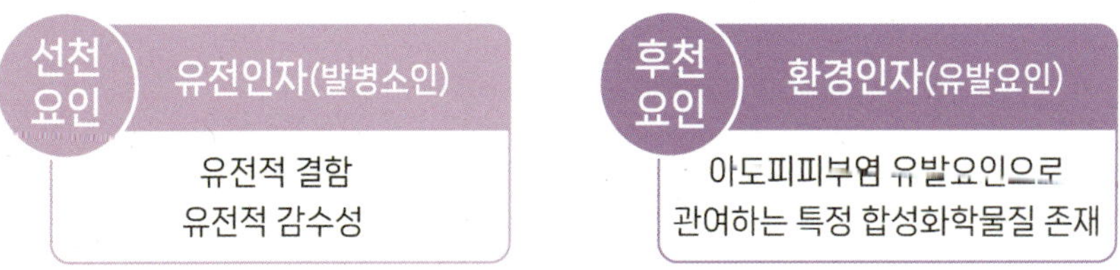

3) 유전적 감수성과 체질적 특성

오늘날의 환경 여건에서는 아토피피부염 유발요인으로 관여하는 특정 합성화학물질이 환경인자로 존재하며, 이러한 물질에 대한 유전적 감수성을 지닌 사람 체내로 특정 합성화학물질이 유입된 후 아토피피부염이 발병할 가능성이 높다. 특히 양명체질(陽明體質)의 체질적 특성을 가진 사람에서 아토피피부염의 발병 가능성이 더 높다.

즉, 주역 팔괘와 한의학의 원전인 황제내경(黃帝內經) 운기 7편(運氣 七篇), 삼음(三陰) 삼양(三陽) 이론과 원리에 근거해 사람의 체질 및 체질적 특성은 궐음(厥陰) 체질, 소음(少陰) 체질, 태음(太陰) 체질, 소양(少陽) 체질, 양명(陽明) 체질, 태양(太陽) 체질 등 6가지 기본 체질로 분류 및 분석될 수 있다. 이 중 양명 체질의 사람들에서 아토피피부염이 자주 발병하는 경향이 관찰되고 있다.

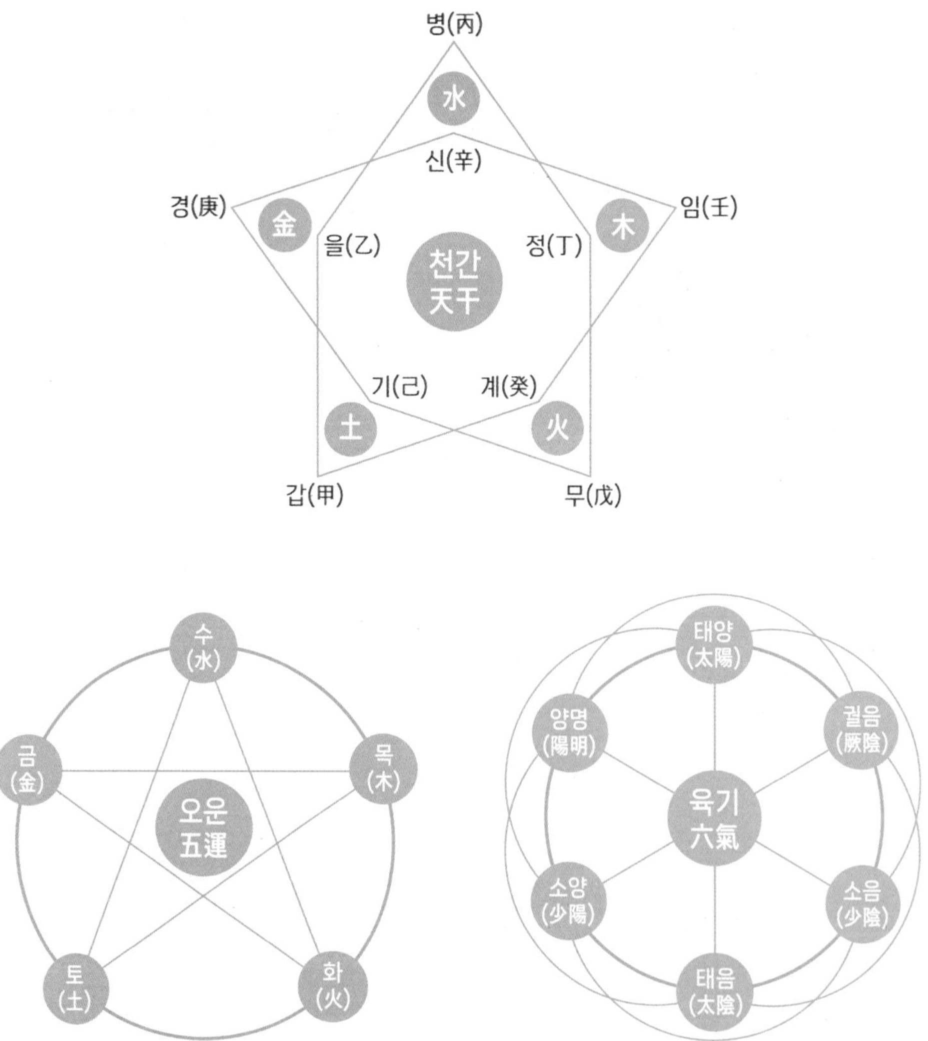

八	七	六	五	四	三	二	一
坤	艮	坎	巽	震	離	兌	乾
地	山	水	風	雷	火	澤	天
☷	☶	☵	☴	☳	☲	☱	☰
純陰	陽明	太陽	厥陰	少陽	少陰	太陰	純陽
	體質	體質	體質	體質	體質	體質	
	(燥金)	(寒水)	(風木)	(相火)	(君火)	(濕土)	

| 주역(周易) 팔괘(八卦)와 삼음(三陰), 삼양(三陽) 체질

4. 아토피피부염 발병 가능성

1) 아토피피부염 발병 소인을 지닌 사람 체내로 아토피피부염 유발요인이 유입될 경우

아토피피부염 발병 소인을 지닌 사람 체내로 아토피피부염 유발요인으로 관여하는 특정 합성화학물질이 유입될 경우, 아토피피부염이 발병할 가능성이 높다. 즉, 특정 합성화학물질의 독성을 극복할 수 있는 면역능과 자연치유력을 온전히 갖추지 못한 사람의 체내로 이 물질이 유입되면, 아토피피부염이 발병할 가능성이 크다. 이는 해당 화학물질의 부작용이 면역계에 직접적으로 영향을 미치며, 특히 면역 반응이 약화된 상태에서는 더욱 민감하게 반응할 수 있다.

발병소인 O → 유발요인 O → 발병 O

선천요인(유전인자)	후천요인(환경인자)
유전적 결함 유전적 감수성	아토피피부염 유발요인으로 관여하는 특정 합성화학물질

2) 아토피피부염 발병 소인을 지닌 사람 체내로 아토피피부염 유발요인이 유입되지 않을 경우

아토피피부염 발병 소인을 지닌 사람이라도 아토피피부염 유발요인으로 관여하는 특정 합성화학물질이 체내로 유입되지 않으면, 아토피피부염이 발병하지 않는다. 즉, 아토피피부염 유발요인으로 작용하는 특정 합성화학물질의 독성을 극복할 수 있는 면역능과 자연치유력을 온전히 갖추지 못한 사람일지라도, 해당 합성화학물질이 체내로 유입되지 않는 한 아토피피부염이 발병하지 않는다.

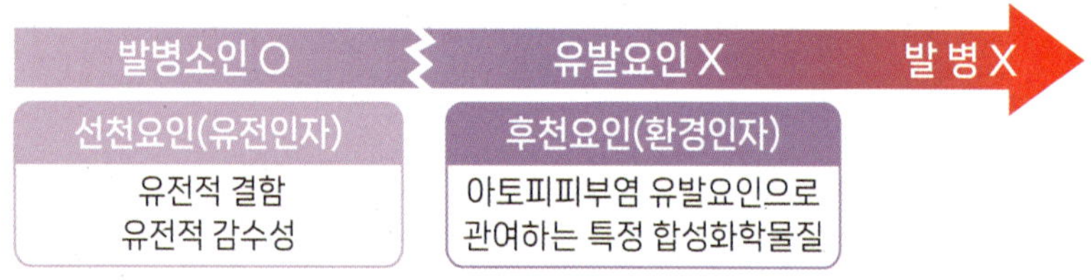

3) 아토피피부염 발병 소인이 없는 사람 체내로 아토피피부염 유발요인이 유입되는 경우

아토피피부염 발병 소인이 없는 사람의 체내로 아토피피부염 유발요인으로 관여하는 특정 합성화학물질이 유입되더라도 아토피피부염이 발병하지 않을 가능성이 높다. 즉, 아토피피부염 유발요인으로 관여하는 특정 합성화학물질의 독성을 극복할 수 있는 면역능과 자연치유력을 온전히 갖춘 사람의 체내로 이러한 합성화학물질이 유입되더라도 면역세포와 연관분자 기능이 정상적으로 작동하고, 면역세포가 정상적으로 생성되며, 선천 면역계 기능이 정상적으로 작동하고, 피부장벽 기능이 정상적으로 작동하면서 생명현상과 생체활동이 정상적으로 영위되면 아토피피부염이 발병하지 않는다.

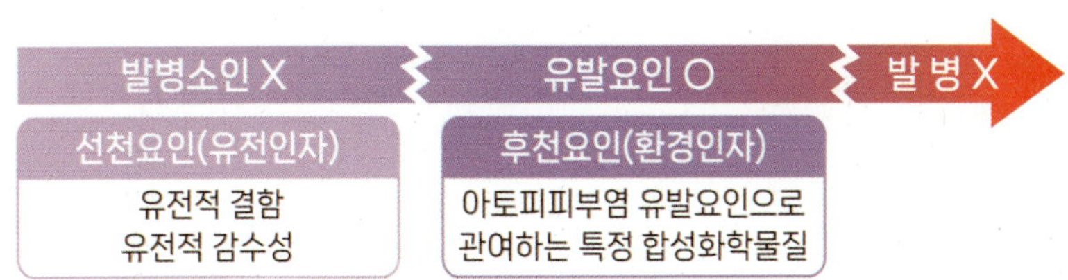

아토피피부염 유발요인으로 관여하는 특정 합성화학물질에 대해 유전적 결함 또는 유전적 감수성을 지닌 사람의 체내로 해당 합성화학물질이 유입될 경우, 아토피피부염이 발병할 가능성이 높다. 그러나 이 특정 합성화학물질의 체내 유입을 차단할 수 있다면, 아토피피부염이 발병하지 않을 수 있다. 이는 유입 차단이 가능한 예방 조치를 통해 아토피피부염 발병 위험을 감소시킬 수 있음을 의미한다.

5. 특정 합성화학물질의 독성

특정 합성화학물질은 아토피피부염 유발뿐만 아니라 건선(乾癬) 유발요인 등으로도 관여하고 있다. 특히 영·유아와 같이 면역체계가 미성숙(未成熟)된 사람에게는 아토피피부염 유발요인으로 작용할 수 있으며, 상대적으로 면역체계가 성숙된 성인(成人)에게는 건선 유발요인으로도 작용할 수 있다.

오늘날 아토피피부염과 건선을 비롯한 각종 자가면역질환의 지속적인 증가와 과거에 경험하지 못했던 새로운 질환과 증후(證候)들의 발현(發現)은 물질문명의 발달과 비례하여 새롭게 개발(開發)되고 채광(採鑛)된 다양한 물질들의 사용과 밀접한 관련이 있다. 즉, 물질문명의 발달에 따라 사람들의 필요에 의해 광범위하게 사용되는 수많은 물질들 중 일부는 인간의 생명현상과 생체활동을 손상시키며 새로운 질환을 유발하거나 기존 질환을 악화시키는 역할을 하고 있다.

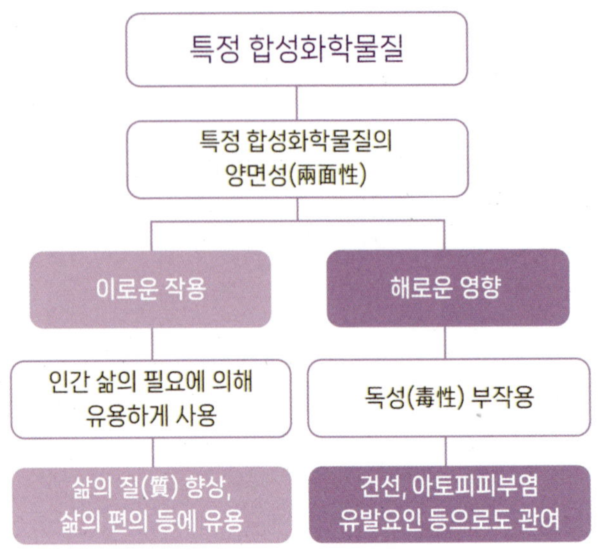

물질문명의 발달과 함께 사람들의 필요에 따라 유용하게 사용되고 있는 특정 합성화학물질은, 다른 한편으로는 아토피피부염이나 건선 등과 같은 자가면역질환을 유발하는 요인으로도 관여하고 있다.

그러나 대다수 사람들이 특정 합성화학물질이 아토피피부염이나 건선의 유발요인으로 작용한다는 사실을 모르는 경우가 많다. 이는 특정 합성화학물질이 사람 체내로 유입된 후 아토피피부염이나 건선이 곧바로 발병할 경우에는 이 물질이 유발요인으로 관여했다는 것을 알 수 있지만, 수주일 또는 수개월 이상 지난 후에 발병하는 경우, 그 관련성을 인식하기 어렵기 때문이다. 이로 인해 지연된 발병은 진단과 인식을 어렵게 하며, 그 결과 합성화학물질의 영향을 제대로 파악하기 어려워진다.

특정 합성화학 물질의 독성
아토피피부염
건선
특정 합성화학물질
특정 합성화학물질의 독성(毒性)
유전적 결함, 유전적 감수성을 지닌 사람 체내로 유입
면역체계가 미성숙된 영·유아 등의 경우
면역체계가 상대적으로 성숙된 성인의 경우
아토피피부염 유발요인으로 관여
아토피피부염, 건선 유발요인 등으로 관여

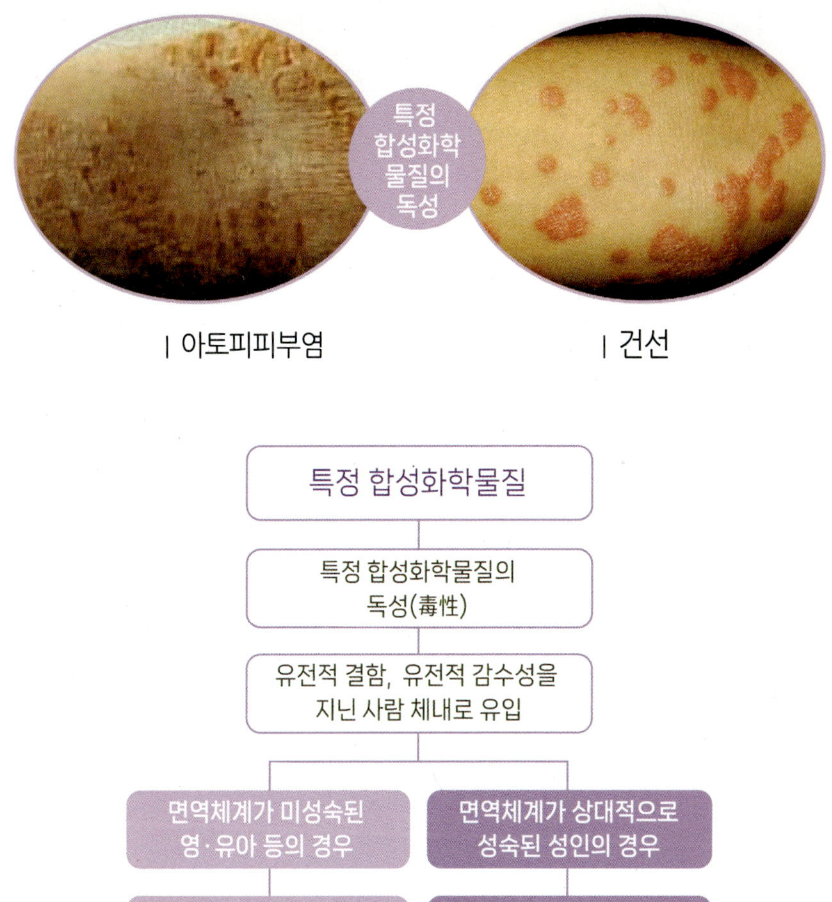

오늘날의 환경 여건에서 사용되고 있는 특정 합성화학물질은 사람들의 필요에 따라 유용하게 사용되고 있지만, 동시에 이러한 물질들의 독성을 극복할 수 있는 면역능과 자연치유력을 온전히 갖추지 못한 영·유아를 포함한 일부 사람들에게는 아토피피부염 유발요인으로 작용하고 있다.

특히 1세 이하의 영·유아와 같이 면역체계가 미성숙한 사람에게는 아토피피부염을 유발할 수 있으며, 면역체계가 상대적으로 성숙한 성인에게는 아토피피부염 뿐만 아니라 건선과 같은 다른 자가면역질환의 유발요인으로도 작용하고 있다. 이는 특정 합성화학물질이 아토피피부염뿐만 아니라 건선을 비롯한 다양한 자가면역질환을 유발할 수 있는 가능성을 보여준다.

6. 아토피피부염 발병 증가

아토피피부염 유발요인으로 작용하는 특정 합성화학물질의 사용 증가와 체내 유입 사례들이 증가함에 따라 아토피피부염이 발병할 가능성도 높아지고 있다. 오늘날의 환경 여건에서는 아토피피부염을 유발할 수 있는 두 종류의 합성화학물질이 존재하며, 이러한 물질들의 사용 증가로 인해 체내로의 유입 사례가 늘어나면서 아토피피부염의 발병 가능성이 증가하고 있다.

우리나라의 경우, 1970년대 이전에 비해 오늘날 물질문명의 혜택을 풍부하게 누리고 있는 상황에서 아토피피부염 발병률이 증가하고 있다는 것은 특정 합성화학물질의 사용 증가 및 체내 유입이 그 원인으로 작용하고 있음을 시사한다. 이러한 상황에서도 아토피피부염을 유발하는 특정 합성화학물질의 영향을 의심하는 사람은 많지 않으며, 이는 그 영향을 인지하기 어려운 환경적 복잡성 때문일 수 있다.

산업 개발이 진행되지 못한 1970년대 이전에는 아토피피부염 유발요인으로 관여하는 특정 합성화학물질의 사용 빈도 및 체내 유입 빈도가 오늘날처럼 높지 않았다. 그 결과, 아토피피부염이 발병할 가능성이 상대적으로 낮았으며, 발병했다 하더라도 아토피피부염 악화인자로 관여하는 이물질이 체내로 유입되거나 해당 이물질이 함유된 각종 산업 생산품을 사용하는 경우가 현저히 적어, 약물 치료 없이도 아토피피부염이 자연스럽게 호전되고 치료될 가능성이 있었다.

1980년대 이후 산업화가 진행되면서 아토피피부염 유발요인으로 관여하는 특정 합성화학물질의 사용 증가 및 체내 유입 사례들이 증가하였다. 이로 인해 아토피피부염 발병 가능성이 1970년대 이전에 비해 높아졌으며, 또한 아토피피부염 악화인자로 관여하는 각종 이물질이 체내로 유입되고 피부에 접촉되는 경우도 많이 증가하면서 아토피피부염의 치료가 어려워지고 악화될 가능성이 높아졌다.

2000년대 이후에도 산업화의 지속적 진행으로 아토피피부염 유발요인으로 관여하는 특정 합성화학물질 사용의 증가와 체내 유입 사례가 지속적으로 증가하였다. 이는 아토피피부염 발병 가능성을 더욱 높이고 있으며, 특히 악화인자로 관여하는 각종 이물질이 체내로 유입되고 피부에 접촉되는 사례가 꾸준히 증가하면서 아토피피부염이 치료되지 못하고 점차 중증으로 악화될 가능성이 커지고 있다.

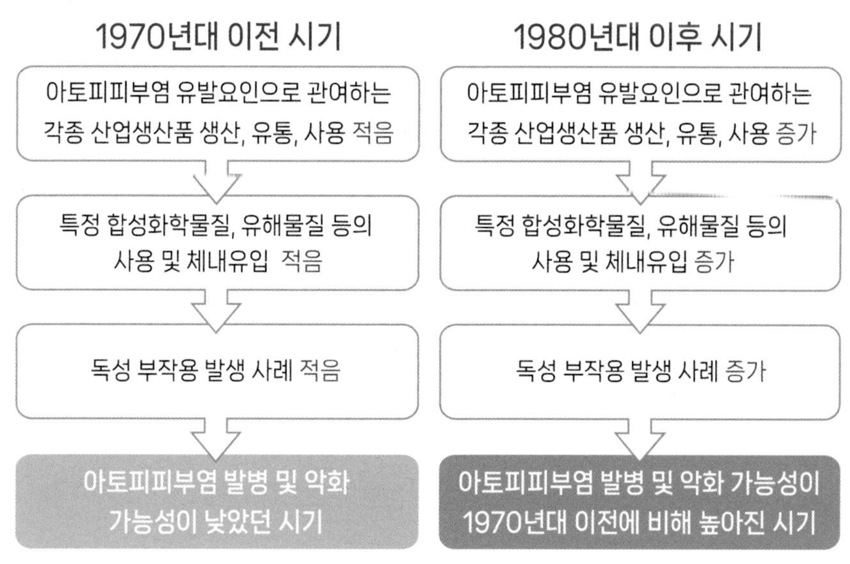

2000년대 이후 시기

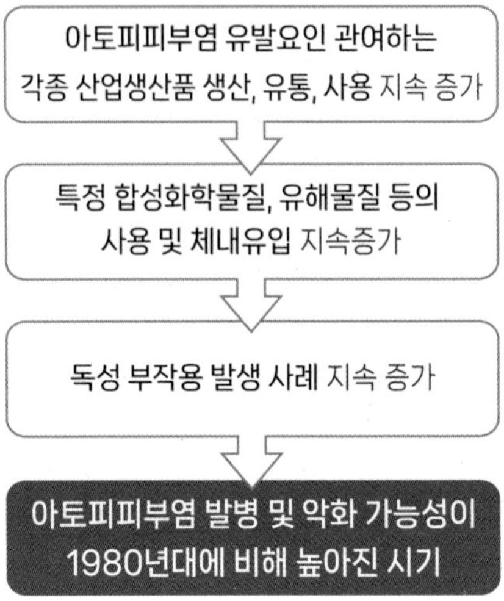

아토피피부염 유발요인 관여하는
각종 산업생산품 생산, 유통, 사용 지속 증가

↓

특정 합성화학물질, 유해물질 등의
사용 및 체내유입 지속증가

↓

독성 부작용 발생 사례 지속 증가

↓

아토피피부염 발병 및 악화 가능성이
1980년대에 비해 높아진 시기

3장 아토피 피부염 악화인자

Question

1. 아토피피부염 발병 후 증상이 악화되는 이유는 무엇 때문인가요?
2. 아토피피부염 치유가 힘든 이유가 난치 질환이기 때문인가요?
3. 아토피피부염 악화인자들 중 증상을 빠르게 악화시키는 악화인자들과 관여 이물질에는 어떤 것들이 있나요?

1. 아토피피부염 악화인자
2. 아토피피부염 악화와 악화인자
3. 아토피피부염 악화인자와 악화 관여 이물질

오늘날 환경 여건에서는 아토피피부염이 발병한 사람의 체내로 유입되거나 피부에 접촉된 후 아토피피부염 증상을 악화시키는 다양한 '악화인자'(방아쇠인자)가 존재하지만, 많은 경우 어떤 이유로 증상이 악화되는지를 정확히 모르고 있다.

아토피피부염의 치유가 어려운 주된 이유는 이 질환이 난치성을 띠기 때문만이 아니라, 아토피피부염을 악화시키는 다양한 악화인자들이 존재하여 치료 과정을 방해하기 때문이다.

특히 오늘날에는 아토피피부염을 유발하고 악화시킬 수 있는 많은 이물질이 존재하며, 그중에서도 특정 합성화학물질과 약물의 부작용이 발생하는 특정 약물들이 아토피피부염의 강력한 악화인자로 작용하고 있다

1. 아토피피부염 악화인자

1) 아토피피부염 악화인자(방아쇠인자)

오늘날에는 알레르겐(알레르기 원인 물질) 등 아토피피부염 악화인자로 관여하는 이물질이 많이 존재하지만, 아토피피부염을 앓고 있는 대부분의 사람들이 이러한 사실을 잘 모르고 있다. 즉, 아토피피부염이 발병한 사람의 체내로 아토피피부염 악화인자로 관여한 이물질이 체내로 유입되거나 피부에 접촉된 후 면역체계가 과민반응(알레르기)을 일으키면서 아토피피부염 증상이 악화되어도 악화인자로 관여하는 이물질의 존재를 모르기 때문에 왜 아토피피부염 증상이 악화되는지를 인식하지 못한다.

이는 선천 면역계 기능 정상 작동, 피부장벽 기능 정상 작동 등 생명현상과 생체활동이 정상 영위(營爲)되면서 아토피피부염이 발병하지 않았던 시기에는 수많은 이물질들이 체내로 계속 유입되고 피부에 접촉돼도 면역체계가 과민반응(알레르기)을 일으키지 않았으나, 아토피피부염 유발요인이 체내로 유입된 후 면역세포 생성장애, 면역세포와 연관분자 기능 손상, 선천 면역계 기능 손상, 피부장벽 기능 손상, 면역능 저하, 자연치유력 약화 등으로 인해 이전에는 반응하지 않았던 수많은 이물질들 중에서 많은 종류의 이물질이 과민반응(알레르기)을 일으키고 아토피피부염 증상을 악화시키는 악화인자로 관여하고 있는 것을 인식하지 못하기 때문이다.

| 총 안에 실탄이 장전되어 있는 경우, 방아쇠를 당기면 총알이 발사됨.

2) 아토피피부염 증상 악화

알레르겐 등 아토피피부염 악화인자로 관여하는 특정 이물질이 아토피피부염이 발병한 사람의 체내로 계속 유입되거나 피부에 접촉된 후 면역체계가 과민반응(알레르기)을 일으킬 경우, 홍조(紅潮), 홍종(紅腫), 피부 건조, 태선화, 상처, 부종, 염증, 진물, 소양증, 백색피부그림증 등의 기타 아토피피부염 증상들이 악화될 수 있다. 이는 면역체계의 과민 반응으로 인해 기존에 있던 증상들이 더욱 심해지는 것을 의미한다.

3) 아토피피부염 악화인자 체내유입 및 피부접촉 차단

아토피피부염이 발병했더라도 아토피피부염 악화인자로 관여하는 특정 이물질이 체내로 유입되지 않고 피부에 접촉되지 않는 경우, 면역체계는 과민반응(알레르기)을 일으키지 않아 홍조(紅潮), 홍종(紅腫), 소양증 등 기존의 아토피피부염 증상들이 악화되지 않는다.

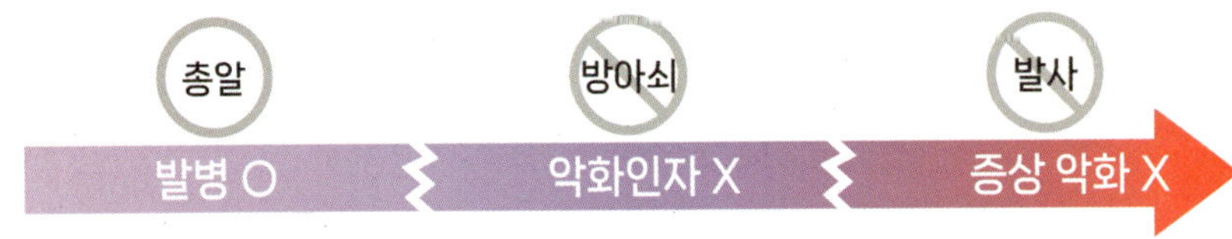

| 총 안에 실탄이 장전되어 있더라도 방아쇠를 당기지 않으면 총알이 발사되지 않음.

4) 아토피피부염 증상 호전 및 자연 치료 가능

아토피피부염이 발병했을 때 아토피피부염 악화인자(방아쇠인자)로 관여하는 이물질의 체내 유입과 피부 접촉을 철저히 차단하면, 면역체계가 더 이상 과민반응(알레르기)을 일으키지 않아 아토피피부염 증상이 더 이상 악화되지 않는다. 이 상태에서는 약물 치료 없이도 점진적인 아토피피부염 증상의 호전 및 자연 치유를 기대할 수 있다.

2. 아토피피부염 악화와 악화인자

아토피피부염 치유(治癒)가 어려운 주된 이유는 치료를 방해하고 아토피피부염 증상을 악화시키는 악화인자들이 매우 많이 존재하고 있기 때문이다.

알레르겐 등 아토피피부염 악화인자로 관여하는 이물질이 아토피피부염이 발병한 사람의 체내(體內)로 계속 유입되거나 피부에 접촉되면서 면역체계가 과민반응(알레르기)을 일으키면, 아토피피부염은 시간이 지날수록 경증(輕症)에서 중증(中症), 그리고 중증(重症) 상태로 악화될 가능성이 높다.

악화인자로 관여하는 이물질이 아토피피부염이 발병한 사람의 체내로 유입되고 피부에 접촉된 후 선천 면역계기능(先天免疫系機能)과 피부장벽기능(皮膚障壁機能)이 손상(損傷)되고 면역체계의 과민반응(過敏反應)이 심해지면, 악화인자를 철저히 차단하지 못하면 약물 치료를 계속하더라도 치유(治癒)되지 않고 점점 악화되는 상황에 직면하게 된다.

아토피피부염을 악화시키는 주요(主要)물질로는 특정 합성화학물질, 휘발성유기화합물, 중금속 및 그러한 물질들이 함유된 각종 산업생산품(제품)을 비롯하여 알레르겐(알레르기 원인물질), 자극 물질, 기타 유해물질 등을 열거할 수 있다.

아토피피부염 악화인자로 관여하는 이물질이 호흡기 흡입(吸入), 피부접촉, 식품 섭취, 약물 사용 등의 유입 경로를 통해 체내로 유입되고 피부에 접촉된 후 면역체계가 과민반응(알레르기)을 일으키면서 아토피피부염 증상이 악화되었을 때, 악화인자로 관여하는 이물질의 체내유입과 피부접촉은 철저히 차단하지 못한 채 특정 약물치료에만 의존하게 되면, 한시적(限時的)인 증상 완화는 가능할지언정 근본적인 치료 및 치유는 실현되기 어렵다.

1) 아토피피부염 악화와 악화인자 관여 이물질

외부 환경에 존재하는 수많은 이물질들 중 일부는 아토피피부염의 악화에 관여하거나 아토피피부염의 치유에 영향을 미칠 수 있으나, 이러한 사실을 인지하지 못하는 경우, 아토피피부염 악화인자로 관여하는 이물질이 아토피피부염이 발병한 사람의 체내로 유입되고 피부에 접촉된 후 면역체계가 과민반응(알레르기)을 일으키면서 특정 부위에 발생한 알레르기와 다른 부위의 아토피피부염 증상이 악화되어도 그 악화의 원인을 파악하기 어려울 수 있다.

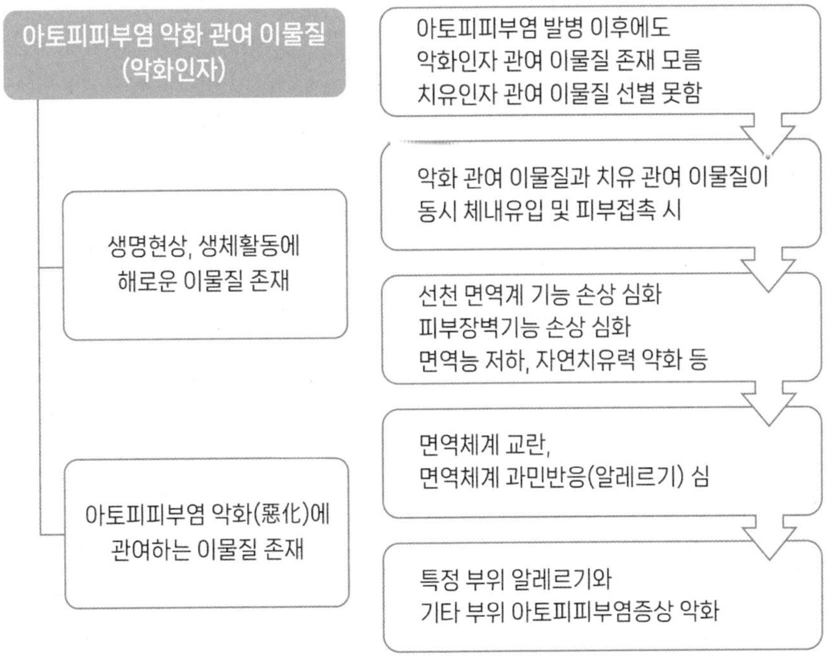

아토피피부염 발병 후 악화인자로 관여하는 이물질이 체내로 유입되거나 피부에 접촉된 후 면역체계가 과민반응(알레르기)을 일으킬 경우,

❶ 체내로 유입, 피부에 접촉되는 악화인자 종류 수(數) 적음(少), 체내유입 및 피부접촉 양 소량(少量), 악화인자 독성(毒性) 미약(微弱), 선천 면역계 기능 손상과 피부장벽기능 손상 등이 경미할수록 아토피피부염 증상은 서서히 악화된다.

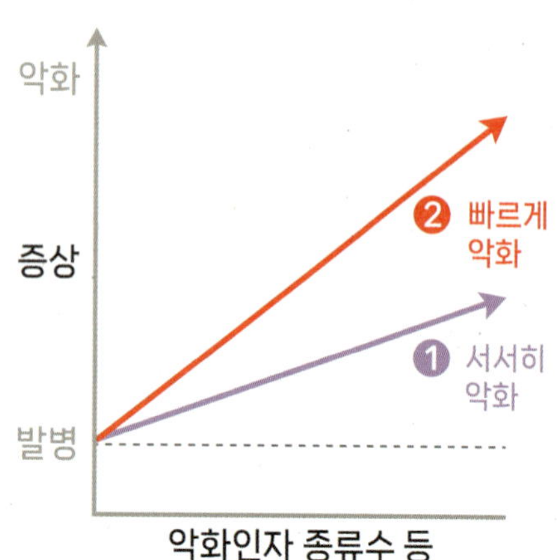

| 악화인자 관여 이물질의 체내유입, 피부접촉 지속될수록 아토피피부염 증상은 계속 악화

❷ 체내로 유입, 피부에 접촉되는 악화인자 종류 수(數) 많음(多), 체내유입 및 피부접촉 양 다량(多量), 악화인자 독성(毒性) 강(强), 선천 면역계 기능 손상과 피부장벽기능 손상 등이 심(甚)할수록 아토피피부염 증상은 빠르게 악화된다.

2) 아토피피부염 악화와 악화인자

아토피피부염 발병 후 아토피피부염 악화인자가 체내로 계속 유입되고 피부에 접촉된 후 악화인자와 연관된 이상 증후가 점차 심해지면서 면역능 저하, 자연치유력 약화, 선천 면역계 기능 손상, 피부장벽기능 손상 등이 점차 심화되고 면역체계 과민반응(알레르기)이 심해지면, 아토피피부염은 경증(輕症) → 중증(中症) → 중증(重症)으로 악화된다.

그리고 선천 면역계 기능 손상, 피부장벽기능 손상 등이 심화되면서 아토피피부염이 중증(中症) → 중증(重症) 상태로 악화될수록 알레르겐 등 아토피피부염

악화인자로 관여하는 특정 합성화학물질, 중금속, 휘발성유기화합물, 알레르겐, 자극물질, 유해물질의 종류 수(數)가 증가한다.

아토피피부염이 발병한 이후에도 악화인자로 관여하는 이물질 존재 사실을 인식하지 못해 악화인자 체내유입과 피부접촉은 차단하지 못한 채 약물치료에만 계속 의존할 경우에는 한시적인 증상 완화는 가능하지만, 악화인자와 연관된 이상 증후가 심해지고 면역체계 과민반응(알레르기)이 심해질 경우에는 약물치료를 계속해도 아토피피부염이 치유되지 못하고 점점 악화될 가능성이 높다.

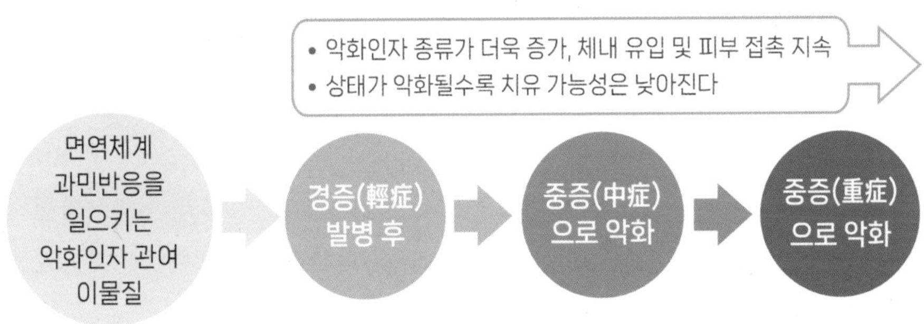

3) 경증(輕症) 아토피피부염 발현

아토피피부염 유발요인으로 관여한 특정 합성화학물질이 체내로 유입된 후 일정 기간이 경과한 이후에 아토피피부염 증상이 발현될 때, 아토피피부염 유발요인으로 관여한 특정 합성화학물질의 독성이 경미하고, 체내유입량이 적으며, 선천 면역계 기능손상, 피부장벽 기능 손상, 면역능 저하 상태, 자연치유력 약화 상태 등도 경미하다면 악화인자로 관여한 이물질이 체내로 유입되고 피부에 접촉된 후 면역체계 과민반응(알레르기)이 미약하므로 홍조, 소양증을 비롯한 기타 아토피피부염 증상은 경증상태로 발현한다.

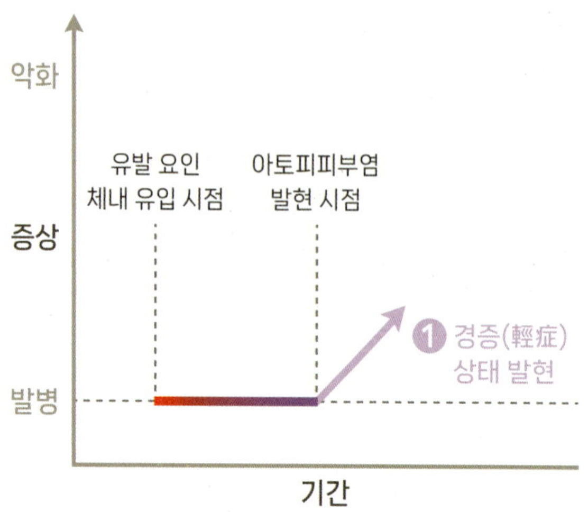

4) 경증(輕症) → 중증(中症) 상태로 악화

아토피피부염이 경증(輕症) 상태에서 진행된 이후에 아토피피부염 악화인자로 관여하는 각종 이물질이 체내로 계속 유입되고 피부에 접촉되면서 면역체계의 과민반응(알레르기)이 점차 심해질수록 중증(中症) 아토피피부염으로 악화된다. 악화인자로 관여하는 이물질이 체내로 계속 유입되고 피부에 접촉된 후 악화인자와 연관된 이상 증후가 발생하면서 면역능 저하, 자연치유력 약화, 선천면역계 기능 손상, 피부장벽기능 손상 등이 점차 심화되고 면역체계 과민반응(알레르기)이 심해질수록 아토피피부염 증상은 중증(中症) 상태로 악화된다.

경증(輕症) 아토피피부염이 중증(中症)으로 악화됨에 따라 짙은 홍조(紅潮) 또는 홍종(紅腫)이 발생하고, 소양증이 점차 심해지며, 피부 건조 부위가 확대된다. 또한 홍종 부위에 상처와 진물이 발생하고, 야간 수면장애와 발열감이 심해지며, 야간 각성(覺醒) 상태가 발생한다. 경증 상태일 때보다 각질의 크기가 크고 두터워져 흰색 또는 옅은 황색의 각질이 더 많이 발생하고 탈락 양도 증가한다. 백색피부그림증이 발생한 후 소멸되기까지 소요되는 시간도 점차 길어지는 등 아토피피부염 증상이 더욱 악화된다.

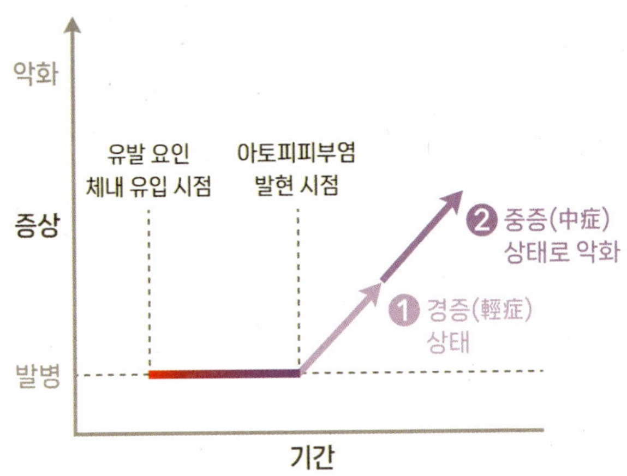

5) 중증(中症) → 중증(重症) 상태로 악화

악화인자로 관여하는 이물질이 체내로 계속 유입되고 피부에 접촉되면서 관련된 이상 증후가 점차 심해지면 면역능 저하, 자연치유력 약화, 선천 면역계 기능 손상, 피부장벽기능 손상 등이 심화된다. 면역체계의 과민반응(알레르기)도 더욱 심해지며, 이로 인해 홍종(紅腫), 부종, 염증, 상처 및 진물 발생, 소양증 등 아토피피부염의 다양한 증상이 중증(重症) 상태로 악화된다.

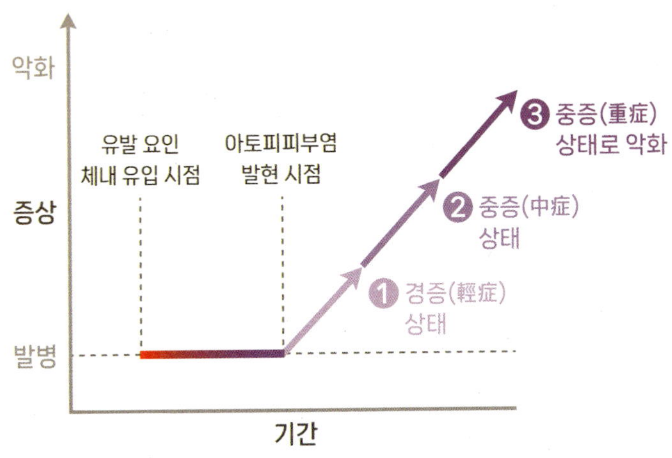

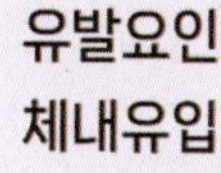

	경증(輕症) 아토피피부염 발현
홍조(紅潮) 및 홍종(紅腫) 증상	• 홍조색 옅음 • 홍조 발생 범위 좁음(국소부위)
상처 및 진물	• 홍조 부위 부종(浮腫), 상처 발생 없음 • 진물 발생 없음
피부건조	• 국소 부위 피부 건조
각질	• 미세한 흰색 각질 발생 및 탈락량 적음
소양증 및 발열감	• 야간 소양증(가려움증)과 발열감(發熱感)이 없거나 경미(輕微)
수면장애	• 야간 수면장애 없거나 경미
백색피부그림증 및 태선화	• 백색피부그림증 없거나 경미 발생하더라도 1~2분 이내에 사라짐 • 태선화 없거나 경미

중증(中症) 상태로 악화	중증(重症) 상태로 악화
• 짙은 홍조 또는 염증이 심해지면서 부종(浮腫) 발생에 의한 홍종(紅腫) 발생 • 홍조 또는 홍종 범위 확대	• 심한 염증 및 부종(浮腫)에 의한 홍종(紅腫) 증상이 심해짐 • 부종 및 홍종 발생 범위 확대
• 홍종 부위 상처 발생 • 상처 부위에서 투명한 진물 또는 비릿한 냄새를 풍기는 옅은 황색 진물 발생 • 진물이 멈춘 홍종 부위에서 흰색 또는 옅은 황색 각질 발생	• 홍종 부위 상처 범위 확대 • 상처 부위에서 고약한 냄새를 풍기는 짙은 황색 진물 발생 • 진물이 멈춘 홍종 부위에서 짙은 황색 각질 발생 및 각질량 많음
• 피부 건조 부위 점차 확대	• 피부 건조 부위 더욱 확대
• 경증(輕症)에 비해 크기가 크고 두터운 흰색 또는 옅은 황색 각질 발생 및 탈락량 증가	• 중증(中症)에 비해 크기가 더욱 크고 두터운 짙은 황색 각질 발생 및 각질 탈락량 많음
• 야간에 발열감과 소양증이 점차 심해지고 밤중인 오전 1시를 전후해서 소양증이 점차 심해짐	• 야간에 발열감과 소양증이 더욱 심해지고 특히 밤중인 오전 1시를 전후한 시각에 소양증이 극심해짐
• 야간에 잠자리에 눕더라도 쉽게 잠들지 못함 (잠든 후 밤중인 오전 1시를 전후한 시각에 잠에서 깨어난 후 곧바로 잠들지 못하는 등 수면장애 발생)	• 야간 수면장애 심각, 야간에 각성(覺醒) 상태가 심해져 전혀 잠들지 못함 (새벽 동틀 무렵이 되었을 때 비로소 졸음이 몰려오면서 잠들기 시작하면 오후까지 깊은 잠을 자는 등 밤낮의 수면 시간대가 뒤바뀜)
• 백색피부그림증 발생 후 자연 소멸되기까지 5~10분 전후 소요 시간이 걸림. • 태선화 증상 점차 심	• 백색피부그림증 발생 후 자연 소멸되기까지 20~30분 전후 시간이 소요됨. • 태선화 증상 심

3. 아토피피부염 악화인자와 악화 관여 이물질

아토피피부염 유발요인으로 관여한 특정 합성화학물질과 약물 부작용을 일으킨 특정 약물이 아토피피부염 악화인자로 관여하는 이(異)물질들 중에서 특히 강력한 악화인자로 작용한다.

아토피피부염 유발에 관여한 특정 합성화학물질이 아토피피부염이 발생한 사람 체내로 또다시 유입된 후 면역세포생성 장애, 면역세포와 연관분자기능 손상, 선천 면역계 기능 손상, 피부장벽기능손상, 면역능 저하, 자연치유력 약화 상태 등이 심화되면서 아토피피부염 증상이 빠르게 악화될 경우, 특정 합성화학물질이 가장 강력한 악화인자로 작용한다.

그리고 아토피피부염 발병 후 특정 약물을 사용하는 동안 약물 알레르기, 간(肝)·신(腎) 등 손상, 시상하부-뇌하수체-부신 축(軸) 위축, 단백질 대사장애, 심혈관계손상, 말초혈관수축, 수족냉증 등의 약물 부작용이 발생할 경우, 약물 부작용을 일으킨 특정 약물이 가장 강력한 악화인자로 작용한다.

1) 아토피피부염 핵심 악화인자

아토피피부염 악화인자로 관여하는 이물질 중, 아토피피부염 유발에 관여한 특정 합성화학물질이 아토피피부염이 발병한 사람의 체내로 다시 유입되어 생명현상과 생체활동의 손상이 심화되고 아토피피부염 증상이 빠르게 악화될 경우, 이 특정 합성화학물질이 가장 강력한 악화인자로 작용한다.

즉, 아토피피부염 유발 요인으로 관여했던 특정 합성화학물질이 다시 아토피피부염이 발생한 사람의 체내로 유입된 후 면역세포 생성 장애, 면역세포와 연관분자 기능 손상, 선천 면역계 기능 손상, 피부장벽 기능 손상, 면역능 저하, 자연치유력 약화 상태 등이 심화될 경우, 아토피피부염 증상이 빠르게 악화된다.

또한, 아토피피부염이 발병한 이후에 아토피피부염 또는 다른 질환을 치료할 목적으로 특정 약물을 계속 사용하는 동안 약물 부작용과 연관된 이상 증후(證候)가 발생하면서 아토피피부염 증상이 악화될 경우, 약물 부작용을 일으킨 특정 약물이 강력한 악화인자로 작용한다.

즉, 특정 약물 사용 중에 약물 부작용을 극복할 수 있는 면역능과 자연치유력을 온전히 갖추지 못해 간(肝)·신(腎) 등의 손상, 시상하부−뇌하수체−부신 축(軸) 위축, 단백질 대사 장애 등 대사 장애 발생, 심혈관계 손상, 말초혈관 수축, 수족 냉증, 약물 알레르기 등의 약물 부작용이 발생할 경우에도 아토피피부염 증상이 빠르게 악화된다.

— 핵심 악화인자 두 가지

① 아토피피부염 유발요인 또 다시 체내유입

② 특정 약물 체내유입 후 약물 부작용 발생

특히 아토피피부염이 발병한 이후에 특정 약물을 계속 사용하는 동안 약물 부작용과 연관된 이상 증후가 발생하고, 동시에 아토피피부염 유발요인으로 관여했던 특정 합성화학물질이 다시 체내로 유입되어 아토피피부염 유발요인과 연관된 이상 증후가 심화될 경우, 홍조(紅潮), 홍종(紅腫), 소양증을 비롯한 기타 아토피피부염 증상들이 더욱 빠르게 악화된다.

약물 부작용과 연관된 이상 증후가 발생하면서 아토피피부염 증상이 특정 약물을 사용하기 전보다 악화된 상태로 진행될 때, 약물 부작용으로 인한 악화 여부 판단은 지난날 사용했던 약물들을 추적 확인하여 특정 약물의 약물 부작용에 의한 아토피피부염 악화 가능성을 분석할 수 있다.

2) 아토피피부염 악화인자 관여 이물질 및 이상 증후 발생 개연성

오늘날의 환경 여건에는 새로이 개발되고 채광된 물질들과 그러한 물질들이 함유된 생산품(제품)이 많이 존재하고 있다. 만일 그와 같은 이물질이 아토피피부염이 발병한 사람 체내로 유입되고 피부에 접촉된 후 알레르겐 등 아토피피부염 악화인자로 관여할 경우, 얼굴, 목, 가슴, 팔, 다리 등에 발생한 알레르기와 기타 부위의 아토피피부염 증상이 악화된다.

— 악화인자 관여 물질

- 벤질 알콜, d-리모넨, d-리날룰, 시트로넬룰, 알킬페놀류, 계면활성제, 방부제, 형광증백제 프탈레이트, 비스페놀A, 벤젠, 톨루엔, 포름알데하이드, 납, 크롬, 카드뮴, 비소, 수은, 니켈, 파라벤, 방부제, 보존제, 인공 착향료, 합성 계면활성제, 프탈레이트가소제, 메칠클로로이소치아졸리논, 폴리염화비페닐(PCBs), 폴리염화비닐(PVC), 프로필 파라벤, 부틸 파라벤, 메칠클로로이소치아졸리논(CMIT), 메칠이소티아졸리논(Mit), 디부틸프탈레이트(DBP), 디에틸헥실프탈레이트(DEHP), 디이소노딜프탈레이트(DINP), 휘발성유기화합물, 중금속, 특정 합성화학물질, 알레르겐, 자극물질, 기타 유해물질 및 그러한 물질들이 함유된 각종 제품 등

신장(콩팥) 및 중추신경계 손상, 생식기계 손상, 내분비계 교란, 학습장애와 ADHD 유발, 아토피피부염과 알레르기, 피부발진, 알레르기 접촉성 피부염 악화 등을 유발하는 물질들과 그러한 물질들이 함유된 생산품(제품)이 많이 존재하고 있다. 만일 그와 같은 이물질이 아토피피부염이 발병한 사람 체내로 계속 유입되고 피부에 접촉된 후 악화인자로 관여할 경우, 얼굴, 목 등에 발생한 알레르기와 기타 부위의 아토피피부염 증상이 악화될 수 있다.

— 알레르기 유발 관여 물질

- 벤질 알콜, d-리모넨, d-리날룰, 시트로넬룰, 알킬페놀류, 계면활성제, 방부제, 형광증백제 등

⇨ 악영향 : 신장(콩팥) 및 중추신경계 손상, 생식기계 손상, 아토피피부염, 피부발진, 알레르기 접촉성피부염 등

— 각종 유해 중금속

• 납, 크롬, 바륨, 카드뮴, 셀레니움, 니켈, 수은 등

⇨ 악영향 : 분비계교란, 신경계와 신장(콩팥)손상, 학습장애와 ADHD 유발, 아토피피부염과 알레르기 질환, 피부 발진 등

내분비계 교란, 신장 및 중추신경계 손상, 생식기계 손상, 피부장벽기능 손상, 신경장애, 호흡기장애 등을 유발하고 아토피피부염과 피부 알레르기 등을 악화시키는 물질들과 그러한 물질들이 함유된 세품이 많이 존재하고 있다. 만일 그러한 이물질이 아토피피부염이 발병한 사람 체내로 계속 유입되고 피부에 접촉된 후 이상 증후가 발생하고 면역체계가 과민반응(알레르기)을 일으킬 경우, 얼굴, 가슴 등에 발생한 알레르기와 기타 부위의 아토피피부염 증상이 악화될 수 있다.

— 휘발성유기화합물

• 벤젠, 톨루엔, 포름알데히드 등

⇨ 악영향 : 내뷰비계 교란, 신장 및 중추신경계 손상, 생식기계 손상, 피부장벽기능 손상, 피부 알레르기 및 아토피피부염 등

— 특정 합성화학물질

• 프탈레이트가소제, 메칠클로로이소치아졸리논·메칠이소치아졸리논혼합물(CMIT·MIT), 프탈레이트가소제, 폴리염화비페닐(PCBs), 파라벤, 폴리염화비닐(PVC), 파라벤 비스페놀A, 방부제, 보존제, 인공 착향료, 합성 계면활성제

⇨ 악영향 : 내분비계 교란, 신경장애, 호흡기 장애, 생식기계 손상, 아토피피부염 등

사람에게 해로운 영향을 주는 물질들이 2000여 종 이상 존재하고 있다고 알려져

있다. 그중 특정 물질이 아토피피부염이 발병한 사람 체내로 유입되고 피부에 접촉된 후 이상 증후가 발생하고 면역체계가 과민반응(알레르기)을 일으킬 경우, 얼굴, 목, 가슴 등에 발생한 알레르기와 기타 부위의 아토피피부염 증상이 악화될 수 있다.

— 파라벤

- 프로필 파라벤, 부틸 파라벤

⇨ **악영향** : 내분비계 교란, 생식기계 손상, 성조숙증, 여성호르몬인 에스트로겐의 혈중농도 증가, 아토피피부염, 피부알레르기 등

— 프탈레이트 가소제

- 메칠클로로이소치아졸리논(CMIT), 메칠이소티아졸리논(Mit), 디부틸프탈레이트(DBP), 디에틸헥실프탈레이트(DEHP), 디이소노딜프탈레이트(DINP) 등

⇨ **악영향** : 내분비계장애, 뇌기능 손상, 간 심장 신장 및 생식기 장애, 호흡기질환, 중추신경계 기능장애, 아토피피부염, 알레르기 질환 등

환경호르몬, 내분비계 교란, 생식기계 교란, 성조숙증, 조기 폐경, 피부발진 등을 유발하거나 신장(콩팥) 기능 손상, 부정맥, 피부장벽기능 손상, 아토피피부염, 피부 알레르기 악화 등으로 관여하는 물질들과 그러한 물질들이 함유된 제품이 많이 존재하고 있다. 만일 그와 같은 이물질이 아토피피부염이 발병한 사람 체내로 유입되고 피부에 접촉된 후 이상 증후가 발생하고 면역체계가 과민반응(알레르기)을 일으킬 경우, 얼굴, 목, 가슴 등에 발생한 알레르기와 기타 부위의 아토피피부염 증상이 악화될 수 있다.

— 비스페놀A

⇨ **악영향** : 환경호르몬, 내분비계교란, 생식기계 교란, 성조숙증, 조기 폐경, 아토피피부염과 알레르기 질환 악화, 피부발진 등

— 계면활성제

• SLES, LE-2S, LE-2, TN-20, LN-10, PE-61

⇨ 악영향 : 신장(콩팥)기능 손상, 부정맥, 피부장벽기능 손상, 아토피피부염 및 피부 알레르기 악화, 피부건조증 악화 등

3) 아토피피부염 악화인자 관여 이물질 체내유입 및 피부접촉

아토피피부염 발병 후 알레르겐 등 아토피피부염 악화인자로 관여하는 이물질이 식품 섭취, 호흡기 흡입, 피부 접촉, 약물 사용 등의 유입 경로를 통해 동시에 체내로 유입되고 피부에 접촉되면서 면역체계 과민반응(알레르기)이 심해질 경우, 얼굴 등에 발생한 알레르기와 기타 부위의 아토피피부염 증상이 빠르게 악화된다.

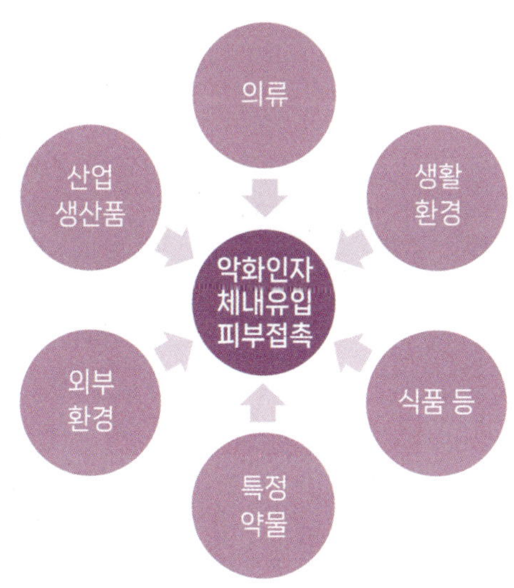

① 의류 : 새옷증후군 원인물질을 비롯한 각종 악화인자 함유 의류

② 거주공간 : 새집증후군 등 원인물질 및 각종 악화인자 배출 공간

③ 식품 : 알레르겐, 자극물질, 유해물질 등 악화인자 함유 식품

④ 약물 : 약물 알레르기 등 약물부작용을 일으키는 약물
⑤ 외부환경 : 토양 오염, 대기오염, 수질오염 등 환경 오염
⑥ 산업 생산품 : 휘발성유기화합물, 특정 합성화학물질, 중금속, 알레르겐, 기타 유해물질 함유 제품 등

(1) 아토피피부염 악화인자 섭취 및 피부접촉 후 입술, 입 주위, 턱 등 악화

아토피피부염이 발병한 사람이 악화인자로 관여하는 특정 식품첨가물이 함유된 식품을 자주 섭취하거나, 특정 합성화학물질 등이 함유된 제품을 입안에 자주 넣은 후 면역체계가 과민반응(알레르기)을 일으키면, 입술, 입 주위, 턱 등에 발생한 알레르기와 기타 부위에 발생한 아토피피부염 증상이 악화된다.

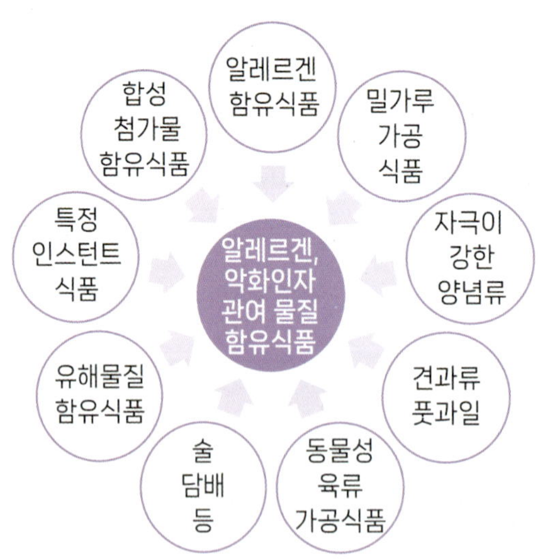

입술, 입 주위, 턱 등 아토피 피부염 악화

① 인공 향료나 특정 방부제 등이 함유된 식품
② 특정 보존료 등이 함유된 식품
③ 농약 성분이나 살충제 성분이 잔류된 야채나 과일

④ 유화제, 증점제, 합성 착향료 등이 첨가된 식품
⑤ 향신료 등 자극이 강한 양념이 함유된 식품
⑥ 유해물질 함유 식품

(2) 아토피피부염 악화인자 성분 냄새 호흡기 흡입 후 이마, 눈 주위, 귀 등 악화

휘발성유기화합물, 중금속, 특정 합성화학물질, 자극물질, 유해물질 등의 성분 냄새가 아토피피부염이 발병한 사람의 코를 통해 흡입된 후 면역체계가 과민반응(알레르기)을 일으키면, 이마와 눈 주위, 귀 등에 발생한 알레르기와 기타 부위의 아토피피부염 증상이 악화된다.

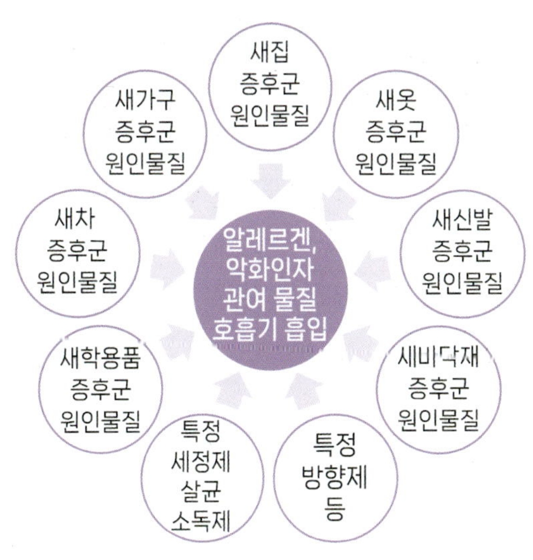

이마, 눈 주위, 귀 등 아토피 피부염 악화

(3) 아토피피부염 악화인자 피부접촉 후 손발, 두피 부위 등 악화

아토피피부염 발병 후 휘발성유기화합물, 중금속, 특정 합성화학물질, 자극물질, 기타 유해물질 등이 함유된 제품을 사용한 후 면역체계가 과민반응(알레르기)을 일으키면서 손발과 두피 등에 알레르기 접촉성피부염과 기타 부위의 아토피피부염 증상이 악화될 수 있다. 악화되는 이유를 모른 채 그러한 물질들이 함유된 제품을 계속 사용하면, 각종 악화인자가 체내로 유입되고 피부에 접촉되면서 면역체계의 과민반응이 심해지고, 손과 발, 두피 등에 발생한 알레르기 접촉성피부염과 기타 부위의 아토피피부염 증상이 더욱 악화된다.

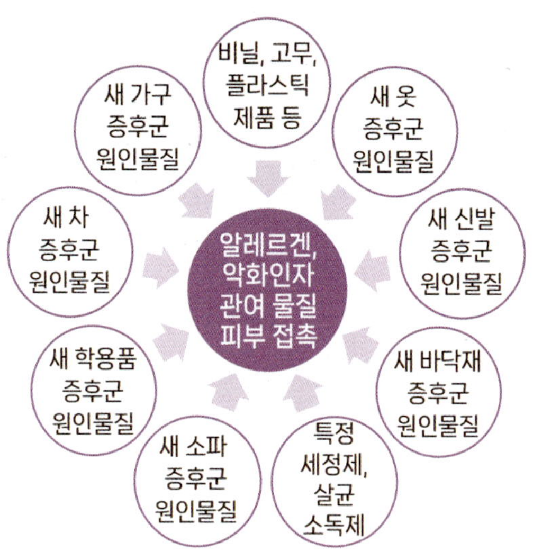

손발, 두피 부위 등 아토피 피부염 악화

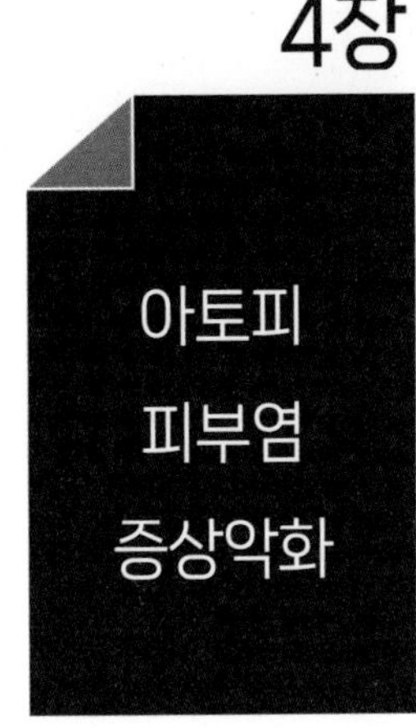

4장 아토피 피부염 증상악화

Question

1. 아토피피부염 증상을 경증(輕症), 중증(中症), 중증(重症)상태로 분석 및 분류할 수 있나요?
2. 입술, 입 주위, 턱 등에 발생한 알레르기가 악화되는 이유는 무엇 때문인가요?
3. 이마, 눈 주위, 귀 등에 발생한 알레르기가 악화되는 이유는 무엇 때문인가요?
4. 손발, 두피 등에 발생한 알레르기 접촉성피부염이 악화되는 이유는 무엇 때문인가요?
5. 얼굴, 목, 가슴, 팔, 다리, 귀 부위 등에 발생한 알레르기가 악화되는 이유는 무엇 때문인가요?

아토피피부염은 홍조(紅潮), 홍종(紅腫), 염증, 부종(浮腫), 상처, 진물, 피부건조, 수면장애, 야간 각성(覺醒), 각질(인설), 소양증, 태선화, 백색피부그림증 등의 발현 상태와 발현 여부에 따라 경증(輕症), 중증(中症), 중증(重症) 상태로 분류하여 설명할 수 있다.

악화인자가 식품 섭취, 호흡기 흡입, 피부 접촉, 약물 사용 등의 경로를 통해 아토피피부염이 발병한 사람의 체내로 계속 유입되고 피부에 접촉될 경우, 입술, 입 주위, 턱, 이마, 눈 주위, 귀, 손발, 두피, 얼굴, 목, 가슴, 팔, 다리 등 특정 부위에 발생한 알레르기와 기타 부위의 아토피피부염 증상이 악화된다.

1. 경증(輕症), 중증(中症), 중증(重症) 아토피피부염 분류

아토피피부염 증상은 홍조, 홍종, 염증, 부종, 상처, 진물, 피부 건조, 수면장애, 야간각성(覺醒), 각질, 소양증, 태선화, 백색피부그림증 등의 발현 상태와 발현 여부에 따라 경증(輕症), 중증(中症), 중증(重症) 상태로 분류할 수 있다.

경증(輕症), 중증(中症), 중증(重症) 상태로 분류된 아토피피부염 증상을 비교 분석하면, 현재 앓고 있는 아토피피부염이 치료되고 있는 상태인지 또는 악화되고 있는 상태인지를 올바르게 이해할 수 있다. 즉, 아토피피부염 증상의 상태를 분류한 분석 자료를 참고하면, 현재 앓고 있는 아토피피부염이 경증(輕症)에서 중증(中症), 중증(重症)으로 악화되고 있는 상태인지, 또는 중증(重症)에서 중증(中症), 경증(輕症)으로 치료되고 있는 상태인지를 쉽게 판별할 수 있다.

1) 경증(輕症), 중증(中症), 중증(重症) 상태 분류, 분석

아토피피부염 발병 후 발현된 홍조 또는 홍종 증상, 염증, 부종(浮腫), 홍종 부위의 상처, 홍종 상처 부위에서 발생하는 진물의 농도와 색깔, 진물 냄새, 홍조 또는 홍종 부위에서 발생하는 각질 크기와 각질 색깔, 야간 발열감, 야간 수면장애, 야간 각성 상태, 소양증, 피부 건조, 태선화, 백색피부그림증 등의 증상들을 경증(輕症), 중증(中症), 중증(重症) 상태로 분류한 분석 자료를 참고하면, 현재 앓고 있는 아토피피부염이 올바로 치료되고 있는 상태인지 또는 악화되고 있는 상태인지를 쉽게 알 수 있다.

이 책에 수록된 이미지 자료들과 경증(輕症), 중증(中症), 중증(重症) 상태 분석은 발병 초기부터 대증치료를 계속했으나, 대증 치료 기간에 체내로 계속 유입되고 피부에 접촉된 악화인자 때문에 아토피피부염이 근본적으로 치료되지 못하고 아토피피부염 증상만 한시적으로 완화된 상태일 때, 악화인자를 철저히 차단한 상태에서 대증치료를 중단하고 근원 치료로 대체한 후 근원 치료효능이 발휘되면서 중증(重症) → 중증(中症) → 경증(輕症) → 증상 소멸 및 근본 치료된 사례들을 근거로 하였다.

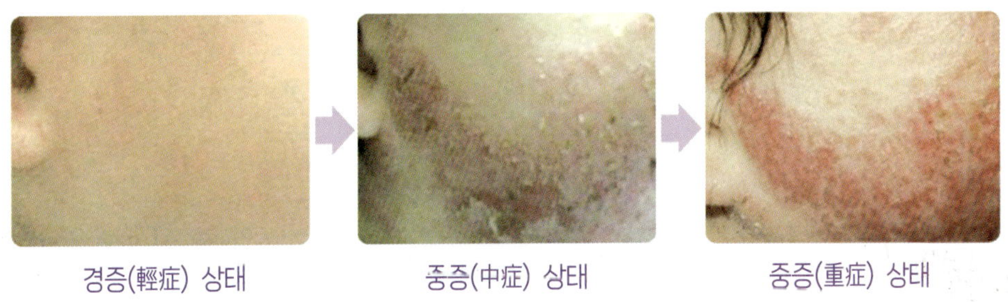

경증(輕症) 상태　중증(中症) 상태　중증(重症) 상태

2) 경증(輕症) 아토피피부염 증상 발현

선천 면역계 기능 손상과 피부장벽기능 손상 등이 경미한 경증(輕症) 아토피피부염일수록 홍조(紅潮) 색이 옅고, 홍조 발생 범위가 좁으며, 주간과 야간 소양증(가려움증)이 경미하고, 국소 부위의 피부 건조, 미세한 흰색 각질 발생 및 각질 발생량이 적다. 수면장애와 야간 발열감은 없거나 경미하며, 홍조 부위에 부종(浮腫)과 상처 및 진물이 발생하지 않으며, 백색피부그림증이 발생하지 않거나 발생하더라도 1~2분 이내에 사라진다.

선천 면역계 기능 손상과 피부장벽기능 손상 등이 경미한 상태에서 악화인자로 관여하는 이물질이 식품 섭취, 호흡기 흡입, 피부 접촉, 약물 사용 등의 유입 경로를 통해 아토피피부염이 발병한 사람 체내로 계속 유입되고 피부에 접촉된 후 면역체계가 과민반응(알레르기)을 일으키면, 홍조 부위에 독소와 노폐물이 미량 침전(沈澱)되고 손상된 피부조직이 미량 축적된 상태일수록 홍조, 소양증, 피부 건조를 비롯한 기타 아토피피부염 증상은 경증(輕症) 상태로 발현된다.

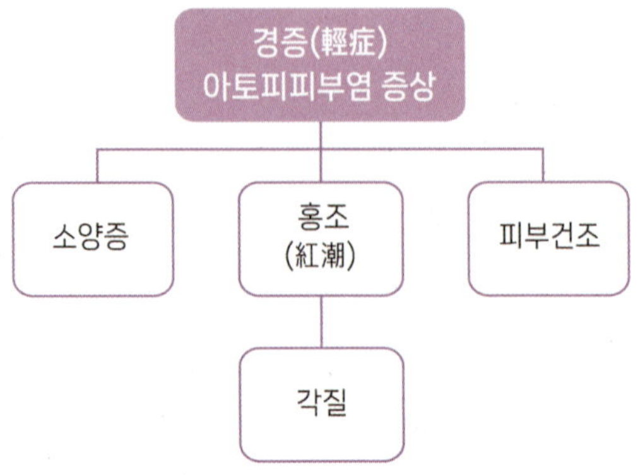

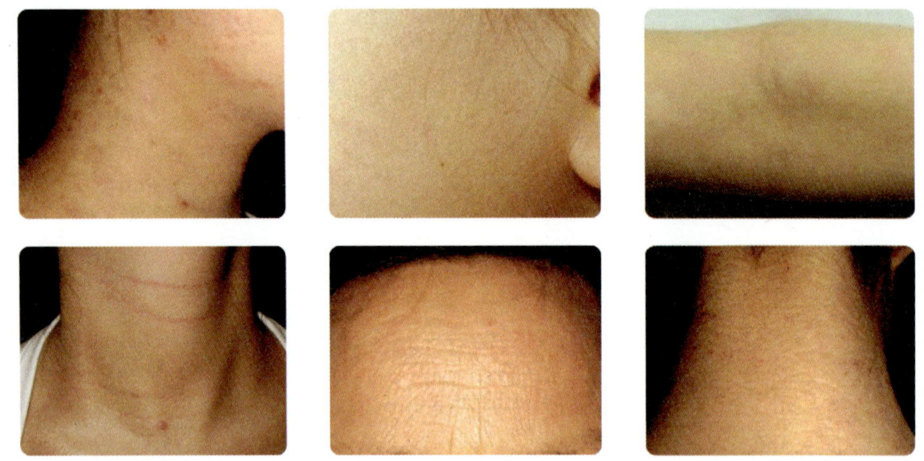

| 각 부위별 경증(輕症) 아토피피부염 증상

(1) 홍조 증상

선천면역계 기능 손상과 피부장벽 기능 손상 등이 경미한 경증(輕症) 아토피피부염일수록 얼굴 등 국소 부위에 옅은 색을 띤 홍조(紅潮) 증상이 발생하고 홍조 발생 범위가 좁다.

(2) 상처 및 진물 발생

홍조 부위에 손상된 피부조직이 미량 축적되어 있으며, 홍조 부위에 독소와 노폐물이 미량 침전되어 있어 염증이 경미하고 홍조 부위에 상처와 진물은 발생하지 않는다.

(3) 각질 크기, 각질 색깔

홍조 부위에 독소와 노폐물이 미량 침전된 상태일수록 홍조부위 등에서 미세한 흰색 각질(인설)이 발생하며, 각질 발생 양은 적다.

(4) 소양증, 수면장애

일상생활 중 소양증이 경미하게 발생하며, 저녁에 잠자리에 누운 후 곧바로 졸음이 몰려와 빠르게 삼에 든다. 야간에 잠이 들면 아침까지 잠에서 깨어나지 않고 비교적 편안하게 깊은 잠을 자며, 수면장애가 발생하지 않거나 경미한 편이다. 잠자는 도중 소양증이 발생하더라도 몸을 잠시 뒤척이며 긁어도 잠에서 깨어나지 않는다.

(5) 태선화 증상

국소 부위에 태선화(苔癬化) 증상이 경미하게 발생하거나 또는 발생하지 않는다. 태선화 증상이 발생할 경우, 태선화 부위에 손상된 피부조직이 미량 축적되이 있으며, 태선화 부위에 독소와 노폐물이 미량 침전되어 있다.

(6) 피부 건조

홍조 증상이 발생한 부위를 비롯하여 기타 국소(局所)부위에 피부 건조가 경미하게 발생한다.

(7) 백색피부그림증

경증 홍조 부위에 펜으로 줄을 긋듯이 동일한 부위에 여러 차례 자극을 주면, 아토피피부염이 발병하지 않은 사람에게서 발현되는 발적(發赤)된 붉은 줄이 아닌 흰 줄인 백색피부그림증이 미약하게 발생하거나 발생하지 않는다. 홍조 부위에 독소와 노폐물 침전 양과 (정상 피부기능을 온전히 발휘하지 못하는) 손상된 피부조직 축적량이 미량이고 홍조 부위 혈류 순환 장애가 경미할수록 가늘고 희미한 흰 줄인 백색피부그림증이 미약하게 발생하거나 또는 발생하지 않는다.

홍조 부위에 펜으로 줄을 긋듯이 동일한 부위에 여러 차례 자극을 주었을 때 백색피부그림증이 미약하게 발생할 경우, 백색피부그림증이 완전히 사라지기까지 1~2분을 전후한 시간이 소요된다.

3) 중증(中症) 아토피피부염 증상 발현

선천 면역계 기능 손상과 피부장벽기능 손상 등이 점차 심해진 중증(中症) 아토피피부염 일수록 짙은 홍조(紅潮), 홍종(紅腫) 발생 및 범위 확대, 소양증 점차 심, 피부 건조 부위 확대, 홍종 부위에서 상처 및 진물 발생, 야간 수면장애와 발열감 및 각성(覺醒) 상태 점차 심, 경증(輕症)일 때 보다 크기가 크고 두터운 흰색 또는 옅은 황색 각질 발생량 증가, 태선화 점차 심, 백색피부그림증 발생 후 사라지기까지 5~10분을 전후(前後)한 시간이 소요된다

선천 면역계 기능 손상과 피부장벽기능 손상 등이 점차 심해진 상태에서, 악화 인자로 관여하는 이물질이 식품 섭취, 호흡기 흡입, 피부 접촉, 약물 사용 등의 유입 경로를 통해 아토피피부염이 발병한 사람의 체내로 계속 유입되고 피부에 접촉된 후, 면역체계가 과민반응(알레르기)을 점점 심하게 일으키면서 홍조 부위에 침전되는 독소와 노폐물 양이 증가한다. 또한, 홍조 부위에 침전된 독소와 노폐물 때문에 정상 피부 기능을 온전히 발휘하지 못하는 손상된 피부조직 축적량이 점차 증가할수록, 짙은 홍조, 홍종, 소양증, 피부 건조를 비롯한 기타 아토피피부염 증상은 중증(中症) 상태로 발현된다.

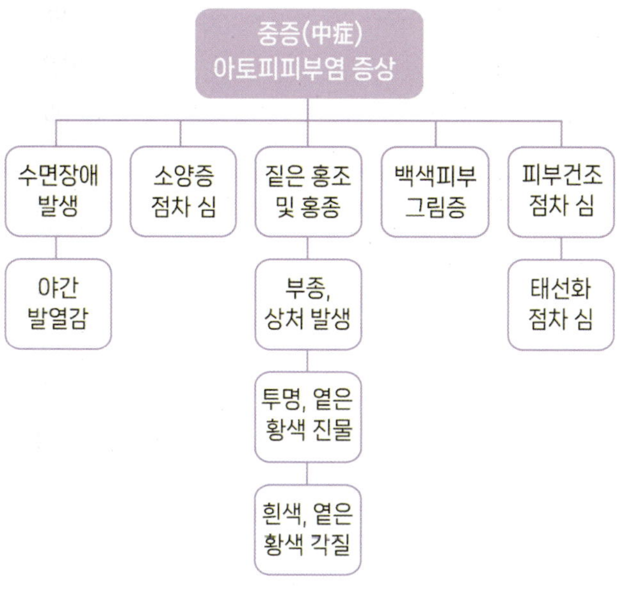

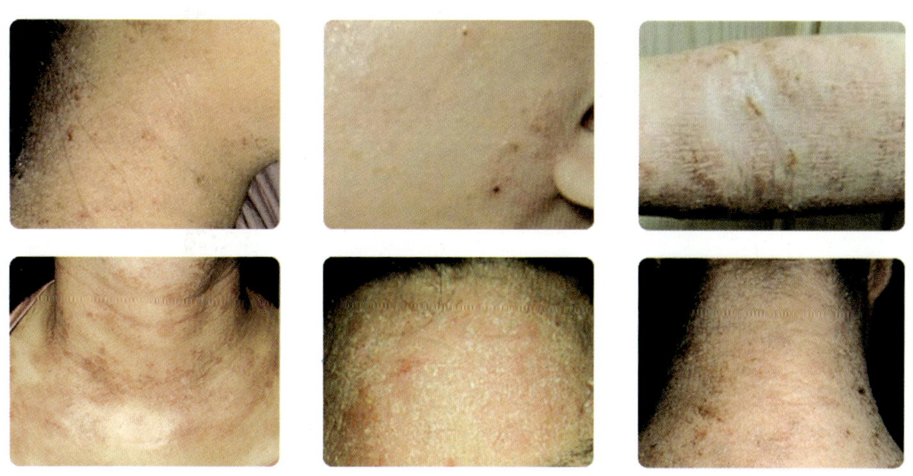
| 각 부위별 중증(中症) 아토피피부염 증상

(1) 홍조, 홍종 증상

선천 면역계 기능 손상과 피부장벽기능 손상 등이 점차 심해진 중증(中症) 아토피피부염일수록 짙은 색을 띤 홍조 부위에 독소와 노폐물 침전 양이 증가하고,

손상된 피부조직 축적량이 증가하면서 염증이 심해지고 부종(浮腫)이 발생하면 홍조 증상은 홍종(紅腫) 상태로 악화되고, 홍종 범위도 점차 확대된다.

(2) 상처 및 진물 발생

홍종 부위에 독소와 노폐물 침전 양이 증가하고, 손상된 피부조직 축적량이 증가할수록 피부장벽 기능이 손상된 홍종 부위에 얕게 패인 상처가 발생하는 등 상처 발생 부위가 증가하고 상처 발생 범위가 확대된다. 홍종 부위 얕게 패인 상처에서는 투명한 진물 또는 동물성 단백질이 부패할 때 발생하는 비릿한 냄새를 풍기는 옅은 황색 진물이 맺힌다.

(3) 각질 크기, 각질 색깔

투명한 진물 또는 옅은 황색을 띤 진물이 멈춘 홍종 부위에서, 경증(輕症) 홍조일 때보다 더 크고 두터운 흰색 또는 옅은 황색 각질이 발생한다. 홍종 부위에 손상된 피부조직 축적량이 경증(輕症) 홍조 증상 때보다 많으므로 각질 발생량이 경증(輕症) 때보다 많으며 각질 발생 범위도 확대된다.

(4) 소양증, 수면장애

소양증, 야간 각성(覺醒), 수면장애가 점차 심해지며, 특히 낮보다 야간에 소양증이 심해진다. 저녁에 잠자리에 누운 후 발열감과 소양증이 심해지면서 잠들기까지 소요되는 시간이 점점 길어지는 등 수면장애가 발생하며, 야간에 수면 중에도 깊이 잠들기보다는 얕은 잠을 자는 횟수가 점차 늘어난다. 특히 밤중인 오전 1시를 전후한 시각이 되면 소양증이 심해지면서 잠에서 깨어났다가 다시 잠을 자는 횟수가 점차 늘어나며, 아침 동틀 무렵이 됐을 때 소양증이 완화되면서 깊은 잠을 자는 경우가 점차 늘어난다.

(5) 태선화 증상

태선화 부위에 독소와 노폐물 침전 양과 손상된 피부조직 축적양이 증가할수록 태선화 부위가 점점 두터워지며, 태선화 범위도 점점 확대된다. 태선화 부위에 독소와 노폐물 침전 양이 점차 증가하고, 손상된 피부조직 축적양이 증가할수록 피부 장벽기능이 손상된 태선화 부위에 염증과 상처가 발생하고, 태선화 부위의 피부 건조와 소양증이 점차 심해진다. 태선화 부위에 발생한 소양증 때문에 손으로 긁은 후 상처가 발생하면, 얕게 패인 상처에서 투명한 진물이 맺히거나, 동물성 단백질이 부패할 때 발생하는 비릿한 냄새를 풍기는 옅은 황색 진물이 맺힌다. 손상된 피부조직이 축적되어 있는 태선화 부위에서는 경증(輕症) 태선화일 때보다 각질 크기가 크고 두터운 흰색 각질 또는 옅은 황색 각질이 발생한다.

(6) 피부 건조

홍조, 홍종, 태선화, 백색피부그림증이 발생한 부위를 비롯한 기타 부위에 피부 건조가 발생하며, 경증(輕症) 아토피피부염에 비해 피부 건조 발현 부위가 확대되는 등 피부 건조 상태가 점차 심해진다.

(7) 백색피부그림증

중증(中症) 홍종 부위에 펜으로 줄을 긋듯이 수차례 힘을 주어 자극을 주었을 때 홍종 부위에 침전된 독소와 노폐물 양 및 (정상 피부 기능을 온전히 발휘하지 못하는) 손상된 피부조직 축적량이 (경증(輕症) 홍조일 때 보다) 증가하고 혈류순환 장애가 심해진 중증(中症)일수록 경증(輕症)일 때 발생하던 백색피부그림증보다 흰 줄이 굵고 폭이 넓어진 백색피부그림증이 선명하게 발생한 후 백색피부그림증이 완전히 사라지기까지 5~10분을 전후한 시간이 소요된다.

4) 중증(重症) 아토피피부염 증상 발현

선천면역계 기능 손상과 피부장벽기능 손상 등이 심한 중증(重症)일수록 홍종 증상 심(甚), 부종 심, 소양증 심, 피부건조 심, 태선화 심, 상처 발생과 진물 발생

심, 야간 수면장애와 발열감 및 각성 상태 심, 중증(中症) 아토피피부염에 비해 크기가 더 크고 두터운 짙은 황색 각질 발생 및 탈락 양 많음, 태선화 심, 백색피부그림증 발생 후 사라지기까지 20~30분을 전후한 시간이 소요됨.

선천 면역계 기능 손상과 피부장벽기능 손상 등이 심한 중증(重症) 상태에서 악화인자로 관여하는 이물질이 식품 섭취, 호흡기 흡입, 피부 접촉, 약물 사용 등의 유입 경로를 통해 아토피피부염이 발병한 사람의 체내로 계속 유입되고 피부에 접촉된 후, 면역체계 과민반응(알레르기)이 심해지면서 홍종 부위에 침전되는 독소와 노폐물 양이 더욱 증가한다. 또한, 홍종 부위에 침전된 독소와 노폐물 때문에 정상 피부 기능을 온전히 발휘하지 못하는 손상된 피부조직 축적량이 더욱 증가할수록, 홍종(紅腫), 소양증, 피부 건조를 비롯한 기타 아토피피부염 증상은 중증(重症) 상태로 발현된다.

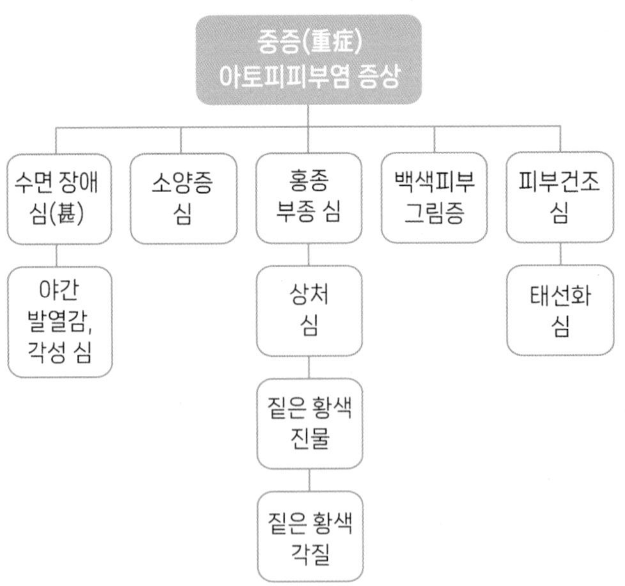

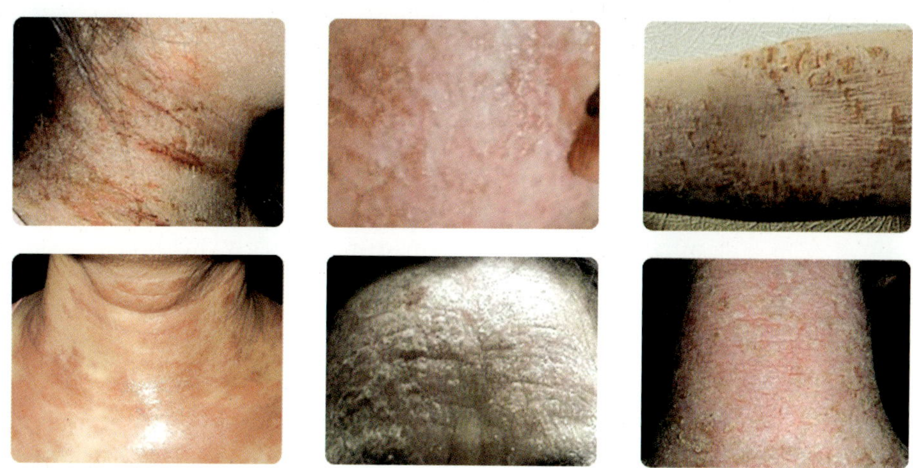

| 각 부위별 중증(重症) 아토피피부염 증상

(1) 홍종 증상

선천 면역계 기능 손상과 피부장벽 기능 손상 등이 심한 중증(重症) 아토피피부염일수록, 홍종 부위에 침전된 독소와 노폐물 양 및 손상된 피부조직 축적량이 증가하면서 염증과 부종이 더욱 심해진다. 그 결과, 홍종 증상은 중증(重症)으로 악화되고 홍종 발생 범위도 더욱 확대된다.

(2) 상처와 진물 발생

홍종 부위에 손상된 피부조직 축적량이 많을수록, 피부장벽 기능이 손상된 홍종 부위에 깊게 패인 상처가 많이 발생하고 상처 범위도 더욱 확대된다. 홍종 부위에 독소와 노폐물 침전 양이 많을수록, 깊이 패인 상처에서 동물성 단백질이 부패할 때 발생하는 고약한 냄새를 풍기는 농도 짙은 황색 진물이 많이 발생한 후 체외로 배출된다. 이 진물의 양은 중증(中症) 홍종일 때보다 많다.

(3) 각질 크기, 색깔

진물이 멈춘 홍종 부위에서는 중증(中症) 상태일 때보다 각질 크기가 더 크고 두터운 짙은 황색을 띤 각질이 발생하며, 홍종 부위에 손상된 피부조직 양도 중증(中症) 상태일 때보다 많아서서 각질 발생량이 많고 각질 발생 범위도 더욱 확대된다.

(4) 소양증, 수면장애

야간에 소양증과 각성 상태가 극심해져 잠자리에 누운 후 발열감과 소양증이 심해지며, 각성제를 복용한 것처럼 정신이 맑아지면서 잠이 오지 않아 잠들지 못한다. 설령 잠깐 얕은 잠을 자더라도 잠시 후 다시 깨어나는 등 심각한 수면장애가 발생한다. 특히 밤중인 오전 1시를 전후한 시각이 되면 극심한 소양증 때문에 전신을 심하게 긁으며 새벽까지 잠들지 못하다가, 새벽 동틀 무렵이 되면 비로소 소양증이 완화되고 졸음이 몰려와 잠이 든다. 이로 인해 한낮이 될 때까지 깊은 잠을 자는 등 밤낮의 수면 시각이 뒤바뀌는 심각한 수면장애와 심한 소양증이 발생한다.

(5) 태선화 증상

태선화 부위에 독소와 노폐물 침전량, 손상된 피부조직 축적량이 계속 증가할수록 태선화 부위가 더욱 두터워지며, 태선화 범위도 확대된다. 또한, 피부장벽 기능이 손상된 태선화 부위에 염증과 상처가 점차 심해지고, 피부 건조와 소양증이 더욱 심해진다. 태선화 부위에 발생한 소양증 때문에 손으로 긁어 상처가 발생하면, 상처 부위에서 동물성 단백질이 부패할 때 발생하는 고약한 냄새를 풍기는 농도가 짙은 황색 진물이 맺힌다. 이로 인해 중증(中症) 태선화일 때보다 각질 크기가 더 크고 두터운 짙은 황색 각질이 발생한다.

(6) 피부 건조

홍종, 태선화, 백색피부그림증이 발생한 부위를 비롯한 전신에 피부 건조가 발생하는 등 중증(中症) 아토피피부염에 비해 피부 건조 발현 부위가 확대되고 피부 건조 상태도 더욱 심해진다.

(7) 백색피부그림증

중증(重症) 홍종 부위에 펜으로 줄을 긋듯이 수차례 힘을 주어 자극을 주었을 때, 홍종 부위에 침전된 독소와 노폐물 양 및 손상된 피부조직 축적량이 중증(中症) 홍종일 때보다 더 증가하고 혈류 순환 장애가 더 심해진 중증(重症)일수록, 중증(中症) 아토피피부염일 때 발생하던 백색피부그림증보다 흰 줄이 더 굵고 폭이 넓어진 백색피부그림증이 선명하고 뚜렷하게 발생한다. 이 백색피부그림증이 완전히 사라지기까지 20~30분을 전후한 시간이 소요된다.

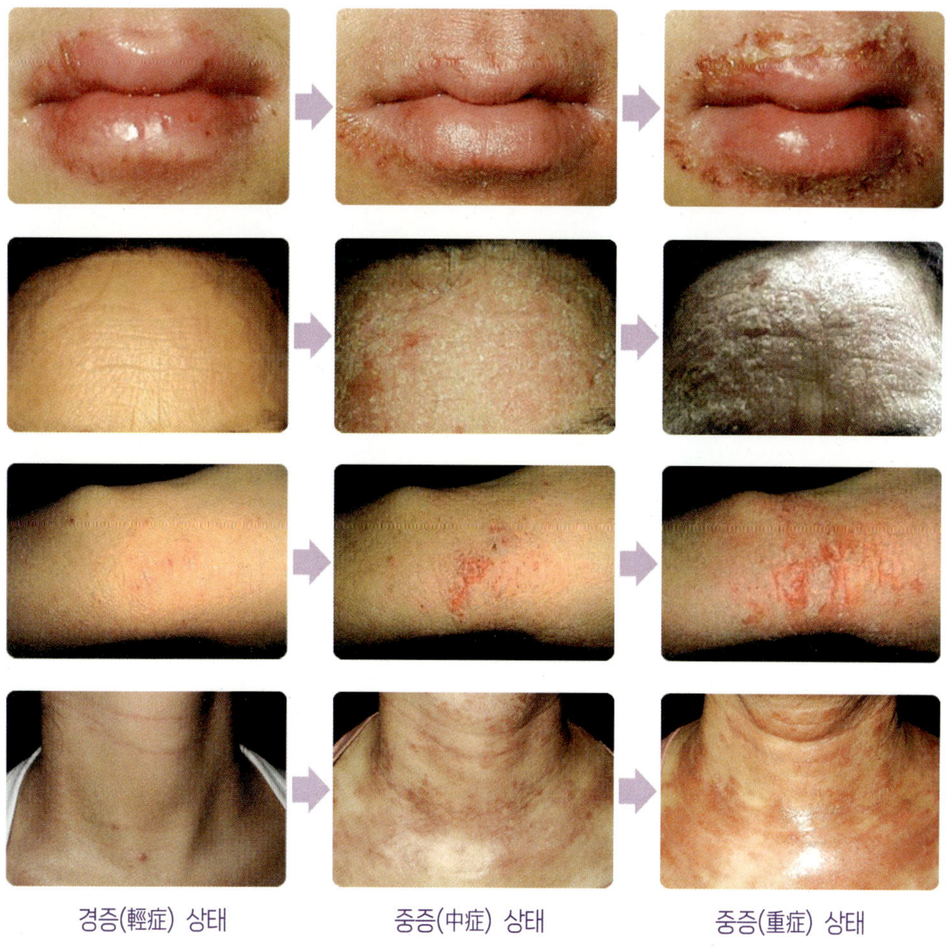

경증(輕症) 상태　중증(中症) 상태　중증(重症) 상태

| 상태에 따른 입, 이마, 손, 목 부위의 아토피피부염

2. 입술, 입 주위, 턱 등의 아토피피부염 악화와 악화인자 유입

오늘날 아토피피부염이 발병한 사람에게 알레르겐(알레르기 원인 물질) 등 증상 악화인자로 관여하는 식품들과 산업생산품(제품)들이 많이 존재하고 있다. 악화인자로 관여하는 특정 식품첨가물이 함유된 식품 등을 자주 섭취하거나, 악화인자로 관여하는 특정 합성화학물질 등이 함유된 제품을 입에 자주 넣은 후 면역체계가 과민반응(알레르기)을 일으키면 입술, 입 주위, 턱 등에 발생한 알레르기와 기타 부위에 발생한 아토피피부염 증상이 악화된다.

아토피피부염이 발병한 사람이 악화인자로 관여하는 특정 식품첨가물이 함유된 식품 등을 자주 섭취하거나, 악화인자로 관여하는 특정 합성화학물질 등이 함유된 제품을 입에 자주 넣는 경우, 이러한 악화인자가 체내로 유입되고 턱, 입 주위, 입술 등에 접촉되면서 면역체계 과민반응(알레르기)이 심해지면 입술, 턱, 입 주위 등에 발생한 알레르기와 기타 부위 아토피피부염 증상이 더욱 악화된다. 특히 닭고기나 소고기 등 동물성 단백질을 섭취한 후 단백질 대사장애가 발생할 경우, 입술과 입 주위 등에 발생한 염증과 상처가 심해지고 상처 부위에서 진물 발생이 심해지는 등 아토피피부염이 빠르게 악화된다.

아토피피부염이 발병한 사람이 알레르겐 등 아토피피부염 악화인자로 관여하는 특정 식품첨가물이 함유된 식품을 계속 섭취하는 경우, 각종 악화인자가 체내로 유입되고 피부에 접촉된 후 면역체계가 과민반응(알레르기)을 일으키게 된다. 이로 인해 입술과 입 주위 등에 발생한 홍조 및 홍종 부위에 침전되는 독소와 노폐물 양이 증가한다. 또한 홍조 부위 등에 침전된 독소와 노폐물로 인해 정상 피부 기능이 온전히 발휘되지 못하는 손상된 피부조직 축적량이 증가할수록, 입 주위 등에 발생한 알레르기와 기타 부위 아토피피부염 증상이 더욱 악화된다.

특히 아기 엄마가 알레르겐 등 아토피피부염 악화인자로 관여하는 이물질이 함유된 식품을 섭취한 후 아기에게 모유를 수유할 때, 아기가 모유를 섭취한 후 타액(침)이 턱 부위로 흘러내리면 아기의 입 주위와 턱 부위 등에 발생한 알레르기와 기타 부위 아토피피부염 증상이 악화된다.

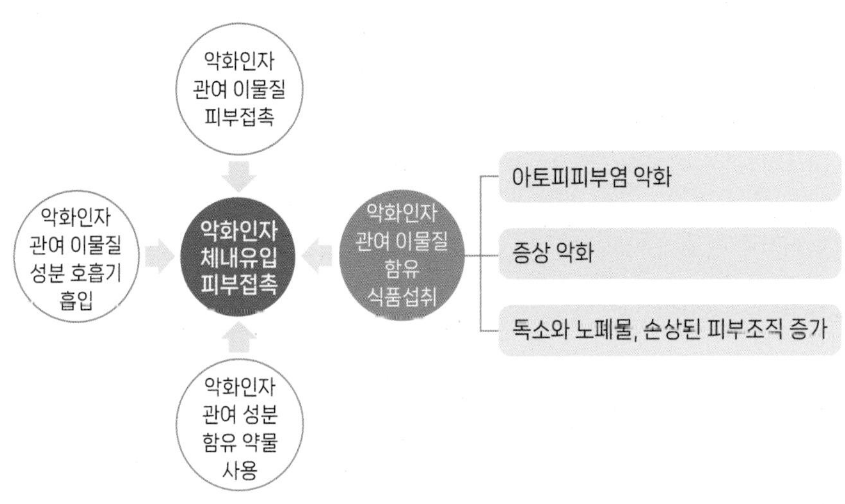

아토피피부염이 발병한 사람이 알레르겐 등 악화인자로 관여하는 특정 합성첨가물, 자극물질, 기타 유해물질 등이 함유된 식품 섭취 후 면역체계가 과민반응(알레르기)을 일으키면서 입술, 입 주위, 턱 부위 등에 발생한 알레르기와 기타 부위 아토피피부염 증상이 악화된 경우, 이러한 물질들이 함유된 식품을 계속 섭취하면 각종 악화인자가 체내로 유입되고 피부에 접촉된 후 면역체계 과민반응(알레르기)이 더욱 심해진다. 이로 인해 입술, 입 주위, 턱 부위에 발생한 알레르기와 기타 부위에 발생한 아토피피부염 증상이 더욱 악화된다.

특정 보존료, 합성 착향료 등 알레르겐으로 관여하는 이물질이 함유된 특정 식품 섭취 후 이들 물질 때문에 면역체계가 과민반응(알레르기)을 일으키면서 입술, 입 주위 등에 알레르기가 발생하고 기타 부위의 아토피피부염 증상이 악화될 수 있다. 이러한 상황에서 유기농 식품이나 친환경 식품으로 대체하지 않고 보존료 등이 함유된 식품을 계속 섭취하면, 각종 악화인자가 체내로 유입되면서 면역체계의 과민반응(알레르기)이 더욱 심해진다. 그 결과, 입술과 입 주위 등에 발생한 알레르기와 기타 부위의 아토피피부염 증상이 더욱 악화된다.

고춧가루, 마늘 등 자극이 강한 양념 등이 함유된 식품 섭취 후 이러한 자극적인 양념 때문에 면역체계가 과민반응(알레르기)을 일으켜 입술과 입 주위에 알레르기가 발생하고, 기타 부위의 아토피피부염 증상이 악화될 수 있다. 이러한 상황에서 자극이 약한 식품으로 대체하지 않고, 자극이 강한 양념이 많이 함유된 식품을 계속 섭취하면, 각종 악화인자가 체내로 유입되면서 면역체계의 과민반응(알레르기)이 더욱 심해진다. 그 결과, 입술과 입 주위에 발생한 알레르기와 기타 부위의 아토피피부염 증상이 더욱 악화된다.

당질대사장애가 발생한 경우에 설탕, 올리고 당, 꿀 등이 함유된 식품 섭취 후 당질대사장애 때문에 면역체계가 과민반응(알레르기)을 일으켜 입술과 입 주위에 알레르기가 발생하고, 기타 부위의 아토피피부염 증상이 악화될 수 있다. 이러한 상황에서 설탕과 올리고당 등이 함유된 식품을 계속 섭취하면, 각종 악화인자가 체내로 유입되면서 면역체계의 과민반응(알레르기)이 더욱 심해진다. 그 결과, 입술과 입 주위에 발생한 알레르기와 기타 부위의 아토피피부염 증상이 더욱 악화된다.

단백질대사장애가 발생한 상태에서 우유, 닭고기, 계란, 돼지고기, 소고기, 생선, 새우, 조개, 꽃게 등 동물성 단백질 섭취 후 단백질 대사장애로 인해 면역체계가 과민반응(알레르기)을 일으키면서 입술과 입 주위에 알레르기가 발생하고 기타 부위의 아토피피부염 증상이 악화될 수 있다. 이러한 경우 식물성 단백질 식품으로 대체하지 않고 동물성 단백질을 계속 섭취하면, 각종 악화인자가 체내로 유입되면서 면역체계의 과민반응(알레르기)이 더욱 심해져 입술과 입 주위에 발생한 알레르기와 기타 부위의 아토피피부염 증상이 더욱 악화된다.

인공 향료나 방부제로 사용되는 Benzoic acid, Sorbic acid 등의 특정 합성첨가물이 함유된 식품을 섭취한 후 이러한 인공 향료나 방부제 때문에 면역체계가 과민반응(알레르기)을 일으켜 입 주위에 알레르기가 발생하고 기타 부위의 아토피피부염 증상이 악화될 수 있다. 이러한 경우 유기농 식품과 친환경 식품으로 대체하지 않고 특정 합성첨가물이 함유된 식품을 계속 섭취하면, 각종 악화인자가 체내로 유입되면서 면역체계의 과민반응(알레르기)이 더욱 심해져 입 주위에 발생한 알레르기와 기타 부위의 아토피피부염 증상이 더욱 악화된다.

농약이나 방부제가 잔류된 야채나 과일 등 식품 섭취 후 이러한 잔류 농약이나 방부제 때문에 면역체계가 과민반응(알레르기)을 일으켜 입 주위에 알레르기가 발생하고 기타 부위의 아토피피부염 증상이 악화될 수 있다. 이러한 경우 유기농 식품 또는 친환경 야채나 과일 등으로 대체하지 않고, 농약이나 방부제가 잔류된 야채나 과일을 계속 섭취하면 각종 악화인자가 체내로 유입되면서 면역체계의 과민반응(알레르기)이 더욱 심해져 입 주위에 발생한 알레르기와 기타 부위의 아토피피부염 증상이 더욱 악화된다.

설익은 과일, 복숭아, 메밀, 초콜릿, 밀가루, 토마토 등 알레르기 유발에 관여하는 식품 섭취 후 면역체계가 과민반응(알레르기)을 일으켜 입술과 입 주위에 알레르기가 발생하고 기타 부위의 아토피피부염 증상이 악화될 수 있다. 이러한 경우 복숭아, 메밀 등의 식품이 알레르기를 일으키는 원인물질로 관여한다는 사실을 알지 못해 계속 섭취하면, 각종 악화인자가 체내로 유입되면서 면역체계의 과민반응(알레르기)이 더욱 심해져 입술과 입 주위에 발생한 알레르기와 기타 부위의 아토피피부염 증상이 더욱 악화된다.

유화제, 증점제, 합성 착향료 등 합성첨가물이 함유된 특정 식품 등을 섭취한 후 이러한 첨가물 때문에 면역체계가 과민반응(알레르기)을 일으켜 입 주위에 알레르기와 기타 부위의 아토피피부염 증상이 악화될 수 있다. 유기농 또는 친환경 식품으로 대체하지 않고 합성 착향료, 유화제 등 합성첨가물이 함유된 식품을 계속 섭취하면, 각종 악화인자가 체내로 유입되면서 면역체계의 과민반응(알레르기)이 심해져 입 주위에 발생한 알레르기와 아토피피부염 증상이 더욱 악화된다.

땅콩, 아몬드 등 알레르기 유발 관여 견과류 섭취 후 면역체계가 과민반응(알레르기)을 일으켜 입 주위 등에 알레르기가 발생하고 기타 부위의 아토피피부염 증상이 악화될 수 있다. 알레르기를 유발하지 않는 식품으로 대체하지 않고 땅콩 등 견과류를 계속 섭취하면, 각종 악화인자가 체내로 유입되면서 과민반응(알레르기)이 심해져 입 주위 등에 발생한 알레르기와 기타 부위의 아토피피부염 증상이 더욱 악화된다.

아기에게 모유를 수유 중인 엄마가 평소 알레르겐 등 아토피피부염 악화인자로 관여하는 식품을 섭취하고, 그 후 아기에게 모유를 수유하면 아기의 면역체계가 과민반응(알레르기)을 일으켜 입술, 입 주위, 턱 부위 등에 알레르기가 발생하고 기타 부위의 아토피피부염 증상이 악화될 수 있다. 아기 엄마가 계속해서 알레르기를 유발하는 식품을 섭취하면, 이러한 악화인자가 체내로 유입된 상태에서 모유를 수유하게 되고, 아기의 면역체계 과민반응(알레르기)이 심해지면서, 아기 입 주위, 입술, 턱 등에 발생한 알레르기와 기타 부위의 아토피피부염 증상이 더욱 악화된다.

내분비계 교란물질인 비스페놀A가 함유된 특정 공갈 젖꼭지를 아기 입 안에 자주 물린 후 아기의 면역체계가 과민반응(알레르기)을 일으켜 침이 흘러내린 턱과 입 주위에 알레르기와 기타 부위 아토피피부염 증상이 악화된 경우, 비스페놀A가 함유된 공갈 젖꼭지를 계속해서 아기 입 안에 물리고 또한 각종 악화인자가 체내로 유입된 후 아기 면역체계 과민반응(알레르기)이 심해지면 침이 흘러내린 턱 부위와 입 주위에 발생한 알레르기와 기타 부위에 발생한 아토피피부염 증상이 더욱 악화된다.

아토피피부염이 발병한 사람이 알레르겐 등 악화인자로 관여하는 특정 합성첨가물, 자극물질, 기타 유해물질 등이 함유된 식품을 섭취한 후, 면역체계가 과민반응(알레르기)을 일으켜 입술, 입 주위, 턱 부위 등에 알레르기와 기타 부위의 아토피피부염 증상이 악화된 경우, 그러한 물질들이 함유된 식품을 계속 섭취하는 등 각종 악화인자가 체내로 유입되고 피부에 접촉된 후 면역체계 과민반응(알레르기)이 심해지면 입술, 입 주위, 턱 등에 발생한 알레르기와 기타 부위의 아토피피부염 증상이 더욱 악화된다.

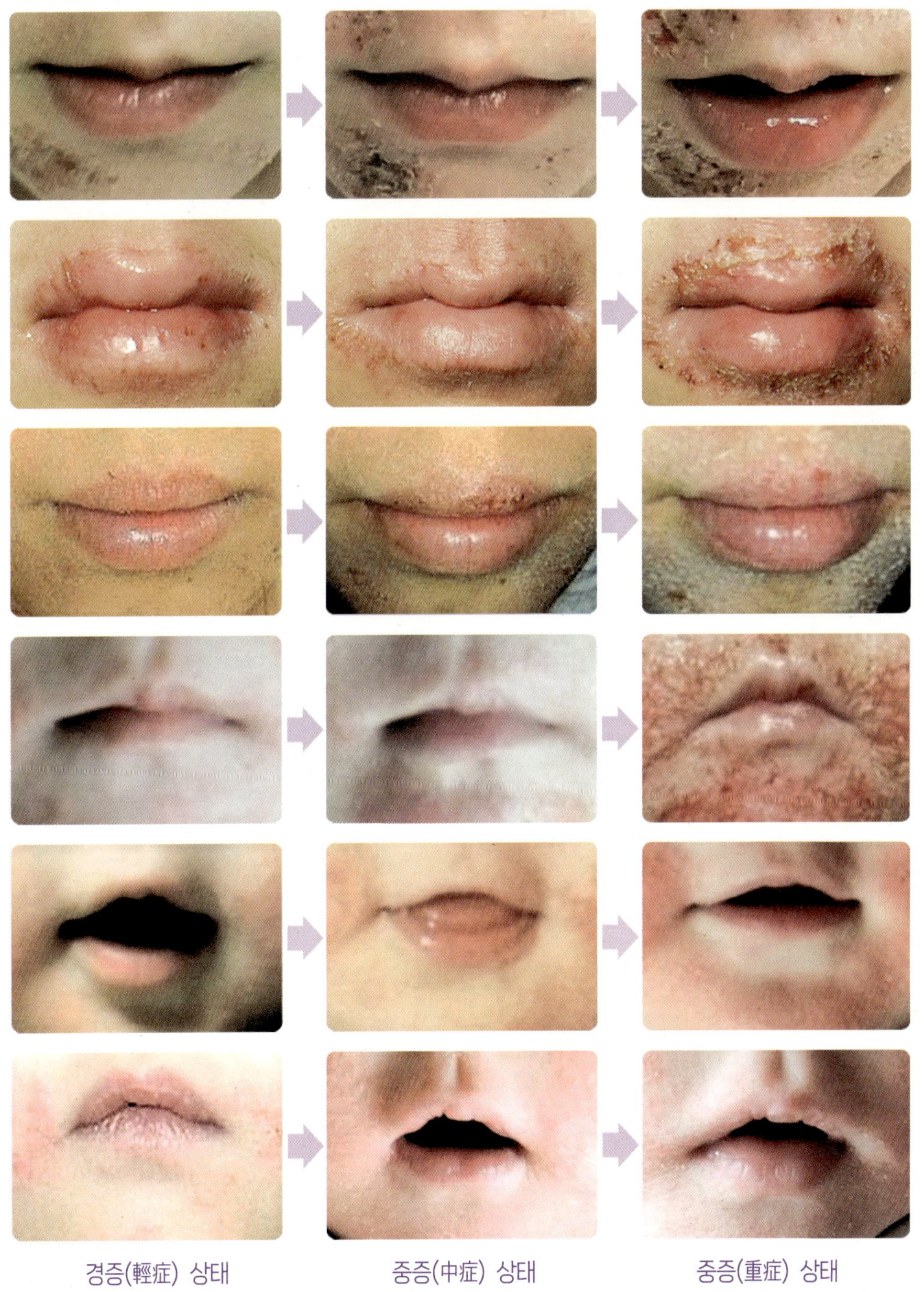

경증(輕症) 상태 / 중증(中症) 상태 / 중증(重症) 상태

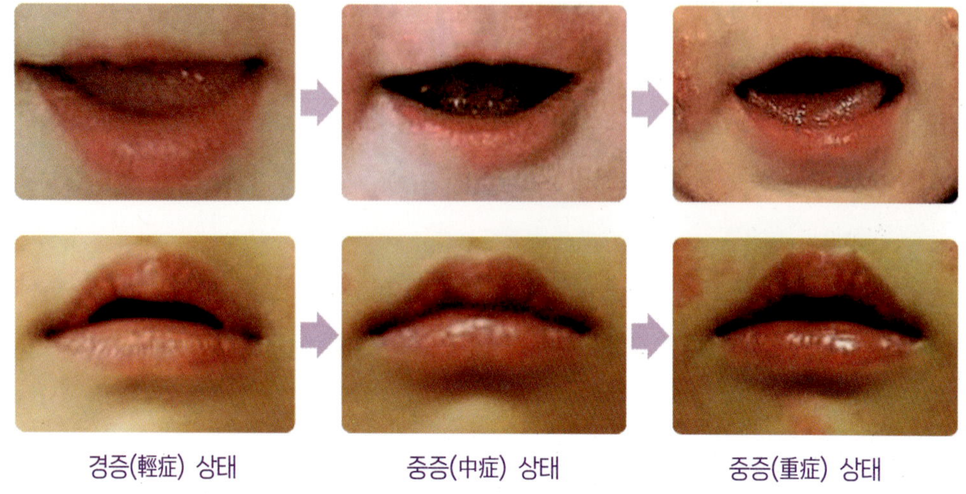

경증(輕症) 상태 중증(中症) 상태 중증(重症) 상태

| 상태에 따른 입술, 입 주위, 턱 부위의 아토피피부염

3. 이마, 눈 주위, 귀 등의 아토피피부염 악화와 악화인자 유입

오늘날에는 아토피피부염이 발병한 사람에게 알레르겐 등 아토피피부염 악화인자로 관여하는 물질들이 많이 존재하고 있으며, 이러한 물질들의 성분 냄새가 생활공간으로 뿜어져 나오는 환경 및 제품들도 많이 존재하고 있다.

아토피피부염 발병 후, 알레르겐 등 아토피피부염 악화인자로 관여하는 특정 합성화학물질, 휘발성유기화합물, 중금속, 자극물질, 기타 유해물질 등의 성분 냄새가 코를 통해 체내로 흡입된 후 귀, 이마, 눈 주위 등에 알레르기와 기타 부위의 아토피피부염 증상이 악화되었을 때, 악화되는 이유를 몰라 이러한 물질들의 성분 냄새를 뿜어내는 제품을 계속 사용하거나 배출되는 환경에서 계속 생활하면, 각종 악화인자가 체내로 유입된 후 면역체계 과민반응(알레르기)이 심해져 귀, 이마, 눈 주위 등에 발생한 알레르기와 기타 부위의 아토피피부염 증상이 더욱 악화된다.

아토피피부염이 발병한 사람에게 휘발성유기화합물, 중금속, 특정 합성화학물질, 자극물질, 기타 유해물질 등의 성분 냄새가 코를 통해 체내로 흡입된 후 면역체계가 과민반응(알레르기)을 일으키면 이마, 눈 주위 등에 발생한 홍조 및 홍종 부위에 침전되는 독소와 노폐물 양(量)이 증가한다. 그리고 홍조 부위 등에 (침전된 독소와 노폐물 때문에 정상 피부 기능을 온전히 발휘하지 못하는) 손상된 피부 조직 축적량이 증가할수록 이마 등에 발생한 알레르기와 기타 부위 아토피피부염 증상이 더욱 악화된다.

아토피피부염 발병 후 생활환경에서 뿜어져 나오는 특정 합성화학물질, 휘발성 유기화합물, 중금속, 알레르겐, 기타 유해물질 등의 성분 냄새가 코를 통해 계속 흡입된 후 면역체계가 과민반응(알레르기)을 일으키면, 눈 주위, 이마, 귀 등에 발생한 알레르기와 기타 부위 아토피피부염 증상이 악화된다.

포름알데히드, 염산, 디클로로메탄 등이 함유된 특정 살균소독제 등을 자주 사용한 후 염산 등의 성분 냄새가 코를 통해 계속 흡입되면 면역체계가 과민반응(알레르기)을 일으킨다. 이로 인해 이마 등에 발생한 알레르기와 기타 부위 아토피피부염 증상이 악화될 수 있다.

새집에 이사하거나 새 가구 또는 새 차를 구입한 후, 새집증후군, 새차증후군을 유발하는 벤젠, 포름알데히드, 톨루엔 등의 성분 냄새가 코를 통해 계속 흡입되면 면역체계가 과민반응(알레르기)을 일으킬 수 있다. 이로 인해 눈 주위, 귀, 이마 등에 발생한 알레르기와 기타 부위 아토피피부염 증상이 악화될 수 있다.

특정 환경에서 배출되는 연기나 분진 등에 함유된 특정 합성화학물질, 휘발성유기화합물, 중금속, 유해물질 성분 냄새가 코를 통해 계속 흡입되면 면역체계가 과민반응(알레르기)을 일으킬 수 있다. 이로 인해 눈 주위, 이마 부위, 귀 등에 발생한 알레르기와 기타 부위 아토피피부염 증상이 악화된다.

새바닥제증후군을 유발하는 프탈레이트계 가소제가 함유된 특정 인조가죽 매트, 에어비닐 매트, 비닐 매트 등을 계속 사용하는 동안, 이러한 제품에서 방출되는 프탈레이트계 가소제 등의 성분 냄새가 코를 통해 지속적으로 흡입되면 면역체계가 과민반응(알레르기)을 일으킬 수 있다. 이로 인해 눈 주위, 이마, 귀 등에 발생한 알레르기와 기타 부위 아토피피부염 증상이 악화된다.

테트라클로로에틸렌, 과산화수소 등 알레르기 원인 물질이 함유된 특정방향제, 탈취제에서 뿜어져 나오는 특정 성분 냄새가 코를 통해 지속적으로 흡입되면, 면역체계가 과민반응(알레르기)을 일으킬 수 있다. 이로 인해 이마 부위와 귀, 눈 주위 등에 발생한 알레르기와 기타 부위의 아토피피부염 증상이 악화된다.

새로 구입한 소파, 책상 등 가구류에서 뿜어져 나오는 포름알데히드 등의 성분 냄새가 코를 통해 지속적으로 흡입되면, 면역체계가 과민반응(알레르기)을 일으킬 수 있다. 이로 인해 이마 등에 발생한 알레르기와 기타 부위의 아토피피부염 증상이 악화된다.

세탁소에서 세탁한 의류에서 방출되는 벤젠 등의 휘발성 유기화합물 성분 냄새가 코를 통해 지속적으로 흡입되면, 면역체계가 과민반응(알레르기)을 일으킬 수 있다. 이로 인해 눈 주위, 이마, 귀 등에 발생한 알레기 및 기타 부위의 아토피피부염 증상이 악화된다.

내분비계 장애 원인 물질인 디부틸 프탈레이트(DBP) 등이 함유된 특정 매니큐어 제품 등에서 뿜어져 나오는 휘발성 유기용제 성분 냄새가 코를 통해 지속적으로 흡입되면, 면역체계가 과민반응(알레르기)을 일으킬 수 있다. 이로 인해 이마, 눈 주위 등에 발생한 알레르기와 기타 부위의 아토피피부염 증상이 악화된다.

새페인트를 칠한 실내 공간 또는 놀이터 우레탄 바닥재에서 뿜어져 나오는 휘발성 유기화합물 등의 냄새가 코를 통해 지속적으로 흡입되면, 면역체계가 과민반응(알레르기)을 일으킬 수 있다. 이로 인해 이마, 눈 주위, 귀 부위 등에 발생한 알레르기와 기타 부위의 아토피피부염 증상이 악화된다.

새로 구입한 특정 플라스틱 제품, 고무 제품, 비닐 제품에서 뿜어져 나오는 프탈레이트계 가소제 등의 성분 냄새가 코를 통해 지속적으로 흡입되면, 면역체계가 과민반응(알레르기)을 일으킬 수 있다. 이로 인해 눈 주위, 이마, 귀 등에 발생한 알레르기와 기타 부위의 아토피피부염 증상이 악화된다.

— 이미

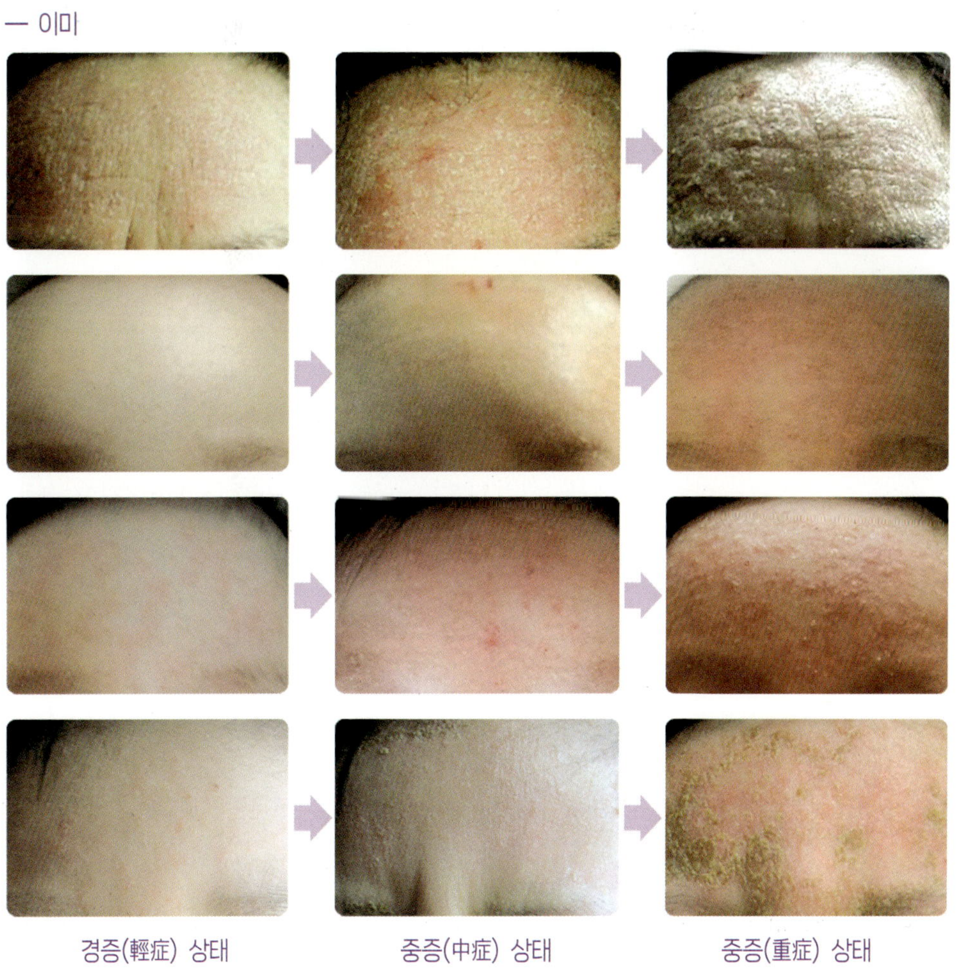

경증(輕症) 상태 중증(中症) 상태 중증(重症) 상태

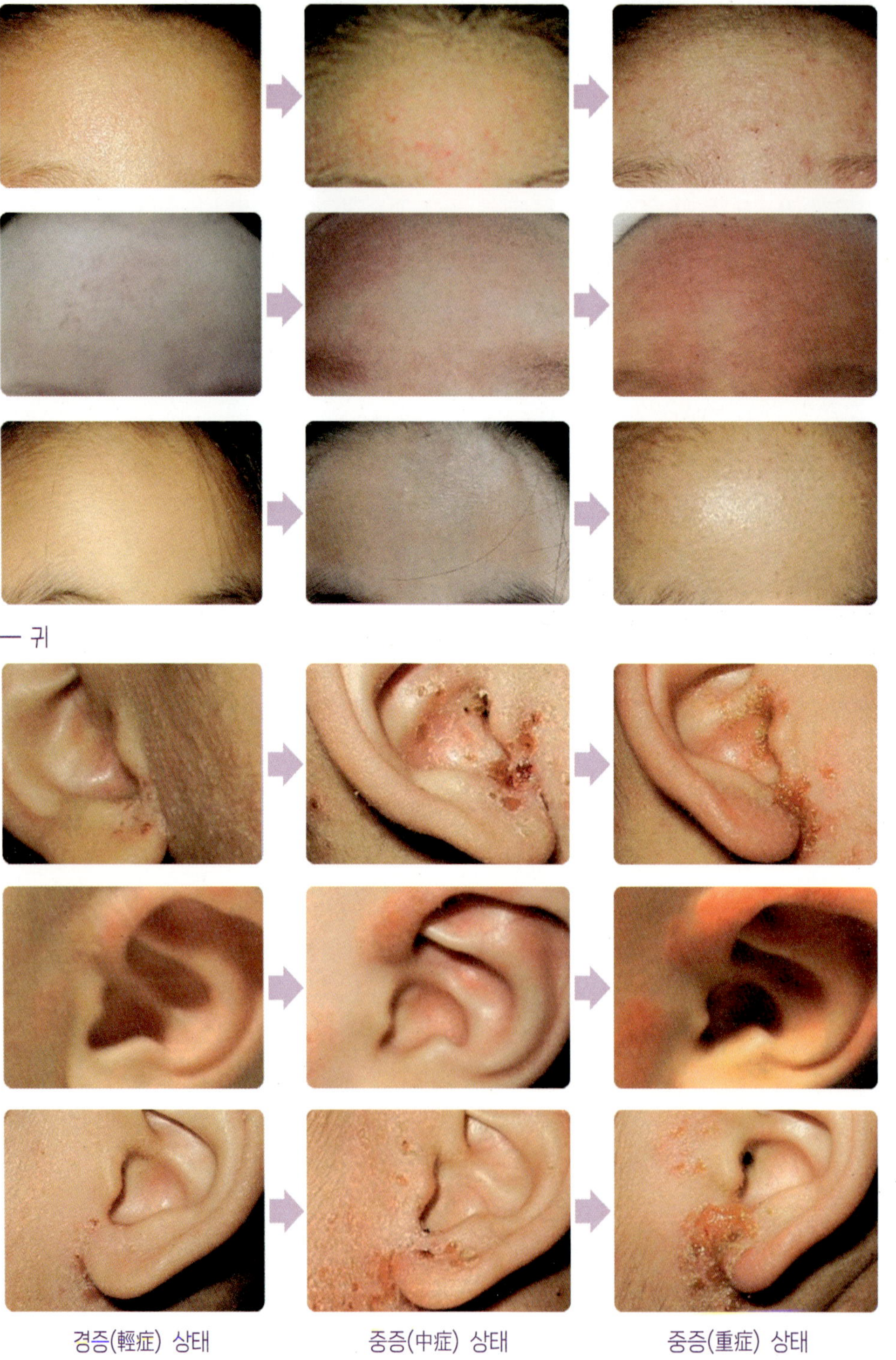

— 귀

경증(輕症) 상태 중증(中症) 상태 중증(重症) 상태

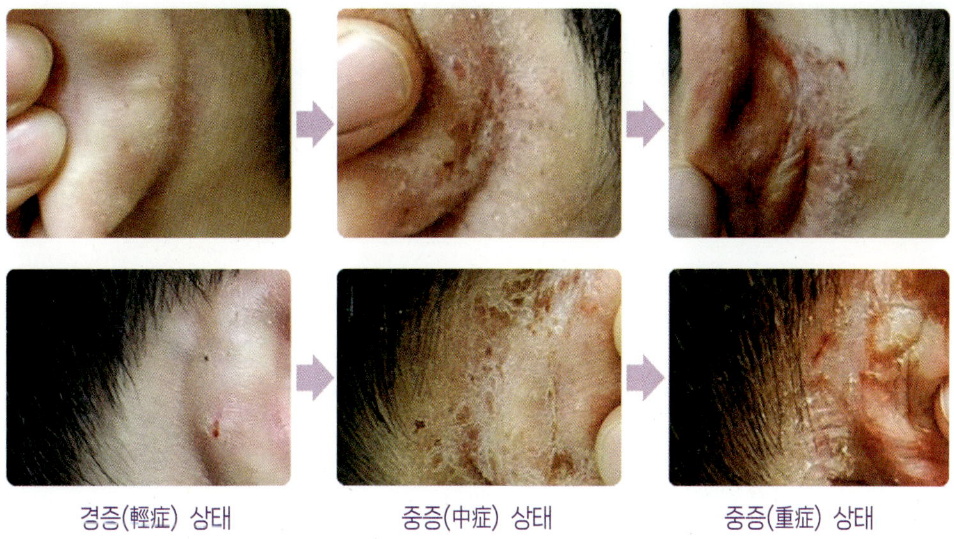

경증(輕症) 상태 중증(中症) 상태 중증(重症) 상태

| 상태에 따른 이마, 눈 주위, 귀 부위의 아토피피부염

4. 손발, 두피 등의 아토피피부염 악화와 악화인자 유입

아토피피부염 발병 후 휘발성 유기화합물, 중금속, 특정 합성화학물질, 자극물질, 기타 유해물질 등이 함유된 제품을 사용한 후, 면역체계가 과민반응(알레르기)을 일으키면서 손발과 두피 등에 알레르기 접촉성피부염과 기타 부위 아토피피부염 증상이 악화될 수 있다. 이러한 악화되는 이유를 모른 채 그런 물질들이 함유된 제품을 계속 사용하는 경우, 각종 악화인자가 체내로 유입되고 피부에 접촉되면서 면역체계 과민반응(알레르기)이 심해지면 손과 발, 두피 등에 발생한 알레르기 접촉성피부염과 기타 부위 아토피피부염 증상이 더욱 악화된다.

아토피피부염 발병 후, 알레르겐 등 아토피피부염 악화인자로 관여하는 휘발성 유기화합물, 중금속, 특정 합성화학물질 등이 함유된 특정 제품을 계속 사용하면, 면역체계가 과민반응(알레르기)을 일으킨다. 이로 인해 손발 등에 발생한 홍조 부위에 침전되는 독소와 노폐물의 양이 증가한다. 또한, 홍조 부위에 침전된 독소와 노폐물로 인해 정상 피부 기능을 온전히 발휘하지 못하게 되면서 손상된 피부 조직의 축적량이 증가할수록 손발 등에 발생한 알레르기 접촉성피부염과 기타 부위의 아토피피부염 증상이 더욱 악화된다.

아토피피부염 발병 후, 특정 합성화학물질, 휘발성 유기화합물, 중금속, 알레르겐, 기타 유해물질 및 그러한 물질들이 함유된 제품이 손발이나 두피 등에 자주 접촉되면, 면역능과 자연치유력을 온전히 갖추지 못한 상태에서는 면역체계가 과민반응(알레르기)을 일으킨다. 이로 인해 손발 등에 발생한 알레르기 접촉성피부염과 기타 부위의 아토피피부염 증상이 악화된다.

프탈레이트 가소제, 납, 카드뮴 등이 함유된 특정 지우개, 색연필, 필통 등의 학용품을 손으로 자주 만진 후 면역체계가 과민반응(알레르기)을 일으키면, 손가락, 손목 등에 발생한 알레르기 접촉성피부염과 기타 부위 아토피피부염 증상이 악화된다.

포름알데히드, 벤질 알코올 등이 함유된 특정 페인트로 칠한 장난감이나 생활용품을 손으로 자주 만진 후, 면역체계가 과민반응(알레르기)을 일으키면 손가락, 손등, 손바닥 등에 발생한 알레르기 접촉성피부염과 기타 부위 아토피피부염 증상이 악화된다.

포름알데히드, 형광증백제 등이 함유된 새 옷을 입은 후, 면역체계가 과민반응(알레르기)을 일으키면 손목과 목 부위에 발생한 알레르기 접촉성피부염과 기타 부위 아토피피부염 증상이 악화된다.

프탈레이트류 가소제, 납, 포름알데히드 성분이 함유된 특정 플라스틱 인형이나 장난감, 물놀이용 튜브를 손으로 자주 만진 후 과민반응(알레르기)을 일으키면 손가락, 손바닥 등에 발생한 알레르기 접촉성피부염과 기타 부위 아토피피부염 증상이 악화된다.

Benzoic acid, 계면활성제(SLS, SLES), 메칠클로로이소치아졸리논(CMIT), 메칠이소치아졸리논(MIT) 성분이 함유된 특정 샴푸나 린스로 머리를 자주 감은 후 면역체계가 과민반응(알레르기)을 일으키면 두피 등에 발생한 알레르기 접촉성피부염과 기타 부위 아토피피부염 증상이 악화된다.

알킬페놀류인 노닐페놀에톡실레이트와 방부제가 함유된 특정 세제(洗劑)를 손으로 자주 취급한 후 면역체계가 과민반응(알레르기)을 일으키면 손가락, 손바닥 등에 발생한 알레르기 접촉성피부염과 기타 부위 아토피피부염 증상이 악화된다.

아릴아민, 포름알데히드, 납 성분이 함유된 특정 플라스틱 슬리퍼 등 신발을 맨발로 자주 신은 후 면역체계가 과민반응(알레르기)을 일으키면 발바닥, 발가락, 발목, 발등 부위 등에 발생한 알레르기 접촉성피부염과 기타 부위 아토피피부염 증상이 악화된다.

파라벤(방부제), 프탈레이트계 가소제 성분 등이 함유된 특정 화장품을 자주 사용한 후 면역체계가 과민반응(알레르기)을 일으키면 얼굴 등에 발생한 알레르기 접촉성피부염과 기타 부위 아토피피부염 증상이 악화된다.

새책증후군을 유발하는 포름알데히드, 표백제, 방부제, 형광증백제 등의 특정 성분이 함유된 새 책을 손으로 자주 만진 후 면역체계가 과민반응(알레르기)을 일으키면 손가락, 손등 등에 발생한 알레르기 접촉성피부염을 비롯하여 기타 부위 아토피피부염 증상이 악화된다.

새바닥재증후군을 유발하는 포름알데히드, 톨루엔, 프탈레이트계 가소제 등의 특정 성분이 함유된 인조가죽 바닥재 제품, 비닐 바닥재 제품을 계속 사용한 후 면역체계가 과민반응(알레르기)을 일으키면 발바닥 등에 발생한 알레르기 접촉성피부염과 기타 부위 아토피피부염 증상이 악화된다.

새가구증후군을 유발하는 포름알데히드, 벤질알콜 등이 함유된 새 소파에 자주 앉은 후 면역체계가 과민반응(알레르기)을 일으키면 등(背), 엉덩이, 다리 등에 발생한 알레르기 접촉성피부염과 기타 부위 아토피피부염 증상이 악화된다.

— 손, 손목, 팔

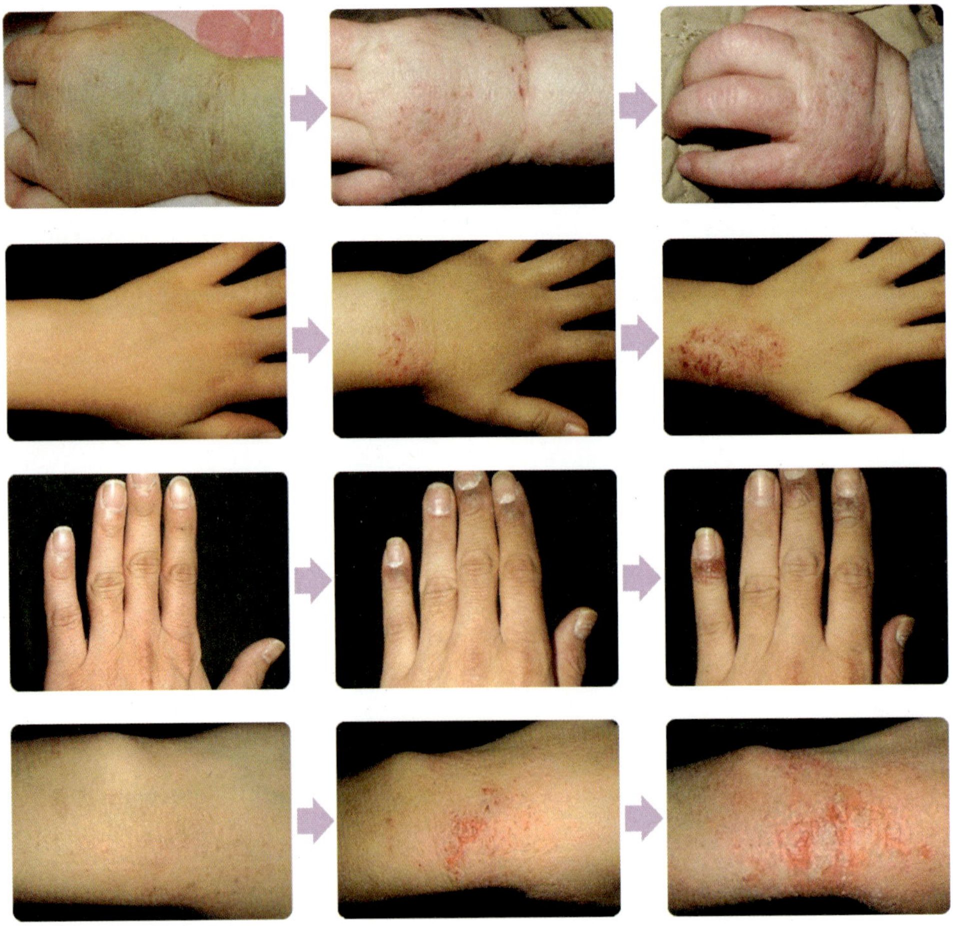

경증(輕症) 상태 중증(中症) 상태 중증(重症) 상태

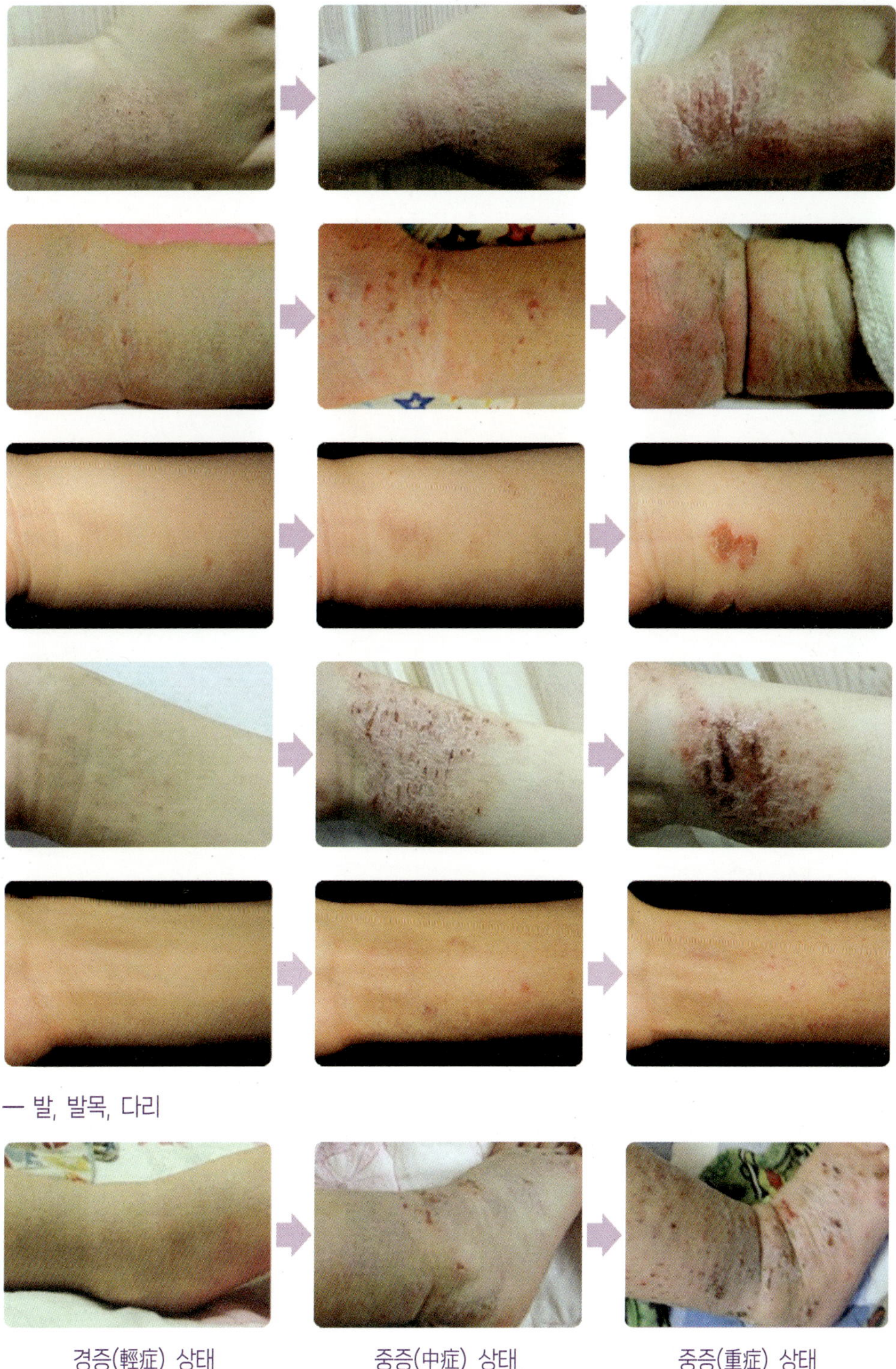

— 발, 발목, 다리

경증(輕症) 상태 중증(中症) 상태 중증(重症) 상태

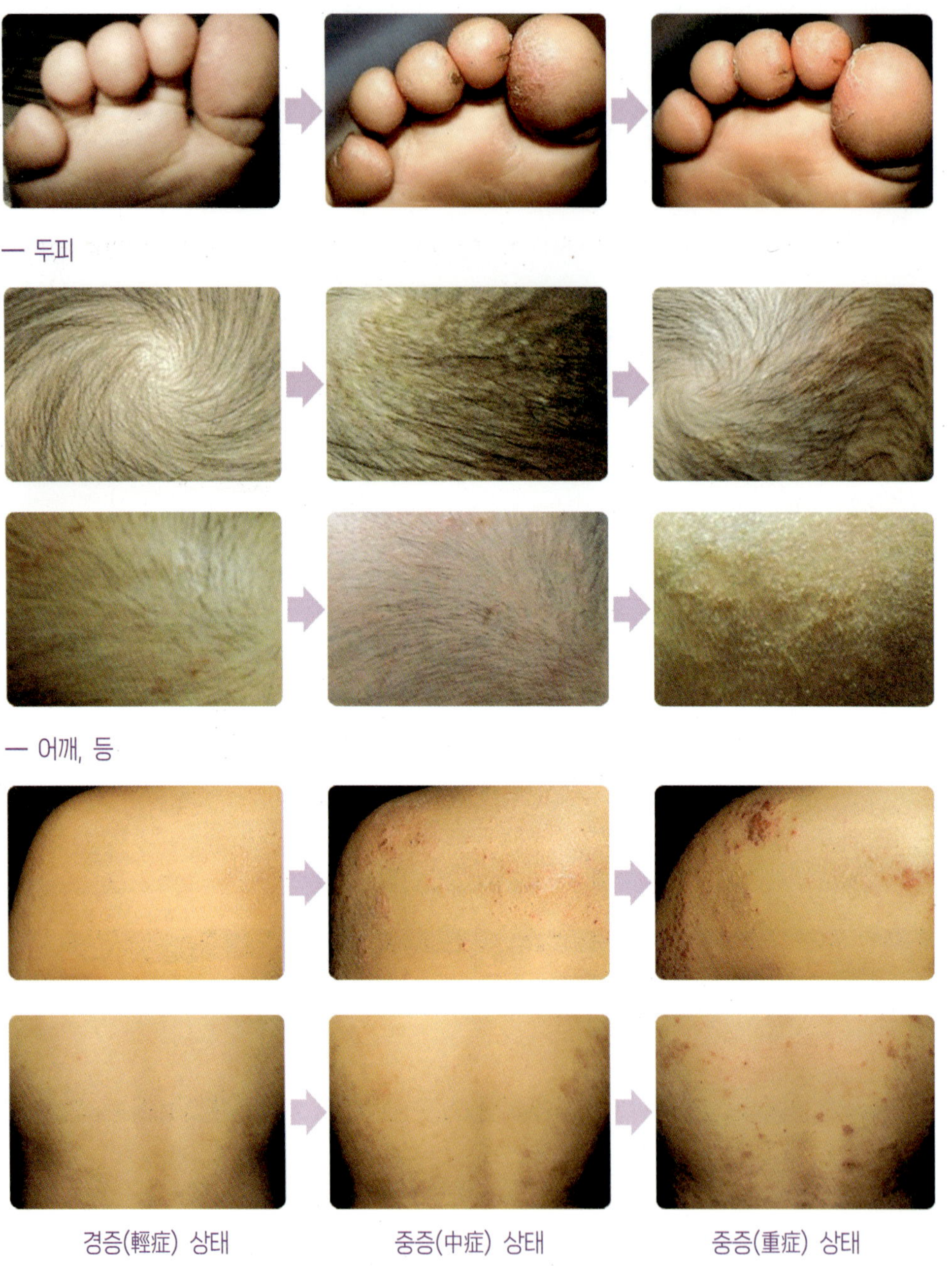

| 상태에 따른 손발, 두피 부위 등의 아토피피부염

5. 얼굴, 목 등의 아토피피부염 악화와 악화인자 유입

특정 약물 사용 후 약물 부작용이 발생할 경우, 얼굴, 목, 가슴, 팔다리, 귀 등에 발생한 알레르기와 기타 부위 아토피피부염 증상이 악화된다. 오늘날에는 많은 종류의 약물들이 존재하고 있으며, 이러한 약물들 중에는 약물 알레르기, 시상하부–뇌하수체–부신 축(軸) 위축, 단백질 대사 장애, 간(肝)·신(腎) 손상, 심혈관계 손상, 말초혈관 수축, 수족냉증 등의 약물 부작용을 일으키는 약물들도 존재하고 있다.

아토피피부염 발병 후 특정 약물을 사용하는 동안 특정 약물의 독성을 극복할 수 있는 면역능과 자연치유력을 온전히 갖추지 못해 약물 부작용이 발생하면서 얼굴, 목, 가슴, 팔, 다리, 귀 등에 알레르기와 기타 부위에 아토피피부염 증상이 악화될 수 있다.

악화되는 이유를 몰라 약물 부작용을 일으킨 특정 약물을 계속 사용하는 등 악화인자가 체내로 계속 유입되고 피부에 접촉된 후 면역체계 과민반응(알레르기)이 심해지면 얼굴, 가슴, 목, 귀 등에 발생한 알레르기와 기타 부위 아토피피부염 증상이 더욱 악화된다.

아토피피부염 발병 후 약물 부작용을 일으킨 특정 약물을 계속 사용하는 등 각종 악화인자가 체내로 유입되고 피부에 접촉되면서 면역체계가 과민반응(알레르기)을 일으키면, 얼굴, 목, 가슴, 팔, 다리 등에 발생한 홍조, 홍종 부위에 침전되는 독소와 노폐물 양이 증가한다. 또한, 홍조, 홍종 부위에 (침전된 독소와 노폐물 때문에 정상 피부기능을 발휘하지 못하는) 손상된 피부조직 축적량이 증가할수록 얼굴, 목, 가슴, 귀, 팔다리 등에 발생한 알레르기와 기타 부위에 발생한 아토피피부염 증상이 더욱 악화된다.

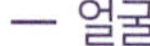

— 얼굴

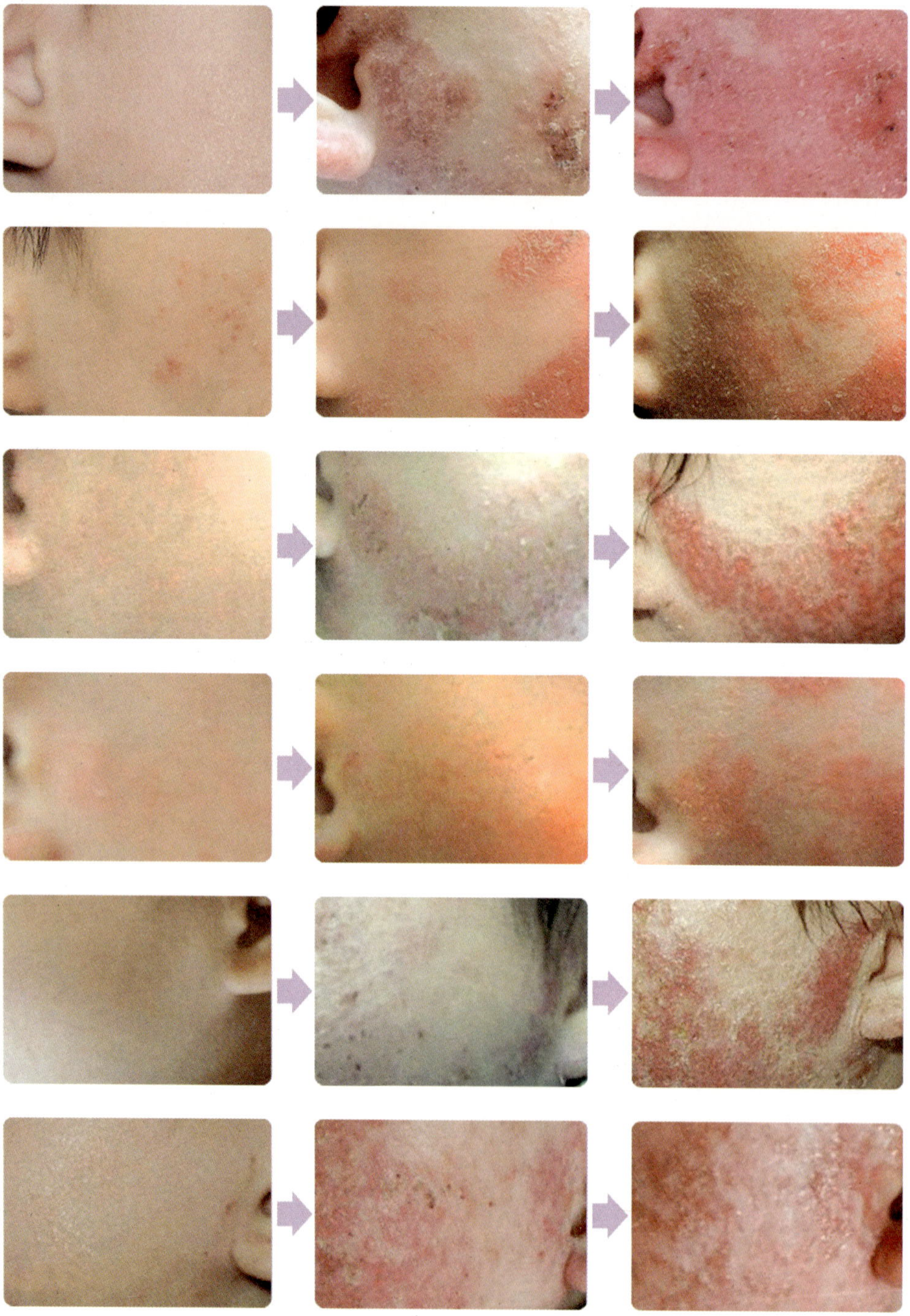

경증(輕症) 상태 중증(中症) 상태 중증(重症) 상태

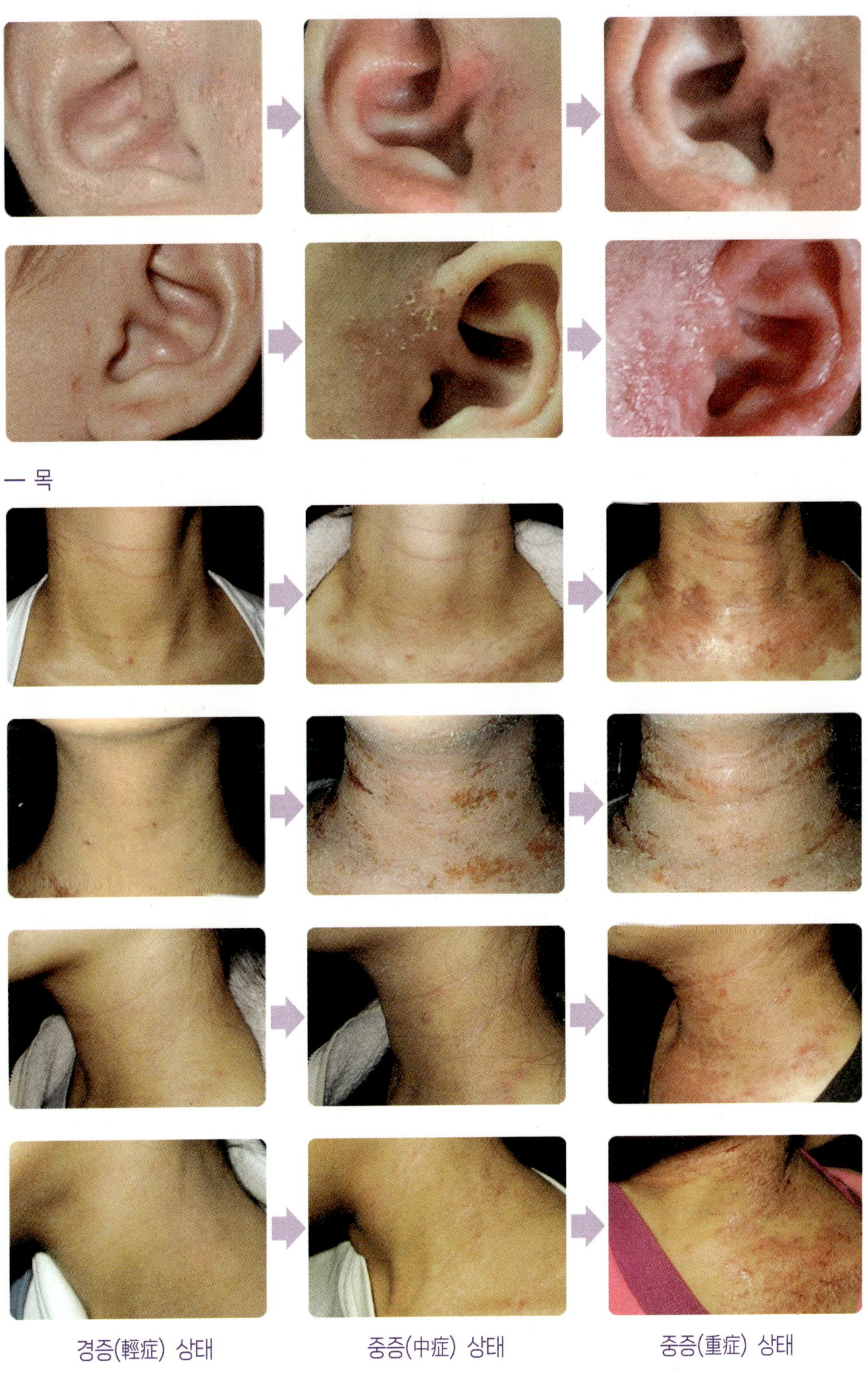

— 목

경증(輕症) 상태 　 중증(中症) 상태 　 중증(重症) 상태

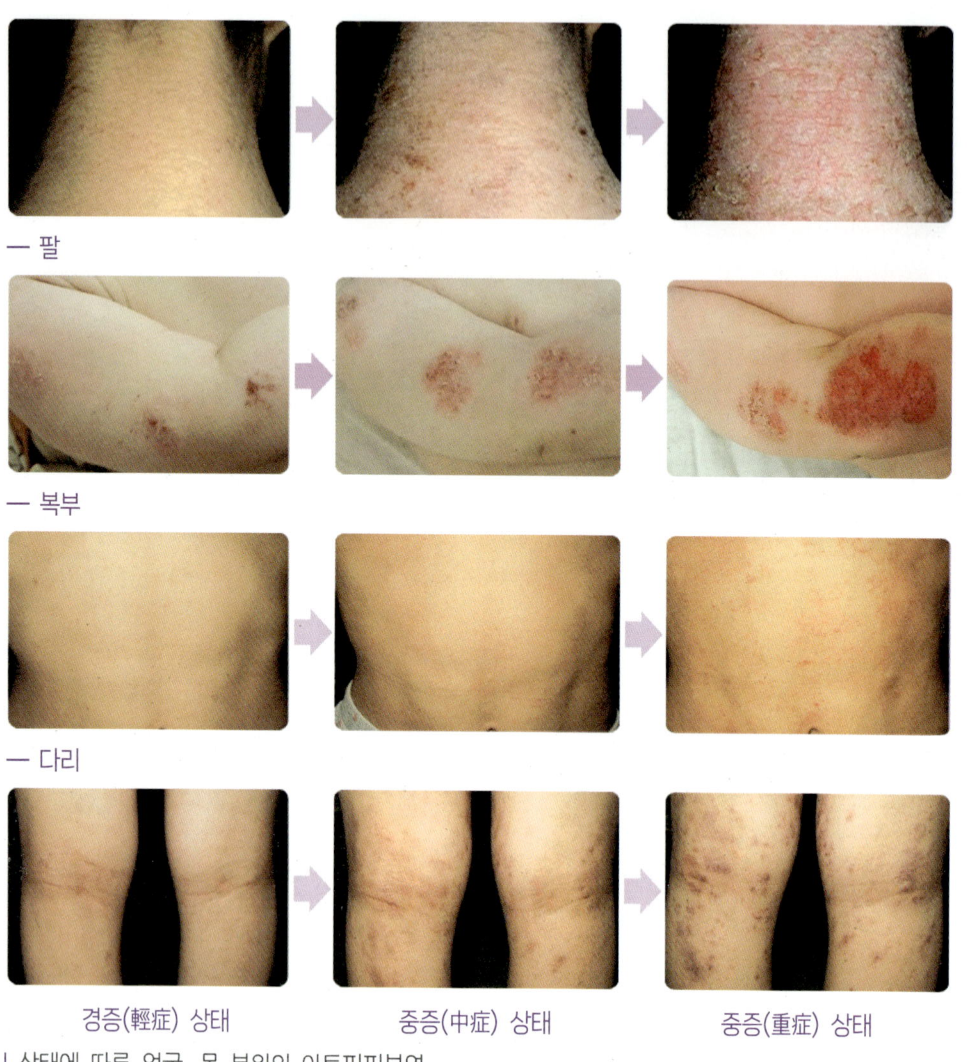

ㅣ상태에 따른 얼굴, 목 부위의 아토피피부염

5장

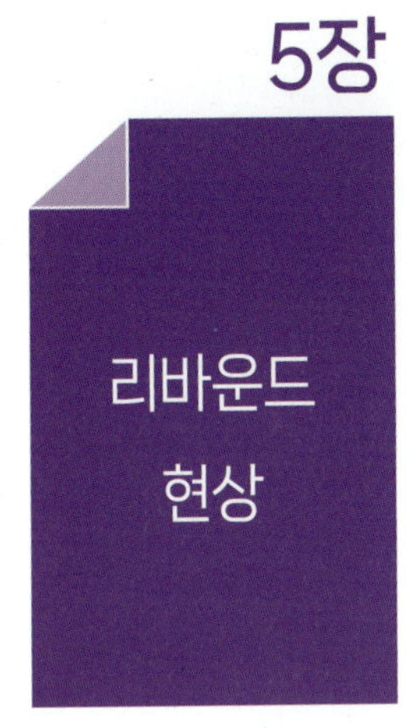

Question

1. '리바운드 현상'이란 무엇을 의미하며, 이 현상이 발생하면 아토피피부염 증상은 어떻게 변화되나요?
2. 아토피피부염 치료 방법에 따라 리바운드 현상이 발생하거나 발생하지 않을 수 있나요?
3. 리바운드 현상은 어떤 경우에 발생하나요?
4. 리바운드 현상이 발생한 후 이 현상이 진행되는 기간이 수일 동안 짧게 진행되거나 수주일 이상 길게 진행되는 이유는 무엇 때문인가요?

아토피피부염 치료를 위해 특정 약물을 계속 사용한 후 아토피피부염 증상이 치료되는 듯이 완화되었으나 약물 사용을 중단하면, 약리효능이 소멸된 이후에 아토피피부염 증상이 특정 약물 사용 전 증상보다 악화된 상태로 재발하는 이유는 '리바운드 현상'이 발생했기 때문이다. 아토피피부염 치료 방법 및 치료 약물의 약리효능 차이에 따라 '리바운드 현상'이 발생하거나 발생하지 않는다.

즉, 발병 초기부터 대증 치료를 계속했으나 아토피피부염이 근본적으로 치유되지 못하고 증상들만 일시적으로 완화된 상태일 때, 악화인자를 철저히 차단한 상태에서 대증 치료를 중단하고 근원 치료로 대체한 후 근원 치료효능이 발휘되면, 대증 치료효능으로 일시적으로 완화됐던 증상들이 사라지고 본래 앓고 있는 증상들이 마지막 대증 치료 전 증상보다 악화된 상태로 100% 표출될 때까지 '리바운드 현상'이 일정 기간 동안 진행된 이후에 근원 치료가 본격적으로 진행되는 것을 확인할 수 있다.

1. 리바운드현상 발생과 아토피피부염 재발

아토피피부염 치료를 위해 특정 약물을 계속 사용한 후 아토피피부염 증상이 치료되는 듯이 완화되었으나, 약물 사용을 중단하면 약리효능이 소멸된 이후에 아토피피부염 증상이 특정 약물 사용 전 증상보다 악화된 상태로 재발하는 이유는 '리바운드 현상'이 발생했기 때문이다.

즉, 특정 약물을 계속 사용한 후 아토피피부염 증상이 완화되었으나, ① 아토피피부염의 근본 원인과 이상 증후가 치유되지 못하고 더욱 심화된 경우, ② 특정 약물을 사용하는 동안 약물 부작용이 발생한 경우, ③ 특정 약물을 사용하는 동안 악화인자가 체내로 계속 유입되고 피부에 접촉된 경우, 약물 사용을 중단하면 일정 시일이 경과한 후 약리효능이 소멸된 이후에 아토피피부염 증상이 특정 약물 사용 전 증상보다 악화된 상태로 재발하는 '리바운드 현상'이 발생한다.

그에 비해 악화인자를 철저히 차단한 상태에서 특정 약물을 계속 사용한 후 아토피피부염의 근본 원인과 이상 증후가 치유되고 아토피피부염 증상이 소멸된 부위에 정상 피부조직이 생성되면, 특정 약물 사용을 중단해도 '리바운드 현상'이 발생하지 않는다.

아토피피부염을 치료하기 위해 특정 약물을 계속 사용한 후 홍조(紅潮), 홍종(紅腫), 소양증을 비롯한 기타 아토피피부염 증상이 치료된 듯이 완화된 후 약물 사용을 중지했을 때, 다음과 같은 ①, ②, ③에 해당되는 경우에는 특정 약물 사용 전 증상보다 악화된 상태로 아토피피부염 증상이 재발하는 '리바운드 현상'이 발생한다.

① 아토피피부염을 치료하기 위해 특정 약물을 계속 사용한 후 홍조(紅潮), 홍종(紅腫), 부종(浮腫), 염증, 상처, 진물, 피부건조, 소양증, 수면 장애, 태선화, 백색피부그림증 등과 같은 아토피피부염 증상들은 치료되는 듯이 완화됐으나, 아토피피부염의 근본 원인인 면역세포 생성장애, 면역세포와 연관분자 기능 손상, 선천 면역계 기능 손상, 피부장벽 기능 손상, 면역능 저하 상태, 자연치유력 약화 상태 및 악화인자와 연관된 이상 증후가 치유되지 못하고 심화된 경우, 약물 사용을 중단하면 일정 시일이 경과한 후 특정 약물 사용 전 증상보다 악화된 상태로 아토피피부염 증상이 재발하는 '리바운드 현상'이 발생한다.

② 아토피피부염을 치료하기 위해 특정 약물을 계속 사용한 후 약리효능이 발휘되면서 홍조, 홍종, 소양증을 비롯한 기타 증상들은 치료되는 듯이 완화됐으나, 특정 약물을 사용하는 동안 약물 알레르기, 간(肝)·신(腎) 손상, 심혈관계 손상, 말초혈관 수축, 수족냉증, 시상하부-뇌하수체-부신 축(軸) 위축, 단백질 대사장애 등 약물 부작용과 연관된 이상 증후가 발생한 경우, 약물 사용을 중단하면 일정 시일이 경과한 후 특정 약물 사용 전 증상보다 악화된 상태로 아토피피부염 증상이 재발하는 '리바운드 현상'이 발생한다.

③ 특정 약물을 계속 사용한 후 아토피피부염 증상은 치료되는 듯이 완화됐으나, 특정 약물을 사용하는 동안 각종 악화인자가 체내로 계속 유입되고 피부에 접촉되면서 자율신경계 부조(不調), 중추신경계 손상, 간(肝)·신(腎) 손상, 생식기계 손상, 피부장벽 기능 손상, 식품 알레르기, 호흡기 알레르기, 알레르기 접촉성피부염 등 악화인자와 연관된 이상 증후가 발생한 경우, 약물 사용을 중단하면 일정 시일이 경과한 후 특정 약물 사용 전(前) 증상보다 악화된 상태로 아토피피부염 증상이 재발하는 '리바운드 현상'이 발생한다.

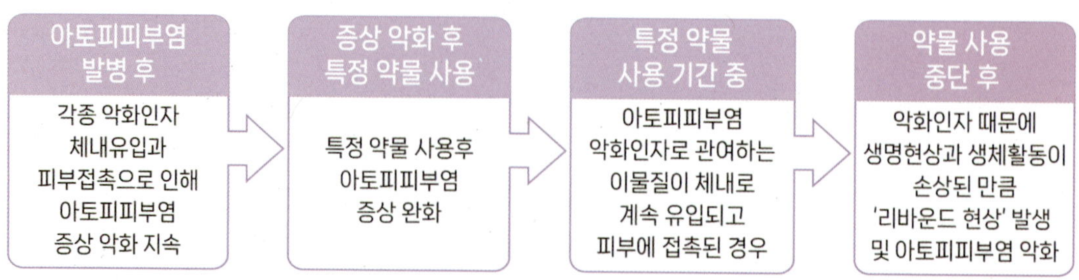

1) 리바운드현상 발생

아토피피부염을 치료하기 위해 특정 약물을 계속 사용한 후 홍조, 홍종, 소양증, 염증, 상처, 부종, 피부 건조, 태선화, 수면 장애, 백색피부그림증 등의 증상들은 치료되는 듯이 완화됐으나, 약물 사용을 중단하면 특정 약물 사용 전 증상보다 악화된 상태로 아토피피부염 증상이 재발하는 까닭은 약물 사용을 중단했기 때문에 악화된 것이 아니라 '리바운드 현상'이 발생했기 때문이다.

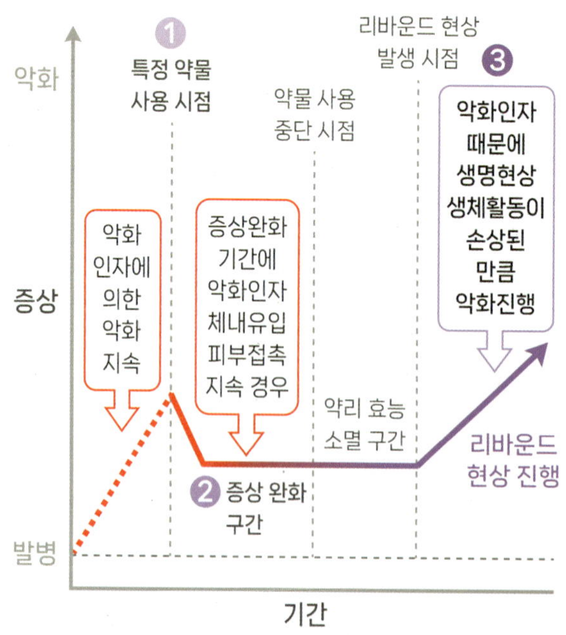

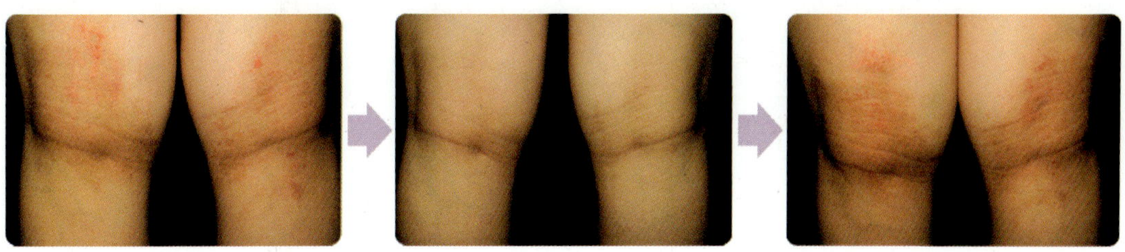

| 리바운드 현상 발생 시 증상 악화 단계

2) 리바운드현상 발생하지 않음

아토피피부염 발병 후 알레르겐(알레르기 원인 물질) 등 아토피피부염 악화인자로 관여하는 각종 이물질이 체내로 계속 유입되고 피부에 접촉되면서 면역체계가 과민반응(알레르기)을 일으키면 아토피피부염이 악화된다. 아토피피부염 발병 후 체내로 계속 유입되고 피부에 접촉된 악화인자 때문에 아토피피부염이 지속적으로 악화됐을 때, 악화인자 체내 유입과 피부 접촉을 철저히 차단한 상태에서 특정 약물을 사용한 후 아토피피부염의 근본 원인과 악화인자와 연관된 이상 증후가 치유되면, 홍조, 홍종, 피부 건조 등 아토피피부염 증상이 소멸된 부위에 정상 피부 조직이 생성되면서 아토피피부염의 근본 치료가 실현된다. 이 경우에는 특정 약물 사용을 중지해도 '리바운드 현상'이 발생하지 않으며, 아토피피부염이 재발하지 않는다.

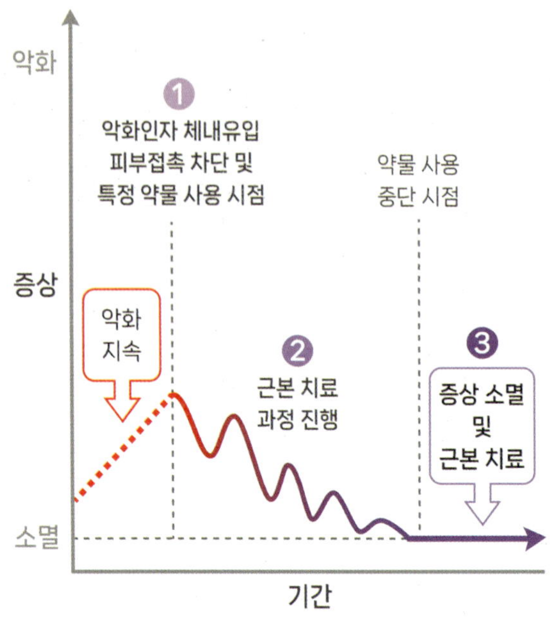

— 복부

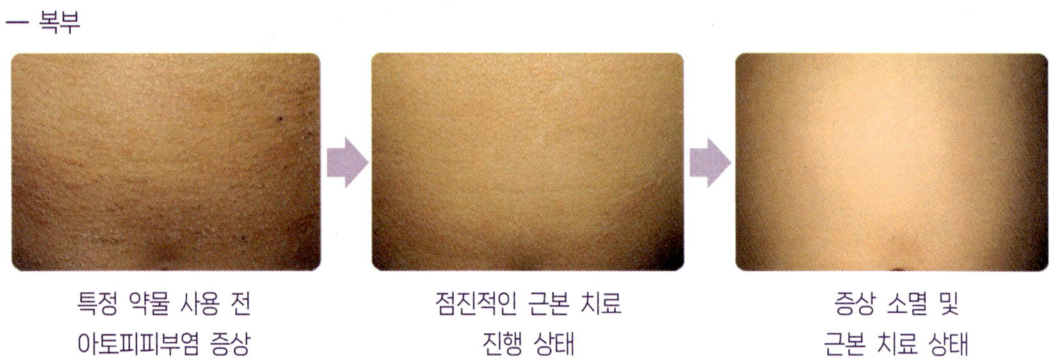

특정 약물 사용 전 아토피피부염 증상 / 점진적인 근본 치료 진행 상태 / 증상 소멸 및 근본 치료 상태

2. 아토피피부염 치료법과 '리바운드 현상' 발생 여부

1) 아토피피부염 기본 치료 방법

아토피피부염의 기본 치료 방법으로는 대증 치료와 근원 치료로 요약할 수 있다.

대증 치료는 아토피피부염 증상들의 한시적인 완화와 더 이상의 악화 방지를 목표로 한다. 이 치료법은 아토피피부염의 근본 원인과 이상 증후를 치유하는 것은 아니지만, 홍조(紅潮), 홍종(紅腫), 부종(浮腫), 각질, 염증, 상처, 진물, 소양증, 피부 건조, 수면장애, 태선화, 백색 피부 그림증 등의 증상을 일시적으로 완화하고 증상의 악화를 방지하는 데 중점을 둔다. 대증 치료법과 대증 치료 효능을 발휘하는 약물을 사용하여 치료한다.

그에 비해 '근원 치료'는 겉으로 드러난 아토피피부염 증상의 한시적인 완화 및 더 이상의 악화 방지를 목표로 하지 않는다. 대신 저하된 면역능을 온전히 증강시키고, 약화된 자연치유력을 온전히 강화하며, 손상된 선천 면역계 기능과 손상된 면역세포와 연관 분자의 기능을 정상 회복시키고, 면역세포를 정상적으로 생성하며, 손상된 피부장벽 기능을 정상 회복시키는 등 생명현상과 생체활동이 온전히 정상적으로 영위될 수 있도록 아토피피부염의 근본 원인과 이상 증후를 치유하여 아토피피부염 증상을 소멸시키고 소멸된 부위에 정상 피부조직이 생성될 수 있도록 아토피피부염을 근본적으로 치료하는 것을 의미한다.

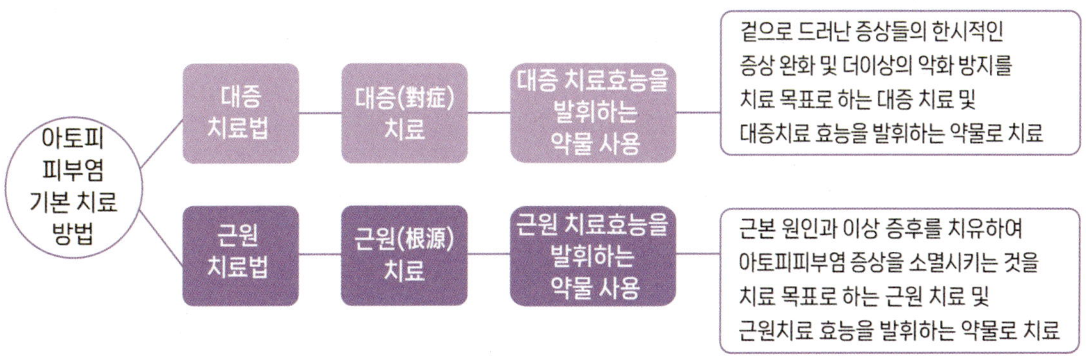

2) 아토피피부염 기본 치료법 선택

아토피피부염 치료를 처음 시작할 때, 아토피피부염 유발요인 및 악화인자로 작용하는 이물질의 존재를 인식하고 이러한 이물질이 체내로 유입되거나 피부에 접촉되지 않도록 철저히 차단할 수 있는 경우에는 아토피피부염의 근본 원인과 이상 증후를 치유하고 홍조, 소양증, 피부 건조 등 아토피피부염 증상을 근본적으로 소멸시키는 치료효능을 발휘하는 근원 치료법을 선택할 수 있다.

반면, 아토피피부염 치료를 처음 시작할 때 아토피피부염 유발요인 또는 악화인자로 작용하는 이물질의 존재를 알지 못하여 이러한 이물질이 체내로 유입되고 피부에 접촉되는 것을 인식하지 못하는 경우에는, 아토피피부염의 근본 원인과 이상 증후는 치유하지 못해도 홍조, 소양증, 피부 건조 등 아토피피부염 증상을 한시적으로 빠르게 완화시키고 더 이상의 악화를 방지할 수 있는 치료효능을 발휘하는 대증 치료법을 선택할 수 있다.

3) 아토피피부염 발병 원인과 악화 이유 인식 여부에 따른 치료법 선택

① 아토피피부염 발병 초기부터 대증치료 효능을 발휘하는 약물을 사용하여 치료하는 경우

② 아토피피부염 발병 초기부터 근원치료 효능을 발휘하는 약물을 사용하여 치료하는 경우

③ 발병 초기부터 계속해온 대증치료 효능을 발휘하는 약물사용을 중단한 후 근원치료 효능을 발휘하는 약물로 대체해서 치료하는 경우

위의 ①, ②, ③ 치료 유형 중 하나를 선택하여 치료할 때, 치료약물의 종류 및 약리효능, 약물 부작용 발생 여부, 악화인자 차단 여부 등에 따라 아토피피부염 치료 진행상태, 아토피피부염 증상 변화상태, '리바운드 현상' 발생 여부, 한시적

인 증상 완화 상태, 근본 치료 상태 등이 명확히 달라진다.

① 대증치료 효능을 발휘하는 약물을 사용하여 치료하는 경우, 약물의 즉각적인 효과로 인해 홍조, 소양증 등의 증상이 한시적으로 완화될 수 있다. 그러나 아토피피부염의 근본 원인과 이상 증후를 치유하지 못해 약물 사용을 중단하면 '리바운드 현상'이 발생할 가능성이 높다. 약물 부작용도 발생할 수 있으며, 악화인자를 차단하지 못한 상태에서는 장기적인 개선이 어렵다.

② 근원치료 효능을 발휘하는 약물을 사용하여 치료하는 경우, 면역능과 자연치유력을 온전히 증강시키고, 손상된 피부장벽기능과 면역세포 기능을 회복시켜 아토피피부염의 근본 원인과 이상 증후를 치유한다. 이로 인해 증상은 점진적으로 소멸되며, 악화인자를 철저히 차단할 경우 '리바운드 현상'이 발생하지 않는다. 부작용 발생 가능성도 낮아지고, 근본적인 치료가 실현된다.

③ 발병 초기부터 대증치료 효능을 발휘하는 약물을 사용하다가 근원치료 효능을 발휘하는 약물로 대체하는 경우, 초기에는 증상이 한시적으로 완화되지만 근본적인 치유는 이루어지지 않는다. 약물 사용을 중단하고 근원치료로 전환하면 일시적으로 '리바운드 현상'이 발생할 수 있으나, 이후 근원치료가 진행되면서 면역능과 자연치유력이 회복되고 아토피피부염의 근본 원인과 이상 증후가 치유된다. 악화인자를 차단하면 장기적인 개선과 근본 치료가 실현된다.

4) '리바운드 현상' 발생 여부

① 발병 초기부터 대증치료를 계속한 후 아토피피부염 증상은 한시적으로 완화됐으나 대증 치료 기간에 악화인자가 체내로 계속 유입되고 피부에 접촉된 경우, 대증 치료를 중단하면 대증 치료효능이 소멸된 후 '리바운드현상'이 발생한다.

② 발병 초기부터 악화인자를 철저히 차단 및 제거한 상태에서 근원 치료를 시작한 후 근본 원인과 이상 증후가 치유되고 증상이 소멸된 부위에 정상 피부조직이 생성된 경우, 근원 치료를 중단해도 '리바운드현상'이 발생하지 않는다.

③ 발병 초기부터 대증치료를 계속했으나 악화인자의 체내 유입과 피부접촉으로 인해 근본 치료되지 못하고 증상만 한시적으로 완화된 상태일 때, 악화인자를 철저히 차단한 상태에서 근원치료로 대체한 후 근원 치료 효능이 발휘되면 '리바운드현상'이 발생한 이후에 근원 치료가 본격적으로 진행된다.

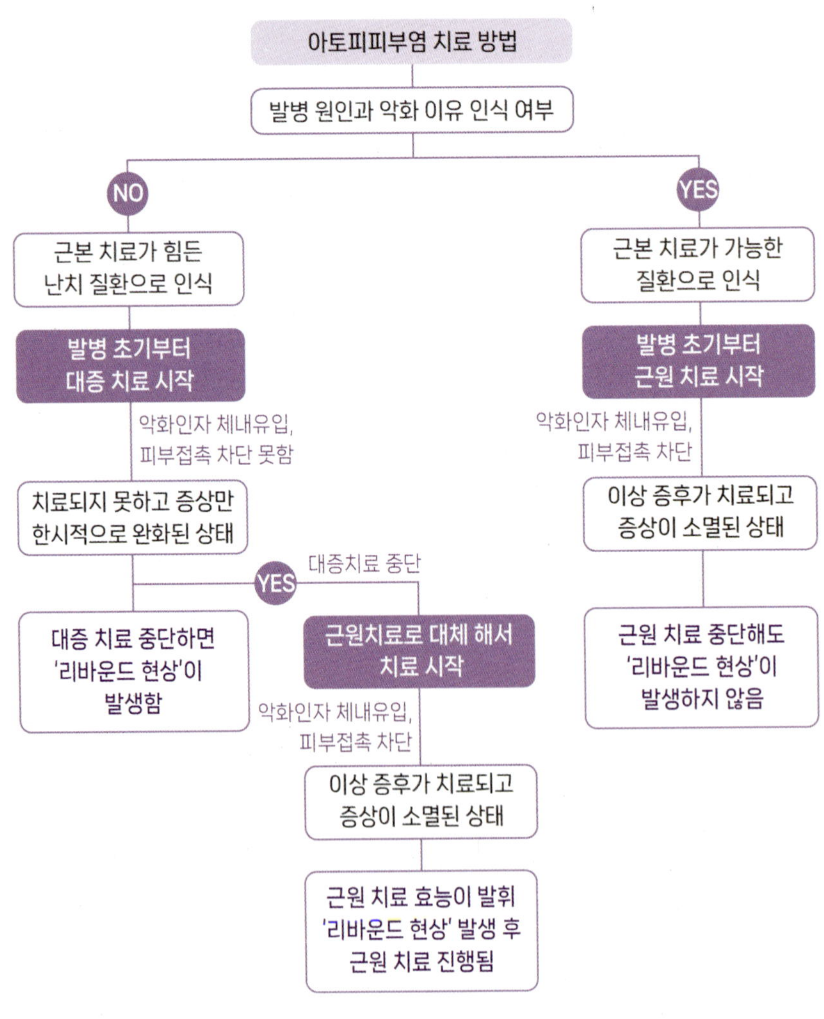

3. 리바운드 현상이 발생하는 경우

1) 대증치료 약물 사용 중지 후 '리바운드 현상' 발생

아토피피부염 발병 초기부터 대증치료 효능을 발휘하는 약물을 사용하여 홍조, 홍종, 소양증, 상처, 염증, 부종, 피부 건조, 태선화, 수면장애, 백색피부그림증 등과 같은 증상을 완화시켰으나 대증 치료 기간에,

① 아토피피부염 근본 원인과 이상 증후가 치유되지 못하고 심화된 경우,
② 약물 부작용이 발생하면서 약물 부작용과 연관된 이상 증후가 발생한 경우,
③ 악화인자로 관여하는 각종 이물질이 체내로 계속 유입되고 피부에 접촉되면서 악화인자와 연관된 이상 증후가 발생한 경우에는,

대증치료 효능을 발휘하는 약물 사용을 중단하면 일정 시일이 경과된 후 대증치료 효능이 소멸되면서 한시적으로 완화됐던 증상들이 사라지고 ①, ②, ③ 요인 등에 의해 생명현상과 생체활동이 손상된 만큼 마지막 대증치료 약물 사용 전 증상보다 악화된 상태로 아토피피부염 증상이 재발하는 리바운드 현상이 발생한다.

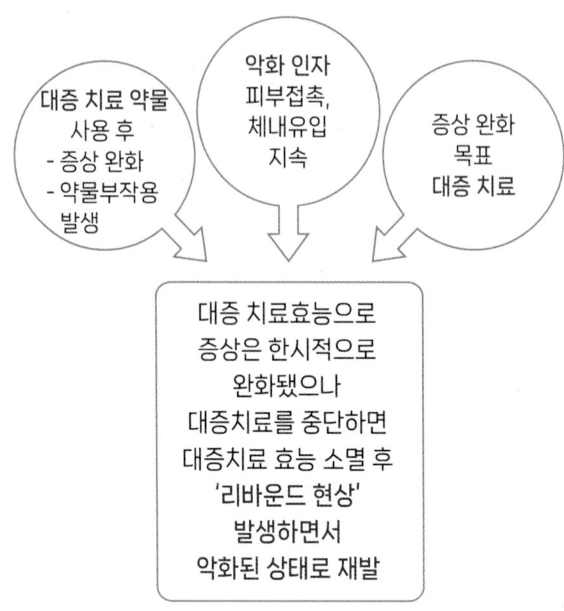

아토피피부염 발병 후 악화인자가 체내로 유입되고 피부에 접촉되는 것을 차단하지 못해도, 면역체계 과민반응(알레르기)을 억제시키는 등의 대증치료 효능을 발휘하는 약물을 사용하면 아토피피부염 근본 원인은 치유하지 못해도 아토피피부염 증상은 빠르게 완화시킬 수 있다.

하지만 증상이 완화된 후 대증치료를 중단하면, 한시적으로 완화됐던 증상이 사라지고 악화인자 때문에 생명현상과 생체활동이 손상된 만큼 마지막 대증치료 약물 사용 전 증상보다 악화된 상태로 아토피피부염 증상이 재발되는 '리바운드 현상'이 발생한다.

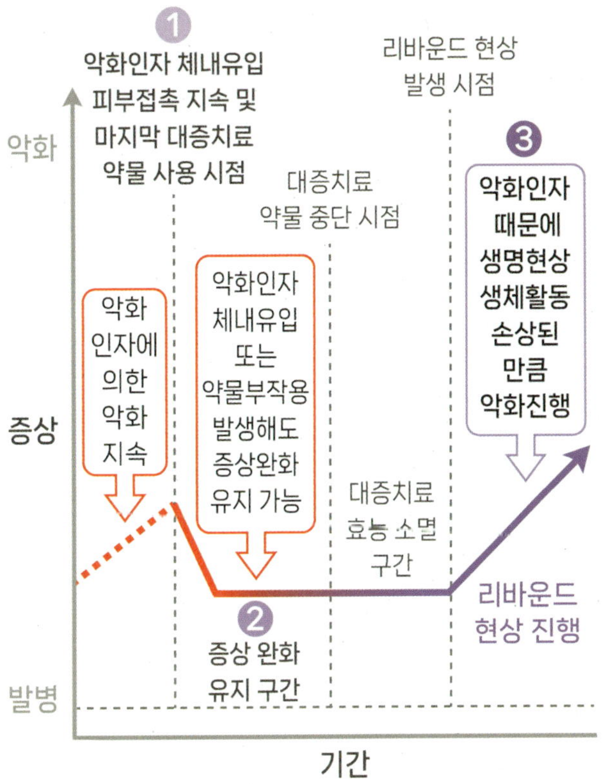

— 팔

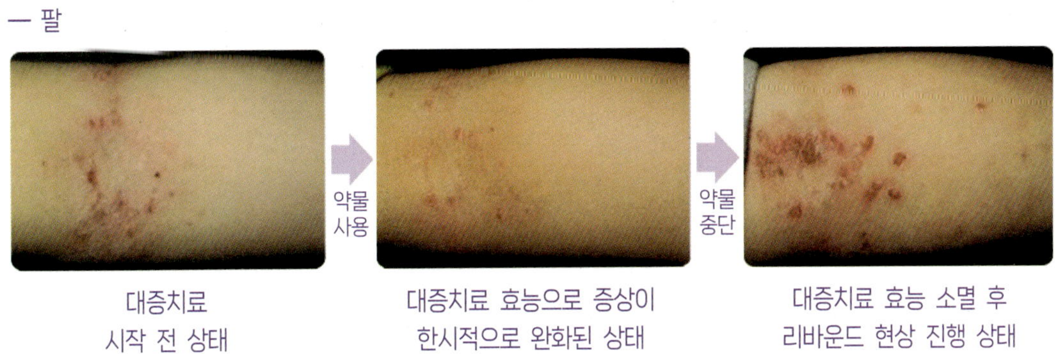

대증치료 시작 전 상태 / 대증치료 효능으로 증상이 한시적으로 완화된 상태 / 대증치료 효능 소멸 후 리바운드 현상 진행 상태

참고) 이 곳에 수록된 이미지 사진은 발병 초기부터 대증치료를 계속했으나 아토피피부염이 근본 치료되지 못하고 아토피피부염 증상만 한시적으로 완화된 상태일 때, 악화인자를 철저히 차단한 상태에서 계속해온 대증치료를 중단하고 근원치료로 대체한 후 아토피피부염이 근본 치료된 치료 사례들 중에서 리바운드현상의 시각적 이해를 위해 제시된 자료이다.

2) 대증치료 약물 사용 중에 '리바운드 현상' 발생

발병 초기부터 대증치료 효능을 발휘하는 약물을 계속 사용한 후 아토피피부염 증상은 완화됐으나, 대증치료 기간에 체내로 유입되고 피부에 접촉된 악화인자 때문에 그와 연관된 이상 증후가 발생하면서 증상 완화가 더 이상 유지되지 못하고 다시금 악화될 수 있다. 이 경우, 이전에 사용했던 약물보다 약리 효능이 강한 대증치료 약물을 사용하여 악화된 증상을 다시 완화시킬 수 있다.

그러나 약리 효능이 강한 대증치료 약물로 악화된 증상을 완화시켰더라도, 지속되는 악화인자 때문에 그와 연관된 이상 증후가 심해지면서 약리 효능이 강한 대증치료 약물로도 증상 완화가 더 이상 유지되지 못하면, 악화인자 때문에 생명현상과 생체활동 손상이 심화된 만큼 약리 효능이 강한 대증치료 약물 사용 전 증상보다 더 악화된 상태로 아토피피부염 증상이 표출되는 '리바운드 현상'이 다시 발생한다.

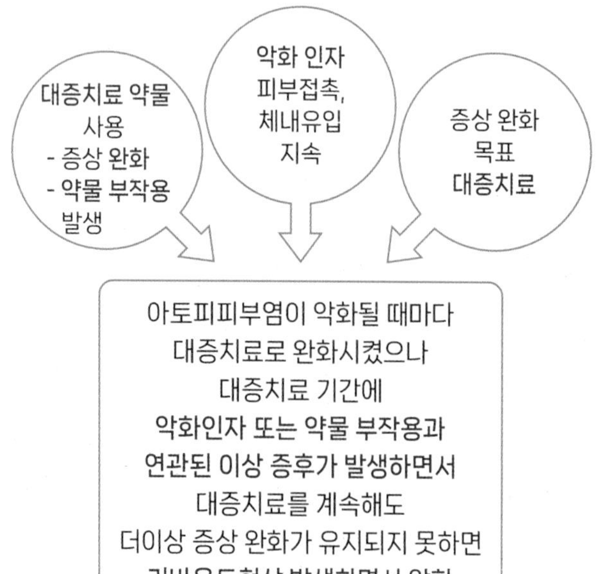

리바운드 현상이 발생하면서 악화됐을 때, 이전에 사용했던 대증치료 약물보다 약리 효능이 강한 대증치료 약물을 사용하면 악화된 아토피피부염 증상을 다시 완화시킬 수 있다.

그렇지만 약리효능이 강한 대증치료 약물을 사용하는 동안에도 체내로 계속 유입되고 피부에 접촉된 악화인자 때문에 증상 완화가 더 이상 유지되지 못하면, 약리효능이 강한 대증치료 약물 사용 전 증상보다 더 악화된 상태로 아토피피부염 증상이 표출되는 '리바운드 현상'이 또 발생한다.

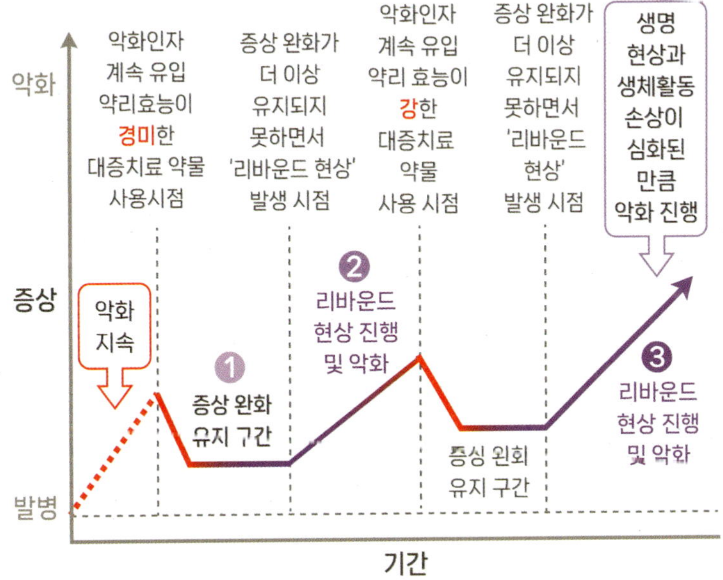

— 이마

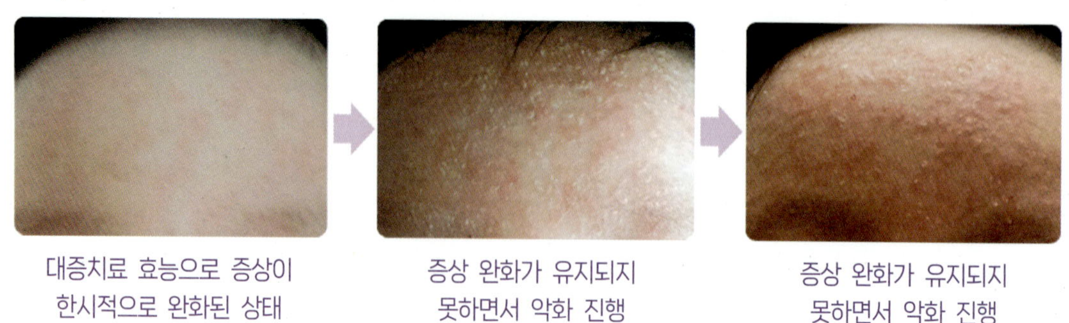

대증치료 효능으로 증상이 한시적으로 완화된 상태 → 증상 완화가 유지되지 못하면서 악화 진행 → 증상 완화가 유지되지 못하면서 악화 진행

3) 대증치료 중단 및 근원 치료로 대체 후 '리바운드 현상' 발생

발병 초기부터 대증 치료를 계속했으나 치료 기간에 체내로 계속 유입되고 피부에 접촉된 악화인자 때문에 그와 연관된 이상 증후가 발생하면서 아토피피부염이 근본적으로 치료되지 못하고 홍조, 홍종, 소양증을 비롯한 기타 아토피피부염 증상들만 한시적으로 완화된 상태일 때, 계속해온 대증 치료를 중단하고 근원치료로 대체하면 '리바운드 현상'이 먼저 발생한 이후에 근원치료가 본격적으로 진행된다.

즉, 악화인자를 철저히 차단한 상태에서 대증치료 효능을 발휘하는 약물 사용을 중단하고 근원치료 효능을 발휘하는 한약 복용으로 대체한 후 근원치료가 시작되면, 대증치료 효능으로 한시적으로 완화됐던 증상들이 사라지고 대증치료 기간에 체내로 유입되고 피부에 접촉된 악화인자 때문에 생명현상과 생체활동이 손상된 만큼 본래 앓고 있는 증상들이 악화된 상태로 100% 표출되는 '리바운드 현상'이 먼저 발생한 이후에 근원치료가 본격적으로 진행된다.

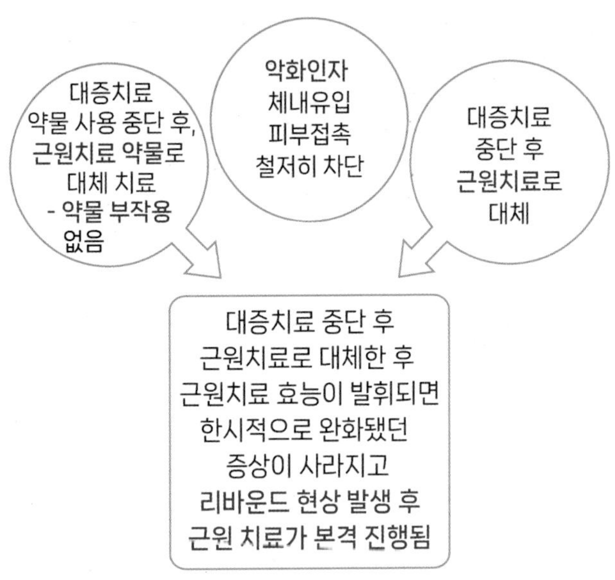

발병 초기부터 대증치료 효능을 발휘하는 약물 사용을 계속했으나 아토피피부염이 근본적으로 치료되지 못하고 홍조, 홍종 등 증상들만 한시적으로 완화된 상태일 때, 악화인자를 철저히 차단한 상태에서 근원치료 효능을 발휘하는 한약 복용으로 대체한 후 근원 치료가 시작되면, 대증치료 효능으로 한시적으로 완화됐던 증상(❶)이 사라지고 리바운드 현상이 진행(❷)되면서 본래 앓고 있는 아토피피부염 증상들이 악화된 상태로 100% 표출(❸)된 이후에 근원 치료가 본격적으로 진행된다.

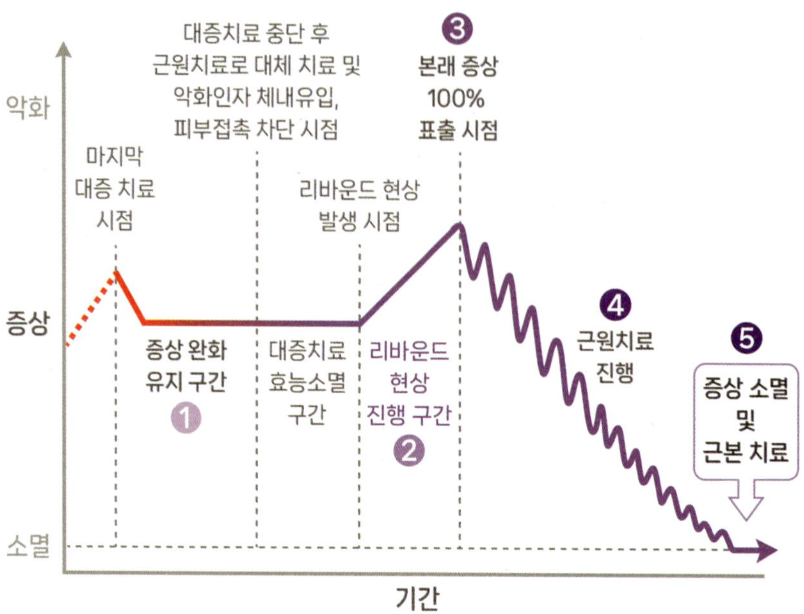

— 귀

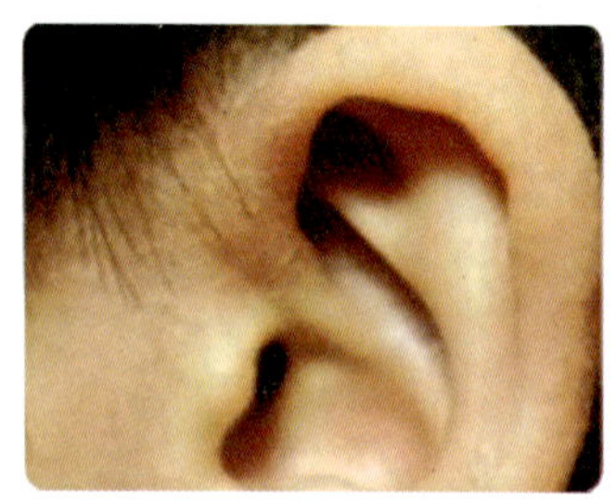

❶ 대증치료 효능으로 증상이 한시적으로 완화된 상태

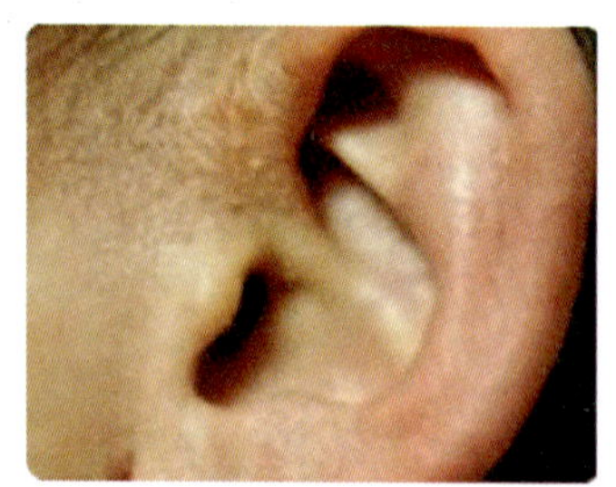

❷ 대증치료 효능 소멸 후 리바운드 현상 진행 상태

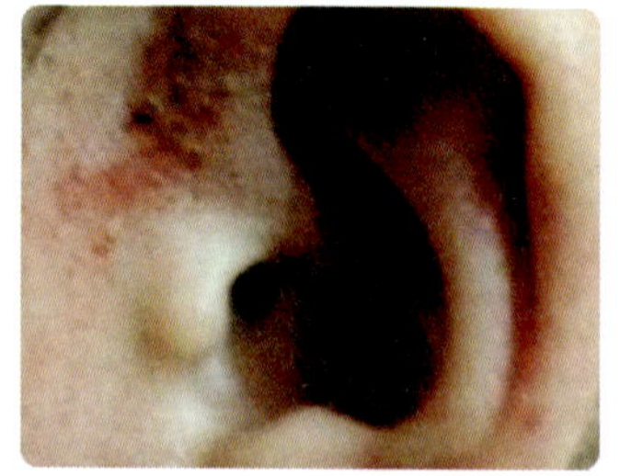

❸ 리바운드 현상 진행 후 본래 증상 100% 표출 상태

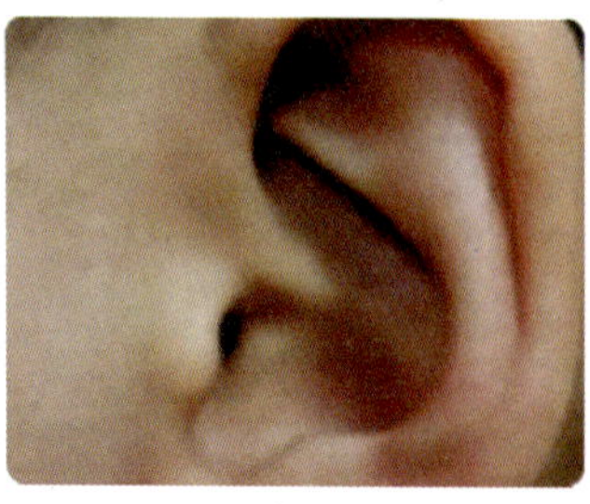

❹ 본래 증상 100% 표출 후 근원치료 진행 상태

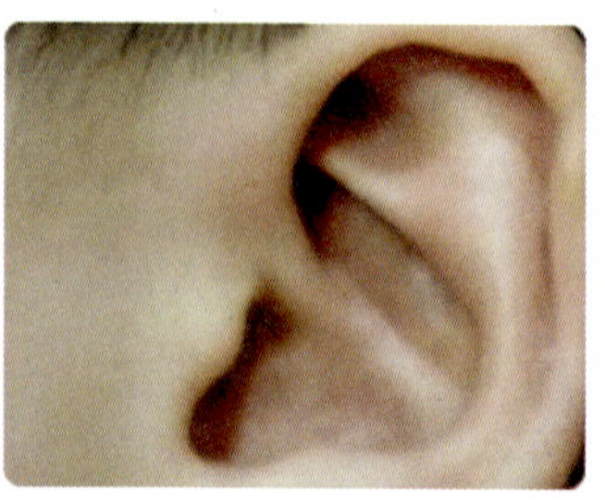

❺ 증상 소멸 및 근본 치료 상태

4. 리바운드 현상 진행 기간 예측

아토피피부염 발병 초기부터 대증치료 효능을 발휘하는 약물을 계속 사용했으나 아토피피부염의 근본 원인과 이상 증후는 치유되지 못하고 홍조, 홍종을 비롯한 기타 증상들만 한시적으로 완화된 상태일 때, 악화인자를 철저히 차단한 상태에서 대증치료 효능을 발휘하는 약물 사용을 중단하고 근원치료 효능을 발휘하는 한약 복용으로 대체한 후 근원치료가 시작되면, 대증치료 효능으로 한시적으로 완화됐던 증상들이 사라지고 본래 앓고 있는 증상들이 마지막 대증치료 전 증상보다 악화된 상태로 100% 표출될 때까지 '리바운드 현상이 일정 기간 동안 진행'된 이후에 근원치료가 본격적으로 진행된다.

'리바운드 현상 진행 기간'은 대증치료 기간 동안 체내로 계속 유입되고 피부에 접촉된 악화인자 때문에 생명현상과 생체활동이 손상되면서 면역능 저하 상태, 자연치유력 약화 상태, 면역세포 생성 장애, 면역세포와 연관분자 기능 손상 상태, 선천 면역계 기능 손상 상태, 피부장벽 기능 손상 상태 및 악화인자와 연관된 이상 증후의 경(輕), 중(重) 상태에 따라 '리바운드 현상이 수일 동안 진행되거나 또는 1~2개월을 전후한 기간 동안 진행'된다.

대증치료의 단점인 '한시적인 증상 완화'와 '리바운드 현상 발생'은, 아토피피부염 발병 초기부터 계속해온 대증치료를 중단하고 근원치료로 대체했을 때 진행되는 근원치료 과정과 결과를 통해 확인할 수 있다.

대증치료의 단점인 '리바운드 현상 발생'과 '한시적인 증상 완화'를 확인할 수 있는 이유는, 대증치료가 아토피피부염을 근본적으로 치료하지 못해도 홍조, 홍종, 상처, 염증 등의 증상을 한시적으로 빠르게 완화시키기 때문이다. 또한, 악화인자로 작용하는 이물질이 체내로 유입되거나 피부에 접촉되지 않도록 철저히 차단한 상태에서 대증치료를 중단하고 근원치료로 대체했을 때 '리바운드 현상'이 진행되면서 본래 앓고 있는 아토피피부염 증상이 마지막 대증치료 전보다 악화된 상태로 100% 표출되는 이유는, 대증치료 기간 동안 체내로 계속 유입되고 피부에 접촉된 악화인자 때문에 생명현상과 생체활동이 손상되어 면역능 저하, 자연치유력 약화, 면역세포 생성 장애, 면역세포와 연관분자 기능 손상, 선천 면역계 기능 손상, 피부장벽 기능 손상 및 악화인자와 연관된 이상 증후가 심해진 만큼 본래 앓고 있는 아토피피부염 증상이 악화된 상태로 표출된 이후에 근원치료가 본격적으로 진행되기 때문이다.

리바운드 현상 진행 기간은 본래 앓고 있는 아토피피부염 증상이 경증(輕症)일수록 짧고, 중증(重症)일수록 길다.

악화인자를 철저히 차단한 상태에서 근원치료 효능을 발휘하는 한약 복용으로 대체한 후 리바운드 현상이 진행되면서 100% 표출되는 본래 앓고 있는 증상을 확인하면, 현재 앓고 있는 아토피피부염이 경증(輕症), 중증(中症), 중증(重症) 상태인지 명확히 판별할 수 있다.

또한, 악화인자를 철저히 차단한 상태에서 근원치료 효능을 발휘하는 한약 복용으로 대체한 후 리바운드 현상이 발생하고 본래 앓고 있는 아토피피부염 증상이 100% 표출되기까지 소요된 리바운드 현상 진행 기간과, 리바운드 현상이 진행되면서 100% 표출된 본래 앓고 있는 아토피피부염 증상 상태를 분석하면, 향후 아토피피부염이 근본 치료될 때까지 소요되는 근원치료 진행 기간과 근본 치료 및 치유 가능성을 예측할 수 있다.

1) 경증(輕症) 아토피피부염 리바운드 현상 진행 기간 예측

발병 초기부터 대증 치료를 계속한 후, 대증 치료 효능이 발휘되어 홍조, 소양증, 피부 건조를 비롯한 기타 증상들은 치료되는 듯이 완화되었으나, 대증 치료 기간에 체내로 계속 유입되고 피부에 접촉된 악화인자 때문에 악화인자와 연관된 이상 증후가 발생하면서 아토피피부염이 근본 치료되지 못하고 경증(輕症) 아토피피부염으로 진행된 상태일 때, 악화인자를 철저히 차단한 상태에서 대증 치료 효능을 발휘하는 약물 사용을 중단하고 근원 치료 효능을 발휘하는 한약 복용으로 대체한 후 근원 치료가 시작되면, 일정 시일이 경과한 후 대증 치료 효능으로 한시적으로 완화됐던 증상들(①)이 사라지고, 악화인자 때문에 생명현상과 생체활동이 손상된 만큼 본래 앓고 있는 홍조, 소양증, 피부 건조를 비롯한 기타 아토피피부염 증상들이 경증(輕症) 상태로 100% 표출되기까지 '리바운드 현상이 수일간 진행(②)'된 이후에 근원 치료가 본격 진행된다.

'리바운드 현상'이 진행되면서 본래 앓고 있는 아토피피부염 증상들이 경증(輕症) 상태로 100% 표출(③)된 이후에 근원 치료가 본격 진행(④)되면서 근본 원인과 이상 증후가 치유되고, 아토피피부염 증상이 소멸된 부위에 정상 피부조직이 생성되면 근본 치료가 실현(⑤)된다.

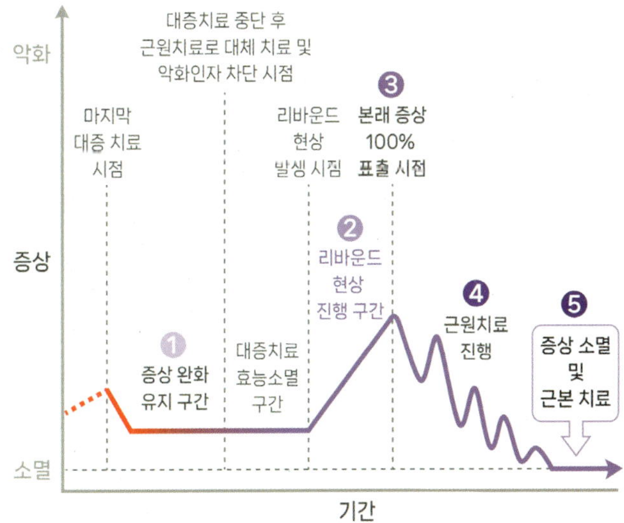

— 얼굴

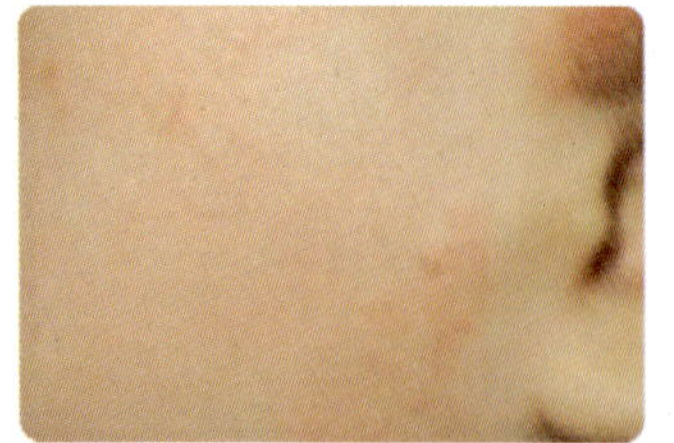

❶ 대증치료 효능으로 증상이 한시적으로 완화된 상태

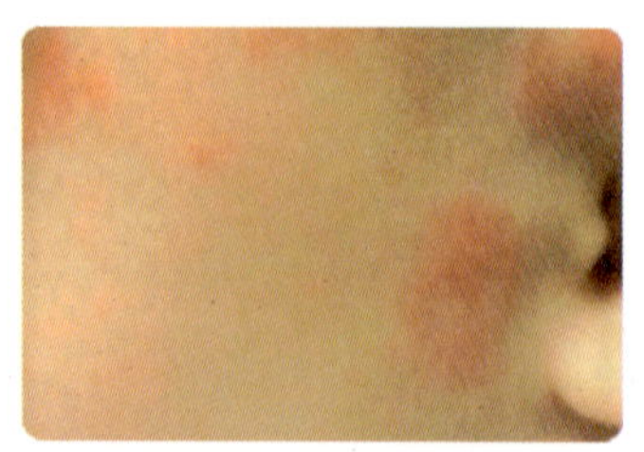

❷ 대증치료 효능 소멸 후 리바운드 현상 진행 상태

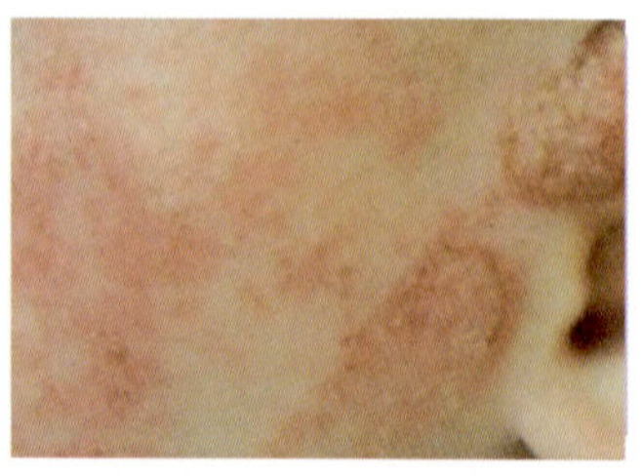

❸ 리바운드 현상 진행 후 본래 증상 100% 표출 상태

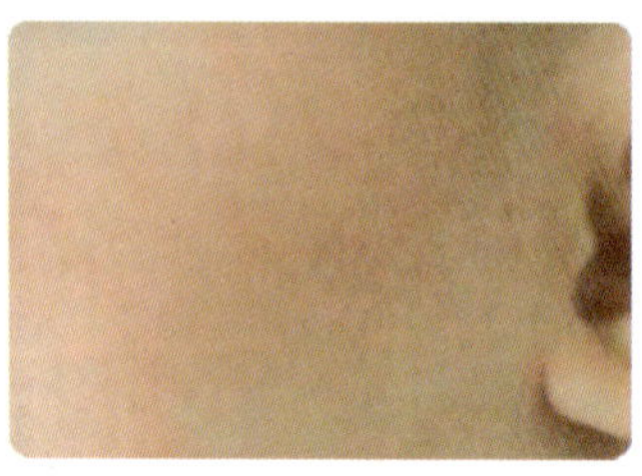

❹ 본래 증상 100% 표출 후 근원치료 진행 상태

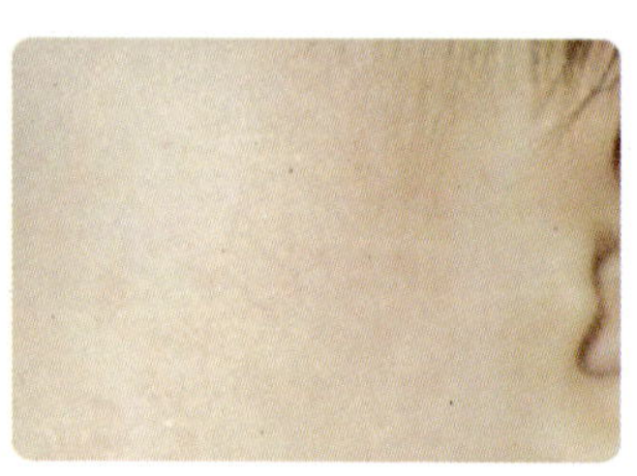

❺ 증상 소멸 및 근본 치료 상태

— ❸~❺ 단계의 점진적인 상태 변화

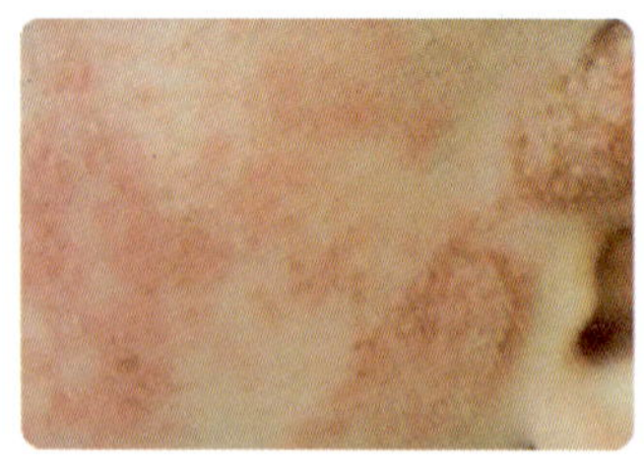

❸ 리바운드 현상 진행 후 본래 증상 100% 표출 상태

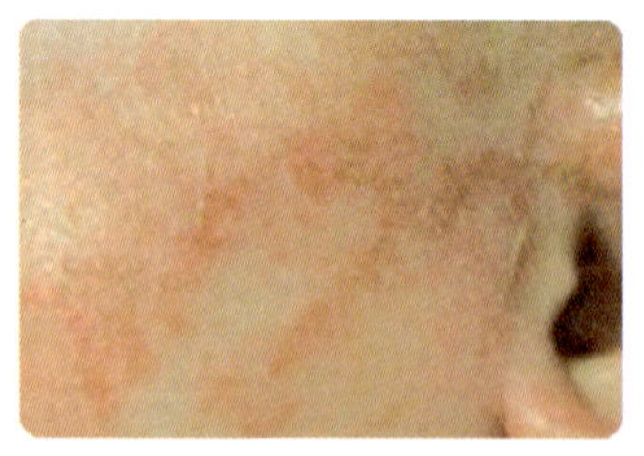

❹-1 근원치료 진행 상태

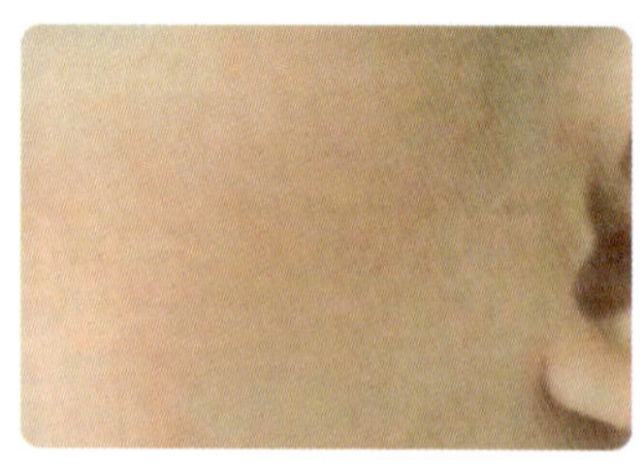

❹-2 근원치료 진행 상태

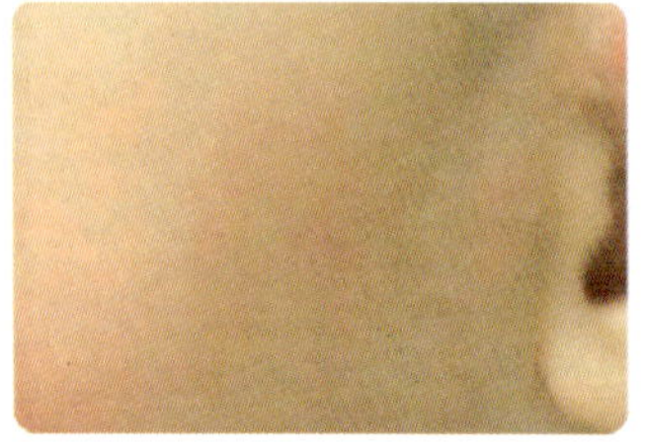

❹-3 근원치료 진행 상태

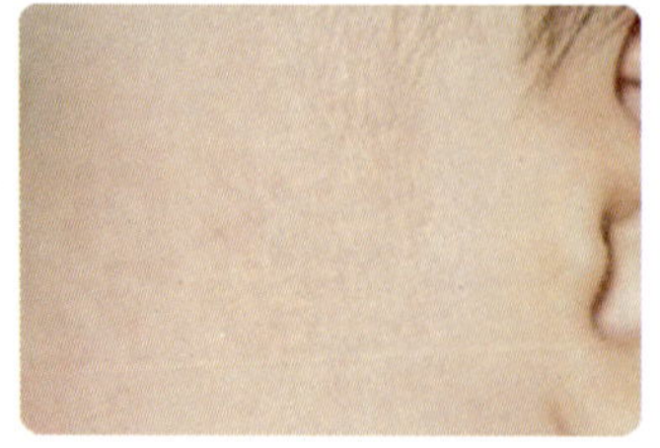

❹-4 근원치료 진행 상태

❺ 증상 소멸 및 근본 치료 상태

2) 중증(中症) 아토피피부염 리바운드 현상 진행 기간 예측

대증 치료를 계속하면서 홍종, 상처, 진물, 피부 건조, 염증, 소양증 등 증상들은 완화됐으나, 대증치료 기간에 악화 인자와 연관된 이상 증후가 점차 심해지면서 아토피피부염이 근본 치료되지 못하고 중증(中症) 상태로 진행된 상태일 때, 악화 인자를 철저히 차단한 상태에서 대증치료 효능을 발휘하는 약물 사용을 중단하고 근원치료 효능을 발휘하는 한약 복용으로 대체한 후 근원치료가 시작되면, 일정 시일이 경과한 후 대증치료 효능으로 한시적으로 완화됐던 증상들(❶)이 사라지고, 악화인자 때문에 생명현상과 생체활동이 손상된 만큼 본래 앓고 있는 아토피피부염 증상들이 중증(中症) 상태로 100% 표출되기까지 '리바운드 현상이 1~2주일을 전후한 기간 동안 진행(❷)'된 이후에 근원치료가 본격 진행된다.

'리바운드 현상'이 진행되면서 본래 앓고 있는 아토피피부염 증상들이 중증(中症) 상태로 100% 표출(❸)된 이후에 근원 치료가 본격 진행(❹)되면서 근본 원인과 이상 증후가 치유되고 아토피피부염 증상이 소멸된 부위에 정상 피부조직이 생성되면 근본 치료가 실현(❺)된다.

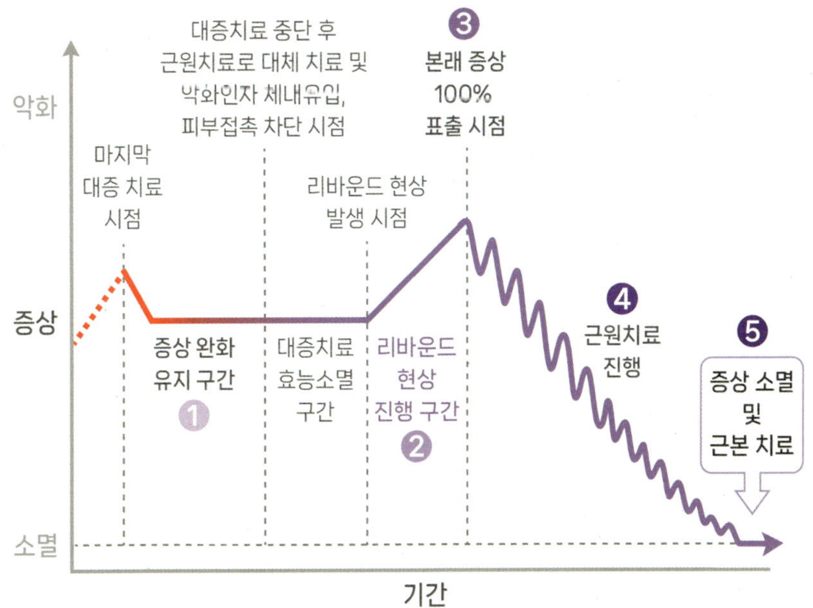

— 귀

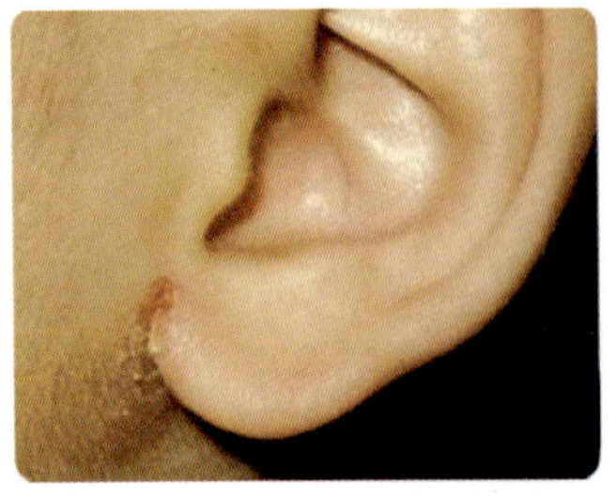
❶ 대증치료 효능으로 증상이 한시적으로 완화된 상태

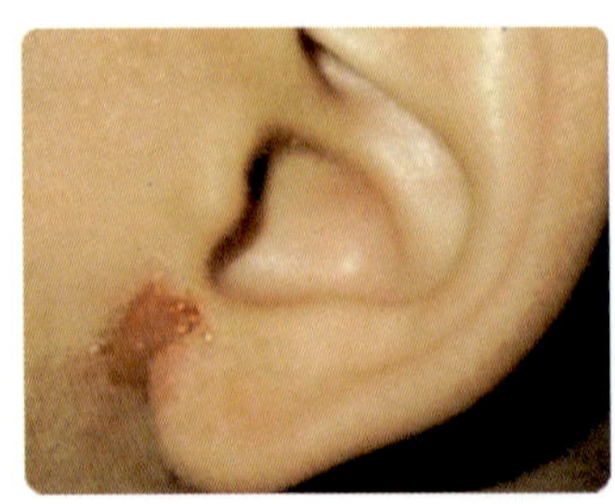
❷ 대증치료 효능 소멸 후 리바운드 현상 진행 상태

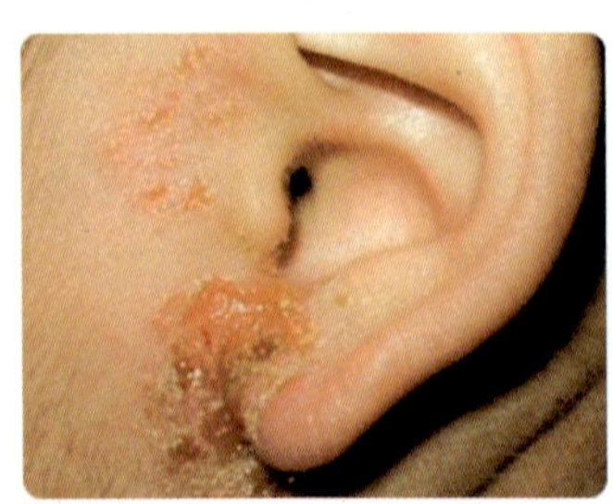
❸ 리바운드 현상 진행 후 본래 증상 100% 표출 상태

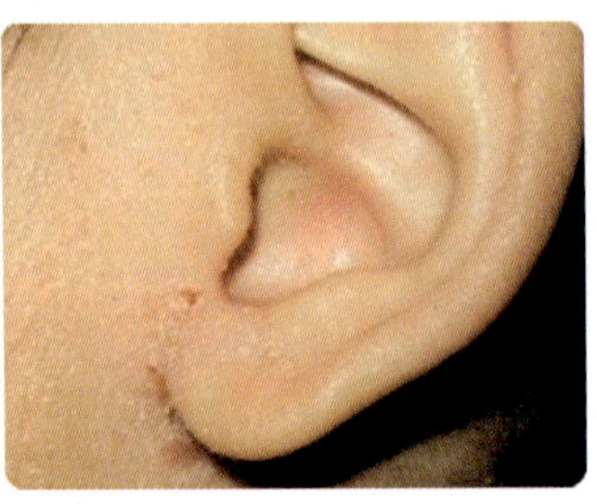
❹ 본래 증상 100% 표출 후 근원치료 진행 상태

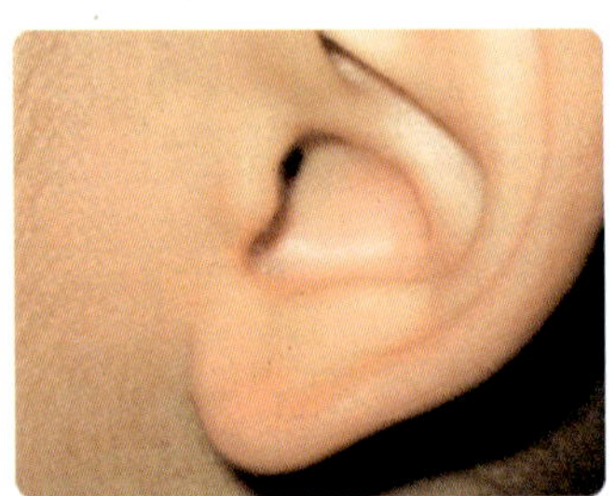
❺ 증상 소멸 및 근본 치료 상태

— ❸~❺ 단계의 점진적인 상태 변화

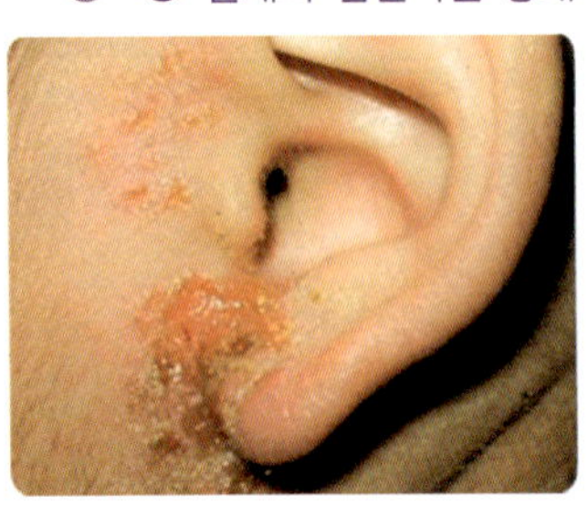
❸ 리바운드 현상 진행 후 본래 증상 100% 표출 상태

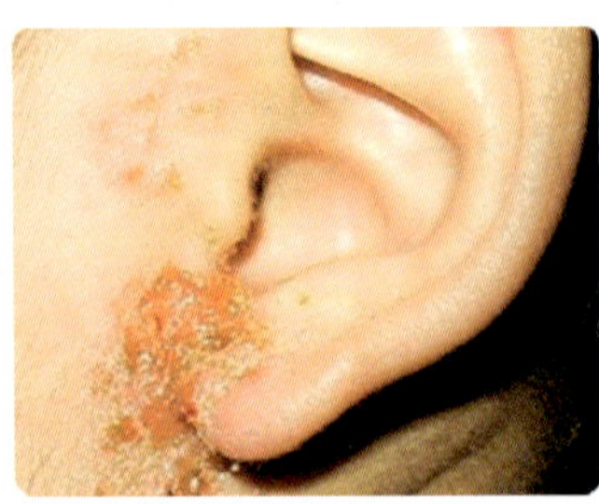
❹-1 근원치료 진행 상태

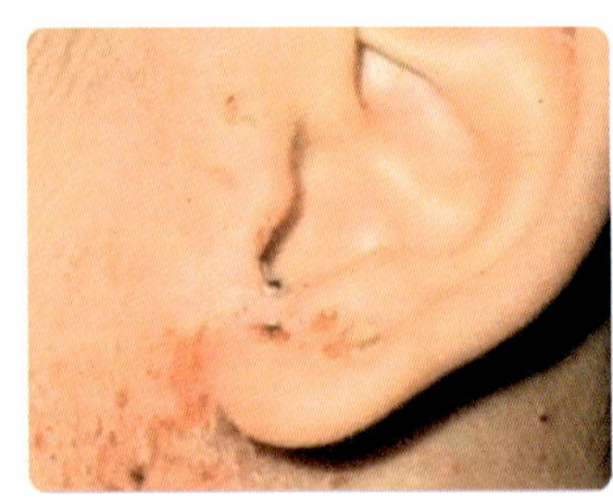
❹-2 근원치료 진행 상태

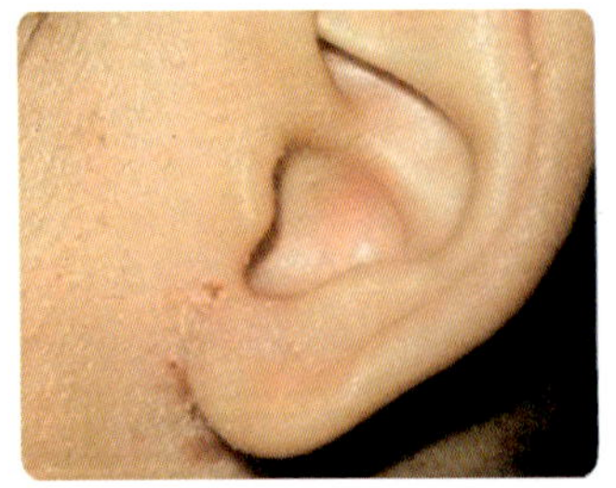
❹-3 근원치료 진행 상태

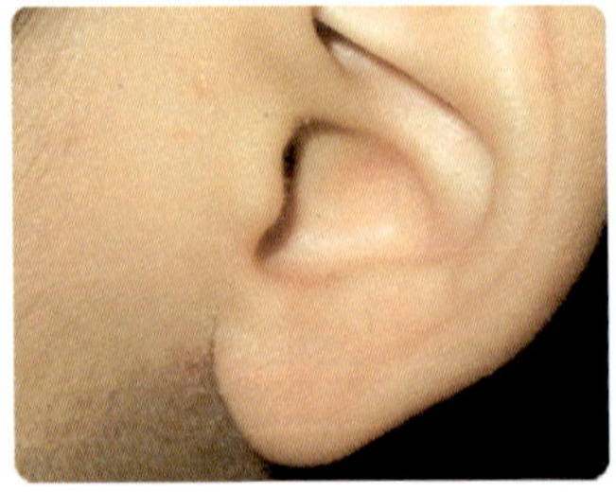
❹-4 근원치료 진행 상태

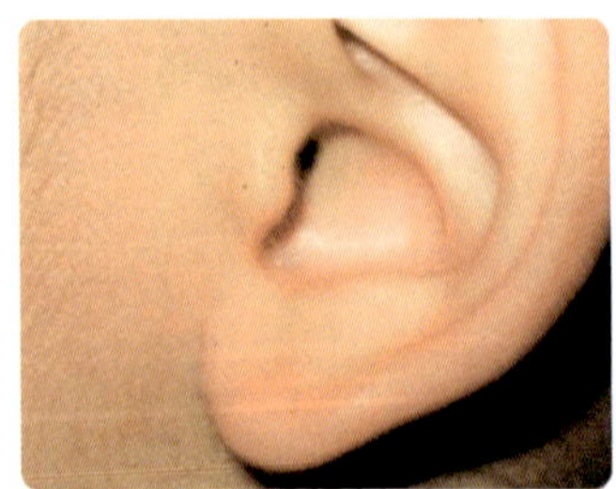
❺ 증상 소멸 및 근본 치료 상태

3) 중증(重症) 아토피피부염 리바운드 현상 진행 기간 예측

대증 치료를 계속하면서 아토피피부염 증상들은 완화됐으나, 대증치료 기간에 악화인자와 연관된 이상 증후가 심해지면서 아토피피부염이 근본 치료되지 못하고 중증(重症) 상태로 진행된 경우, 악화인자를 철저히 차단한 상태에서 계속해 온 대증치료를 중단하고 근원치료로 대체한 후 근원치료가 시작되면, 일정 시일이 경과한 후 대증치료 효능으로 한시적으로 완화됐던 증상들(❶)이 사라지고, 악화인자 때문에 생명현상과 생체활동이 손상된 만큼 본래 앓고 있는 아토피피부염 증상들이 중증(重症) 상태로 100% 표출되기까지 '리바운드 현상이 1~2개월을 전후한 기간 동안 진행(❷)'된 이후에 근원치료가 본격 진행된다.

'리바운드 현상'이 진행되면서 본래 앓고 있는 아토피피부염 증상들이 중증(重症) 상태로 100% 표출(❸)된 이후에 근원 치료가 본격 진행(❹)되면서, 근본 원인과 이상 증후가 치유되고 아토피피부염 증상이 소멸된 부위에 정상 피부조직이 생성되면 근본 치료가 실현(❺)된다.

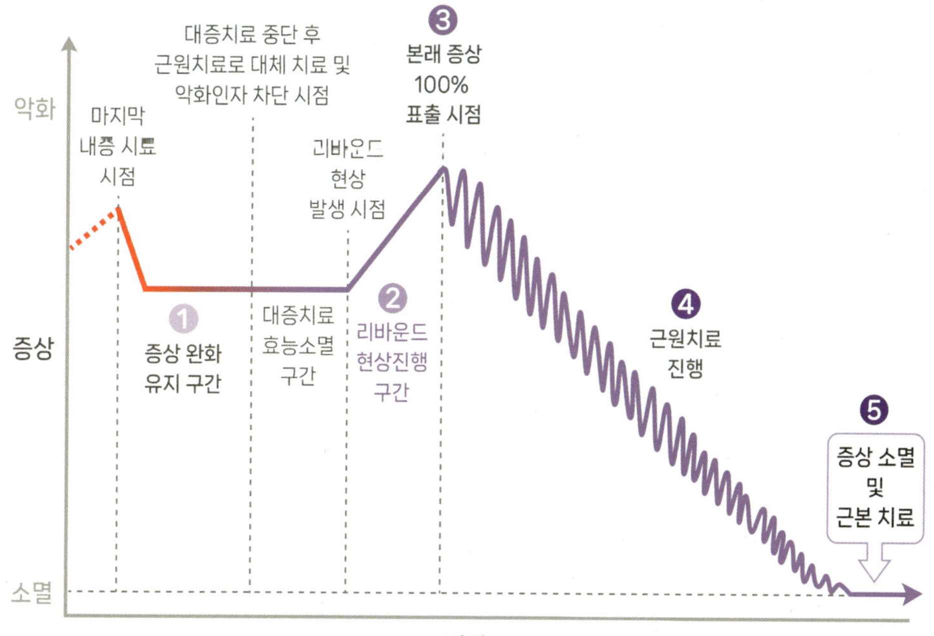

— 팔

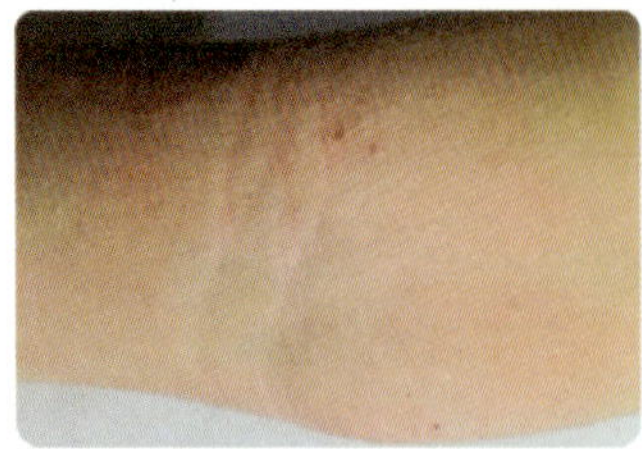

❶ 대증치료 효능으로 증상이 한시적으로 완화된 상태

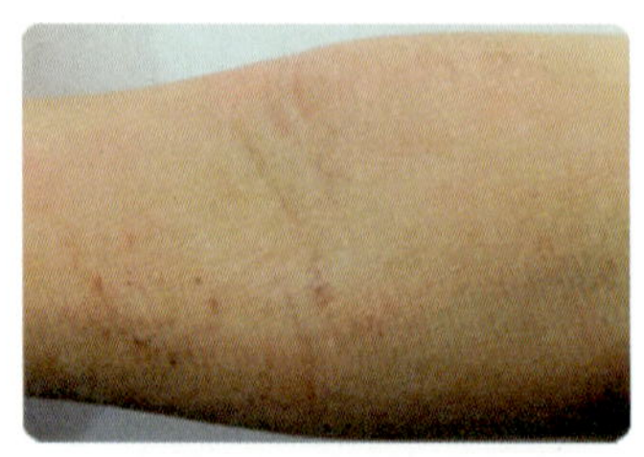

❷-1 대증치료 효능 소멸 후 리바운드 현상 진행 상태

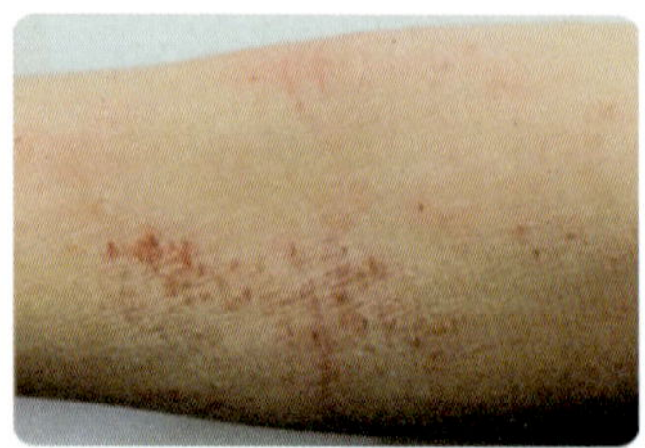

❷-2 리바운드 현상 진행 상태

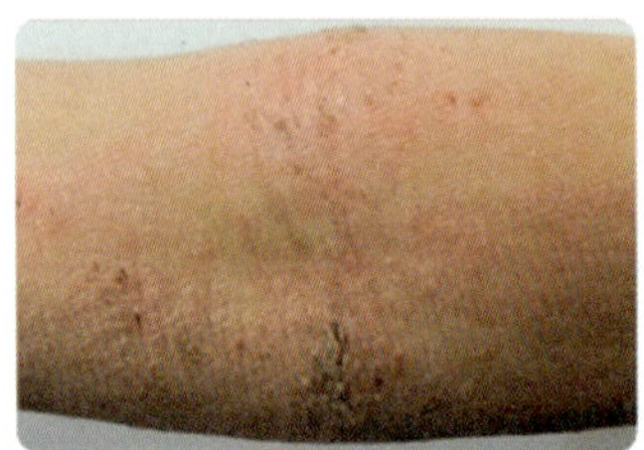

❷-3 리바운드 현상 진행 상태

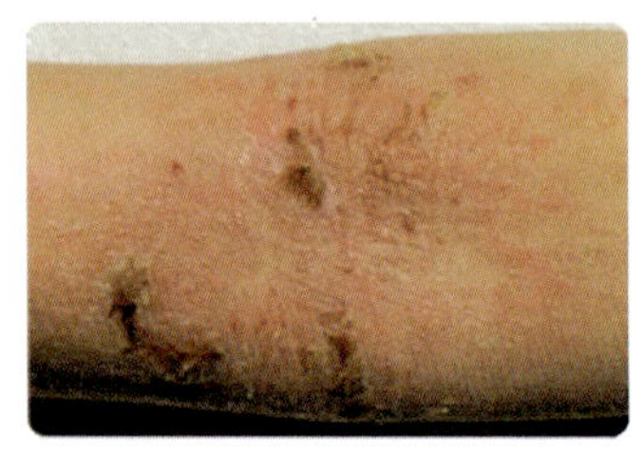

❷-4 리바운드 현상 진행 상태

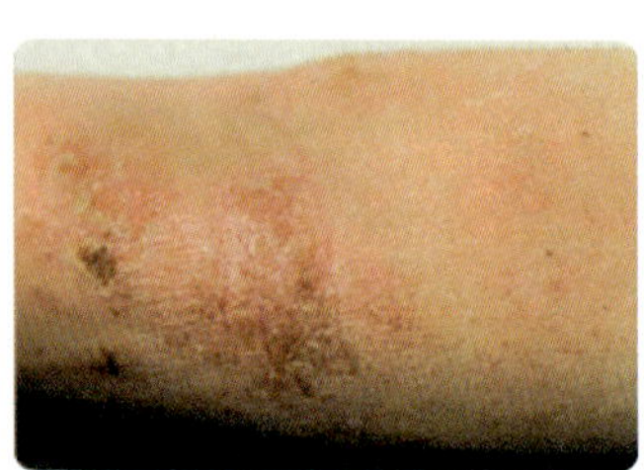

❷-5 리바운드 현상 진행 상태

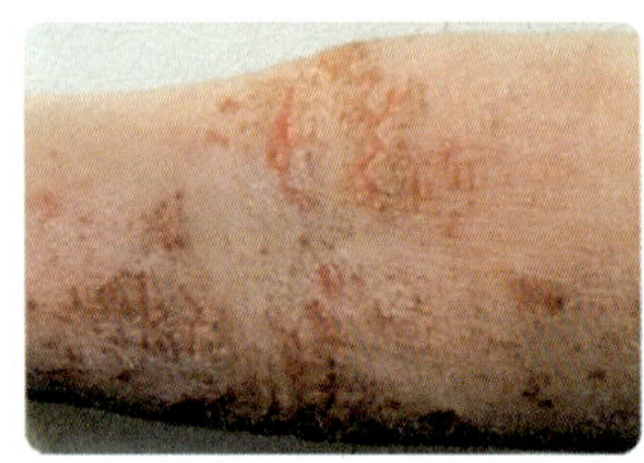

❷-6 리바운드 현상 진행 상태

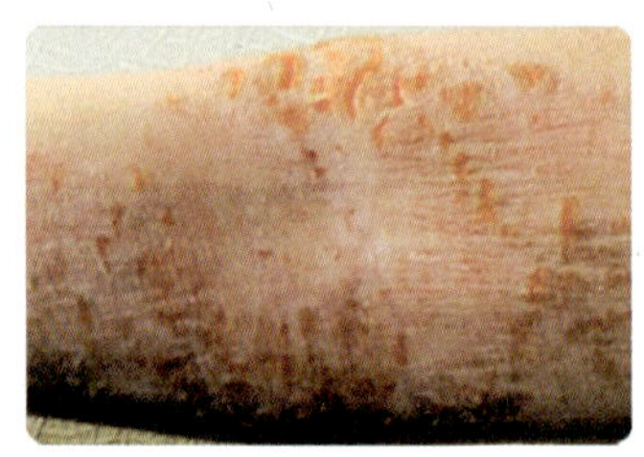

❷-7 리바운드 현상 진행 상태

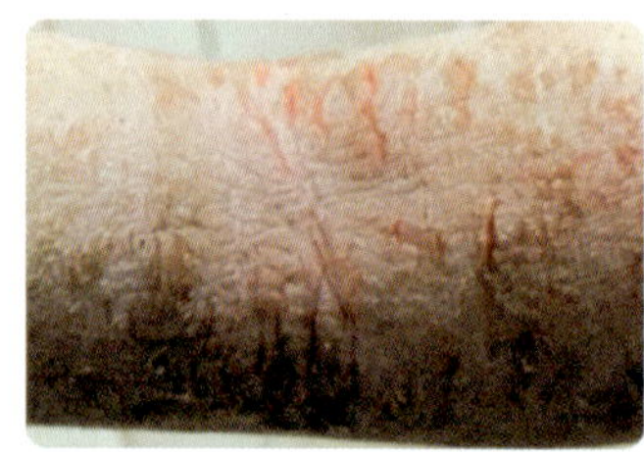

❸ 리바운드 현상 진행 후 본래 증상 100% 표출 상태

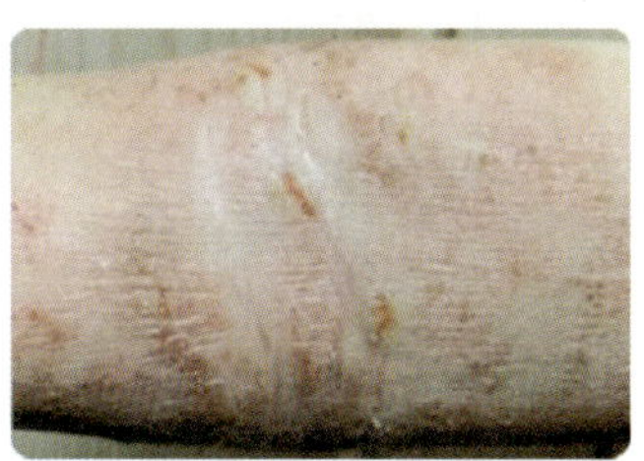

❹-1 본래 증상 100% 표출 후 근원치료 진행 상태

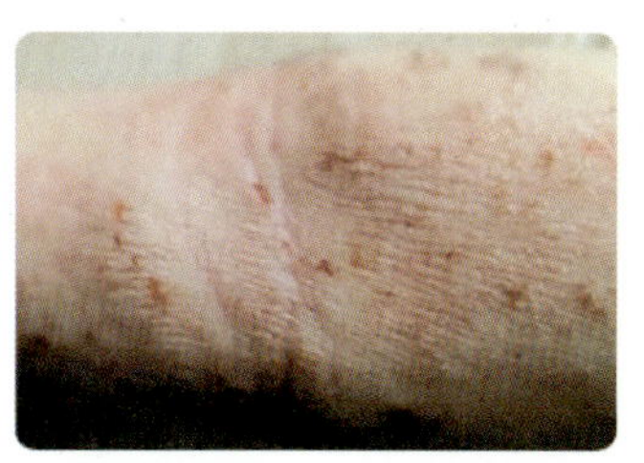

❹-2 점진적인 근원치료 진행 상태

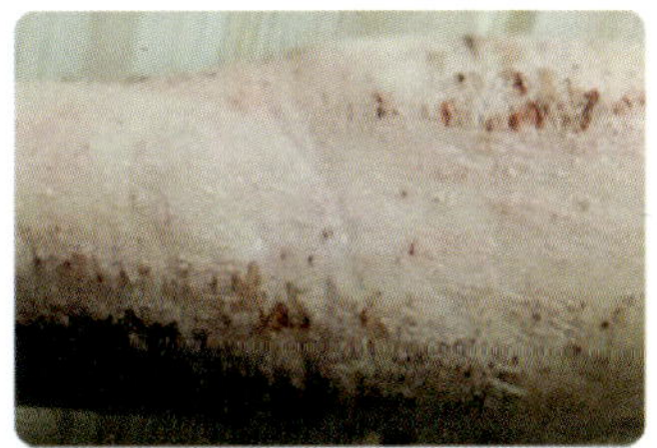

❹-3 점진적인 근원치료 진행 상태

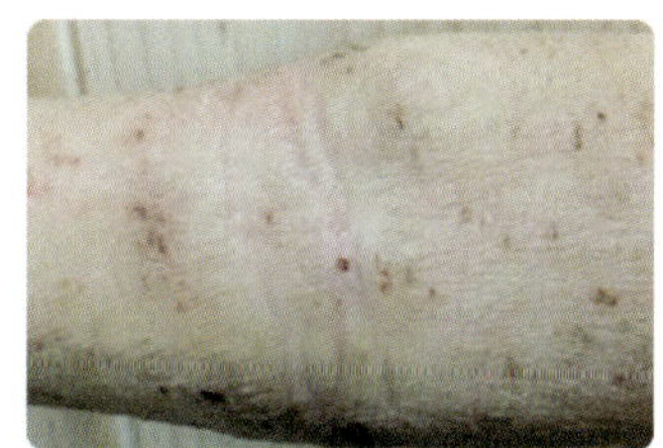

❹-4 점진적인 근원치료 진행 상태

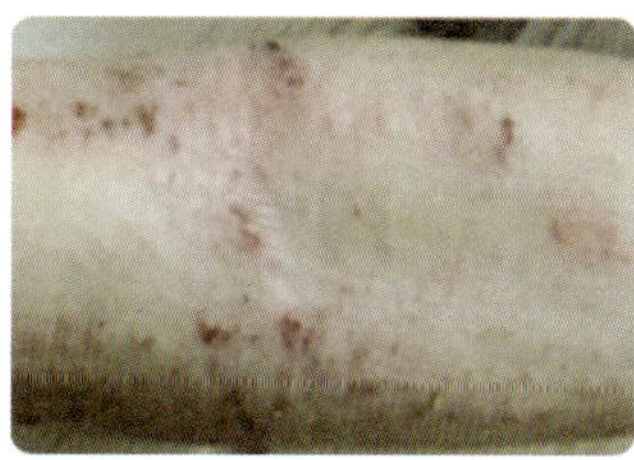

❹-5 점진적인 근원치료 진행 상태

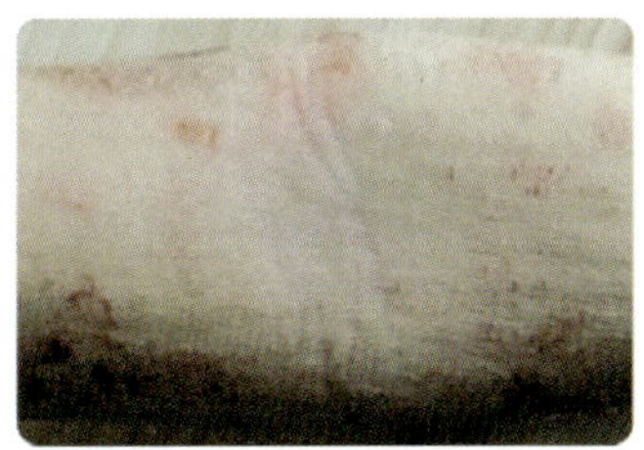

❹-6 점진적인 근원치료 진행 상태

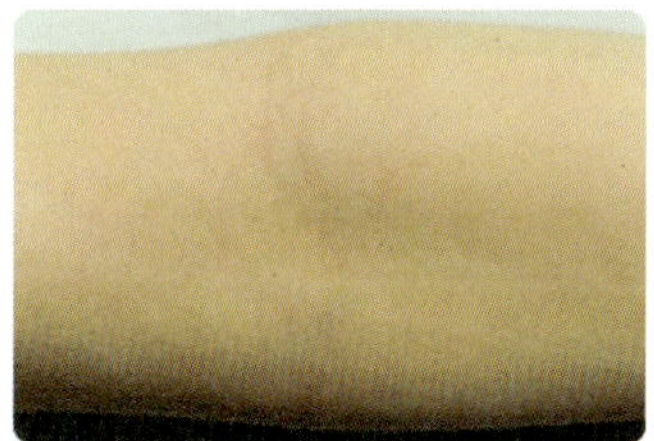

❹-7 점진적인 근원치료 진행 상태

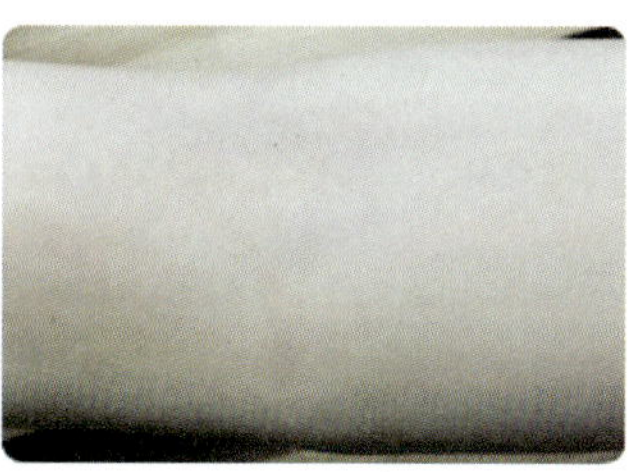

❺ 증상 소멸 및 근본 치료 상태

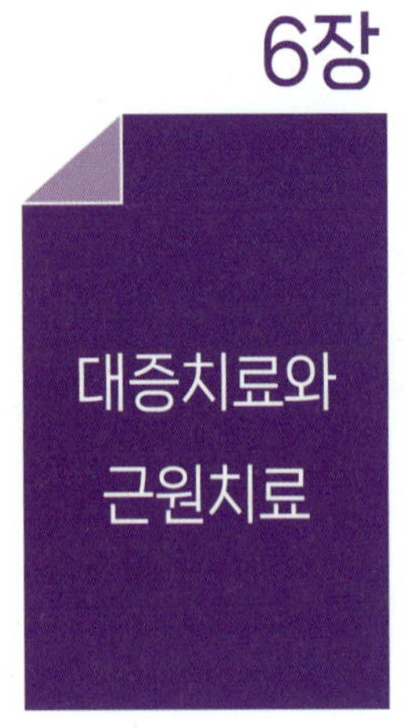

Question

1. 아토피피부염 치료를 처음 시작하기 전에 대증치료와 근원치료의 장점과 단점을 먼저 확인한 후 치료를 시작하는 것이 중요한가요?
2. 아토피피부염 치료 방법에 따라 리바운드 현상 발생 가능성과 치료 결과가 달라질 수 있나요?

1. 대증치료와 근원치료의 장단점
2. 치료 방법 선택에 따른 리바운드 현상 발생 여부 및 치료 가능성

아토피피부염이 발병했을 때 (1)대증 치료와 (2)근원 치료로 치료하는 경우의 장점과 단점을 확인한 후 치료를 시작하는 것이 중요한 이유는, 대증 치료와 근원 치료의 장점과 단점을 이해하고 나면 아토피피부염을 근본적으로 치료할 수 있는 치료법과 치료 약물 선택이 가능하기 때문이다.

즉, 아토피피부염 치료를 시작할 때 대증 치료 및 대증 치료 효능을 발휘하는 약물 사용, 근원 치료 및 근원 치료 효능을 발휘하는 약물 사용, 약물 부작용 발생 여부, 악화인자 인식 여부, 악화인자의 체내 유입과 피부 접촉 차단 여부, 특정 약물 사용 후 아토피피부염 근본 원인과 이상 증후가 치유되지 못하고 아토피피부염 증상만 한시적으로 완화된 상태, 특정 약물 사용 후 근본 원인과 이상 증후가 치유되고 아토피피부염 증상이 소멸된 상태 등의 차이에 따라 '리바운드 현상'이 발생할지 여부와 치료 결과가 달라진다.

1. 대증치료와 근원치료의 장단점

아토피피부염 치료를 시작할 때 ① 대증치료, ② 근원치료, ③ 계속해 온 대증치료를 중단하고 근원치료로 대체해서 치료하는 경우의 장점과 단점을 확인한 후 치료를 시작하는 것이 중요하다. 왜냐하면, 대증치료와 근원치료의 장점과 단점을 이해하고 나면 아토피피부염은 치료가 힘든 난치(難治)질환이 아니며 근본 치료 및 치유가 가능한 질환임을 이해할 수 있으며 또한 아토피피부염을 빠르게 근본 치료할 수 있는 치료법과 치료 약물을 올바로 선택할 수 있기 때문이다.

1) 대증치료와 근원치료의 장점과 단점 확인

자가면역질환인 아토피피부염은 발병 원인과 악화 이유를 정확히 알 수 없어 근본 치료 및 치유(治癒)가 어려운 난치질환으로 인식되고 있다. 그러나 아토피피부염 유발 요인을 밝혀낼 수 있다면 아토피피부염을 근본적으로 치료할 수 있는 치료법과 치료 약물의 사용이 가능해질 것이며, 아토피피부염 예방도 가능해질 수 있다. 또한, 아토피피부염 악화 인자로 관여하는 이물질을 찾아내어 평소에 철저히 차단 및 제거하면 아토피피부염의 악화를 방지하고 치료를 수월하게 할 수 있다.

아토피피부염 치료는 ① 발병 초기부터 대증치료 및 대증치료 효능을 발휘하는 약물로 치료하는 경우, ② 발병 초기부터 근원치료 및 근원치료 효능을 발휘하는 약물로 치료하는 경우, ③ 발병 초기부터 계속해온 대증치료 및 대증치료 효능을 발휘하는 약물 사용을 중단하고 근원치료 및 근원치료 효능을 발휘하는 약물로 대체해서 치료하는 경우 등으로 요약해서 설명할 수 있다.

오늘날 아토피피부염이 발병했을 때 대부분의 경우 ①의 대증치료 및 대증치료 효능을 발휘하는 약물로 치료하는 이유는 아토피피부염의 발병 원인과 악화 이유를 정확히 인식하지 못하고 있기 때문이다. 또한, 대증치료를 통해 아토피피부염의 근본 원인과 악화인자와 연관된 이상 증후를 치유하지 못하더라도 아토피피부염 증상을 빠르게 완화시킬 수 있기 때문이다.

반면, ②와 ③의 경우처럼 근원치료 및 근원치료 효능을 발휘하는 약물로 치료하는 경우가 상대적으로 드문 이유는 근원치료 및 근원치료 효능을 발휘하는 약물로 치료하는 사례가 많지 않기 때문이다. 특히 악화인자로 관여하는 이물질의 존재를 인식하지 못하면, 그와 같은 이물질이 체내로 유입되거나 피부에 접촉되지 않도록 철저히 차단하고 제거할 수 없다. 이러한 경우 근원 치료를 하더라도 악화인자로 관여하는 이물질을 차단 및 제거하지 못하면 근원치료 효능이 발휘되지 못하고 아토피피부염이 악화될 수 있다.

아토피피부염 치료를 처음 시작할 때, 악화인자가 체내로 유입되거나 피부에 접촉되지 않도록 철저히 차단 및 제거한 상태에서 근원치료 효능을 발휘하는 약물을 복용하면 아토피피부염의 근본 원인과 이상 증후가 치유되고 아토피피부염 증상이 소멸된 부위에 정상 피부조직이 생성된다. 이러한 과정을 통해 아토피피부염이 치료가 힘든 난치질환이 아니라 근본 치료 및 치유가 가능한 질환임을 이해하게 될 것이다.

아토피피부염 발병 초기부터 대증치료 효능을 발휘하는 약물로 치료하거나 근원치료 효능을 발휘하는 약물로 치료할 경우, 치료 진행 과정, 치료 진행 상태, 리바운드 현상 발생, 치료 결과, 치료 중단 후 재발 가능성 등이 확연히 달라진다. 따라서 대증치료와 근원치료의 장점과 단점을 먼저 비교 확인한 후 아토피피부염 치료를 시작하는 것이 대단히 중요하다.

대증 치료의 경우, 아토피피부염 발병 초기부터 대증치료를 시작한 후 대증치료 효능이 발휘되면 아토피피부염 증상을 빠르게 완화시킬 수 있으며, 또한 더 이상의 증상 악화를 방지할 수 있는 장점(치료 효능, 편리한 점) 등이 있다. 그렇지만 악화인자의 존재를 알지 못해 악화인자의 체내 유입과 피부 접촉을 차단하지 못하면 리바운드 현상이 발생하고, 근본 치료와 치유가 실현되기 힘든 단점(불리한 점) 등이 발생한다.

그리고 아토피피부염 발병 초기부터 근원치료를 시작한 후 근원치료 효능이 발휘되면, 아토피피부염 근본 원인과 이상 증후를 치유하고 증상을 소멸시켜 아토피피부염을 근본적으로 치료할 수 있는 장점(치료 효능, 유리한 점) 등이 있다. 그렇지만 근원치료가 완료될 때까지 특정 식품 섭취 조심, 생활환경 개선 등의 관리 노력을 하면서 악화인자의 체내 유입과 피부 접촉을 철저히 차단해야 하는 단점(불편한 점) 등이 발생한다.

또한, 악화인자의 체내 유입과 피부 접촉을 철저히 차단 및 제거하지 못한 채 발병 초기부터 대증 치료를 계속했으나 아토피피부염이 근본적으로 치료되지 못하고 시일이 흐르면서 점점 악화 상태로 진행되었을 때, 계속해온 대증 치료를 중단하고 근원 치료로 대체해서 치료할 경우, 악화인자의 체내 유입과 피부 접촉을 철저히 차단한 상태에서 근원 치료로 대체한 후 근원 치료 효능이 발휘되면 아토피피부염의 근본 원인과 이상 증후를 치유하고 증상을 소멸시켜 아토피피부염을 근본적으로 치료할 수 있는 장점(치료 효능, 유리한 점) 등이 있다. 그렇지만 근원 치료로 대체한 후 근원 치료 효능이 발휘되더라도 아토피피부염이 곧바로 치료되는 것이 아니라, 근원 치료로 대체하기 전까지 계속해온 대증 치료 효능으로 한시적으로 완화되었던 증상이 사라지고 '리바운드 현상'이 진행되면서 마지막 대증 치료 전 증상보다 악화된 상태로 본래 앓고 있는 증상이 100% 표출된 후 근원 치료가 본격적으로 진행되는 등의 단점(불편한 점)이 발생한다.

이와 같이 대증 치료와 근원치료의 장단점을 비교 분석한 자료를 확인하고 나면, 아토피피부염 치료를 시작하기 전에 특정 치료법 선택과 치료 약물 선택에 관한 현명한 판단과 올바른 결정을 할 수 있다.

- 대증치료의 장점과 단점

장점 (치료 효능, 편리한 점)	단점 (불리한 점)
• 빠른 증상 완화 : 아토피피부염 증상을 빠르게 완화시킬 수 있음. • 증상 악화 방지 : 더 이상의 증상 악화를 방지할 수 있음.	• 리바운드 현상 : 악화인자 존재를 알지 못해 악화인자 체내 유입과 피부 접촉을 차단하지 못하면 리바운드 현상이 발생함. • 근본 치료 어려움 : 아토피피부염 근본 원인과 이상 증후는 치유하지 못함.

- 근원치료의 장점과 단점

장점 (치료 효능, 유리한 점)	단점 (불편한 점)
• 근본 치료 가능 : 아토피피부염 근본 원인과 이상 증후를 치유하고 증상을 소멸시켜 근본적으로 치료할 수 있음.	• 관리 노력 필요 : 근원치료가 완료될 때까지 특정 식품 섭취 조심, 생활환경 개선 등의 관리 노력을 하면서 악화인자의 체내 유입과 피부 접촉을 철저히 차단해야 함.

- 대증치료에서 근원치료로 전환 시 장점과 단점

장점 (치료 효능, 유리한 점)	단점 (불편한 점)
• 근본 치료 가능 : 악화인자를 철저히 차단한 상태에서 근원치료로 대체한 후 근원치료 효능이 발휘되면 아토피피부염 근본 원인과 이상 증후를 치유하고 증상을 소멸시켜 근본적으로 치료할 수 있음.	• 리바운드 현상 : 근원치료 효능이 발휘되더라도 아토피피부염이 곧바로 치료되지 않으며, 근원치료로 대체하기 전까지 대증치료 효능으로 한시적으로 완화되었던 증상이 사라지고 리바운드 현상이 진행되면서 본래 앓고 있던 증상이 악화된 상태로 100% 표출된 후에 근원치료가 본격적으로 진행됨.

2. 치료 방법 선택에 따른 리바운드 현상 발생 여부 및 치료 가능성

아토피피부염이 발병했을 때, 아토피피부염을 치료하기 위한 다양한 대처 방식과 치료 방법이 존재한다는 것을 임상 경험을 통해 확인할 수 있다. 아토피피부염을 치료하기 위한 대처 방식과 치료 방법의 차이에 따라 리바운드 현상이 발생하거나 발생하지 않으며, 치료 결과 또한 명확히 달라진다.

즉, 아토피피부염 치료를 시작할 때 대증치료 및 대증치료 효능을 발휘하는 약물 사용, 근원치료 및 근원치료 효능을 발휘하는 약물 사용, 약물 부작용 발생 여부, 악화인자 인식 여부, 악화인자 체내 유입과 피부 접촉 차단 여부, 약물 사용 후 아토피피부염 근본 원인과 이상 증후가 치유되지 못하고 아토피피부염 증상만 한시적으로 완화된 상태, 약물 사용 후 근본 원인과 이상 증후가 치유되고 아토피피부염 증상이 소멸된 상태 등의 차이에 따라 리바운드 현상이 발생하거나 발생하지 않으며 치료 결과도 명확히 달라진다.

1) 아토피피부염 발병 후 약물치료는 일체 하지 않으면서 악화인자 체내유입과 피부 접촉을 철저히 차단하는 경우

아토피피부염 발병 후 약물 부작용을 염려하여 특정 약물을 일체 사용하지 않았으나 알레르겐 등 아토피피부염 악화인자로 관여하는 이물질이 식품섭취, 호흡기 흡입, 피부접촉 등의 유입 경로를 통해 체내로 계속 유입되고 피부에 접촉되면서 아토피피부염이 경증(輕症)상태로 진행됐을 때, 뒤늦게 악화인자 존재를 인식한 후 악화인자 체내유입과 피부접촉을 철저히 차단하면서 면역능 증강, 자연치유력 강화 등에 도움이 되는 식품을 선별해 섭취하는 등의 관리 노력을 할 경우에는 리바운드 현상은 발생하지 않으면서 자연 치료를 기대할 수 있다.

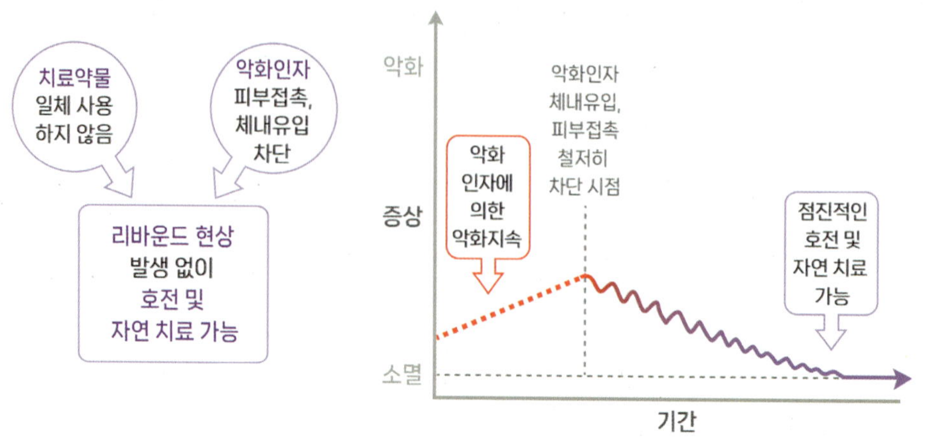

2) 아토피피부염 발병 후 약물치료는 일체 안 하고 있으나 악화인자가 체내로 계속 유입되고 피부에 접촉되는 경우

발병 후 아토피피부염이 경증(輕症) 상태로 진행되는 동안 약물 부작용을 염려하여 특정 약물을 일체 사용하지 않았으나, 악화인자로 관여하는 이물질이 식품 섭취, 호흡기 흡입, 피부 접촉 등의 유입 경로를 통해 체내로 계속 유입되고 피부에 접촉될 경우, 리바운드 현상은 발생하지 않지만 아토피피부염은 지속적으로 악화된다.

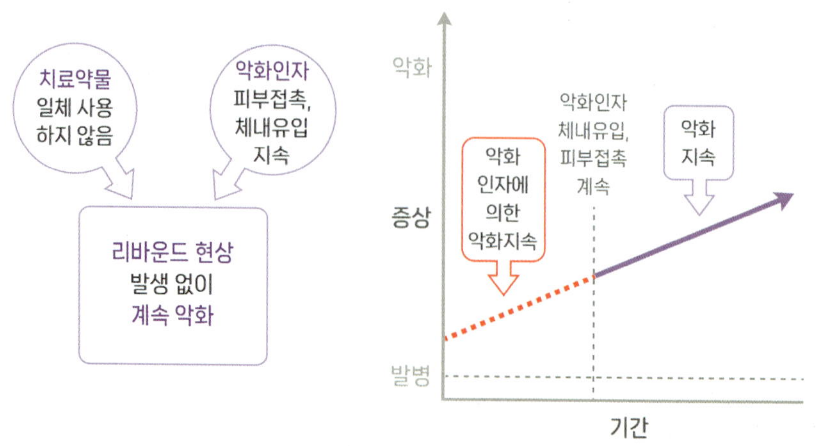

3) 아토피피부염 발병 이후에 대증치료를 계속하면서 아토피피부염증상들은 완화됐으나 대증치료 기간에 악화인자가 체내로 계속 유입되고 피부에 접촉된 상태일 때 대증치료를 중단하는 경우

아토피피부염이 발병한 이후, 아토피피부염 악화인자로 관여하는 이물질이 체내로 계속 유입되고 피부에 접촉되더라도 면역체계 과민반응(알레르기)을 억제하는 등의 치료효능을 발휘하는 대증 치료 및 대증치료 약물을 사용하면, 아토피피부염 근본 원인과 이상 증후는 치유하지 못해도 대증치료 효능이 발휘되는 동안 홍조, 홍종, 소양증을 비롯한 기타 아토피피부염 증상이 완화된다.

그러나 대증치료 기간에 체내로 계속 유입되고 피부에 접촉된 악화인자 때문에 생명현상과 생체활동이 손상된 상태인 경우, 대증 치료를 중단하면 대증치료 효능으로 한시적으로 완화됐던 증상들이 사라지고 악화인자 때문에 생명현상과 생체활동이 손상된 만큼 마지막 대증치료 약물 사용 전 증상보다 악화된 상태로 아토피피부염 증상들이 표출되는 리바운드 현상이 발생한다.

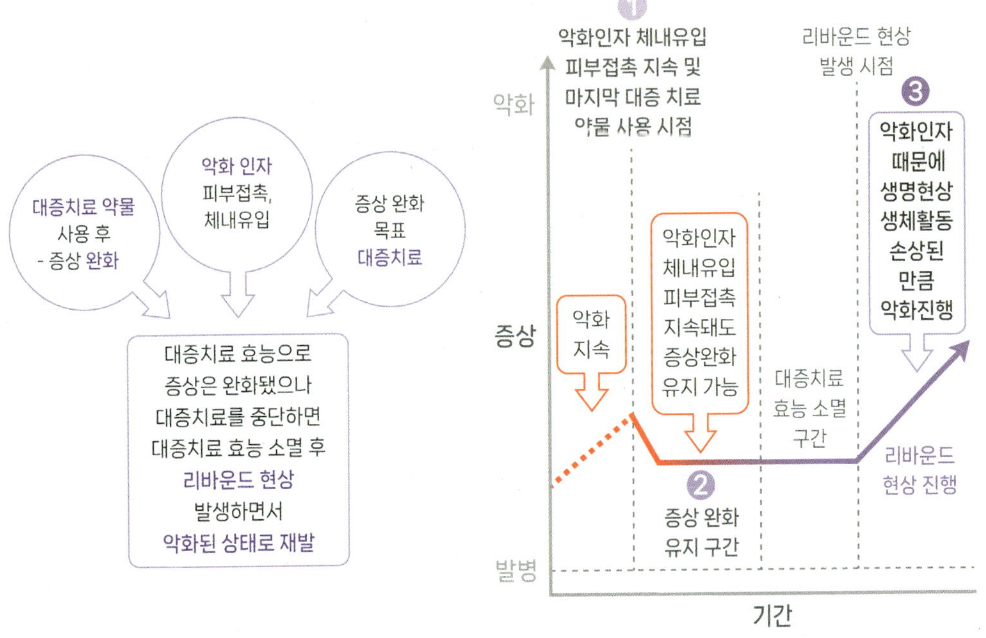

— 팔

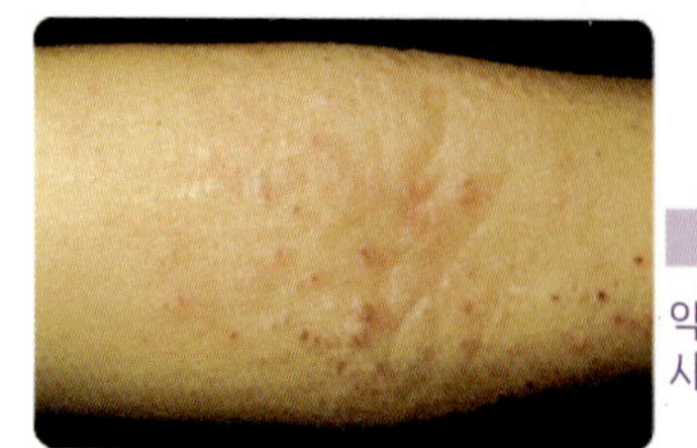

마지막 대증치료
시작 전 상태

약물
사용

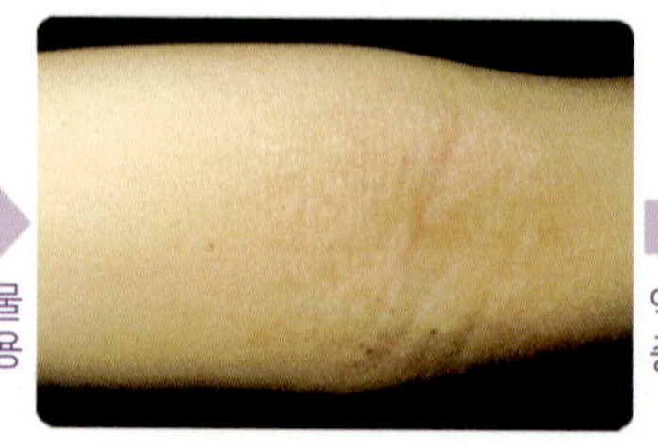

대증치료 효능으로 증상이
한시적으로 완화된 상태

약물
중단

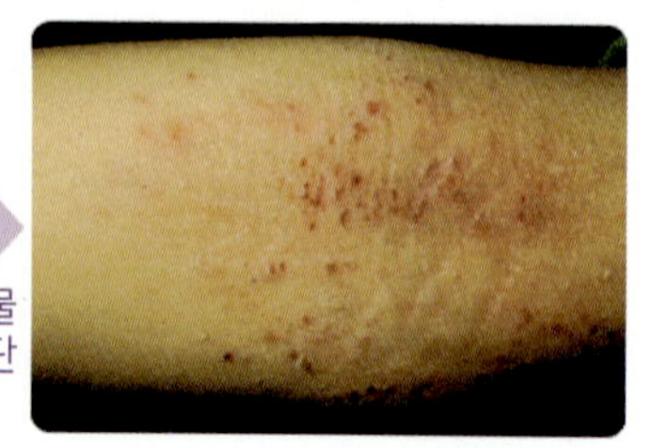

대증치료 효능 소멸 후
리바운드 현상 진행 상태

4) 대증치료 효능으로 증상은 완화됐으나 대증치료 기간에 체내로 계속 유입되고 피부에 접촉된 악화인자 때문에 증상 완화가 더 이상 유지되지 못하는 경우

아토피피부염이 발병했을 때, 대증치료 및 대증치료 효능을 발휘하는 약물을 사용하면 악화인자의 체내 유입과 피부 접촉을 차단하지 못해도 아토피피부염 증상은 빠르게 완화될 수 있다. 대증치료 기간에 악화인자와 연관된 이상 증후가 발생하면서 아토피피부염 증상이 다시금 악화되어도, 이전에 사용했던 대증치료 약물보다 약리효능이 강한 대증치료 약물을 사용하면 악화된 증상을 또 다시 완화시킬 수 있다.

그러나 약리효능이 강한 대증치료 약물로 악화된 증상을 완화시켰더라도, 악화인자와 연관된 이상 증후가 심화되면서 약리효능이 강한 대증치료 약물로도 증상 완화가 더 이상 유지되지 못하면, 악화인자 때문에 생명현상과 생체활동이 손상된 만큼 약리효능이 강한 대증치료 약물 사용 전 증상보다 더 악화된 상태로 아토피피부염 증상이 표출되는 리바운드 현상이 발생한다.

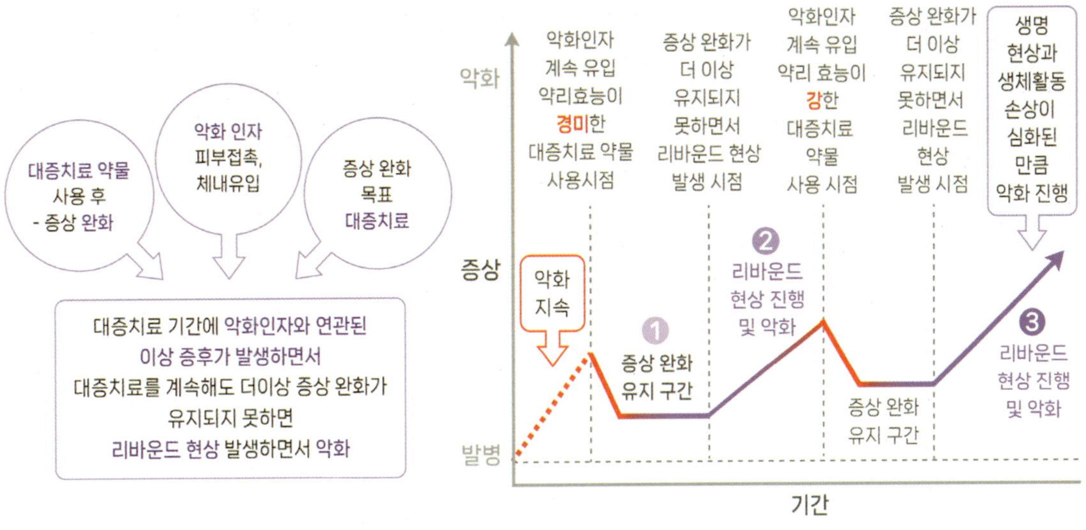

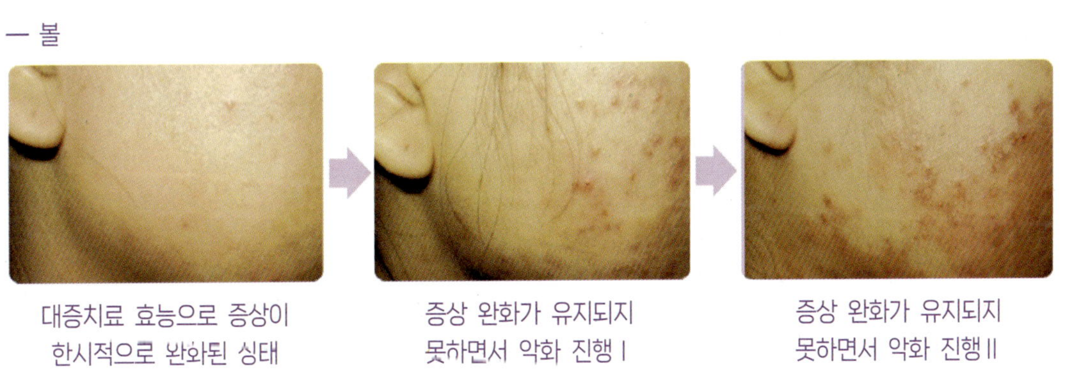

대증치료 효능으로 증상이 한시적으로 완화된 상태

증상 완화가 유지되지 못하면서 악화 진행 I

증상 완화가 유지되지 못하면서 악화 진행 II

5) 아토피피부염이 경증(輕症) 상태로 진행된 후 근원 치료 시작 및 악화인자 체내유입과 피부접촉을 철저히 차단하는 경우

아토피피부염 발병 후, 알레르겐 등 아토피피부염 악화인자로 관여하는 이물질이 체내로 계속 유입되고 피부에 접촉되면서 면역체계가 과민반응(알레르기)을 일으키면 아토피피부염 증상이 악화된다. 발병 초기에는 약물 부작용을 염려하여 특정 약물을 일체 사용하지 않았으나, 악화인자로 관여하는 이물질이 체내로 계속 유입되고 피부에 접촉되면서 홍조, 소양증을 비롯한 기타 아토피피부염 증상이 경증 상태로 진행되었을 때, 뒤늦게 악화인자의 존재를 인식하고 이를 철저히 차단한 상태에서 근원 치료를 시작한 후 아토피피부염이 근본 치료되면 근원 치료를 종료한 이후에도 리바운드 현상은 발생하지 않고 치료된 상태가 계속 유지된다.

즉, 근원 치료를 시작한 후 근원 치료 효능이 발휘되면서 생명현상과 생체활동 정상 영위, 온전한 면역능 증강, 자연치유력 강화, 면역세포 정상 생성, 면역세포와 연관 분자 기능 정상 작동, 선천 면역계 기능 정상 작동, 피부장벽 기능 정상 작동 등이 실현되면서 아토피피부염 근본 원인과 이상 증후가 치유되고 홍조 등 아토피피부염 증상이 소멸된 부위에 정상 피부 조직이 생성되면, 근원 치료를 종료한 이후에도 리바운드 현상은 발생하지 않고 치료된 상태가 계속 유지된다.

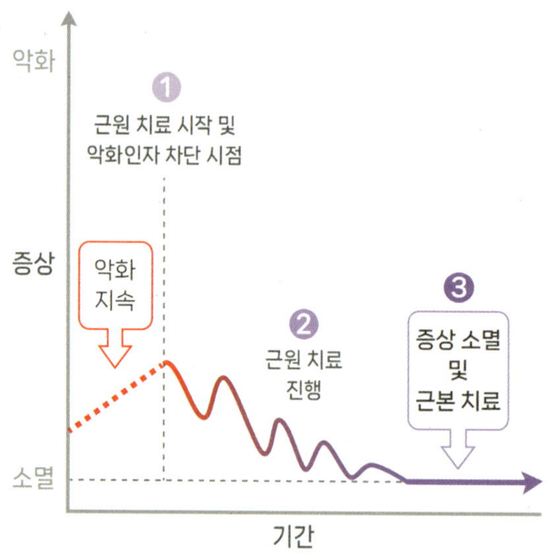

— 팔(손목 안쪽)

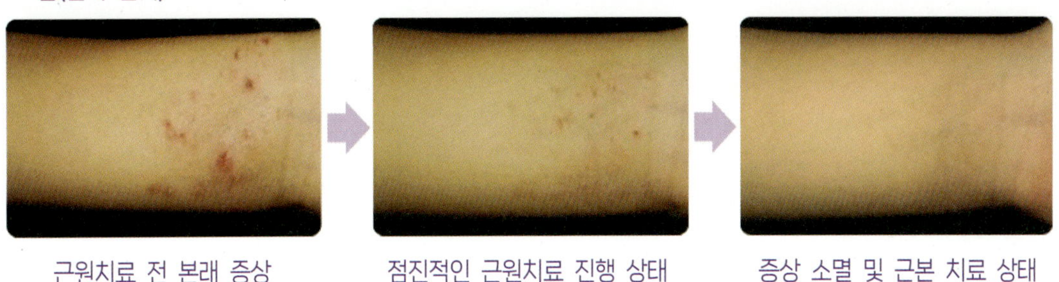

근원치료 전 본래 증상 / 점진적인 근원치료 진행 상태 / 증상 소멸 및 근본 치료 상태

6) 중증(中症) 상태로 악화된 후 근원 치료 시작 및 악화인자를 철저히 차단하는 경우

아토피피부염 발병 후, 알레르겐 등 아토피피부염 악화인자로 관여하는 이물질이 체내로 계속 유입되고 피부에 접촉되면서 면역체계가 과민반응(알레르기)을 일으키면 아토피피부염 증상이 악화된다. 아토피피부염 발병 초기에는 약물 부작용을 염려하여 특정 약물을 일체 사용하지 않았으나, 알레르겐 등 악화인자로 관여하는 이물질이 체내로 계속 유입되고 피부에 접촉된 후 악화인자와 연관된 이상 증후가 발생하고 면역체계 과민반응이 점차 심해지면 아토피피부염 증상은 중증(中症) 상태로 악화된다.

아토피피부염이 중증(中症) 상태로 악화됐을 때, 악화인자로 관여하는 이물질의 체내 유입과 피부 접촉을 철저히 차단한 상태에서 근원 치료를 시작한 후 근원 치료 효능이 발휘되어 생명현상과 생체활동의 정상 영위, 온전한 면역능 증강, 자연치유력 강화, 면역세포 정상 생성, 면역세포와 연관 분자 기능의 정상 작동, 선천 면역계 기능의 정상 작동, 피부장벽 기능의 정상 작동 등이 실현되면서 아토피피부염의 근본 원인과 이상 증후가 치유되고, 홍조, 홍종 증상을 비롯한 기타 아토피피부염 증상이 소멸된 부위에 정상 피부조직이 생성되면, 근원 치료를 종료한 이후에도 리바운드 현상은 발생하지 않고 치료된 상태가 계속 유지된다.

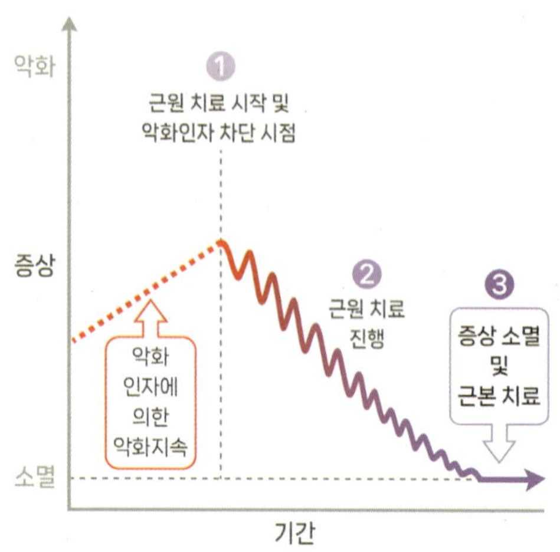

— 다리(무릎 뒤)

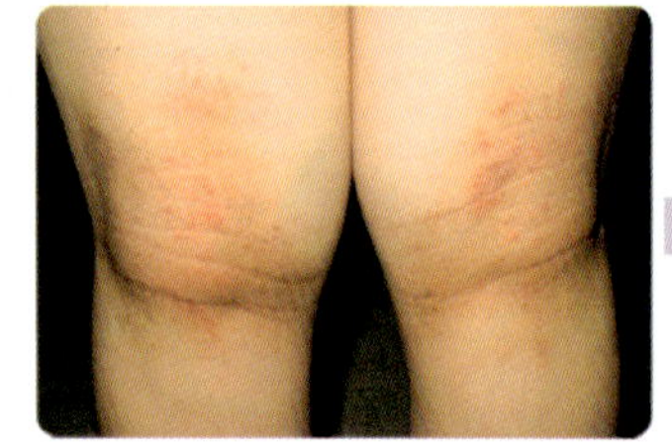

근원치료 시작전 본래 증상

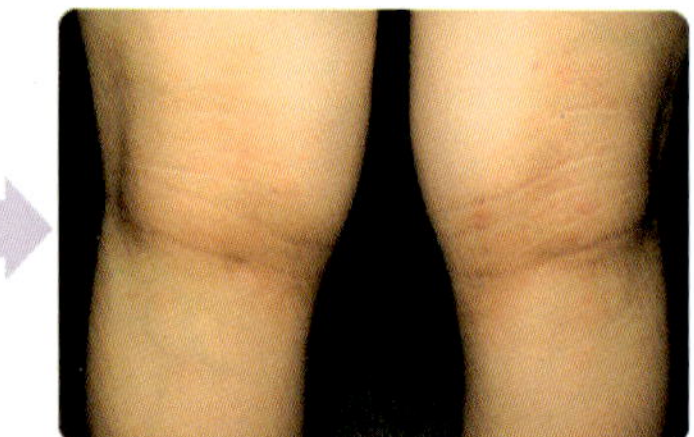

점진적인 근원치료 진행 상태

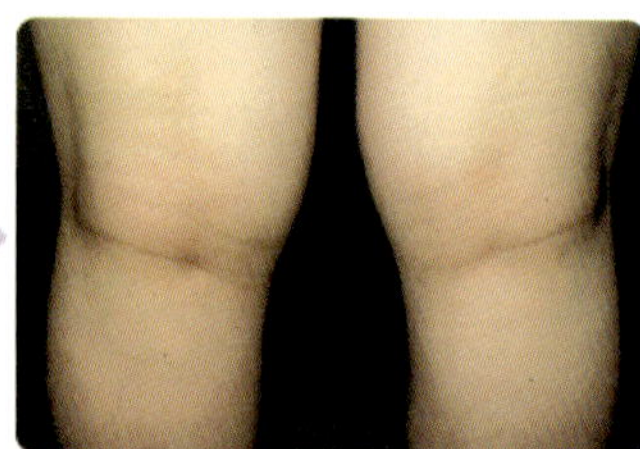

증상 소멸 및 근본 치료 상태

7) 중증(中症) 상태로 악화된 후 근원치료 시작 및 악화인자가 체내로 계속 유입되고 피부에 접촉되는 경우

아토피피부염 발병 초기에는 약물 부작용을 염려하여 특정 약물을 일체 사용하지 않았으나, 악화인자로 관여하는 이물질이 체내로 계속 유입되고 피부에 접촉된 후 악화인자와 연관된 이상 증후가 발생하고 면역체계 과민반응(알레르기)이 점차 심해지면 아토피피부염 증상은 점차 중증(中症) 상태로 악화된다.

중증(中症) 아토피피부염으로 진행된 이후에 근원 치료를 시작하더라도, 근원 치료를 계속하는 동안에 악화인자로 관여하는 이물질이 체내로 계속 유입되고 피부에 접촉되거나 약물 부작용이 발생하면서 면역체계 과민반응이 심해질 경우에는 근원 치료 효능이 발휘되지 못하고 아토피피부염 증상 악화가 계속되더라도 리바운드 현상은 발생하지 않는다.

그에 비해 중증(中症) 아토피피부염으로 진행된 이후에 근원 치료를 시작할 때, 악화인자로 관여하는 이물질의 체내 유입과 피부 접촉을 철저히 차단하고, 근원 치료를 하는 동안에 약물 부작용이 발생하지 않으며 근원 치료 효능이 발휘되어 아토피피부염의 근본 원인과 이상 증후가 치유되고 홍조, 홍종 등 아토피피부염 증상이 소멸된 부위에 정상 피부조직이 생성되면 근원 치료를 종료한 이후에도 리바운드 현상은 발생하지 않고 치료된 상태가 계속 유지된다.

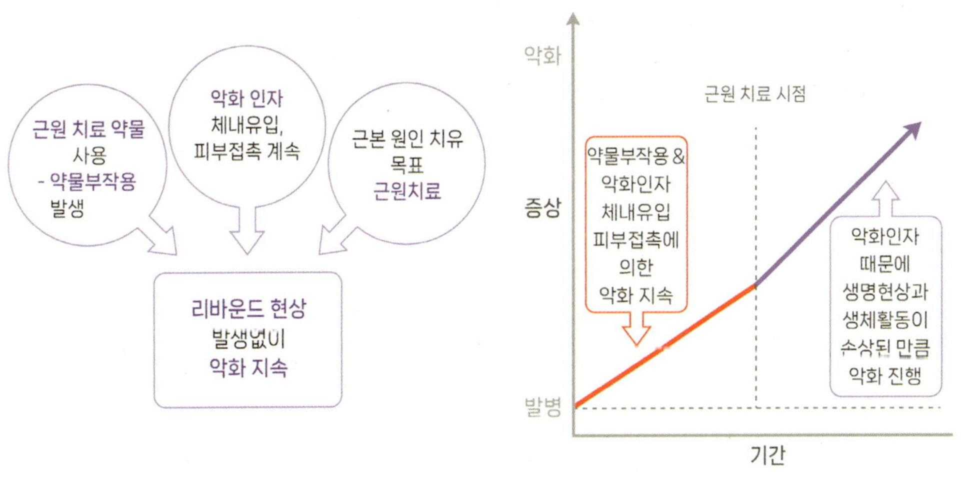

8) 계속해온 대증 치료를 중단하고 근원치료로 대체해서 치료 시작 및 악화인자 체내 유입과 피부접촉을 철저히 차단하는 경우

아토피피부염 발병 초기부터 대증 치료를 계속했으나, 대증 치료 기간에 악화인자로 관여하는 이물질이 체내로 계속 유입되고 피부에 접촉된 후 악화인자와 연관된 이상 증후가 심해지면서 중증(重症) 상태로 진행된 경우, 아토피피부염이 근본 치료되지 못하고 홍종, 상처, 부종, 수면 장애, 소양증을 비롯한 기타 증상들만 한시적으로 완화된 상태일 때, 악화인자를 철저히 차단한 상태에서 대증치료를 중단하고 근원 치료로 대체한 후 근원 치료 효능이 발휘되면, 대증 치료 효능으로 한시적으로 완화됐던 아토피피부염 증상들이 사라지고 리바운드 현상이 진행되면서 본래 앓고 있는 홍종, 상처, 부종을 비롯한 기타 증상들이 중증(重症) 상태로 100% 표출된 이후에 근원 치료가 본격 진행된다.

근원 치료가 본격 진행되면서 아토피피부염의 근본 원인과 이상 증후가 치유되고, 홍종, 상처, 부종을 비롯한 기타 증상들이 소멸된 부위에 정상 피부조직이 생성되면서 아토피피부염이 근본적으로 치료되면, 근원 치료를 종료한 이후에도 리바운드 현상은 발생하지 않고 치료된 상태가 계속 유지된다.

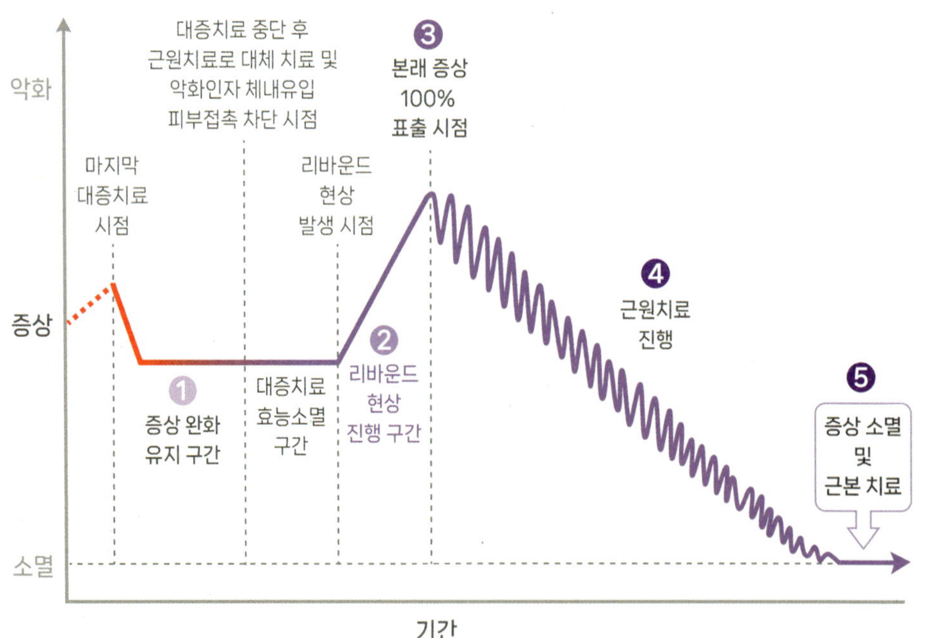

– 목

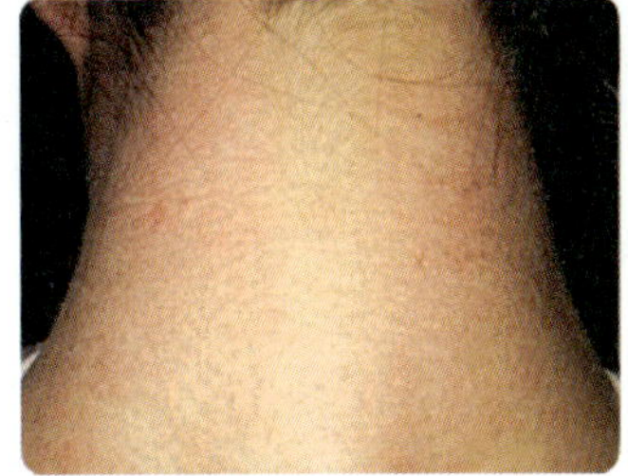

❶ 대증치료 효능으로 증상이 한시적으로 완화된 상태

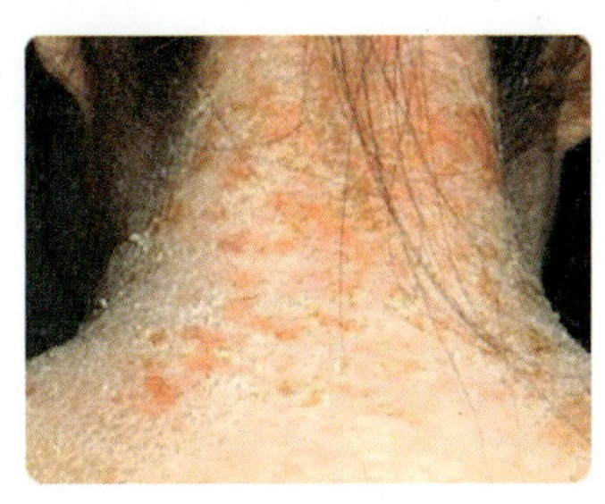

❷ 대증치료 효능 소멸 후 리바운드 현상 진행 상태

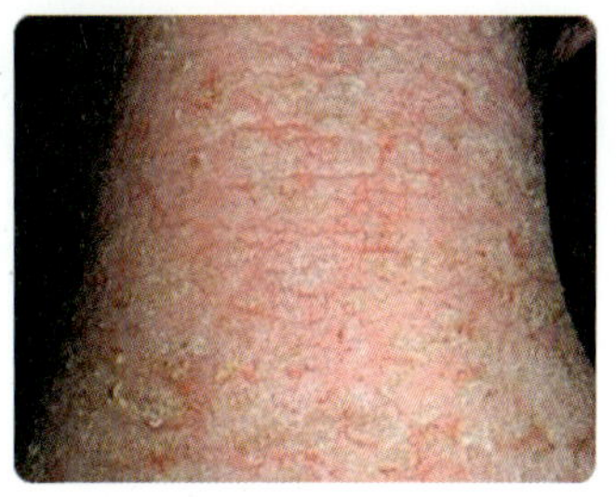

❸ 리바운드 현상 진행 후 본래 증상 100% 표출 상태

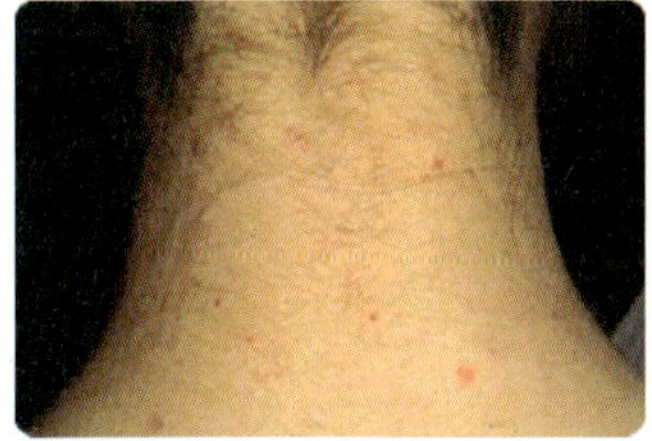

❹ 본래 증상 100% 표출 후 근원치료 진행 상태

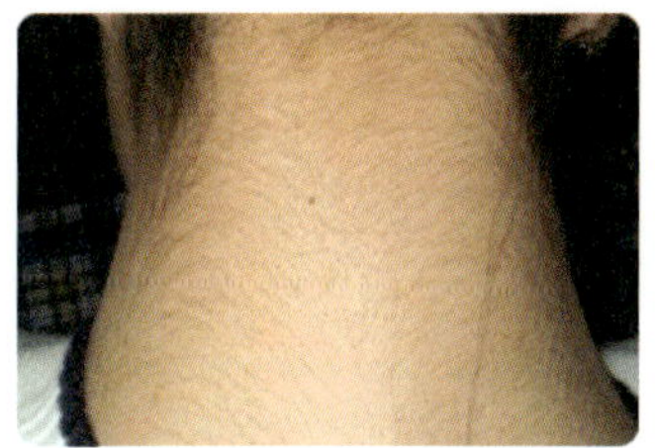

❺ 증상 소멸 및 근본 치료 상태

9) 계속해온 대증치료를 중단하고 리바운드 현상을 겪은 이후에 근원치료 시작 및 악화인자 체내유입과 피부 접촉을 철저히 차단하는 경우

아토피피부염 발병 초기부터 대증치료를 계속했으나, 대증 치료 기간에 악화인자가 체내로 계속 유입되고 피부에 접촉되면서 악화인자와 연관된 이상 증후가 심해지고 면역체계 과민반응(알레르기)이 심해지면, 시일이 흐를수록 증상 완화가 더 이상 유지되지 못하고 중증(重症) 상태로 악화된다.

대증 치료를 계속했으나 아토피피부염이 근본 치료되지 못하고 중증(重症) 상태로 악화됐을 때, 계속해온 대증 치료를 중단하고 리바운드 현상을 겪으면서 1년 이상 면역능 증강과 자연치유력 강화에 도움이 되는 식품을 선별하여 섭취하고 환경을 개선하는 등의 관리 노력을 한 후 중증(中症) 상태로 호전된 이후, 악화인자를 철저히 차단한 상태에서 근원 치료를 시작하면 근원 치료 효능이 발휘되면서 아토피피부염의 근본 원인과 이상 증후가 치유되고 홍종 증상을 비롯한 기타 아토피피부염 증상들이 소멸된 부위에 정상 피부조직이 생성된다. 이 경우 근원 치료를 종료한 이후에도 리바운드 현상은 발생하지 않고 치료 상태가 계속 유지될 수 있다.

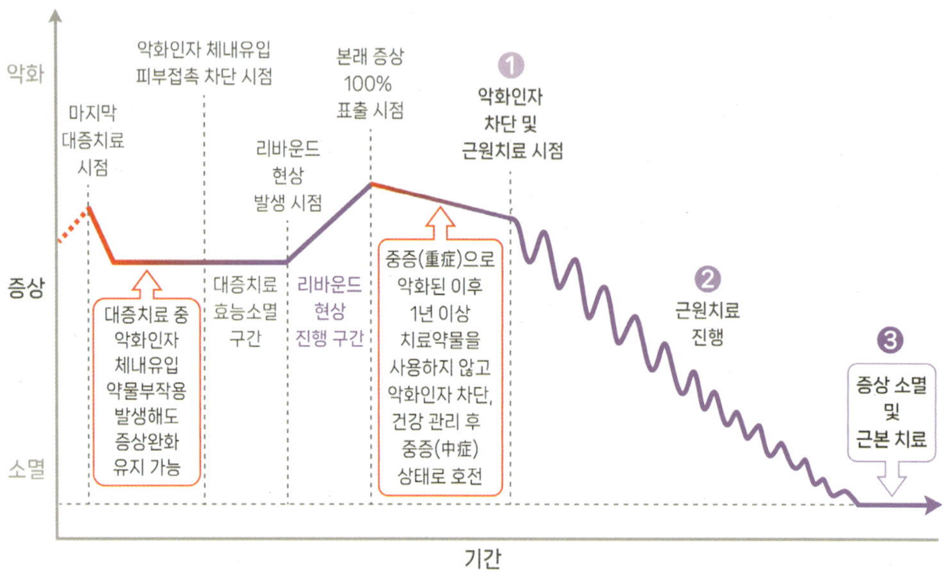

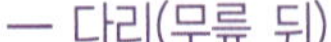
— 다리(무릎 뒤)

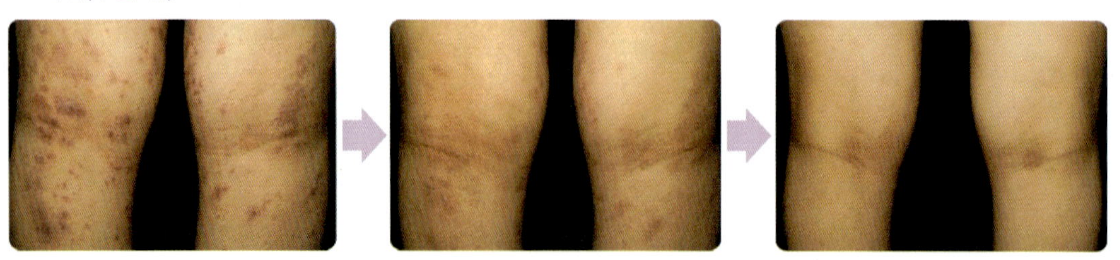
근원치료 시작전 본래 증상 | 점진적인 근원치료 진행 상태 | 증상 소멸 및 근본 치료 상태

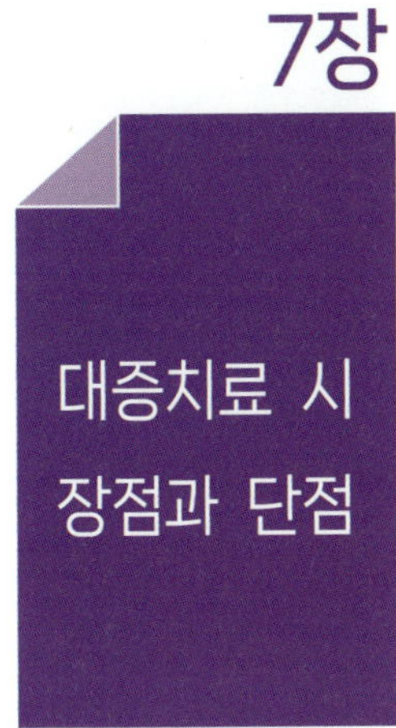

Question

1. 아토피피부염이 발병했을 때 대증치료 및 대증치료 효능을 발휘하는 약물을 사용하면서 치료를 시작할 경우, 어떤 장점을 기대할 수 있나요?
2. 아토피피부염이 발병했을 때 대증치료 효능을 발휘하는 약물로 치료를 계속할 경우, 증상은 어떻게 완화되며 또한 근본 치료가 가능한가요?
3. 아토피피부염 발병 초기부터 대증치료 효능을 발휘하는 약물로 치료를 계속했을 때, 장차 발생할 수 있는 대증치료의 단점은 무엇인가요?
4. 아토피피부염 발병 초기부터 대증치료 효능을 발휘하는 약물로 아토피피부염 치료를 계속했으나 대증치료 단점인 리바운드 현상이 발생하면 증상은 어떻게 변화되나요?

아토피피부염이 발병했을 때 보습세를 비롯한 대증 치료약물을 사용하면, 아토피피부염을 근본적으로 치유하지 못해도 홍조, 소양증 등 아토피피부염 증상을 빠르게 완화시킬 수 있다. 또한, 대증 치료 기간에 체내로 유입되고 피부에 접촉된 악화인자 때문에 증상 완화가 더 이상 유지되지 못하고 다시 악화되더라도, 이전에 사용한 대증 치료약물보다 더 강한 약리효능을 발휘하는 대증 치료약물을 사용하면 아토피피부염 증상을 또다시 빠르게 완화시킬 수 있다.

대증 치료 후 아토피피부염 증상이 완화되었더라도, 대증 치료 기간에 악화인자가 체내로 계속 유입되고 피부에 접촉되면서 악화인자와 연관된 이상 증후가 발생할 경우, 대증 치료를 중단하면 한시적으로 완화됐던 증상들이 사라지고 마지막 대증 치료 전 증상보다 악화된 상태로 아토피피부염 증상이 재발하는 '리바운드 현상'이 발생한다.

1. 대증치료 시 장점(치료 효능, 편리한 점)

오늘날의 아토피피부염 치료 현황을 살펴보면, 아토피피부염이 처음 발병했을 때 근본 원인과 이상 증후를 치유하지 못해도 아토피피부염 증상을 빠르게 완화시키는 대증치료에 의존하는 경우가 대부분이다. 이렇게 대증치료가 주류를 이루는 까닭은 아토피피부염 발병 원인과 악화 이유를 몰라도, 대증치료 후 효능이 발휘되면 홍조, 소양증, 피부 건조를 비롯한 기타 증상들이 빠르게 완화될 수 있기 때문이다.

또한, 대증치료 기간에 체내로 유입되고 피부에 접촉된 악화인자 때문에 증상 완화가 더 이상 유지되지 못하고 다시 악화되더라도, 이전에 사용한 약물보다 더 강한 약리효능을 발휘하는 대증치료 약물을 사용하여 아토피피부염 증상을 또다시 완화시킬 수 있기 때문이다.

다음과 같은 경우 대증치료 및 대증치료 효능을 발휘하는 약물을 사용하여 아토피피부염을 치료한다면 악화된 아토피피부염 증상을 한시적으로 빠르게 완화시킬 수 있다.

① 아토피피부염 발병 후 악화인자가 체내로 계속 유입되고 피부에 접촉된 후 면역체계가 과민반응(알레르기)을 일으키면서 홍조(紅潮), 홍종(紅腫), 소양증을 비롯한 기타 아토피피부염 증상들이 악화됐을 때

② 유발요인으로 관여한 특정 합성화학물질이 아토피피부염이 발병한 사람 체내로 또 다시 유입된 후 생명현상과 생체활동 손상, 면역세포 생성 장애, 면역세

포와 연관분자 기능 손상, 선천 면역계 기능 손상, 피부장벽기능 손상, 면역능 저하 상태, 자연치유력 약화 상태 등이 심화되면서 홍조, 홍종, 소양증을 비롯한 기타 아토피피부염 증상이 악화됐을 때

③ 특정 약물을 사용한 후 약물알레르기, 간(肝) 신(腎) 등 손상, 심혈관계 손상, 말초 혈관 수축, 수족냉증, 단백질 대사장애 등 대사장애, 시상하부-뇌하수체-부신 축 위축 등 약물 부작용과 연관된 이상 증후가 발생하면서 홍조 증상을 비롯한 기타 증상들이 악화됐을 때

④ 각종 악화인자가 체내로 계속 유입되고 피부에 접촉된 후 자율신경계 부조, 중추신경계 손상, 간(肝) 신(腎) 등 손상, 생식기계 손상, 피부장벽기능 손상, 식품 알레르기, 호흡기 알레르기, 알레르기 접촉성피부염 등 악화인자와 연관된 이상 증후가 발생하면서 홍조, 홍종, 소양증을 비롯한 기타 아토피피부염 증상이 악화됐을 때

⑤ 알레르겐(=알레르기 원인 물질) 등 아토피피부염 악화인자로 관여하는 식품첨가물 등이 함유된 특정 식품을 계속 섭취하는 등 각종 악화인자가 체내로 계속 유입되고 피부에 접촉된 후 면역체계가 과민반응(알레르기)을 일으키면서 입주위, 입술, 턱 부위 등에 발생한 알레르기와 기타 부위 아토피피부염 증상이 악화됐을 때

⑥ 특정 합성화학물질, 휘발성 유기화합물, 중금속 등의 성분 냄새가 코를 통해 계속 흡입되는 등 각종 악화인자로 관여하는 이물질이 체내로 유입되고 피부에 접촉된 후 면역체계가 과민반응(알레르기)을 일으키면서 눈 주위, 이마, 귀 등에 발생한 알레르기와 기타 부위 아토피피부염 증상들이 악화됐을 때

⑦ 특정 합성화학물질, 휘발성 유기화합물, 중금속 등이 함유된 제품을 자주 사용하는 등 각종 악화인자로 관여하는 이물질이 체내로 유입되고 피부에 접촉

된 후 면역체계가 과민반응(알레르기)을 일으키면서 손발, 두피 등에 발생한 알레르기 접촉성피부염과 기타 부위 아토피피부염 증상들이 악화됐을 때

즉, 알레르겐 등 아토피피부염 악화인자로 관여하는 이물질이 환경인자로 존재하고 있는 것을 모르고 있으며 또한 그와 같은 악화인자 때문에 아토피피부염 증상이 악화되는 것을 몰라도, 대증 치료를 하면 아토피피부염 근본 원인과 이상 증후는 치유하지 못해도 아토피피부염 증상은 한시적으로 빠르게 완화될 수 있다.

악화인자 체내 유입과 피부 접촉을 차단하지 못해도 보습제를 비롯한 대증 치료 효능을 발휘하는 약물 사용 후 홍조(紅潮), 홍종(紅腫), 소양증, 상처, 염증, 진물, 부종(浮腫), 태선화, 피부 건조를 비롯한 기타 아토피피부염 증상이 완화되는 동안에는 심신의 고통과 일상생활의 불편함을 줄일 수 있다. 대증 치료를 계속하는 동안 약물 부작용이 발생하더라도 대증 치료 효능이 발휘되면서 증상 완화가 유지되는 동안에는 약물 부작용으로 인한 증상 악화가 곧바로 발생하지 않는다.

아토피피부염 발병 후 약리 효능이 경미한 대증 치료 약물을 사용하여 증상을 완화시켰으나, 대증 치료 기간에 체내로 계속 유입되고 피부에 접촉된 악화인자 때문에 증상 완화가 더 이상 유지되지 못해 리바운드 현상이 발생하면서 아토피피부염 증상이 다시금 악화됐을 때, 이전에 사용한 대증 치료 약물보다 더 강한 약리 효능을 발휘하는 대증 치료 약물을 사용하여 악화된 증상을 또 다시 완화시킬 수 있다.

즉, 대증 치료를 계속했으나 악화인자 또는 약물 부작용과 연관된 이상 증후가 발생하면서 아토피피부염이 치료되지 못하고 중증(中症) 또는 중증(重症) 상태로 악화됐을 때, 이전에 사용했던 대증 치료 약물보다 약리 효능이 더 강력한 대증 치료 약물을 사용하여 악화된 증상을 또 다시 완화시킬 수 있다.

대증 치료로는 손상된 생명현상과 생체활동을 온전하게 정상 영위시키고 전일적(全一的) 항상성(恒常性)을 유지시키는 등의 근원적 치료효능은 발휘하지 못

해도, 대증 치료효능이 발휘되는 동안에는 아토피피부염 증상을 한시적으로 완화시킬 수 있다.

1) 경증(輕症)아토피피부염 대증치료 시 증상 완화 가능

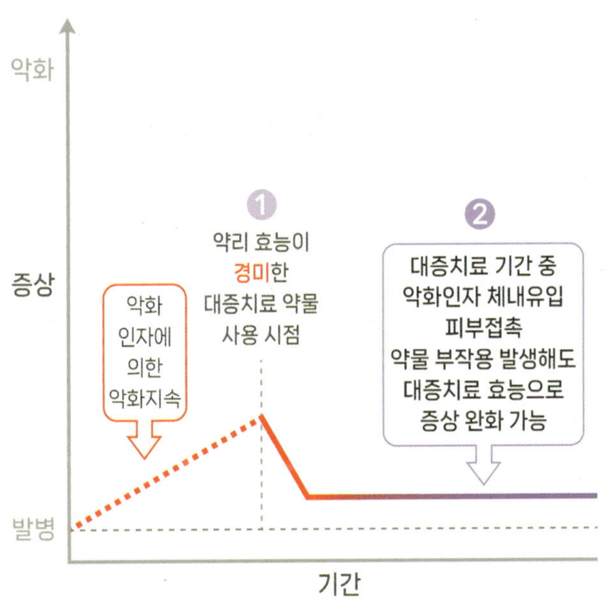

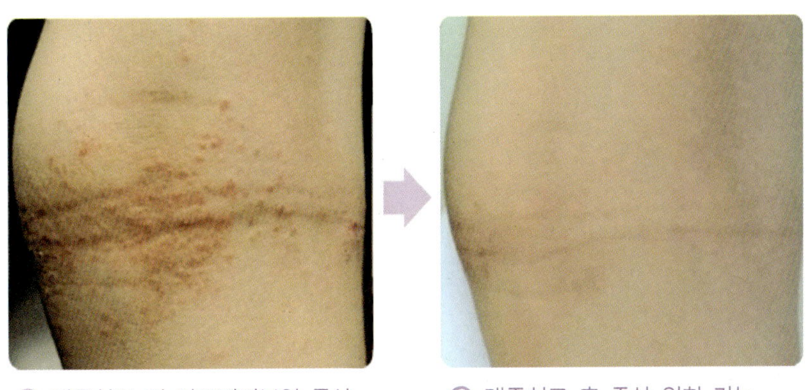

❶ 대증치료 전 아토피피부염 증상 ❷ 대증치료 후 증상 완화 가능

	❶ 경증(輕症) 상태	❷ 약리 효능이 경미한 대증치료 약물로 증상완화
홍조(紅潮) 및 홍종(紅腫) 증상	• 얼굴 등 국소부위 홍조 발생 • 홍조색 옅음, 홍조 발생 범위 좁음	• 얼굴 등 국소부위 홍조 증상 완화 가능 • 홍조 발생 부위 축소 등 증상 완화 가능
피부건조	• 국소(局所) 부위 피부 건조	• 피부건조 완화 가능
각질	• 미세한 흰색 각질 발생 및 각질 탈락량 적음	• 각질 발생 및 탈락 완화 가능
소양증	• 주·야간 소양증(가려움증) 경미	• 주·야간 소양증(가려움증) 완화 가능
수면장애 및 발열감	• 야간 수면장애, 야간 발열감 없거나 경미	• 야간 수면장애, 야간 발열감 완화 가능
백색피부그림증	• 백색피부그림증 없거나 경미	• 백색피부그림증 완화 가능

2) 중증(中症) 아토피피부염 대증치료 시 증상 완화 가능

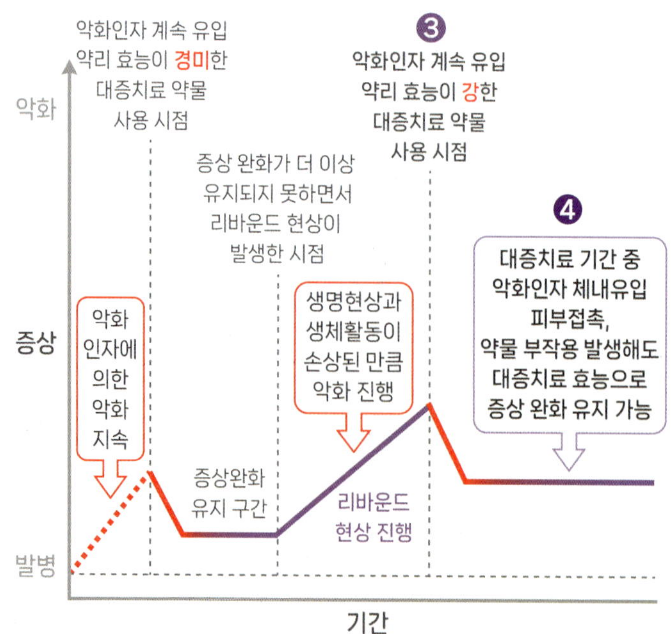

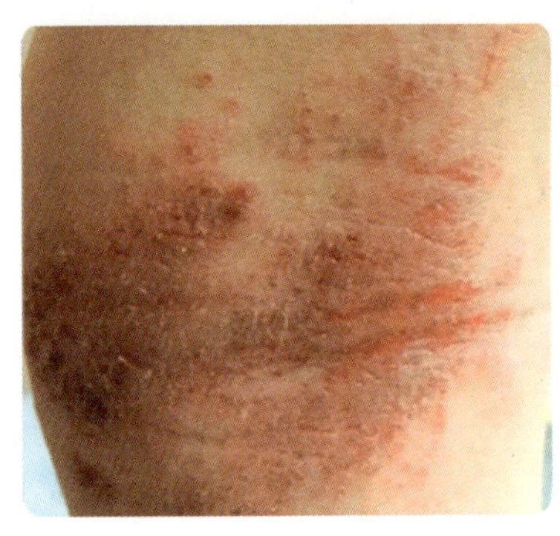

❸ 약리효능이 강한 대증치료 약물 사용 시점 증상

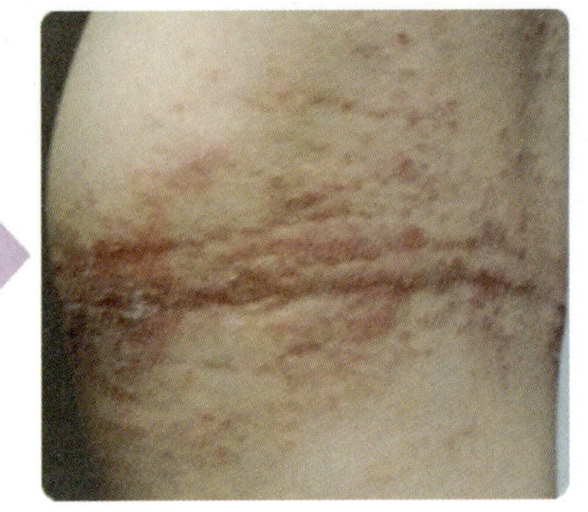

❹ 대증치료 후 증상완화 가능

	❸ 중증(中症) 상태	❹ 증상 완화 가능
홍조(紅潮) 및 홍종(紅腫) 증상	• 짙은 홍조 또는 염증반응이 심해지면서 부종 발생에 의한 홍종 발생 및 범위 확대	• 홍종 증상 홍조 상태로 완화 가능 • 짙은 홍조 증상 범위 축소 및 완화 가능
상처 및 진물	• 홍종 상처 부위에서 투명한 진물 또는 비릿한 냄새를 풍기는 옅은 황색 진물 발생	• 상처 발생과 진물 발생 완화 가능
피부건조	• 피부 건조 부위 점차 확대	• 피부 건조 부위 축소 및 완화 가능
각질	• 경증(輕症)에 비해 크기가 크고 두터운 흰색 또는 옅은 황색 각질 발생 및 각질 탈락 양 증가	• 각질 발생 완화 가능
소양증 및 발열감	• 야간에 발열감, 소양증이 점차 심해짐 • 밤중인 오전 1시를 전후한 시각에 소양증이 심해짐	• 야간 수면장애, 발열감 완화 및 소멸 가능 • 주·야간 소양증 완화 가능
수면장애	• 야간에 빨리 잠들지 못함. • 밤중인 오전 1시를 전후한 시각에 잠에서 깨어난 후 곧바로 잠들지 못하는 등 수면장애 점차 심해짐	• 잠든 후 밤중인 오전 1시를 전후한 시각에도 잠에서 깨어나지 않고 아침까지 잠을 자는 등 수면장애 완화 가능
백색피부그림증	• 백색피부그림증 발생 후 소멸되기까지 5~10분을 전후한 시간이 소요됨	• 백색피부그림증 완화 가능

3) 중증(重症) 아토피피부염 대증치료 시 증상 완화 가능

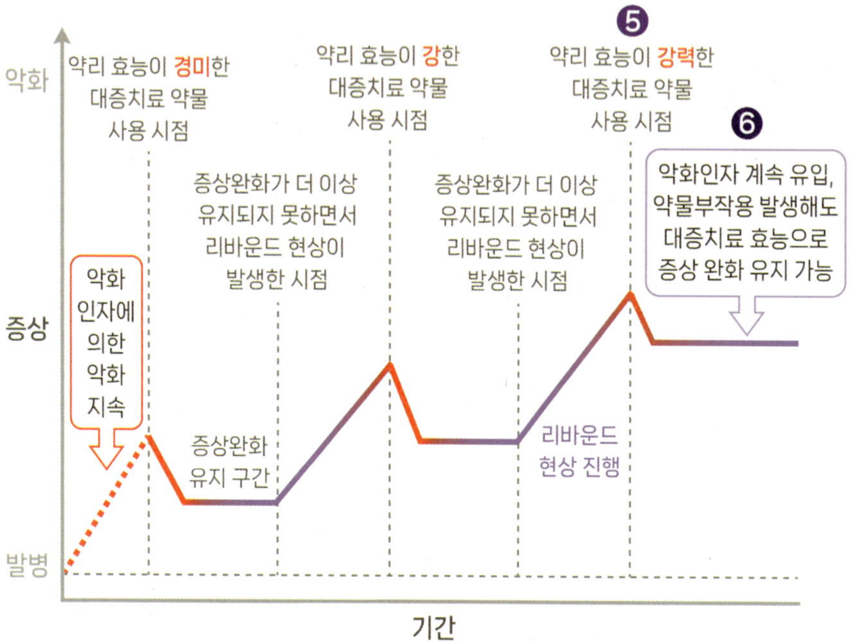

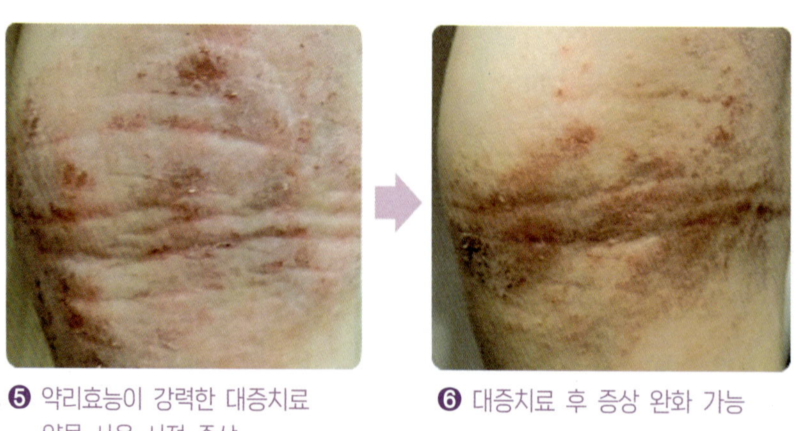

❺ 약리효능이 강력한 대증치료 약물 사용 시점 증상

❻ 대증치료 후 증상 완화 가능

	❺ 중증(重症) 상태	❻ 증상 완화 가능
홍조(紅潮) 및 홍종(紅腫) 증상	• 심한 염증 및 부종으로 홍종 증상이 심하고 홍종 범위 넓음	• 심한 염증과 부종 완화, 홍종 완화, 홍종 증상 홍조 상태로 완화 가능
상처 및 진물	• 홍종 부위 상처 많이 발생 • 상처 부위에서 고약한 냄새를 풍기는 짙은 황색 진물 발생	• 상처 범위 축소 및 상처 완화 가능 • 상처 부위 진물 멈춤 등 완화 가능
피부건조	• 피부 건조 전신 확대	• 피부 건조 부위 축소 등 완화 가능
각질	• 홍종 부위 등에서 짙은 황색을 띤 각질 형태 많이 발생 • 중증(中症) 상태에 비해 각질 크기가 더 크고 두터운 짙은 황색 각질 발생량 많음	• 각질 발생 및 탈락 완화 가능
소양증 및 발열감	• 야간에 발열감, 소양증이 점차 심해짐 • 밤중인 오전 1시를 전후한 시각에 소양증이 심해짐	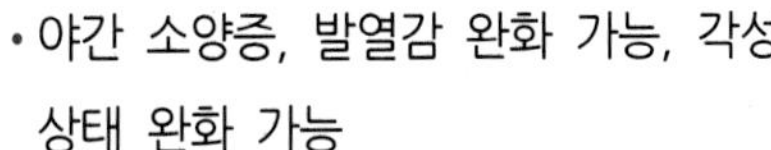 • 야간 소양증, 발열감 완화 가능, 각성 상태 완화 가능 • 밤중인 오전 1시를 전후한 시각에 극심했던 소양증 완화 가능
수면장애	• 야간에 각성 상태가 심해 잠들지 못하고 밤을 지새움 • 새벽 동틀 무렵이 되었을 때 졸음이 몰려오면서 잠이 들면 오후까지 잠을 자는 등 밤낮의 수면 시각이 뒤바뀜	• 밤중인 오전 1시 전후에 잠에서 깨어나더라도 다시 잠들기가 수월해지는 등 수면장애 완화 가능
백색피부그림증	• 백색피부그림증 발생 후 소멸되기까지 5~10분을 전후 시간이 소요됨	• 백색 피부그림증 발생 후 소멸되기까지 소요시간 단축 등 완화 가능

2. 대증치료 시의 증상 완화

아토피피부염 발병 후 악화인자가 체내로 계속 유입되고 피부에 접촉된 후 면역체계가 과민반응(알레르기)을 일으키면서 아토피피부염이 경증(輕症) 상태로 진행됐을 때, 악화인자 체내 유입과 피부 접촉을 차단하지 못해도 약리 효능이 경미한 대증치료 약물을 사용하여 증상을 완화시킬 수 있다.

약리 효능이 경미한 대증치료 약물을 사용한 후 아토피피부염 증상이 빠르게 완화됐으나, 대증치료 기간에 악화인자와 연관된 이상 증후가 발생하면서 약리 효능이 경미한 대증치료 약물로도 증상 완화가 더 이상 유지되지 못하면 리바운드 현상이 발생하며, 약리 효능이 경미한 대증치료 약물을 사용하기 전보다 증상이 악화된 중증(中症) 상태로 진행된다.

중증(中症) 상태로 진행된 이후에도 악화인자를 차단하지 못해 악화인자가 체내로 계속 유입되고 피부에 접촉되면서 아토피피부염 증상이 다시 악화됐을 때, 이전에 사용했던 대증치료 약물보다 더 강한 약리 효능을 발휘하는 대증치료 약물을 사용하면 아토피피부염 근본 원인과 이상 증후는 치유하지 못해도 홍종(紅腫), 소양증, 상처를 비롯한 기타 아토피피부염 증상들을 또 다시 완화시킬 수 있다.

이와 같이 발병 초기부터 대증 치료를 계속했으나 아토피피부염이 근본 치료되지 못하고 아토피피부염 증상만 한시적으로 완화된 상태임을 확인하는 방법으로는, 악화인자를 철저히 차단한 상태에서 계속해온 대증치료를 중단하고 근원치료로 대체해서 치료했을 때 발생하는 리바운드 현상을 통해 확인할 수 있다.

즉, 대증치료를 계속했으나 아토피피부염이 근본 치료되지 못하고 증상들만 한시적으로 완화된 상태일 때 악화인자를 철저히 차단한 상태에서 근원치료로 대체한 후 근원치료 효능이 발휘되면, 대증치료 효능으로 한시적으로 완화됐던 증상들이 사라지고 본래 앓고 있는 아토피피부염 증상들이 마지막 대증 치료 전 증상보다 악화된 상태로 100% 표출되는 리바운드 현상이 진행된다.

이후 아토피피부염 근본 원인과 이상 증후가 치유되고 아토피피부염 증상이 소멸된 부위에 정상 피부조직이 생성되는 근원치료 과정과 근원치료 결과 분석을 통해 대증치료의 장점인 한시적인 증상 완화 효능을 확인할 수 있다.

— 이마

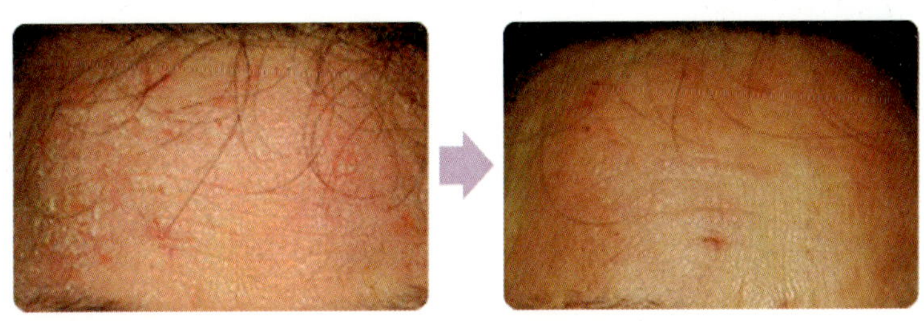

— 귀 & 얼굴

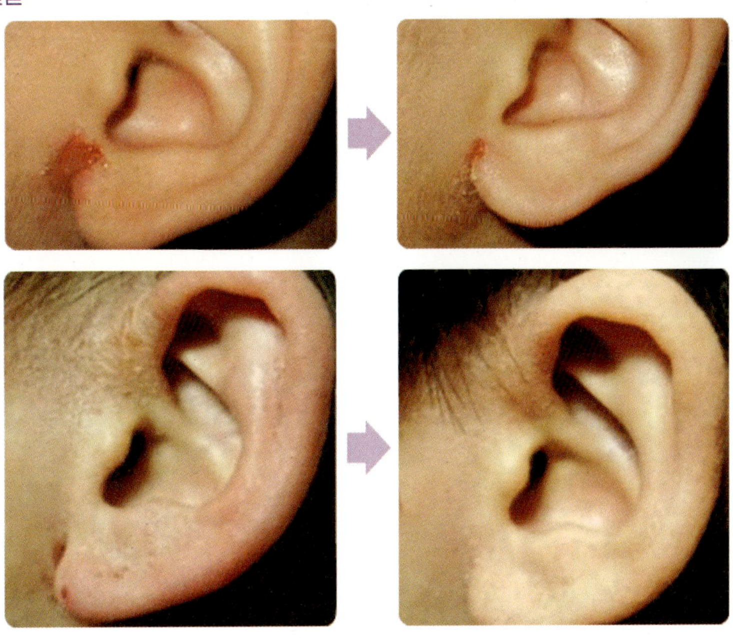

— 귀 & 얼굴

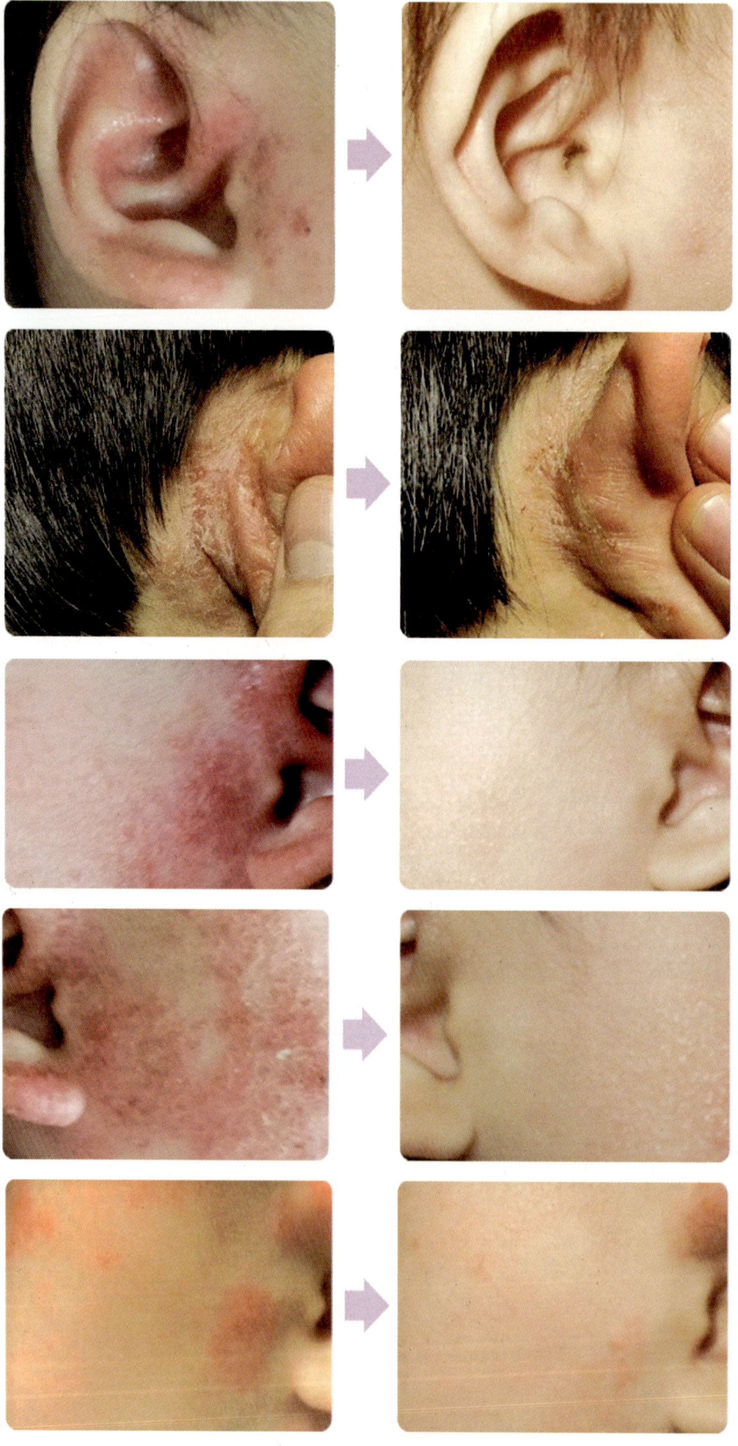

— 목

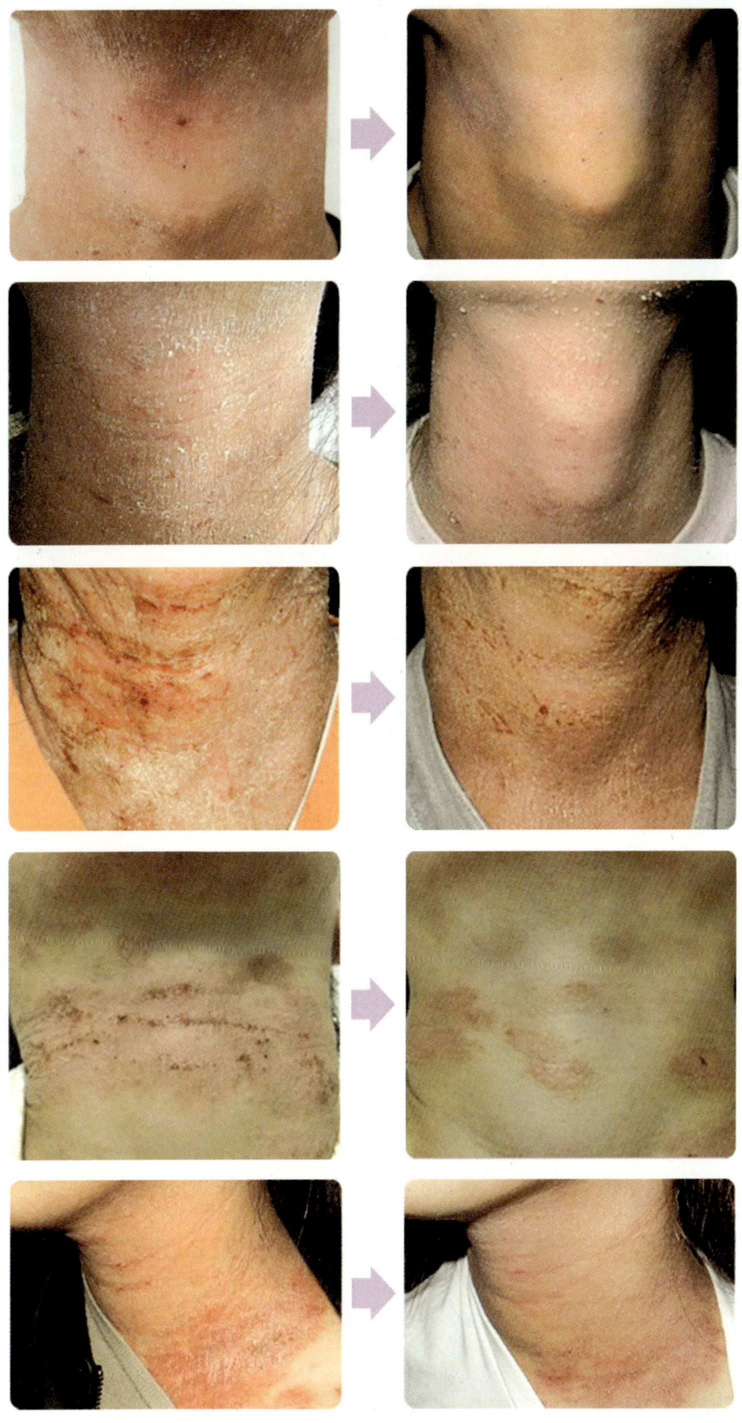

— 목

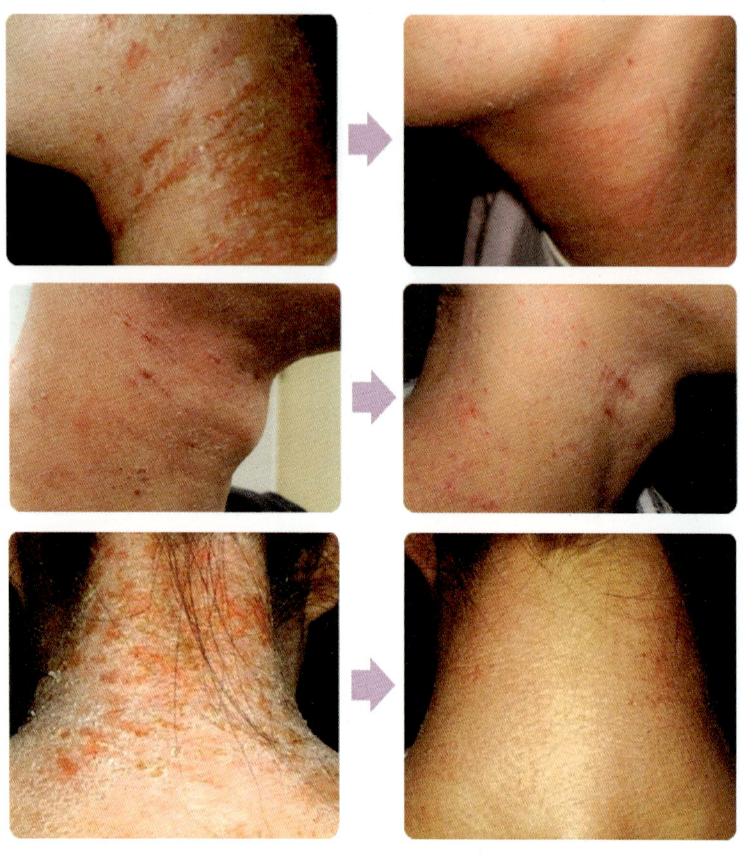

— 다리(안쪽) & 팔

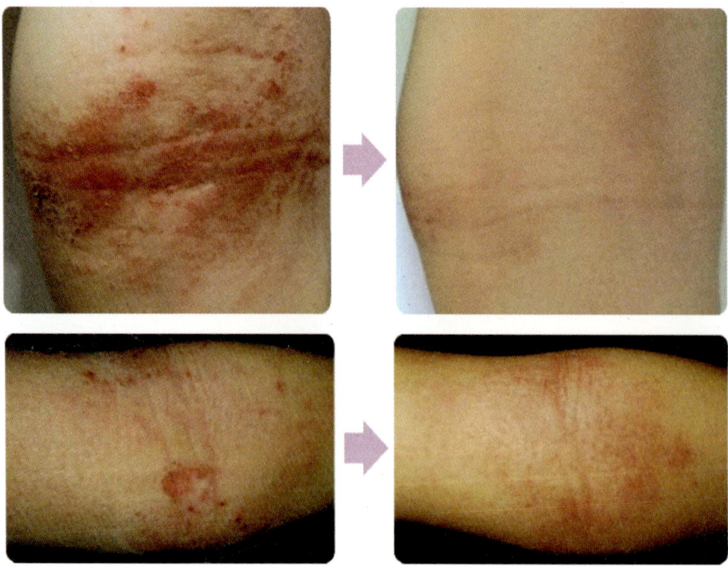

— 다리(안쪽) & 팔

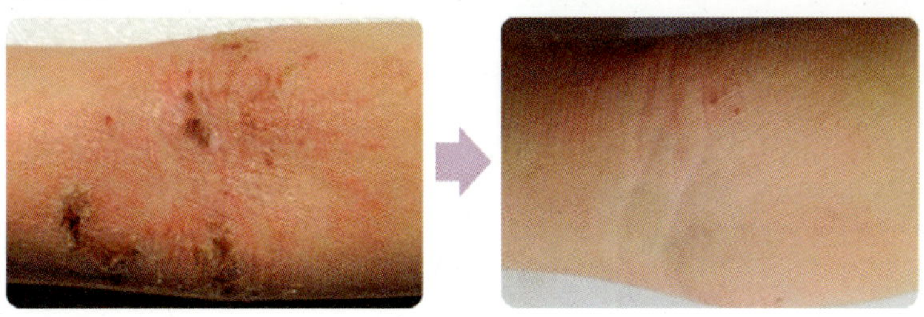

— 팔(안쪽) & 손목

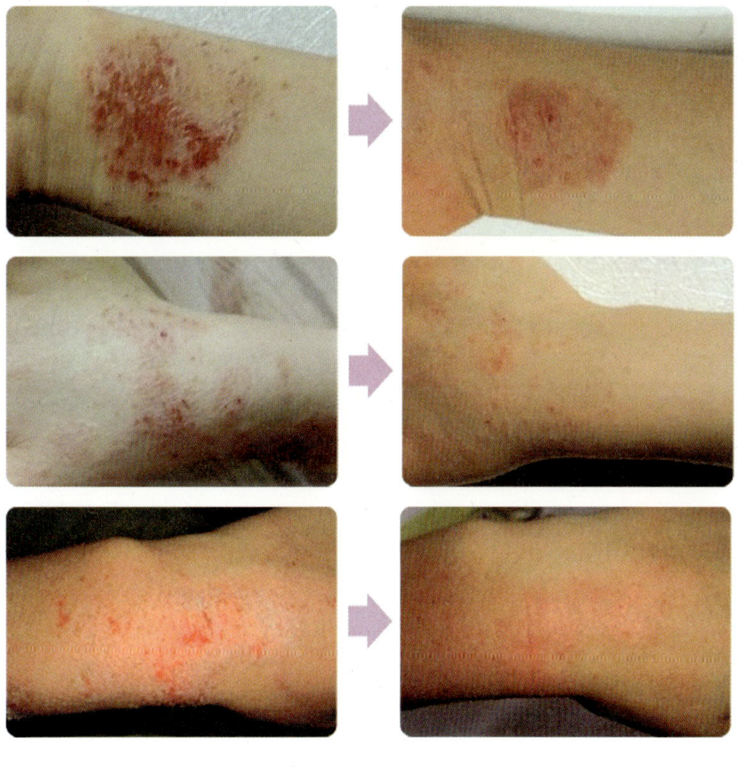

— 복부

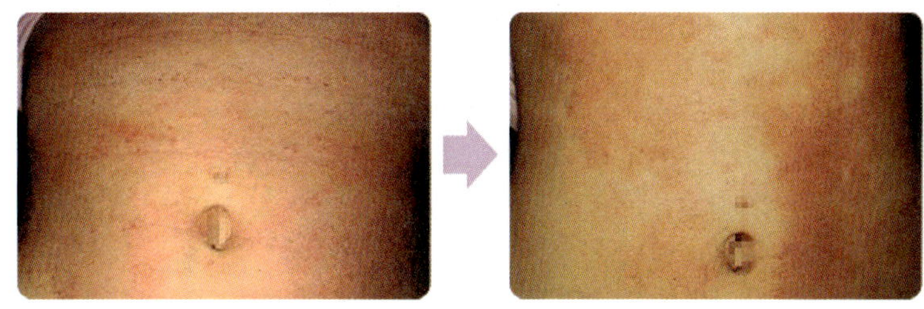

| 대증치료 시 한시적으로 증상이 완화된 모습

3. 대증치료 시 주의할 점(불리한 점)

악화인자 존재를 몰라 악화인자를 철저히 차단하지 못한 채 대증 치료를 계속했을 때 발생하는 단점은 리바운드 현상이 발생하는 것이다. 즉, 악화인자를 차단하지 못한 채 대증치료 효능을 발휘하는 약물을 사용한 후 홍조, 홍종, 소양증을 비롯한 기타 아토피피부염 증상들은 완화됐으나, 대증치료 기간에 악화인자가 체내로 계속 유입되고 피부에 접촉되면서 악화인자와 연관된 이상 증후가 발생한 경우, 대증치료를 중단하면 한시적으로 완화됐던 증상이 사라지고 마지막 대증치료 전 증상보다 악화된 상태로 아토피피부염 증상이 재발하는 리바운드 현상이 발생한다.

그리고 아토피피부염 증상이 악화될 때마다 이전에 사용했던 약물보다 약리효능이 더 강한 대증치료 약물로 악화된 증상을 또 다시 완화시키더라도, 악화인자를 차단하지 못해 악화인자와 연관된 이상 증후가 심화되면서 증상 완화가 더 이상 유지되지 못하면 리바운드 현상이 발생하면서 더욱 악화된다.

아토피피부염이 발병했을 때 보습제를 비롯한 각종 대증치료 약물을 사용해서 아토피피부염을 치료할 경우, 대증치료의 단점인 불리한 점을 요약해서 설명할 수 있다.

대증치료 효능을 발휘하는 약물을 사용한 후 홍조, 홍종, 상처, 소양증을 비롯한 기타 증상들은 한시적으로 완화될 수 있다. 그러나 대증치료 기간에 체내로 계속 유입되고 피부에 접촉된 악화인자 때문에 악화인자와 연관된 이상 증후가 발생한 경우, 대증 치료를 중단하면 한시적으로 완화됐던 증상들이 사라지고 마지막 대증치료 약물 사용 전 증상보다 악화된 상태로 아토피피부염 증상이 재발하는 리바운드 현상이 발생한다.

대증 치료 후 증상은 완화됐으나 대증 치료 기간에 악화인자 또는 약물 부작용과 연관된 이상 증후가 발생한 경우, 대증 치료를 중단하면 리바운드 현상이 발생하면서 마지막 대증 치료 약물 사용 전 증상보다 악화된 상태로 재발하는 이유가 대증 치료를 중단했기 때문에 악화된 것이라고 오판할 수 있다.

악화인자로 관여하는 이물질이 외부 환경에 매우 많이 존재하는 사실을 모를수록, 악화인자로 관여하는 이물질이 함유된 특정 식품 섭취 금지, 생활용품 사용 주의, 생활환경 개선 등의 관리 노력을 할 수 없다. 이러한 상태에서 각종 악화인자가 체내로 유입되고 피부에 접촉되면서 아토피피부염 증상이 지속적으로 악화될 때마다, 더 이상의 악화 방지 및 한시적인 증상 완화를 치료 목표로 하는 대증 치료에 의존할 가능성이 더욱 높아진다.

대증 치료 후 아토피피부염 증상은 한시적으로 완화되었으나 대증치료 기간에 악화인자 또는 약물 부작용과 연관된 이상 증후가 발생한 경우, 악화인자 체내 유입과 피부 접촉을 철저히 차단한 상태에서 대증 치료를 중단하면 리바운드 현상이 발생하게 된다. 이때 본래 앓고 있는 아토피피부염 증상이 마지막 대증치료 약물 사용 전 증상보다 악화된 상태로 재발할 때 얼마나 악화된 상태로 표출될지, 표출되기까지 소요되는 기간이 얼마나 될지 예측하기 어렵다.

아토피피부염 유발 요인과 악화인자로 작용하는 이물질의 존재를 알지 못해 아토피피부염 유발 요인과 연관된 이상 증후가 심화되거나, 각종 악화인자와 연관된 이상 증후가 심화되거나, 약물 부작용과 연관된 이상 증후가 심화될 경우, 약리 효능이 강력한 대증 치료 약물을 사용하더라도 한시적인 증상 완화는 가능해도 근본 치료 및 완치는 실현되지 못한다.

대증 치료로는 저하된 면역능의 온전한 증강, 약화된 자연 치유력의 온전한 강화, 손상된 선천 면역계 기능의 정상 회복, 손상된 면역세포와 연관 분자 기능의 정상 회복, 면역세포의 정상 생성, 손상된 피부 장벽 기능의 정상 회복 등 아토피피부염 근본 원인 치유를 실현하기 어렵다.

1) 아토피피부염 대증치료 중단 후 또는 치료 중 리바운드 현상 발생

알레르겐을 비롯한 아토피피부염 악화인자로 작용하는 이물질이 식품 섭취, 호흡기 흡입, 피부 접촉, 약물 사용 등의 경로를 통해 아토피피부염이 발병한 사람의 체내로 계속 유입되고 피부에 접촉될 경우, 특정 부위에 발생한 알레르기와 기타 부위 아토피피부염 증상이 악화된다.

그러나 알레르겐 등 아토피피부염 악화인자로 작용하는 이물질의 존재를 모를 경우, 그와 같은 이물질이 체내로 유입되고 피부에 접촉되면서 아토피피부염이 악화되더라도 그 원인을 알지 못한다.

이처럼 악화인자의 체내 유입과 피부 접촉을 차단하지 못한 채 대증 치료를 통해 특정 부위에 발생한 알레르기와 기타 부위 아토피피부염 증상을 완화시켰을 경우, 대증 치료를 중단하거나 치료 중 더 이상 증상 완화가 유지되지 못하면 리바운드 현상이 발생하면서 마지막 대증 치료 약물 사용 전 증상보다 악화된 상태로 재발한다.

(1) 악화인자 관여 이물질 함유 식품 섭취

아토피피부염 발병 후 알레르겐 등 아토피피부염 악화인자로 작용하는 식품첨가물이 함유된 식품을 계속 섭취하면, 면역체계가 과민반응(알레르기)을 일으켜 입술과 입 주위, 턱 등에 발생한 알레르기와 기타 부위 아토피피부염 증상이 악화된다.

이와 같은 악화인자를 차단하지 못한 채 대증 치료를 통해 입 주위 등의 알레르기와 기타 부위 증상을 완화시켰을 경우, 대증치료를 중단하거나 치료 중 더 이상 증상 완화가 유지되지 못하면 리바운드 현상이 발생하여 마지막 대증 치료 약물 사용 전보다 증상이 악화된 상태로 재발한다.

(2) 악화인자 관여 이물질 성분 호흡기 흡입

생활환경과 특정 제품에서 방출되는 휘발성 유기화합물, 중금속, 특정 합성화학물질 등의 성분이 코를 통해 지속적으로 흡입되면, 면역체계가 과민반응(알레르기)을 일으켜 이마, 눈 주위, 귀 등에 알레르기가 발생하고, 기타 부위의 아토피피부염 증상도 악화된다.

이와 같은 악화인자가 체내로 유입되고 코를 통해 흡입되는 것을 차단하지 못한 채 대증치료를 통해 증상을 완화시켰을 경우, 대증치료를 중단하거나 치료 중 더 이상 증상 완화가 유지되지 못하면 리바운드 현상이 발생하여 마지막 대증치료 약물 사용 전보다 증상이 악화된 상태로 재발한다.

(3) 악화인자 관여 이물질 피부접촉

알레르기 접촉성 피부염 원인 물질로 관여하는 휘발성 유기화합물, 특정 합성화학물질, 중금속 등이 함유된 제품이 손발, 두피 등의 피부에 계속 접촉된 후 면역체계가 과민반응(알레르기)을 일으키면 손발과 두피 등에 발생한 알레르기 접촉성 피부염과 기타 부위의 아토피피부염 증상이 악화된다.

면역체계 과민반응(알레르기)을 일으키는 특정 제품을 계속 사용하는 등 각종 악화인자가 체내로 유입되고 피부에 접촉되는 것을 차단하지 못한 채 대증치료를 통해 증상을 완화시켰을 경우, 대증치료를 중단하거나 치료 중 더 이상 증상 완화가 유지되지 못하면 리바운드 현상이 발생하여 마지막 대증치료 약물 사용 전보다 증상이 악화된 상태로 재발한다.

(4) 악화인자 관여 성분 함유 약물 사용

각종 악화인자가 체내로 유입되고 피부에 접촉되는 것을 차단하지 못한 채 대증치료 효능을 발휘하는 약물을 사용하여 얼굴, 목, 가슴, 팔다리 등에 발생한 알레르기와 기타 부위 아토피피부염 증상을 완화시켰으나, 대증치료 약물을 사용하는 동안 약물부작용이 발생하거나 악화인자가 지속적으로 체내에 유입되고 피부에 접촉된 경우, 대증치료를 중단하거나 치료 중 더 이상 증상 완화가 유지되지 못하면 리바운드 현상이 발생하여 마지막 대증치료 약물 사용 전 증상보다 악화된 상태로 재발한다.

4. 대증치료의 한계와 리바운드 현상 발생

1) 대증 치료 시 리바운드 현상 발생 설명

(1) 경증(輕症) 아토피피부염이 발병했을 때, 약리효능이 경미(輕微)한 대증 치료약물을 사용하면 대증 치료 기간에 악화인자가 체내로 계속 유입되고 피부에 접촉되며 아토피피부염 근본 원인이 치유되지 못해도 대증 치료효능이 발휘

	경증(輕症) 상태		증상완화
홍조(紅潮) 및 홍종(紅腫) 증상	• 얼굴 등 국소 부위 홍조 발생 • 홍조색 옅음	약리 효능이 경미한 대증 치료 →	• 홍조 발생 부위 축소 • 홍조 증상 완화 가능
상처 및 진물			
피부 건조 및 각질	• 국소 부위 피부 건조 • 미세한 흰색 각질 발생 및 탈락 양 적음		• 피부 건조, 각질 발생 완화 가능
소양증 및 발열감	• 주·야간 소양증(가려움증) 경미 • 야간 발열감 없거나 경미		• 소양증 완화 가능 • 야간 발열감 완화 가능
수면장애	• 수면장애 없거나 경미		• 수면장애 완화 가능
백색피부그림증	• 백색피부그림증 없거나 경미		• 백색피부그림증 완화 가능

되는 동안은 아토피피부염 증상이 완화될 수 있다. 그러나 증상이 완화된 후 대증 치료를 중단하면 한시적으로 완화됐던 증상들이 사라지고 (악화인자 때문에 생명현상과 생체활동이 손상된 만큼) 약리효능이 경미(輕微)한 대증 치료약물 사용 전(前) 증상보다 악화된 상태로 아토피피부염 증상들이 중증(中症) 상태로 재발하는 '리바운드 현상'이 발생한다.

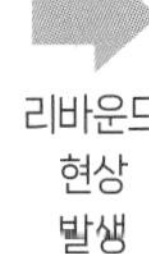

리바운드 현상 발생

중증(中症)으로 악화
• 짙은 홍조 증상 또는 부종 발생에 의한 홍종 발생
• 홍종 부위 상처 발생 • 홍종 상처 부위에서 투명 또는 비릿한 냄새를 풍기는 옅은 황색 진물 발생
• 피부건조 부위 확대 • 경증(輕症)에 비해 홍조 및 홍종 부위에서 크기가 크고 두터운 흰색 또는 옅은 황색 각질 발생량 증가
• 야간에 발열감과 소양증이 점차 심해짐 • 밤중인 오전 1시를 전후한 시각에 소양증(가려움증) 등이 점점 심해짐
• 야간에 빨리 잠들지 못함 • 밤중인 오전 1시를 전후한 시각에 잠에서 깨어난 후 곧바로 잠들지 못하는 등 수면장애 발생
• 백색피부그림증 발생 후 소멸되기까지 5~10분 전후 시간이 소요됨

(2) 즉, 증상은 완화됐으나 아토피피부염 근본 원인이 치유되지 못했으며, 또한 대증 치료 기간에 체내로 계속 유입되고 피부에 접촉된 악화인자 때문에 생명현상과 생체활동이 손상된 경우, 대증 치료를 중단하면 약리효능이 경미(輕微)한 대증 치료약물 사용 전 증상보다 악화된 중증(中症) 상태로 아토피피부염 증상들이 재발하는 '리바운드 현상'이 발생한다.

'리바운드 현상'이 발생하면서 중증(中症) 상태로 아토피피부염 증상들이 재발할 경우, 악화인자 존재를 알지 못해 악화인자를 차단하지 못하더라도 이전에 사용했던 대증 치료 약물보다 약리효능이 강한 대증 치료약물을 사용하여 중증(中症) 상태로 진행된 홍종, 소양증을 비롯한 기타 아토피피부염 증상들을 또 다시 완화시킬 수 있다. 그리고 대증 치료 기간에 악화인자가 체내로 계속 유입되고

	중증(中症) 상태		증상완화
홍조(紅潮) 및 홍종(紅腫) 증상	• 짙은 홍조 증상 또는 부종 발생에 의한 홍종 발생	약리 효능이 강한 대증 치료	• 홍종 증상이 홍조 상태로 완화 가능
상처 및 진물	• 홍종 부위에 상처가 발생하고 그 부위에서 투명 또는 비릿한 냄새를 풍기는 옅은 황색 진물 발생		• 홍종 부위 상처, 진물 완화 가능
피부 건조 및 각질	• 피부건조 부위 확대 • 경증(輕症)에 비해 홍조 및 홍종 부위에서 크기가 크고 두터운 흰색 또는 옅은 황색 각질 발생량 증가		• 피부 건조, 각질 발생 완화 가능
소양증 및 발열감	• 야간에 발열감과 소양증이 점차 심해짐 • 밤중인 오전 1시를 전후한 시각에 소양증이 점점 심해짐		• 주·야간 소양증, 야간 발열감 완화 가능
수면장애	• 야간에 빨리 잠들지 못함 • 밤중 오전 1시를 전후한 시각에 잠에서 깨어난 후 곧바로 잠들지 못하는 등 수면장애 발생		• 수면장애 완화 가능
백색피부그림증	• 백색피부그림증 발생 후 소멸되기까지 5~10분 전후 소요됨		• 백색 피부그림증 완화 가능

피부에 접촉되면서 생명현상과 생체활동이 손상되고 아토피피부염 근본 원인이 치유되지 못해도 대증 치료효능이 발휘되는 동안은 증상 완화가 일정 기간 유지될 수 있다.

그러나 약리효능이 강한 대증 치료약물을 사용하여 중증(中症) 아토피피부염 증상들을 완화시켰더라도 아토피피부염 근본 원인이 치유되지 못하고, 또한 악화인자와 연관된 이상 증후가 심해진 상태인 경우, 대증 치료를 중단하면 악화인자 때문에 생명현상과 생체활동이 손상된 만큼 약리효능이 강한 대증 치료약물 사용 전 증상보다 악화된 상태로 홍종, 소양증을 비롯한 기타 아토피피부염 증상들이 중증(重症) 상태로 재발하는 '리바운드 현상'이 발생한다.

	중증(重症)으로 악화
리바운드 현상 발생	• 심한 염증 및 부종으로 홍종 증상이 심하고 홍종 발생 범위 확대
	• 홍종 상처 부위에서 고약한 냄새를 풍기는 짙은 황색 진물 체외로 많이 배출
	• 전신 피부 건조 심해짐 • 중증(中症)에 비해 홍종 부위에서 크기가 더욱 크고 두터운 짙은 황색 각질 발생량이 많고 각질 탈락
	• 야간 발열감과 각성 상태 심 • 밤중인 오전 1시를 전후한 시각이 되면 소양증 등이 극심해짐
	• 야간에 소양증과 각성 상태가 심해져 잠들지 못하고 밤을 지샘 • 새벽 동틀 시각이 되었을 때 졸음이 몰려오면서 잠이 들면 오후까지 깊이 잠드는 등 밤낮의 수면 시각이 뒤바뀜
	• 인위적인 자극에 의한 백색피부그림증 발생 후 자연 소멸되기 까지 20~30분 전후 시간이 소요됨

(3) '리바운드 현상'이 발생하면서 약리효능이 강한 대증 치료약물 사용 전 증상보다 더 악화된 중증(重症) 상태로 아토피피부염 증상들이 재발할 경우, 악화인자를 차단하지 못하더라도 이전에 사용했던 대증 치료 약물보다 약리효능이 더 강력한 대증 치료약물을 사용하여 중증(重症) 상태로 진행된 홍종, 부종, 소양증을 비롯한 기타 아토피피부염 증상들을 또 다시 완화시킬 수 있다.

그러나 이전에 사용했던 대증 치료 약물보다 약리효능이 더 강력한 대증 치료약물을 사용하여 중증(重症) 아토피피부염 증상들을 완화시키더라도, 악화인자를 차단하지 못해 악화인자와 연관된 이상 증후가 더욱 심화될 경우에는 대증

	중증(重症) 상태	약리 효능이 강력한 대증 치료	증상완화
홍조(紅潮) 및 홍종(紅腫) 증상	• 심한 염증 및 부종으로 홍종 증상이 심하고 홍종 발생 범위 넓음		• 홍종 증상, 염증반응 및 부종 완화 가능
상처 및 진물	• 홍종 부위 상처에서 고약한 냄새를 풍기는 짙은 황색 진물 발생		• 홍종 상처 및 진물 발생 완화 가능
피부 건조 및 각질	• 전신 피부 건조 • 중증(中症)에 비해 홍종 부위에서 각질 크기가 크고 두터운 짙은 황색 각질 발생량이 많고 각질 탈락		• 피부 건조, 각질 발생 완화 가능
소양증 및 발열감	• 야간 발열감과 각성 상태 심해짐 • 밤중인 오전 1시 전후한 시각이 되면 소양증이 극심해짐		• 주·야간 소양증, 야간 발열감 완화 가능
수면장애	• 야간에 소양증, 각성 상태가 심해져 잠들지 못하고 밤을 지샘 • 새벽 동틀 시각이 되었을 때 졸음이 몰려오면서 잠이 들면 오후까지 깊이 잠드는 등 밤낮의 수면 시각이 뒤바뀜		• 수면 장애 완화 가능
백색피부그림증	• 백색피부그림증 발생 후 자연 소멸되기 까지 20~30분 전후 시간이 소요됨		• 백색피부그림증 완화 가능

치료를 계속하더라도 중증(重症) 아토피피부염 증상들이 중증(中症) 상태로 빠르게 완화되지 못하거나 증상 완화가 유지되는 기간도 점점 짧아진다.

그리고 대증 치료를 계속하는 동안 체내로 유입되고 피부에 접촉된 악화인자 때문에 생명현상과 생체활동 손상이 더욱 심화될 경우, 대증 치료로는 더 이상의 증상 완화를 기대하기 힘든 상황에 봉착할 수 있다.

더 이상 증상 완화가 유지되지 못하고 악화될 경우
• 심한 염증반응과 부종으로 홍종 증상 더욱 악화 • 홍종 부위 상처 발생 증가 및 상처 범위 더 확대
• 홍종 부위 깊이 패인 상처에서 짙은 황색 진물 체외로 배출, 진물 배출량 증가 • 홍종 상처 부위에서 농가진 등 2차 감염 발생 가능성 높아짐
• 전신 피부 건조 심해짐 • 염증반응과 부종과 상처 및 피부 건조 상태가 심해질수록 목, 팔다리 굴신이 힘들어짐
• 야간 발열감과 각성 상태 더욱 심해짐 • 특히 밤중인 오전 1시를 전후한 시각이 되면 소양증이 더 극심
• 야간에 소양증, 각성 상태, 불면증이 극심해져 뜬눈으로 밤을 지새우는 등 잠들지 못하다가 새벽 동틀 시각이 되었을 때 비로소 졸음이 몰려오면서 잠이 들면 오후까지 잠에서 깨어나지 못하고 깊은 잠을 자는 등 밤낮의 수면 시각이 뒤바뀜
• 인위적인 자극에 의한 백색피부그림증 발생 후 소멸되기까지 20~30분 이상 소요됨

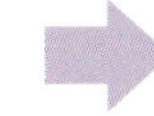

2) 대증 치료 및 리바운드 현상 발생

이곳에 수록된 이미지 사진들은, 악화인자를 차단하지 못한 채 대증치료를 계속했으나 아토피피부염이 근본 치료되지 못하고 증상들만 한시적으로 완화된 상태일 때, 악화인자를 철저히 차단한 상태에서 근원 치료로 대체한 후의 과정을 시각적으로 이해할 수 있도록 제시된 자료들이다. 이 사진들은 한시적으로 완화됐던 증상이 사라지고 리바운드 현상이 진행되면서 본래 앓고 있는 증상들이 악화인자 때문에 생명현상과 생체활동이 손상된 만큼 악화된 상태로 표출되는 모습과, 본래 앓고 있는 증상들이 악화된 상태로 100% 표출된 상태를 보여준다. 이를 통해 대증치료 중단 후 근원 치료로 대체 치료 시 발생하는 리바운드 현상의 진행 상태를 확인할 수 있다.

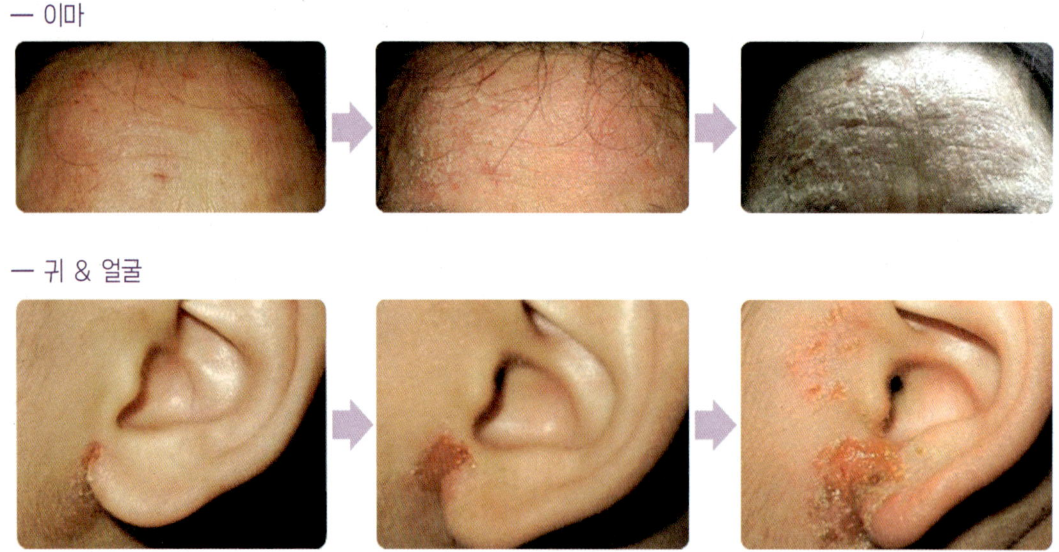

— 귀 & 얼굴

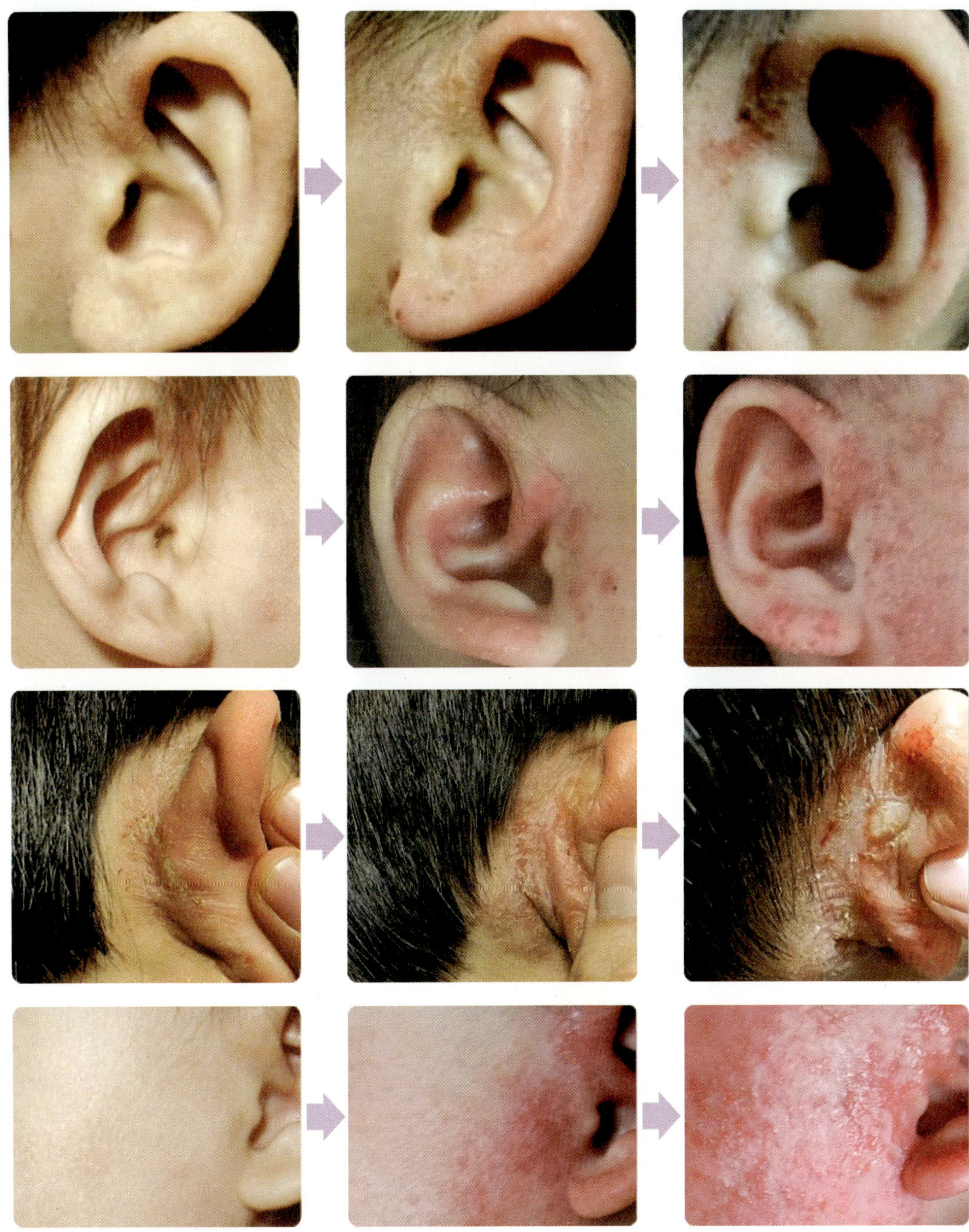

— 귀 & 얼굴

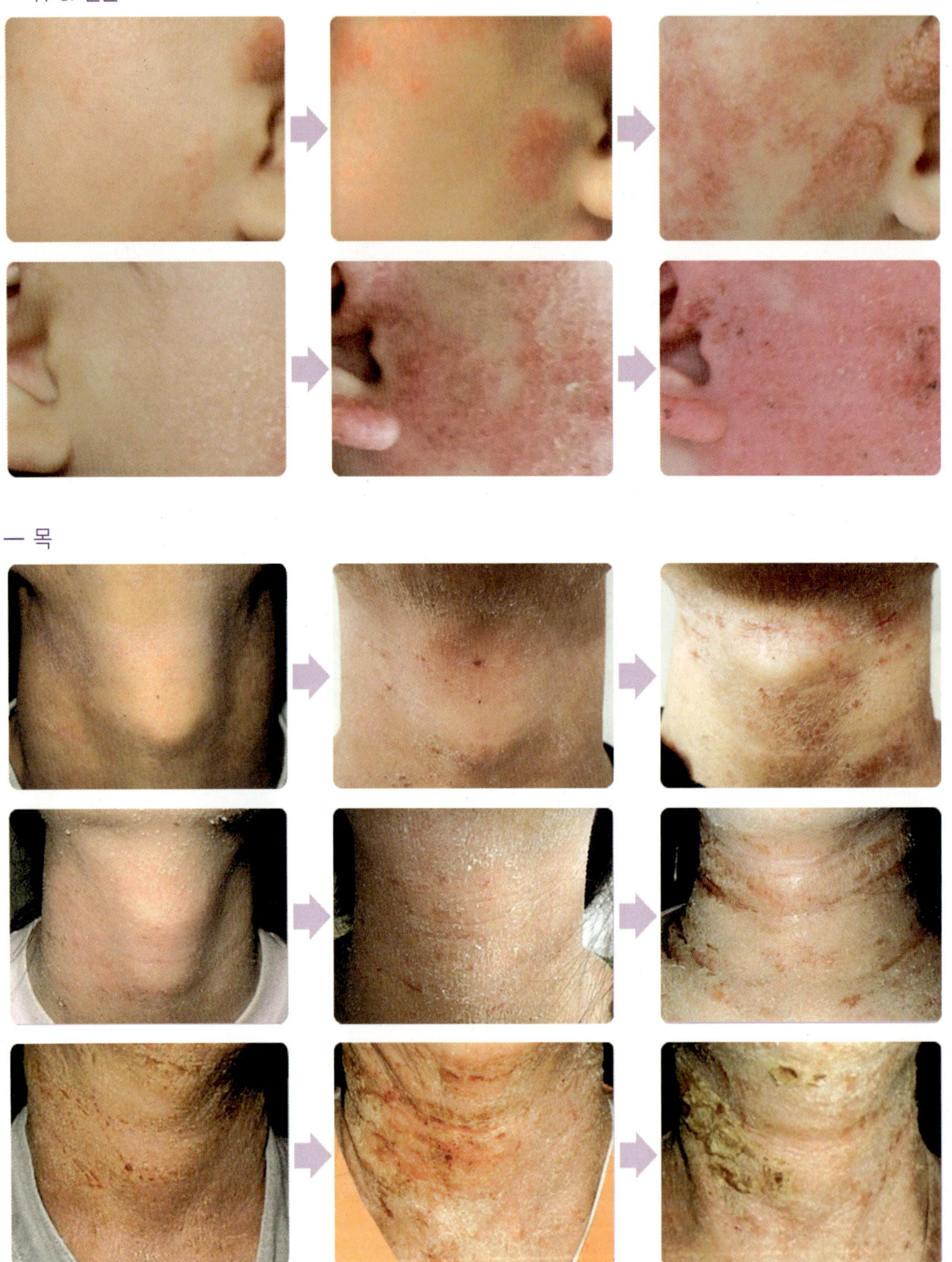

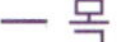
목

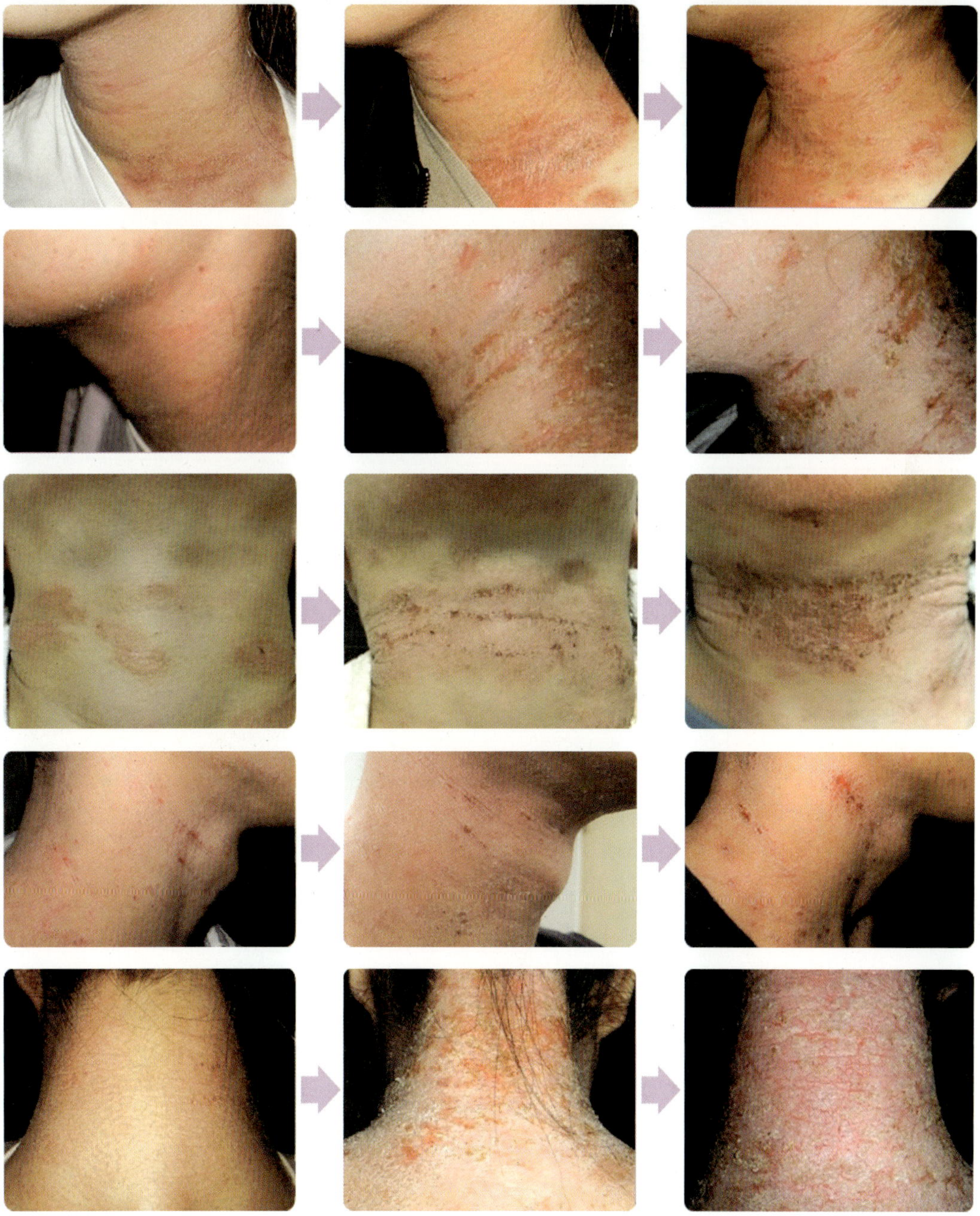

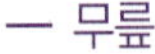 무릎

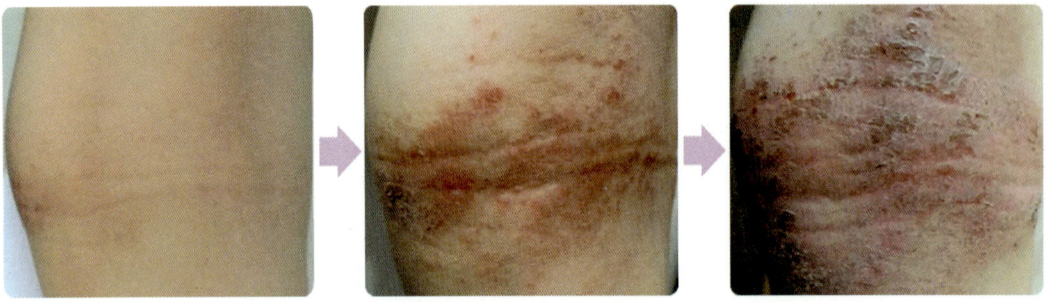

— 팔(안쪽) & 손목

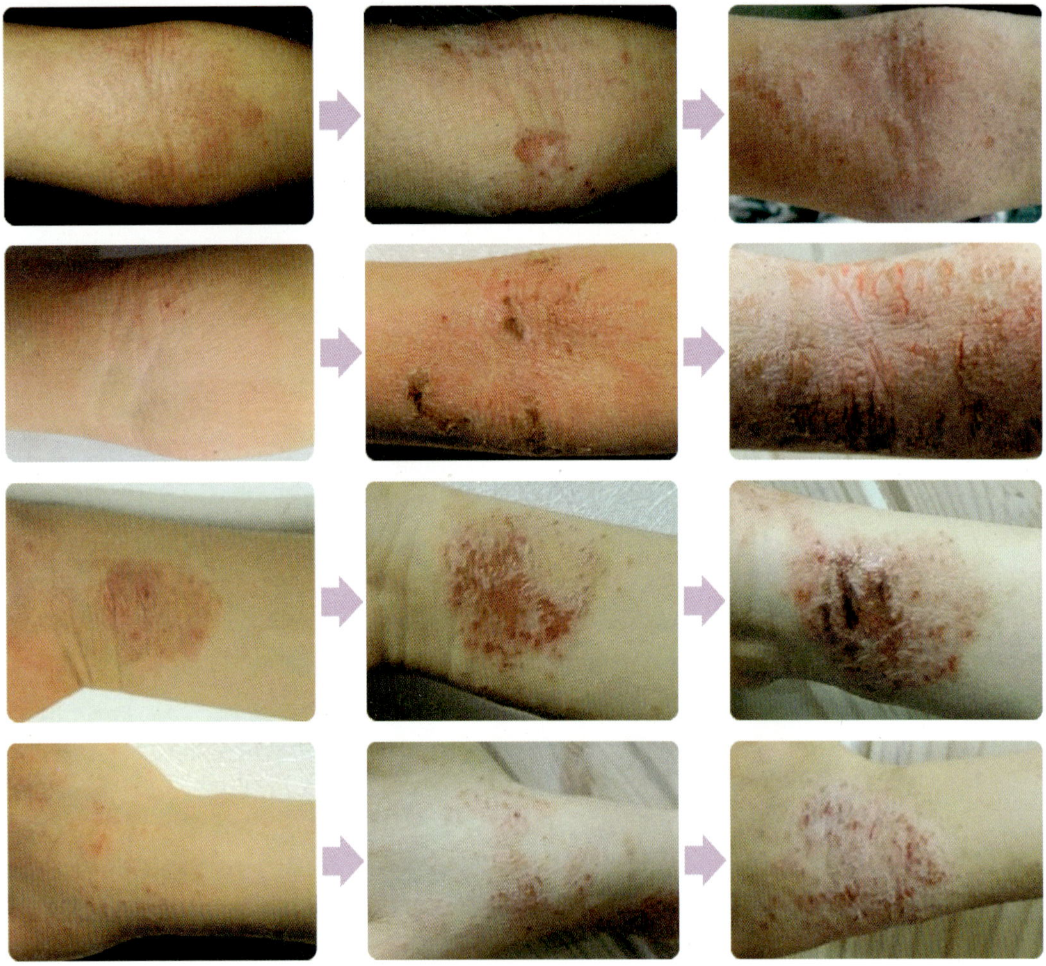

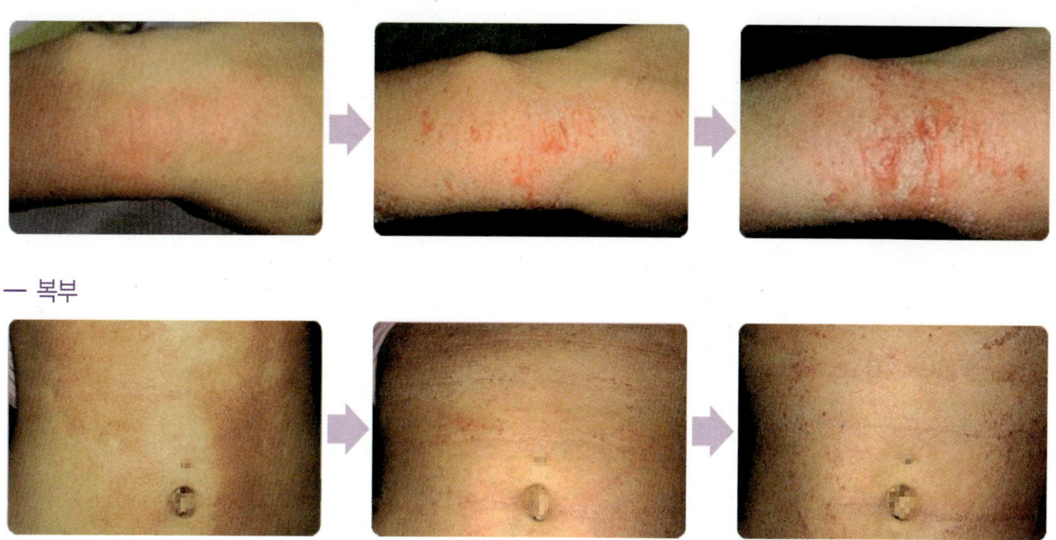

— 복부

8장

대증치료 중단 후 근원치료로 대체 치료

Question

아토피피부염 발병 초기부터 계속해온 대증치료를 중단하고

1. 근원치료로 대체해서 치료할 경우, 근원치료 효능이 발휘되면 어떤 장점을 기대할 수 있나요?
2. 근원치료로 대체한 후 근원치료 효능이 발휘되면 아토피피부염 증상은 어떻게 호전되며 또한 아토피피부염의 근본 치료가 가능한가요?
3. 근원치료로 대체한 이후에 근원치료 효능이 발휘되면서 아토피피부염 근원치료가 진행 중일 때, 그 과정에서 발생할 수 있는 단점(불편한 점)은 무엇인가요?

1. 대증치료 중단 후 근원치료로 대체 치료 시 장점
2. 대증치료 중단 및 근원치료로 대체 후 근본 치료 진행 사례
3. 대증치료 중단 후 근원치료로 대체 치료 시 주의할 점

발병 초기부터 대증 치료를 계속했으나 아토피피부염이 근본 치유되지 못하고 증상들만 한시적으로 완화된 상태일 때, 악화인자를 철저히 차단한 상태에서 근원 치료로 대체한 후 근원 치료효능이 발휘되면 '리바운드 현상'이 먼저 진행된 이후에 근본 치료가 실현된다.

즉, 대증 치료효능을 발휘하는 약물 사용을 중단하고 근원 치료효능을 발휘하는 한약 복용으로 대체한 후 근원 치료가 시작되면, 한시적으로 완화됐던 아토피피부염 증상들이 사라지고 대증 치료기간에 체내로 유입되고 피부에 접촉된 악화인자 때문에 생명현상과 생체활동이 손상된 만큼 본래 앓고 있는 증상들이 악화된 상태로 100% 표출되는 '리바운드 현상'이 먼저 진행된다. 이후 근원 치료가 본격적으로 진행되면서 아토피피부염의 근본 원인과 이상 증후가 치유되고, 증상이 소멸된 부위에 정상 피부조직이 생성되면 아토피피부염 근본 치료가 실현

될 수 있다.

1. 대증치료 중단 후 근원치료로 대체 치료 시 장점(치료 효능, 유리한 점)

발병 초기부터 대증치료를 계속했으나, 대증치료 기간에 체내로 유입되고 피부에 접촉된 악화인자 때문에 악화인자와 연관된 이상 증후가 발생하면서 증상 완화가 더 이상 유지되지 못하고 지속적으로 악화됐을 때, 계속해온 대증치료를 중단하고 근원치료로 대체해서 치료할 경우가 있다. 이때, 악화인자를 철저히 차단한 상태에서 근원치료 효능을 발휘하는 한약 복용을 시작한 후 아토피피부염 근본 원인과 이상 증후가 치유되고 홍조, 홍종 등 아토피피부염 증상들이 소멸된 부위에 정상 피부조직이 생성되면 아토피피부염이 근본 치료될 수 있다.

근원치료로 대체해서 치료를 시작한 후 점진적인 아토피피부염 증상 호전이 진행되는 도중에 특정 악화인자가 갑자기 체내로 유입되거나 피부에 접촉된 후 면역체계가 과민반응(알레르기)을 일으키면서 특정 부위에 발생한 알레르기와 기타 부위에 발생한 아토피피부염 증상이 다시 악화될 수 있다. 이 경우 악화 원인을 분석한 후 체내로 유입되었거나 피부에 접촉된 특정 악화인자를 철저히 차단한 후 근원치료 효능이 정상 발휘되면, 일시적으로 악화됐던 특정 부위 증상이 다시 호전되면서 아토피피부염 근본 치료가 실현될 수 있다.

대증치료 효능을 발휘하는 약물 사용을 중단하고 악화인자 체내 유입과 피부 접촉을 철저히 차단한 상태에서 근원치료 효능을 발휘하는 한약 복용을 시작한 후 아토피피부염 근본 원인과 이상 증후가 점진적으로 치유되는 도중에 근원치료를 중단해도 리바운드 현상은 발생하지 않고 치료 상태를 계속 유지한다.

악화인자를 철저히 차단한 상태에서 대증치료 효능을 발휘하는 약물 사용을 중단하고 근원치료 효능을 발휘하는 한약 복용을 시작한 후 근원치료가 시작되면, 대증치료 효능으로 한시적으로 완화됐던 증상들이 사라지고 리바운드 현상이 진행되는 동안에 농가진 등의 2차 감염은 발생하지 않는다.

대증치료를 중단하고 근원치료로 대체한 후 근원치료 효능이 발휘되면서 생명현상과 생체활동이 정상 영위되면, 약화됐던 자연치유력의 점진적인 강화, 저하됐던 면역능의 점진적인 증강, 손상된 선천 면역계 기능의 점진적인 회복, 손상된 피부장벽 기능의 점진적인 회복 등이 실현된다. 이러한 개선과 동시에 점진적인 아토피피부염의 근본 치료가 실현된다.

근원치료로 대체한 후 근원치료 효능이 발휘되면서 생명현상과 생체활동이 정상적으로 이루어지면, 자연치유력의 점진적인 강화, 면역능의 점진적인 증강, 선천 면역계 기능의 점진적인 회복, 피부장벽 기능의 점진적인 회복 등이 이루어짐과 동시에, 면역체계 면역반응이 활성화되어 알레르겐 등 아토피피부염 악화인자로 작용하던 이물질의 종류와 수가 줄어든다. 그 결과 근원치료 종료 후에도 과거에 악화인자로 작용했던 이물질이 체내로 유입되고 피부에 접촉되더라도 아토피피부염이 재발하지 않는다.

1) 경증(輕症) 아토피피부염 근원치료로 대체 치료 진행

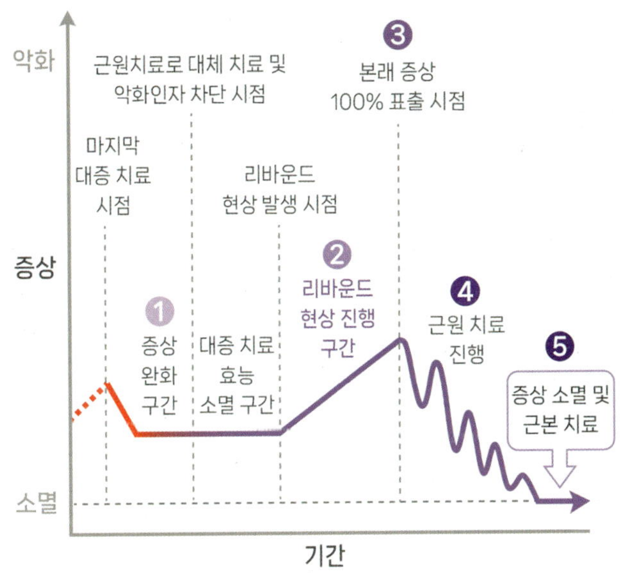

— 얼굴

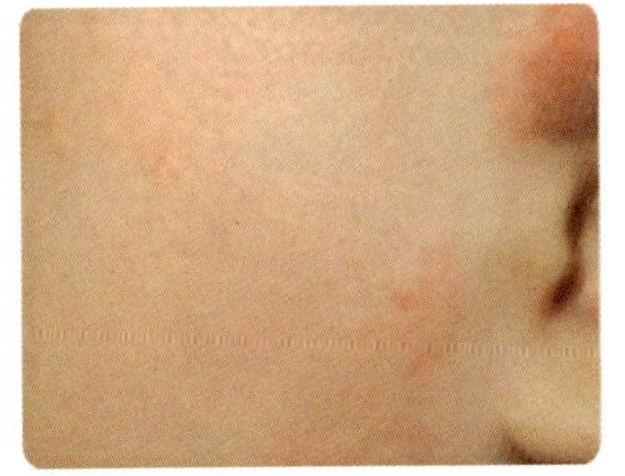
① 대증치료 효능으로 증상이 한시적으로 완화된 상태

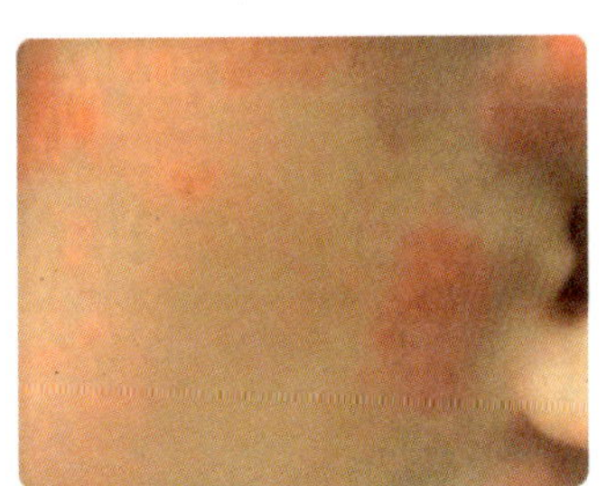
② 대증치료 효능 소멸 후 리바운드 현상 진행 상태

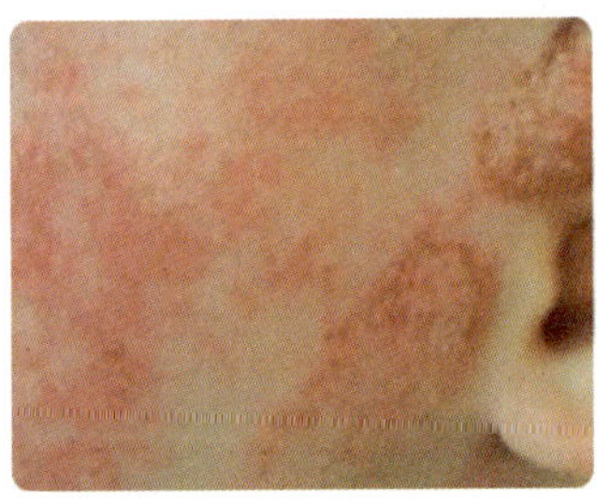
③ 리바운드 현상 진행 후 본래 증상 100% 표출 상태

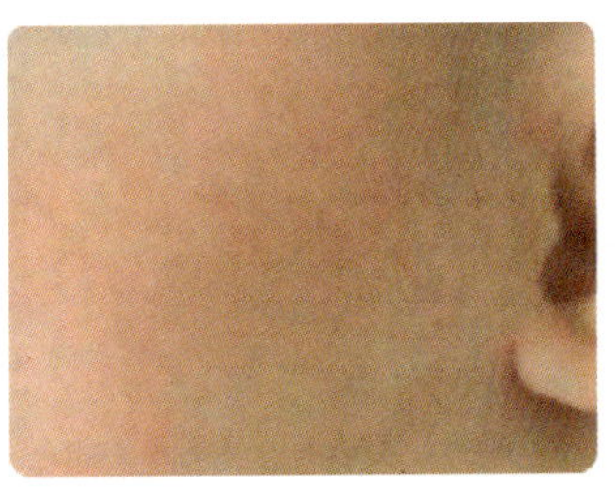
④ 본래 증상 100% 표출 후 근원치료 진행 상태

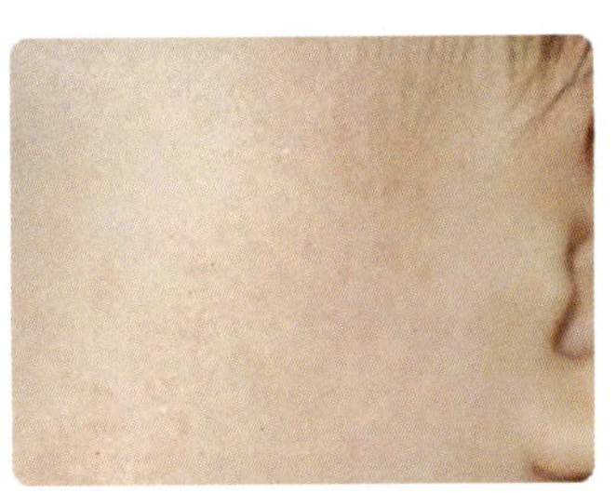
⑤ 증상 소멸 및 근본 치료 상태

2) 중증(中症) 아토피피부염 근원치료로 대체 치료 진행

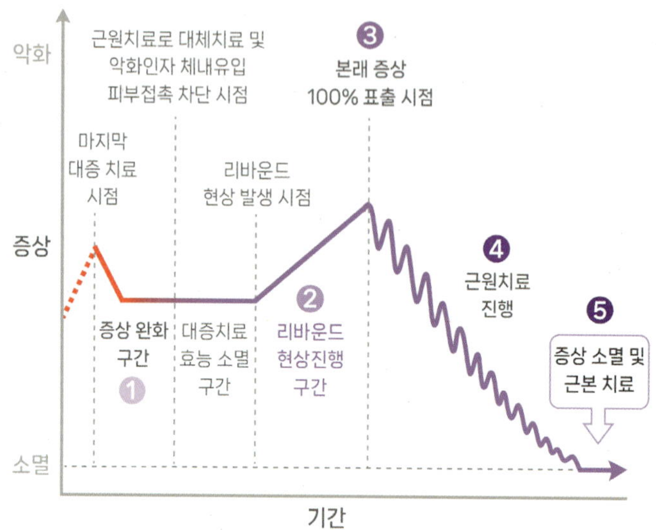

— 목

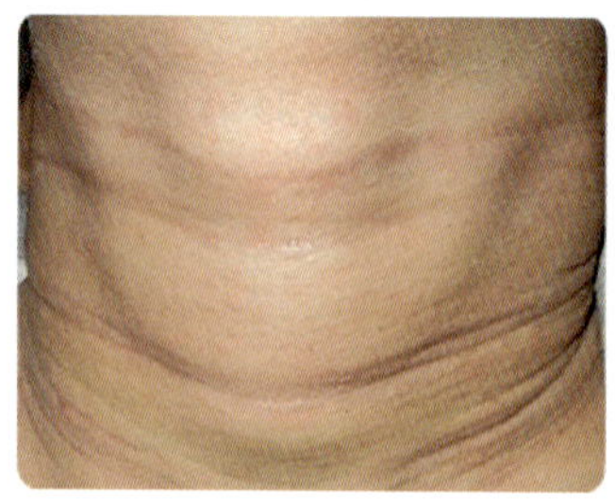

① 대증치료 효능으로 증상이 한시적으로 완화된 상태

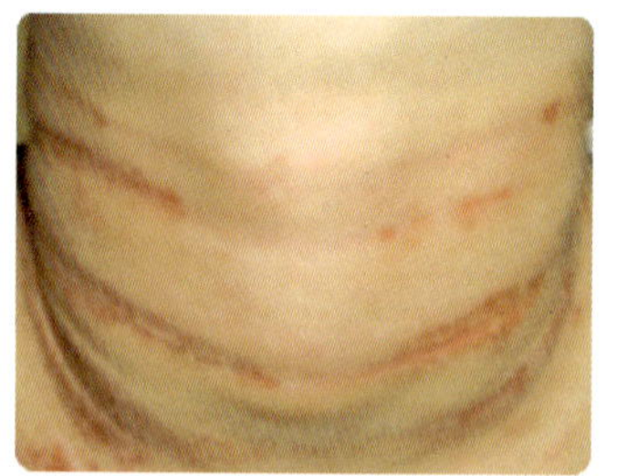

② 대증치료 효능 소멸 후 리바운드 현상 진행 상태

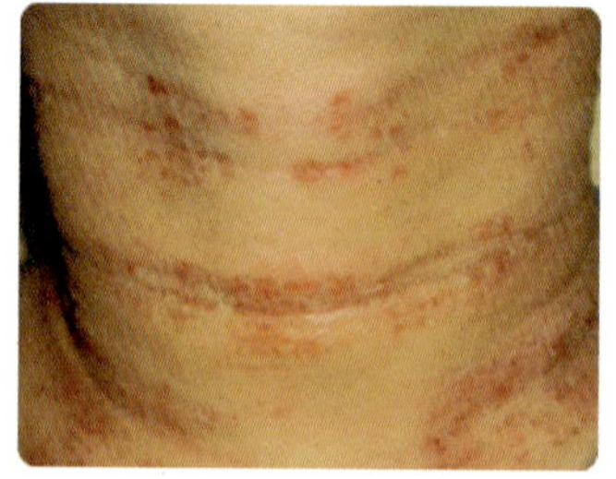

③ 리바운드 현상 진행 후 본래 증상 100% 표출 상태

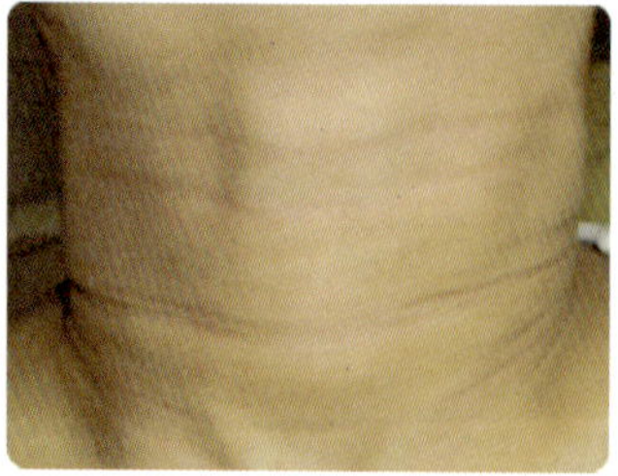

④ 본래 증상 100% 표출 후 근원치료 진행 상태

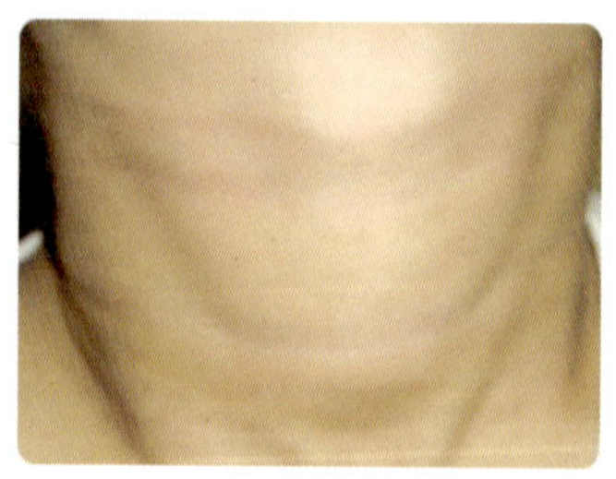

⑤ 증상 소멸 및 근본 치료 상태

3) 중증(重症) 아토피피부염 근원치료로 대체 치료 진행

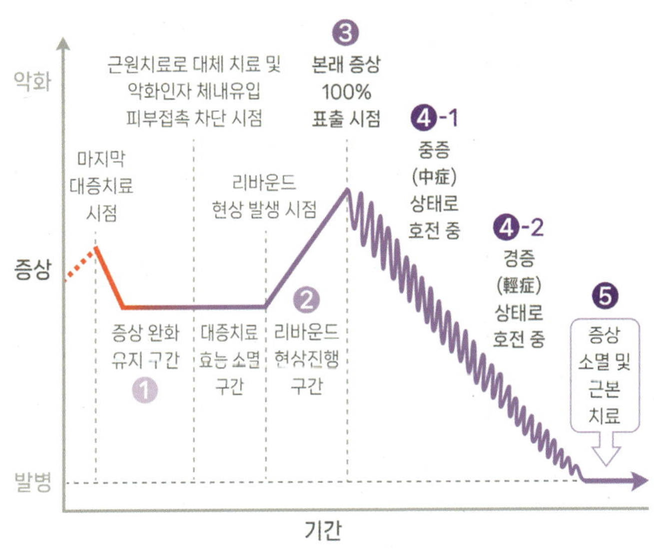

— 무릎 뒤

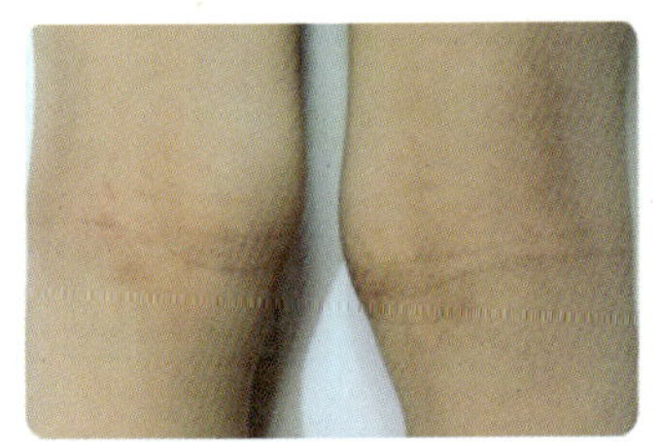
❶ 대증치료 효능으로 증상이 한시적으로 완화된 상태

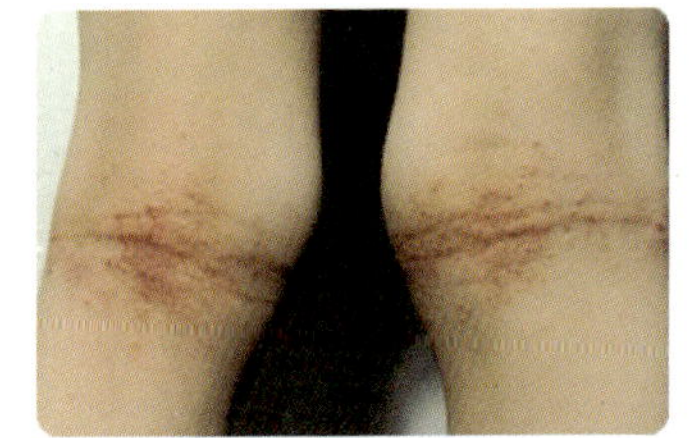
❷-1 대증치료 효능 소멸 후 리바운드 현상 진행 상태

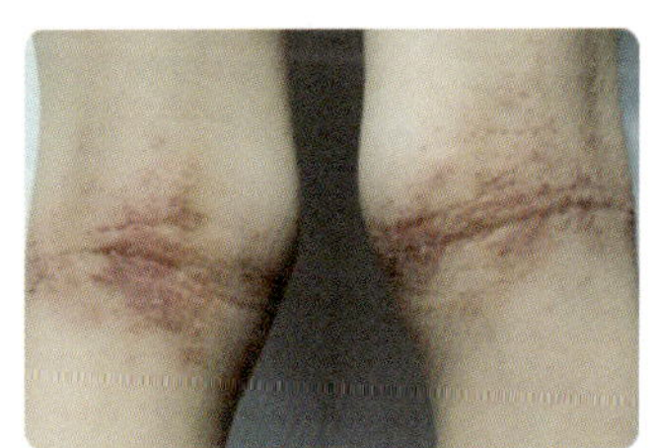
❷-2 리바운드 현상 진행 상태

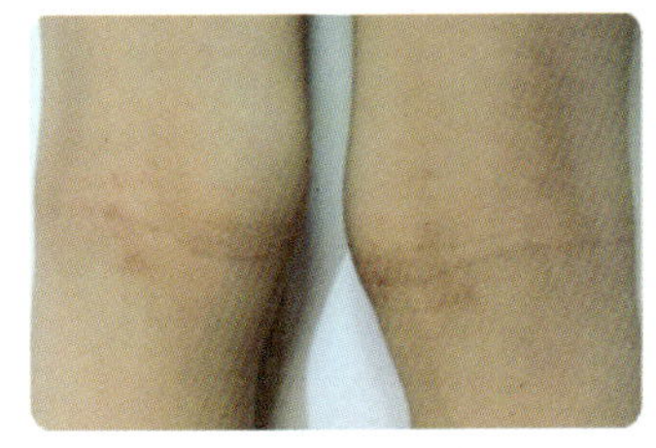
❷-3 리바운드 현상 진행 상태

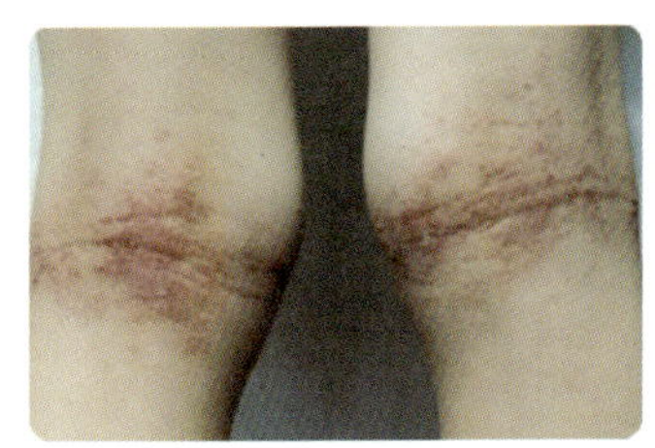
❷-4 리바운드 현상 진행 상태

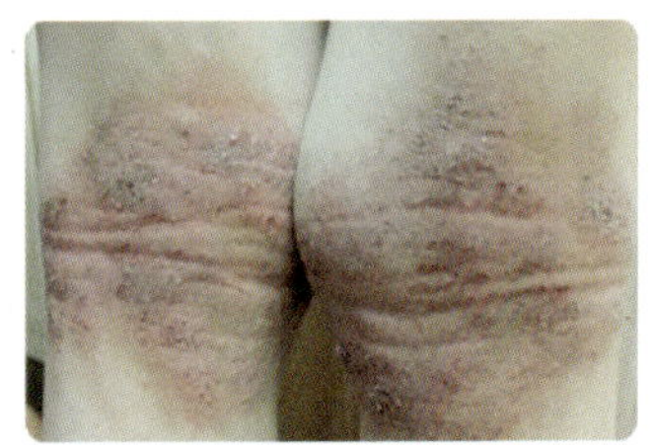
❸ 리바운드 현상 진행 후 본래 증상 100% 표출 상태

— 무릎 뒤

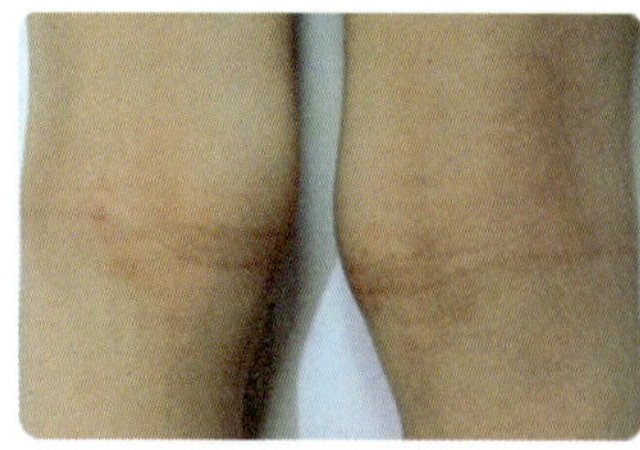

❶ 대증치료 효능으로 증상이 한시적으로 완화된 상태

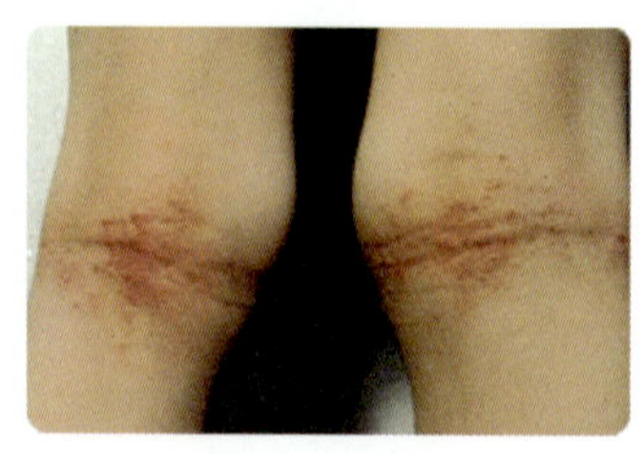

❷-1 대증치료 효능 소멸 후 리바운드 현상 진행 상태

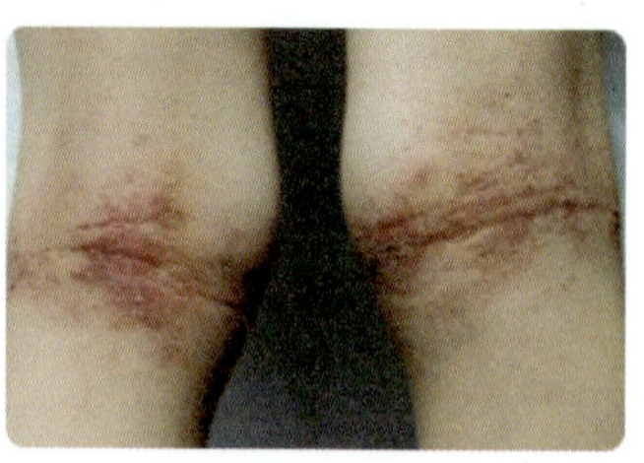

❷-2 리바운드 현상 진행 상태

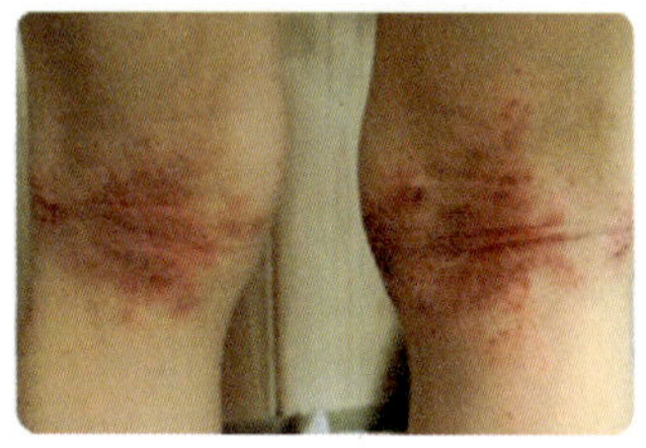

❷-3 리바운드 현상 진행 상태

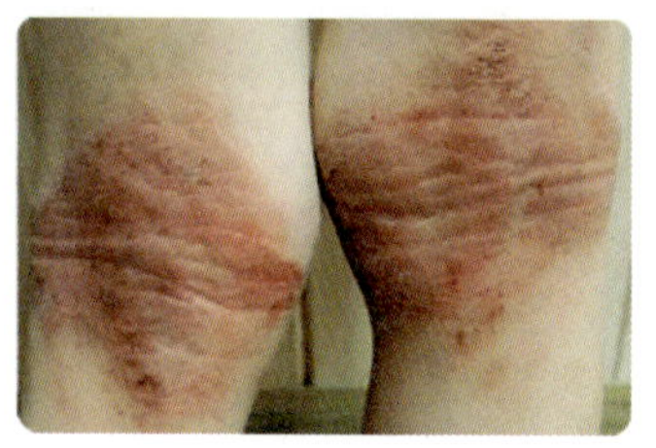

❷-4 리바운드 현상 진행 상태

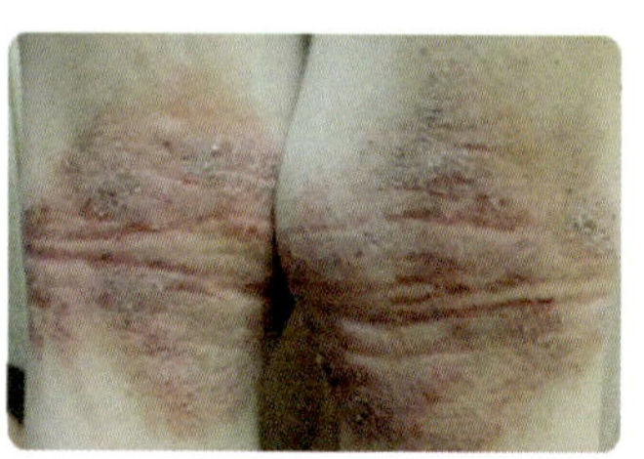

❸ 리바운드 현상 진행 후 본래 증상 100% 표출 상태

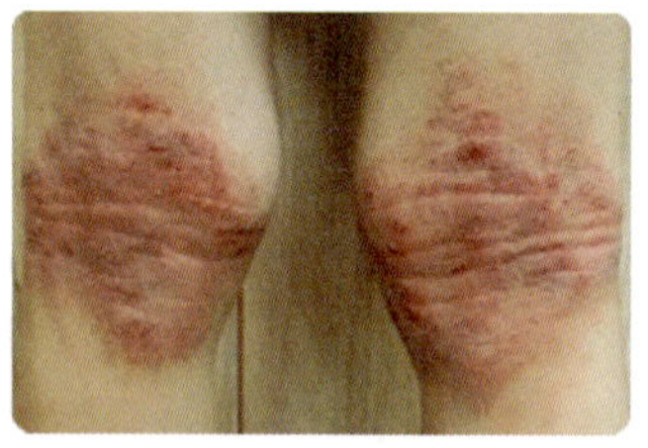

❹-1 점진적인 근원치료 진행 상태

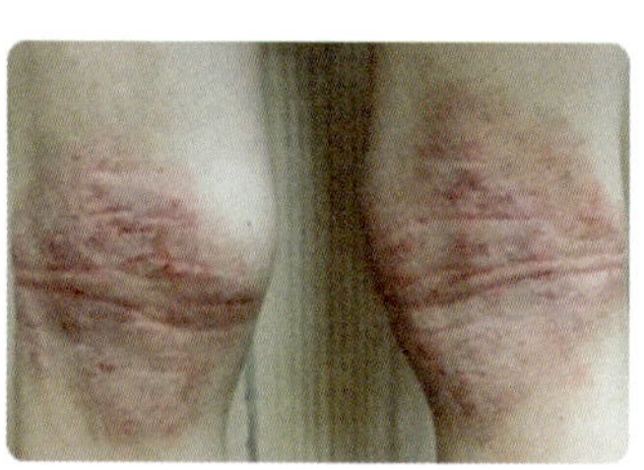

❹-2 점진적인 근원치료 진행 상태(中증상태로 호전)

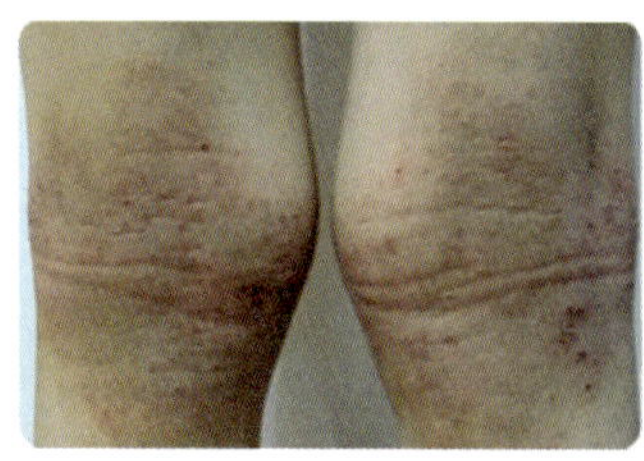

❹-3 점진적인 근원치료 진행 상태

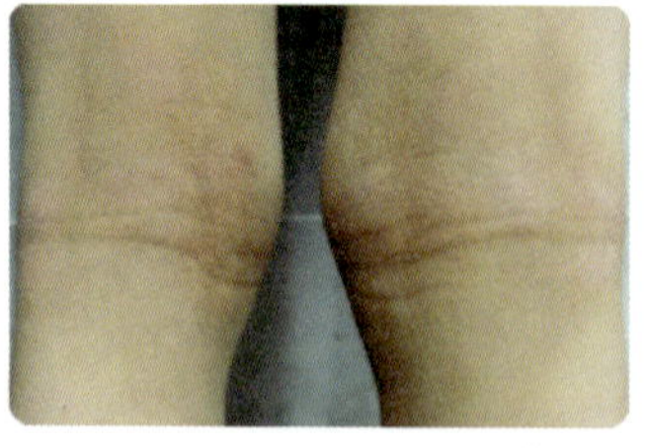

❹-4 점진적인 근원치료 진행 상태(경증상태로 호전)

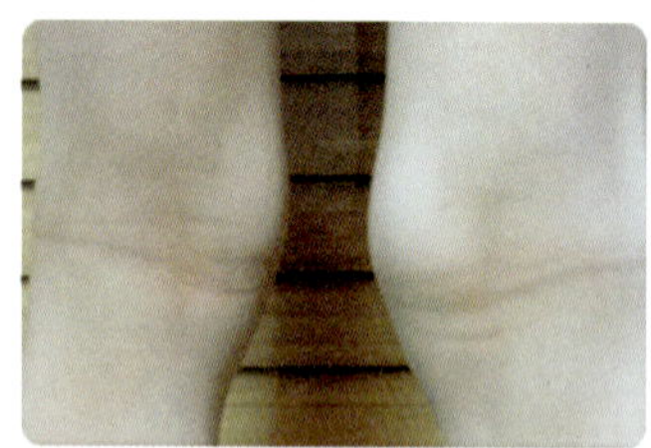

❺ 증상 소멸 및 근본 치료 상태

2. 대증치료 중단 및 근원치료로 대체 후 근본 치료 진행 사례

— 이마

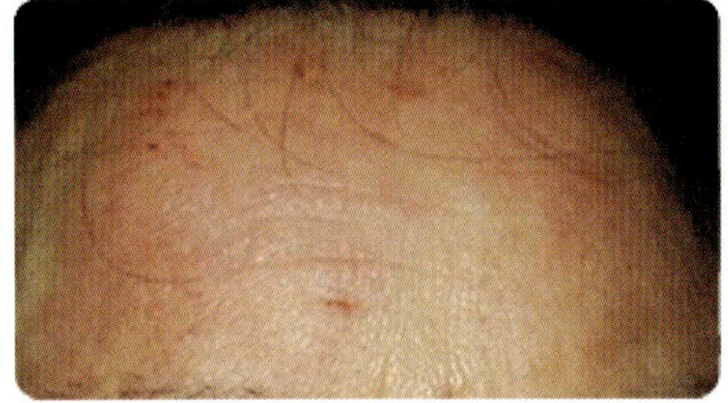

❶ 대증치료 효능으로 증상이 한시적으로 완화된 상태

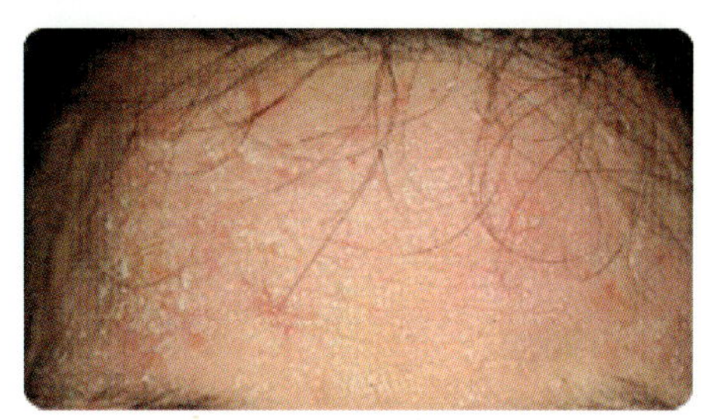

❷ 대증치료 효능 소멸 후 리바운드 현상 진행 상태

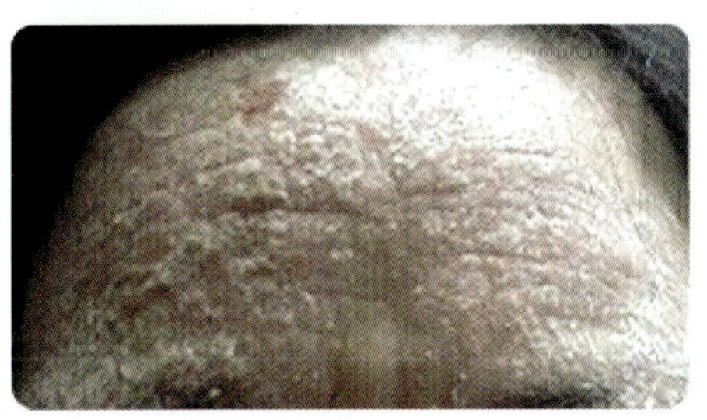

❸ 리바운드 현상 진행 후 본래 증상 100% 표출 상태

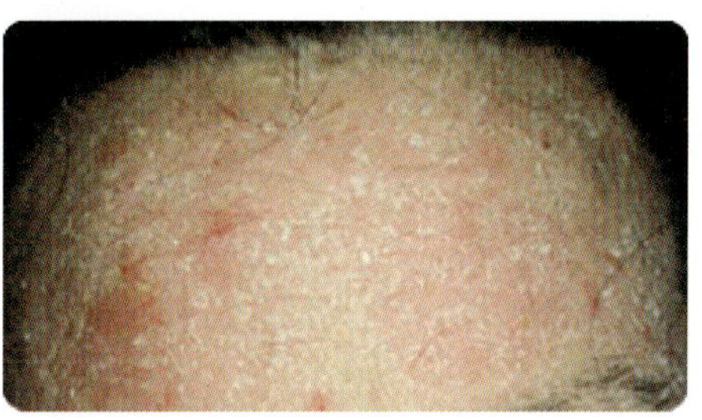

❹-1 점진적인 근원치료 진행 상태

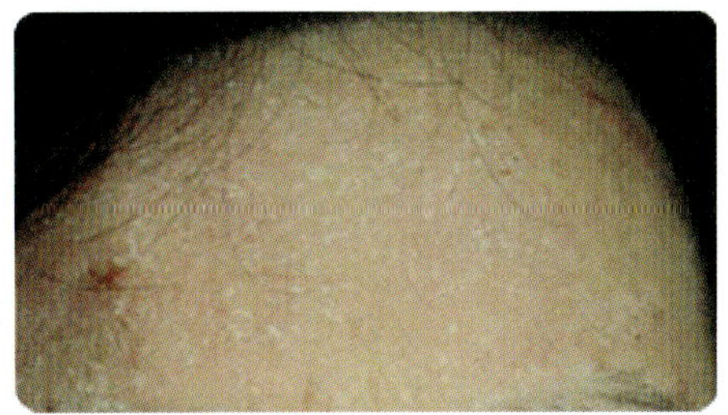

❹-2 점진적인 근원치료 진행 상태

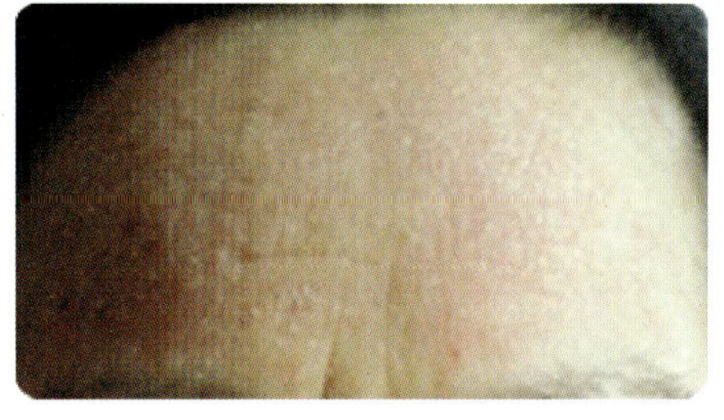

❹-3 점진적인 근원치료 진행 상태

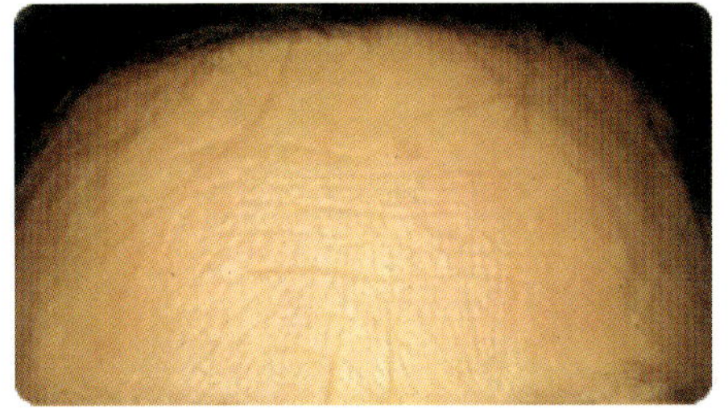

❹-4 점진적인 근원치료 진행 상태

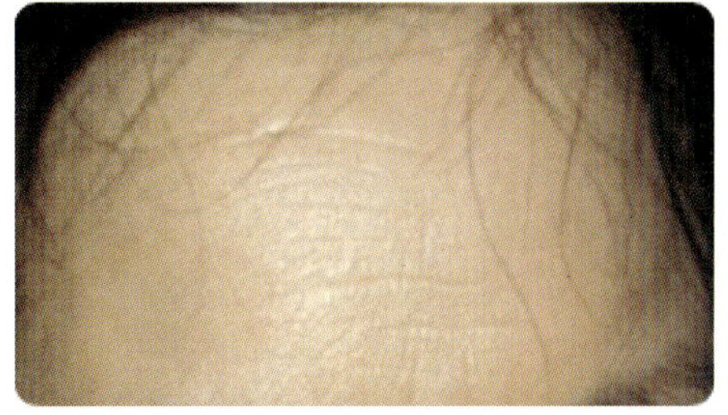

❺ 증상 소멸 및 근본 치료 상태

— 얼굴

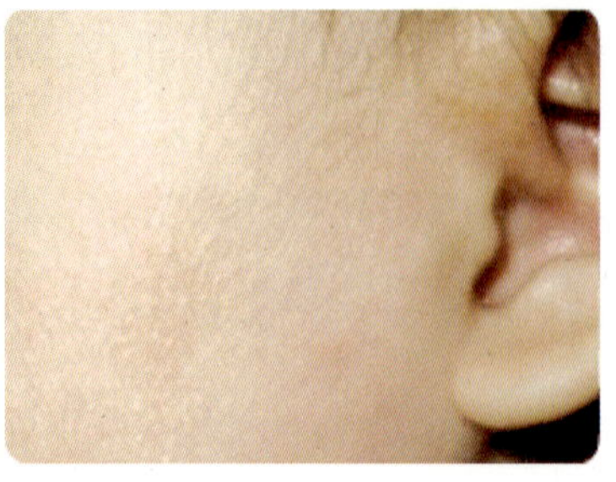

❶ 대증치료 효능으로 증상이 한시적으로 완화된 상태

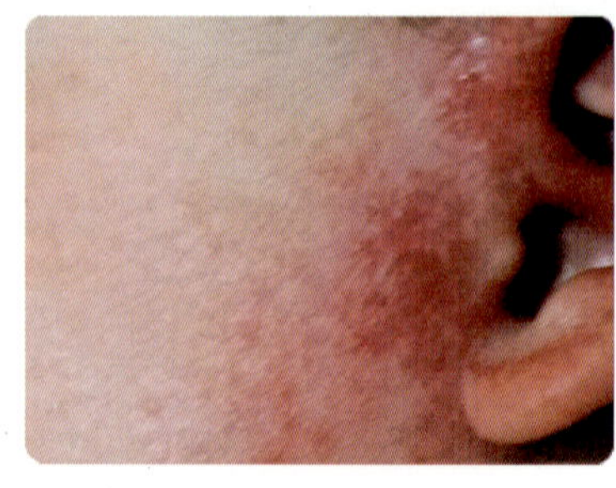

❷ 대증치료 효능 소멸 후 리바운드 현상 진행 상태

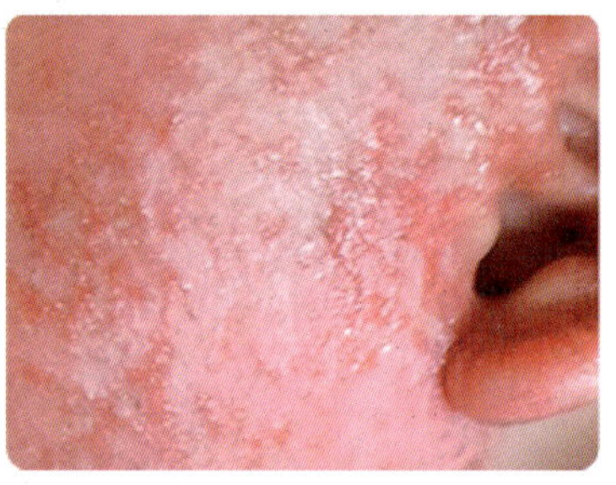

❸ 리바운드 현상 진행 후 본래 증상 100% 표출 상태

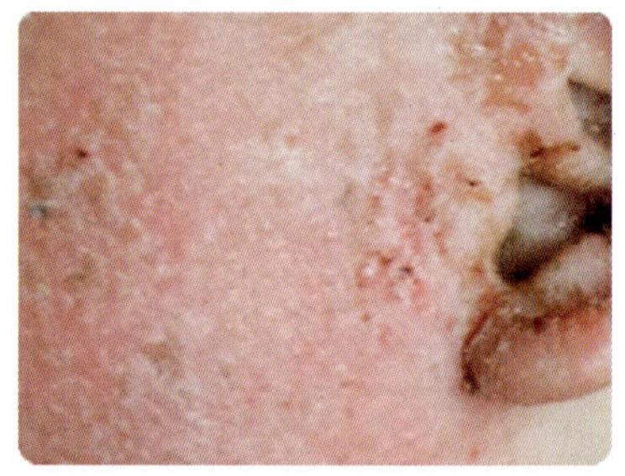

❹-1 점진적인 근원치료 진행 상태

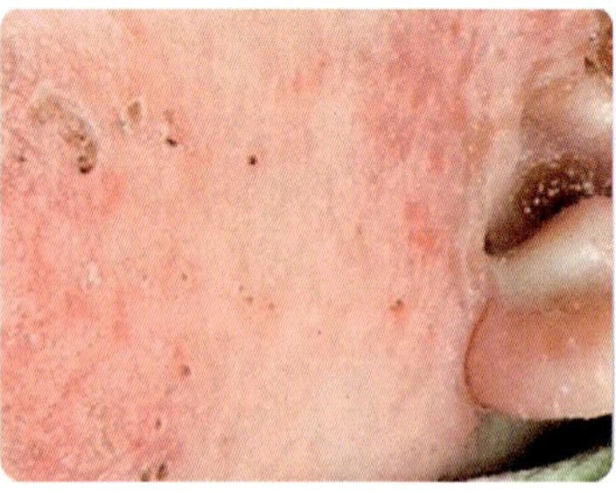

❹-2 점진적인 근원치료 진행 상태

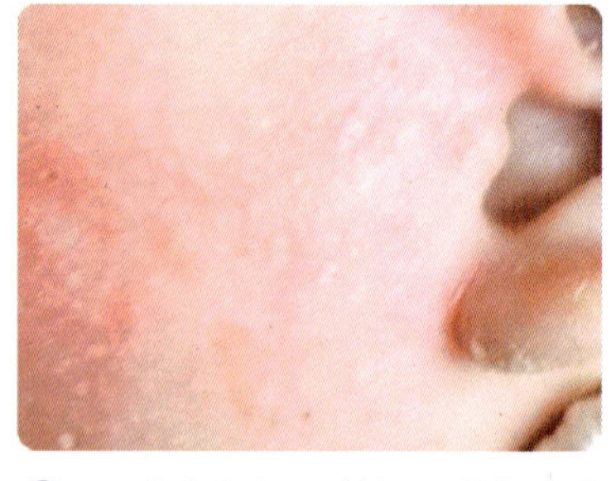

❹-3 점진적인 근원치료 진행 상태

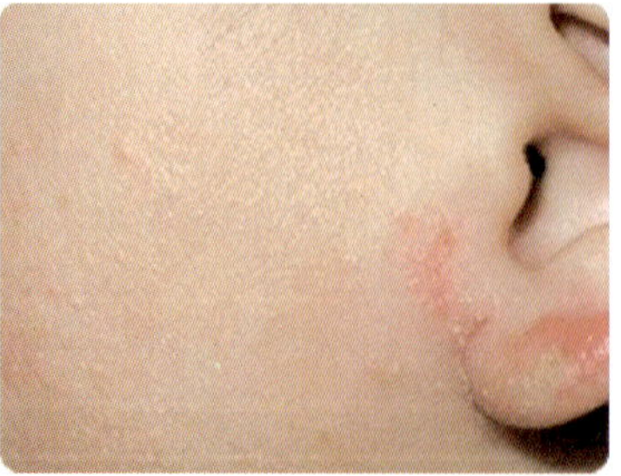

❹-4 점진적인 근원치료 진행 상태

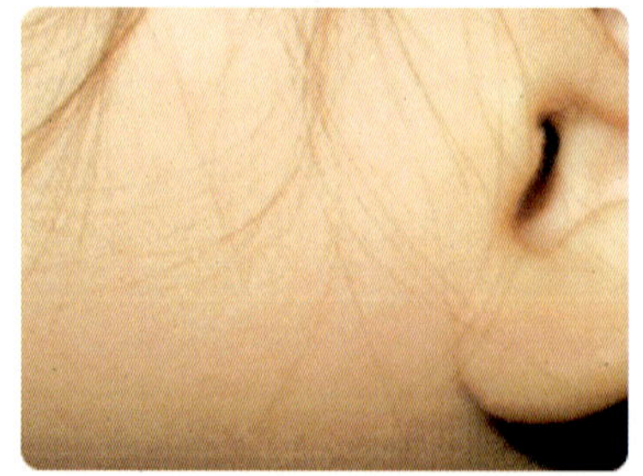

❺ 증상 소멸 및 근본 치료 상태

— 얼굴

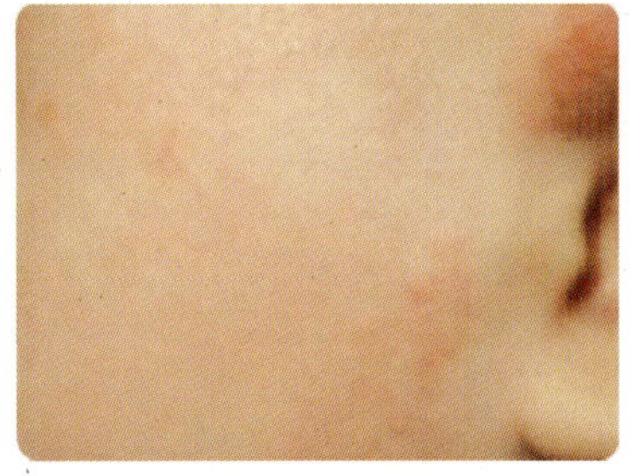

❶ 대증치료 효능으로 증상이 한시적으로 완화된 상태

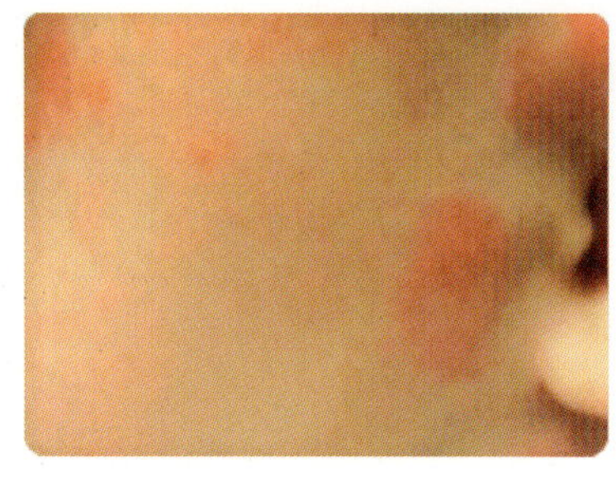

❷ 대증치료 효능 소멸 후 리바운드 현상 진행 상태

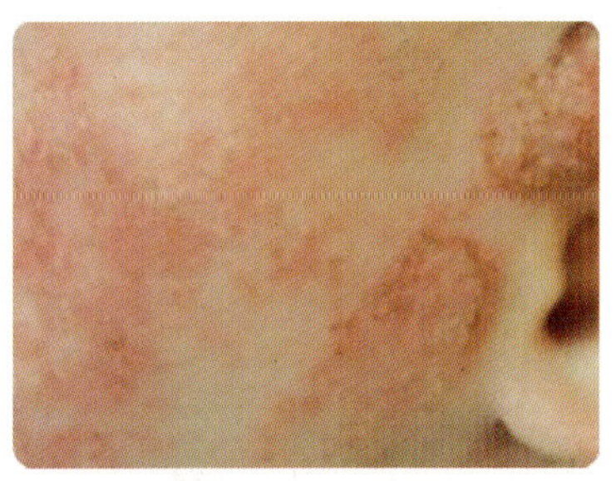

❸ 리바운드 현상 진행 후 본래 증상 100% 표출 상태

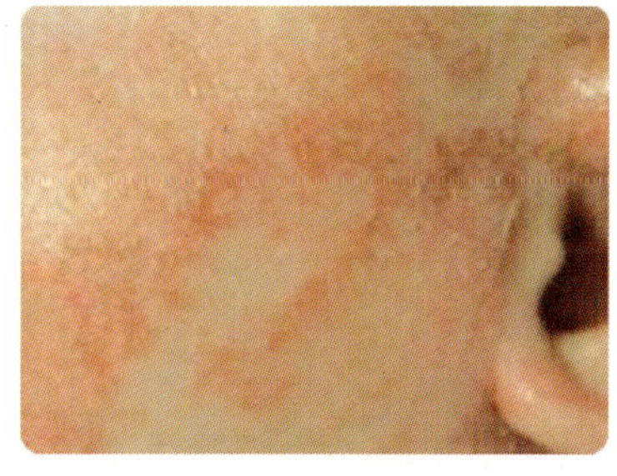

❹-1 점진적인 근원치료 진행 상태

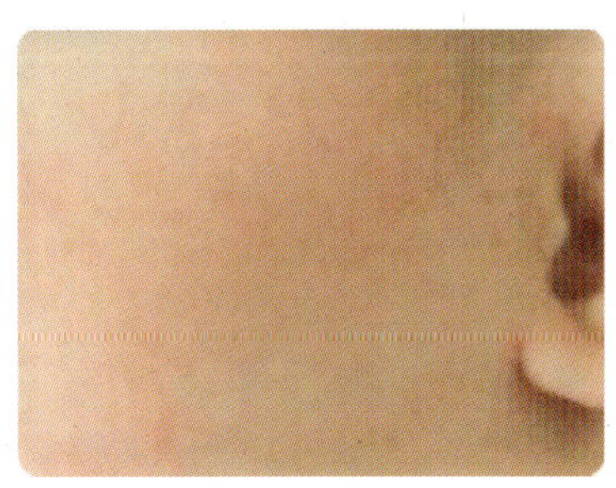

❹-2 점진적인 근원치료 진행 상태

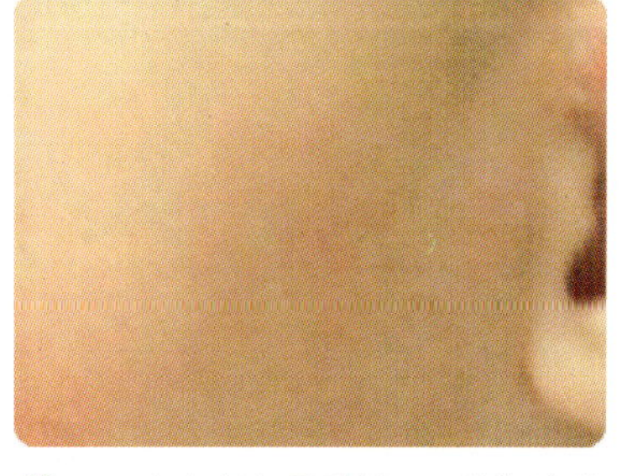

❹-3 점진적인 근원치료 진행 상태

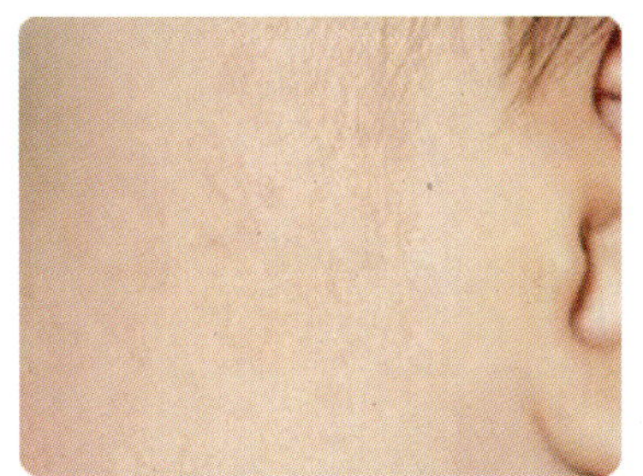

❹-4 점진적인 근원치료 진행 상태

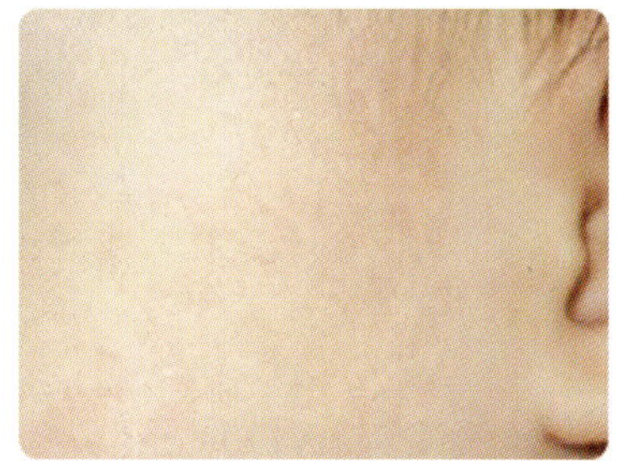

❺ 증상 소멸 및 근본 치료 상태

— 얼굴

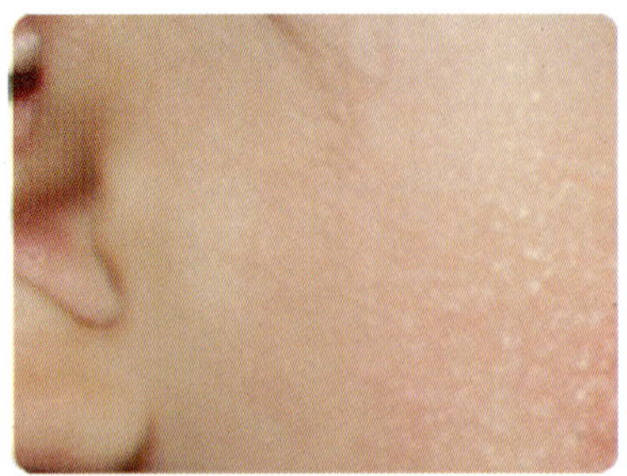

❶ 대증치료 효능으로 증상이 한시적으로 완화된 상태

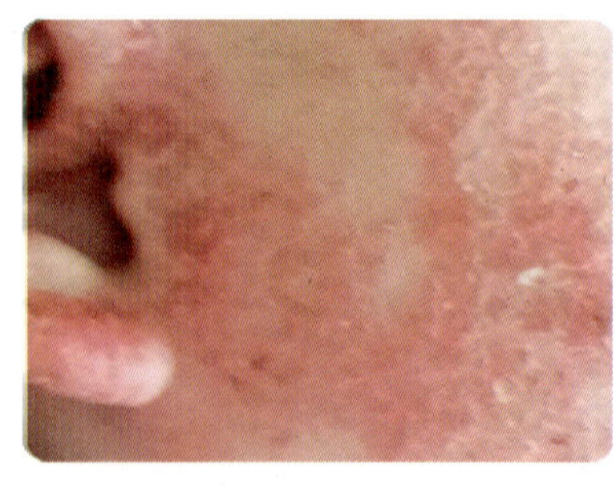

❷ 대증치료 효능 소멸 후 리바운드 현상 진행 상태

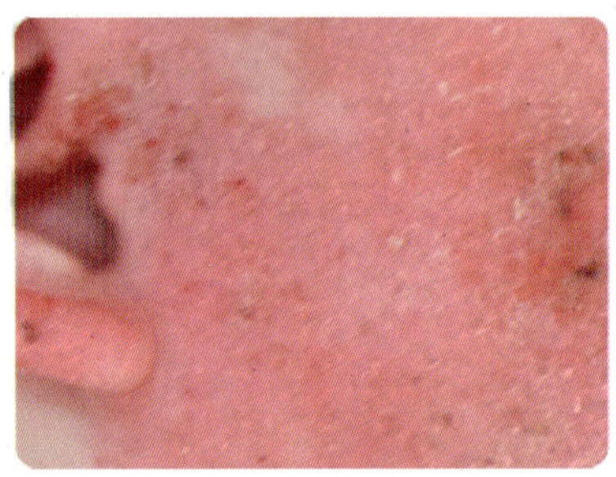

❸ 리바운드 현상 진행 후 본래 증상 100% 표출 상태

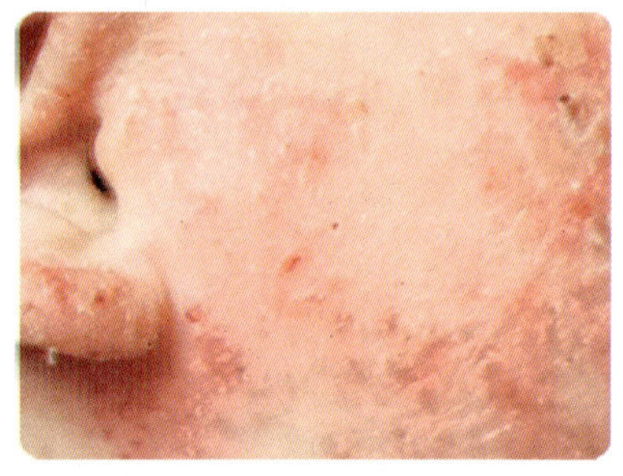

❹-1 점진적인 근원치료 진행 상태

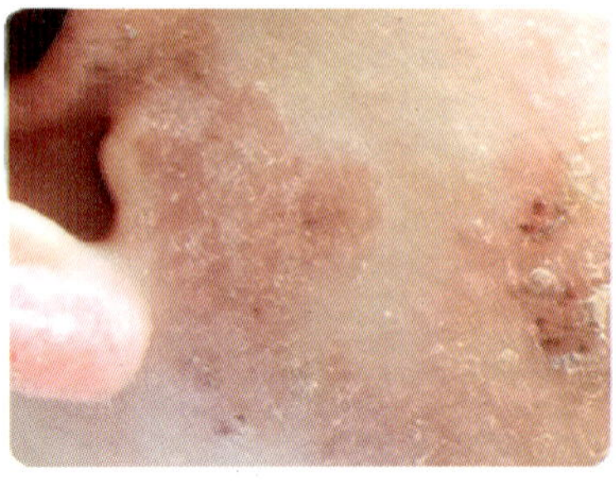

❹-2 점진적인 근원치료 진행 상태

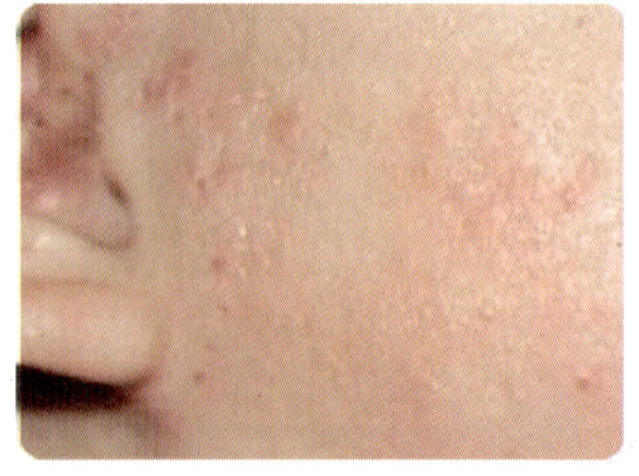

❹-3 점진적인 근원치료 진행 상태

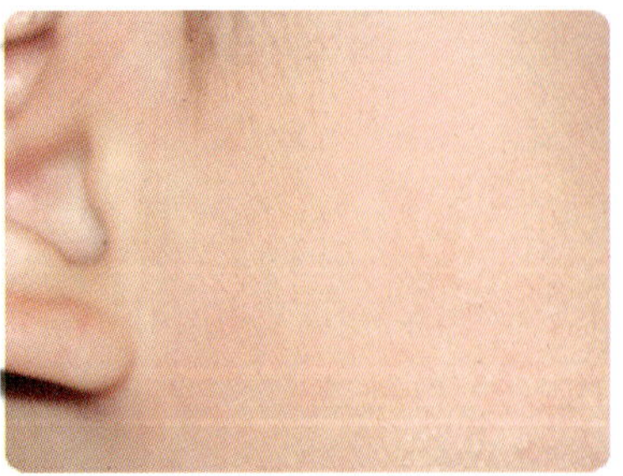

❹-4 점진적인 근원치료 진행 상태

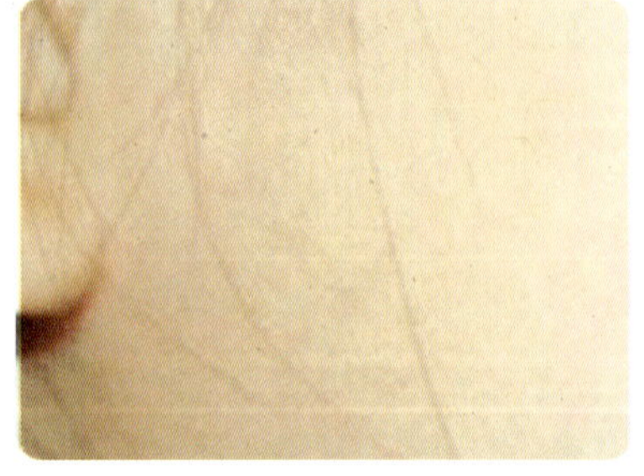

❺ 증상 소멸 및 근본 치료 상태

— 귀

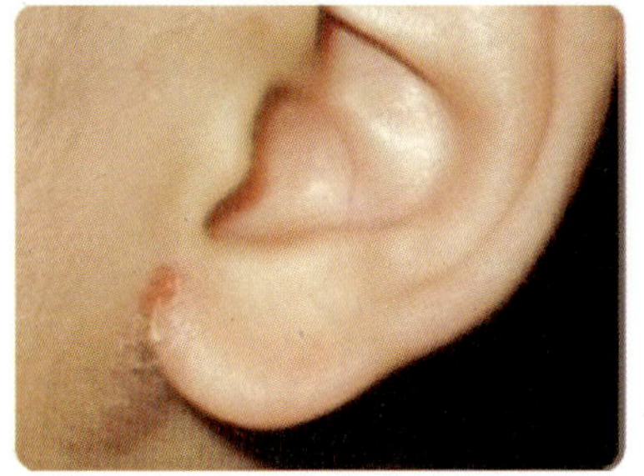

❶ 대증치료 효능으로 증상이 한시적으로 완화된 상태

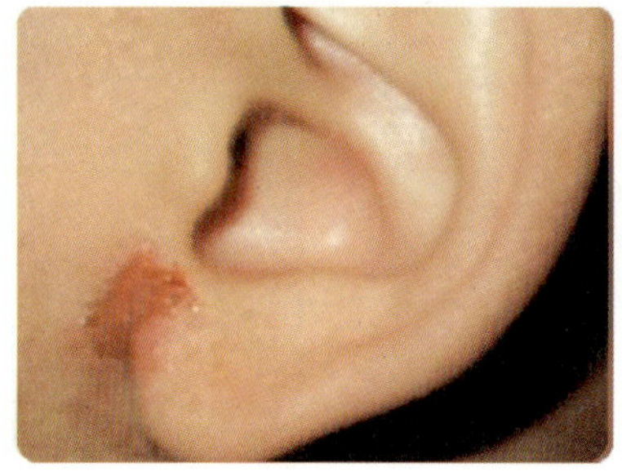

❷ 대증치료 효능 소멸 후 리바운드 현상 진행 상태

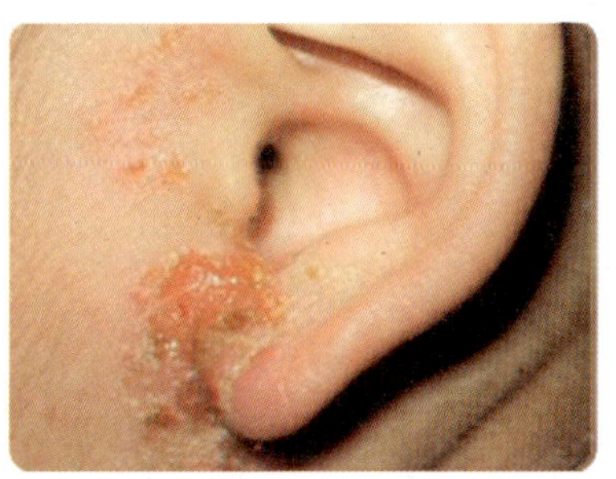

❸ 리바운드 현상 진행 후 본래 증상 100% 표출 상태

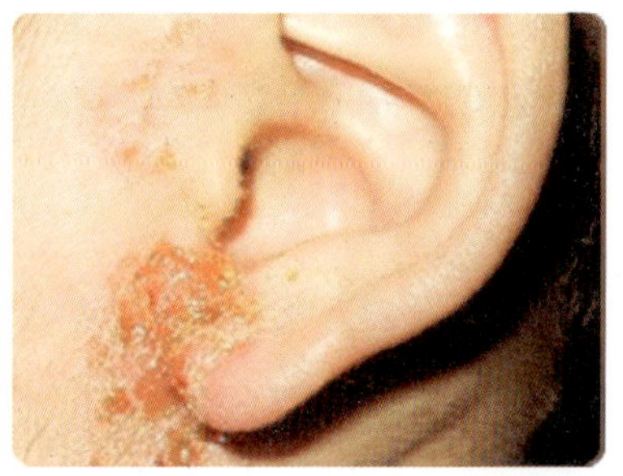

❹-1 점진적인 근원치료 진행 상태

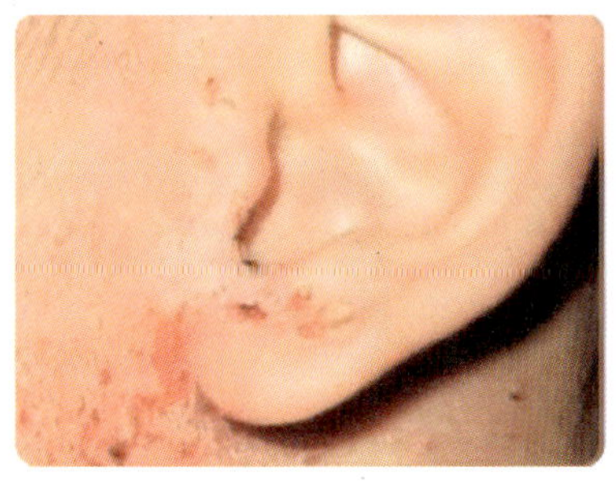

❹-2 점진적인 근원치료 진행 상태

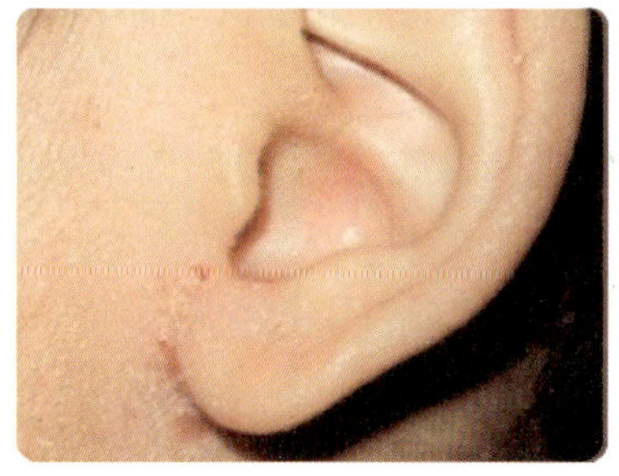

❹-3 점진적인 근원치료 진행 상태

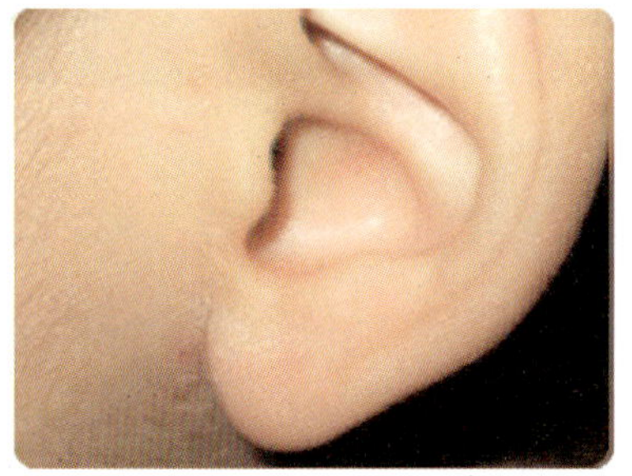

❹-4 점진적인 근원치료 진행 상태

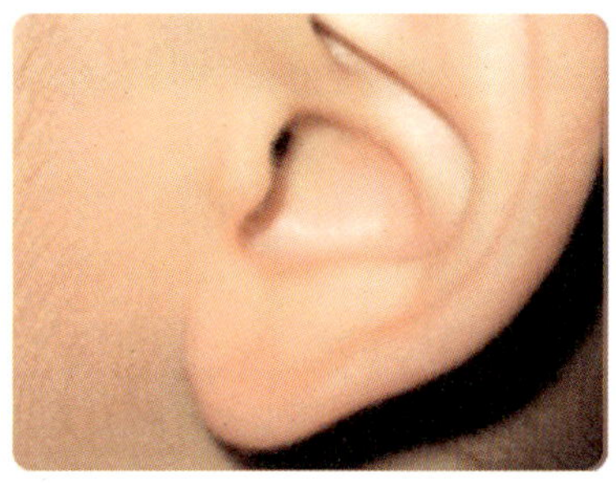

❺ 증상 소멸 및 근본 치료 상태

— 귀

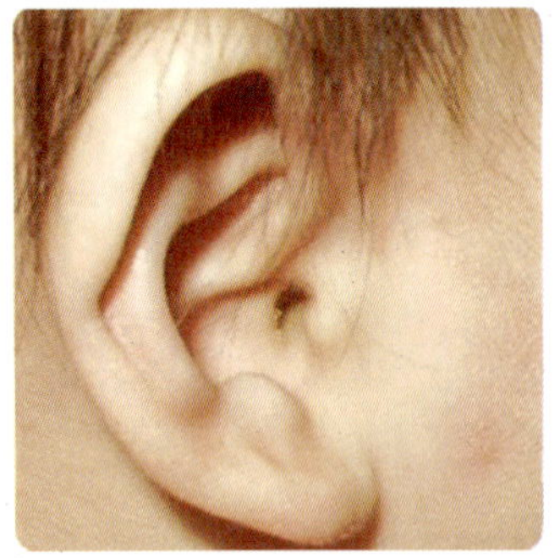

❶ 대증치료 효능으로 증상이 한시적으로 완화된 상태

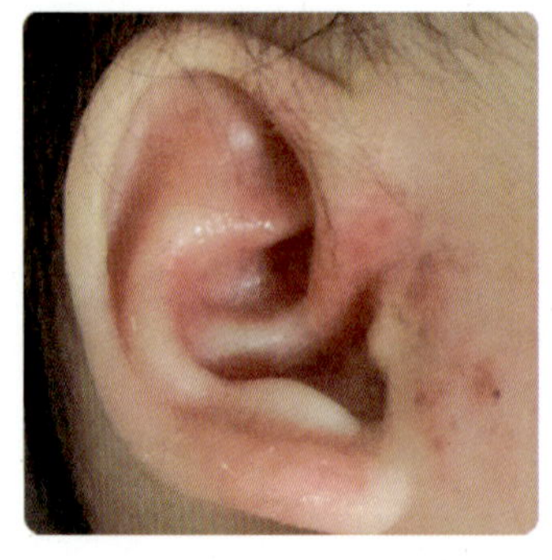

❷ 대증치료 효능 소멸 후 리바운드 현상 진행 상태

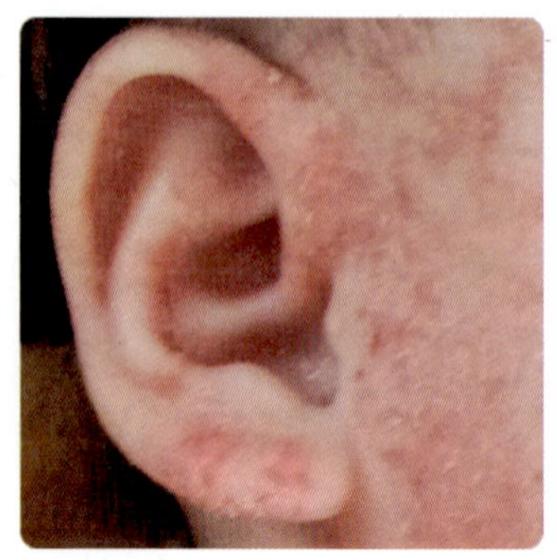

❸ 리바운드 현상 진행 후 본래 증상 100% 표출 상태

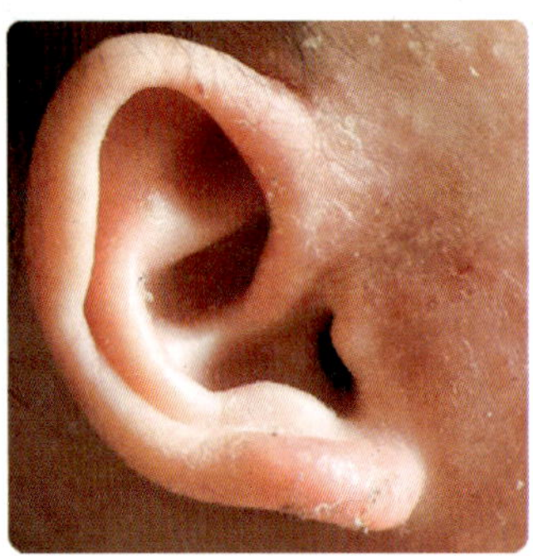

❹-1 점진적인 근원치료 진행 상태

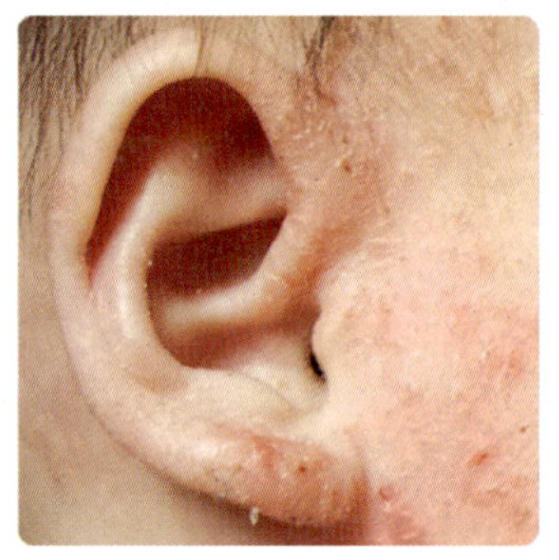

❹-2 점진적인 근원치료 진행 상태

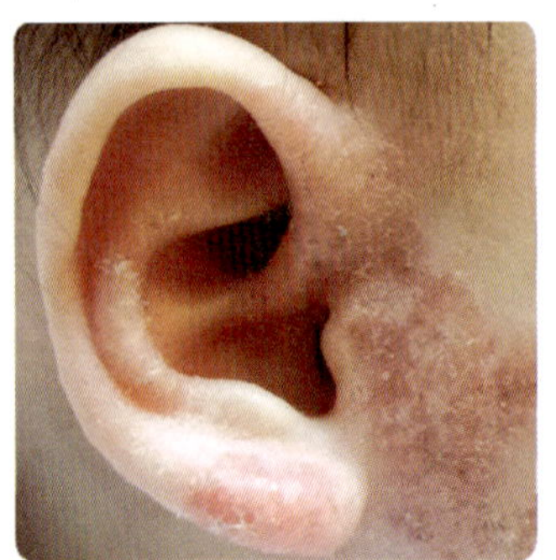

❹-3 점진적인 근원치료 진행 상태

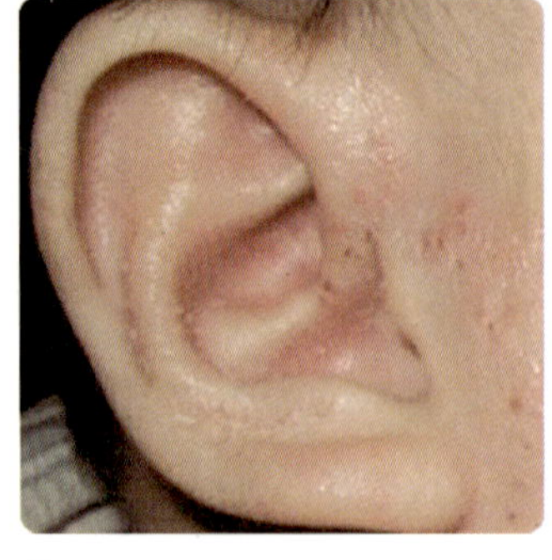

❹-4 점진적인 근원치료 진행 상태

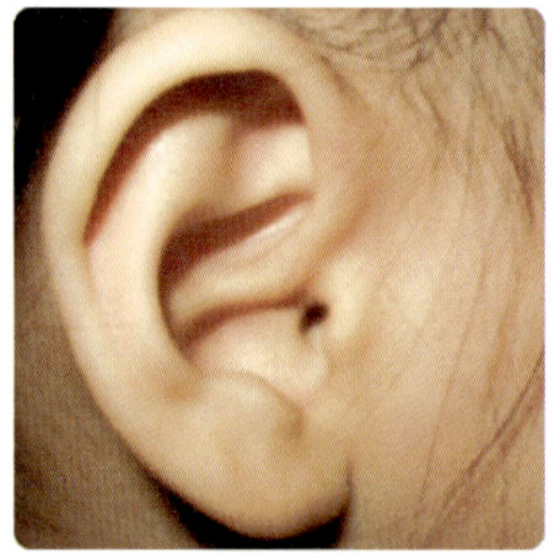

❺ 증상 소멸 및 근본 치료 상태

― 귀

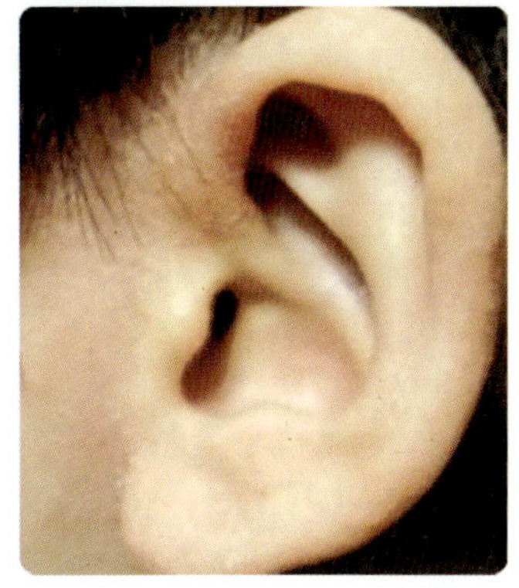

❶ 대증치료 효능으로 증상이 한시적으로 완화된 상태

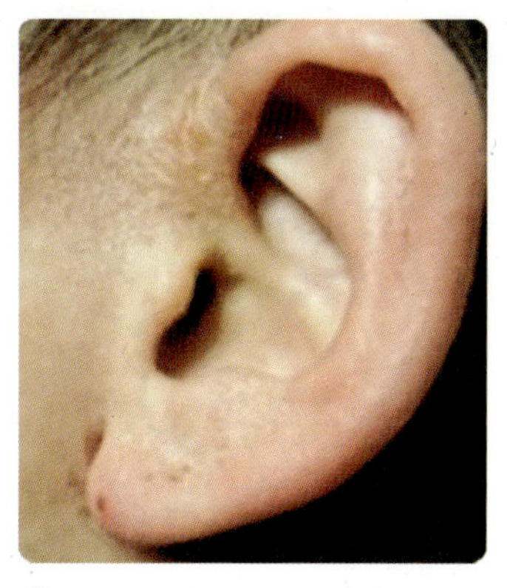

❷ 대증치료 효능 소멸 후 리바운드 현상 진행 상태

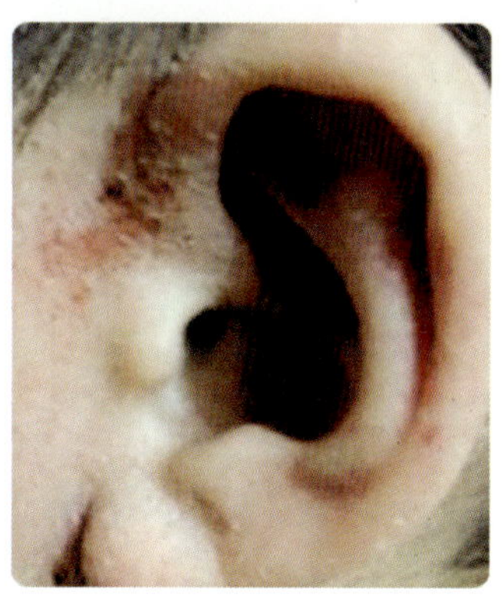

❸ 리바운드 현상 진행 후 본래 증상 100% 표출 상태

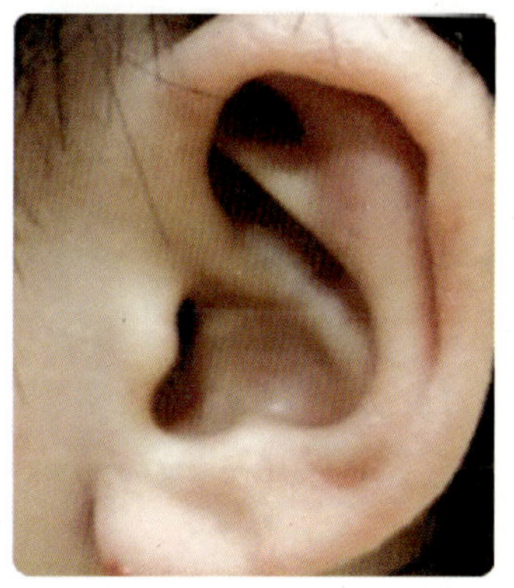

❹-1 점진적인 근원치료 진행 상태

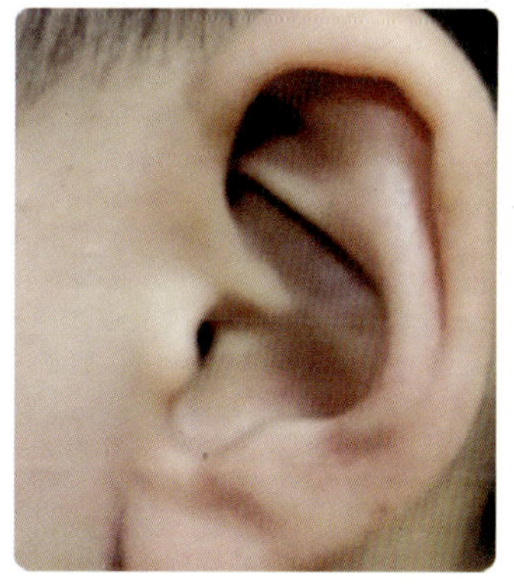

❹-2 점진적인 근원치료 진행 상태

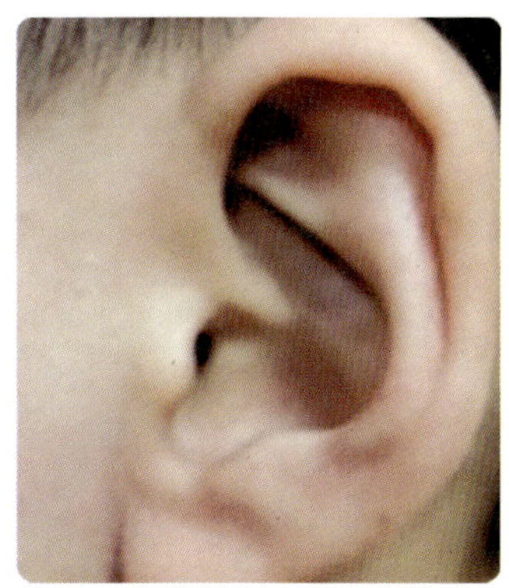

❹-3 점진적인 근원치료 진행 상태

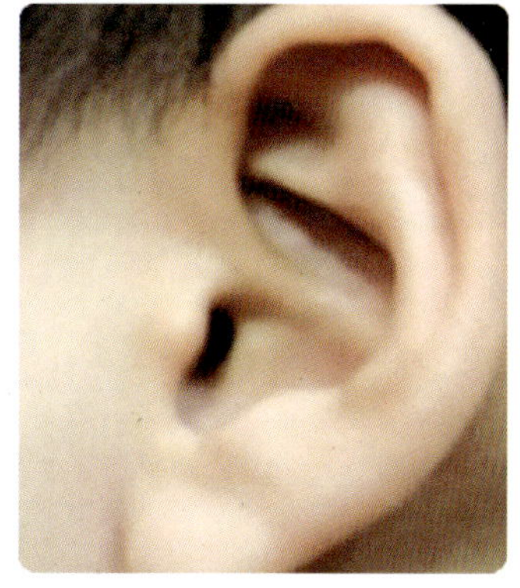

❹-4 점진적인 근원치료 진행 상태

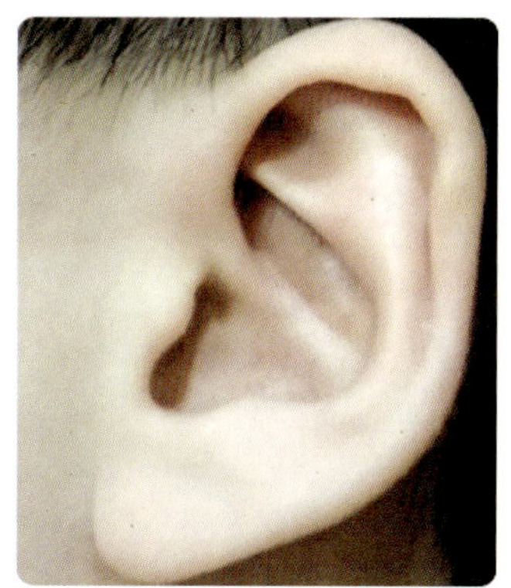

❺ 증상 소멸 및 근본 치료 상태

ㅡ 귀

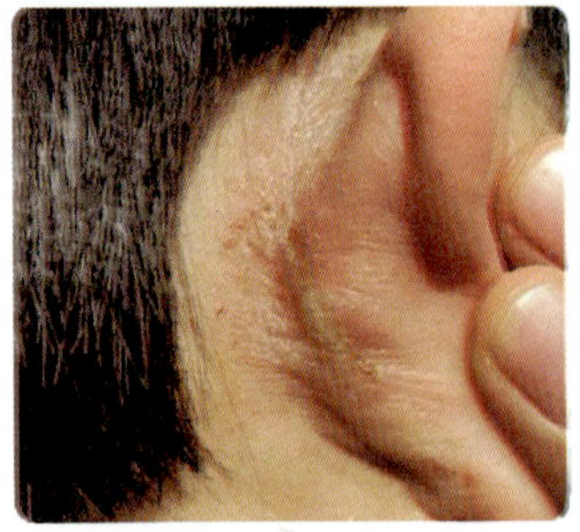
❶ 대증치료 효능으로 증상이 한시적으로 완화된 상태

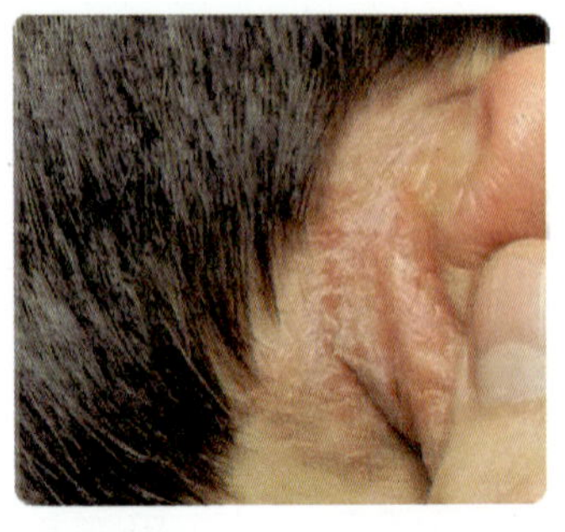
❷ 대증치료 효능 소멸 후 리바운드 현상 진행 상태

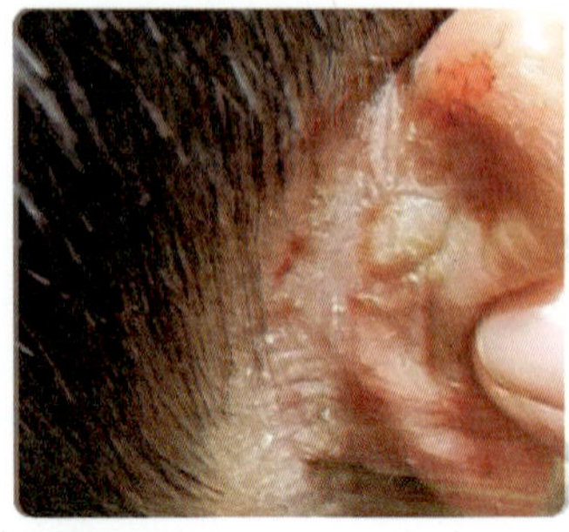
❸ 리바운드 현상 진행 후 본래 증상 100% 표출 상태

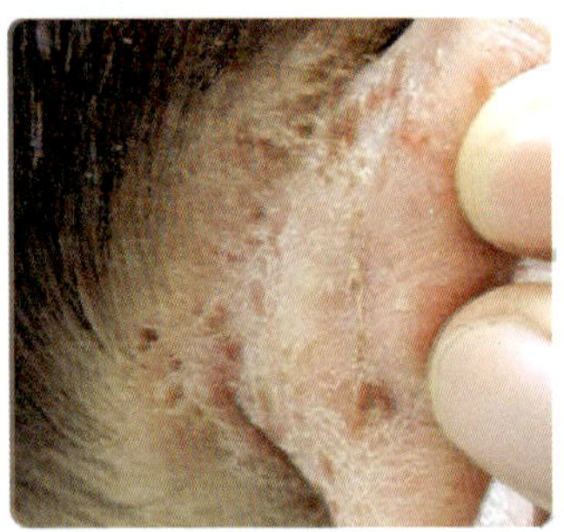
❹-1 점진적인 근원치료 진행 상태

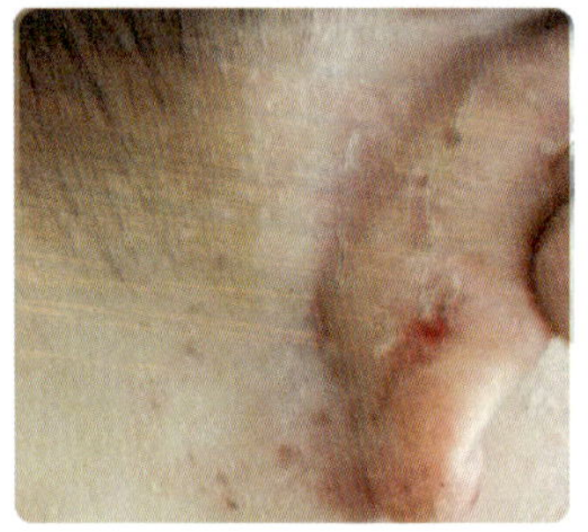
❹-2 점진적인 근원치료 진행 상태

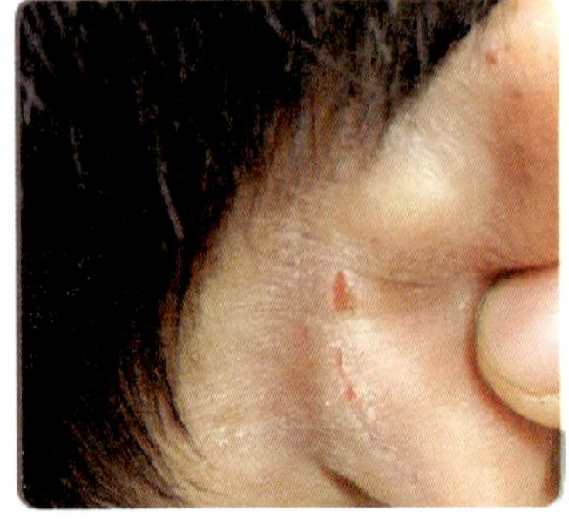
❹-3 점진적인 근원치료 진행 상태

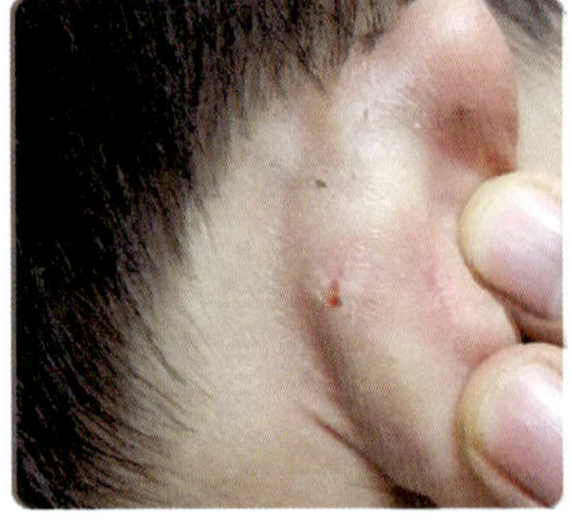
❹-4 점진적인 근원치료 진행 상태

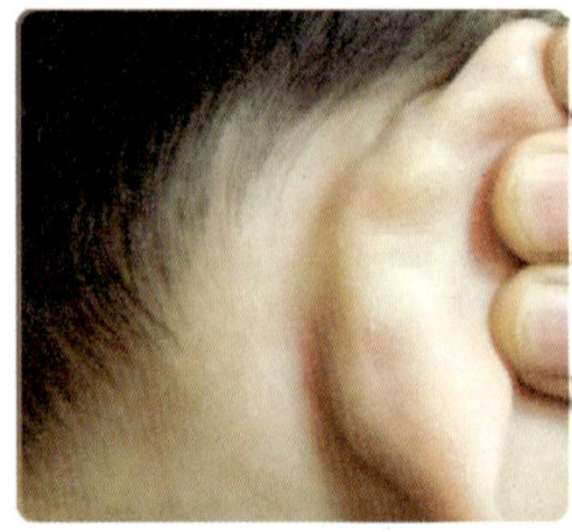
❺ 증상 소멸 및 근본 치료 상태

— 목

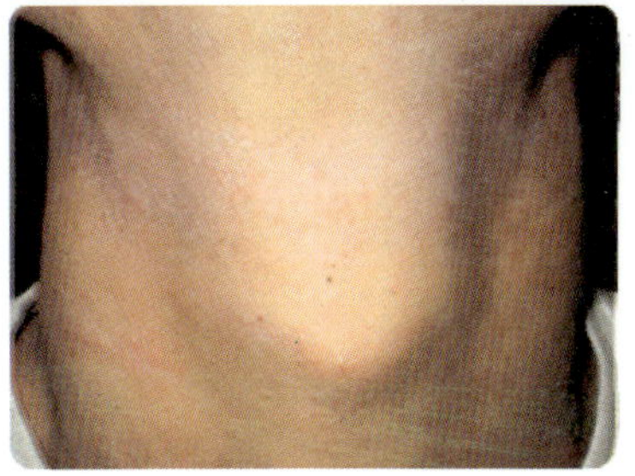

❶ 대증치료 효능으로 증상이 한시적으로 완화된 상태

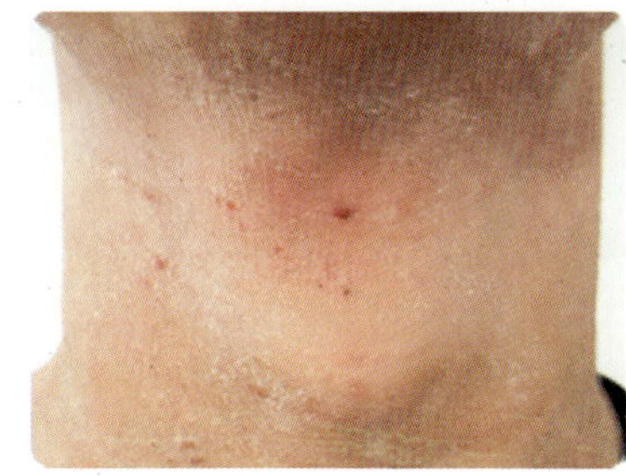

❷ 대증치료 효능 소멸 후 리바운드 현상 진행 상태

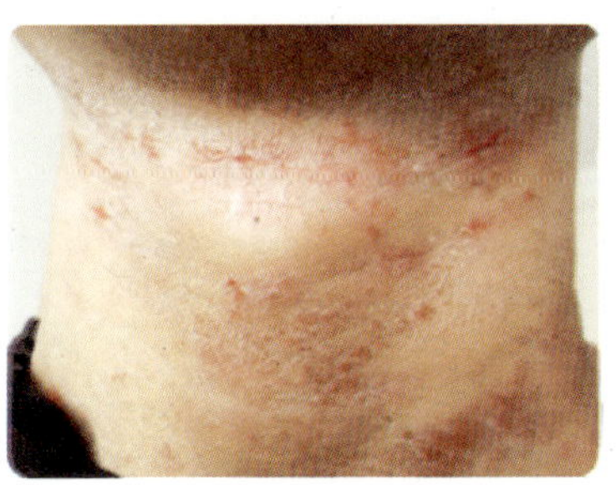

❸ 리바운드 현상 진행 후 본래 증상 100% 표출 상태

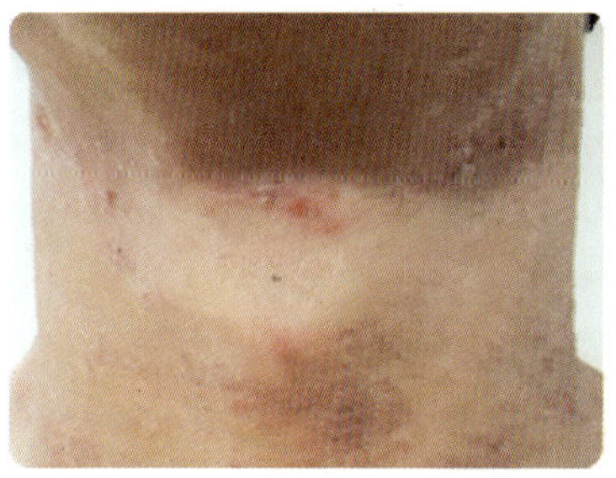

❹-1 점진적인 근원치료 진행 상태

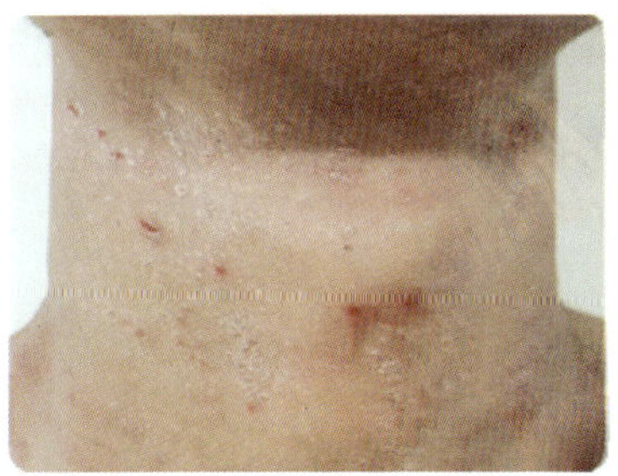

❹-2 점진적인 근원치료 진행 상태

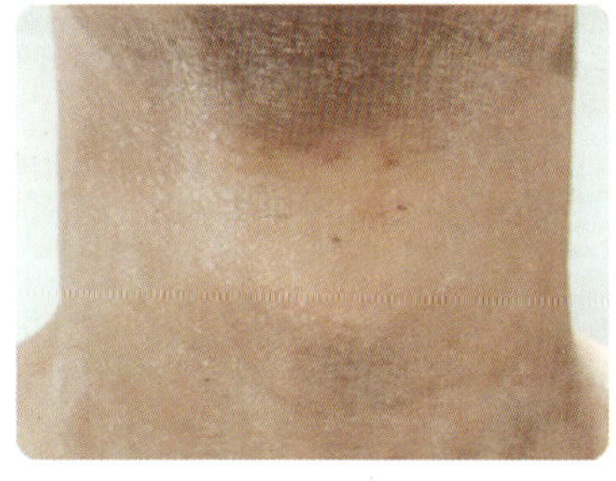

❹-3 점진적인 근원치료 진행 상태

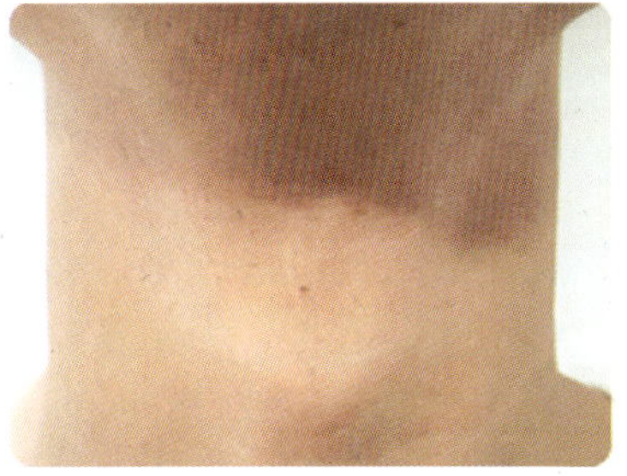

❹-4 점진적인 근원치료 진행 상태

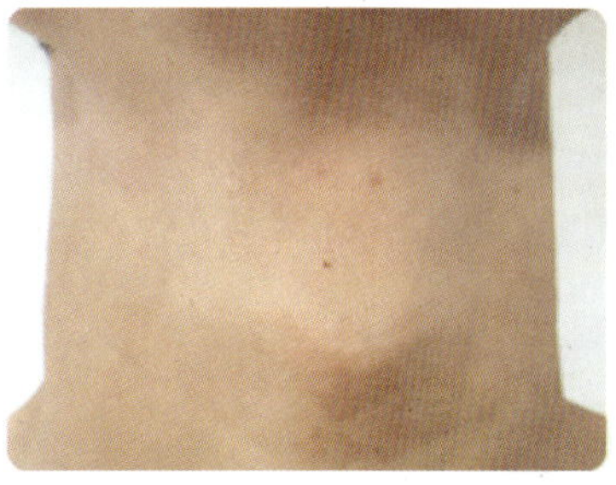

❺ 증상 소멸 및 근본 치료 상태

— 목

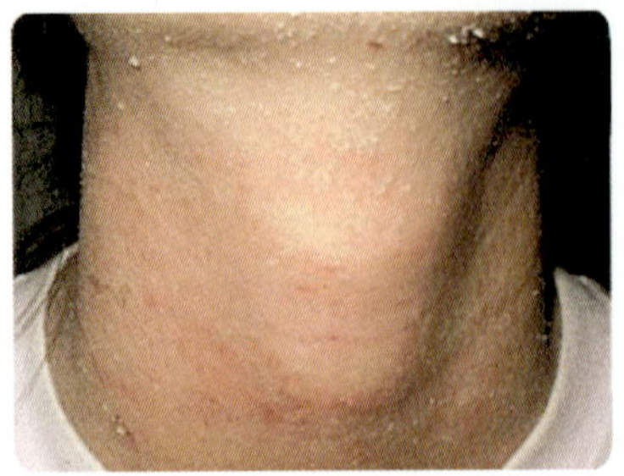

❶ 대증치료 효능으로 증상이
한시적으로 완화된 상태

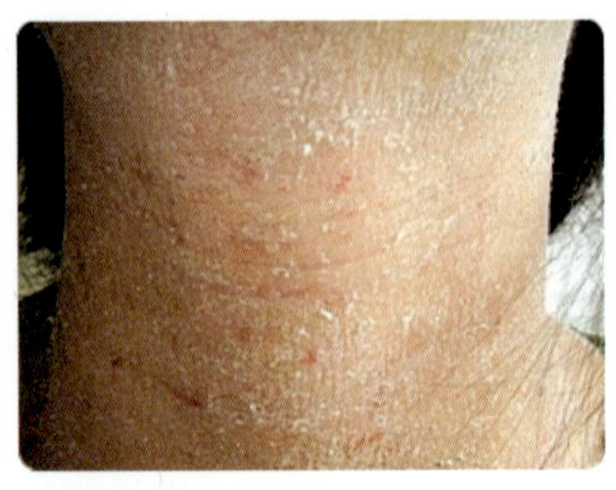

❷ 대증치료 효능 소멸 후
리바운드 현상 진행 상태

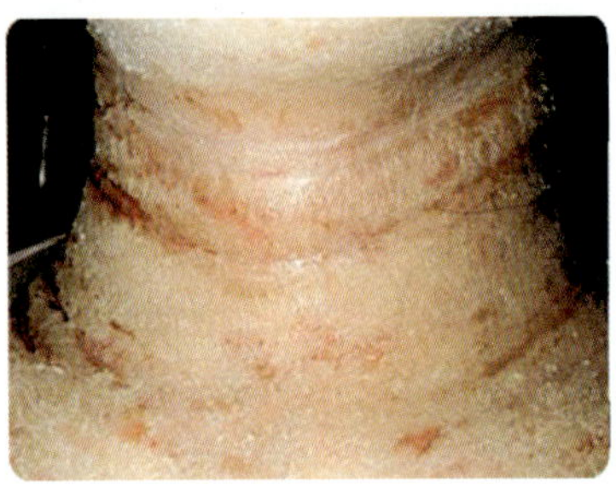

❸ 리바운드 현상 진행 후
본래 증상 100% 표출 상태

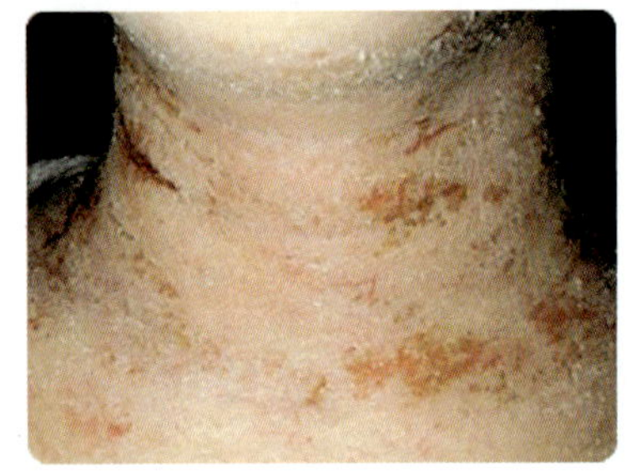

❹-1 점진적인 근원치료 진행 상태

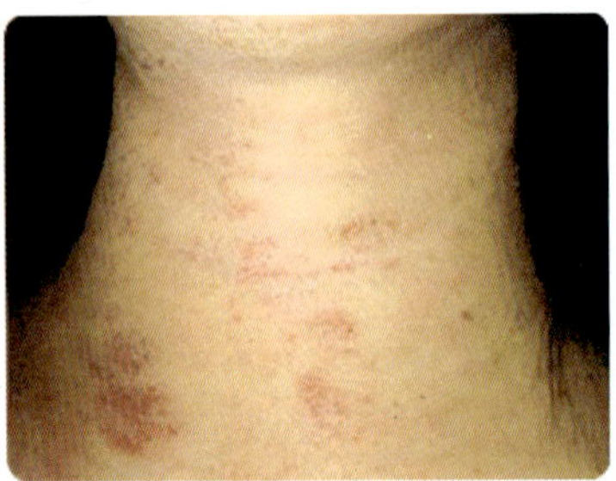

❹-2 점진적인 근원치료 진행 상태

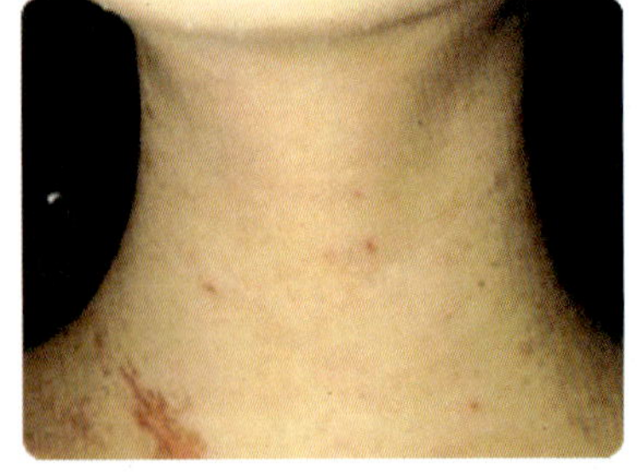

❹-3 점진적인 근원치료 진행 상태

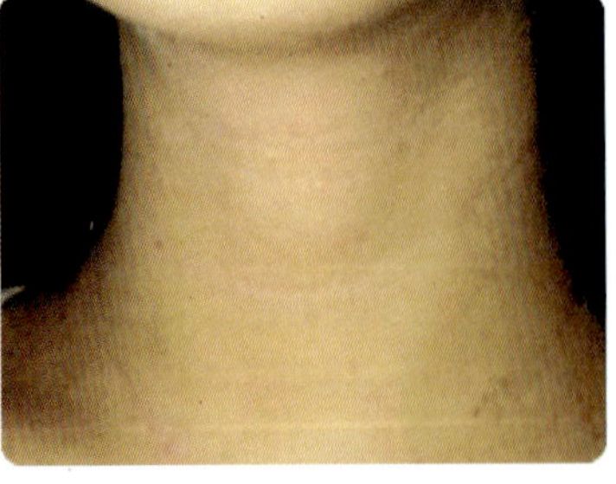

❹-4 점진적인 근원치료 진행 상태

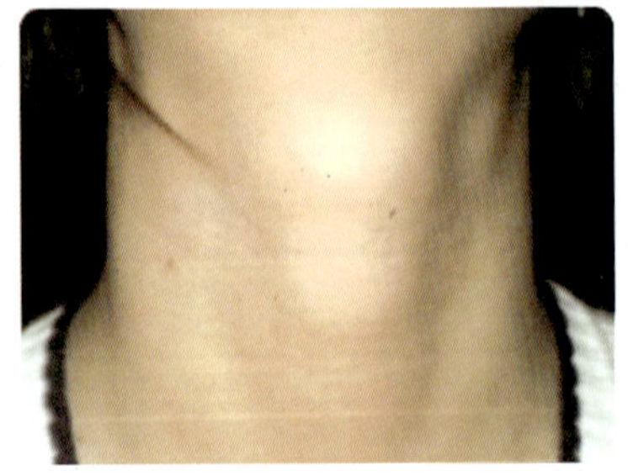

❺ 증상 소멸 및 근본 치료 상태

— 목

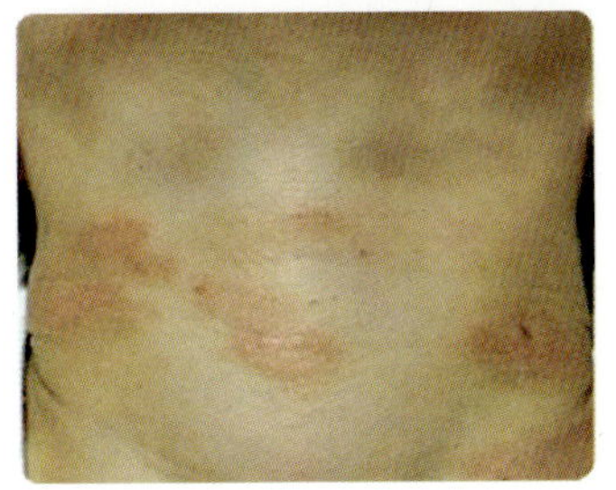

❶ 대증치료 효능으로 증상이 한시적으로 완화된 상태

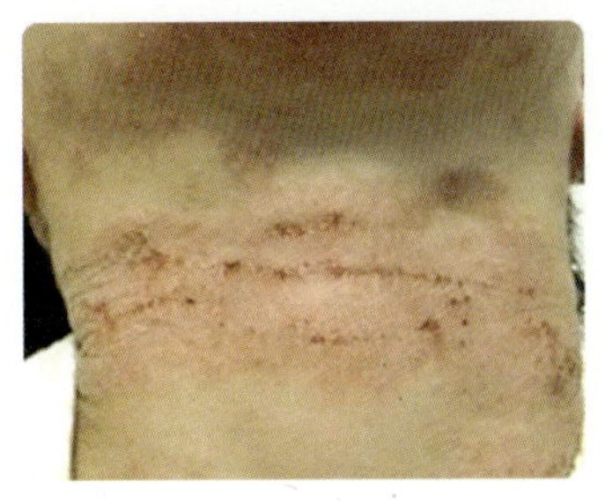

❷ 대증치료 효능 소멸 후 리바운드 현상 진행 상태

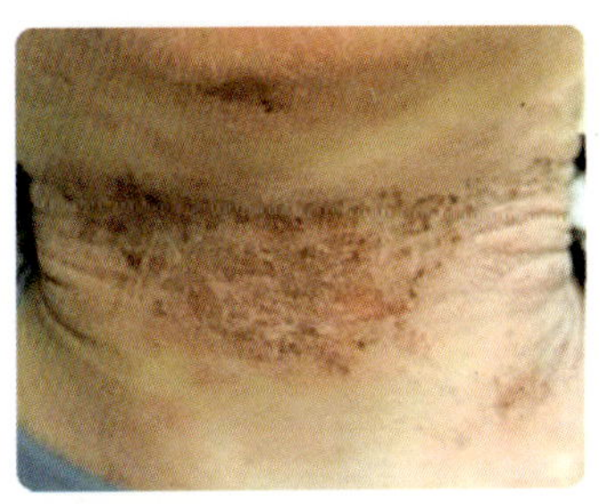

❸ 리바운드 현상 진행 후 본래 증상 100% 표출 상태

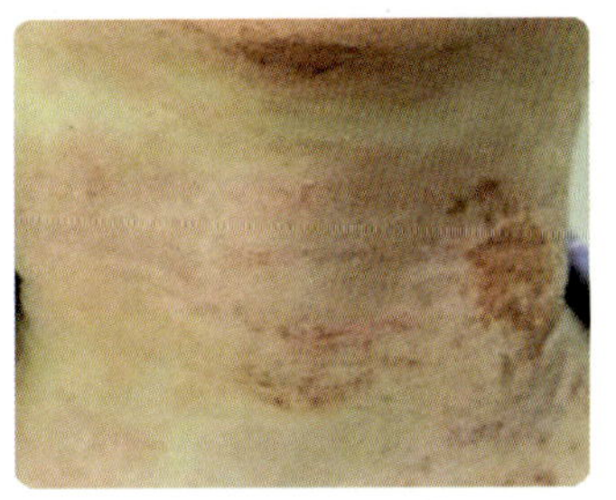

❹-1 점진적인 근원치료 진행 상태

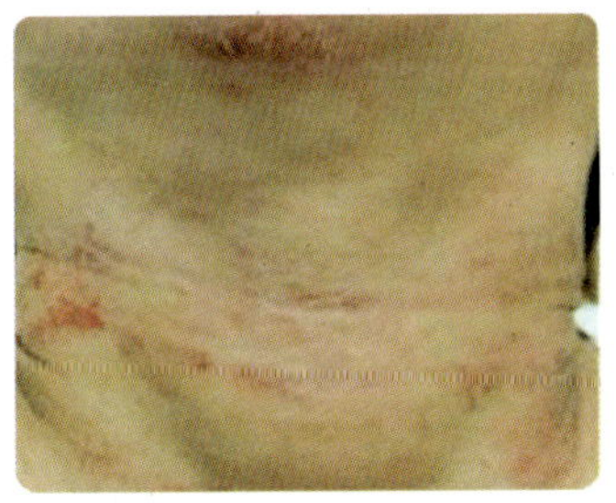

❹-2 점진적인 근원치료 진행 상태

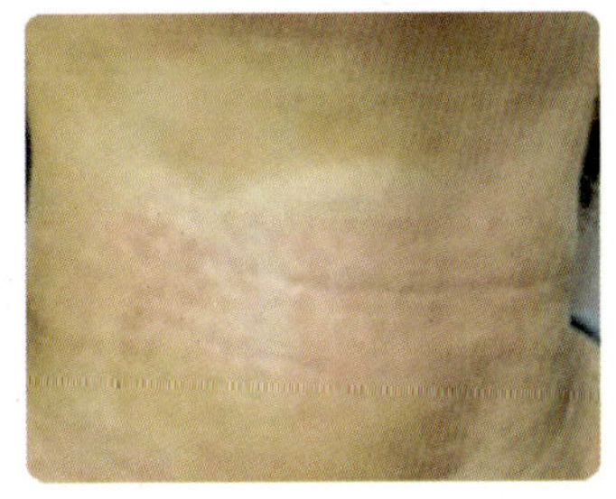

❹-3 점진적인 근원치료 진행 상태

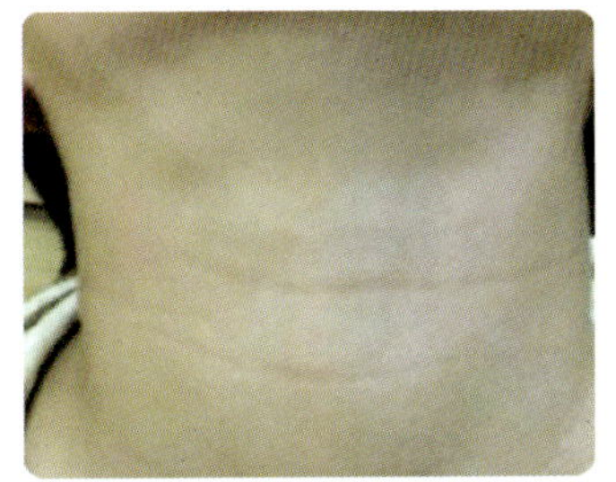

❹-4 점진적인 근원치료 진행 상태

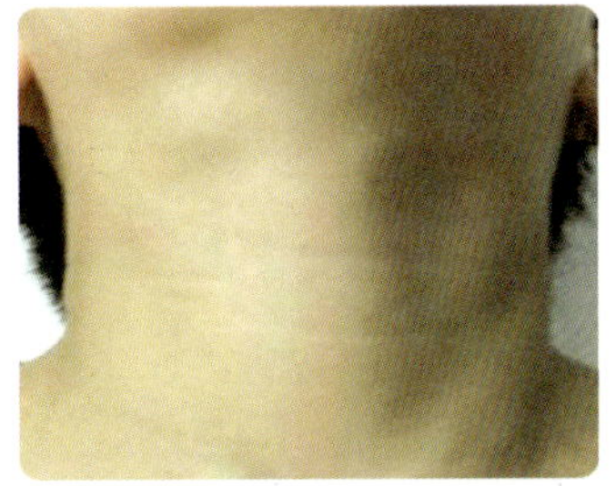

❺ 증상 소멸 및 근본 치료 상태

— 목

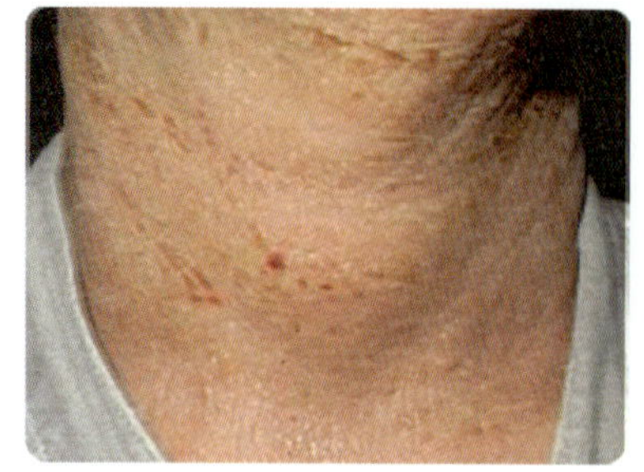

❶ 대증치료 효능으로 증상이
한시적으로 완화된 상태

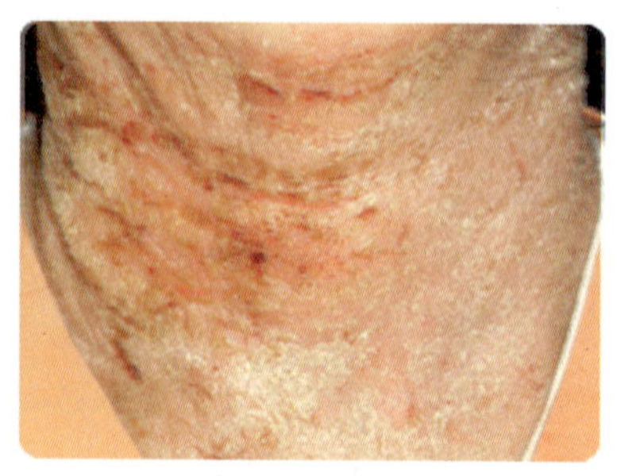

❷ 대증치료 효능 소멸 후
리바운드 현상 진행 상태

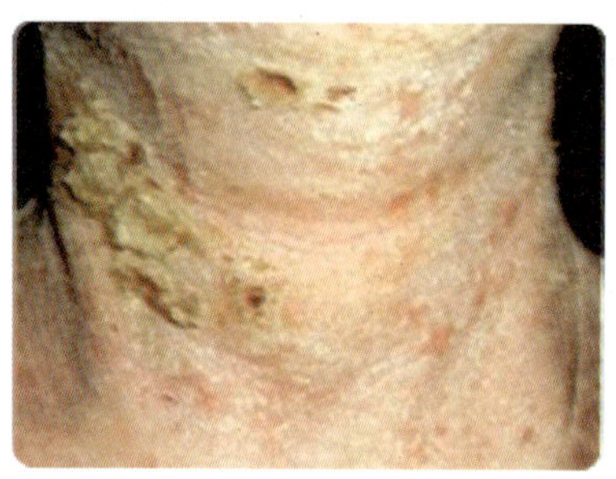

❸ 리바운드 현상 진행 후
본래 증상 100% 표출 상태

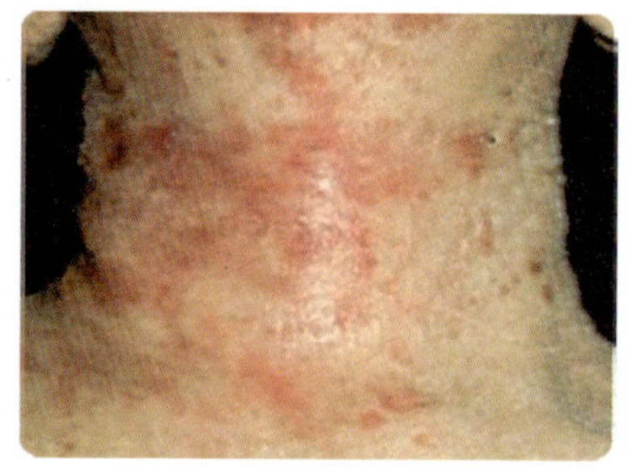

❹-1 점진적인 근원치료 진행 상태

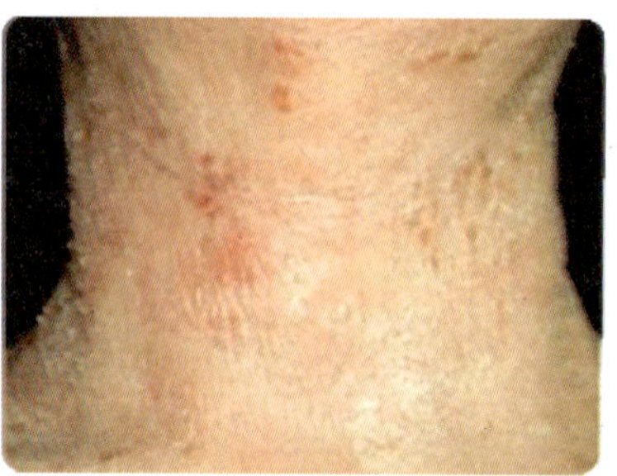

❹-2 점진적인 근원치료 진행 상태

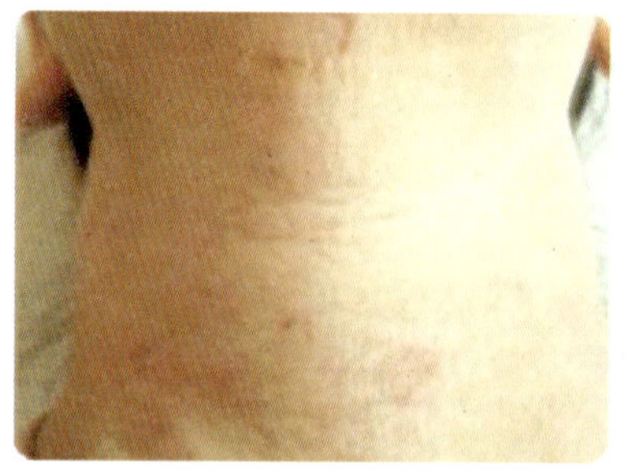

❹-3 점진적인 근원치료 진행 상태

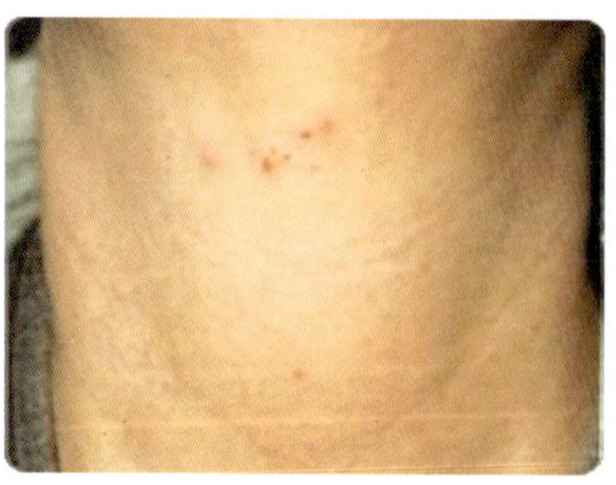

❹-4 점진적인 근원치료 진행 상태

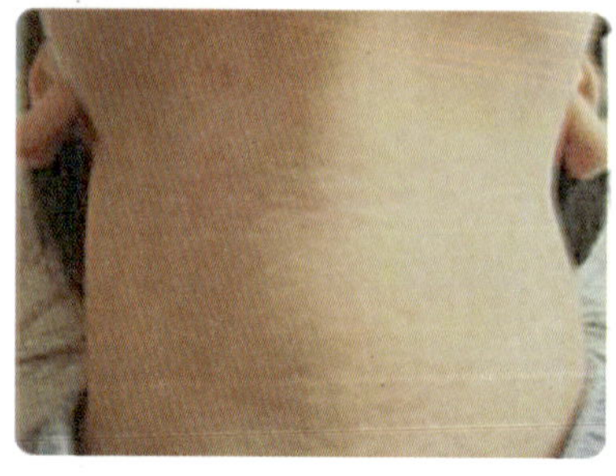

❺ 증상 소멸 및 근본 치료 상태

— 목

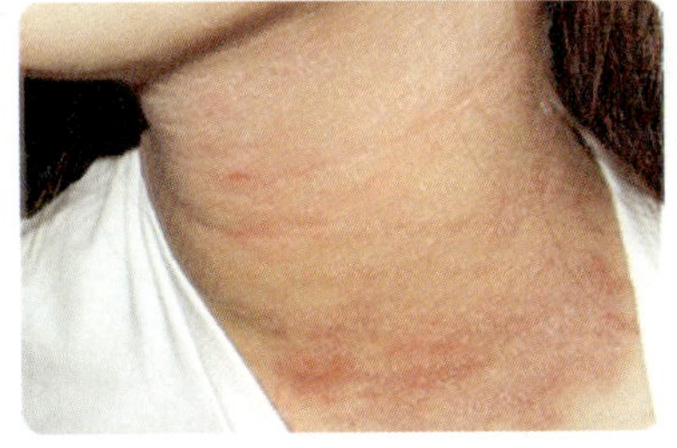
❶ 대증치료 효능으로 증상이 한시적으로 완화된 상태

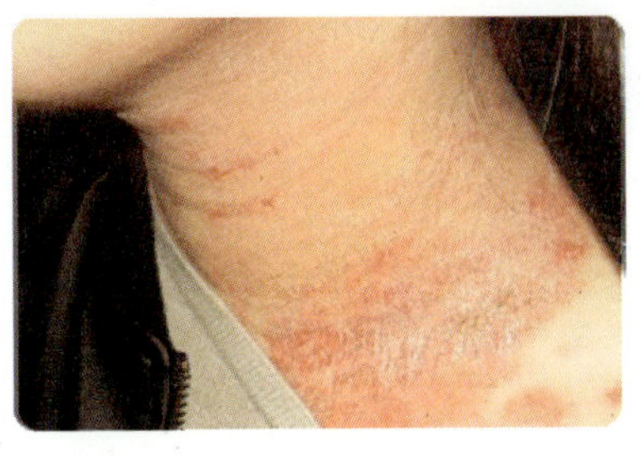
❷ 대증치료 효능 소멸 후 리바운드 현상 진행 상태

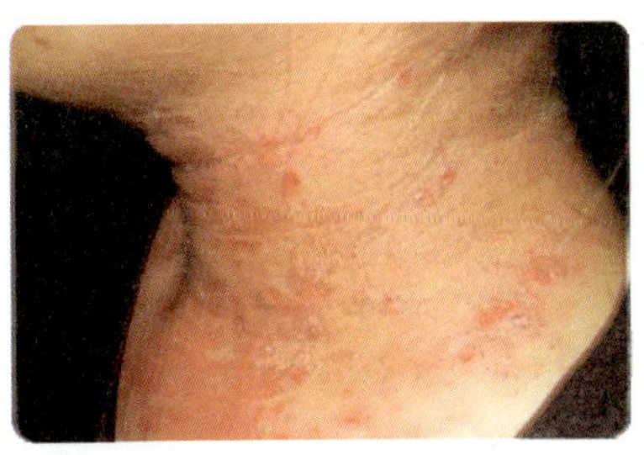
❸ 리바운드 현상 진행 후 본래 증상 100% 표출 상태

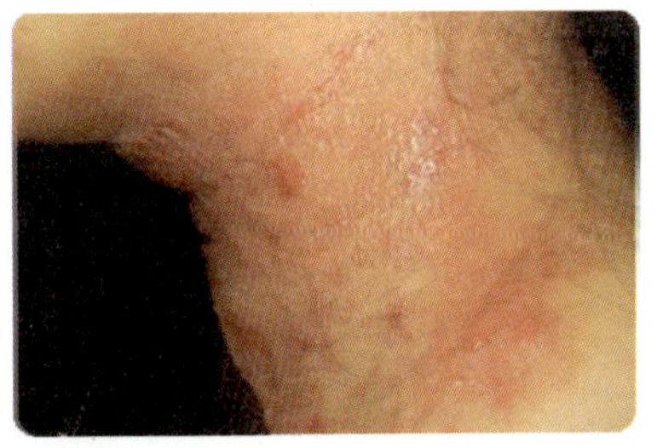
❹-1 점진적인 근원치료 진행 상태

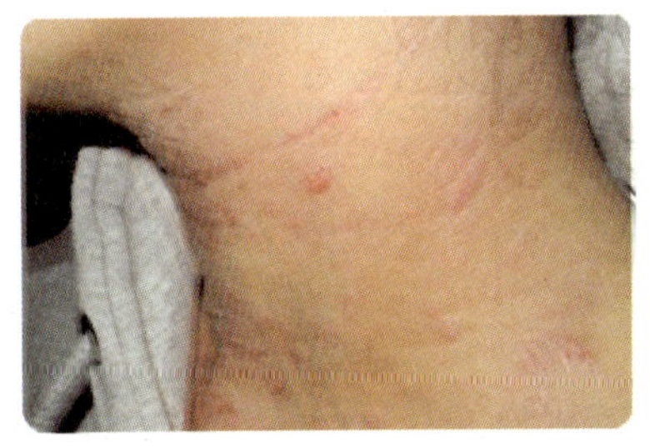
❹-2 점진적인 근원치료 진행 상태

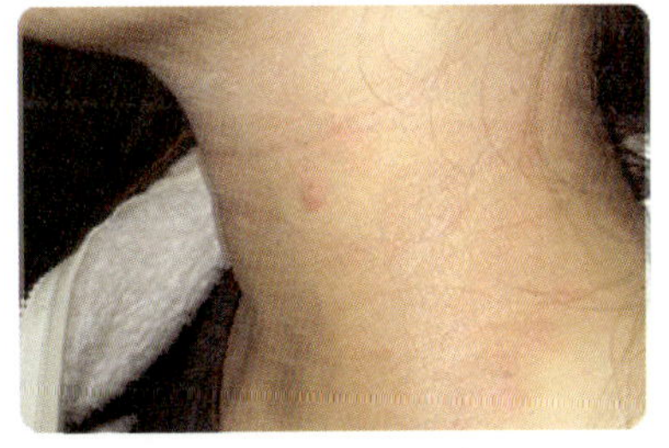
❹-3 점진적인 근원치료 진행 상태

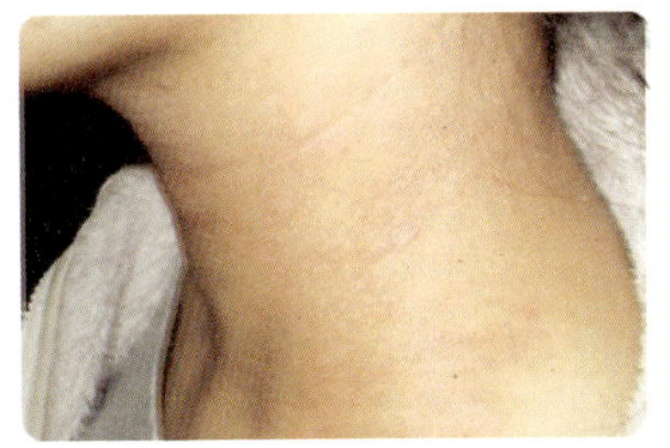
❹-4 점진적인 근원치료 진행 상태

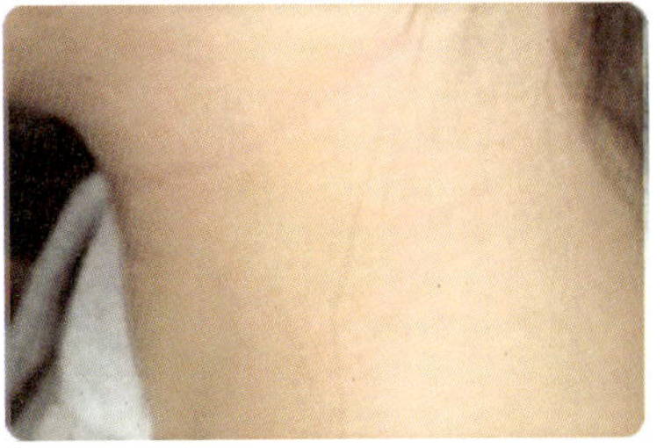
❺ 증상 소멸 및 근본 치료 상태

— 목

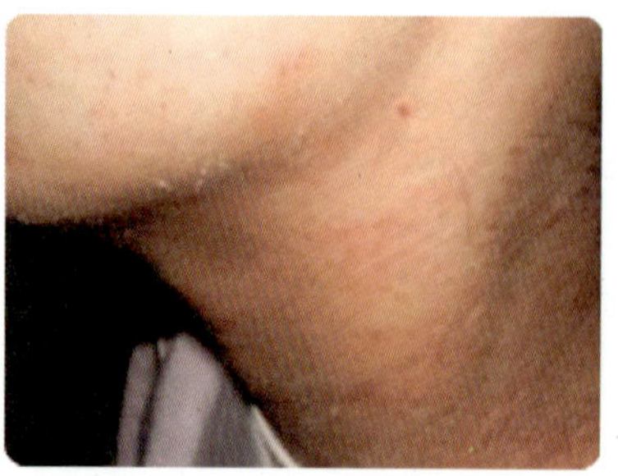

❶ 대증치료 효능으로 증상이 한시적으로 완화된 상태

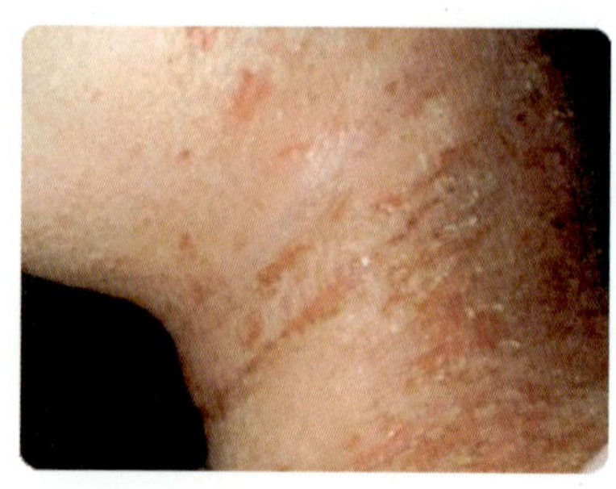

❷ 대증치료 효능 소멸 후 리바운드 현상 진행 상태

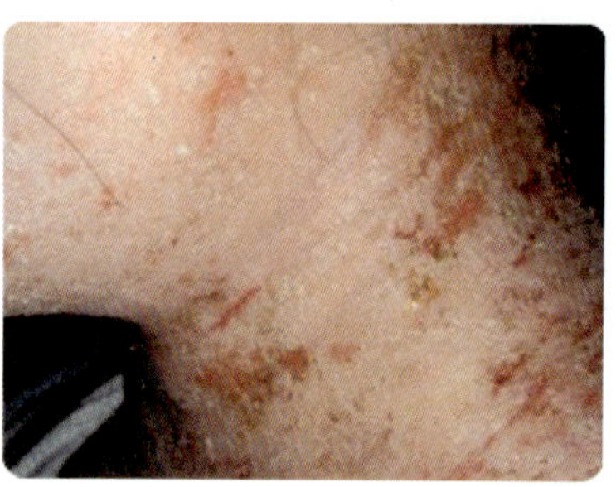

❸ 리바운드 현상 진행 후 본래 증상 100% 표출 상태

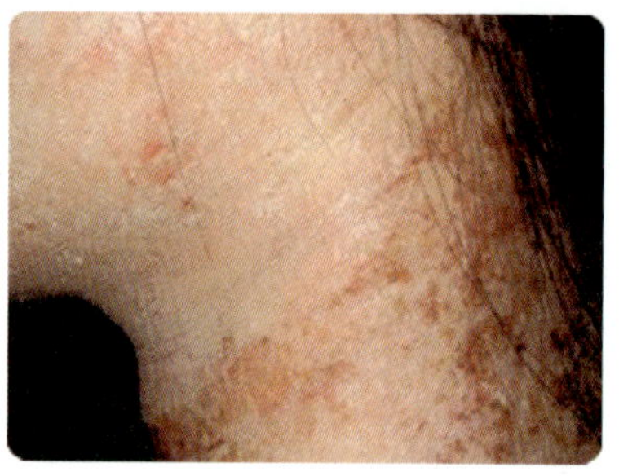

❹-1 점진적인 근원치료 진행 상태

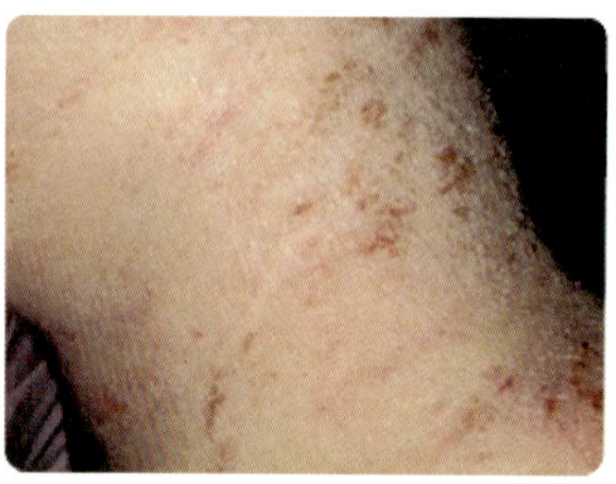

❹-2 점진적인 근원치료 진행 상태

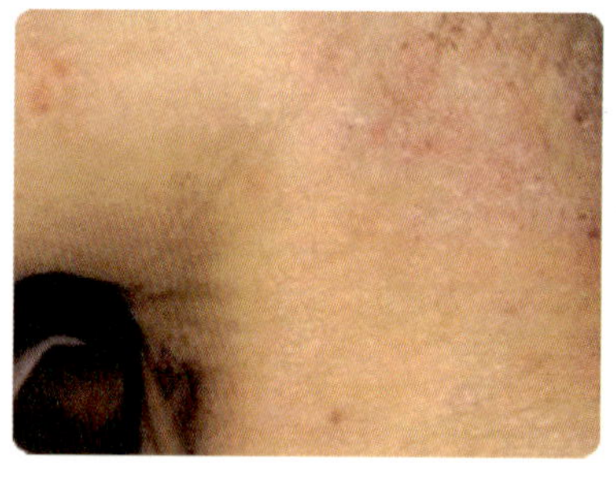

❹-3 점진적인 근원치료 진행 상태

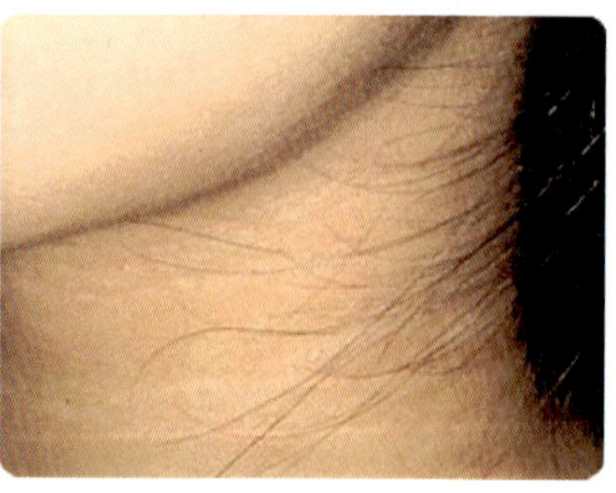

❹-4 점진적인 근원치료 진행 상태

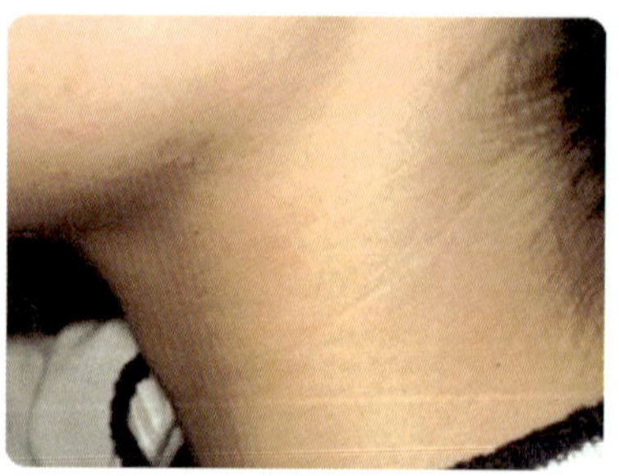

❺ 증상 소멸 및 근본 치료 상태

— 목

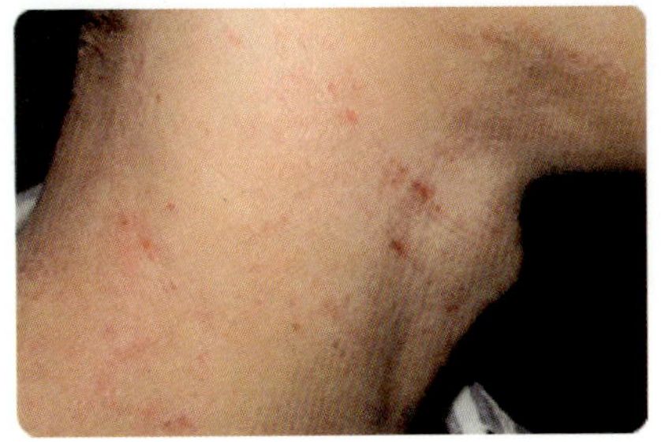

❶ 대증치료 효능으로 증상이 한시적으로 완화된 상태

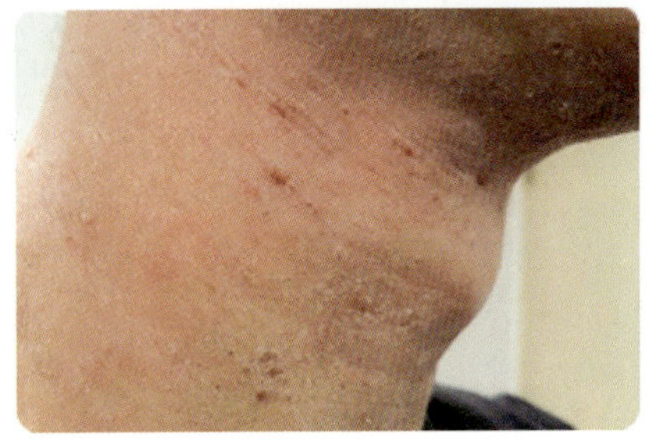

❷ 대증치료 효능 소멸 후 리바운드 현상 진행 상태

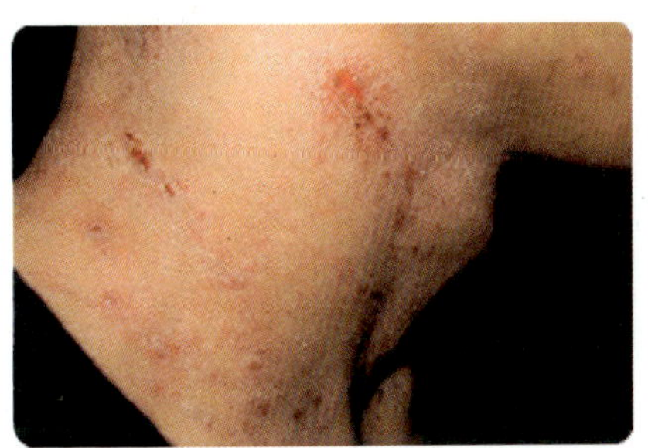

❸ 리바운드 현상 진행 후 본래 증상 100% 표출 상태

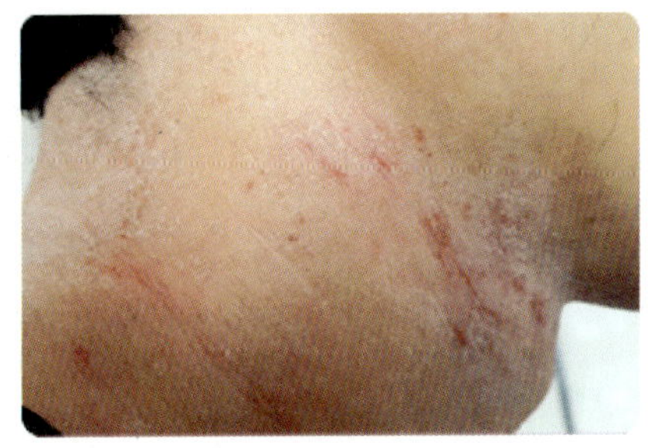

❹-1 점진적인 근원치료 진행 상태

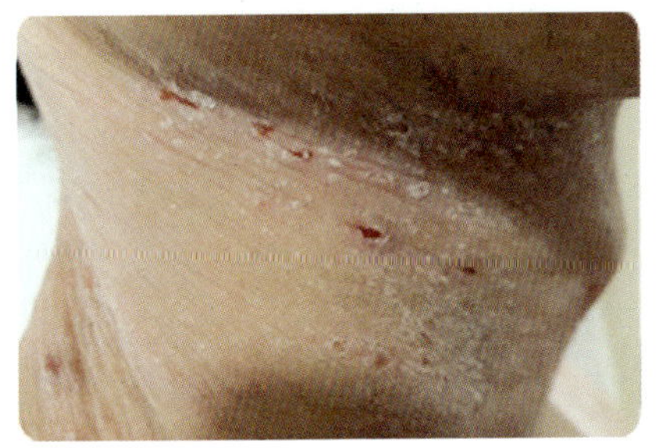

❹-2 점진적인 근원치료 진행 상태

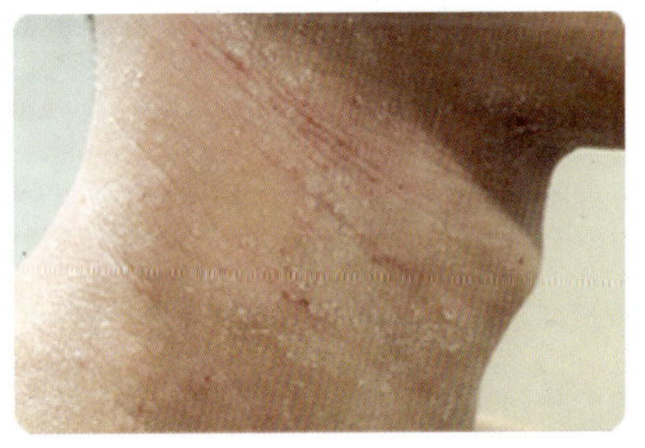

❹-3 점진적인 근원치료 진행 상태

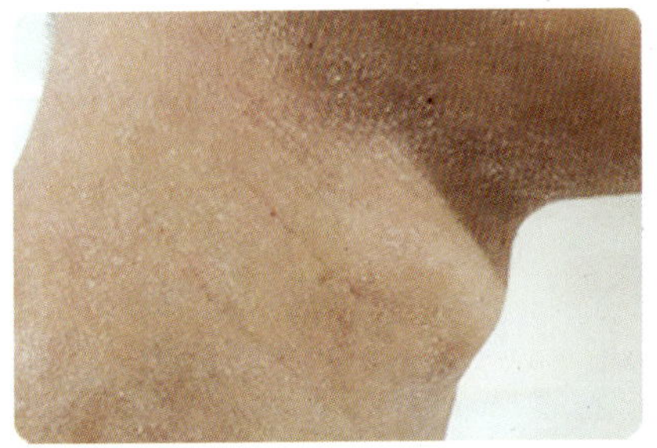

❹-4 점진적인 근원치료 진행 상태

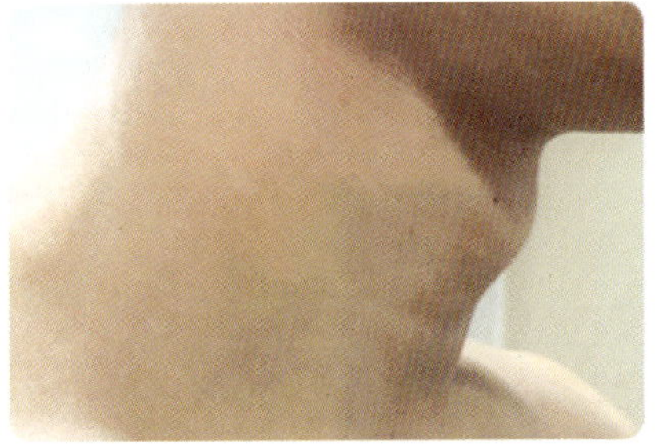

❺ 증상 소멸 및 근본 치료 상태

— 목

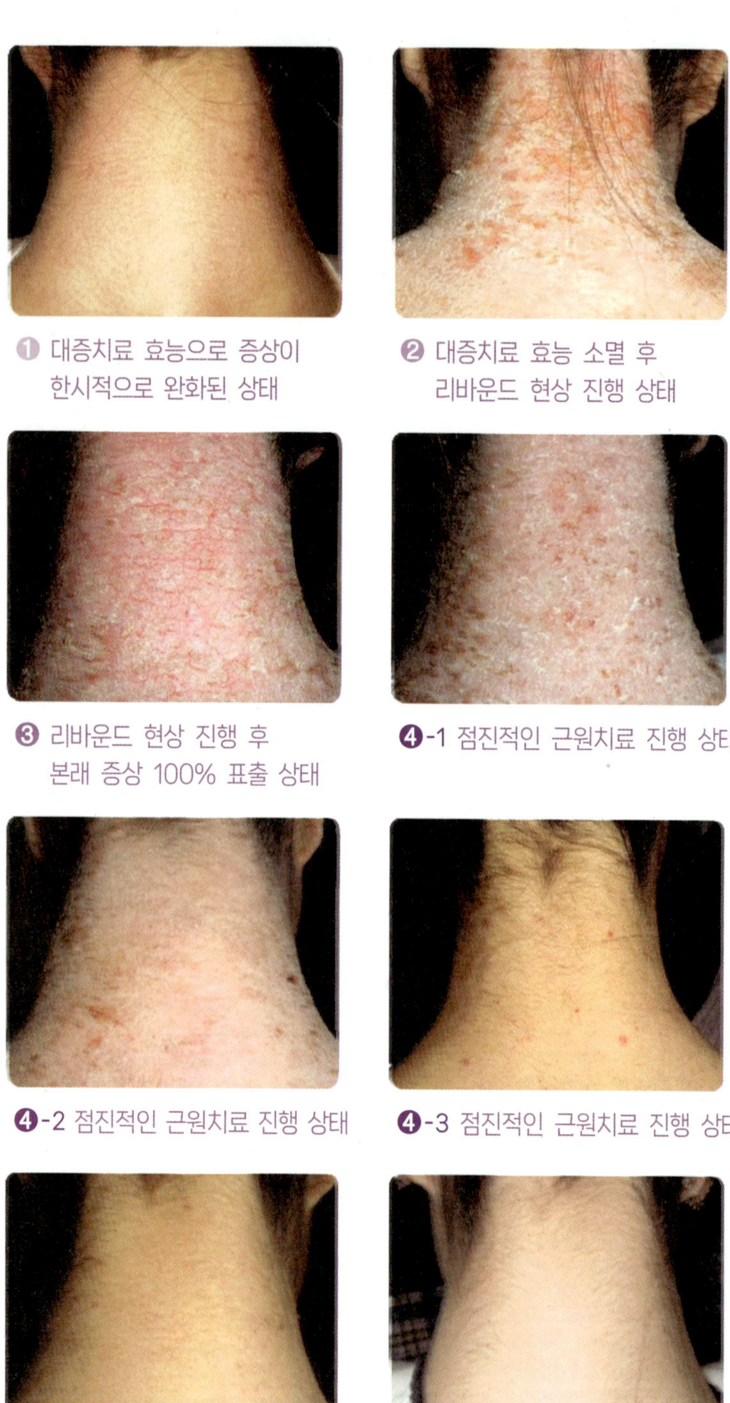

❶ 대증치료 효능으로 증상이 한시적으로 완화된 상태

❷ 대증치료 효능 소멸 후 리바운드 현상 진행 상태

❸ 리바운드 현상 진행 후 본래 증상 100% 표출 상태

❹-1 점진적인 근원치료 진행 상태

❹-2 점진적인 근원치료 진행 상태

❹-3 점진적인 근원치료 진행 상태

❹-4 점진적인 근원치료 진행 상태

❺ 증상 소멸 및 근본 치료 상태

— 손 & 손목

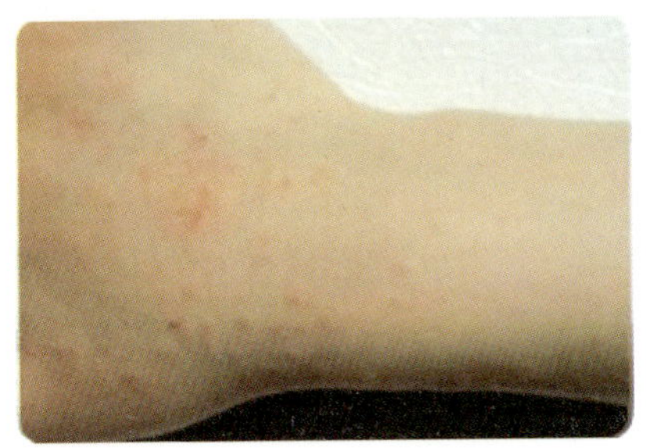

❶ 대증치료 효능으로 증상이 한시적으로 완화된 상태

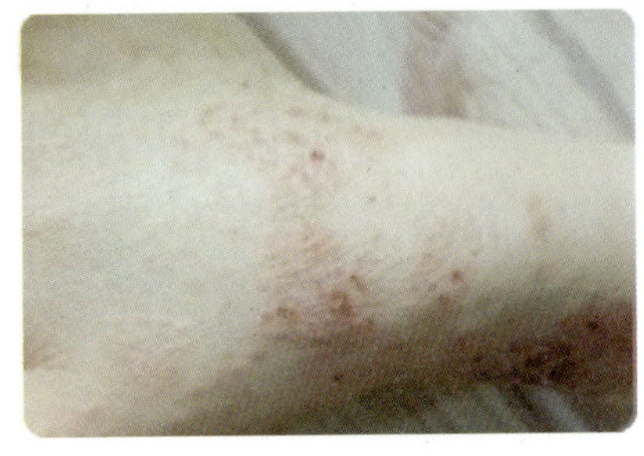

❷ 대증치료 효능 소멸 후 리바운드 현상 진행 상태

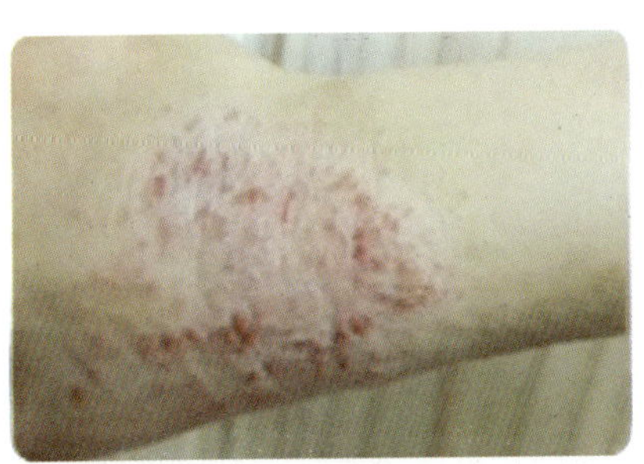

❸ 리바운드 현상 진행 후 본래 증상 100% 표출 상태

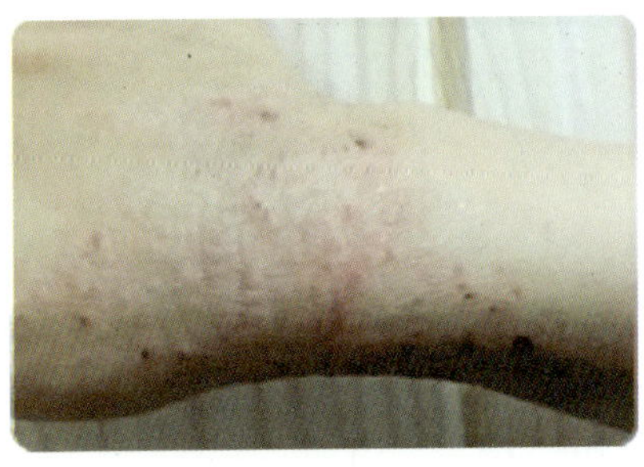

❹-1 점진적인 근원치료 진행 상태

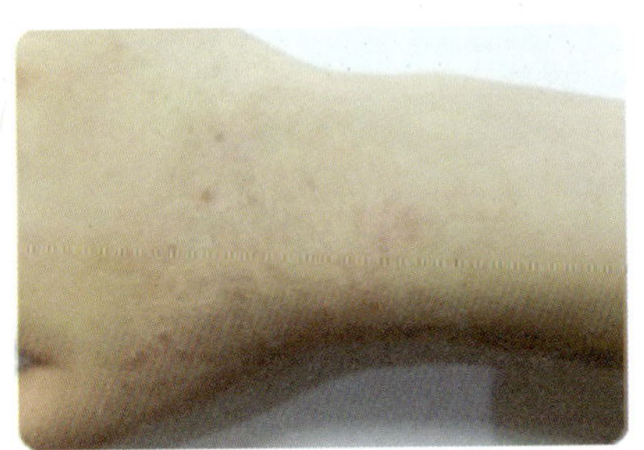

❹-2 점진적인 근원치료 진행 상태

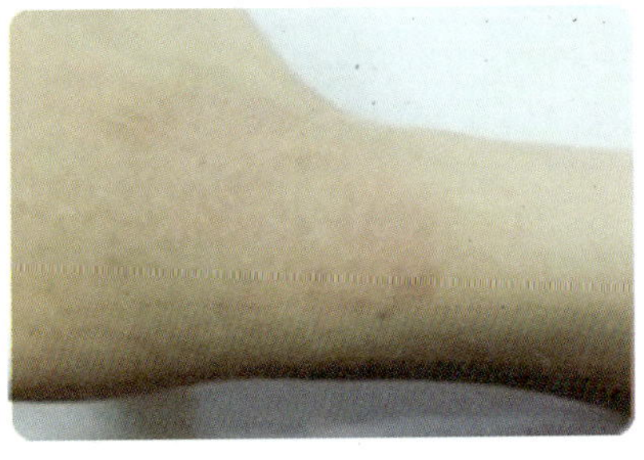

❹-3 점진적인 근원치료 진행 상태

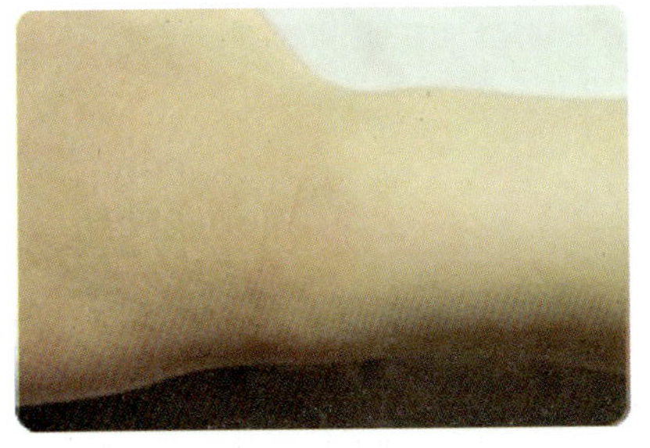

❹-4 점진적인 근원치료 진행 상태

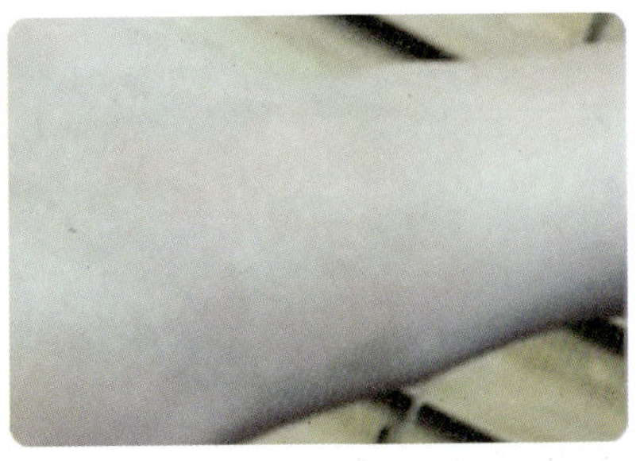

❺ 증상 소멸 및 근본 치료 상태

— 손 & 손목

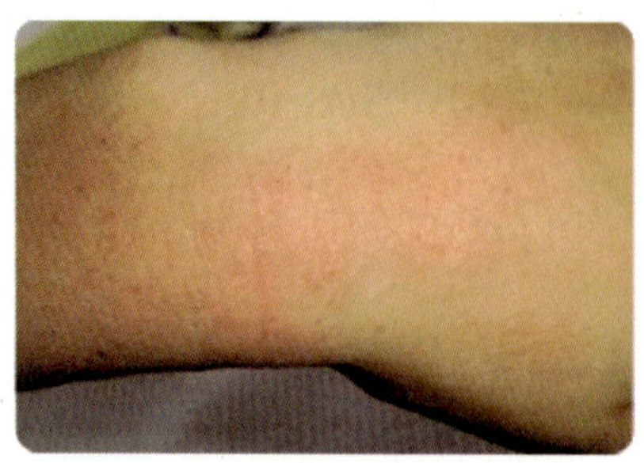

❶ 대증치료 효능으로 증상이 한시적으로 완화된 상태

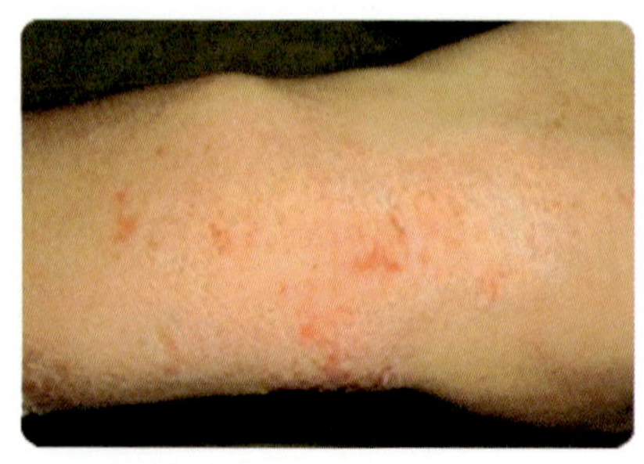

❷ 대증치료 효능 소멸 후 리바운드 현상 진행 상태

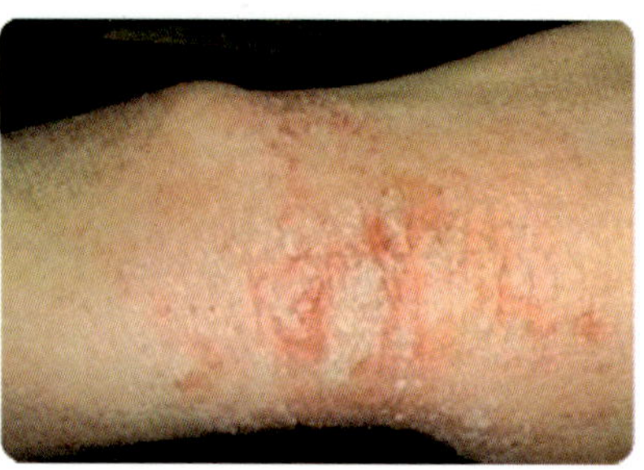

❸ 리바운드 현상 진행 후 본래 증상 100% 표출 상태

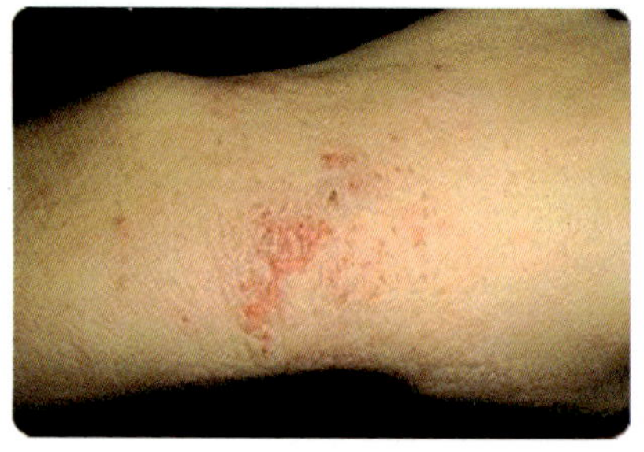

❹-1 점진적인 근원치료 진행 상태

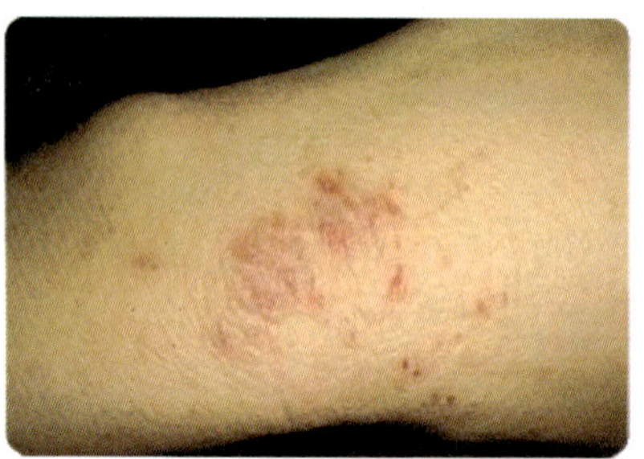

❹-2 점진적인 근원치료 진행 상태

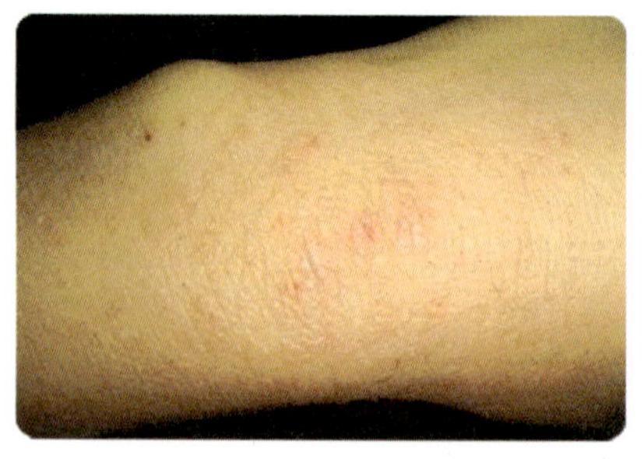

❹-3 점진적인 근원치료 진행 상태

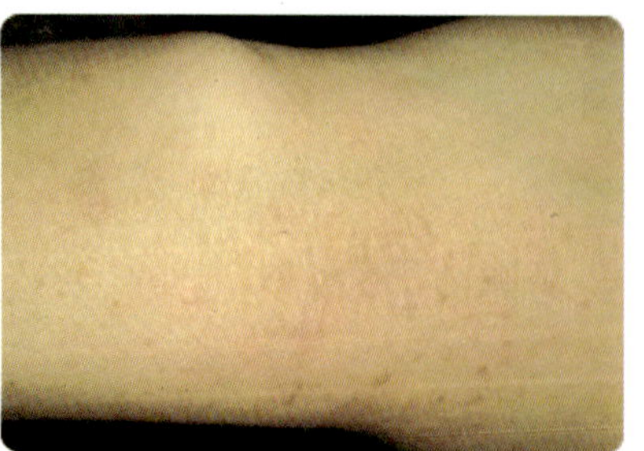

❹-4 점진적인 근원치료 진행 상태

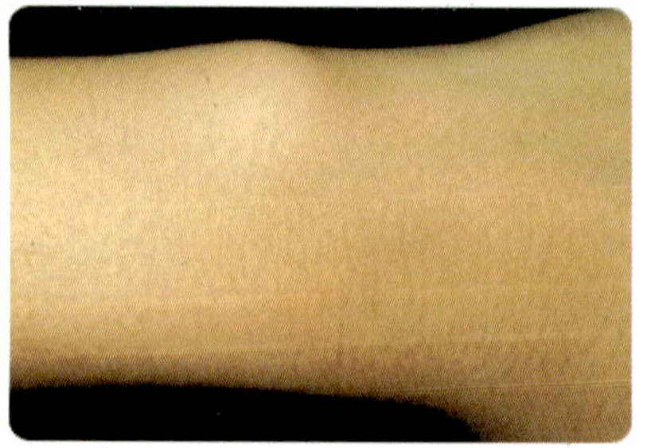

❺ 증상 소멸 및 근본 치료 상태

— 팔

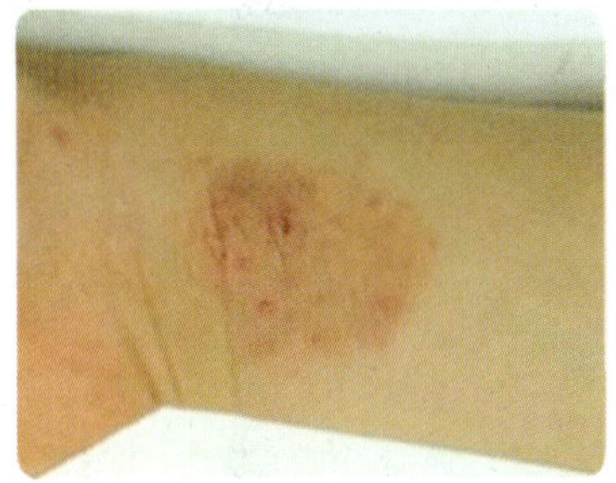
❶ 대증치료 효능으로 증상이 한시적으로 완화된 상태

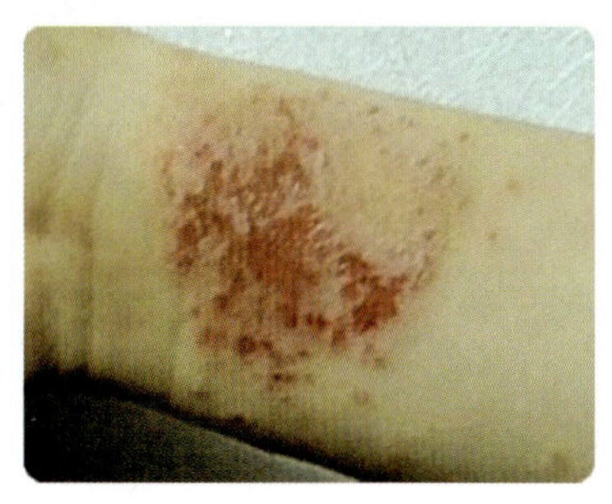
❷ 대증치료 효능 소멸 후 리바운드 현상 진행 상태

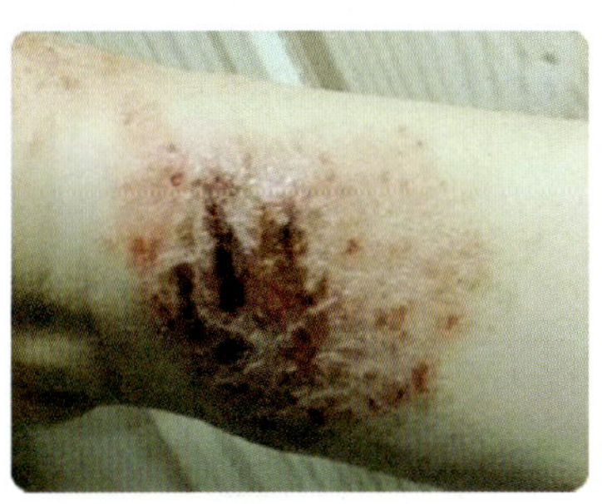
❸ 리바운드 현상 진행 후 본래 증상 100% 표출 상태

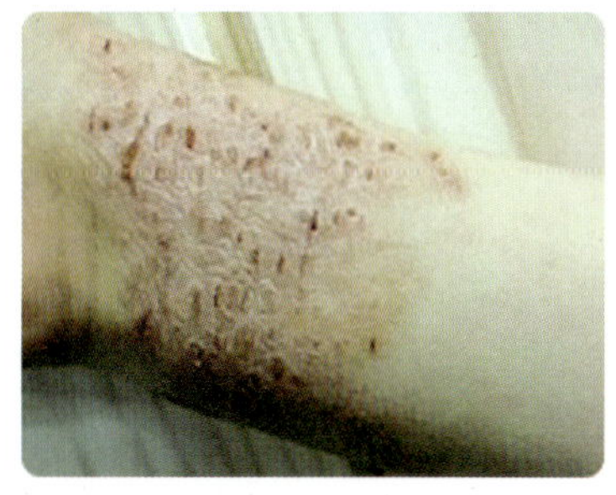
❹-1 점진적인 근원치료 진행 상태

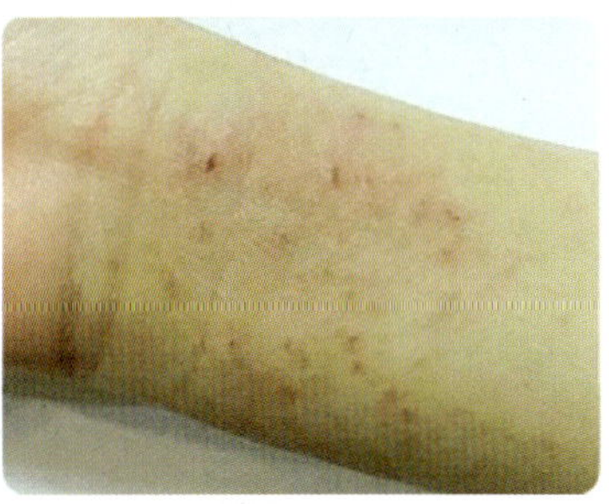
❹-2 점진적인 근원치료 진행 상태

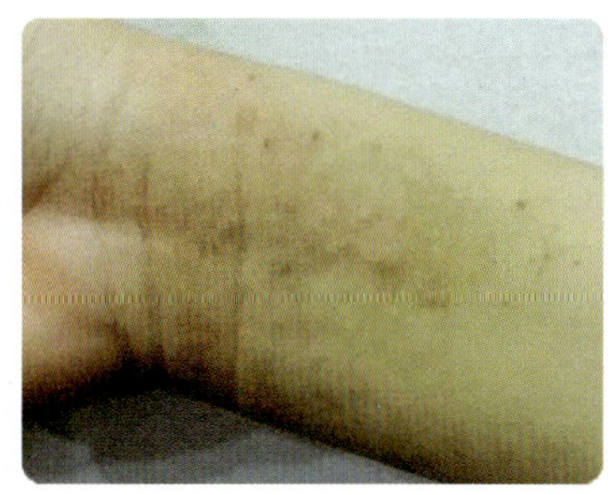
❹-3 점진적인 근원치료 진행 상태

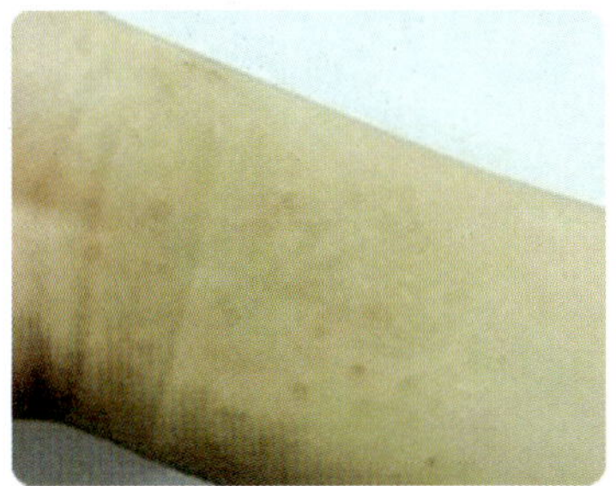
❹-4 점진적인 근원치료 진행 상태

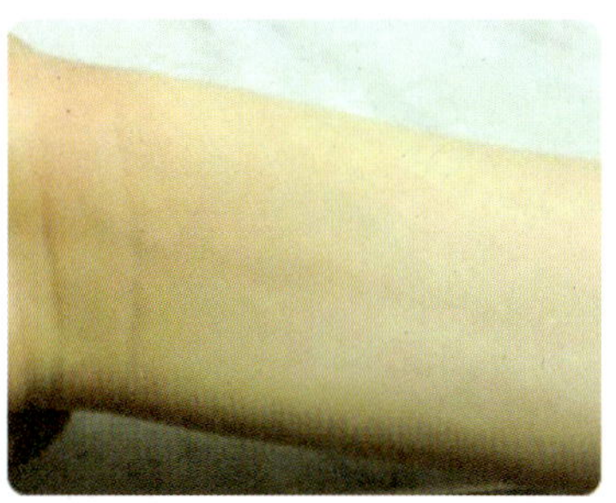
❺ 증상 소멸 및 근본 치료 상태

— 팔

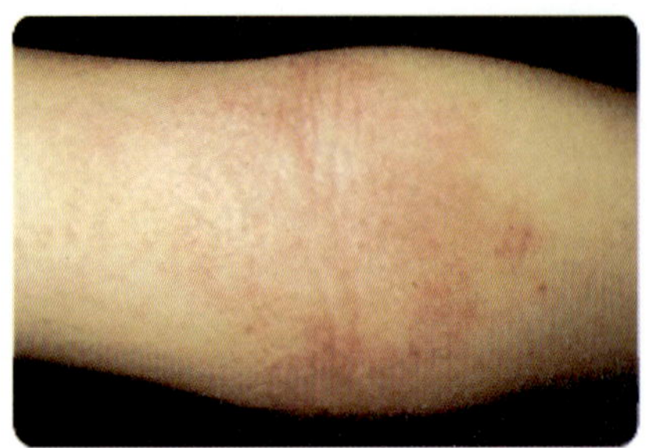

❶ 대증치료 효능으로 증상이 한시적으로 완화된 상태

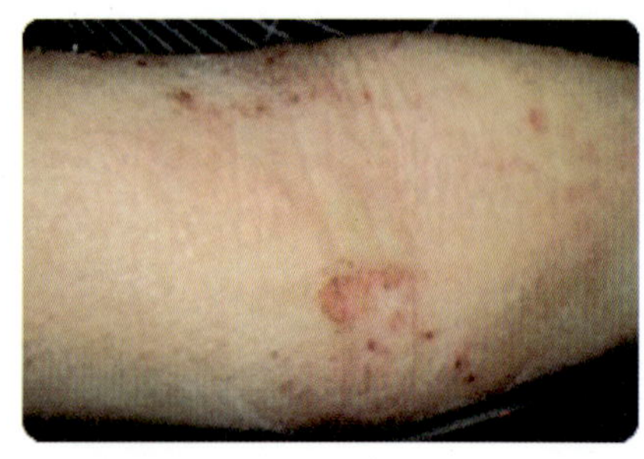

❷ 대증치료 효능 소멸 후 리바운드 현상 진행 상태

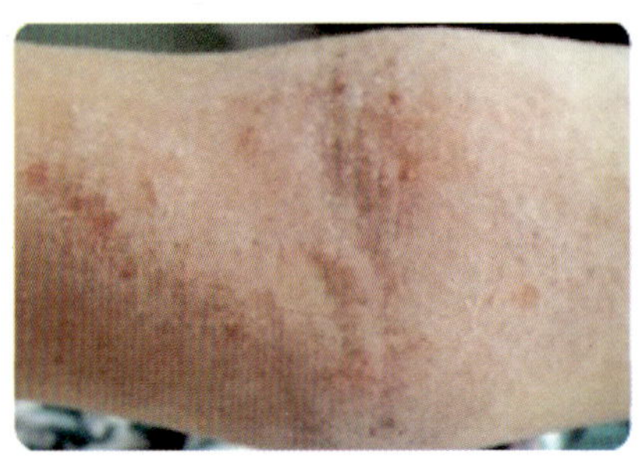

❸ 리바운드 현상 진행 후 본래 증상 100% 표출 상태

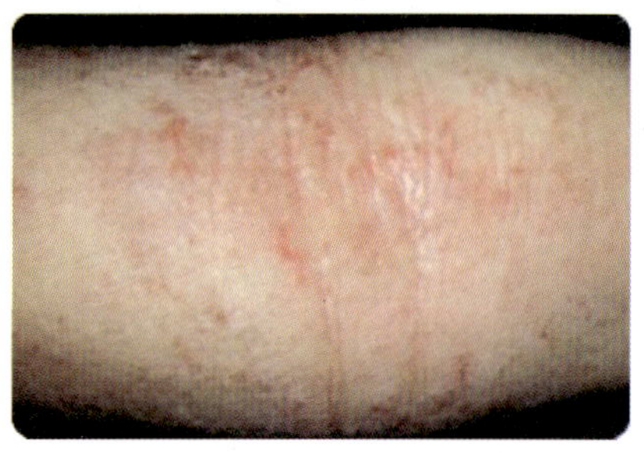

❹-1 점진적인 근원치료 진행 상태

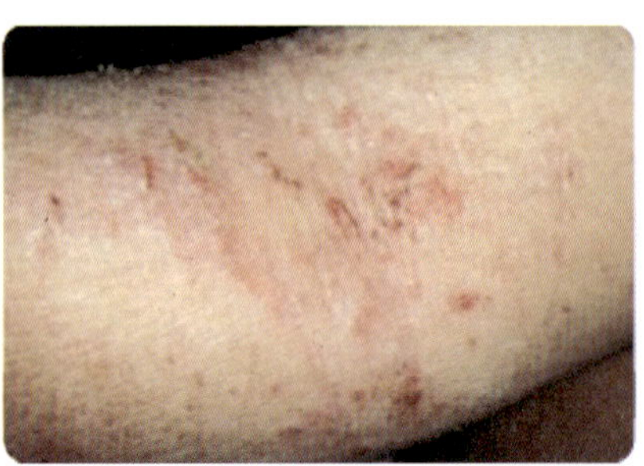

❹-2 점진적인 근원치료 진행 상태

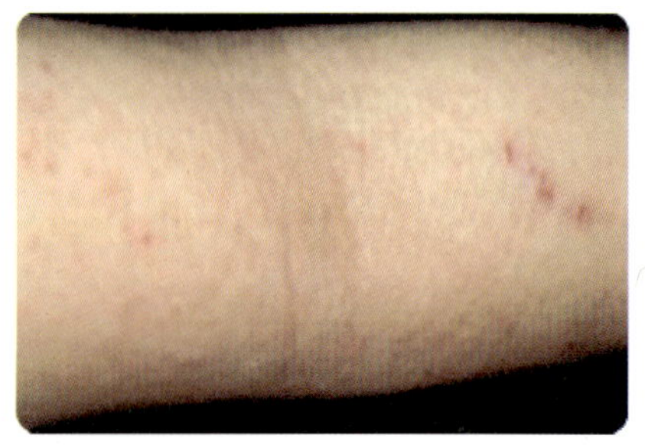

❹-3 점진적인 근원치료 진행 상태

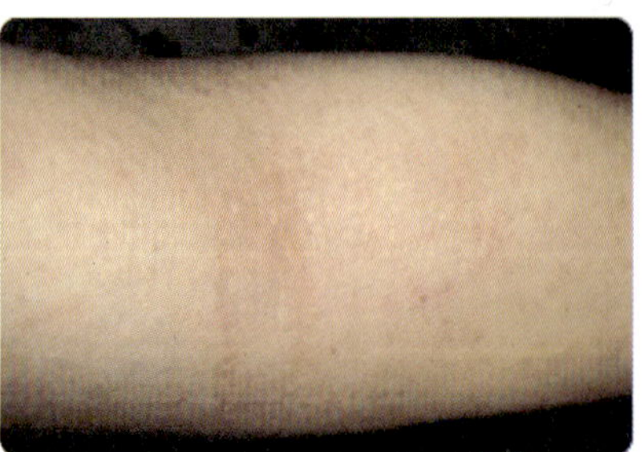

❹-4 점진적인 근원치료 진행 상태

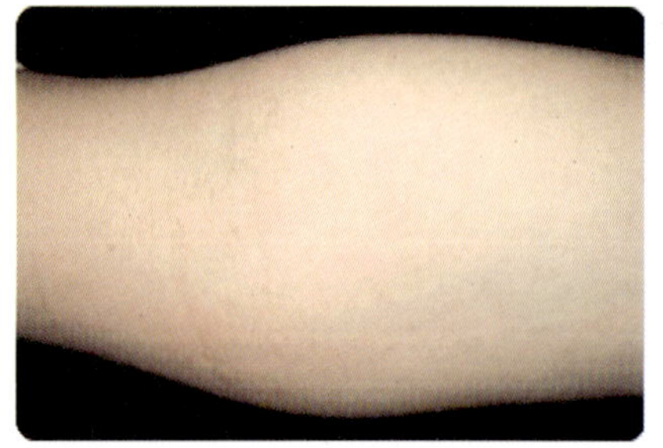

❺ 증상 소멸 및 근본 치료 상태

— 팔

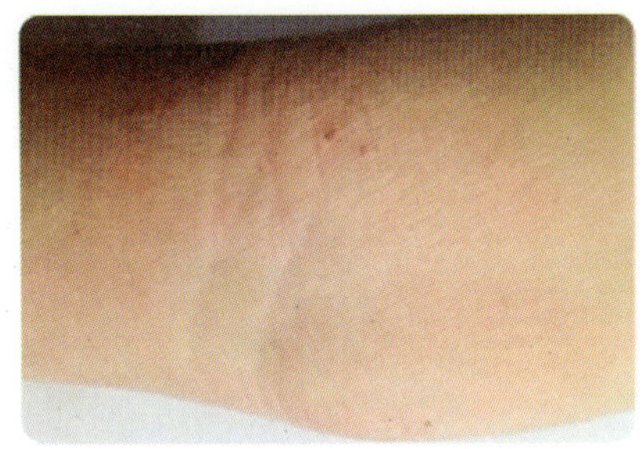

❶ 대증치료 효능으로 증상이 한시적으로 완화된 상태

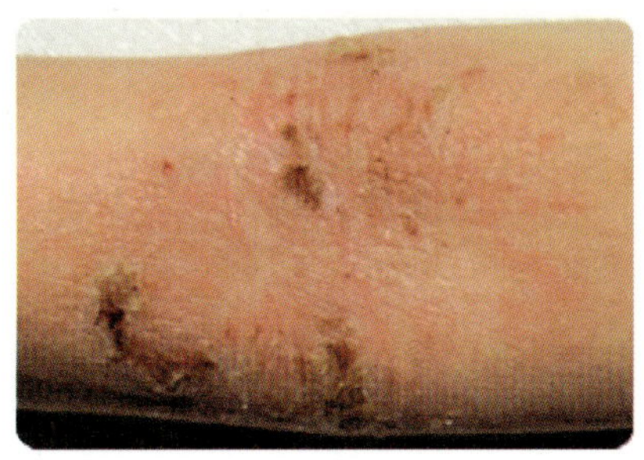

❷ 대증치료 효능 소멸 후 리바운드 현상 진행 상태

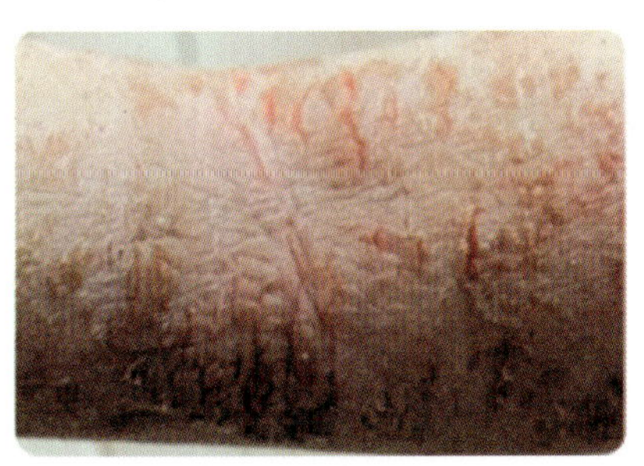

❸ 리바운드 현상 진행 후 본래 증상 100% 표출 상태

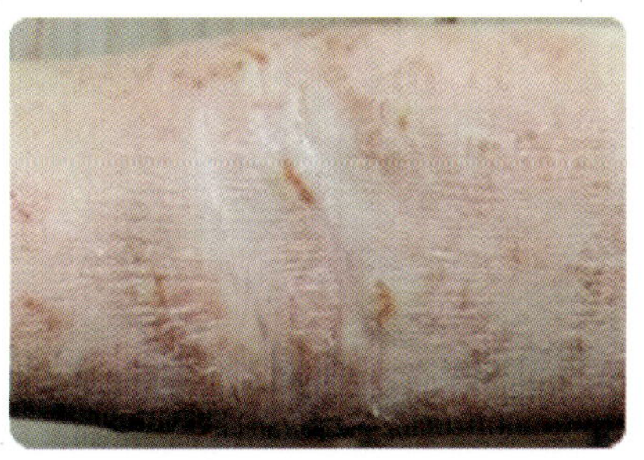

❹-1 점진적인 근원치료 진행 상태

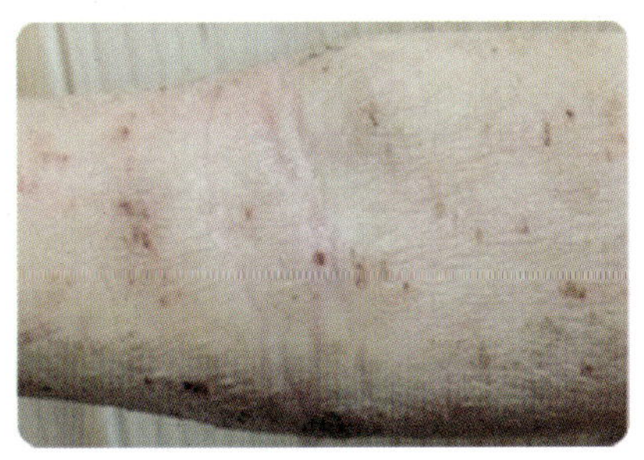

❹-2 점진적인 근원치료 진행 상태

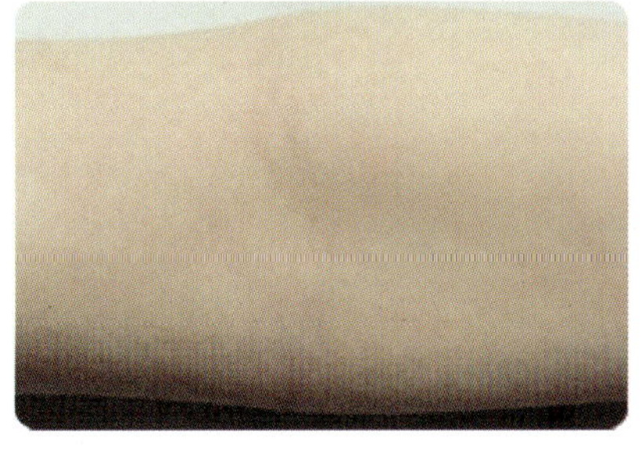

❹-3 점진적인 근원치료 진행 상태

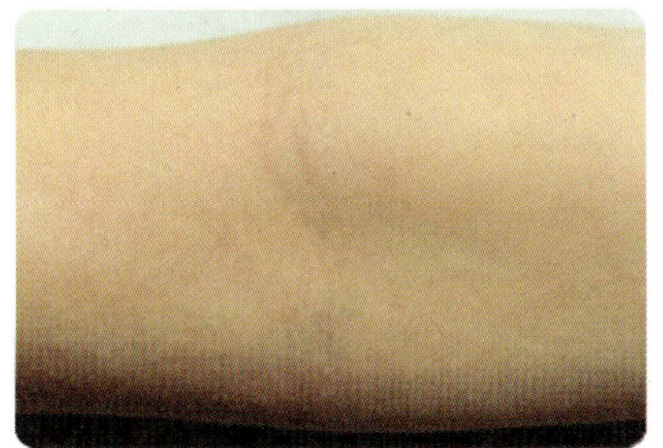

❹-4 점진적인 근원치료 진행 상태

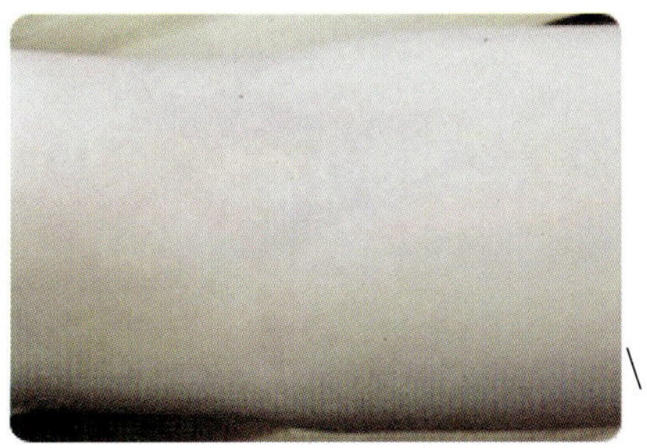

❺ 증상 소멸 및 근본 치료 상태

— 복부

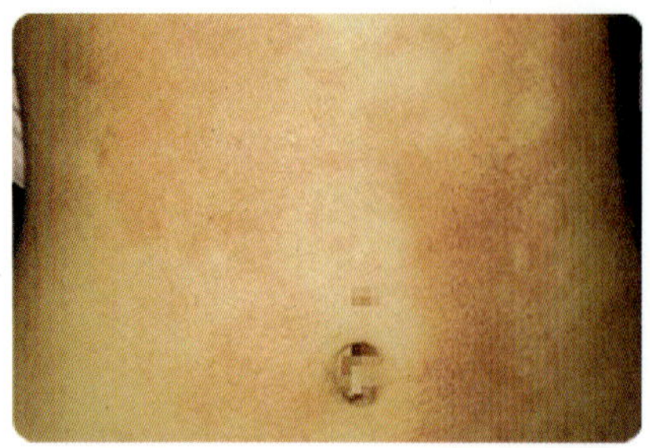

❶ 대증치료 효능으로 증상이 한시적으로 완화된 상태

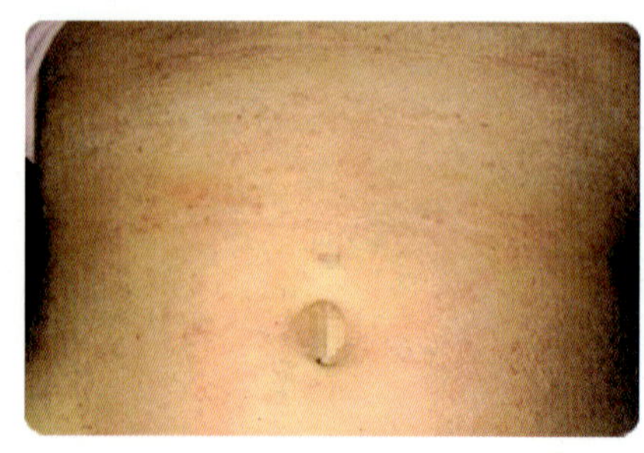

❷ 대증치료 효능 소멸 후 리바운드 현상 진행 상태

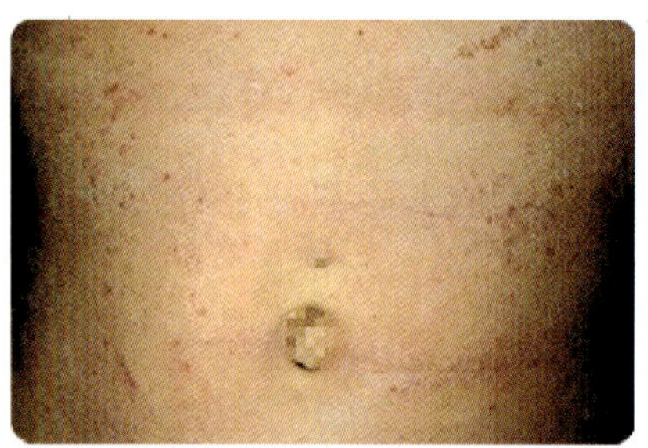

❸ 리바운드 현상 진행 후 본래 증상 100% 표출 상태

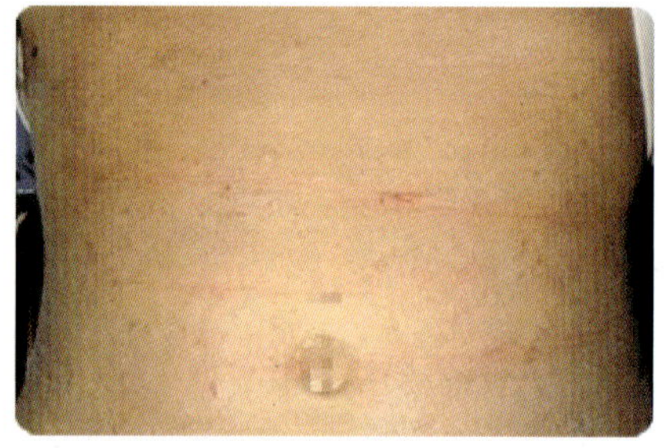

❹-1 점진적인 근원치료 진행 상태

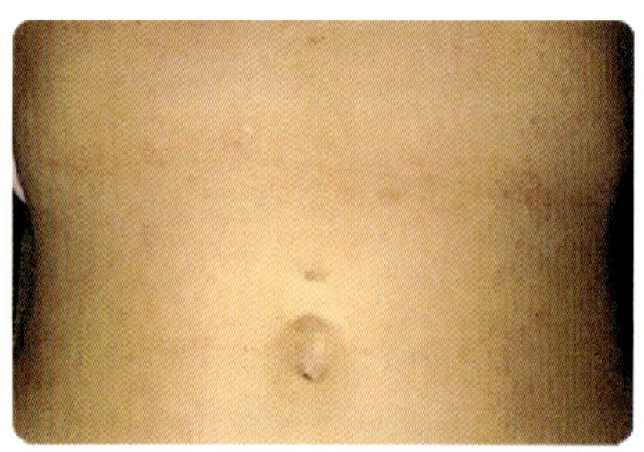

❹-2 점진적인 근원치료 진행 상태

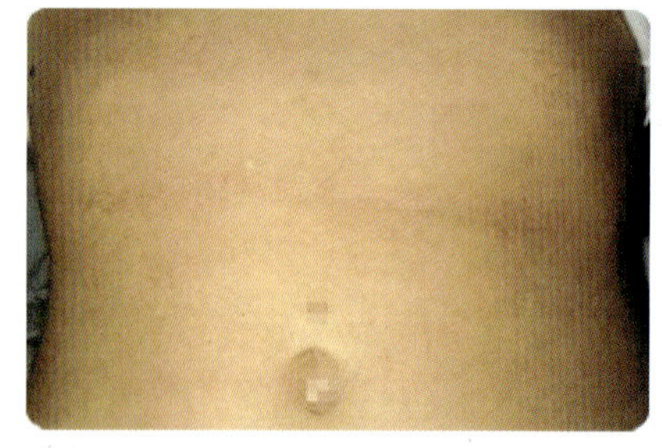

❹-3 점진적인 근원치료 진행 상태

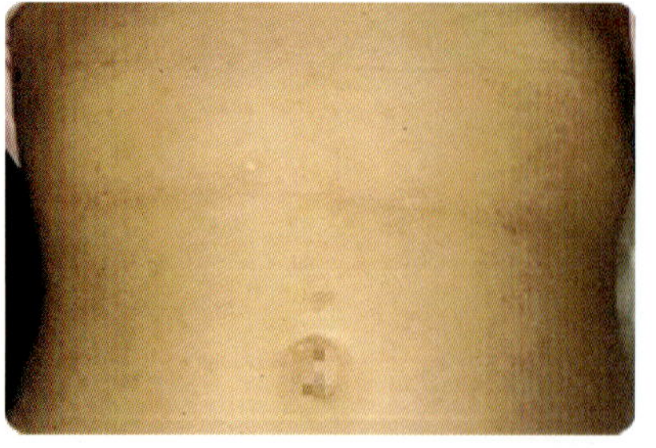

❹-4 점진적인 근원치료 진행 상태

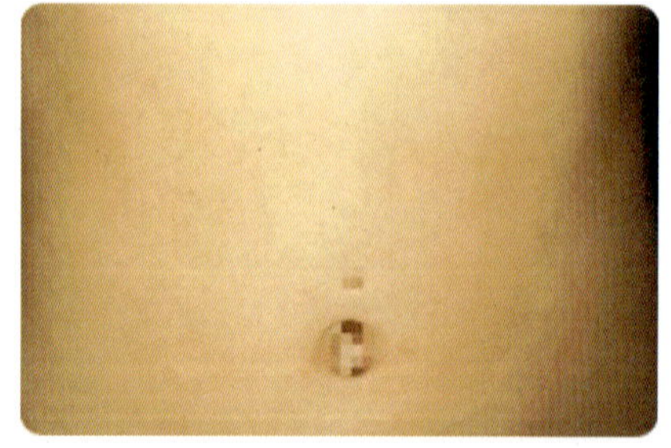

❺ 증상 소멸 및 근본 치료 상태

— 무릎 뒤

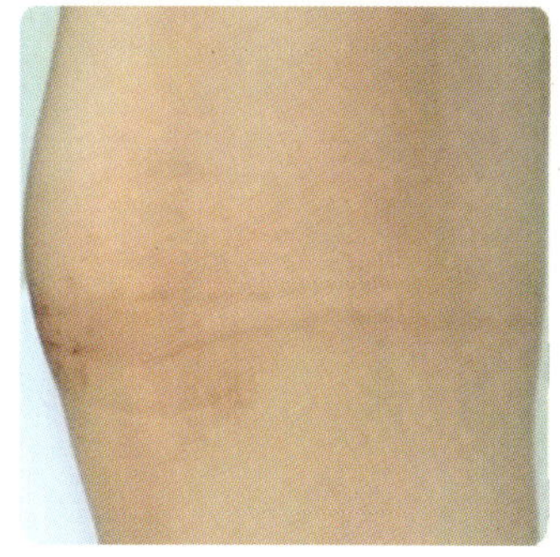

❶ 대증치료 효능으로 증상이 한시적으로 완화된 상태

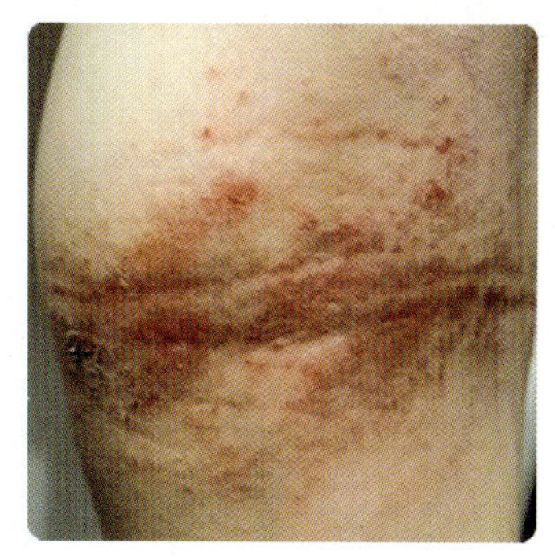

❷ 대증치료 효능 소멸 후 리바운드 현상 진행 상태

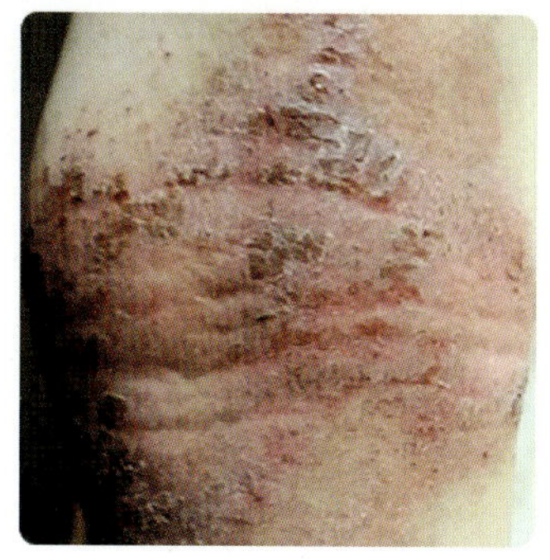

❸ 리바운드 현상 진행 후 본래 증상 100% 표출 상태

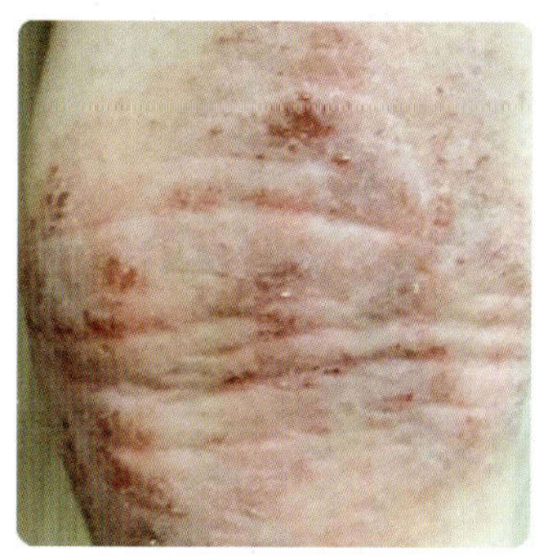

❹-1 점진적인 근원치료 진행 상태

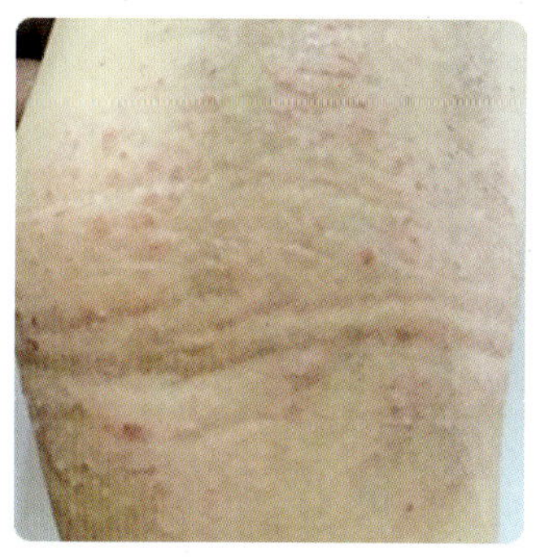

❹-2 점진적인 근원치료 진행 상태

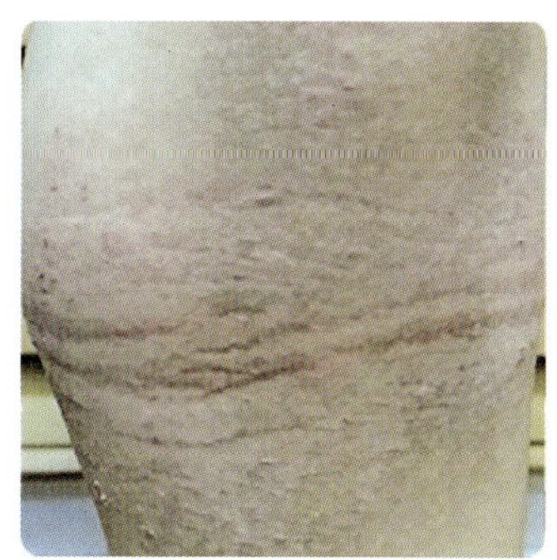

❹-3 점진적인 근원치료 진행 상태

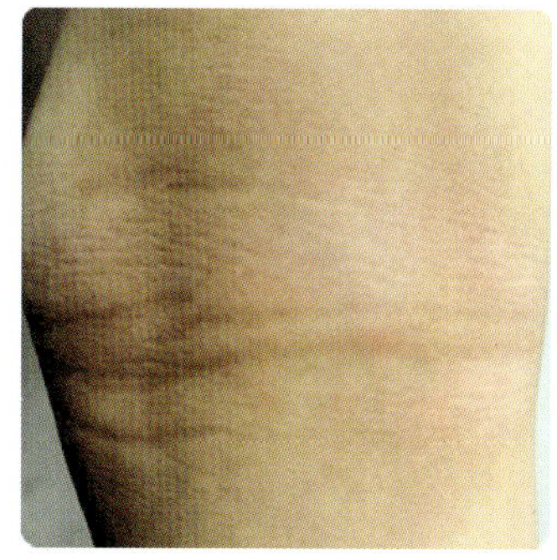

❹-4 점진적인 근원치료 진행 상태

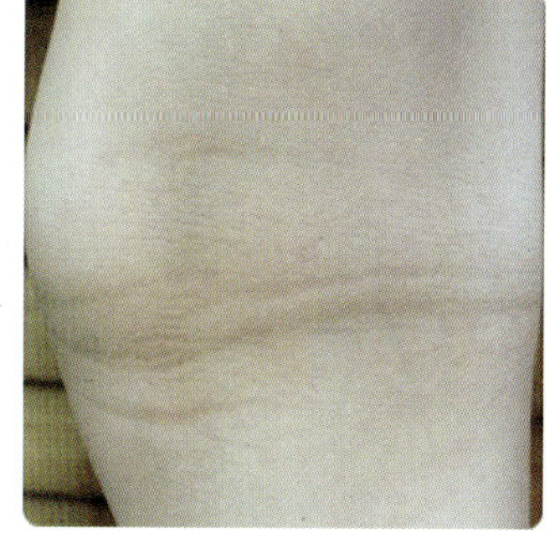

❺ 증상 소멸 및 근본 치료 상태

3. 대증치료 중단 후 근원치료로 대체 치료 시 주의할 점(불편한 점)

발병 초기부터 대증치료를 계속했으나 아토피피부염이 근본 치료되지 못하고 증상들만 한시적으로 완화된 상태일 때, 대증치료 효능을 발휘하는 약물 사용을 중단하고 근원치료 효능을 발휘하는 한약 복용으로 대체한 후 근원치료가 시작되면, 아토피피부염이 곧바로 치료되는 것이 아니라 대증치료 효능으로 한시적으로 완화됐던 증상들이 사라지고 '리바운드 현상'이 일정 기간 동안 진행된다. 이 과정에서 본래 앓고 있는 증상들이 대증치료 기간에 체내로 유입되고 피부에 접촉된 악화인자로 인해 생명현상과 생체활동이 손상된 만큼 악화된 상태로 100% 표출된 이후에 근원치료가 본격적으로 진행된다.

그리고 발병 초기부터 대증치료를 계속했으나 아토피피부염이 근본 치료되지 못하고 증상들만 한시적으로 완화된 상태일 때, 근원치료로 대체해서 치료할 경우 근원치료를 하는 동안에 악화인자 체내 유입과 피부 접촉을 철저히 차단하지 못하면 근원치료 효능이 발휘되지 못해 아토피피부염 근본 치료가 실현되지 않는다.

계속해온 대증치료를 중단하고 근원치료로 대체해서 치료할 경우, 근원치료가 시작되면 대증치료 효능으로 한시적으로 완화됐던 증상이 사라지고 리바운드 현상이 진행되면서 본래 앓고 있는 증상들이 악화된 상태로 100% 표출된다. 본래 앓고 있는 아토피피부염 증상이 중증(重症)일수록 리바운드 현상이 1~2개월을 전후한 기간 동안 진행된 이후에 근원치료가 본격적으로 진행될 만큼 리바운드 현상이 긴 시일동안 진행된다.

근원치료가 진행 중이더라도 특정 악화인자를 분석 확인한 후 체내 유입 또는 피부 접촉을 철저히 차단하지 못하면, 근원치료 효능이 더 이상 발휘되지 않으면서 아토피피부염 근본 치료가 더 이상 진행되지 않으며, 농가진(膿痂疹) 등의 2차 감염이 발생하면서 아토피피부염이 악화될 수 있다.

계속해온 대증치료를 중단하고 근원치료로 대체한 후 근원치료 효능이 발휘되면, 아토피피부염 증상 호전은 대증 치료처럼 빠르게 진행되지 않고 점진적으로 완만하게 진행된다. 즉, 근원치료로 대체한 후 생명현상과 생체활동이 정상적으로 영위되면서 저하된 면역능의 점진적 증강, 약화된 자연치유력의 점진적 강화, 손상된 선천 면역계 기능의 점진적 회복, 손상된 피부장벽기능의 점진적 회복 등에 비례하여 아토피피부염 증상도 점진적으로 완만하게 호전된다.

근원치료로 대체한 후 근원치료 효능이 발휘되면서 아토피피부염의 근본 원인과 이상 증후가 점진적으로 치유되는 만큼 아토피피부염 증상이 점진적으로 호전될 때, 보습제를 비롯한 각종 대증치료 약물을 함께 사용할 경우 근원치료 효능이 발휘되지 못하면서 아토피피부염 근본 치료도 더 이상 진행되지 않는다.

발병 초기부터 대증치료를 계속했으나, 대증치료 기간 동안 체내로 계속 유입되고 피부에 접촉된 악화인자로 인해 생명현상과 생체활동 손상이 심해지면서 중증(重症) 아토피피부염으로 진행된 경우가 있다. 이때 대증치료를 중단하고 근원치료 효능을 발휘하는 한약 복용으로 대체해서 치료를 시작하더라도, 악화인자로 인해 손상된 생명현상과 생체활동이 온전히 치유되지 못하면, 아토피피부염 증상이 일정 기간 동안 호전된 후 더 이상의 근원치료 효능이 발휘되지 못해 아토피피부염 근본 치료가 100% 실현되지 않을 수 있다.

발병 초기부터 대증 치료를 계속했으나 아토피피부염이 근본 치료되지 못하고 증상들만 한시적으로 완화된 상태일 때, 악화인자를 철저히 차단한 후 대증치료를 중단하고 근원 치료로 대체할 경우, 그동안의 대증치료 효능으로 한시적으로 완화됐던 증상들이 사라지고 '리바운드 현상'이 진행되면서 본래 앓고 있는 증상들이 마지막 대증치료 전보다 악화된 상태로 100% 표출된다. 이때는 (대증 치료 기간에 체내로 유입되고 피부에 접촉된 악화인자 때문에 생명현상과 생체활동이 손상된 만큼) 본래 앓고 있는 증상들이 얼마만큼 악화된 상태로 표출될지를 정확히 예측하기 어렵다.

발병 초기부터 대증 치료를 계속했으나 아토피피부염이 근본 치료되지 못하고 증상들만 한시적으로 완화된 상태일 때, 악화인자를 철저히 차단한 상태에서 근원 치료로 대체하면, 근원 치료가 시작된 후 '리바운드 현상'이 진행되면서 본래 앓고 있는 증상들이 악화된 상태로 표출된다. 이때 '리바운드 현상'이 발생하는 이유를 모르면, 근원 치료로 대체한 후 치료가 잘못됐기 때문에 악화된 것이라고 아토피피부염을 치료받는 사람이 잘못 판단하거나 오해할 수 있다.

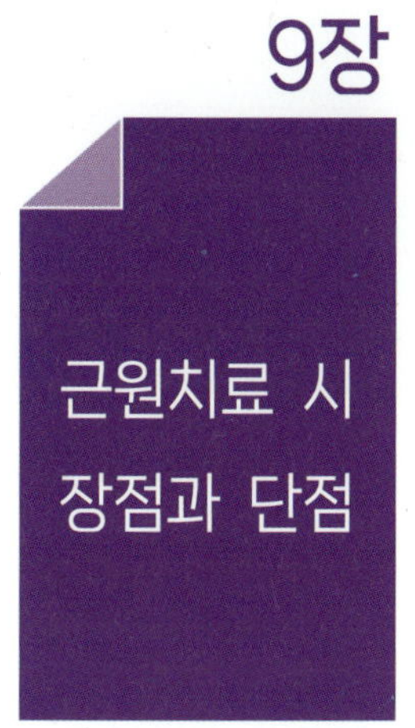

9장 근원치료 시 장점과 단점

Question

아토피피부염이 발병했을 때 한의학 이론과 치료 원리에 근거하여 조제된 근원치료 효능을 발휘하는 한약을

1. 복용하면서 아토피피부염 치료를 시작할 경우, 어떤 장점을 기대할 수 있나요?
2. 복용한 후 아토피피부염 근원치료가 시작되면, 아토피피부염 증상은 어떻게 호전되며 근본 치료될 수 있나요?
3. 복용 시작한 후 아토피피부염 근원치료가 진행 중일 때, 근원치료 과정에서 발생할 수 있는 단점은 무엇인가요?

1. 근원치료 시 장점
2. 근원치료 장점과 근본 치료 진행 사례
3. 근원치료 시 주의할 점

아토피피부염 발병 초기부터 근원치료를 시작하면 아토피피부염의 근본 원인과 악화인자와 연관된 이상 증후를 치유하고 아토피피부염 증상을 근본적으로 소멸시키는 치료효능이 발휘될 수 있다.

즉, 발병 초기부터 악화인자 체내유입과 피부접촉을 철저히 차단한 상태에서 한의학 이론과 치료 원리에 근거하여 처방되고 조제된 한약을 복용하면, 근원 치료 효능이 발휘되어 아토피피부염의 근본 원인과 이상 증후가 치유되고 아토피피부염 증상이 소멸된 부위에 정상 피부조직이 생성된다. 이로 인해 아토피피부염이 근본적으로 치료되며, 근원 치료를 중단해도 리바운드 현상이 발생하지 않는다.

그러나 근원 치료 중에도 아토피피부염 악화인자로 관여하는 이물질을 철저히 차단하지 못하면, 아토피피부염의 근본 치료가 실현되기 어렵다.

1. 근원치료 시 장점(치료 효능, 유리한 점)

발병 원인과 악화 이유를 모르던 시절에는 근본 치료가 불가능했기 때문에 한시적인 증상 완화를 목표로 하는 대증치료에 의존할 수밖에 없었다. 그러나 발병 원인과 악화 이유가 밝혀지고 근본 치료가 가능한 질환임을 인정받는 시기가 도래하면, 아토피피부염 근본 원인과 이상 증후를 치유하고 아토피피부염 증상을 근본적으로 소멸시키는 근원 치료가 각광을 받게 될 것이다.

아토피피부염 발병 초기부터 알레르겐 등 아토피피부염 악화인자로 관여하는 이물질의 체내유입과 피부접촉을 철저히 차단한 상태에서 근원치료 효능을 발휘하는 한약 복용을 시작하면, 생명현상과 생체활동이 정상적으로 영위되면서 아토피피부염의 근본 원인과 악화인자와 연관된 이상 증후가 치유된다. 이로 인해 홍조, 홍종, 부종, 염증, 상처, 진물, 피부 건조, 태선화, 백색피부그림증을 비롯한 기타 아토피피부염 증상이 소멸된 부위에 피부장벽 기능 등을 온전히 발휘하는 정상 피부조직이 생성되면, 리바운드 현상 없이 아토피피부염이 빠르게 근본적으로 치료될 수 있다.

경증(輕症) 아토피피부염 발병 초기부터 악화인자의 체내 유입과 피부 접촉을 철저히 차단한 상태에서 근원치료 효능을 발휘하는 한약 복용을 시작하면, 근원치료가 진행되면서 리바운드 현상이 발생하지 않는다. 근원치료 기간 2~3개월 이내에 아토피피부염 근본 원인과 이상 증후가 빠르게 치유되고 홍조, 피부 건조를 비롯한 기타 증상이 소멸된 부위에 정상 피부조직이 생성되면서 아토피피부염이 빠르게 근본적으로 치료될 수 있다.

아토피피부염이 발병한 이후 약물 부작용을 염려하여 특정 약물을 일체 사용하지 않았으나, 악화인자가 체내로 계속 유입되고 피부에 접촉된 후 면역체계의 과민반응(알레르기)이 점차 심해지면서 중증(中症) 아토피피부염으로 진행되었을 때 악화인자를 철저히 차단한 상태에서 근원치료 효능을 발휘하는 한약 복용을 시작하면, 근원 치료가 진행되면서 리바운드 현상이 발생하지 않고 근원 치료 기간 4~5개월 이내에 아토피피부염 근본 치료가 실현될 수 있다.

그리고 아토피피부염 발병 초기부터 알레르겐 등 아토피피부염 악화인자로 관여하는 이물질의 체내 유입과 피부 접촉을 철저히 차단한 상태에서 근원치료 효능을 발휘하는 한약 복용을 시작한 후, 아토피피부염 근본 원인과 이상증후가 점진적으로 치유되는 도중에 근원치료 효능을 발휘하는 한약 복용을 중단해도 리바운드 현상은 발생하지 않고 치료 상태가 계속 유지된다.

또한 악화인자 체내 유입과 피부 접촉을 철저히 차단한 상태에서 근원치료 효능을 발휘하는 한약 복용을 시작한 후 정상 생명현상과 생체활동을 영위하면서 약화된 자연치유력의 점진적인 강화, 저하된 면역능의 점진적인 증강, 손상된 선천 면역계 기능의 점진적인 회복, 손상된 피부장벽 기능의 점진적인 회복 등이 실현되면, 그에 비례하는 만큼 면역체계의 면역반응이 활성화되면서 악화인자로 관여하던 이물질의 종류 수가 줄어든다.

발병 초기부터 근원치료 효능을 발휘하는 한약 복용을 시작한 후, 온전한 생명현상과 생체활동 정상 영위, 자연치유력 강화, 면역능 증강, 선천 면역계 기능 정상 작동, 피부장벽 기능 정상 작동 등이 실현되면서 아토피피부염의 근본 원인과 이상 증후가 치유되고 아토피피부염 증상이 소멸된 부위에 정상 피부조직이 생성되면, 근원 치료 종료 후에도 지난날 악화인자로 작용했던 이물질이 체내로 유입되거나 피부에 접촉돼도 아토피피부염이 재발하지 않는다.

아토피피부염이 근본 치료된 이후에도 온전한 생명현상과 생체활동이 정상적으로 유지되고 전일적 항상성이 유지되면, 지난날 악화인자로 작용했던 이물질이 체내로 유입되거나 피부에 접촉돼도 면역체계가 면역반응을 실행하여 정신적, 육체적 건강을 온전하게 보전할 수 있다.

1) 경증(輕症) 아토피피부염 근원치료 진행

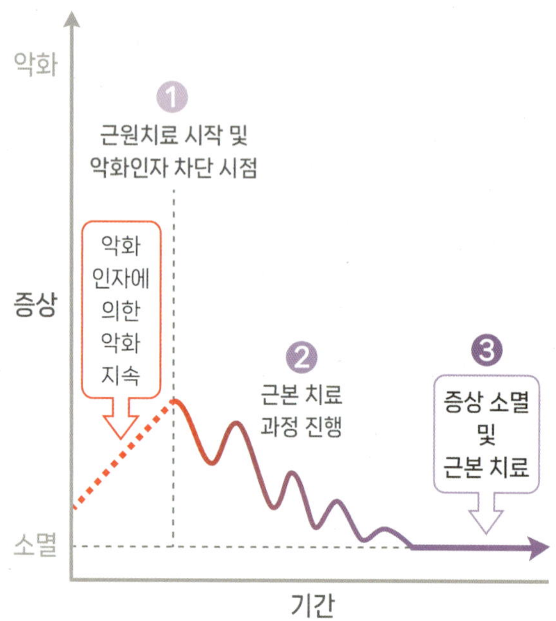

— 복부

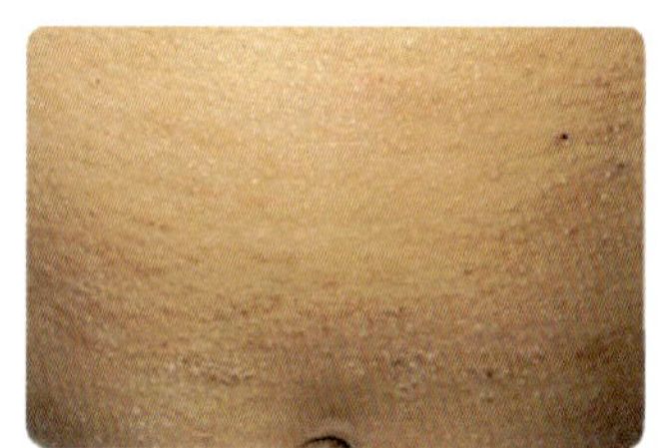
① 근원치료 시작 전 아토피피부염 본래 증상

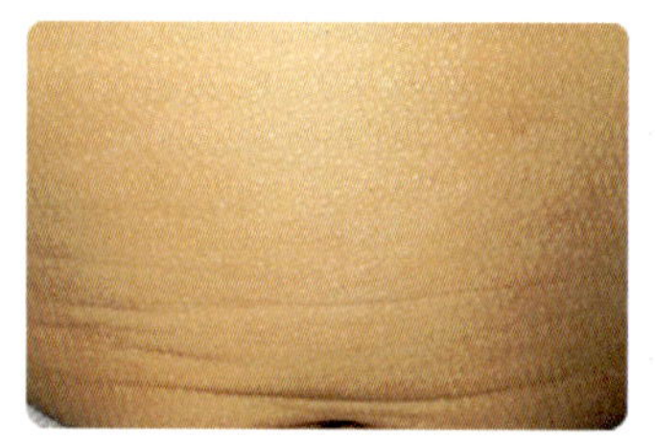
②-1 점진적인 근원치료 진행 상태

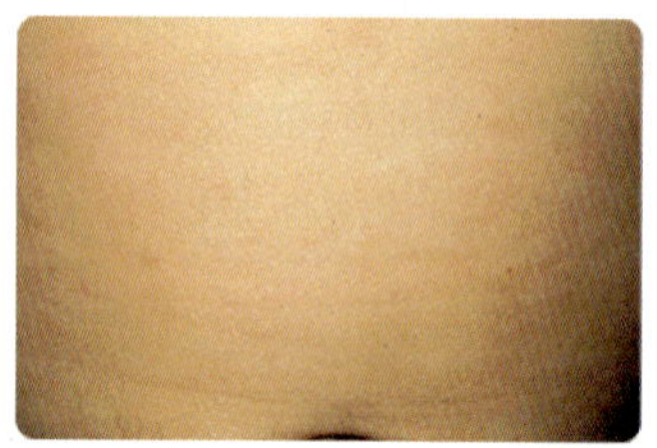
②-2 점진적인 근원치료 진행 상태

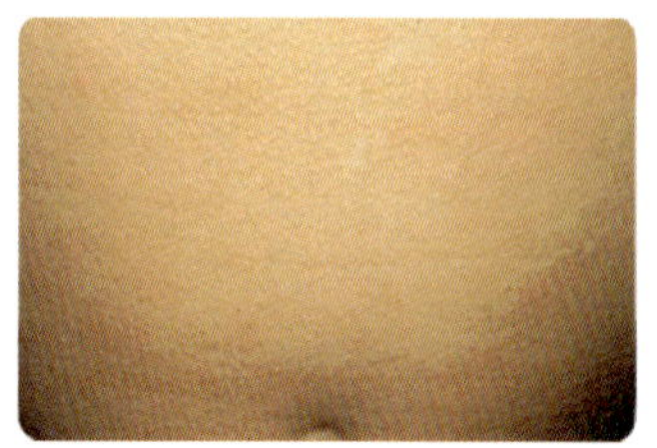
②-3 점진적인 근원치료 진행 상태

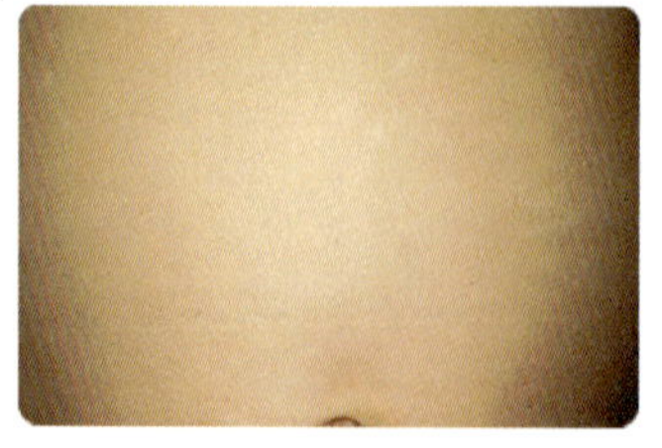
②-4 점진적인 근원치료 진행 상태

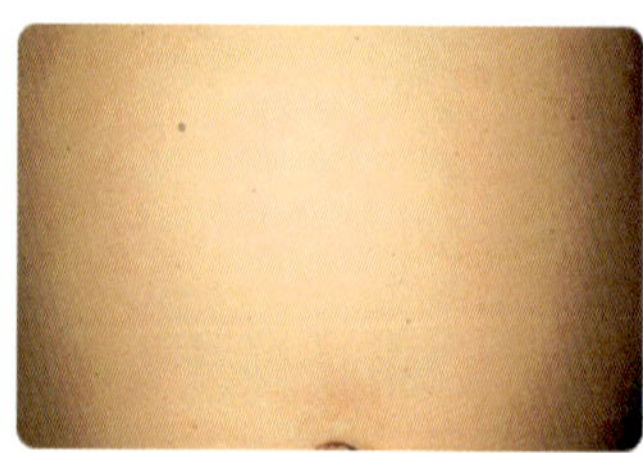
③ 증상 소멸 및 근본 치료 상태

2) 중증(中症) 아토피피부염 근원치료 진행

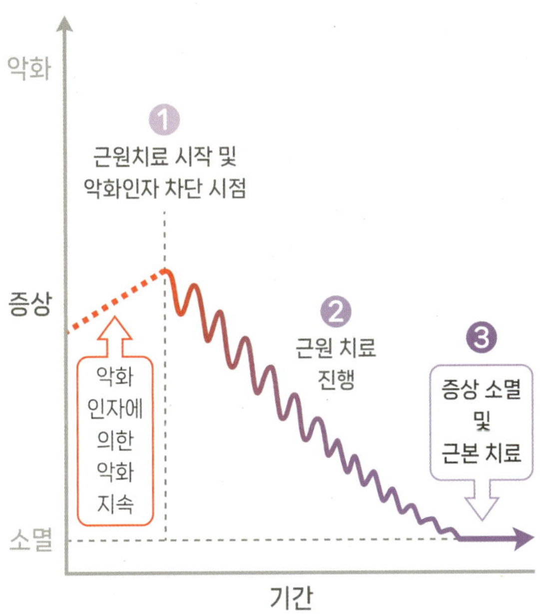

— 복부

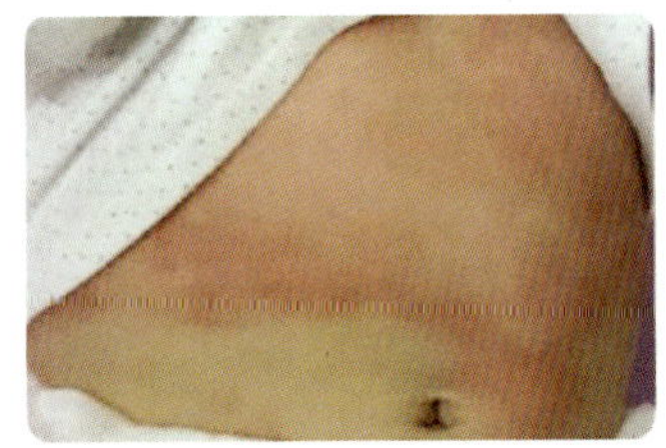
① 근원치료 시작 전
아토피피부염 본래 증상

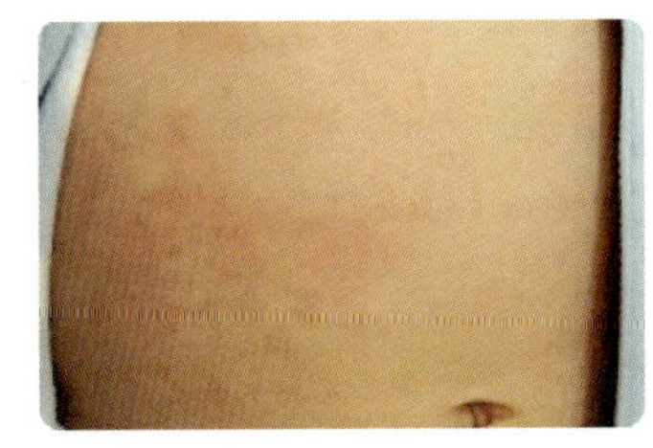
❷-1 점진적인 근원치료 진행
상태

❷-2 점진적인 근원치료 진행
상태

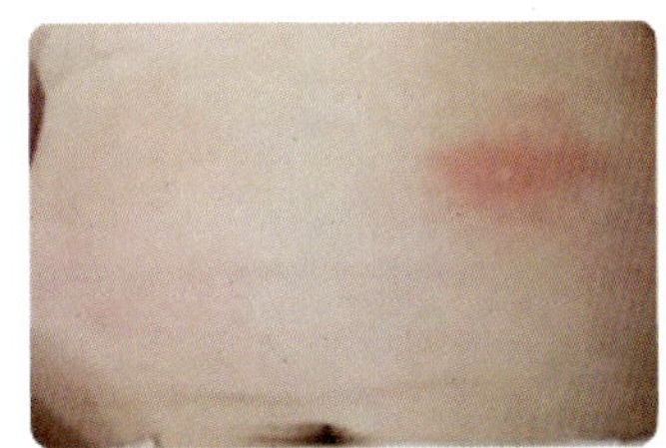
❷-3 점진적인 근원치료 진행
상태

❷-4 점진적인 근원치료 진행
상태

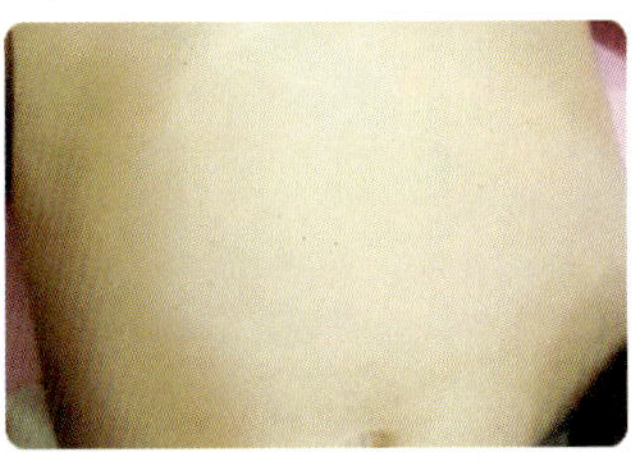
❸ 증상 소멸 및 근본 치료 상태

3) 중증(重症) 아토피피부염 근원치료 진행

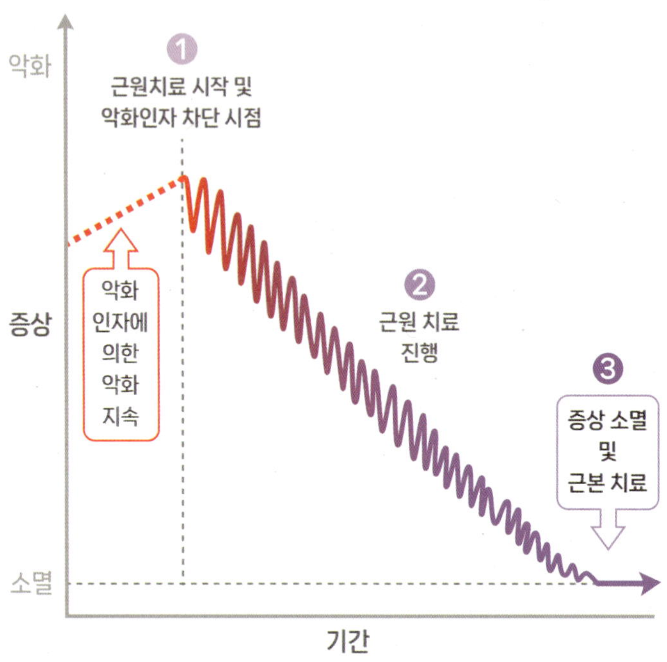

— 얼굴

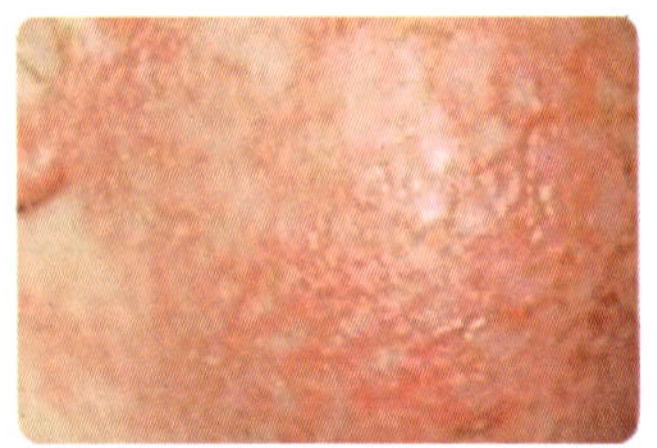
① 근원치료 시작 전 아토피피부염 본래 증상

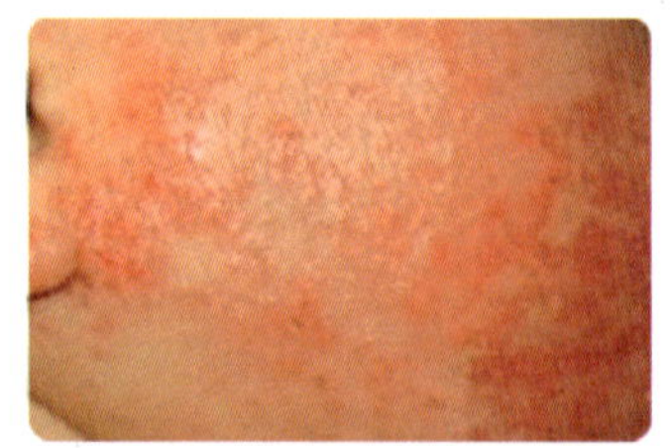
②-1 점진적인 근원치료 진행 상태

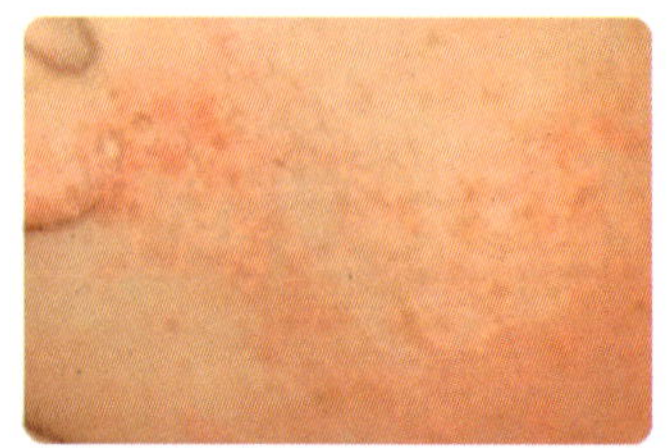
②-2 점진적인 근원치료 진행 상태

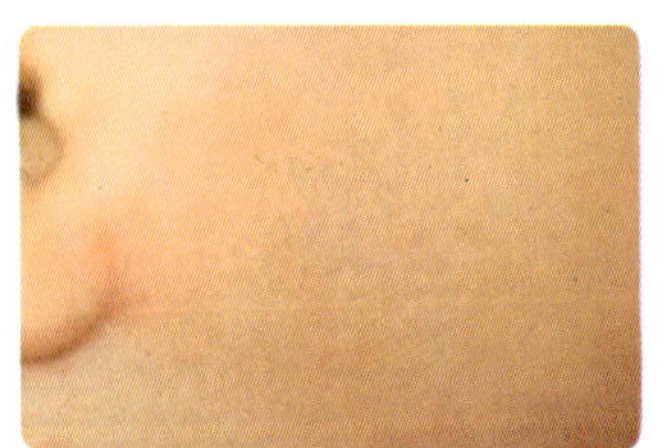
②-3 점진적인 근원치료 진행 상태

②-4 점진적인 근원치료 진행 상태

③ 증상 소멸 및 근본 치료 상태

4) 중증(重症) 아토피피부염 근원치료 진행 과정 및 상태

(1) 중증(重症) 아토피피부염이 중증(中症) 상태로 호전됨

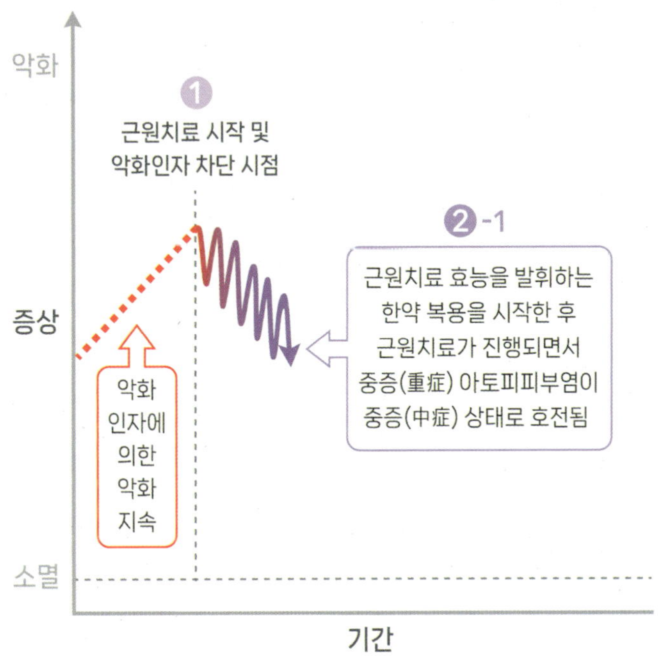

— 얼굴

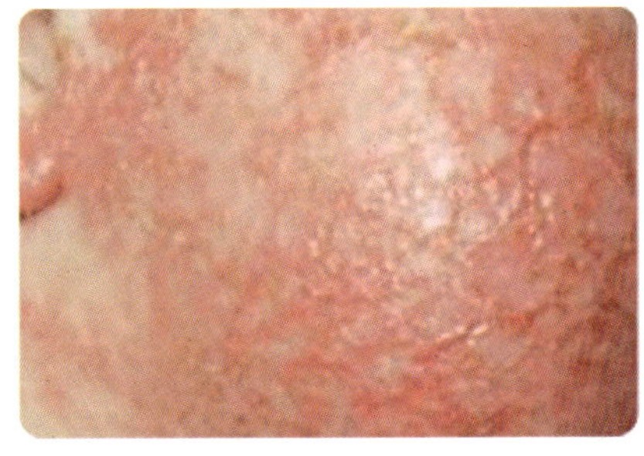

❶ 근원치료 시작 전 아토피피부염 본래 증상

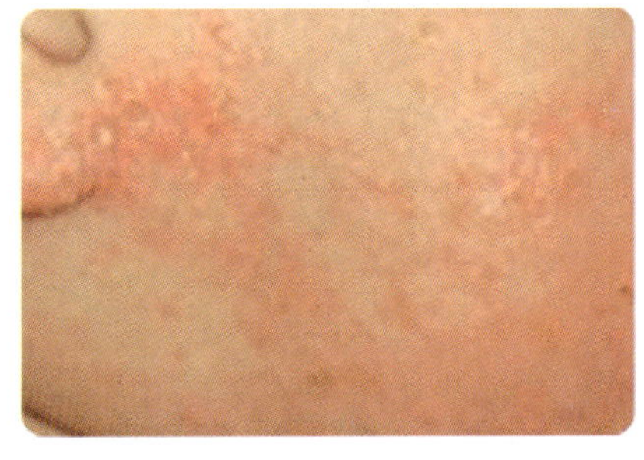

❷-1 점진적인 근원치료 진행 상태

	❶ 중증(重症) 상태	❷-1 중증(中症) 상태로 호전
홍조(紅潮) 및 홍종(紅腫) 증상	• 심한 염증과 부종으로 홍종 증상이 심하고 홍종 발생 범위 넓음 • 상처 발생 부위 많음	• 염증과 부종이 감소, 홍종 증상이 호전되고 범위가 축소, 짙은 홍조로 호전 • 상처 범위 축소
상처 및 진물	• 홍종 부위 상처에서 고약한 냄새를 풍기는 짙은 황색 진물 발생 • 진물 배출량 많음	• 홍종 부위에서 비릿한 냄새를 풍기는 옅은 황색 또는 투명한 진물 발생 • 진물 배출량 감소
피부 건조 및 각질	• 전신 피부 건조 • 각질 발생 범위 넓고 두터운 짙은 황색 각질 발생 • 각질 발생량이 많고 범위 넓음, 각질 탈락량 많음	• 피부건조 호전 • 중증(重症)에 비해 홍종 부위에서 크기가 작고 두께도 얇아진 옅은 황색 또는 흰색 각질 발생 • 각질 발생량, 범위, 탈락량 감소
소양증 및 발열감	• 야간 발열감과 각성 상태 심해짐 • 밤중인 오전 1시 전후한 시각이 되면 소양증이 극심해짐	• 야간에 발열감과 소양증 점차 감소 • 밤중인 오전 1시를 전후한 시각에 극심했던 소양증이 점점 감소
수면장애	• 야간에 소양증, 각성 상태가 심해져 잠들지 못하고 밤을 지샘. 야간 수면장애 심각 • 새벽 동틀 시각이 되었을 때 졸음이 몰려오면서 잠이 들면 오후까지 깊이 잠드는 등 밤낮의 수면 시각이 뒤바뀜	• 야간 수면장애 점차 감소 • 야간에 잠든 후 밤중인 오전 1시를 전후한 시각에 잠에서 깨어나더라도 이후에 다시 잠들기가 점차 수월해짐
백색피부그림증	• 백색피부그림증 발생 후 자연 소멸되기 까지 20~30분 전후 시간이 소요됨	• 백색피부그림증 발생 후 소멸되기까지 5~10분 전후로 단축

(2) 호전된 중증(中症) 상태에서 경증(輕症) 상태로 호전

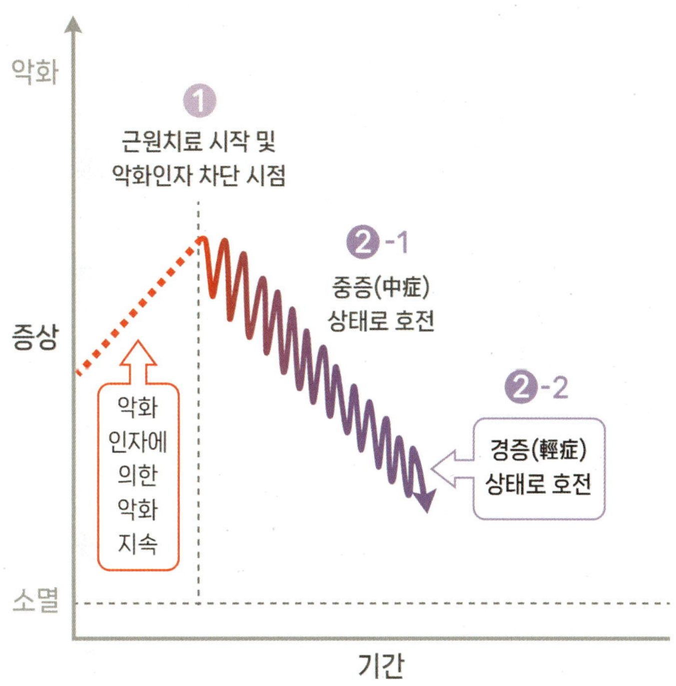

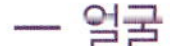
— 얼굴

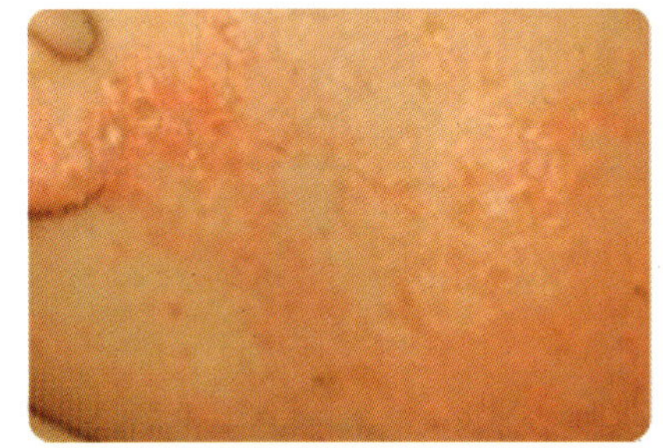
❷-1 중증(中症) 상태

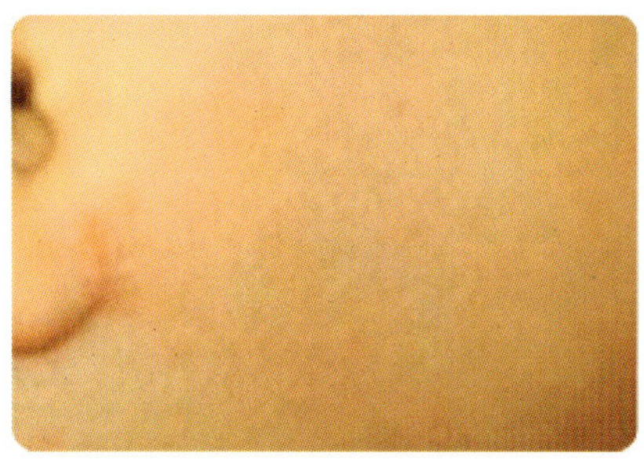
❷-2 경증(輕症) 상태로 호전

	❷-1 중증(中症) 상태로 호전	❷-2 경증(輕症) 상태로 호전
홍조(紅潮) 및 홍종(紅腫) 증상	• 염증과 부종이 감소, 홍종 증상이 호전되고 범위가 축소, 짙은 홍조로 호전 • 상처 범위 축소	• 홍종 부위의 부종과 상처가 소멸되면서 옅은 홍조 상태로 호전 • 홍조 증상 발생 부위 및 범위 축소
상처 및 진물	• 홍종 부위에서 비릿한 냄새를 풍기는 옅은 황색 또는 투명한 진물 발생 • 진물 배출량 감소	• 홍조 상태로 호전된 이후에 그 부위에서 진물 발생하지 않음
피부 건조 및 각질	• 피부건조 호전 • 중증(重症)에 비해 홍종 부위에서 크기가 작고 두께도 얇아진 옅은 황색 또는 흰색 각질 발생 • 각질 발생량, 범위, 탈락량 감소	• 홍조 부위에서 미세한 흰색 각질 발생 및 탈락량 감소 • 각질 발생 및 탈락 범위 더욱 좁아짐
소양증 및 발열감	• 야간에 발열감과 소양증 점차 감소 • 밤중인 오전 1시를 전후한 시각에 극심했던 소양증이 점점 감소	• 주·야간 소양증(가려움증) 경미 • 야간 발열감 소멸
수면장애	• 야간 수면장애 점차 감소 • 야간에 잠든 후 밤중인 오전 1시를 전후한 시각에 잠에서 깨어나더라도 이후에 다시 잠들기가 점차 수월해짐	• 저녁에 잠자리에 누운 후 잠들기가 수월해짐. 야간 수면장애 소멸 • 저녁에 잠든 후 잠에서 깨어나지 않고 아침까지 깊은 잠을 자는 등 정상 수면을 취함
백색피부그림증	• 백색피부그림증 발생 후 소멸되기까지 5~10분 전후로 단축	• 백색피부그림증 없거나 경미

(3) 호전된 경증(輕症) 상태에서 근본치료 완료

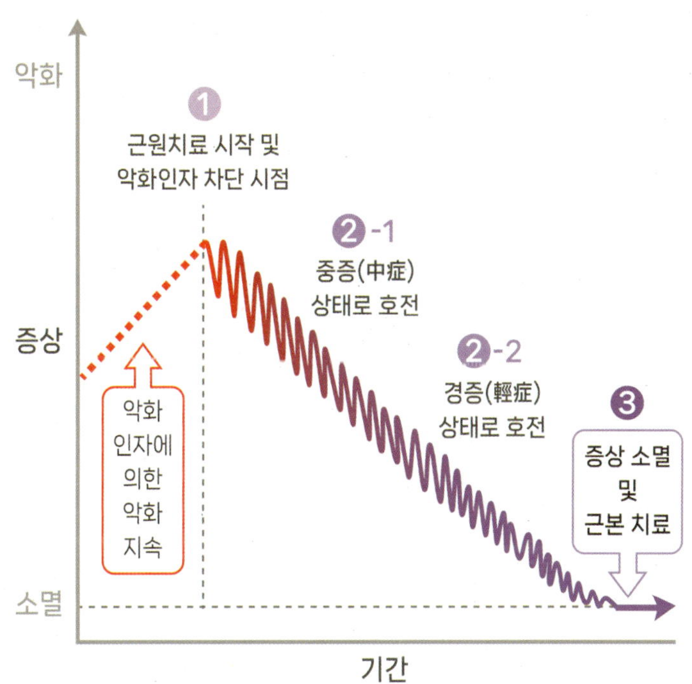

— 얼굴

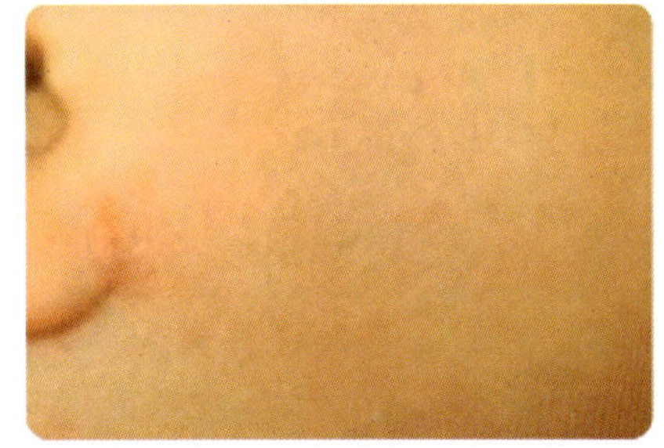

❷-2 경증(輕症) 상태

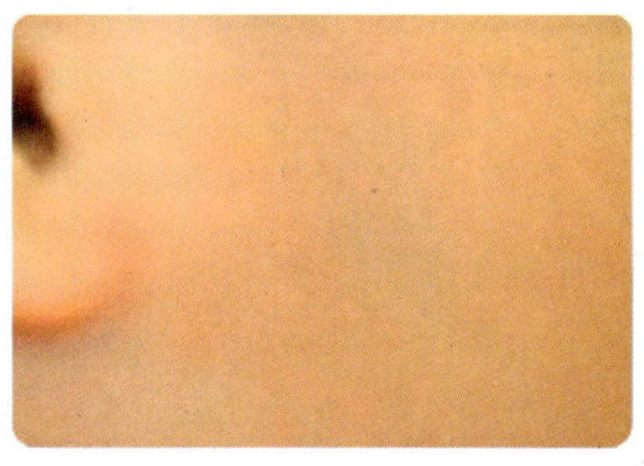

❸ 증상 소멸 및 근본 치료 상태

	❷-2 경증(輕症) 상태로 호전
홍조(紅潮) 및 홍종(紅腫) 증상	• 홍종 부위의 부종과 상처가 소멸되면서 옅은 홍조 상태로 호전 • 홍조 증상 발생 부위 및 범위 축소
상처 및 진물	• 홍조 상태로 호전된 이후에 그 부위에서 진물 발생하지 않음
피부 건조 및 각질	• 홍조 부위에서 미세한 흰색 각질 발생 및 탈락량 감소 • 각질 발생 및 탈락 범위 더욱 좁아짐
소양증 및 발열감	• 주·야간 소양증(가려움증) 경미 • 야간 발열감 소멸
수면장애	• 저녁에 잠자리에 누운 후 잠들기가 수월해짐. 야간 수면장애 소멸 • 저녁에 잠든 후 아침까지 깊은 잠을 자는 등 정상 수면을 취함
백색피부그림증	• 백색피부그림증 없거나 경미

❸ 증상 소멸 및 근본 치료
• 생명현상과 생체활동 정상 영위 • 온전한 면역능 증강 실현 • 온전한 자연치유력 강화 실현 • 선천면역계 기능 정상 작동 • 피부장벽기능 정상 작동 • 면역세포 정상 생성 • 면역세포와 연관분자 정상 기능 작동 • 악화 인자와 연관된 이상 증후 치유 등

아토피피부염 심(甚)		아토피피부염 호전		아토피피부염 근본치료
• 면역능 저하 상태 심(甚) • 자연치유력 약화 상태 심		• 점진적인 면역능 증강 • 점진적인 치유력 강화		• 온전한 면역능 증강 • 온전한 자연치유력 강화
• 생명현상, 생체활동 손상 심		• 손상된 생명현상, 생체활동 점진적 회복		• 생명현상, 생체활동 정상 영위
• 선천면역계 기능 손상 심	→	• 손상된 선천면역계 기능 점진적 회복	→	• 선천면역계 기능 정상 작동
• 면역세포와 연관분자 기능 손상 심 • 면역세포 생성 장애 심		• 면역세포와 연관분자 기능 점진적 회복 • 면역세포 생성 장애 점진적 회복		• 면역세포와 연관분자 기능 정상 작동 • 면역세포 정상 생성
• 면역체계 과민반응 심		• 면역체계 면역반응 활성		• 면역체계 면역반응 실행
• 피부장벽기능 손상 심		• 손상된 피부장벽기능 점진적 회복		• 피부장벽기능 정상 작동

2. 근원치료 장점과 근본 치료 진행 사례

— 얼굴

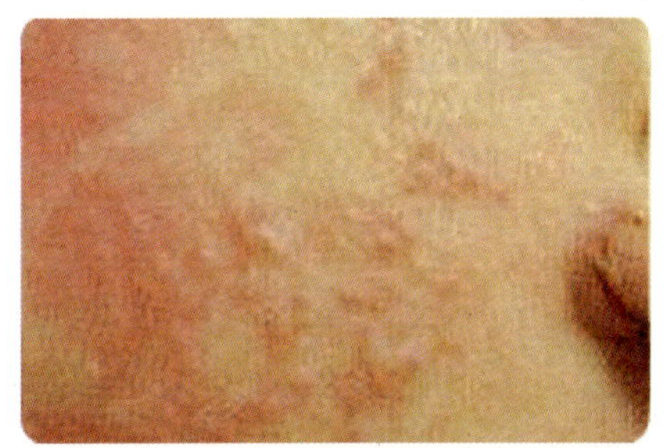

❶ 근원치료 시작 전 아토피피부염 본래 증상

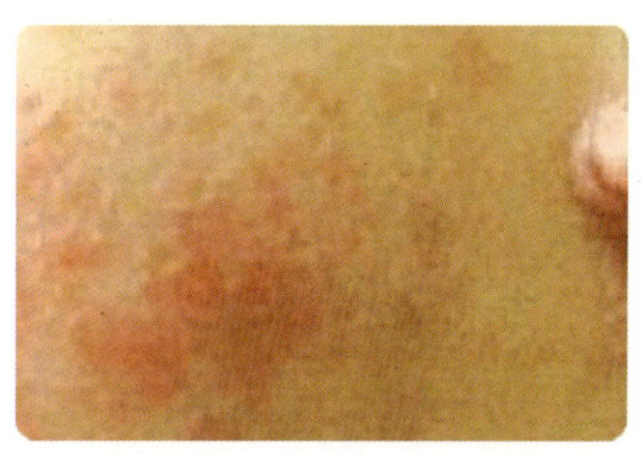

❷-1 점진적인 근원치료 진행 상태

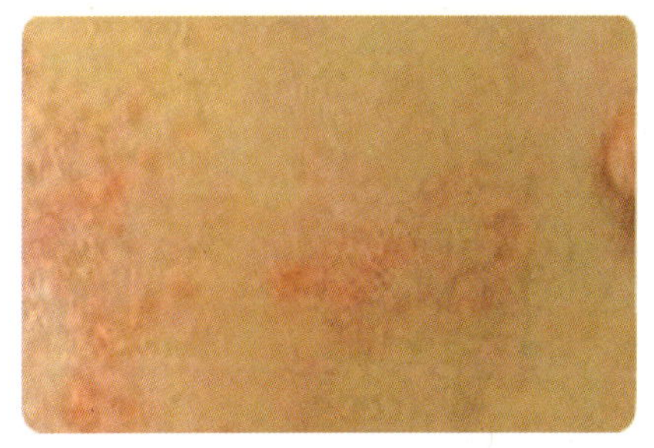

❷-2 점진적인 근원치료 진행 상태

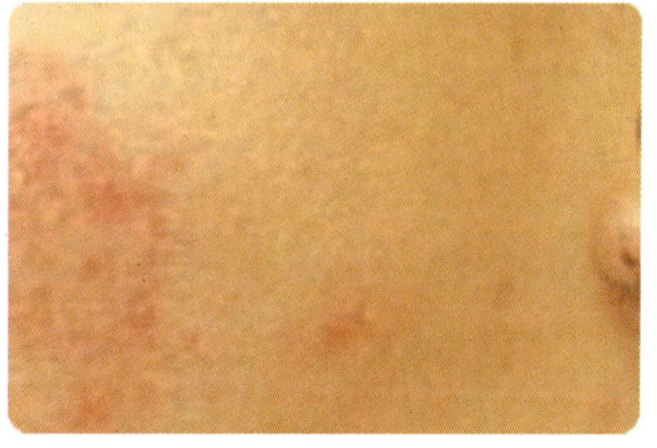

❷-3 점진적인 근원치료 진행 상태

❷-4 점진적인 근원치료 진행 상태

❸ 증상 소멸 및 근본 치료 상태

— 얼굴

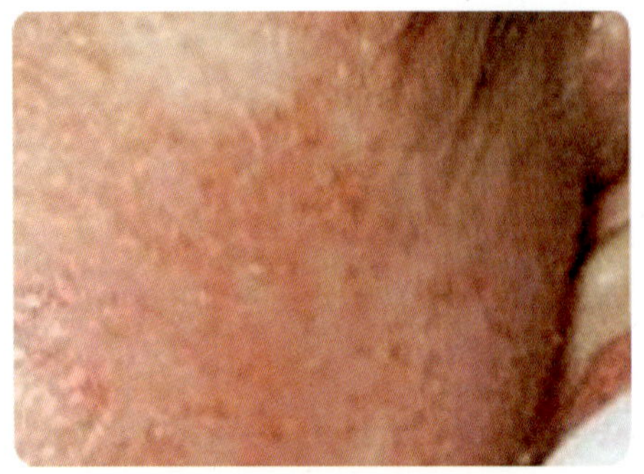

❶ 근원치료 시작 전 아토피피부염 본래 증상

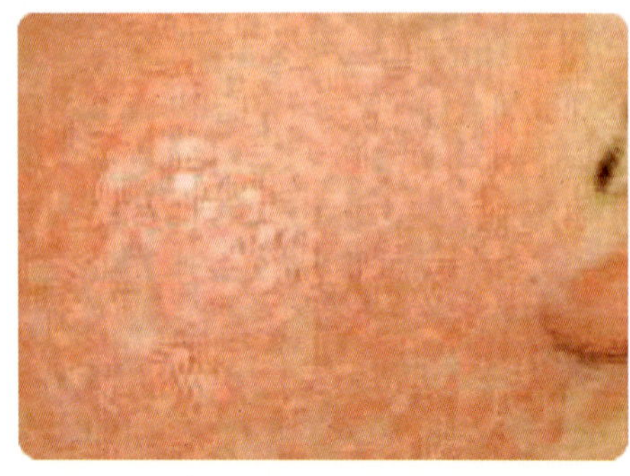

❷-1 점진적인 근원치료 진행 상태

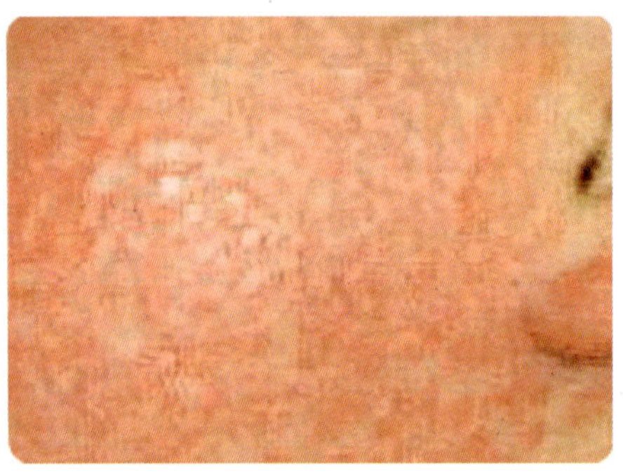

❷-2 점진적인 근원치료 진행 상태

❷-3 점진적인 근원치료 진행 상태

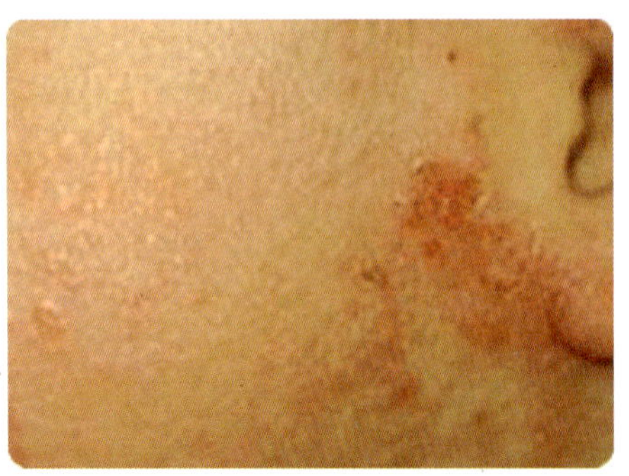

❷-4 점진적인 근원치료 진행 상태

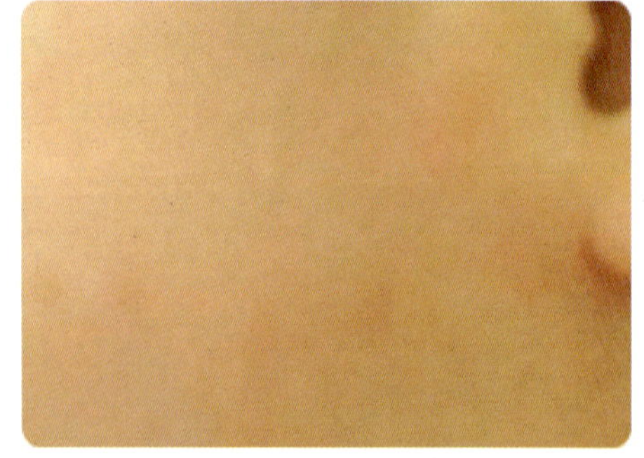

❸ 증상 소멸 및 근본 치료 상태

— 얼굴

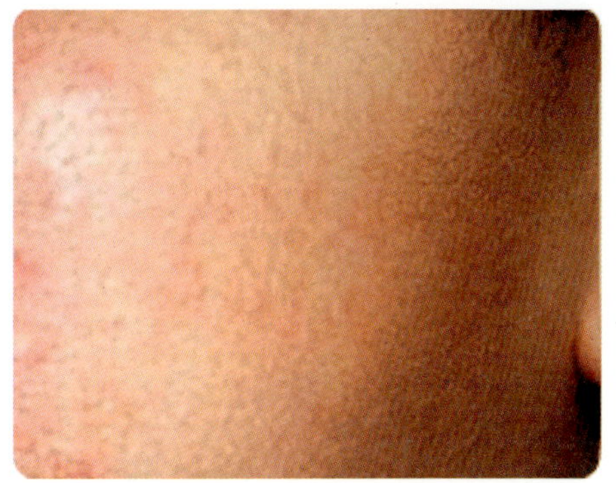

❶ 근원치료 시작 전 아토피피부염 본래 증상

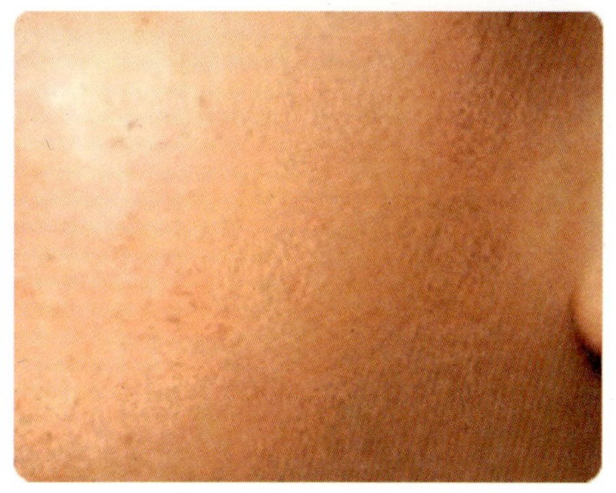

❹-1 점진적인 근원치료 진행 상태

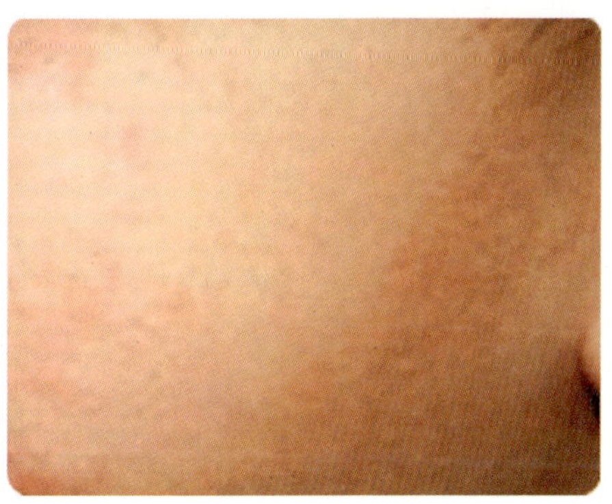

❹-2 점진적인 근원치료 진행 상태

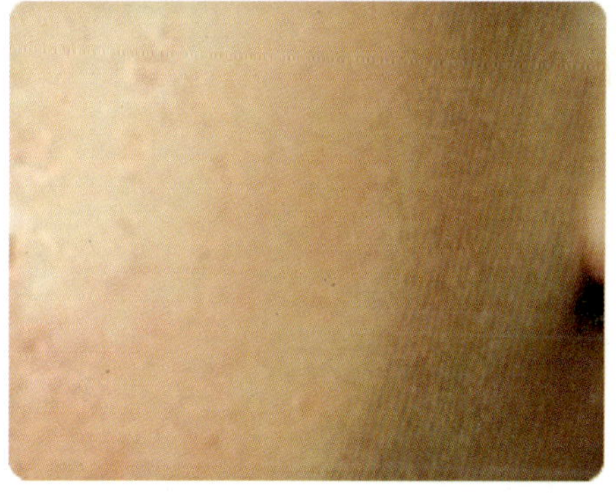

❹-3 점진적인 근원치료 진행 상태

❹-4 점진적인 근원치료 진행 상태

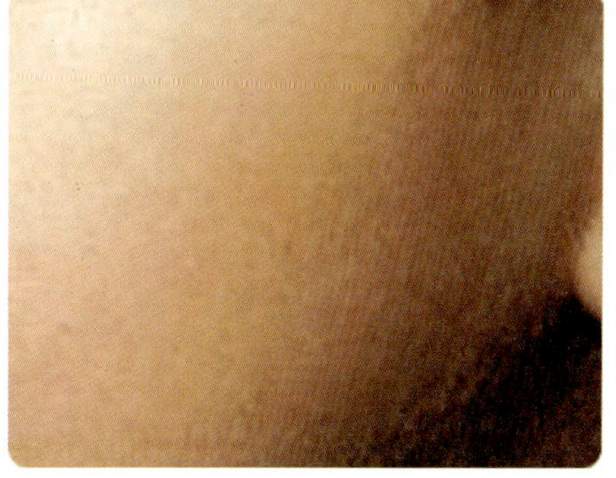

❸ 증상 소멸 및 근본 치료 상태

— 얼굴

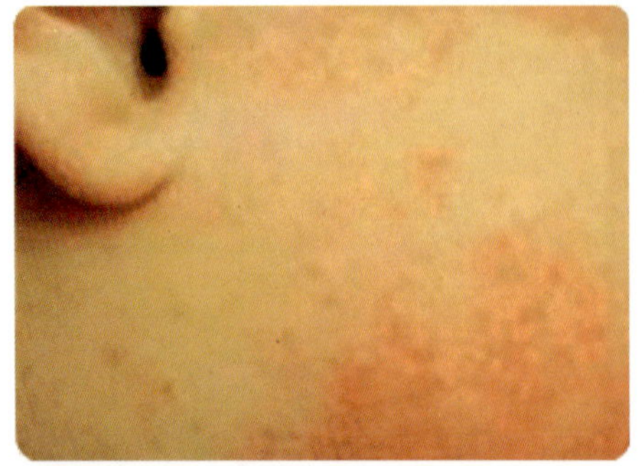
❶ 근원치료 시작 전 아토피피부염 본래 증상

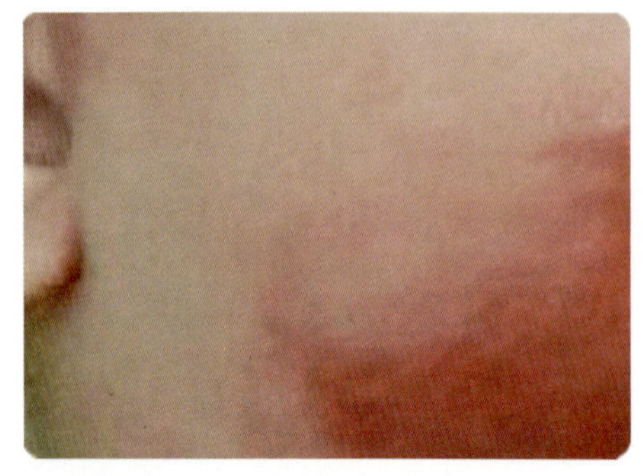
❷-1 점진적인 근원치료 진행 상태

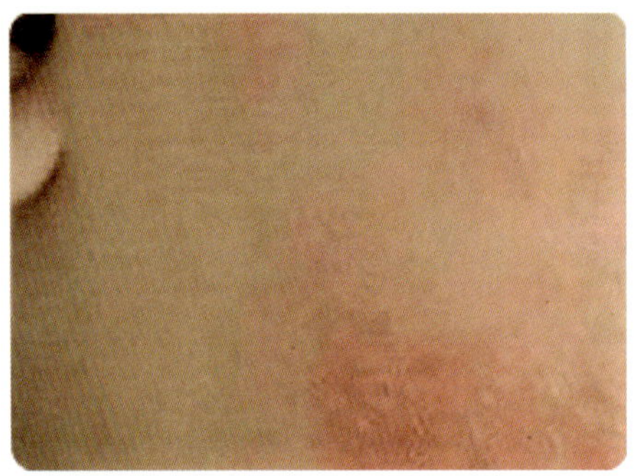
❷-2 점진적인 근원치료 진행 상태

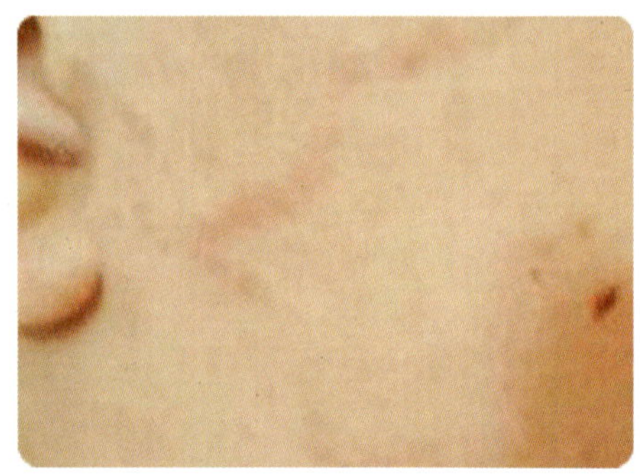
❷-3 점진적인 근원치료 진행 상태

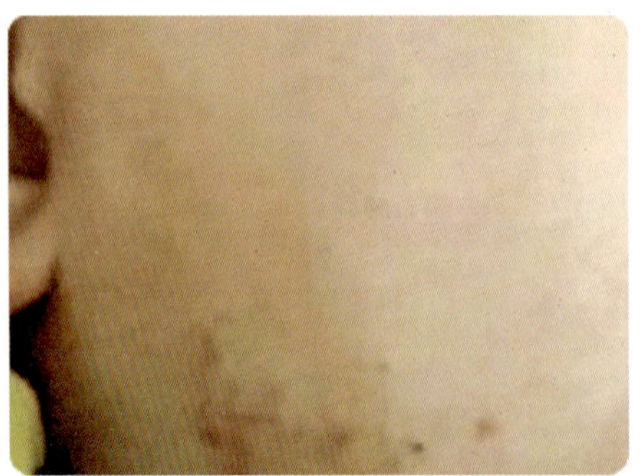
❷-4 점진적인 근원치료 진행 상태

❸ 증상 소멸 및 근본 치료 상태

— 목

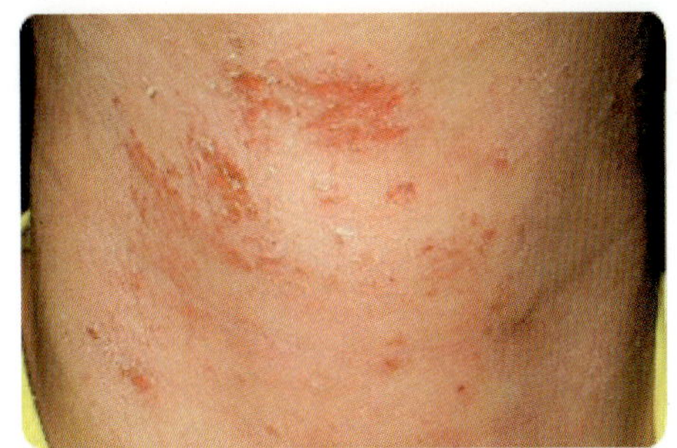

❶ 근원치료 시작 전 아토피피부염 본래 증상

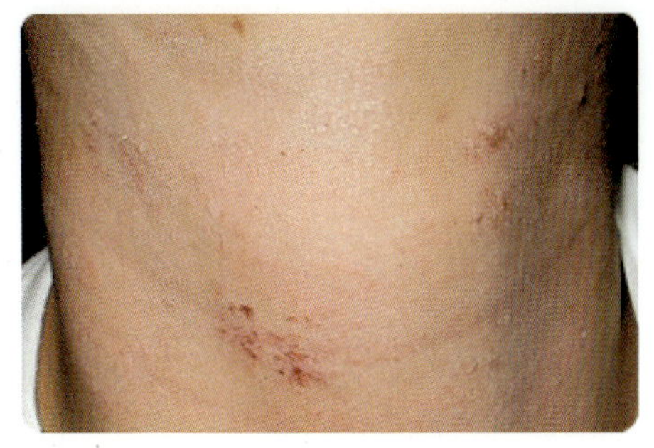

❷-1 점진적인 근원치료 진행 상태

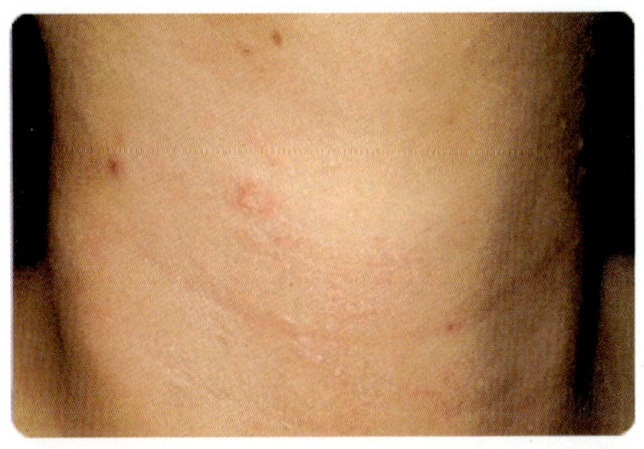

❷-2 점진적인 근원치료 진행 상태

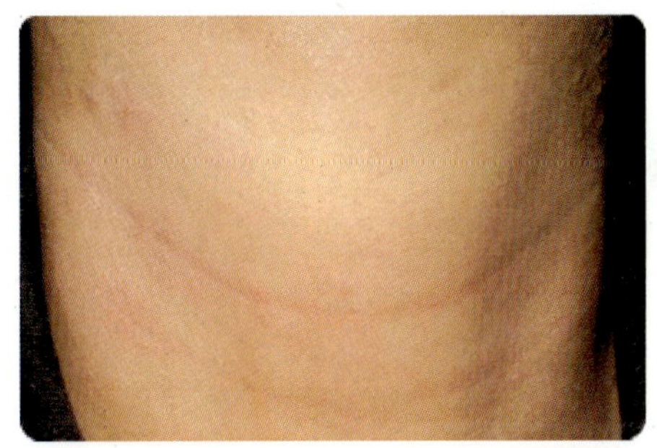

❷-3 점진적인 근원치료 진행 상태

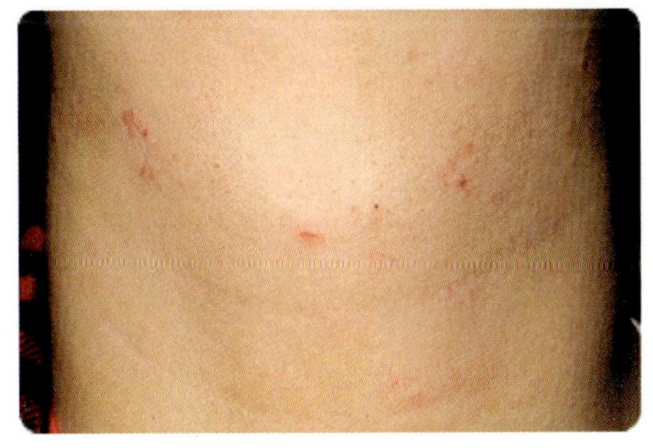

❷-4 점진적인 근원치료 진행 상태

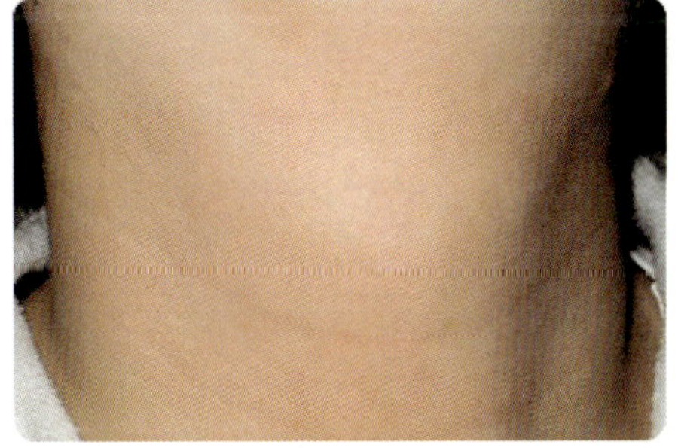

❸ 증상 소멸 및 근본 치료 상태

— 목

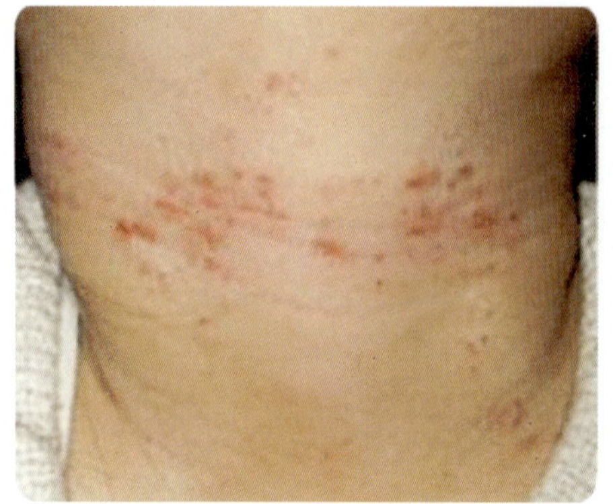

❶ 근원치료 시작 전 아토피피부염 본래 증상

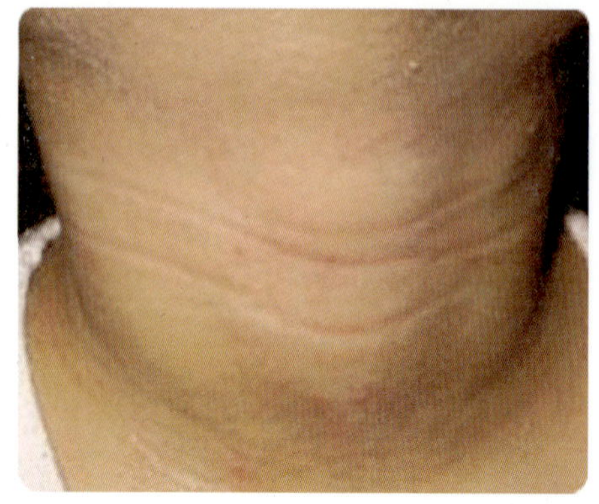

❷-1 점진적인 근원치료 진행 상태

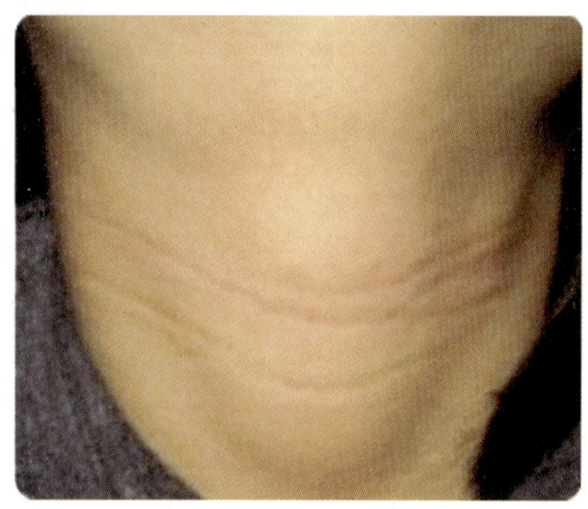

❷-2 점진적인 근원치료 진행 상태

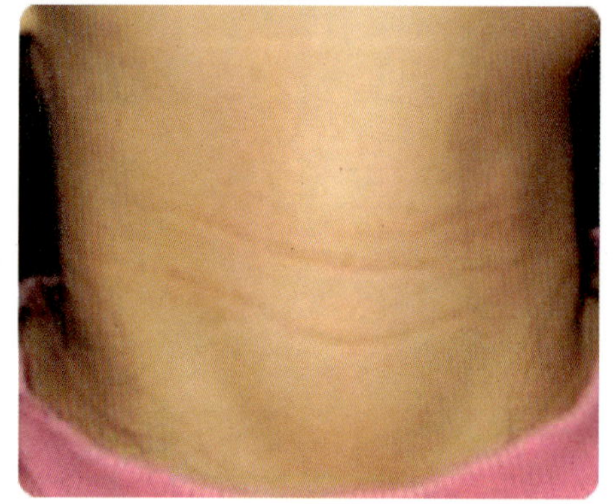

❷-3 점진적인 근원치료 진행 상태

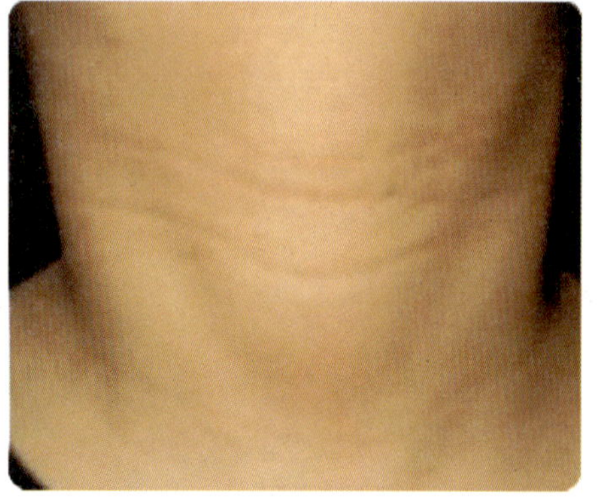

❷-4 점진적인 근원치료 진행 상태

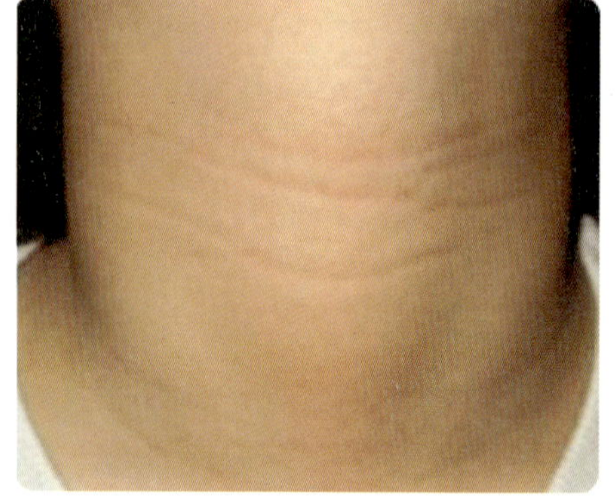

❸ 증상 소멸 및 근본 치료 상태

— 팔

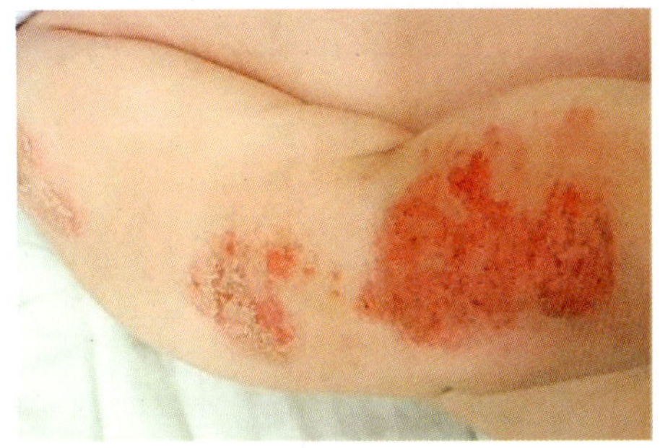

❶ 근원치료 시작 전 아토피피부염 본래 증상

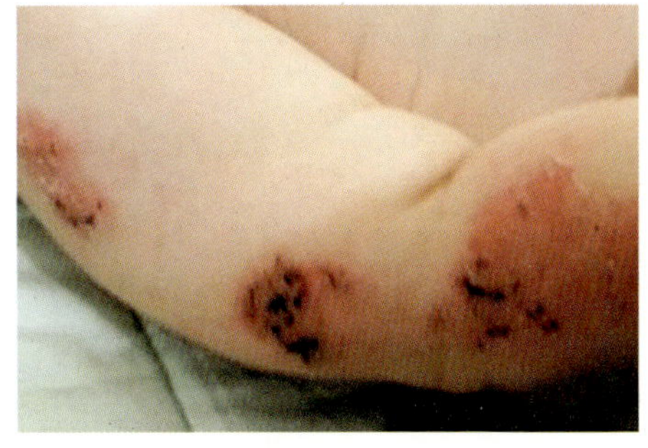

❷-1 점진적인 근원치료 진행 상태

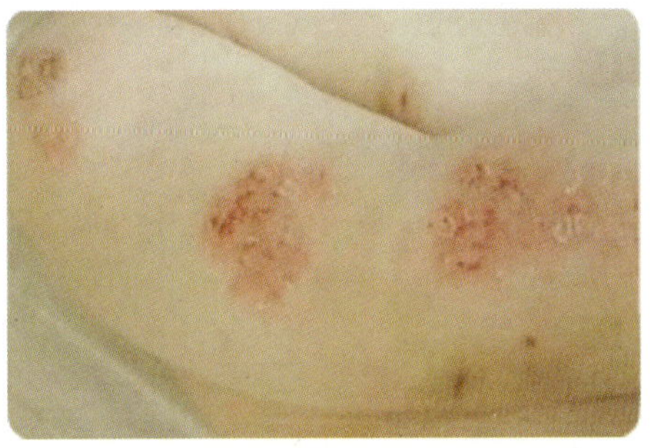

❷-2 점진적인 근원치료 진행 상태

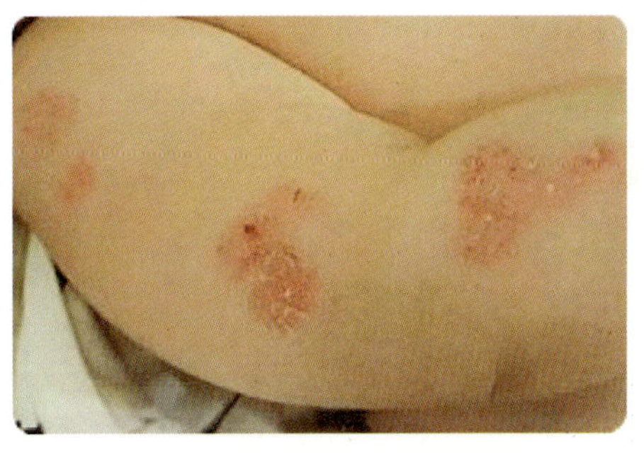

❷-3 점진적인 근원치료 진행 상태

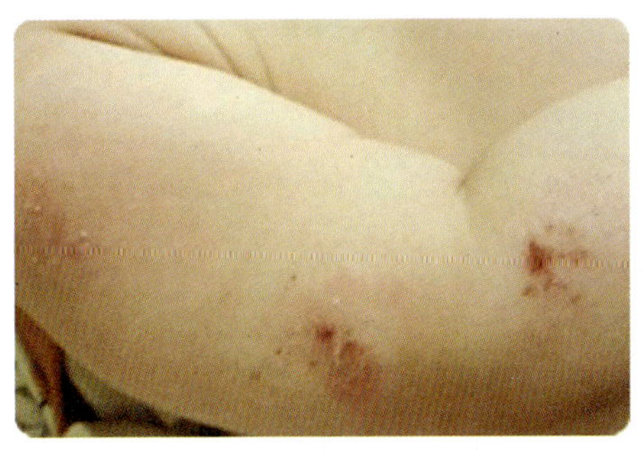

❷-4 점진적인 근원치료 진행 상태

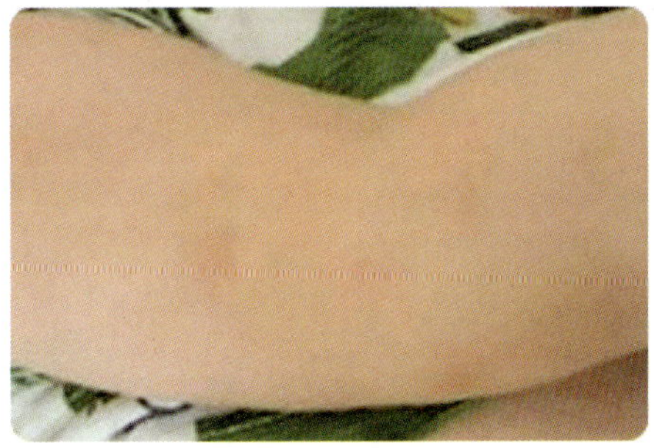

❸ 증상 소멸 및 근본 치료 상태

— 팔

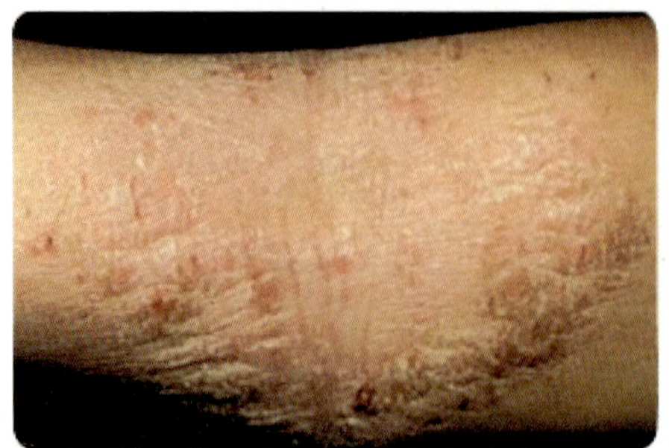

❶ 근원치료 시작 전 아토피피부염 본래 증상

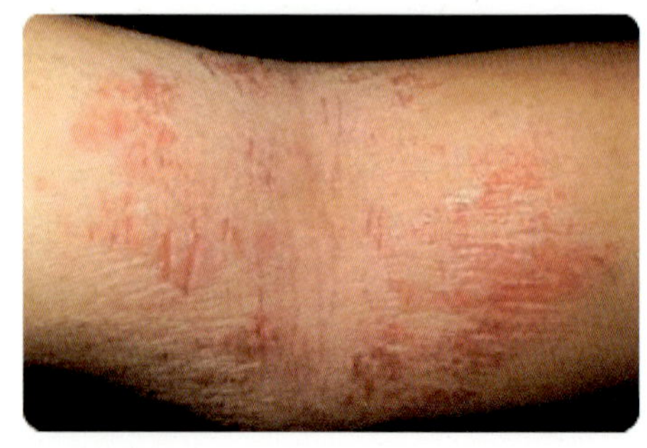

❷-1 점진적인 근원치료 진행 상태

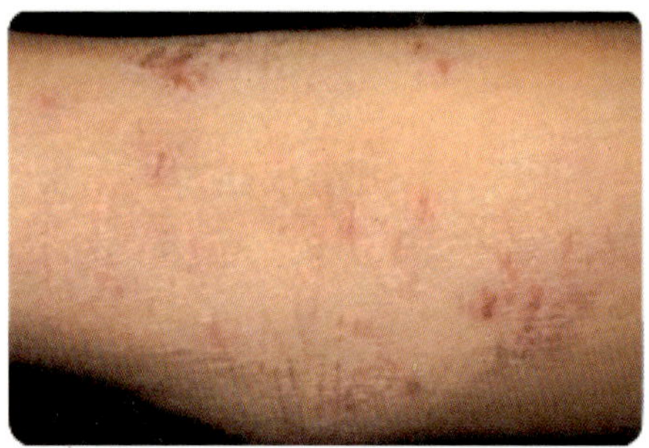

❷-2 점진적인 근원치료 진행 상태

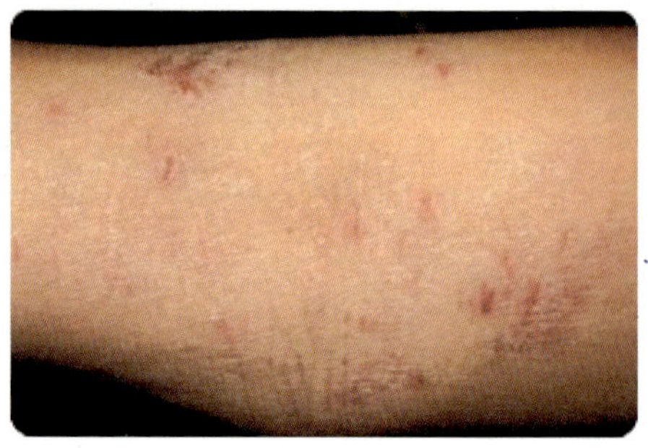

❷-3 점진적인 근원치료 진행 상태

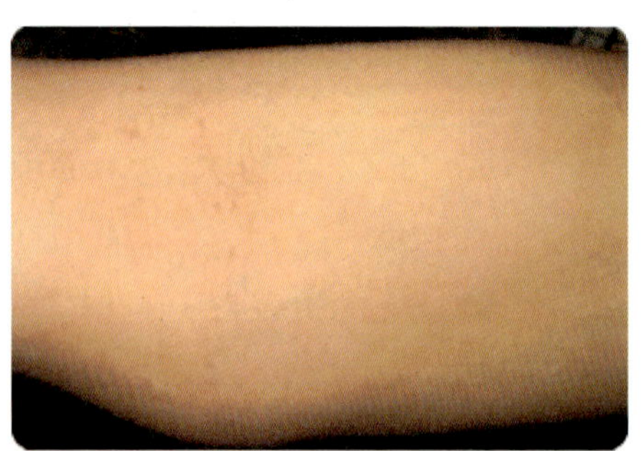

❷-4 점진적인 근원치료 진행 상태

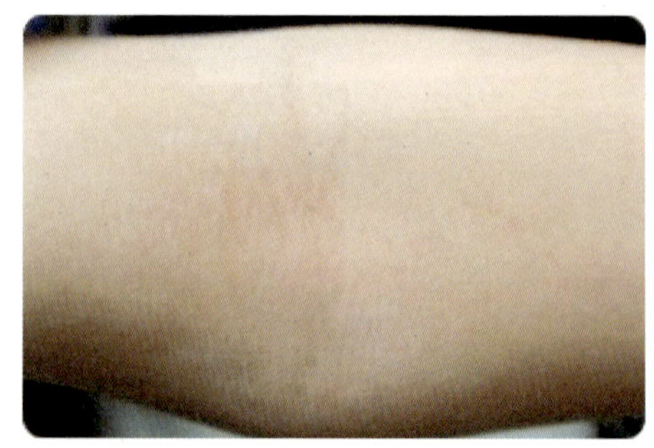

❸ 증상 소멸 및 근본 치료 상태

— 팔

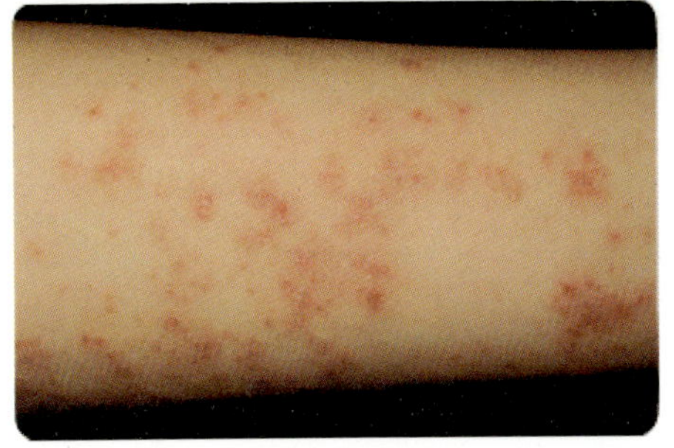

❶ 근원치료 시작 전 아토피피부염 본래 증상

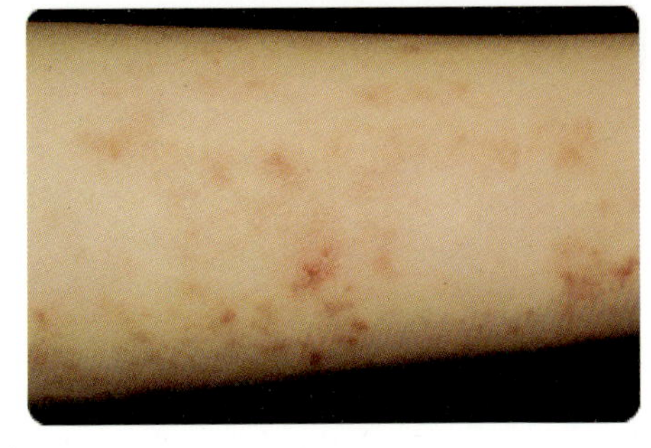

❷-1 점진적인 근원치료 진행 상태

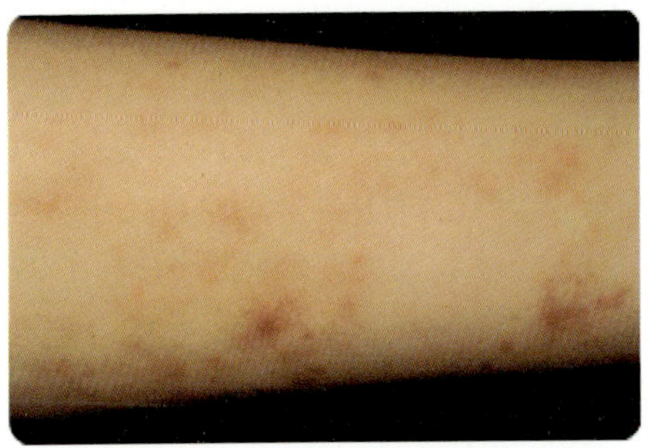

❷-2 점진적인 근원치료 진행 상태

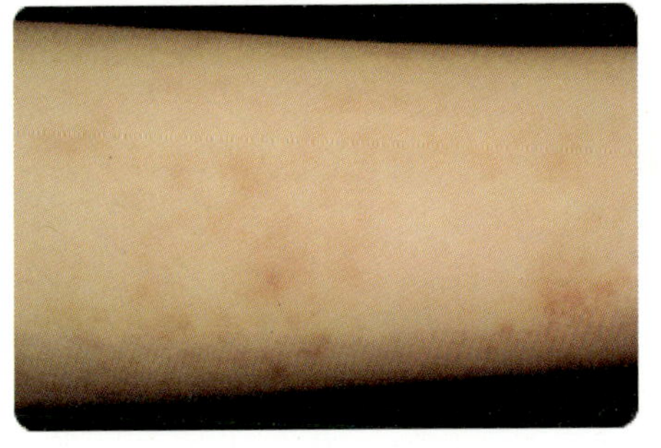

❷-3 점진적인 근원치료 진행 상태

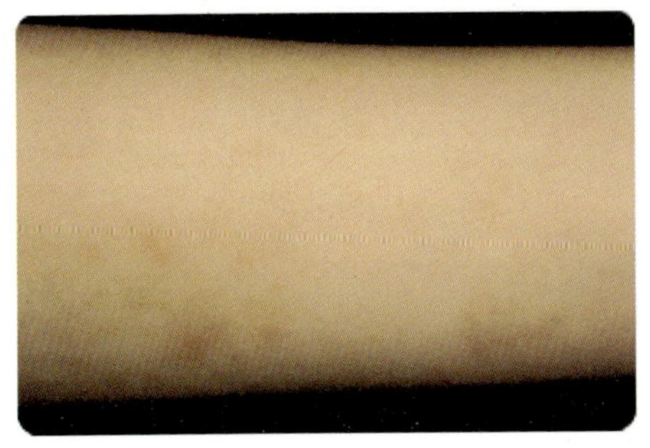

❷-4 점진적인 근원치료 진행 상태

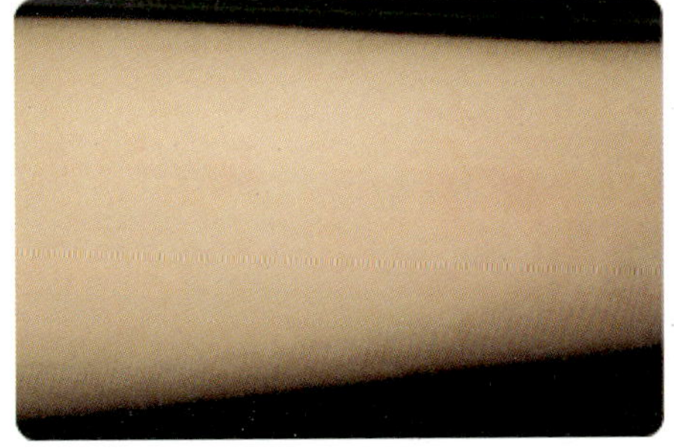

❸ 증상 소멸 및 근본 치료 상태

— 팔

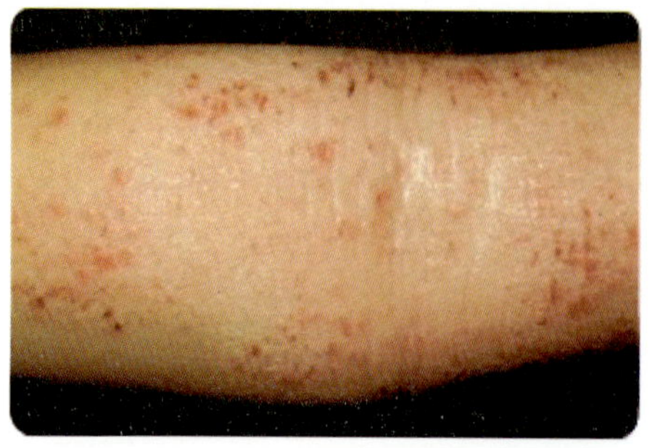

❶ 근원치료 시작 전 아토피피부염 본래 증상

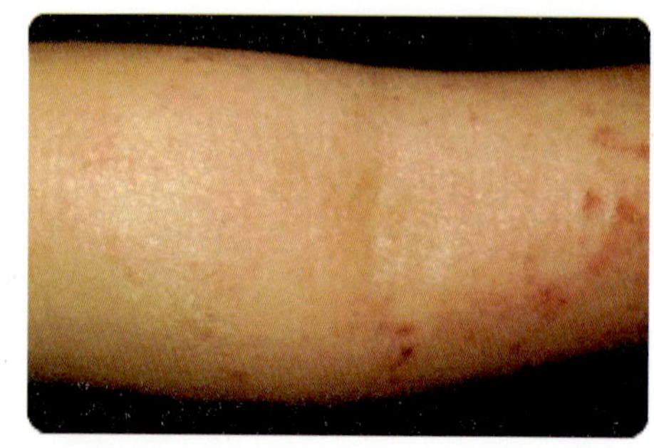

❷-1 점진적인 근원치료 진행 상태

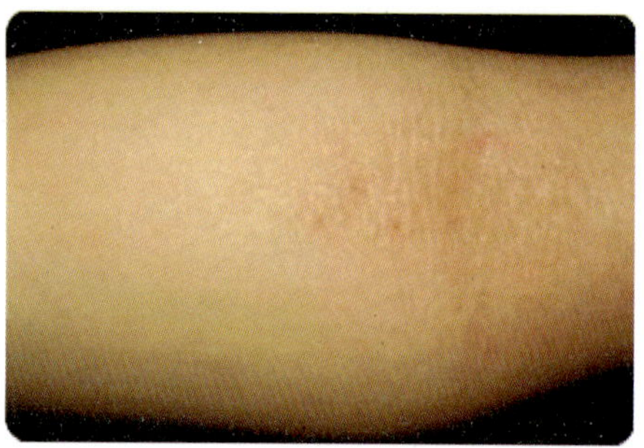

❷-2 점진적인 근원치료 진행 상태

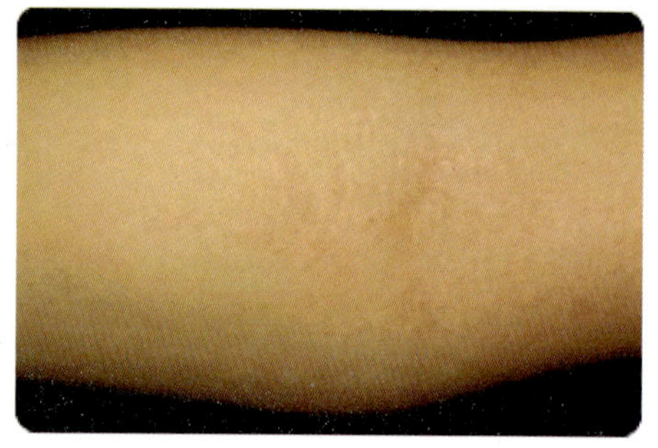

❷-3 점진적인 근원치료 진행 상태

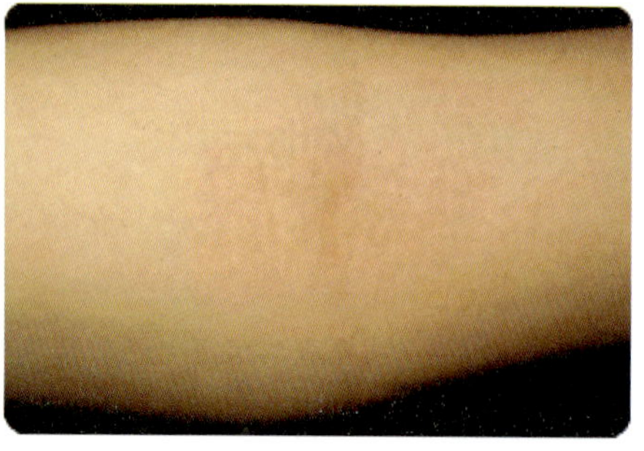

❷-4 점진적인 근원치료 진행 상태

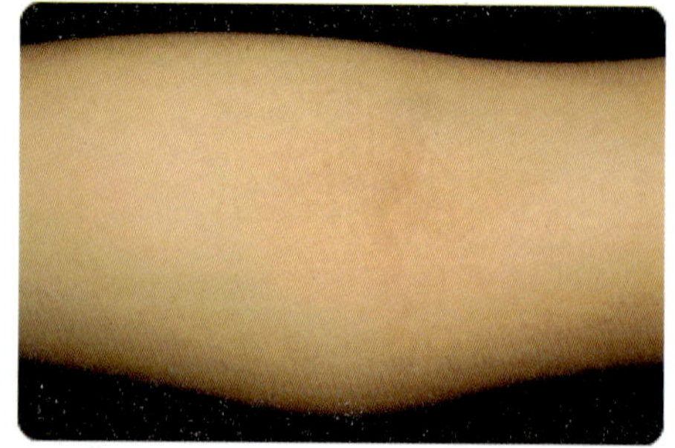

❸ 증상 소멸 및 근본 치료 상태

— 팔

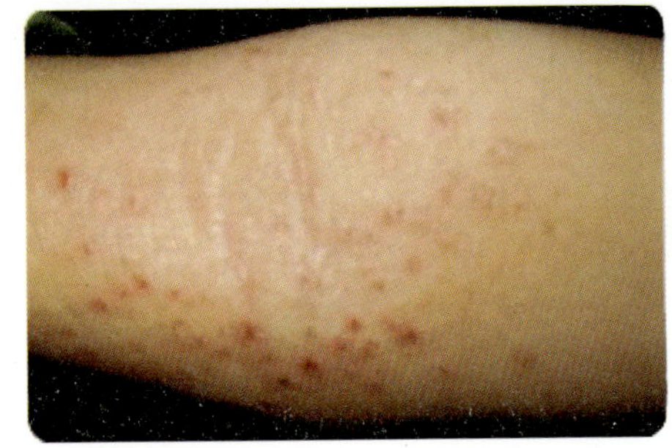

❶ 근원치료 시작 전 아토피피부염 본래 증상

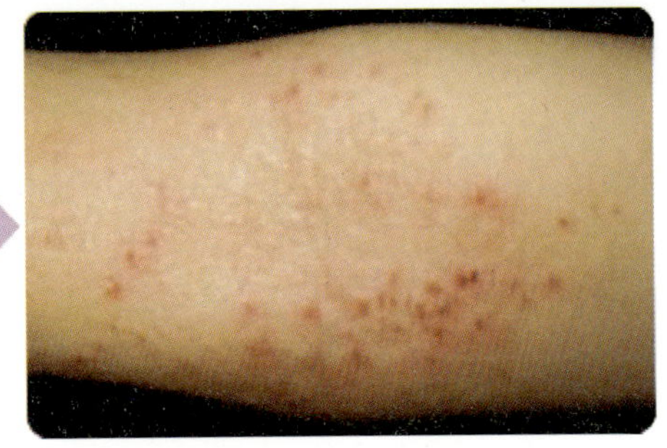

❷-1 점진적인 근원치료 진행 상태

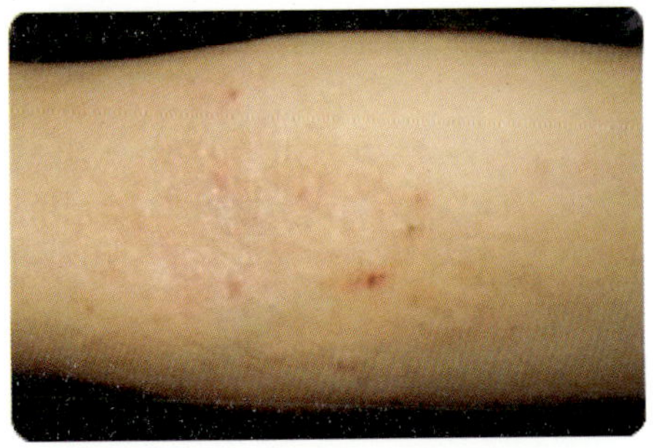

❷-2 점진적인 근원치료 진행 상태

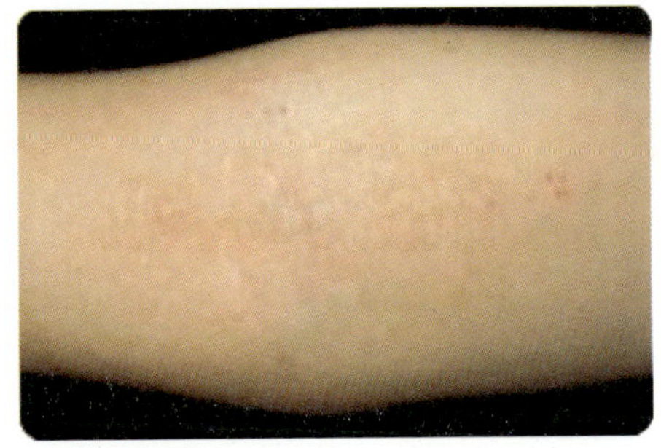

❷-3 점진적인 근원치료 진행 상태

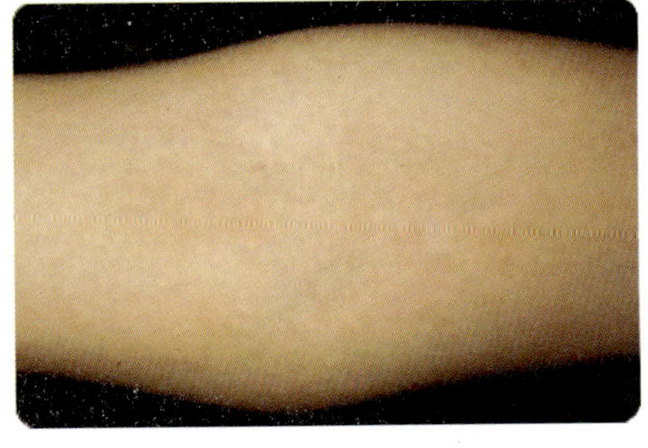

❷-4 점진적인 근원치료 진행 상태

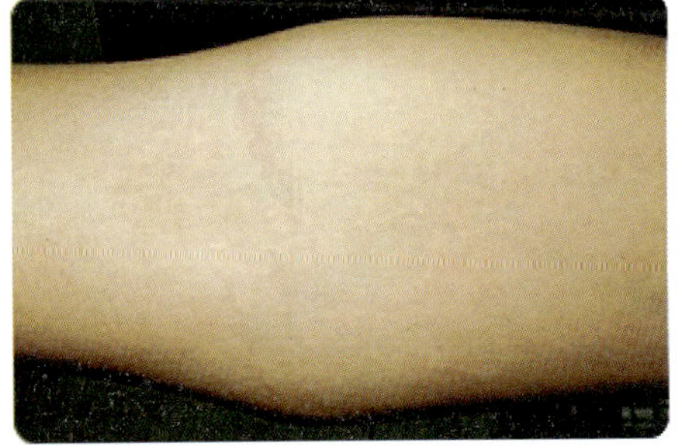

❸ 증상 소멸 및 근본 치료 상태

— 팔

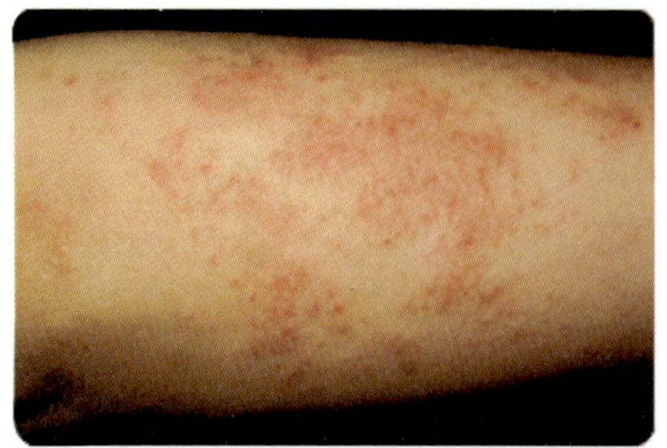

❶ 근원치료 시작 전 아토피피부염 본래 증상

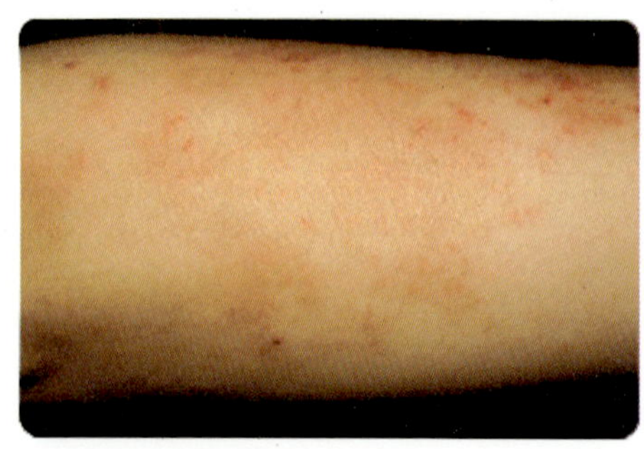

❷-1 점진적인 근원치료 진행 상태

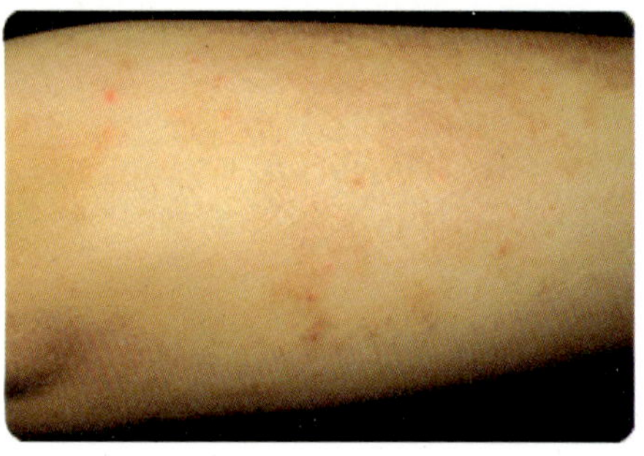

❷-2 점진적인 근원치료 진행 상태

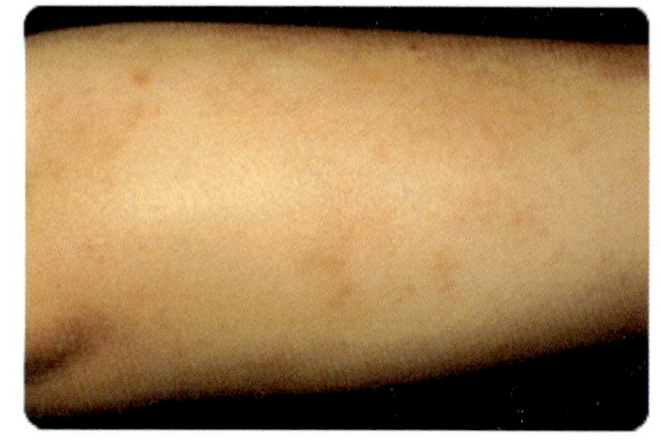

❷-3 점진적인 근원치료 진행 상태

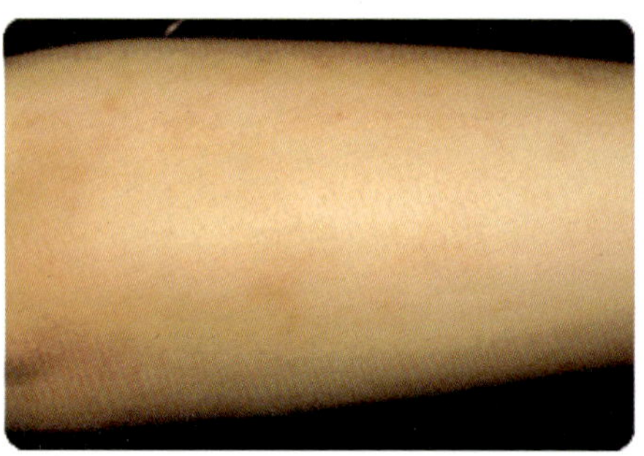

❷-4 점진적인 근원치료 진행 상태

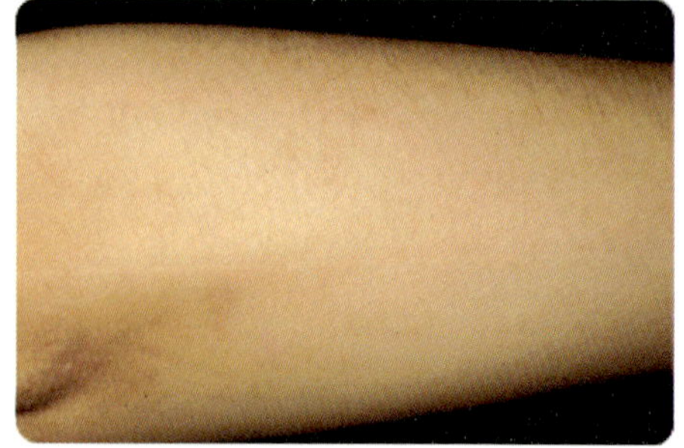

❸ 증상 소멸 및 근본 치료 상태

— 팔

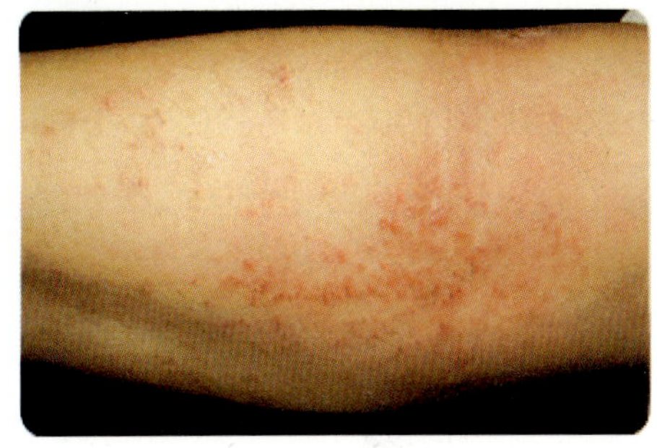

❶ 근원치료 시작 전 아토피피부염 본래 증상

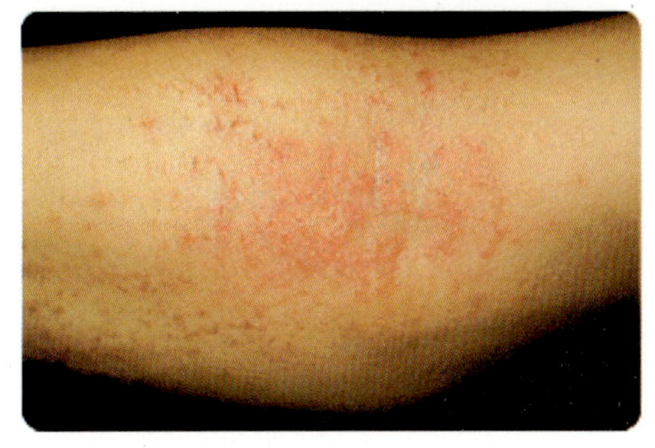

❷-1 점진적인 근원치료 진행 상태

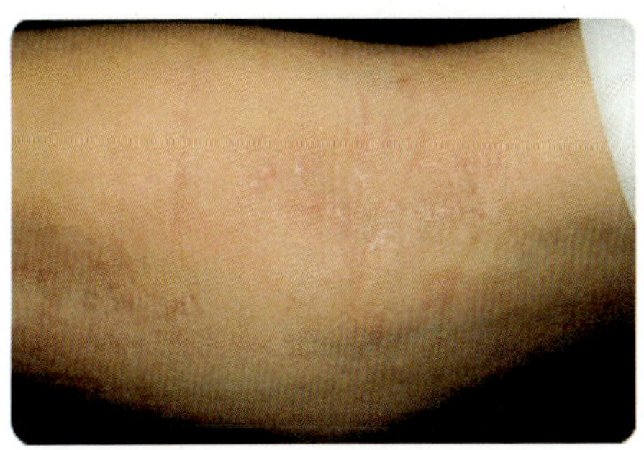

❷-2 점진적인 근원치료 진행 상태

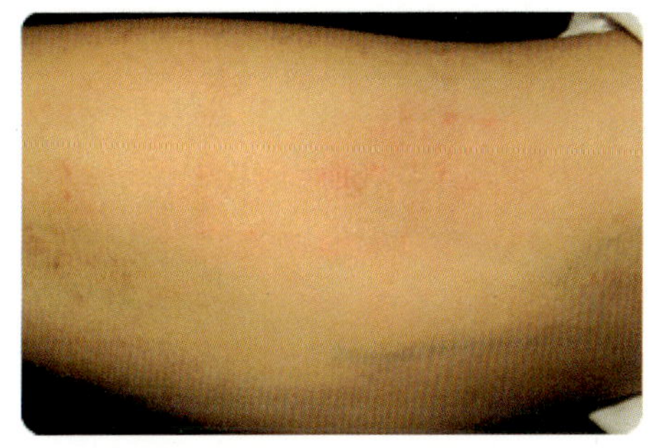

❷-3 점진적인 근원치료 진행 상태

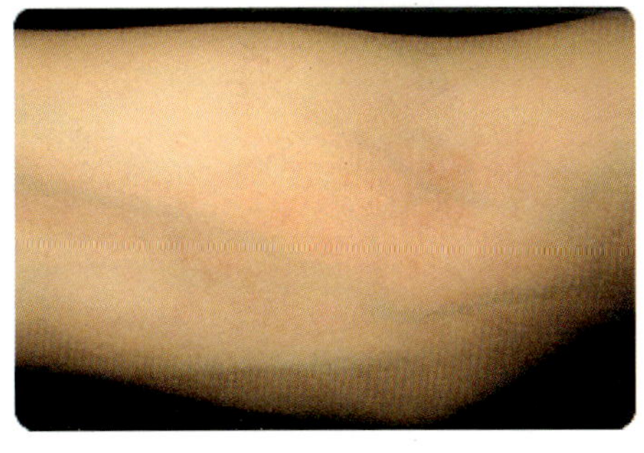

❷-4 점진적인 근원치료 진행 상태

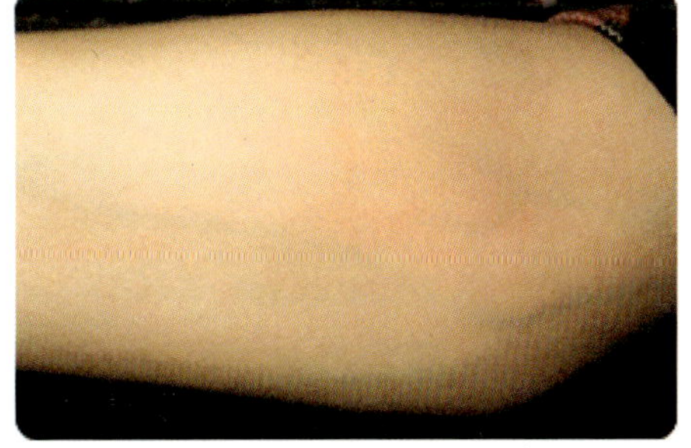

❸ 증상 소멸 및 근본 치료 상태

— 다리

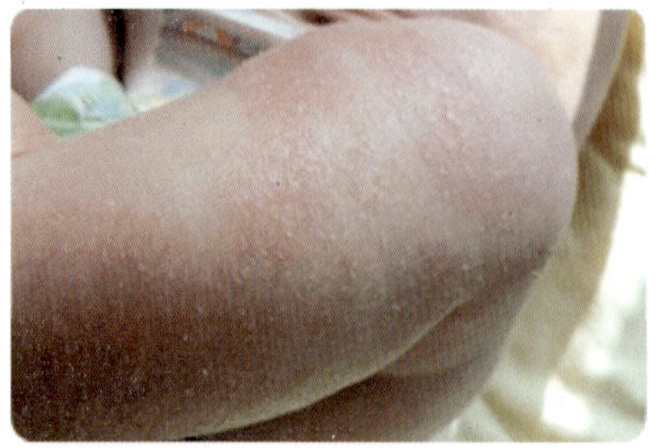

❶ 근원치료 시작 전 아토피피부염 본래 증상

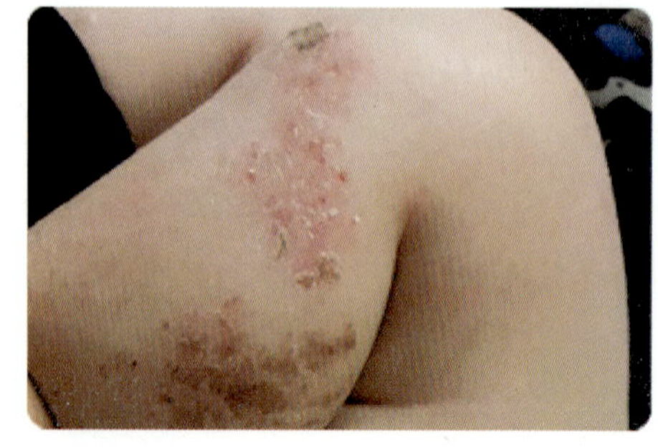

❷-1 점진적인 근원치료 진행 상태

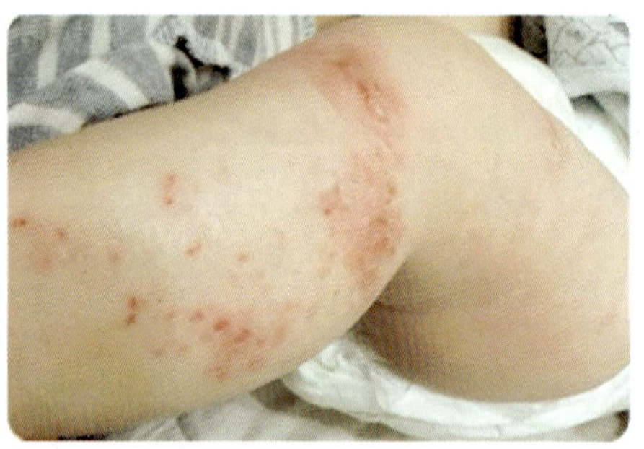

❷-2 점진적인 근원치료 진행 상태

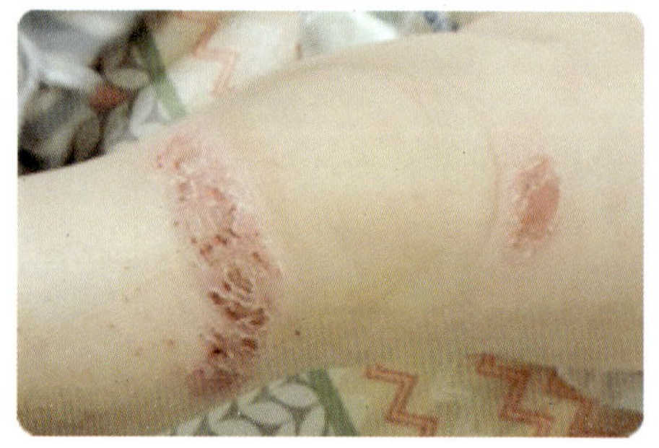

❷-3 점진적인 근원치료 진행 상태

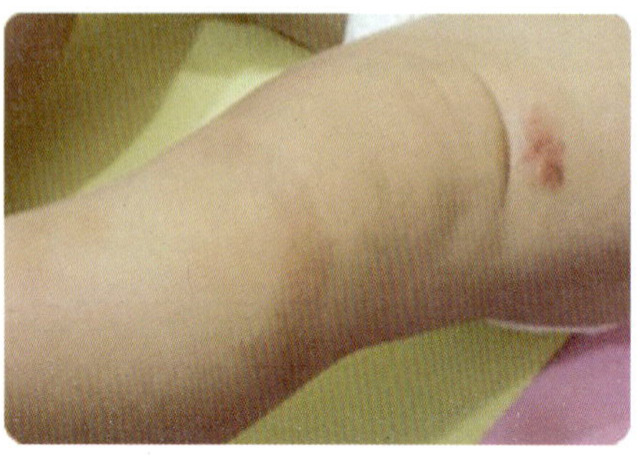

❷-4 점진적인 근원치료 진행 상태

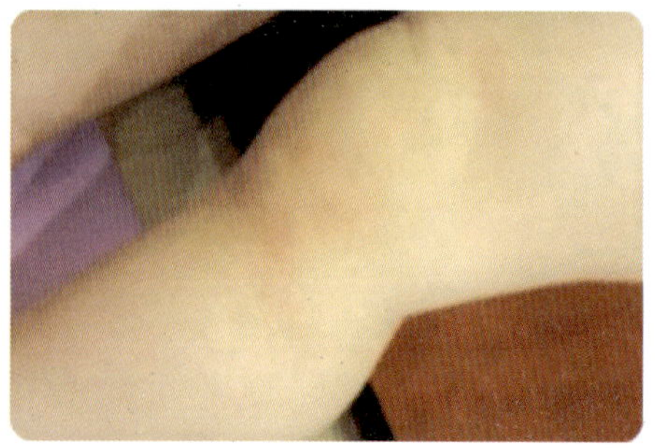

❸ 증상 소멸 및 근본 치료 상태

— 무릎 뒤

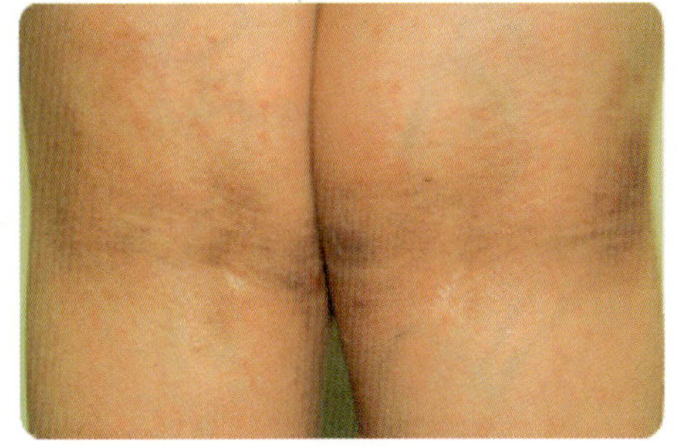

❶ 근원치료 시작 전 아토피피부염 본래 증상

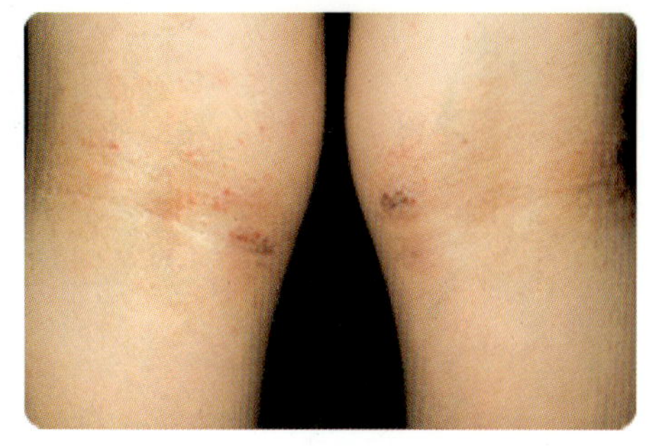

❷-1 점진적인 근원치료 진행 상태

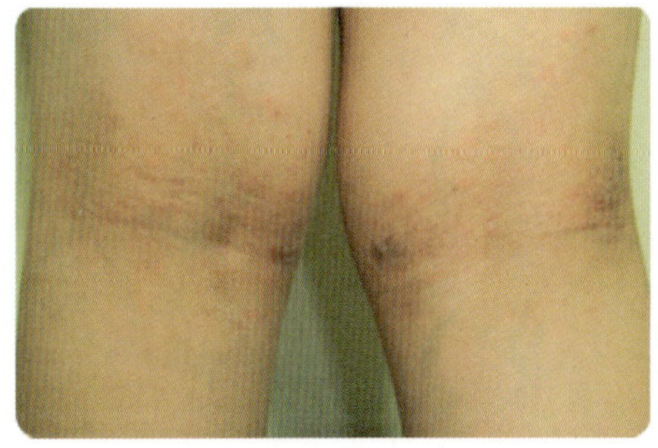

❷-2 점진적인 근원치료 진행 상태

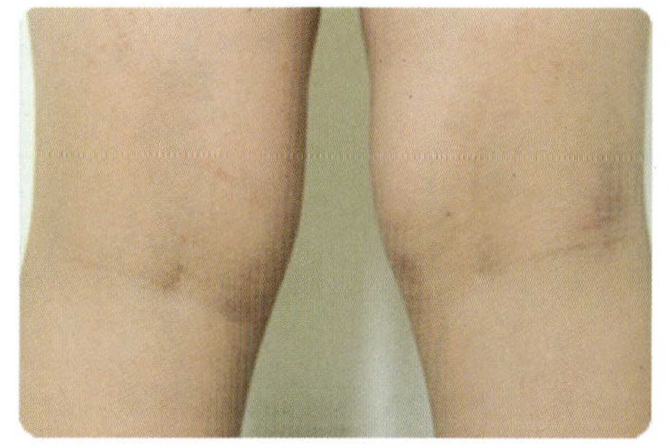

❷-3 점진적인 근원치료 진행 상태

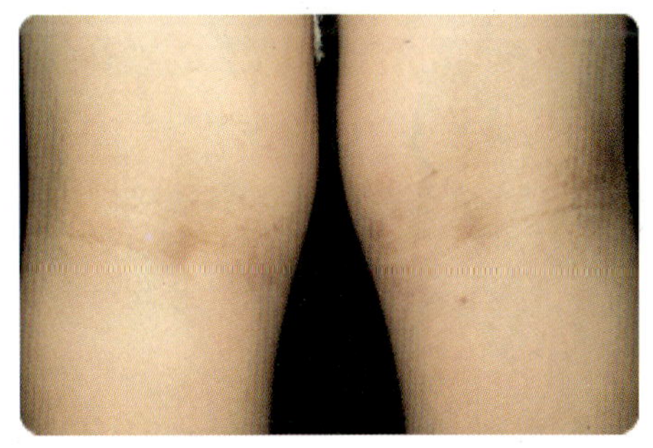

❷-4 점진적인 근원치료 진행 상태

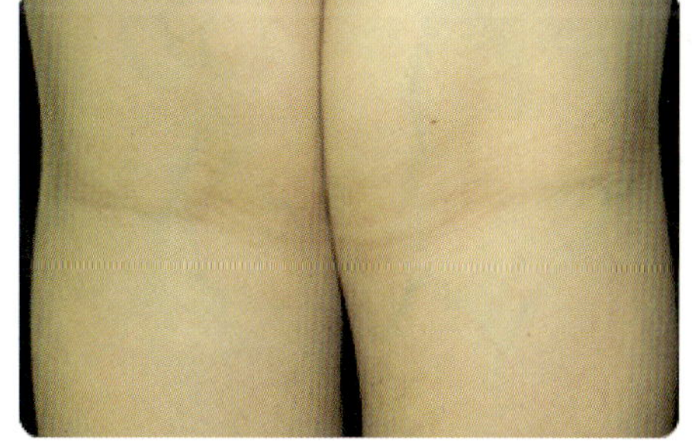

❸ 증상 소멸 및 근본 치료 상태

3. 근원치료 시 주의할 점(불편한 점)

아토피피부염 발병 초기부터 근원 치료효능을 발휘하는 한약을 복용하면서 치료를 시작할 경우, 아토피피부염을 빠르게 근본 치료할 수 있는 장점이 있는 반면에 치료 과정에서 주의해야 할 단점도 있다.

근원치료 효능을 발휘하는 한약을 복용하면서 치료하더라도 근원치료를 하는 동안 아토피피부염 악화인자로 작용하는 이물질을 철저히 차단하지 못하거나 약물 부작용이 발생할 경우에는 아토피피부염 근본 치료가 실현되지 못한다.

대증치료 효능을 발휘하는 약물을 사용하면 아토피피부염 근본 원인과 이상 증후는 치유하지 못해도 아토피피부염 증상은 빠르게 완화될 수 있다. 그에 비해 근원치료 효능을 발휘하는 한약을 복용한 후 근원치료가 시작되면, 저하된 면역능의 점진적 증강, 약화된 자연치유력의 점진적 강화, 손상된 선천면역계 기능의 점진적 회복, 손상된 피부장벽 기능의 점진적 회복 등에 비례하여 아토피피부염 근본 원인과 이상 증후도 점진적으로 치유되고 아토피피부염 증상도 점진적으로 호전되는 등 근원 치료가 완만하게 진행된다.

근원 치료효능을 발휘하는 한약을 복용하면서 근원 치료가 진행되는 동안, 악화인자로 작용하는 이물질이 체내로 계속 유입되고 피부에 접촉되면 면역체계가 과민반응(알레르기)을 일으켜 근원 치료효능이 발휘되지 못하고 홍조, 홍종, 부종, 염증, 상처, 진물, 피부 건조, 소양증, 수면 장애, 태선화, 백색피부그림증 등의 아토피피부염 증상들이 소멸되지 못하고 악화될 수 있다.

아토피피부염 치료를 담당하는 의료인과 아토피피부염을 앓고 있는 당사자 및 가족 모두가 일심동체가 되어 생명현상과 생체활동에 이로운 식품을 선별하여 섭취하고, 악화인자로 작용하는 식품첨가물이 함유된 식품 섭취를 금지하며, 생활 환경을 개선하는 등의 노력을 철저히 하지 않으면 근원 치료효능을 발휘하는 한약을 복용하더라도 아토피피부염 근본 치료가 실현되기 어렵다.

아토피피부염 치료를 담당하는 의료인은 악화인자를 분석한 자료를 아토피피부염을 앓고 있는 당사자와 가족에게 전달하면서 악화인자가 체내로 유입되거나 피부에 접촉되지 않도록 상세히 설명해 주어야 한다. 또한, 근원치료 진행 중에 나타나는 증상 변화 상태가 호전되는지 또는 악화되는지를 정확히 분석하고 진단하지 못하면 아토피피부염 근본 치료가 실현되기 어렵다.

근원 치료가 완료될 때까지, 의료인은 근원 치료의 진행 상태와 증상 호전 또는 악화 상태를 철저히 관찰하고 환자 관리를 해야 하며, 그렇지 않으면 아토피피부염 근본 치료가 실현되기 어렵다.

근원 치료효능을 발휘하는 한약 복용을 시작한 후 점진적인 아토피피부염 증상 호전과 근본 치료가 진행되는 도중, 특정 악화인자가 갑자기 체내로 유입되고 피부에 접촉되면서 아토피피부염이 악화되었을 때, 악화 원인을 분석하고 특정 악화인자를 철저히 차단 및 제거하지 못하면 아토피피부염 증상 호전과 근본 치료가 더 이상 진행되지 않는다.

또한, 근원 치료효능을 발휘하는 한약을 복용하면서 근원 치료가 진행되는 도중에 보습제를 비롯한 대증 치료약물을 함께 사용할 경우, 근원 치료효능이 더 이상 발휘되지 못하며 아토피피부염 근본 치료도 더 이상 진행되지 않는다.

근원 치료효능을 발휘하는 한약을 복용하면서 근원 치료가 진행 중일 때, 악화인자를 철저히 차단하지 못해 악화인자와 연관된 이상 증후가 발생하거나 약물 부작용이 발생할 경우, 아토피피부염 근본 치료가 실현되지 못한다.

또한, 근원 치료효능을 발휘하는 한약을 복용한 후 아토피피부염 근본 원인과 이상 증후가 치유되고 아토피피부염 증상이 소멸된 부위에 정상 피부조직이 생성될 때까지 생명현상과 생체활동에 이로운 식품을 선별해 섭취하고, 악화인자로 관여하는 식품첨가물이 함유된 식품 섭취를 금지하며, 생활환경 개선 등의 노력을 철저히 하지 않으면 아토피피부염 근본 치료가 빠르게 실현되지 못한다.

근원 치료 후 온전한 면역능 증강, 자연치유력 강화 등이 실현되면서 아토피피부염이 근본 치료될 때까지 악화인자를 철저히 차단하고, 근원 치료 진행 과정과 아토피피부염 증상 호전 상태 등을 집중해서 관찰하지 않으면 아토피피부염 근본 치료가 빠르게 실현되지 못한다.

유전적인 결함을 지닌 사람이 중증(重症) 아토피피부염을 겪을 때, 근원 치료를 계속하더라도 유전적인 결함으로 인해 면역능 증강, 자연치유력 강화, 면역세포 정상 생성, 면역세포와 연관분자의 정상 작동, 선천 면역계 기능 정상 작동, 피부장벽 기능 정상 작동 등이 온전하게 실현되지 않으면, 아토피피부염 증상이 일정 기간 동안 호전된 후 더 이상의 근원 치료효능이 발휘되지 못해 아토피피부염 근본 치료가 실현되지 못할 수 있다.

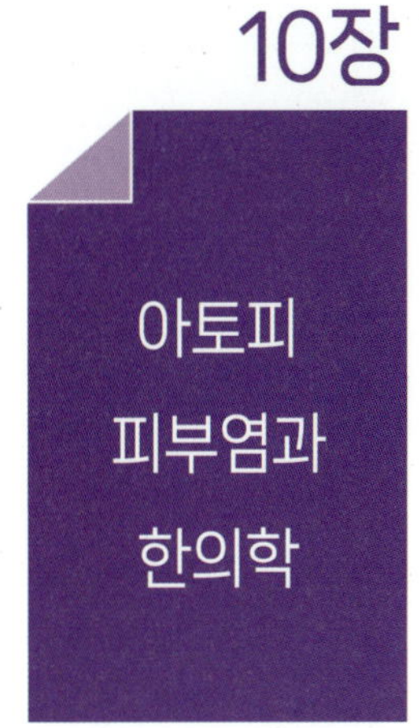

Question

1. 지구 자연계에서 태어난 사람이 정신적, 육체적 건강을 온전히 보전하기 위해서는 왜 수화기제, 수승화강 순환 체계 작동 등에 의한 정상 생명현상과 생체활동을 영위해야 하나요?
2. 아토피피부염이 발병한 사람은 왜 정상적인 생명현상과 생체활동을 영위하지 못하나요?
3. 한의학 이론과 치료 원리에 근거하여 처방되고 조제된 한약을 복용하면 아토피피부염 근본 치료가 가능한가요?

지구 자연계에서 사람의 상반신(上半身)은 음기(陰氣)인 지기(地氣)보다 양기(陽氣)인 천기(天氣)의 영향을 더 많이 받으며, 하반신(下半身)은 양기(陽氣)인 천기(天氣)보다 음기(陰氣)인 지기(地氣)의 영향을 더 많이 받는다. 이와 같이 태생적으로 상반신과 하반신에 작용하는 천지(天地) 음양(陰陽) 기운의 불균형(不均衡)이 인체에 작용하고 있다. 이러한 불균형을 조절(調節)하기 위해서는 수화기제, 수승화강 순환 체계 작동 등에 의한 정상 생명현상과 생체활동을 영위할 수 있어야 한다.

아토피피부염이 발병한 사람은 수화미제(水火未濟), 심신불교(心腎不交) 순환 체계 작동 등의 비정상적인 생명현상과 생체활동이 실행되고 있는 상태이다. 따라서, 한의학 이론과 치료 원리에 근거하여 창안된 처방으로 조제된 한약을 복용한 후 수화기제(水火旣濟), 수승화강(水升火降) 순환 체계가 정상적으로 작동

되면, 정상 생명현상과 생체활동이 유지되면서 아토피피부염의 근본 원인과 이상 증후가 치유되어 아토피피부염이 근본적으로 치료될 수 있다.

1. 생명현상과 생체활동 정상 영위와 수화기제, 수승화강

1) 천기(天氣), 지기(地氣)와 사람의 생명현상 및 생체활동

(1) 사람에게 작용하는 천기(天氣)와 지기(地氣)

지구 자연계에 존재하는 사람은 태생적으로 천기(天氣)인 양기(陽氣=양의 기운)와 지기(地氣)인 음기(陰氣=음의 기운)의 영향을 받고 탄생했으며, 또한 천기와 지기의 영향을 받으면서 생존에 적합한 정신적, 육체적 생명현상과 생체활동을 영위하고 있다.

사람의 상반신은 음기(陰氣)인 지기(地氣)보다 양기(陽氣)인 천기(天氣)의 영향을 더 많이 받고 있으며, 하반신은 양기(陽氣)인 천기(天氣)보다 음기(陰氣)인 지기(地氣)의 영향을 더 많이 받고 있는 등 음양(陰陽) 기운의 불균형이 인체에 작용하고 있다.

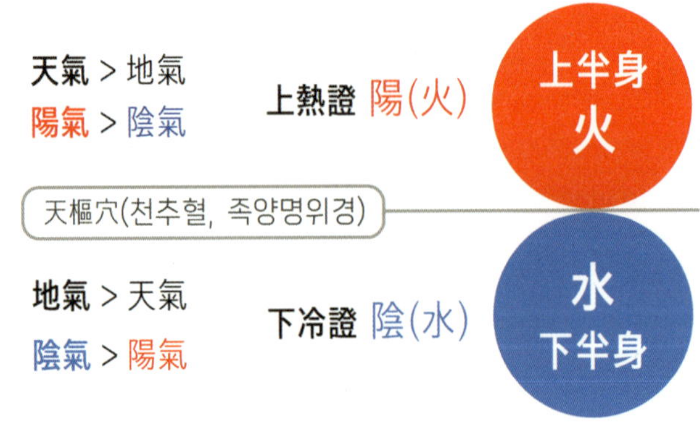

(2) 사람에게 작용하는 천기(天氣)와 지기(地氣)의 불균형(不均衡)

사람의 몸에 작용하는 천지(天地) 음양(陰陽) 기운의 불균형으로 인해, 음기(陰氣=음의 기운)인 지기(地氣)보다 양기(陽氣=양의 기운)인 천기(天氣)의 영향을 더 많이 받고 있는 상반신에서는 상열(上熱)한 현상이 발생할 가능성이 높다. 그리고 양기(陽氣)인 천기(天氣)보다 음기(陰氣)인 지기(地氣)의 영향을 더 많이 받고 있는 하반신에서는 하냉(下冷)한 현상이 발생할 가능성이 높다.

따라서 음양(陰陽) 기운의 불균형으로 인한 상열(上熱) 하냉(下冷) 현상이 사람의 생명현상과 생체활동에 작용할 경우, 상반신에서는 상열증(上熱證)이 발생할 가능성이 높으며, 하반신에서는 하냉증(下冷證)이 발생할 가능성이 높다.

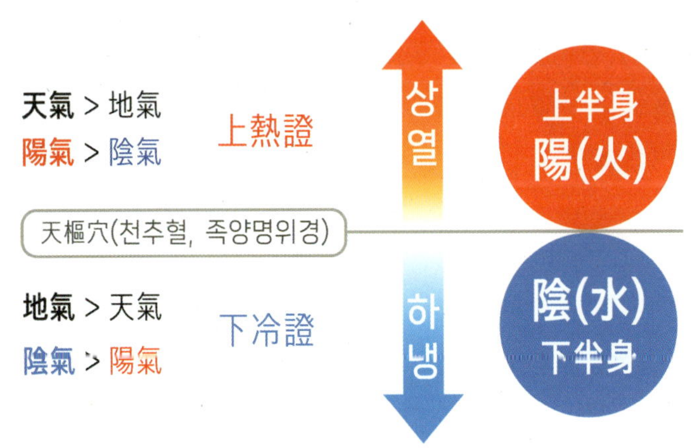

(3) 음양 기운의 불균형을 조절할 수 있는 생명현상과 생체활동 영위

사람의 상반신에서 발생할 수 있는 상열증(上熱證)을 방지하고 또한 하반신에서 발생할 수 있는 하냉증(下冷證)을 방지하기 위해서는, 상반신과 하반신에 작용하는 음양(陰陽) 기운(氣運)의 불균형을 조절할 수 있는 생명현상과 생체활동을 영위할 수 있어야 한다.

즉, 음양(陰陽) 기운의 불균형으로 인해 상반신에서 발생할 수 있는 상열증(上熱證)과 하반신에서 발생할 수 있는 하냉증(下冷證)을 방지하고, 상반신과 하반신에 작용하는 음양(陰陽) 기운의 불균형을 조절할 수 있으려면, 수화기제(水火旣濟), 수승화강(水升火降) 순환 체계가 작동되어야 한다. 그리고 이를 위해서는 수화기제, 수승화강 순환 체계를 작동시킬 수 있는 생명현상과 생체활동을 영위할 수 있어야 한다.

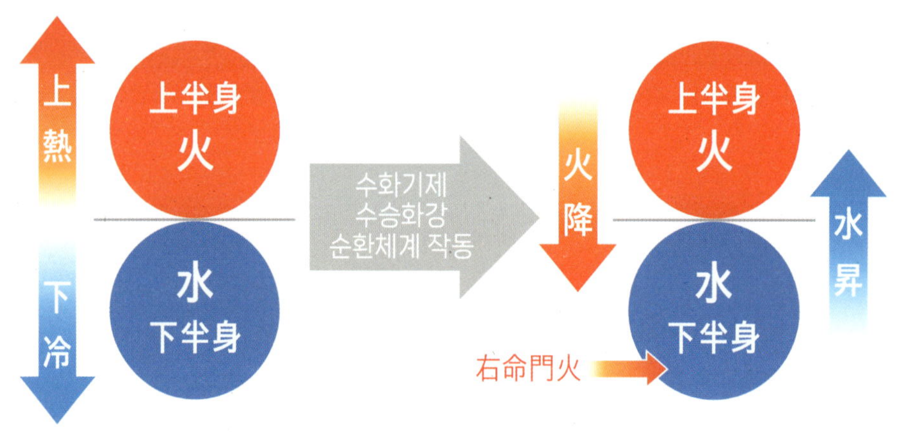

(4) 생명현상과 생체활동 정상 영위와 수화기제, 수승화강 순환 체계 구축(構築)

지구 자연계에 존재하는 인류(人類)는 상반신과 하반신에 작용하는 음양(陰陽) 기운의 불균형을 조절할 수 있는 수화기제(水火旣濟), 수승화강(水升火降) 순환 체계를 구축함으로써 생존에 필수적인 생명현상과 생체활동을 온전하게 영위하면서 진화해 왔다.

이러한 수화기제, 수승화강 순환 체계의 작동을 통해 정상적인 생명현상과 생체활동을 유지하면서 정신적, 육체적 건강을 온전하게 보존할 수 있는 면역능 증강과 자연치유력 강화를 실현할 수 있게 되었다.

또한, 상반신에서 상열증(上熱證)이 발생하거나 하반신에서 하냉증(下冷證)이 발생했을 때 이를 치유하기 위한 한의학의 치료 원리로 활용할 수 있게 되었다.

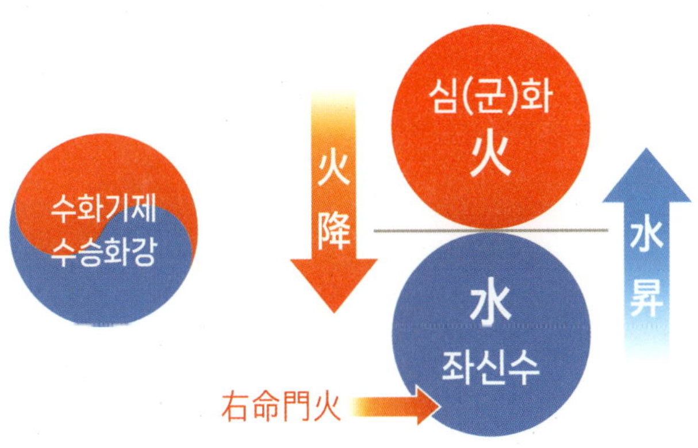

(5) 생명현상과 생체활동 손상(損傷)과 수화미제, 심신불교

수화기제(水火旣濟), 수승화강(水升火降) 순환 체계가 온전하게 작동하려면 심군화(心君火), 좌 신수(左 腎水), 우 명문화(右 命門火)의 작용을 통해 정상 생명현상과 생체활동을 온전하게 영위해야 하며, 이를 통해 면역능 증강과 자연치유력 강화, 정신적, 육체적 건강이 지속적으로 유지되어야 한다.

만일 심군화, 좌 신수, 우 명문화의 작용에 이상이 발생해 수화기제, 수승화강 순환 체계를 정상적으로 작동시키지 못하거나, 심군화 울결(心君火 鬱結), 좌 신수 부족(左 腎水 不足), 우 명문화 쇠(右 命門火 衰) 상태에 의해 수화미제(水火未濟), 심신불교(心腎不交) 순환 체계가 작동될 경우, 비정상적인 생명현상과 생체활동이 실행되어 면역능 저하, 자연치유력 약화, 정신적 및 육체적 건강이 쇠약해지거나 손상될 수 있다.

특히 생명현상과 생체활동에 악영향을 끼치는 이물질의 체내 유입으로 인해 면역능 저하, 자연치유력 약화, 정신적 및 육체적 건강이 쇠약해지거나 손상될 경우, 그와 연관된 특정 질환 및 이상 증후가 발현될 수 있다.

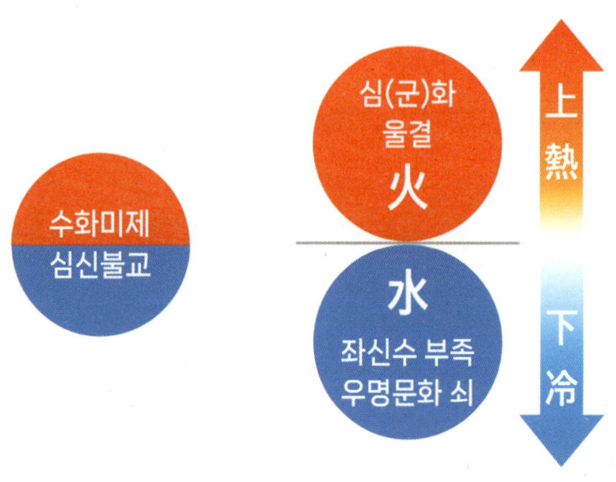

2. 아토피피부염 발병과 수화미제, 심신불교

아토피피부염이 발병한 사람은 수화기제, 수승화강 순환 체계가 아닌 수화미제, 심신불교 순환 체계가 작동하여 비정상적인 생명현상과 생체활동이 실행되고 있다.

즉, 아토피피부염이 발병하기 전에는 심군화(心君火), 좌 신수(左 腎水), 우 명문화(右 命門火) 작용에 의한 수화기제, 수승화강 순환 체계가 작동하여 정상적인 생명현상과 생체활동을 영위했다. 그러나 아토피피부염 유발 요인인 특정 합성화학물질이 체내로 유입된 이후에는 면역능 저하, 자연치유력 약화, 면역세포 생성 장애, 면역세포와 연관분자 기능 손상, 선천 면역계 기능 손상, 피부장벽기능 손상 및 심군화 울결(心君火 鬱結), 좌 신수 부족(左 腎水 不足), 우 명문화 쇠(右 命門火 衰) 상태에 의해 수화미제, 심신불교 순환 체계가 작동하여 비정상적인 생명현상과 생체활동이 실행되고 있다.

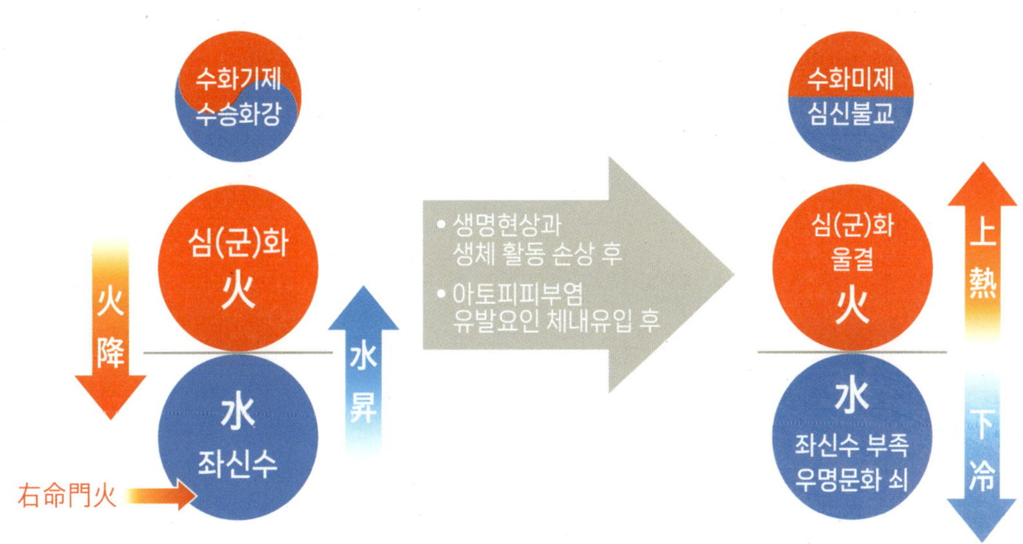

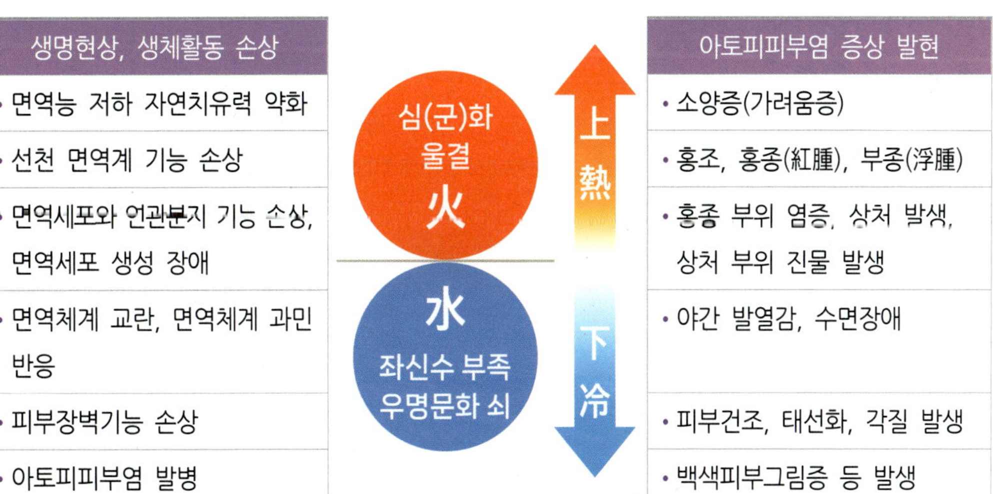

1) 경증(輕症) 아토피피부염 발현과 수화미제, 심신불교

아토피피부염이 발병하기 전에는 심군화(心君火), 좌 신수(左 腎水), 우 명문화(右 命門火) 작용에 의한 수화기제, 수승화강 순환 체계가 작동하여 정상적인 생명현상과 생체활동을 영위했다. 그러나 아토피피부염 유발 요인인 특정 합성 화학물질이 체내로 유입된 후에는 면역능 저하, 자연치유력 약화, 면역세포 생성 장애, 면역세포와 연관분자 기능 손상, 선천 면역계 기능 손상, 피부장벽기능 손상, 심군화 울결, 좌 신수 부족, 우 명문화 쇠 상태가 경미하게 나타나면서 수화미제, 심신불교 순환 체계가 작동하여 비정상적인 생명현상과 생체활동이 실행된다.

이로 인해 아토피피부염 유발 요인이 체내로 유입된 후 곧바로 아토피피부염 증상이 발현하는 것이 아니라 일정 기간이 경과한 이후에 홍조, 소양증, 피부 건조를 비롯한 기타 아토피피부염 증상들이 경증 상태로 발현된다.

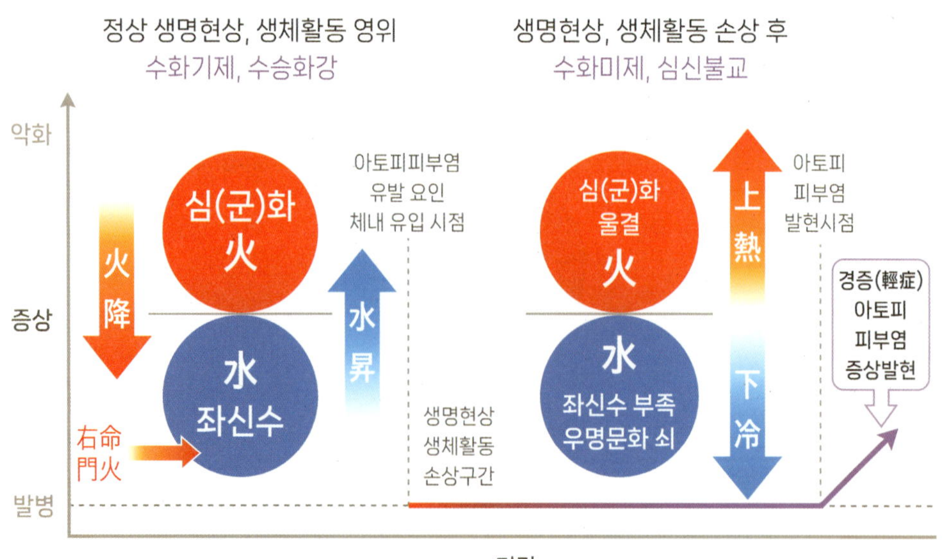

| 경증(輕症) 아토피피부염 발현과 수화미제, 심신불교

2) 중증(重症) 아토피피부염 발현과 수화미제, 심신불교

아토피피부염 유발 요인으로 작용한 특정 합성화학물질이 체내로 유입된 후, 면역능 저하, 자연치유력 약화, 면역세포 생성 장애, 면역세포와 연관 분자 기능 손상, 선천 면역계 기능 손상, 피부장벽 기능 손상, 심군화 울결, 좌 신수 고갈, 우 명문화 쇠 상태가 심화되면서 수화미제, 심신불교 순환 체계가 심화되면 비정상적인 생명현상과 생체활동이 실행되어 중증(重症) 아토피피부염이 발현한다.

중증(重症) 아토피피부염 증상이 발현하면, 홍종, 소양증, 피부 건조, 홍종 부위 상처와 상처 부위 진물, 부종(浮腫), 염증, 야간 수면 장애와 발열감, 야간 각성 상태, 태선화, 백색피부그림증 등의 증상들이 중증 상태로 나타난다. 또한, 신체 상열(上熱) 하냉(下冷) 증상과 수족 말단 부위인 손가락과 발가락의 냉증(冷症)도 발생한다.

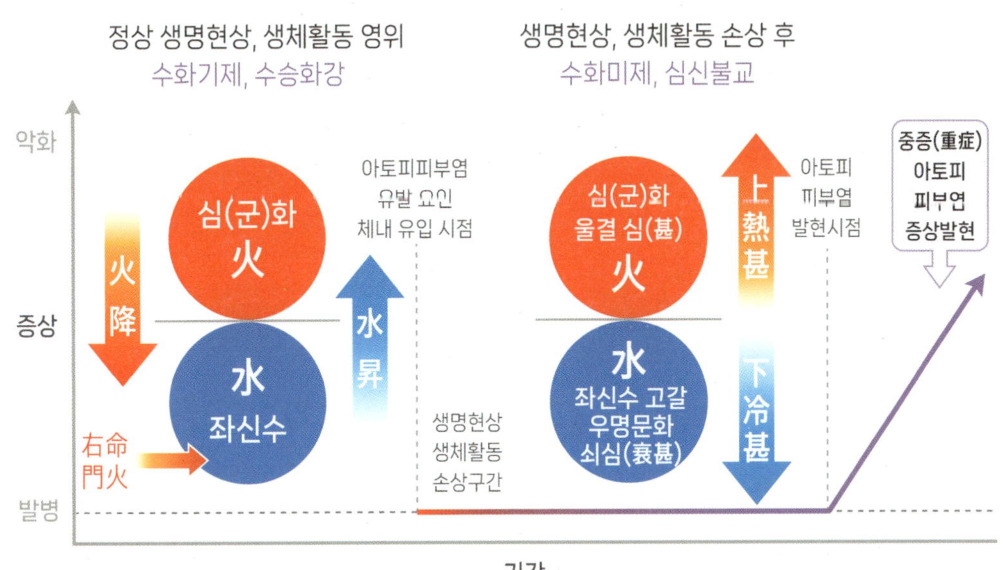

| 중증(重症) 아토피피부염 발현과 수화미제, 심신불교

3. 아토피피부염 한의학 치료와 수화기제, 수승화강

한의학 이론과 치료 원리에 근거하여 새로이 창안된 처방으로 조제된 한약을 복용시킨 후, 온전한 자연치유력 강화, 온전한 면역능 증강, 면역세포 정상 생성, 면역세포와 연관분자 기능 정상 작동, 선천 면역계 기능 정상 작동, 피부장벽기능 정상 작동 및 수화기제(水火旣濟), 수승화강(水昇火降) 순환 체계 작동 등 정상 생명현상과 생체활동을 영위시키는 치료효능이 발휘되면서 아토피피부염 근본 원인과 이상 증후가 치유되고 아토피피부염 증상이 소멸된 부위에 (피부장벽 기능 등을 온전히 발휘하는) 정상 피부조직이 생성되면 아토피피부염 근본 치료를 실현할 수 있다.

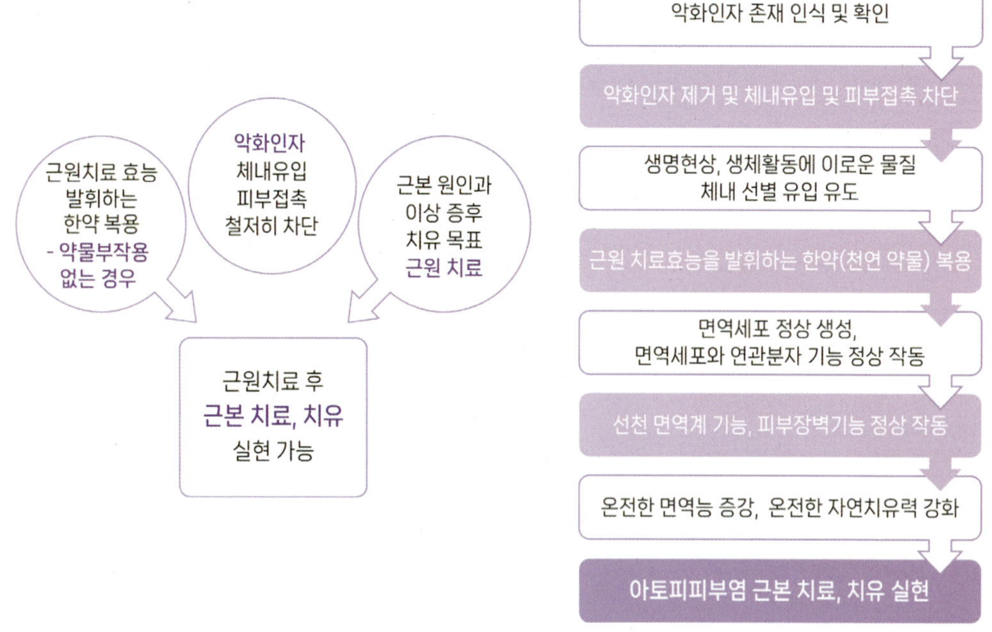

1) 아토피피부염 발병 초기부터 근원 치료를 시작하는 경우

아토피피부염이 발병한 이후에도 특정 약물을 일체 사용하지 않았으나 체내로 계속 유입되고 피부에 접촉된 악화인자 때문에 면역체계가 과민반응(알레르기)이 심해지면서 아토피피부염이 경증(輕症) 상태로 진행됐을 때, (악화인자 체내 유입과 피부접촉을 철저히 차단한 상태에서) 한의학 이론과 치료 원리에 근거하여 창안된 처방으로 조제된 한약 복용을 시작한 후 근원 치료효능이 발휘되면 '리바운드 현상'은 발생하지 않으면서 아토피피부염이 빠르게 근본 치료될 수 있다.

즉, 근원 치료효능을 발휘하는 한약 복용을 시작한 후 수화기제(水火旣濟), 수승화강(水昇火降) 순환 체계 작동 등 정상 생명현상과 생체활동을 영위하면서 면역능 증강, 자연치유력 강화, 면역세포 정상 생성, 점진적인 면역세포와 연관분자 기능 회복, 선천 면역계 기능 회복, 피부장벽기능 회복 등이 실현되어 아토피피부염 근본 원인과 (악화인자와 연관된) 이상 증후가 치유되고 아토피피부염 증상이 소멸된 부위에 정상 피부조직이 생성되면 아토피피부염이 근본 치료될 수 있다.

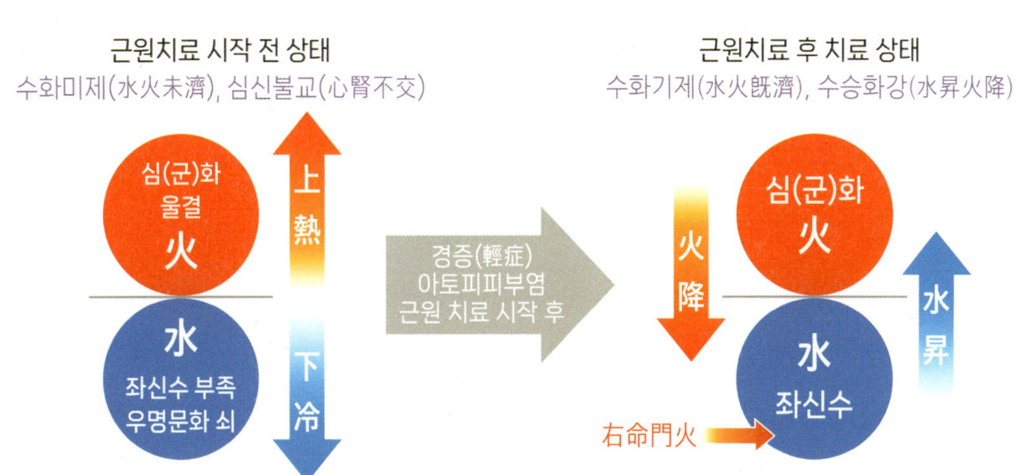

2) 발병 초기부터 계속해온 대증 치료를 중단하고 근원 치료로 대체해서 치료하는 경우

아토피피부염 발병 초기부터 (악화인자 체내 유입과 피부 접촉을 차단하지 못한 채) 대증 치료를 계속했으나 수화미제(水火未濟), 심신불교(心腎不交) 순환 체계 작동 등에 의한 비정상적 생명현상과 생체활동은 치유되지 못하고 중증(中症), 중증(重症) 아토피피부염 증상들만 한시적으로 완화된 상태일 때, (악화인자 체내 유입과 피부 접촉을 철저히 차단한 상태에서) 대증 치료효능을 발휘하는 약물 사용을 중단하고 (한의학 이론과 치료 원리에 근거하여 창안된 처방으로 조제된) 한약 복용으로 대체한 후 근원 치료효능이 발휘되면 아토피피부염이 근본 치료될 수 있다.

즉, 근원 치료효능을 발휘하는 한약 복용으로 대체한 후 수화기제(水火旣濟), 수승화강(水昇火降) 순환 체계 작동 등 정상 생명현상과 생체활동을 영위하면 (대증 치료효능으로) 한시적으로 완화됐던 아토피피부염 증상들이 사라지고 '리바운드 현상'이 진행되면서 본래 앓고 있는 증상들이 (대증 치료 기간에 체내로 유입되고 피부에 접촉됐던 악화인자 때문에 생명현상과 생체활동이 손상된 만큼) 마지막 대증 치료 전 증상보다 악화된 상태로 100% 표출된 이후에 아토피피부염 근원 치료가 본격 진행된다.

'리바운드 현상'이 진행된 이후에 근원 치료가 본격 진행되면서 아토피피부염 근본 원인과 (악화인자와 연관된) 이상 증후가 치유되고, 아토피피부염 증상들이 소멸된 부위에 정상 피부조직이 생성되면 아토피피부염 근본 치료가 실현된다.

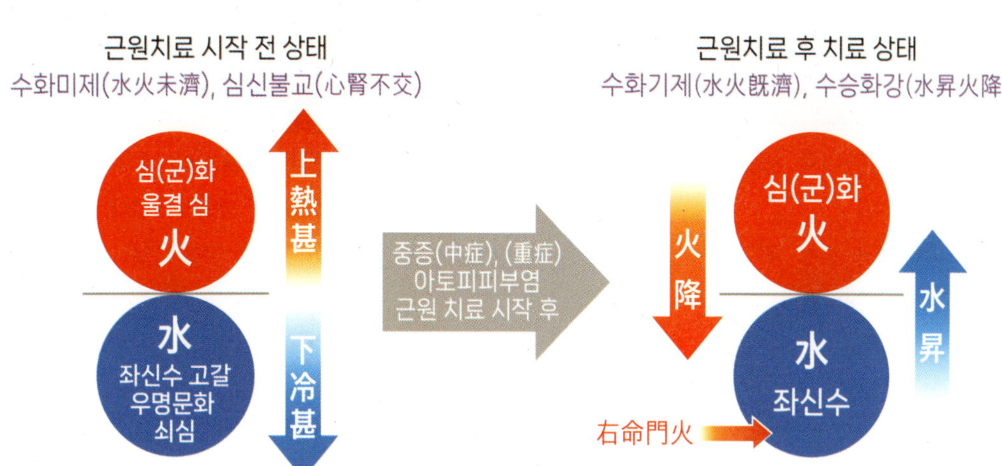
근원치료 시작 전 상태
수화미제(水火未濟), 심신불교(心腎不交)
심(군)화
울결 심
火
上熱甚
水
좌신수 고갈
우명문화
쇠심
下冷甚
중증(中症), (重症)
아토피피부염
근원 치료 시작 후
근원치료 후 치료 상태
수화기제(水火旣濟), 수승화강(水昇火降)
火降
심(군)화
火
水昇
水
좌신수
右命門火

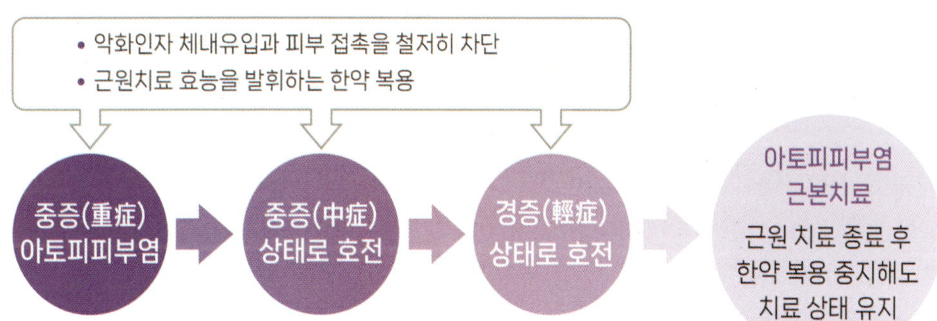
• 악화인자 체내유입과 피부 접촉을 철저히 차단
• 근원치료 효능을 발휘하는 한약 복용
중증(重症)
아토피피부염
중증(中症)
상태로 호전
경증(輕症)
상태로 호전
아토피피부염
근본치료
근원 치료 종료 후
한약 복용 중지해도
치료 상태 유지

아토피피부염 근본 원인 치유 가능

- 면역능 증강, 자연치유력 강화
- 면역반응 실행
- 생명현상, 생체활동 정상 영위
- 면역세포와 연관분자 기능 정상 작동
- 면역세포 정상 생성
- 선천 면역계 기능 정상 작동
- 피부장벽기능 정상 작동
- 악화인자와 연관된 이상 증후 치유

악화 인자와 연관된 이상 증후 치유 가능

- 자율신경계 부조(不調), 중추 신경계 손상 치유 가능
- 내분비계 교란 치유 가능
- 간(肝)·신(腎) 손상 등 치유 가능
- 생식기계 손상, 호흡기 장애 치유 가능
- 피부장벽기능 손상 치유 가능
- 식품 알레르기, 호흡기 알레르기, 알레르기 접촉성피부염 치유 가능 등

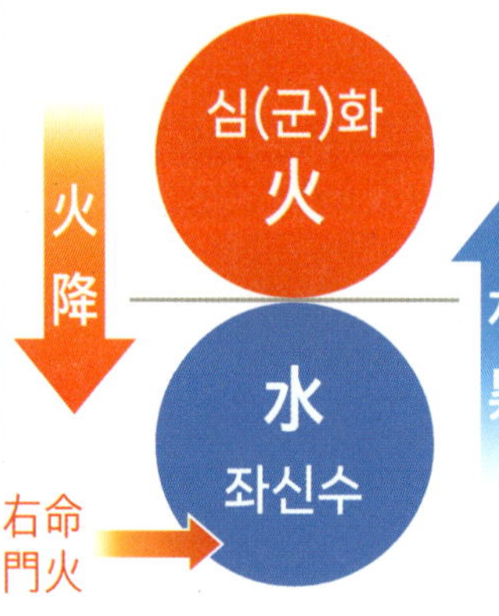

아토피피부염 증상 소멸 및 근본 치료 가능

- 홍조, 홍종 증상 소멸
- 소양증(가려움증) 소멸
- 홍종 부위 부종, 염증, 상처, 상처 부위 진물 소멸
- 야간 수면장애, 발열감, 야간 각성 상태 소멸
- 피부 건조, 태선화 소멸
- 백색피부그림증 소멸
- 기타 아토피피부염 증상 소멸

약물 부작용과 연관된 이상 증후 치유 가능

- 시상하부-뇌하수체-부신 축(軸) 위축 치유 가능
- 단백질 대사 장애 등 대사 장애 치유 가능
- 간(肝)·신(腎) 손상 등 치유 가능
- 심혈관계 손상 치유 가능
- 말초혈관 수축 치유 가능
- 수족 냉증 치유 가능
- 약물 알레르기 치유 가능 등

아토피피부염 심(甚)	아토피피부염 호전	아토피피부염 근본 치료
• 면역능 저하 상태 심 • 자연치유력 약화 상태 심	• 점진적인 면역능 증강 • 점진적인 치유력 강화	• 온전한 면역능 증강 • 온전한 자연치유력 강화
• 생명현상, 생체활동 손상 심	• 생명현상, 생체 활동 손상 점진적 회복	• 생명현상, 생체활동 정상 영위
• 선천면역계 기능 손상 심	• 선천 면역계 기능 손상 점진적 회복	• 선천 면역계 기능 정상 작동
• 면역세포와 연관분자 기능 손상 심, 면역세포 생성장애 심	• 면역세포와 연관분자 기능 손상과 면역세포 생성 장애 점진적 회복	• 면역세포와 연관분자 기능 정상 작동 면역세포 정상 생성
• 면역체계 과민반응 심	• 면역체계 면역반응 활성	• 면역체계 면역반응 실행
• 피부장벽기능 손상 심	• 피부장벽기능 손상 점진적 회복	• 피부장벽기능 정상 작동

11장

아토피 피부염의 근원치료

Question

1. 근원치료를 시작하기 전에 왜 악화인자 체내유입과 피부접촉을 철저히 차단해야 하나요?
2. 한의학 이론과 치료 원리에 근거하여 처방되고 조제된 한약을 복용하면서 경증(輕症), 중증(中症), 중증(重症) 아토피피부염의 근원치료를 시작할 경우, 치료 과정은 어떻게 진행되며 근본 치료가 가능한가요?

1. 근원치료 시작 전 악화인자 차단

근원 치료를 시작하기 전(前)에 아토피피부염 악화인자로 관여하는 이물질이 체내로 유입되거나 피부에 접촉되지 않도록 철저히 차단하면, 면역체계가 더 이상 교란(攪亂)되지 않으며 과민반응(알레르기)을 일으키지 않으면서 아토피피부염 증상이 악화되는 것을 방지할 수 있다.

또한, 악화인자를 철저히 차단 및 제거한 상태에서 한의학 이론과 아토피피부염 치료 원리에 근거하여 창안(創案)된 처방으로 조제된 한약 복용을 시작한 후 근원 치료 효능이 발휘되면, '리바운드 현상'은 발생하지 않고 연속된 근원 치료 과정이 반복해서 진행된 후 아토피피부염 근본 치료를 빠르게 실현할 수 있다.

그러나 한의학 이론과 아토피피부염 치료 원리에 근거하여 아토피피부염 근본 치료 효능을 발휘하는 처방으로 조제된 한약을 복용하더라도, 악화인자로 관여하는 이물질이 체내로 계속 유입되고 피부에 접촉되는 것을 철저히 차단하지 못해 면역체계가 교란되고 과민반응(알레르기)을 일으킬 경우에는 근원 치료 효능이 발휘되지 못하면서 아토피피부염 근본 치료가 실현되기 어렵다.

그에 비해 악화인자로 관여하는 이물질의 체내 유입과 피부 접촉을 철저히 차단하면, 악화인자와 연관된 이상 증후가 발생하는 것을 방지할 수 있으며, 이미 발생한 이상 증후가 심해지는 것을 방지할 수 있다. 또한, 홍조, 홍종, 염증, 피부건조, 소양증, 홍종 부위 상처와 진물 발생, 부종(浮腫), 야간 발열감과 수면 장애, 야간 각성 상태, 백색피부그림증을 비롯한 신체 상열(上熱) 하냉(下冷) 증상과 수족 말단 부위 냉증 등이 심해지는 것을 방지할 수 있다.

그리고 아토피피부염을 치료하거나 다른 질환을 치료하기 위해 특정 약물을 계속 사용한 후 단백질 대사 장애 등 대사 장애 발생, 시상하부-뇌하수체-부신축(軸) 위축, 간(肝)·신(腎) 손상, 심혈관계 손상, 말초 혈관 수축, 약물 알레르기 등 약물 부작용과 연관된 이상 증후가 발생했을 경우, 특정 약물 사용을 중단하면 특정 약물과 연관된 이상 증후가 심해지는 것을 방지할 수 있다.

또한, 각종 악화인자가 아토피피부염이 발병한 사람의 체내로 유입되거나 피부에 접촉되지 않도록 차단하면, 악화인자와 연관된 이상 증후인 자율 신경계 부조, 중추 신경계 손상, 내분비계 교란, 간(肝)·신(腎) 손상, 생식기계 손상, 호흡기 장애, 선천 면역계 기능 손상, 피부 장벽 기능 손상, 식품 알레르기, 호흡기 알레르기, 알레르기 접촉성 피부염 등의 발생을 방지할 수 있으며, 이미 발생한 이상 증후가 심해지는 것을 방지할 수 있다.

악화인자가 체내로 유입되거나 피부에 접촉되지 않도록 철저히 차단 및 제거하면, 악화인자로 인해 발생하는 심군화 울결(心君火 鬱結) 심(甚), 좌 신수 고갈(左 腎水 枯渴), 우 명문화 쇠심(右 命門火 衰甚) 상태에 의한 수화미제(水火未濟), 심신불교(心腎不交) 순환 체계 작동이 심화되어 비정상적인 생명현상과 생체활동이 심해지는 것을 방지할 수 있다. 또한, 신체 상열(上熱) 하냉(下冷) 증상과 수족 말단 부위 냉증 등이 악화되는 것을 방지할 수 있다.

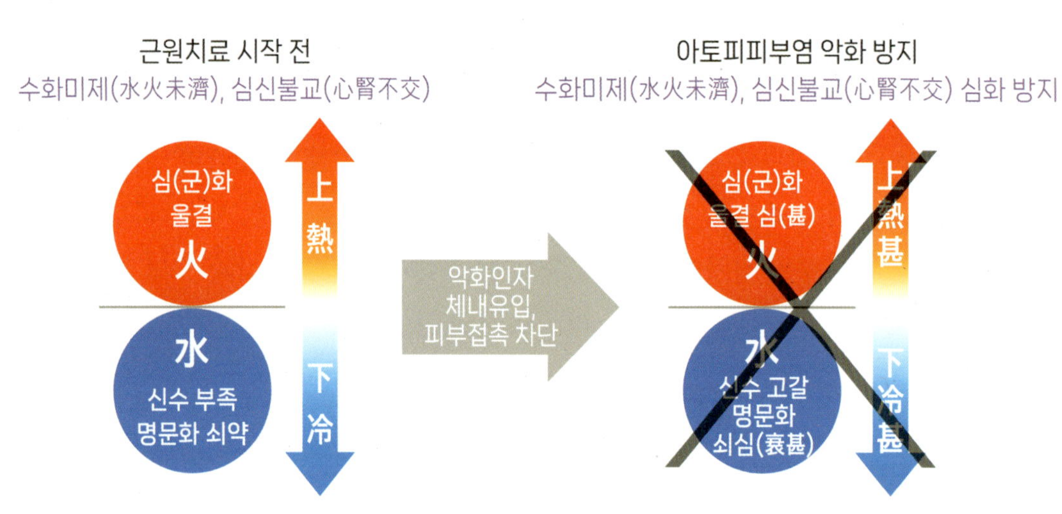

악화인자를 철저히 차단하고 제거할수록 체내로 유입되고 피부에 접촉되는 악화인자의 종류 수가 최소화되고, 체내 유입량과 독성 부작용 또한 최소화되며, 악화인자에 의한 생명현상과 생체활동의 손상을 최소화할 수 있다.

그리고 악화인자를 철저히 차단 및 제거하여 생명현상과 생체활동의 손상을 최소화한 상태에서 근원치료 효능을 발휘하는 한약 복용을 시작하면 아토피피부염이 근본 치료되기까지 소요되는 치료 기간을 단축할 수 있다.

따라서 아토피피부염을 빠르게 근본 치료하기 위해서는, 알레르겐(allergen,

알레르기 원인 물질) 등 아토피피부염 악화인자로 작용하는 이물질의 존재를 먼저 인식한 후, 이러한 악화인자가 식품 섭취, 호흡기 흡입, 피부 접촉, 약물 사용 등의 유입 경로를 통해 체내로 유입되거나 피부에 접촉되지 않도록 철저히 차단 및 제거한 이후에 근원치료 효능을 발휘하는 한약 복용을 시작해야 한다.

| 이상 증후 심화 방지

아토피피부염 유발요인 체내유입 차단	약물 부작용을 일으킨 특정 약물 사용 중단	각종 악화인자 체내유입, 피부접촉 차단
• 생명현상, 생체활동 손상 심화 방지 • 면역능저하 상태 심화 방지 • 자연치유력 약화 상태 심화 방지 • 면역세포와 연관분자 기능 손상 심화 방지 • 면역세포 생성 장애 심화 방지 • 선천면역계 기능 손상 심화 방지 • 피부장벽기능 손상 심화 방지 • 아토피피부염 악화 방지	• 시상하부-뇌하수체-부신 축(軸) 위축 심화 방지 • 단백질 대사 장애 등 대사 장애 심화 방지 • 간(肝)·신(腎) 등 손상 심화 방지 • 심혈관계 손상 심화 방지 • 말초혈관 수축 및 수족 냉증 심화 방지 • 약물 알레르기 심화 방지	• 자율 신경계 부조(不調), 중추 신경계 손상 심화 방지 • 내분비계 교란 심화 방지 • 간(肝)·신(腎) 등 손상심화 방지 • 생식기계 손상 심화 방지 • 호흡기 장애 심화 방지 • 선천면역계 기능 손상 심화 방지 • 피부장벽기능 손상 심화 방지 • 식품 알레르기, 호흡기 알레르기, 알레르기 접촉성피부염 등 심화 방지

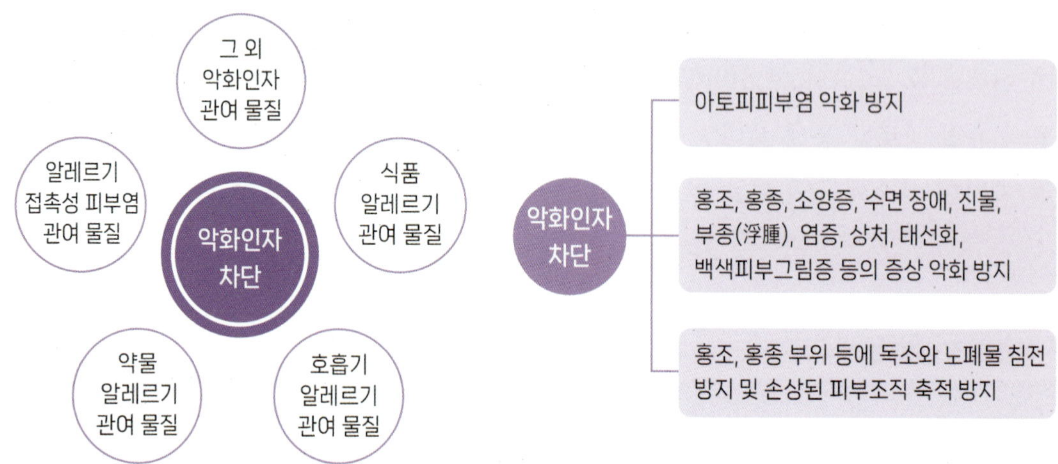

아토피피부염 발병 후 악화 관여 이물질 존재 인식,
치유 관여 이물질 선별

↓

악화 관여 이물질 체내유입 차단,
피부접촉 차단, 치유 관여 이물질 체내 선별 유입

↓

면역체계 면역반응 활성, 면역능 증강,
자연치유력 강화

↓

선천 면역계 기능과 피부장벽기능 점진적 회복

↓

아토피피부염 점진적 호전 및 근본 치료 가능

2. 경증(輕症) 아토피피부염 근원치료 진행

1) 경증(輕症) 아토피피부염 근원 치료 기본 설명

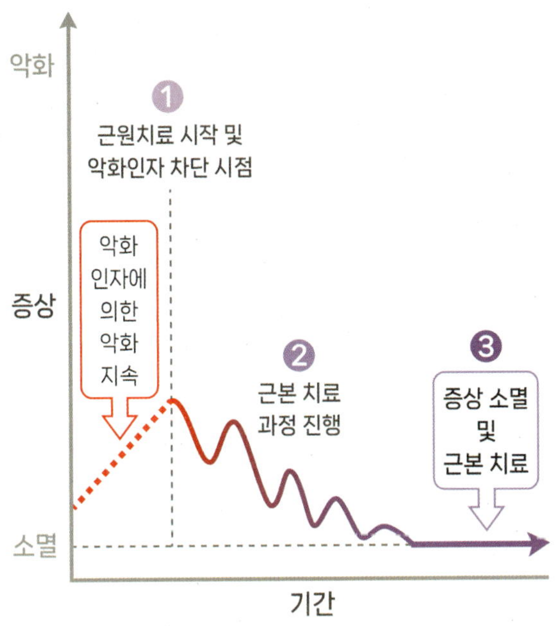

아토피피부염 발병 후 체내로 유입되고 피부에 접촉된 악화인자 때문에 면역체계가 과민반응(알레르기)을 일으키면서 아토피피부염이 경증(輕症) 상태로 진행됐을 때, 알레르겐 등 아토피피부염 악화인자로 작용하는 이물질의 체내 유입과 피부 접촉을 철저히 차단한 상태에서 근원치료 효능을 발휘하는 한약을 복용하면, '리바운드 현상' 없이 연속된 근원 치료 과정이 반복 진행된 후 경증(輕症) 아토피피부염이 근본 치료될 수 있다.

즉, 근원치료 효능을 발휘하는 한약 복용을 시작한 후 근원치료가 시작되면, 홍조(紅潮) 부위에 축적되어 있는 손상된 피부조직 중 일부가 선천면역세포인 각질형성세포에 의해 각화(角化)된 후 홍조 부위에서 각질 형태로 1차 발생하고, 각질이 체외로 탈락된 후 홍조 증상을 비롯하여 소양증 등 기타 아토피피부염 증상이 1차 호전된다. 이후, 1차 호전된 후 홍조 부위에 잔존해 있는 손상된 피부조직 중 일부가 다시 각질형성세포에 의해 각화된 후 각질 형태로 2차 발생하고, 각질이 체외로 탈락된 후 홍조 증상을 비롯한 기타 아토피피부염 증상이 2차 호전된다. 이러한 연속된 근원 치료 과정이 반복 진행된 후, 홍조 등 아토피피부염 증상이 소멸된 부위에 정상 피부조직이 생성된다.

2) 경증(輕症) 아토피피부염 근원 치료 진행

① 근원치료 효능을 발휘하는 한약 복용을 시작하면 아토피피부염 근원치료가 본격 진행

- 근원 치료가 시작되면, 홍조 부위에 침전된 미량의 독소와 노폐물은 체내에서 1차 제거되고, 홍조 부위에 축적되어 정상 피부 기능을 온전히 발휘하지 못하는 손상된 피부조직 중 일부는 선천 면역세포인 각질형성세포에 의해 1차 각화(角化)된 후 미세한 흰색 각질 형태로 1차 발생한다.

② 홍조 부위에 미세한 흰색 각질 형태로 1차 발생한 후 체외로 각질이 탈락

- 홍조 부위에 축적된 손상된 피부조직의 양이 적기 때문에, 각질의 크기가 작고 각질의 발생량과 탈락량도 적다.

③ 각질 형태로 체외로 1차 탈락된 후 홍조 증상을 비롯하여 소양증 등 기타 아토피피부염 증상이 1차 호전

- 홍조 부위에 침전된 독소와 노폐물이 체내에서 1차 제거됨에 따라 홍조 부위에 잔존하는 독소와 노폐물의 양이 감소한다. 또한, 각질 형태로 발생한 후 체외로 탈락된 만큼 홍조 부위에 잔존하는 손상된 피부조직의 축적량이 감소하면서 홍조의 범위가 축소되고 색깔이 옅어진다.
- 홍조 증상을 비롯하여 소양증 등 기타 아토피피부염 증상의 1차 호전, 손상된 선천면역계 기능의 점진적 1차 회복, 손상된 피부 장벽기능의 점진적 1차 회복, 저하된 면역능의 점진적 1차 증강, 약화된 자연치유력의 점진적 1차 강화 등이 실현된다.

④ 홍조 증상 등 아토피피부염 증상 1차 호전이 실현된 후 1차 호전된 홍조 부위에서 또 다시 각질 형태로 2차 발생

- 홍조 부위에 잔존해 있는 독소와 노폐물은 체내에서 2차 제거되고, 또한 홍조 부위에 잔존해 있는 손상된 피부조직 중 일부가 또다시 각질형성세포에 의해 각화된 후 홍조 부위에서

각질 형태로 2차 발생한다.

- 홍조 부위에서 2차 각질이 발생할 때는 1차 각질 발생 때보다 각질 크기가 작아지고 각질 두께도 얇아진 미세한 흰색 각질이 발생하며, 2차 각질 발생량도 1차 각질 발생 때보다 적게 발생한다.

⑤ 홍조 부위에서 각질 형태로 2차 발생한 후 체외로 각질이 탈락

⑥ 각질 체외 탈락 후 홍조 증상을 비롯하여 소양증 등 기타 아토피피부염 증상이 2차 호전

- 홍조 부위에 잔존해 있던 독소와 노폐물이 체내에서 2차 제거된 만큼 홍조 부위에 잔존하는 독소와 노폐물 양이 감소하고, 또한 체외로 각질이 2차 탈락된 만큼 홍조 부위에 잔존하는 손상된 피부조직 축적량도 감소하면서 홍조 범위가 이전보다 더 축소되고 홍조 색깔도 더 옅어진다.
- 소양증과 피부 건조를 비롯한 기타 아토피피부염 증상의 2차 호전, 손상된 선천면역계 기능의 점진적 2차 회복, 손상된 피부 장벽기능의 점진적 2차 회복, 저하된 면역능의 점진적 2차 증강, 약화된 자연치유력의 점진적 2차 강화 등이 실현된다.

⑦ 홍조 증상 등 아토피피부염 증상이 2차 호전된 후 홍조 부위에서 또 다시 각질이 3차 발생

- 홍조 부위에 잔존해 있는 독소와 노폐물은 체내에서 3차 제거되고, 또한 홍조 부위에 잔존해 있는 손상된 피부조직 중 일부가 다시 각질형성세포에 의해 각화된 후 홍조 부위에서 각질 형태로 3차 발생한다.
- 홍조 부위에서 3차 각질이 발생할 때는 2차 각질 발생 때보다 각질 크기가 더 작아지고 각질 두께도 더 얇아진 미세한 흰색 각질이 발생하며, 3차 각질 발생량도 2차 각질 발생 때보다 적게 발생한다.

⑧ 홍조 부위에서 각질 형태로 3차 발생한 후 체외로 각질이 탈락

⑨ 각질 체외 탈락 후 홍조 증상을 비롯하여 소양증 등 기타 아토피피부염 증상이 3차 호전

- 홍조 부위에 잔존해 있던 독소와 노폐물이 체내에서 3차 제거된 만큼 홍조 부위에 잔존하는 독소와 노폐물 양이 더욱 감소하고, 또한 체외로 각질이 3차 탈락된 만큼 홍조 부위에 잔존하는 손상된 피부조직 축적량도 더욱 감소하면서 홍조 범위가 더욱 축소되고 홍조 색

깔도 더욱 옅어진다.

- 소양증과 피부 건조를 비롯한 기타 아토피피부염 증상의 3차 호전, 선천 면역계 기능 정상 작동 단계 진입, 피부 장벽 기능 정상 작동 단계 진입, 온전한 면역 능 증강 단계 진입, 온전한 자연치유력 강화 단계 진입 등이 실현된다.

⑩ 연속된 근원치료 과정 반복 진행 후 아토피피부염 증상 전부 소멸

- 홍조 부위에 잔존해 있던 독소와 노폐물이 체내에서 전부 제거되고, 또한 홍조 부위에 있던 손상된 피부조직이 선천 면역세포인 각질형성 세포에 의해 전부 각화(角化)된 후 각질 형태로 체외로 탈락되며, 홍조 증상이 소멸된 부위에 피부 장벽기능 등을 온전히 발휘하는 정상 피부조직이 생성되면 아토피피부염 증상이 전부 소멸된다.
- 근원치료 효능을 발휘하는 한약 복용을 시작한 후 생명현상과 생체활동이 정상적으로 영위되면서 온전한 면역능 증강, 자연치유력 강화, 면역세포 정상 생성, 면역세포와 연관 분자 기능 정상 작동, 선천면역계 기능 정상 작동, 피부 장벽기능 정상 작동 등이 실현되면, 아토피피부염 근본 원인과 이상 증후가 치유된다. 이로 인해 홍조, 피부 건조를 비롯한 기타 아토피피부염 증상들이 소멸된 부위에 피부 장벽기능 등을 온전히 발휘하는 정상 피부조직이 생성되면 경증(輕症) 아토피피부염의 근본 치료가 실현된다.

3) 경증(輕症) 아토피피부염 근원 치료 진행 사례 설명

❶ 근원치료 시작 전 본래 증상

근원치료 효능을 발휘하는 한약 복용 후 수화기제, 수승화강 순환 체계 작동 등 정상 생명현상과 생체활동을 영위하면서 근원치료가 시작되면, 홍조 부위에 침전된 독소와 노폐물을 제거하고 또한 홍조 부위에 축적되어 있으면서 정상 피부 기능을 온전히 발휘하지 못하는 손상된 피부조직은 선천면역세포인 각질형성 세포에 의해 각화시킨 후 각질 형태로 체외로 탈락시키는 등의 근원치료 과정을 반복 진행한다. 또한, 아토피피부염 근본 원인과 이상 증후를 치유하고 아토피피부염 증상을 소멸시키는 치료효능을 발휘한다.

— 복부　　— 팔

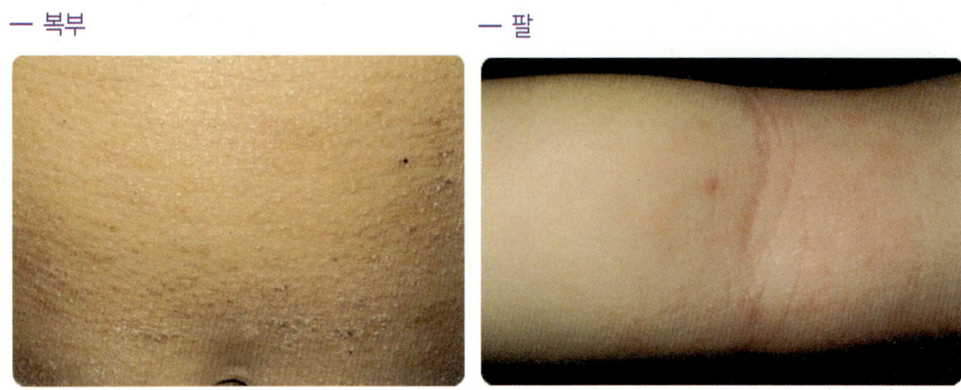

❷ 근원치료 진행 상태

근원치료가 시작되면 홍조 부위에 침전된 미량의 독소와 노폐물은 체내에서 1차 제거된다. 또한, 홍조 부위에 축적되어 있으면서 정상 피부 기능을 온전히 발휘하지 못하는 손상된 피부조직 중 일부가 선천 면역세포인 각질형성세포에 의해 1차 각화된 후 홍조 부위에서 미세한 흰색 각질 형태로 1차 발생한다. 홍조 부위에 미세한 흰색 각질 형태로 1차 발생한 후 체외로 각질이 탈락된다. 홍조 부위에 축적되어 있는 손상된 피부조직 양이 적으므로 각질 크기가 작고 각질 발생량과 탈락량도 적다.

— 복부　　— 팔

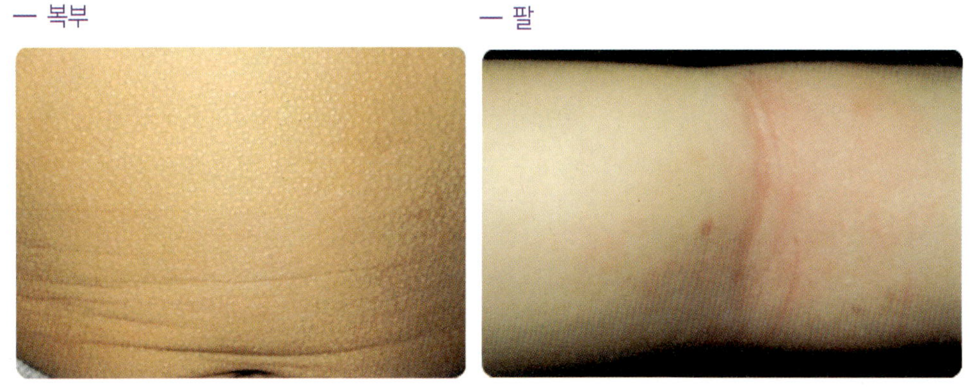

각질 형태로 체외로 1차 탈락된 후 홍조 증상을 비롯하여 소양증 등 기타 아토피피부염 증상이 1차 호전된다.

홍조 부위에 침전된 독소와 노폐물이 체내에서 1차 제거된 만큼 홍조 부위에 잔존하는 독소와 노폐물 양이 감소하고 또한 홍조 부위에서 각질 형태로 발생한 후 체외로 탈락된 만큼 홍조 부위에 잔존하는 손상된 피부조직 축적량이 감소하면서 홍조 범위가 축소되고 홍조 색깔이 엷어진다.

홍조 증상을 비롯하여 기타 아토피피부염 증상의 1차 호전, 손상된 선천 면역계 기능의 점진적 1차 회복, 손상된 피부 장벽 기능의 점진적 1차 회복, 저하된 면역능의 점진적 1차 증강, 약화된 자연치유력의 점진적 1차 강화 등이 실현된다.

— 복부 — 팔

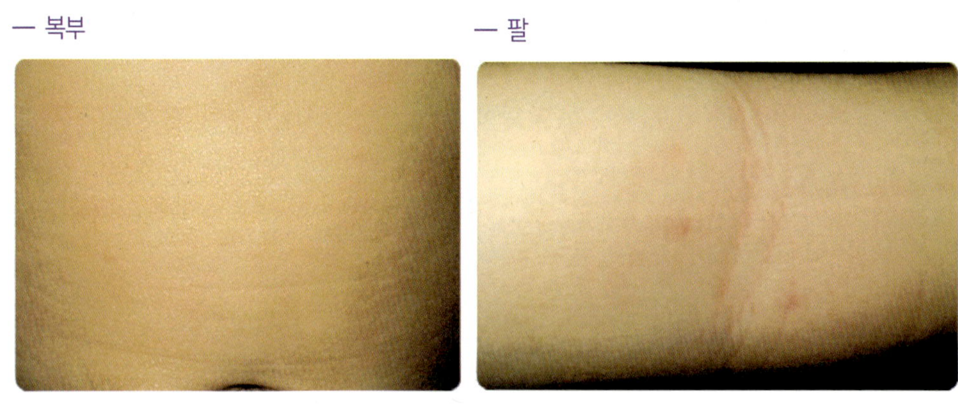

정상 생명현상과 생체활동이 영위되면서 근원치료가 진행되는 동안에 강력한 악화인자로 관여하는 이물질이 체내로 유입되거나 피부에 접촉되어 면역체계가 과민반응(알레르기)을 일으키거나, 근원치료 도중에 보습제를 피부에 바르는 등 대증치료 효능을 발휘하는 약물을 함께 사용할 경우, 더 이상 근원치료 효능이 발휘되지 못하며 또한 근원치료도 더 이상 진행되지 않는다.

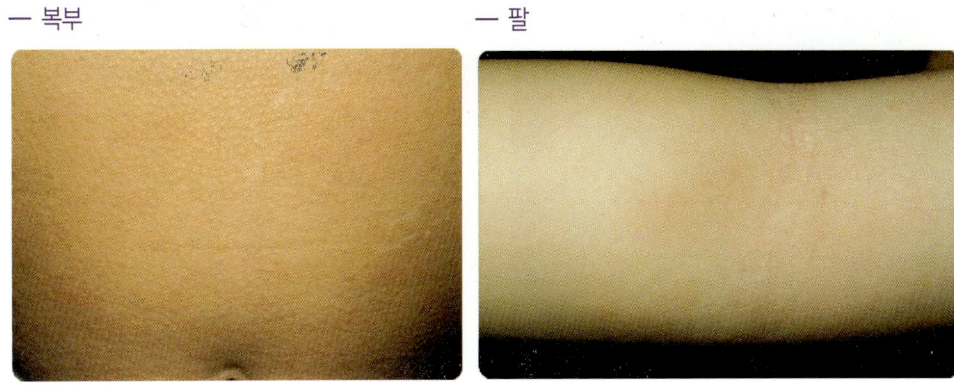
— 복부 — 팔

연속된 근원치료 과정이 반복 진행된 후 선천면역계 기능 정상 작동 단계, 피부 장벽기능 정상 작동 단계, 온전한 면역능 증강 단계, 온전한 자연치유력 강화 단계 등으로 진입하면, 홍조 증상을 비롯한 소양증 등 기타 아토피피부염 증상들도 소멸 단계로 진입한다.

홍조 부위에 침전된 독소와 노폐물이 계속해서 제거되고, 홍종 부위에 축적된 손상된 피부조직도 각질 형태로 체외로 탈락 제거되는 등의 근원치료 과정이 반복 진행된 후, 홍조 부위에 침전된 독소와 노폐물이 미량 잔존하고 홍조 부위에 축적된 손상된 피부조직도 미량 잔존할수록, 홍조 증상을 비롯하여 소양증과 피부 건조 등 기타 아토피피부염 증상들도 소멸 단계로 진입한다.

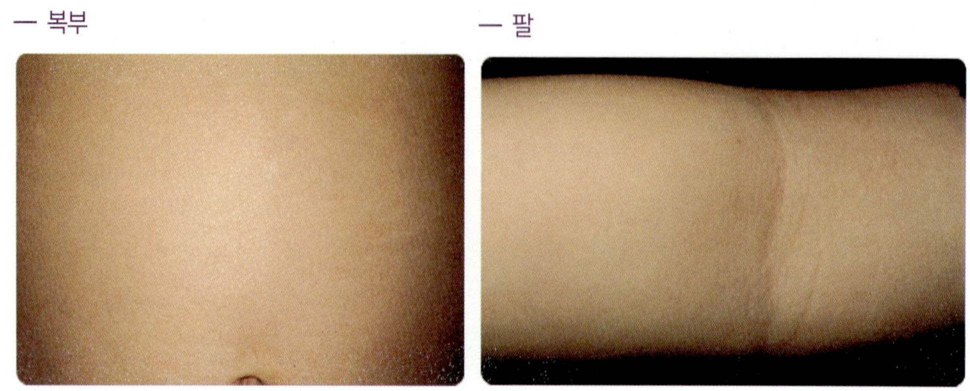

❸ 근원치료 종료 및 근본 치료 상태

홍조 부위에 잔존해 있던 독소와 노폐물이 체내에서 전부 제거되고, 홍조 부위에 잔존해 있던 손상된 피부조직도 각질형성세포에 의해 전부 각화된 후 각질 형태로 체외로 탈락되면, 홍조 증상이 소멸된 부위에 정상 피부기능을 온전히 발휘하는 피부조직이 생성된다. 이로써 아토피피부염 증상들이 전부 소멸된다.

근원치료 효능을 발휘하는 한약을 복용한 후, 아토피피부염 근본 원인과 이상 증후가 치유되고, 아토피피부염 증상들이 소멸된 부위에 정상 피부조직이 생성되면 경증(輕症) 아토피피부염의 근본 치료가 실현된다.

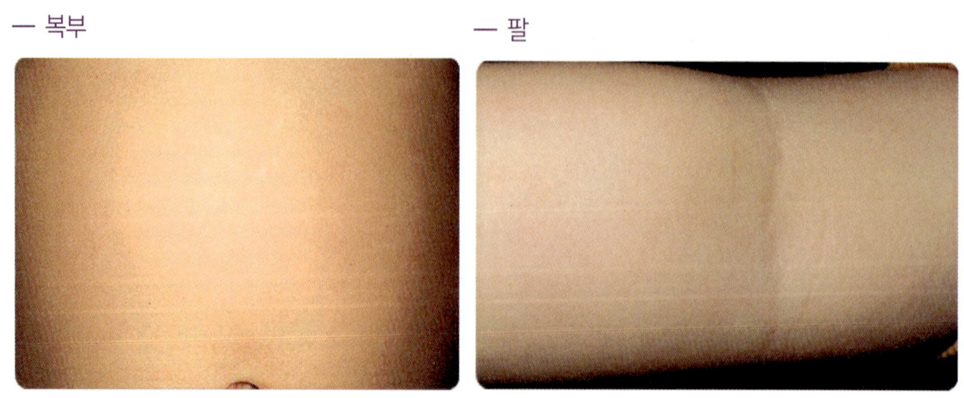

3. 중증(中症) 아토피피부염 근원치료 진행

1) 중증(中症) 아토피피부염 근원 치료 기본 설명

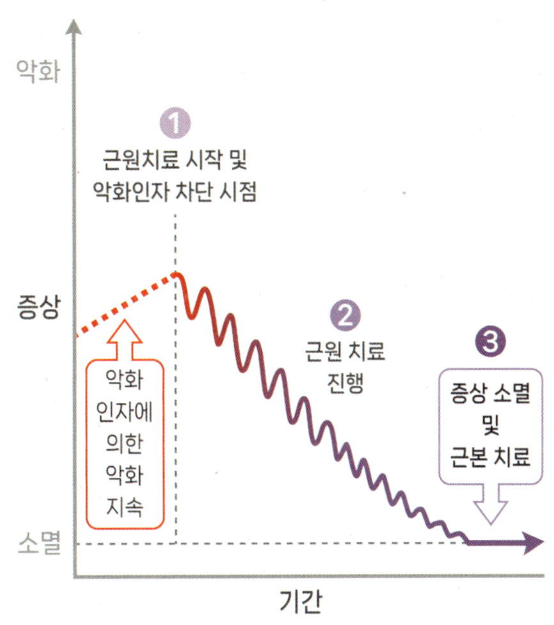

아토피피부염 발병 후 체내로 계속 유입되고 피부에 접촉된 악화인자 때문에 면역체계 과민반응(알레르기)이 점차 심해지면서 아토피피부염이 중증(中症) 상태로 진행됐을 때, 알레르겐 등 아토피피부염 악화인자로 관여하는 이물질 체내유입과 피부접촉을 철저히 차단한 상태에서 근원치료 효능을 발휘하는 한약을 복용한 후 근원치료가 시작되면, 리바운드 현상은 발생하지 않고 연속된 근원 치료 과정이 반복 진행된 후 중증(中症) 아토피피부염이 근본 치료될 수 있다.

즉, 홍종(紅腫) 상처 부위에서 농도가 옅은 황색 진물이 발생하는 중증(中症) 아토피피부염을 치료하기 위해 근원치료 효능을 발휘하는 한약을 복용한 후 근원 치료가 시작되면, 홍종 상처 부위에서 발생하던 진물이 멈춘 후 홍종 상처 부위에 가피(痂皮)가 생성되고, 가피가 생성된 홍종 부위에서 각질이 발생하여 체외로 탈락된다. 이후 각질 탈락 후 홍종 증상을 비롯한 기타 아토피피부염 증상이 1차 호전된다.

근원 치료 과정이 연속해서 반복 진행된 후 홍종 증상이 홍조 상태로 호전되며 경증(輕症) 아토피피부염으로 호전된다. 연속된 근원 치료 과정이 반복 진행된 후 홍조 등 아토피피부염 증상이 소멸된 부위에 정상 피부조직이 생성된다.

2) 중증(中症) 아토피피부염 근원 치료 진행

① 얼굴 등에 발현된 홍종 상처 부위에서 농도가 옅은 황색 진물이 발생하는 중증(中症) 아토피피부염을 치료하기 위해 근원치료 효능을 발휘하는 한약을 복용하면 근원치료가 본격 진행

- 근원치료가 시작되면 홍종 상처 부위에서 발생한 독소와 노폐물이 함유된 농도가 옅은 황색 진물을 체외로 배출시키고 또한 홍종 부위에 잔존한 독소와 노폐물을 체내에서 제거하는 면역반응이 실행된다.
- 염증과 부종이 발생한 홍종 상처 부위에서 독소와 노폐물이 함유된 옅은 황색을 띤 농도가 옅은 진물이 체외로 배출될 때, 동물성 단백질이 부패할 때 발생하는 비릿한 냄새를 풍기는 진물이 배출된다.

② 진물이 체외로 배출된 후 진물이 멈춘 홍종 상처 부위에 가피(痂皮)가 1차 생성

- 진물이 체외로 배출된 후, 진물이 멈춘 홍종 상처 부위에는 상처 치료, 염증 치료, 세균 침투 방지, 2차 감염 방지, 손상된 피부 장벽 기능의 점진적 회복 등을 실현시키기 위한 초기 형태의 가피가 생성된다.

③ 가피 생성 후 손상된 피부조직이 축적된 홍종 부위에서 옅은 황색을 띤 각질이 1차 발생

- 홍종 부위에 축적되어 있는, 정상 피부 기능을 온전히 발휘하지 못하는 손상된 피부조직 중 일부가 각질형성 세포에 의해 각화된 후, 경증 아토피피부염에 비해 크고 두꺼우며 농

도가 옅은 황색을 띤 각질 형태로 발생한다. 홍종 부위에 손상된 피부조직이 많이 축적되어 있을수록 홍종 부위에서 각질 형태로 발생하는 1차 각질량이 많다.

④ 각질 체외 탈락 후 홍종 부위 부종과 염증 감소 및 기타 아토피피부염 증상이 1차 호전

- 홍종 상처 부위에서 독소와 노폐물이 함유된 진물이 체외로 배출되고, 또한 체내에서 독소와 노폐물이 파괴 제거된 만큼 홍종 부위에 잔존하는 독소와 노폐물의 양이 감소한다. 진물이 체외로 배출되고 체내에서 제거된 만큼 부종(浮腫)과 염증 등이 감소하면서 홍종 증상이 1차 호전되고 홍종 범위도 축소된다.
- 홍종 부위에 축적되었던 손상된 피부조직 중 일부가 각질 형태로 체외로 탈락된 만큼 홍종 부위에 잔존하는 손상된 피부조직의 양이 감소한다. 이에 따라 홍종 부위 상처 범위가 축소되고 상처 발생 부위도 감소한다.
- 홍종 증상을 비롯하여 수면장애와 소양증 등 기타 아토피피부염 증상의 1차 호전이 실현된다.
- 손상된 선천면역계 기능의 점진적 1차 회복, 손상된 피부 장벽기능의 점진적 1차 회복, 저하된 면역능의 점진적 1차 증강, 약화된 자연치유력의 점진적 1차 강화 등이 실현된다.

⑤ 호전된 홍종 상처 부위에서 1차 진물 발생 때보다 농도가 옅어진 황색 진물이 2차 발생

- 홍종 증상 1차 호전 후 근원치료 효능이 계속 발휘되면 홍종 상처 부위에서 또 다시 진물이 2차 발생하면서 홍종 부위에 잔존해 있는 독소와 노폐물을 체외로 배출시키는 면역반응이 실행된다.
- 1차 호전된 홍종 부위에 잔류되어 있는 독소와 노폐물 양이 줄어든 만큼 1차 진물 발생 때보다 비릿한 냄새가 줄어들고 농도가 더 옅어진 황색 진물이 홍종 상처 부위에서 2차 발생한 후 체외로 배출됨과 동시에 홍종 부위에 잔존하는 독소와 노폐물을 체내에서 제거하는 면역반응이 실행된다.
- 홍종 상처 부위에서 체외로 2차 배출되는 진물 양은 1차 진물 배출 때보다 줄어든다.

⑥ 진물이 체외로 2차 배출된 후 진물이 멈춘 홍종 상처 부위에 가피가 2차 생성

- 진물이 멈춘 홍종 상처 부위에 가피가 2차로 생성될 때, 1차 가피 생성 때보다 가피 생성 범위가 축소된다.
- 진물이 멈춘 홍종 상처 부위에 가피가 2차로 생성되면서 상처 치료, 염증 치료, 세균 침투 방지, 2차 감염 방지를 위한 손상된 피부 장벽기능의 점진적 2차 회복 등이 실현된다.

⑦ 가피 생성 후 손상된 피부조직이 잔존해 있는 홍종 부위에서 1차 각질 발생 때 보다 각질 색깔이 약간 옅어지고 크기도 작아진 황색을 띤 각질이 2차로 발생한 후 체외로 탈락

- 1차 호전된 홍종 부위에 잔존하는 손상된 피부조직 축적량과 홍종 부위에 침전된 독소와 노폐물 양이 감소한 만큼, 홍종 부위에서 각질이 2차로 발생할 때는 1차 발생 때보다 각질 크기가 작아지고 두께도 얇아지며 색깔도 더 옅어진 황색 각질이 발생한다.
- 각질 2차 발생량 또한 각질 1차 발생 때보다 줄어들고 각질 체외 탈락량도 감소한다.

⑧ 각질 체외 탈락 후 홍종 부위 부종과 염증 감소 및 기타 아토피피부염 증상이 2차 호전

- 홍종 상처 부위에서 진물이 체외로 배출되고 또한 체내에서 제거된 만큼, 염증과 부종이 감소하면서 홍종 증상은 2차로 호전되고 홍종 범위도 축소된다.
- 체외로 배출된 진물에 함유된 독소와 노폐물 및 체내에서 제거된 독소와 노폐물 양만큼 홍종 부위에 잔존하는 독소와 노폐물 양이 감소한다.
- 홍종 부위에 잔존하던 손상된 피부조직 중 일부가 각질로 체외로 2차 탈락된 만큼, 홍종 부위에 잔존하는 손상된 피부조직 축적량도 감소하면서 홍종 상처 범위가 축소되고 상처 발생 부위도 감소한다.
- 손상된 선천면역계 기능의 점진적 2차 회복, 손상된 피부 장벽기능의 점진적 2차 회복, 저하된 면역능의 점진적 2차 증강, 약화된 자연치유력의 점진적 2차 강화 등이 실현된다.
- 홍종 부위 부종과 염증 감소를 비롯하여 수면장애와 소양증 등 기타 아토피피부염 증상의 점진적 2차 호전 및 근원 치료가 실현된다.

⑨ 아토피피부염 증상 2차 호전이 진행된 후 3차, 4차 등 연속된 근원치료가 반복 진행된 후 홍종 증상을 비롯한 소양증 등 기타 아토피피부염 증상이 계속 호전

- 홍종 부위에 잔존하는 독소와 노폐물 양이 줄어든 만큼 부종과 염증이 감소한다. 또한, 손상된 피부조직이 체외로 각질 형태로 많이 탈락된 만큼 홍종 부위에 남아 있는 손상된 피부조직의 양도 줄어들어 상처 범위가 축소되고 상처 발생 부위도 감소한다.
- 홍종 상처 부위에서 동물성 단백질이 부패할 때 발생하는 비릿한 냄새가 계속 줄어들며, 이전보다 더욱 옅어진 황색 진물이 약간 발생하고 진물 발생량도 감소한다.
- 손상된 피부 장벽기능의 점진적 회복, 손상된 선천면역계 기능의 점진적 회복, 저하된 면역능의 점진적 증강, 약화된 자연치유력의 점진적 강화 등이 계속해서 실현된다.
- 수면장애와 소양증, 피부건조 상태 등 기타 아토피피부염 증상의 지속적인 호전 및 근원 치료가 실현된다.

⑩ 호전된 홍종 상처 부위에서 투명한 진물이 발생

- 홍종 부위의 부종과 염증이 감소하고 독소와 노폐물의 잔존량이 줄어들수록, 홍종 상처 부위에서 투명한 진물이 발생함과 동시에 홍종 부위에 잔존하는 독소와 노폐물을 체내에서 제거하는 면역반응이 진행된다.
- 홍종 상처 부위에서 투명한 진물이 약간 발생하고 투명한 진물에서는 더 이상 냄새가 나지 않는다.

⑪ 진물이 멈춘 홍종 상처 부위에 또 다시 가피가 생성

- 이전에 생성됐던 가피와 비교했을 때 가피 생성 범위가 더욱 축소된다.
- 진물이 멈춘 홍종 상처 부위에 가피가 생성되면서 상처 치료, 염증 치료, 세균 침투 방지, 2차 감염 방지를 위한 손상된 피부 장벽기능의 점진적인 회복 등이 지속적으로 실현된다.

⑫ 가피 생성 후 홍종 부위에서 흰색 각질 발생 후 체외로 탈락

- 홍종 부위에 잔존하는 독소와 노폐물 양이 많이 감소하고 손상된 피부조직 양이 계속 줄어들수록, 가피 생성 후 홍종 부위에서 각질의 크기는 이전보다 더 작아지고 두께도 얇아진 흰색 각질이 발생하며, 각질 발생량도 이전보다 감소한다. 또한, 각질 발생 후 체외로 탈락되는 각질 양도 이전보다 더 줄어든다.

⑬ 각질 체외 탈락 후 홍종 부위 부종과 염증 감소 및 기타 아토피피부염 증상이 호전

- 홍종 부위에 잔존하는 독소와 노폐물 양이 감소하고 또한 손상된 피부조직 축적량이 계속 줄어들수록, 홍종 부위의 부종과 염증이 감소하며, 홍종 증상이 호전되고 홍종의 범위가 축소된다. 또한 상처의 범위와 발생 부위도 감소한다.
- 손상된 피부 장벽기능의 지속적인 회복, 손상된 선천면역계 기능의 지속적인 회복, 저하된 면역능의 점진적 증강, 약화된 자연치유력의 점진적 강화 등이 계속해서 실현된다.
- 수면장애와 소양증, 피부건조 상태 등 기타 아토피피부염 증상의 지속적인 호전 및 근원치료가 실현된다.

⑭ 연속된 근원치료 과정이 반복 진행된 후 홍종 부위에 잔존해 있던 독소와 노폐물 및 손상된 피부조직이 많이 제거되면서 부종과 상처가 소멸되면 더 이상 진물이 발생하지 않음

⑮ 홍종 증상이 경증(輕症) 홍조 상태로 호전되고 소양증 등 기타 아토피피부염 증상도 호전

⑯ 호전된 홍조 부위에 잔존하는 미량의 독소와 노폐물을 체내에서 제거하는 면역반응이 실

행되고 또한 손상된 피부조직이 미량 잔존해 있는 홍조 부위에서 미세한 흰색 각질이 발생

⑰ 홍조 부위에서 미세한 흰색 각질 형태로 발생한 후 체외로 탈락

⑱ 각질 체외 탈락 후 홍조 증상 및 소양증 등 기타 아토피피부염 증상이 더욱 호전

⑲ 연속된 근원치료 과정 반복 진행 후 홍조 증상을 비롯한 기타 아토피피부염 증상이 전부 소멸

3) 중증(中症) 아토피피부염 근원 치료 진행 사례 설명

❶ 근원치료 시작 전 본래 증상

아토피피부염이 발병한 후 체내로 계속 유입되고 피부에 접촉된 악화인자 때문에 면역체계 과민반응(알레르기)이 점차 심해져 아토피피부염이 중증(中症) 상태로 진행되었을 때, 악화인자 체내 유입과 피부 접촉을 철저히 차단한 상태에서 근원 치료 효능을 발휘하는 한약을 복용하면, 수화기제(水火旣濟), 수승화강(水昇火降) 순환 체계가 작동하는 정상 생명현상과 생체활동을 영위하면서 아토피피부염 근원 치료가 시작된다.

정상 생명현상과 생체활동을 영위하면서 근원 치료가 시작되면, 홍종 부위에 침전된 독소와 노폐물이 제거된다. 또한, 홍종 부위에 축적되어 있으면서 정상 피부 기능을 온전히 발휘하지 못하는 손상된 피부조직은 선천 면역세포인 각질 형성 세포에 의해 각화된 후 각질 형태로 체외로 탈락된다. 이러한 근원 치료 과정을 반복 진행하면서 아토피피부염의 근본 원인과 이상 증후를 치유하고, 아토피피부염 증상을 소멸시키는 치료 효능을 발휘한다.

— 얼굴

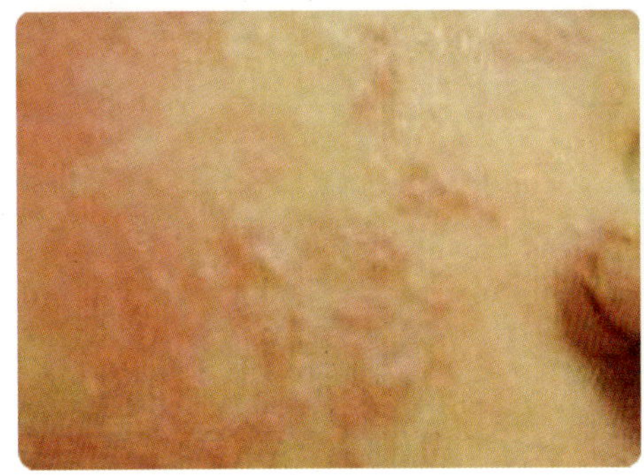

— 다리

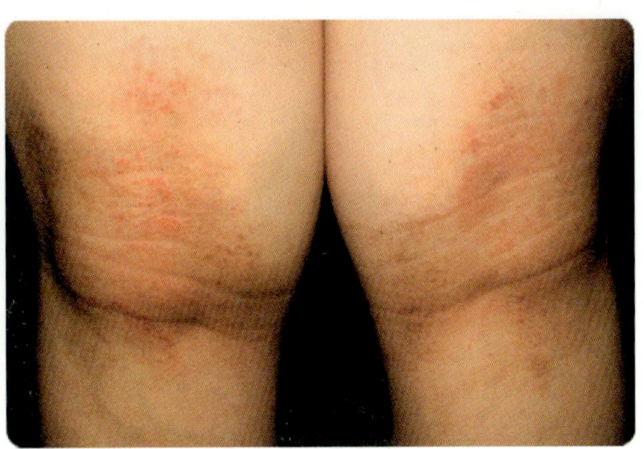

❷ 근원치료 진행 상태

얼굴 등에 발현된 홍종(紅腫) 상처 부위에서 농도가 옅은 황색 진물이 발생하는 중증(中症) 아토피피부염을 치료하기 위해 근원치료 효능을 발휘하는 한약을 복용하면, 근원 치료가 시작된다. 이때 홍종 상처 부위에서 발생한 독소와 노폐물이 함유된 옅은 황색 진물이 체외로 배출되고, 홍종 부위에 잔존한 독소와 노폐물도 체내에서 제거되는 면역반응이 실행된다.

염증과 부종(浮腫)이 발생한 홍종 상처 부위에서 독소와 노폐물이 함유된 옅은 황색 진물이 체외로 배출될 때, 동물성 단백질이 부패할 때 발생하는 비릿한 냄새가 나는 진물이 배출된다. 진물이 체외로 배출된 후, 진물이 멈춘 홍종 상처 부위에 상처 치료, 염증 치료, 세균 침투 방지, 2차 감염 방지, 손상된 피부 장벽 기능의 점진적 회복 등을 실현시키기 위한 초기 형태의 가피가 생성된다.

— 얼굴

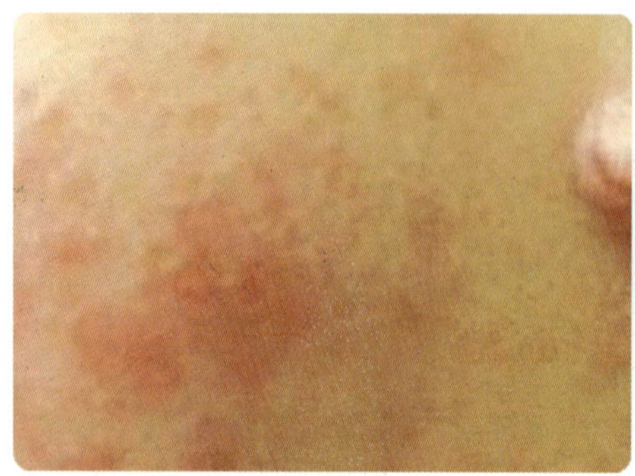

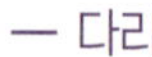
— 다리

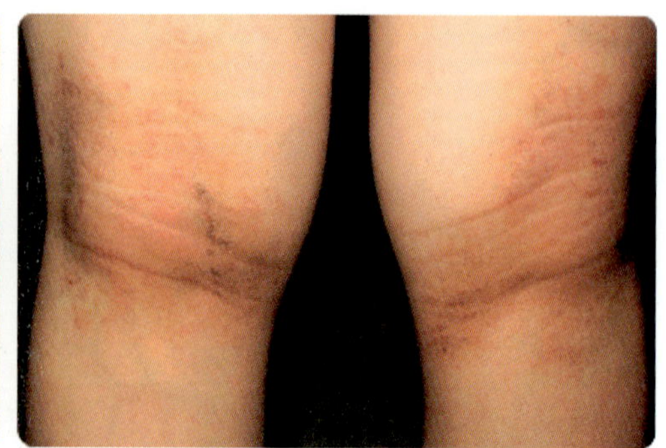

가피가 생성된 후, 홍종 부위에 축적되어 있는 정상 피부 기능을 온전히 발휘하지 못하는 손상된 피부조직 중 일부가 각질형성세포에 의해 각화된다. 이때 경증 아토피피부염에 비해 크고 두꺼우면서 농도가 옅은 황색을 띤 각질 형태로 발생한다. 각질이 체외로 탈락된 후, 홍종 부위의 부종과 염증이 감소하고, 수면장애와 소양증 등 기타 아토피피부염 증상의 1차 호전이 실현된다.

이러한 중증(中症) 아토피피부염 증상의 1차 호전은 손상된 선천면역계 기능의 점진적 1차 회복, 손상된 피부 장벽기능의 점진적 1차 회복, 저하된 면역능의 점진적 1차 증강, 약화된 자연치유력의 점진적 1차 강화 등에 비례하여 실현된다.

— 얼굴

— 다리

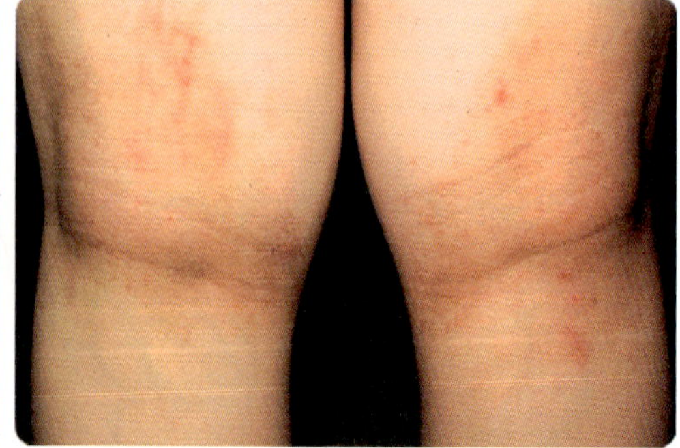

근원치료가 진행되는 동안에 강력한 악화인자가 체내로 유입되거나, 대증치료 효능을 발휘하는 보습제 등을 사용하는 경우에는 더 이상 근원 치료효능이 발휘되지 못하며 또한 더 이상 근원 치료도 진행되지 않는다.

— 얼굴 — 다리

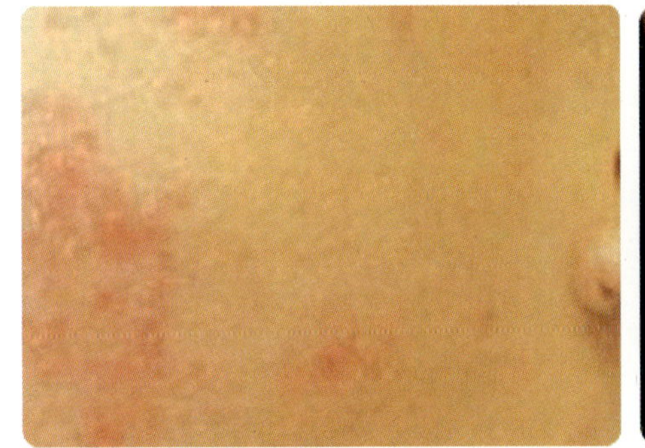

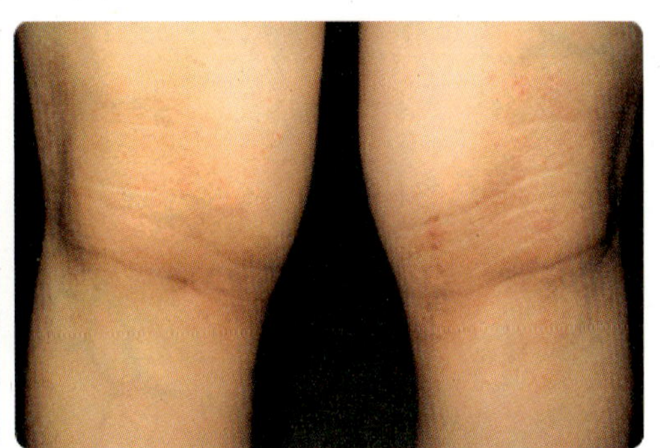

연속된 근원 치료 과정이 반복되면서 홍조 부위에 잔존했던 독소와 노폐물이 체내에서 제거됨에 따라 홍조 부위에 남아 있는 독소와 노폐물 양이 더욱 감소한다. 또한 체외로 각질 형태로 탈락된 만큼 홍조 부위에 잔존하는 손상된 피부조직 양도 줄어들어 홍조 범위가 더욱 축소되고 홍조 색도 더 옅어진다.

근원치료 효능이 발휘되면서 선천면역계 기능 정상 작동, 피부장벽 기능 정상 작동, 온전한 면역능 증강, 온전한 자연치유력 강화 단계에 진입할수록, 홍조 증상을 비롯하여 소양증과 피부 건조 등 기타 아토피피부염 증상들이 소멸 단계로 진입한다.

— 얼굴　　— 다리

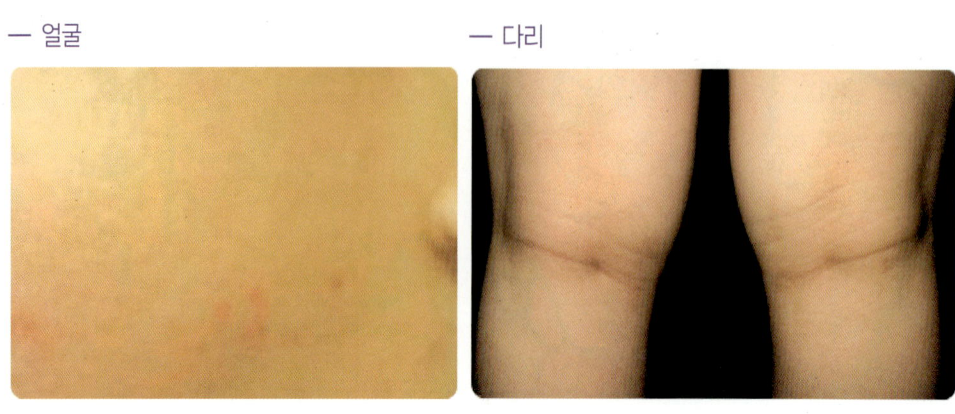

❸ 근원치료 종료 및 근본 치료 상태

홍조 부위에 잔존해 있던 독소와 노폐물이 체내에서 전부 제거되고, 정상 피부 기능을 발휘하지 못하던 손상된 피부조직도 선천면역세포인 각질형성세포에 의해 전부 각화된 후 각질 형태로 체외로 탈락됨과 동시에, 홍조 증상이 소멸된 부위에 피부 장벽 기능 등을 온전히 발휘하는 정상 피부조직이 생성되면 아토피피부염 증상이 전부 소멸된다.

— 얼굴　　— 다리

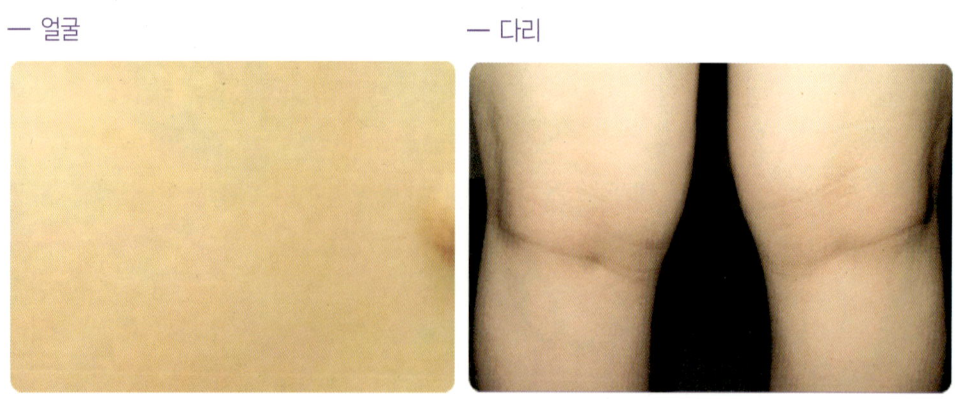

4. 중증(重症) 아토피피부염 근원치료 진행

1) 중증(重症) 아토피피부염 근원 치료 기본 설명

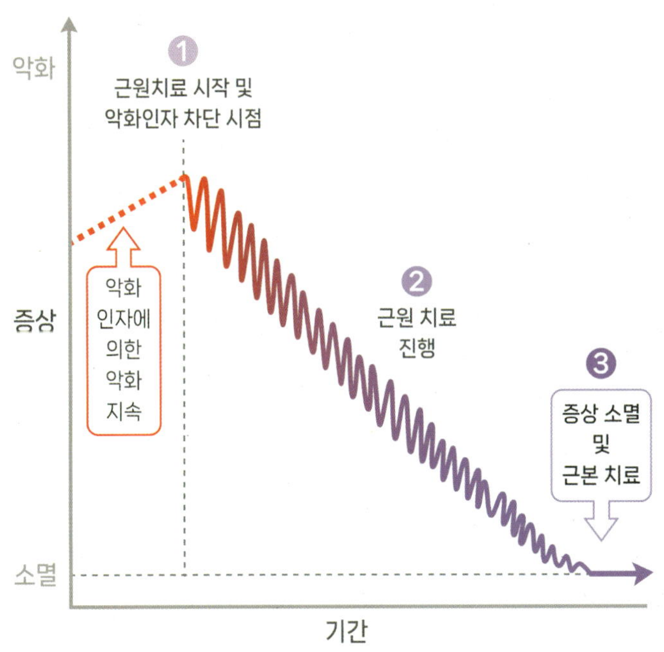

아토피피부염 발병 후 체내로 계속 유입되고 피부에 접촉된 악화인자 때문에 면역체계 과민반응(알레르기)이 심해지면서 아토피피부염이 중증(重症) 상태로 진행됐을 때, 알레르겐 등 아토피피부염 악화인자로 관여하는 이물질 체내 유입과 피부 접촉을 철저히 차단한 상태에서 근원치료 효능을 발휘하는 한약을 복용하면, '리바운드 현상'은 발생하지 않고 연속된 근원치료 과정이 반복 진행된 후 중증(重症) 아토피피부염이 근본 치료될 수 있다.

즉, 홍종(紅腫) 상처 부위에서 농도가 짙은 황색 진물이 발생하는 중증(重症) 아토피피부염을 치료하기 위해 근원치료 효능을 발휘하는 한약을 복용한 후 근원치료가 시작되면, 홍종 상처 부위에서 발생하던 진물이 멈춘 후 홍종 상처 부위에 가피(痂皮)가 생성되고, 가피가 생성된 홍종 부위에서 각질이 발생하여 체외로 탈락된다. 각질이 탈락된 후 홍종 증상을 비롯한 기타 아토피피부염 증상이 1차 호전된다. 연속된 근원치료가 반복 진행된 후 중증(中症) 아토피피부염으로 호전되고, 다시 반복된 근원치료 후 경증(輕症) 아토피피부염으로 호전된다. 최종적으로 연속된 근원치료가 반복 진행된 후 홍조 증상을 비롯한 기타 아토피피부염 증상이 소멸된 부위에 정상 피부조직이 생성된다.

2) 중증(重症) 아토피피부염 근원 치료 진행

① 얼굴 등에 발현된 홍종 상처 부위에서 농도 짙은 황색 진물이 배출되는 중증(重症) 아토피피부염을 치료하기 위해 근원치료 효능을 발휘하는 한약을 복용하면 근원치료가 본격 진행

- 근원치료가 본격 진행되면, 홍종 상처 부위에서 발생한 독소와 노폐물이 함유된 농도가 짙은 황색 진물이 체외로 배출되고, 또한 홍종 부위에 잔존한 독소와 노폐물이 체내에서 제거되는 면역반응이 실행된다.
- 홍종 부위 염증과 부종(浮腫)이 심할수록, 홍종 상처 부위에서 독소와 노폐물이 함유된 짙은 황색을 띤 농도 짙은 진물이 배출되며, 이때 동물성 단백질이 부패할 때 발생하는 고약한 냄새를 풍기는 진물이 많이 배출된다.

② 진물이 체외로 배출된 후 진물이 멈춘 홍종 상처 부위에 초기 형태의 가피(痂皮)가 생성

- 진물이 체외로 배출된 후, 진물이 멈춘 홍종 상처 부위에는 상처 치료, 염증 치료, 세균 침투 방지, 2차 감염 방지, 손상된 피부 장벽기능의 점진적 회복 등을 실현시키기 위한 초기 형태의 가피가 생성된다.

③ 가피 생성 후 손상된 피부조직이 축적된 홍종 부위에서 짙은 황색을 띤 각질이 1차 발생

- 홍종 부위에 축적되어 있는 정상 피부 기능을 온전히 발휘하지 못하는 손상된 피부조직 중 일부가 선천 면역세포인 각질형성세포에 의해 각화(角化)된 후, 홍종 부위에서 각질 크기가 크고 두꺼우면서 농도가 짙은 황색을 띤 각질 형태로 발생한다. 홍종 부위에 손상된 피부조직이 많이 축적되어 있을수록 홍종 부위에서 각질 형태로 발생하는 1차 각질량이 많다.

④ 각질 체외 탈락 후 홍종 부위 부종과 염증 감소 및 기타 아토피피부염 증상이 1차 호전

- 홍종 상처 부위에서 독소와 노폐물이 함유된 진물이 체외로 배출되고 또한 체내에서 독소와 노폐물이 제거된 만큼, 홍종 부위에 잔존하는 독소와 노폐물의 양이 감소한다. 진물이 체외로 배출되고 체내에서 제거된 만큼 부종(浮腫)과 염증이 감소하면서 홍종 증상이 1차 호전되고 홍종 범위도 축소된다.
- 홍종 부위에 축적되어 있던 손상된 피부조직 중 일부가 각질 형태로 체외로 탈락된 만큼, 홍종 부위에 잔존하는 손상된 피부조직의 양이 감소하면서 홍종 부위의 상처 범위가 축소되고 상처 발생 부위도 감소한다.
- 홍종 증상을 비롯하여 수면장애와 소양증 등 기타 아토피피부염 증상의 1차 호전이 실현된다.
- 손상된 선천면역계 기능의 점진적 1차 회복, 손상된 피부 장벽기능의 점진적 1차 회복, 저하된 면역능의 점진적 1차 증강, 약화된 자연치유력의 점진적 1차 강화 등이 실현된다.

⑤ 1차 호전된 홍종 상처 부위에서 1차 진물 발생 때보다 농도가 옅어진 황색 진물이 2차 발생

- 홍종 증상 1차 호전 후 근원치료 효능이 계속 발휘되면 홍종 상처 부위에서 다시 진물이 2차 발생하면서 홍종 부위에 잔존해 있는 독소와 노폐물 중 일부가 포함된 진물을 체외로 배출시키는 면역반응이 실행된다.
- 1차 호전된 홍종 부위에 잔류된 독소와 노폐물 양이 줄어든 만큼 1차 진물 발생 때보다 고약한 냄새가 줄어들고 농도가 옅어진 황색 진물이 홍종 상처 부위에서 2차로 발생하여 체외로 배출된다. 동시에 홍종 부위에 잔존하는 독소와 노폐물을 체내에서 제거하는 면역반응이 실행된다.
- 홍종 상처 부위에서 체외로 2차 배출되는 진물의 양은 1차 진물 배출 때보다 줄어든다.

⑥ 진물이 체외로 2차 배출된 후 진물이 멈춘 홍종 상처 부위에 가피가 2차 생성

- 진물이 멈춘 홍종 상처 부위에 가피가 2차로 생성될 때, 1차 가피 생성 때보다 가피 생성 범위가 축소된다.
- 진물이 멈춘 홍종 상처 부위에 가피가 2차로 생성되면서 상처 치료, 염증 치료, 세균 침투 방지, 2차 감염 방지를 위한 손상된 피부 장벽기능의 점진적 2차 기능 회복 등이 실현된다.

⑦ 가피 생성 후 손상된 피부 조직이 잔존해 있는 홍종 부위에서 1차 각질 발생 때보다 각질 색깔이 약간 옅어지고 크기도 작아진 옅은 황색을 띤 각질이 2차로 발생한 후 체외로 탈락

- 1차 호전된 홍종 부위에 잔존하는 손상된 피부조직 축적량과 홍종 부위에 침전된 독소와

노폐물 양이 감소한 만큼, 홍종 부위에서 각질이 2차로 발생할 때는 1차 각질 발생 때보다 각질 크기가 작아지고 두께도 얇아지며 색깔도 옅어진 황색 각질이 발생한다.

- 각질 2차 발생량 또한 각질 1차 발생 때보다 줄어들고 각질 체외 탈락량도 감소한다.

⑧ 각질 체외 탈락 후 홍종 부위 부종과 염증 감소 및 기타 아토피피부염 증상이 2차 호전

- 홍종 상처 부위에서 진물이 체외로 배출되고 또한 체내에서 제거된 만큼 염증과 부종이 감소하면서 홍종 증상이 2차 호전되고 홍종 범위도 축소된다.
- 체외로 배출된 진물에 함유된 독소와 노폐물 및 체내에서 제거된 독소와 노폐물의 양만큼 홍종 부위에 잔존하는 독소와 노폐물 양이 감소한다.
- 홍종 부위에 잔존하던 손상된 피부조직 중 일부가 각질로 체외로 2차 탈락된 만큼, 홍종 부위에 잔존하는 손상된 피부조직 축적량도 감소하면서 홍종 상처 범위가 축소되고 상처 발생 부위도 감소한다.
- 손상된 선천면역계 기능의 점진적 2차 회복, 손상된 피부 장벽기능의 점진적 2차 회복, 저하된 면역능의 점진적 2차 증강, 약화된 자연치유력의 점진적 2차 강화 등이 실현된다.
- 홍종 부위 부종과 염증 감소를 비롯하여 수면장애와 소양증 등 기타 아토피피부염 증상의 점진적 2차 호전 및 근원치료가 실현된다.

⑨ 아토피피부염 증상 2차 호전이 진행된 후 3차, 4차 등 연속된 근원 치료 과정이 반복 진행된 후 중증(中症) 홍종 상태로 호전되는 등 아토피피부염 증상이 계속 호전

⑩ 아토피피부염 증상 2차 호전이 진행된 후 3차, 4차 등 연속된 근원치료가 반복 진행된 후 중증(中症) 홍종 상태로 호전되는 등 기타 아토피피부염 증상도 계속 호전

⑪ 호전된 중증(中症) 홍종 상처 부위에서 투명한 진물이 발생

⑫ 진물이 멈춘 홍종 상처 부위에 또 다시 가피가 생성

⑬ 가피 생성 후 홍종 부위에서 흰색 각질 발생 후 체외로 탈락

⑭ 각질 체외 탈락 후 홍종 부위 부종과 염증 감소 및 기타 아토피피부염 증상이 호전

⑮ 연속된 근원치료 과정이 반복 진행된 후 홍종 부위에 잔존해 있던 독소와 노폐물 및 손상된 피부조직이 많이 제거되면서 부종과 상처가 소멸되면 더 이상 진물이 발생하지 않음

⑯ 홍종 증상이 경증(輕症) 홍조 상태로 호전되고 소양증 등 기타 아토피피부염 증상도 호전

⑰ 호전된 홍조 부위에 잔존하는 미량의 독소와 노폐물을 체내에서 제거하는 면역반응이 실행되고 또한 손상된 피부조직이 미량 잔존해 있는 홍조 부위에서 미세한 흰색 각질이 발생

⑱ 홍조 부위에서 미세한 흰색 각질 형태로 발생한 후 체외로 탈락
⑲ 각질 체외 탈락 후 홍조 증상 및 소양증 등 기타 아토피피부염 증상이 더욱 호전
⑳ 연속된 근원치료 과정 반복 진행 후 홍조 증상을 비롯한 기타 아토피피부염 증상 전부 소멸

3) 중증(重症) 아토피피부염 근원 치료 진행 사례 설명

– 얼굴

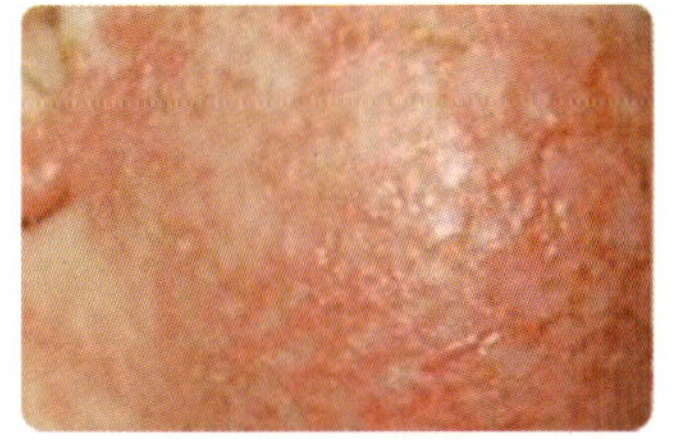
❶ 근원치료 시작 전 본래 증상

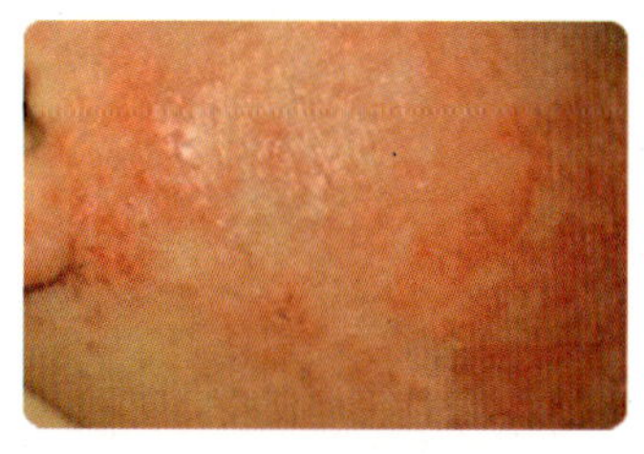
❷-1 근원치료 진행 상태

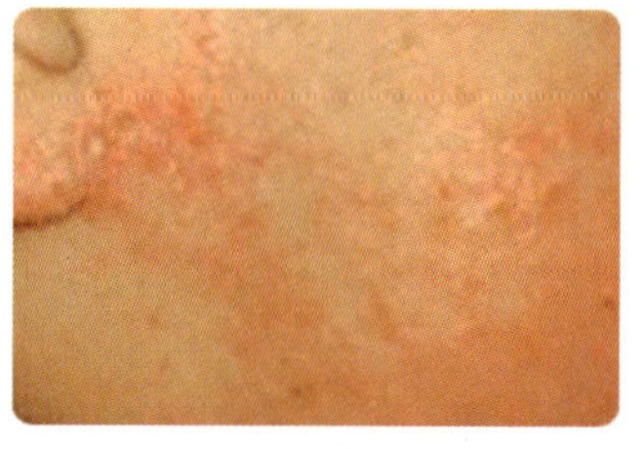
❷-2 근원치료 진행 상태

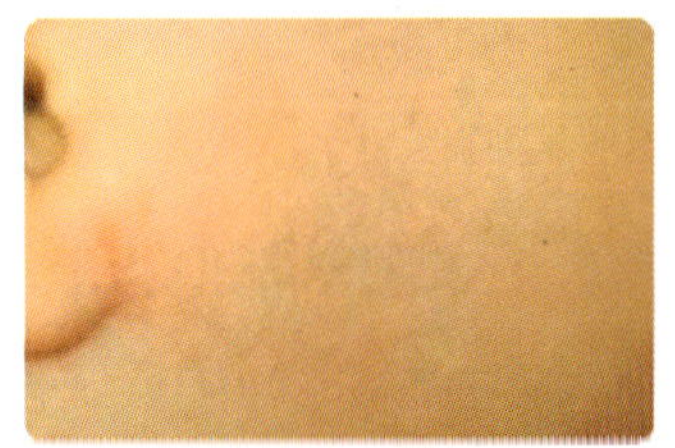
❷-3 근원치료 진행 상태

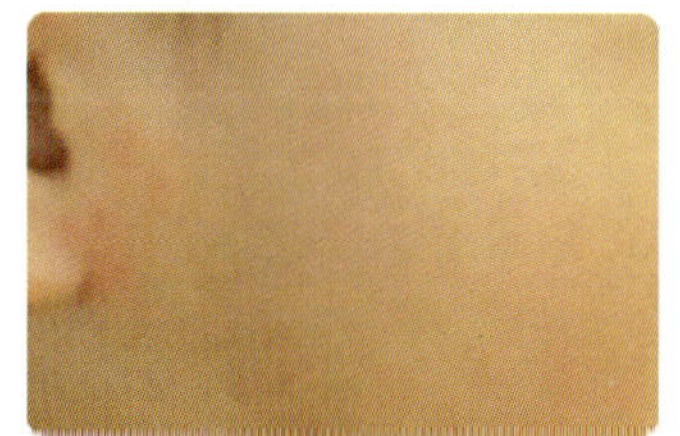
❷-4 근원치료 진행 상태

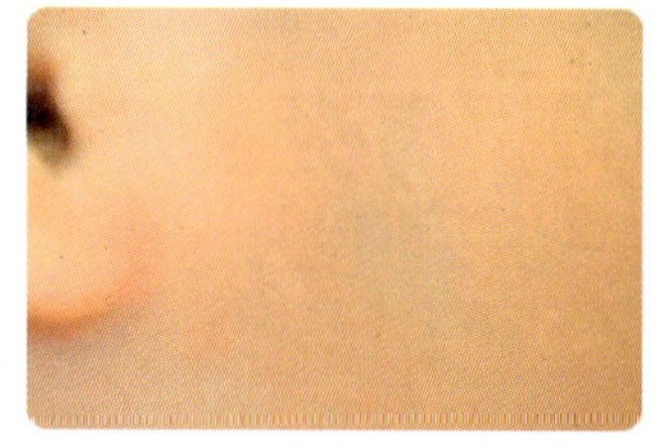
❸ 근원치료 종료 및 근본 치료 상태

❶ 근원치료 시작 전 본래 증상

아토피피부염이 발병한 후 체내로 계속 유입되고 피부에 접촉된 악화인자 때문에 면역체계 과민반응(알레르기)이 심해지면서 아토피피부염이 중증(重症) 상태로 진행됐을 때, 악화인자 체내유입과 피부접촉을 철저히 차단한 상태에서 근원 치료효능을 발휘하는 한약을 복용하면 수화기제(水火旣濟), 수승화강(水昇火降) 순환 체계 작동 등 정상 생명현상과 생체활동을 영위하게 되어 아토피피부염 근원 치료가 시작된다.

❷-1 근원치료 진행 상태

얼굴 등에 발현된 홍종(紅腫) 상처 부위에서 농도가 짙은 황색 진물이 발생하는 중증(重症) 아토피피부염을 치료하기 위해 근원 치료효능을 발휘하는 한약을 복용한 후 근원 치료가 시작되면 홍종 상처 부위에서 발생한 독소와 노폐물이 함유된 농도가 짙은 황색 진물을 체외로 배출시키고, 홍종 부위에 잔존한 독소와 노폐물을 체내에서 제거시키는 면역반응이 실행된다.

염증과 부종(浮腫)이 발생한 홍종 상처 부위에서 독소와 노폐물이 함유된 짙은 황색을 띤 농도가 짙은 진물이 체외로 배출될 때, 동물성 단백질이 부패할 때 발생하는 고약한 냄새를 풍기는 진물이 배출된다.

진물이 체외로 배출된 후, 진물이 멈춘 홍종 상처 부위에 상처 치료, 염증 치료, 세균 침투 방지, 2차 감염 방지, 손상된 피부장벽기능의 점진적 회복 등을 실현시키기 위한 초기 형태의 가피가 생성된다.

❷-2 근원치료 진행 상태

가피가 생성된 후 홍종 부위에 축적되어 있는 정상 피부 기능을 온전히 발휘하지 못하는 손상된 피부조직 중 일부가 각질형성세포에 의해 각화된 후, 크기가 크고 두꺼우면서 농도가 짙은 황색을 띤 각질 형태로 발생한다.

각질이 체외로 탈락된 후, 홍종 부위 부종과 염증 감소 및 수면장애와 소양증 등 기타 아토피피부염 증상의 1차 호전이 실현된다.

이러한 중증(重症) 아토피피부염 증상 1차 호전은 손상된 선천 면역계 기능의 점진적 1차 회복, 손상된 피부장벽기능의 점진적 1차 회복, 저하된 면역능의 점진적 1차 증강, 약화된 자연치유력의 점진적 1차 강화 등에 비례하는 만큼 실현된다.

❷-3 근원치료 진행 상태

각질이 체외로 탈락된 후 홍종 부위의 부종과 염증 감소, 수면장애와 소양증 등 기타 아토피피부염 증상의 1차 호전이 실현된다. 근원 치료 효능으로 아토피피부염 증상이 2차, 3차, 4차 등 연속해서 호전될수록 중증(重症) 홍종 증상을 비롯하여 기타 아토피피부염 증상들의 근원 치료가 진행된다.

근원 치료효능이 발휘되면서 손상된 선천 면역계 기능의 점진적 회복, 손상된 피부장벽기능의 점진적 회복, 저하된 면역능의 점진적 증강, 약화된 자연치유력의 점진적 강화 등이 실현될수록 그에 비례하여 중증(重症) 홍종 증상이 경증(輕症) 홍조 증상으로 호전되고, 기타 아토피피부염 증상들도 경증(輕症) 상태로 호전된다.

❷-4 근원치료 진행 상태

연속된 근원 치료 과정이 반복 진행되면서 홍조 부위에 잔존했던 독소와 노폐물이 체내에서 제거된 만큼 홍조 부위에 잔존하는 독소와 노폐물 양이 더욱 감소하고, 또한 체외로 각질 형태로 탈락된 만큼 홍조 부위에 잔존하는 손상된 피부조직 양도 더욱 감소하면서 홍조 범위가 더욱 축소되고 홍조 색도 더욱 옅어진다.

근원 치료효능이 발휘되면서 선천 면역계 기능 정상 작동 단계, 피부장벽 기능 정상 작동 단계, 온전한 면역능 증강 단계, 온전한 자연치유력 강화 단계 등에 진입될수록 그에 비례하여 홍조 증상을 비롯해 소양증과 피부 건조 등 기타 아토피피부염 증상이 소멸 단계에 진입한다.

❸ 근원치료 종료 및 근본 치료 상태

홍조 부위에 잔존해 있던 독소와 노폐물이 체내에서 전부 제거되고, 또한 홍조 부위에 잔존해 있으면서 정상 피부 기능을 발휘하지 못하던 손상된 피부조직도 선천면역세포인 각질형성세포에 의해 전부 각화(角化)된 후 각질 형태로 체외로 탈락되며, 홍조 증상이 소멸된 부위에 피부장벽 기능 등을 온전히 발휘하는 정상 피부조직이 생성되면 아토피피부염 증상이 전부 소멸된다.

근원치료 효능을 발휘하는 한약 복용을 시작한 후, 생명현상과 생체활동이 정상적으로 영위되고 온전한 면역능 증강, 자연치유력 강화, 면역세포 정상 생성, 면역세포와 연관 분자 기능 정상 작동, 선천면역계 기능 정상 작동, 피부 장벽기능 정상 작동 등이 실현되면서 아토피피부염 근본 원인과 이상 증후가 치유된다. 이에 따라 홍조, 피부 건조를 비롯한 기타 아토피피부염 증상이 소멸된 부위에 피부장벽 기능 등을 온전히 발휘하는 정상 피부조직이 생성되면 아토피피부염 근본 치료가 실현된다.

5. 근원치료 장점과 근본 치료 진행 사례

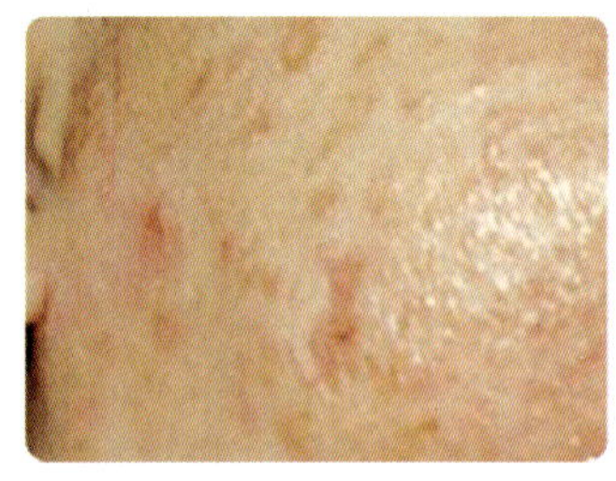

❶ 근원치료 시작 전 아토피피부염 본래 증상

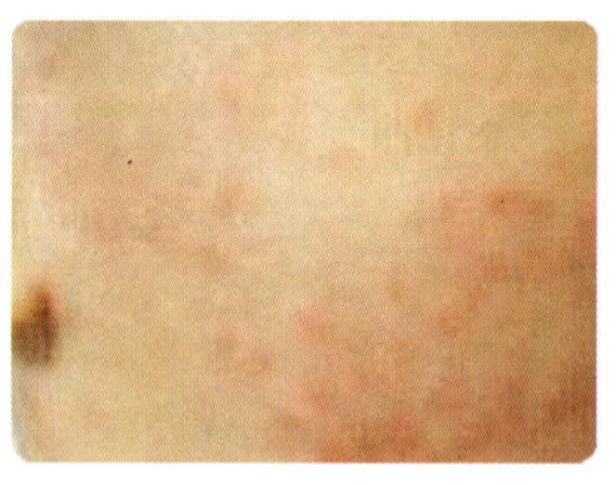

❷-1 점진적인 근원치료 진행 상태

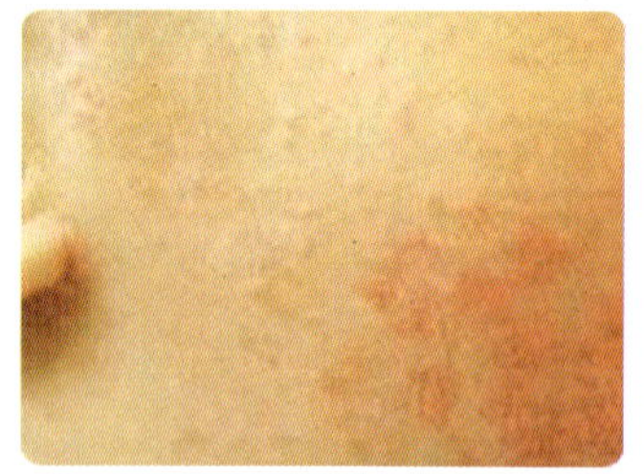

❷-2 점진적인 근원치료 진행 상태

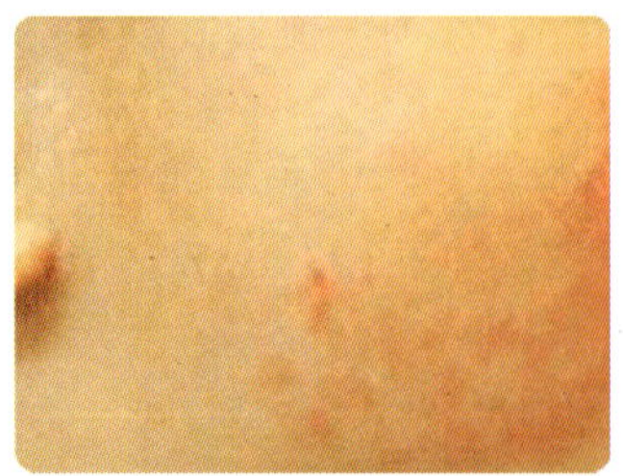

❷-3 점진적인 근원치료 진행 상태

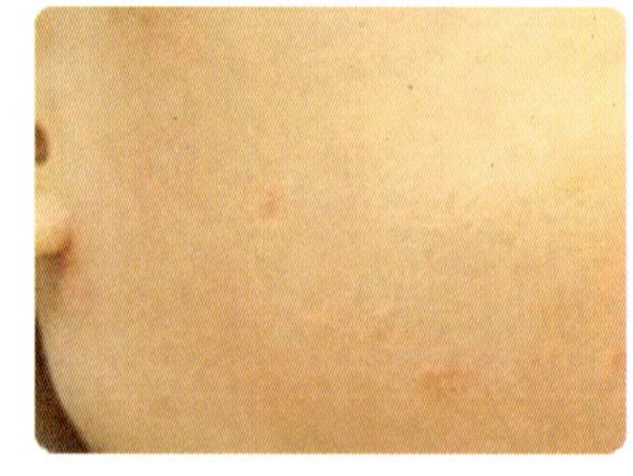

❷-4 점진적인 근원치료 진행 상태

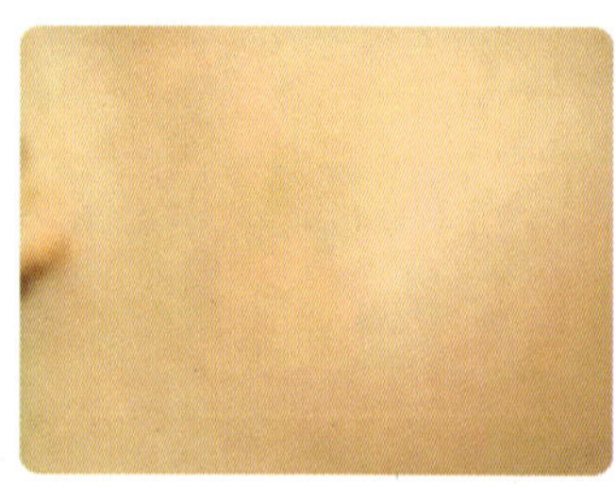

❸ 증상 소멸 및 근본 치료 상태

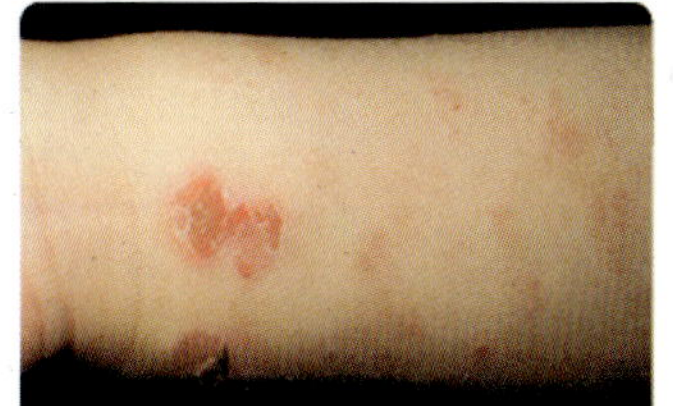
❶ 근원치료 시작 전
아토피피부염 본래 증상

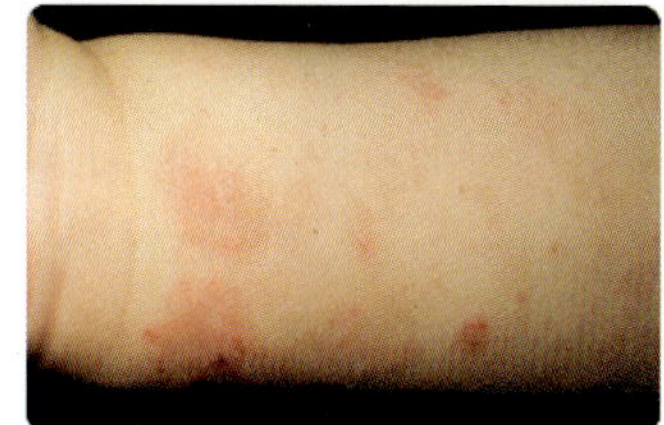
❷-1 점진적인 근원치료 진행 상태

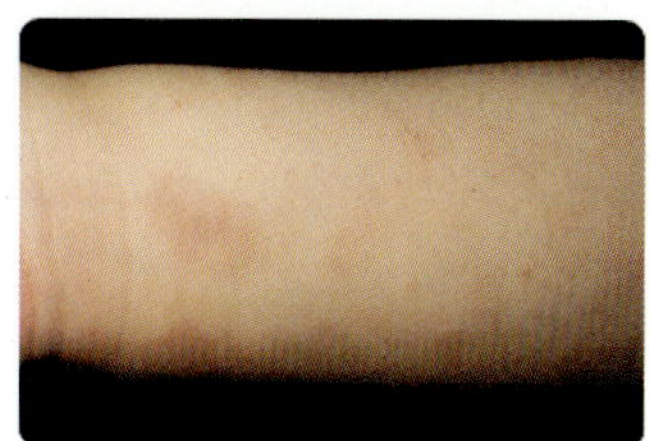
❷-2 점진적인 근원치료 진행 상태

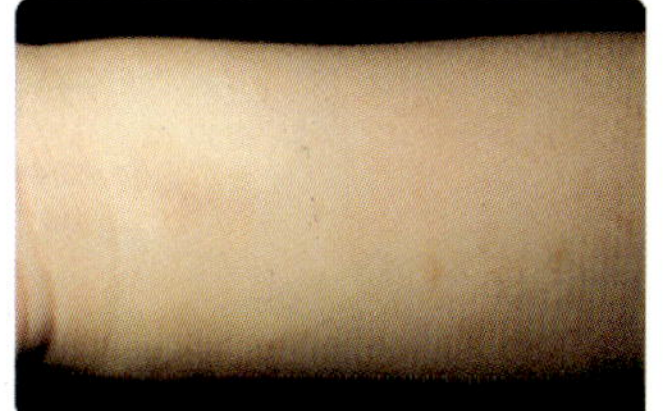
❷-3 점진적인 근원치료 진행 상태

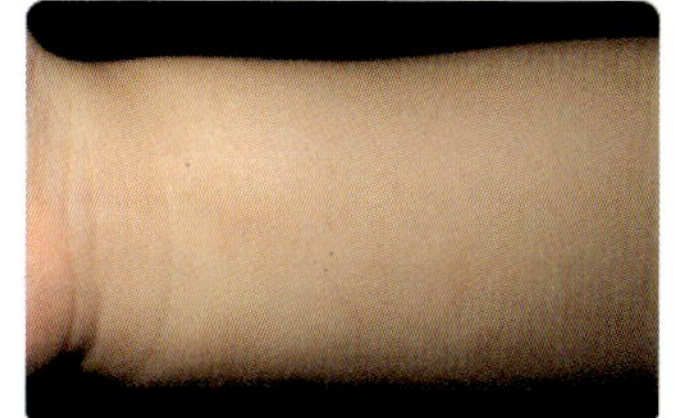
❷-4 점진적인 근원치료 진행 상태

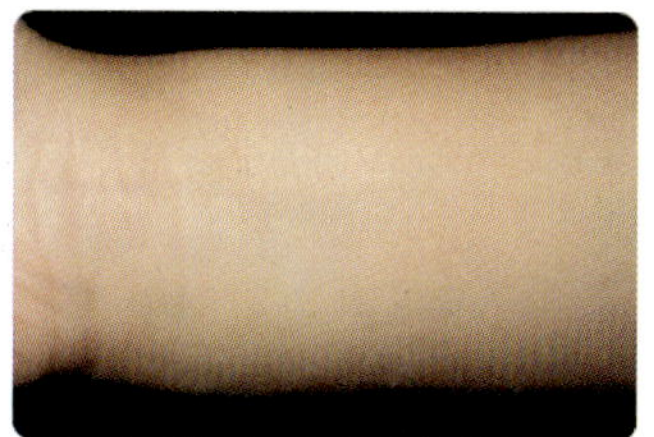
❸ 증상 소멸 및 근본 치료 상태

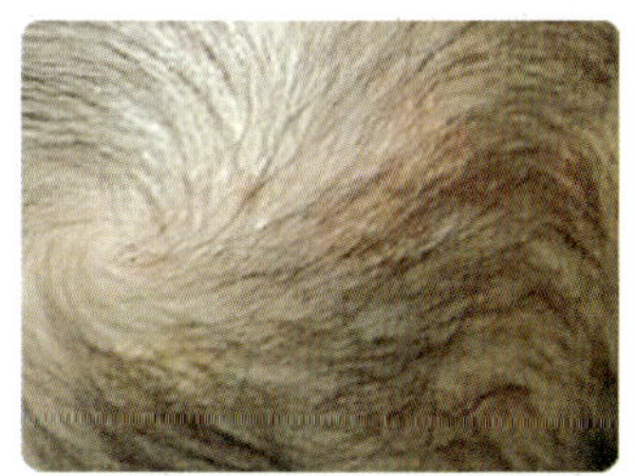
❶ 근원치료 시작 전
아토피피부염 본래 증상

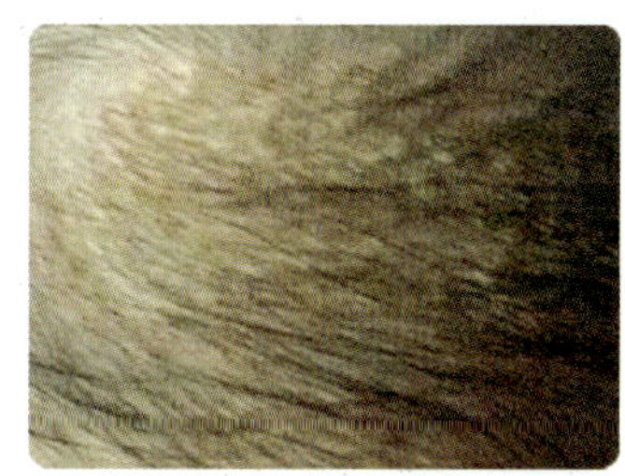
❷-1 점진적인 근원치료 진행 상태

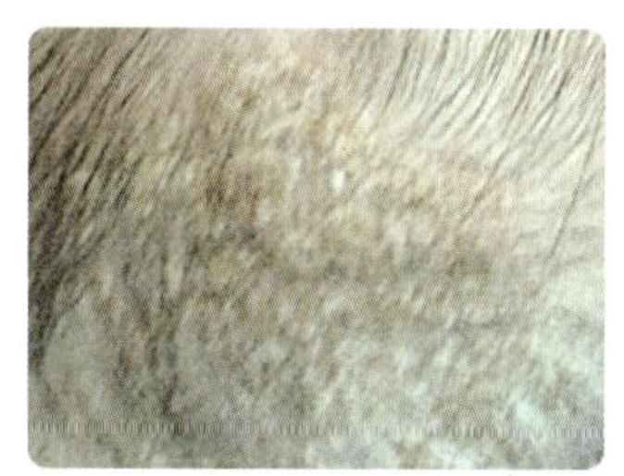
❷-2 점진적인 근원치료 진행 상태

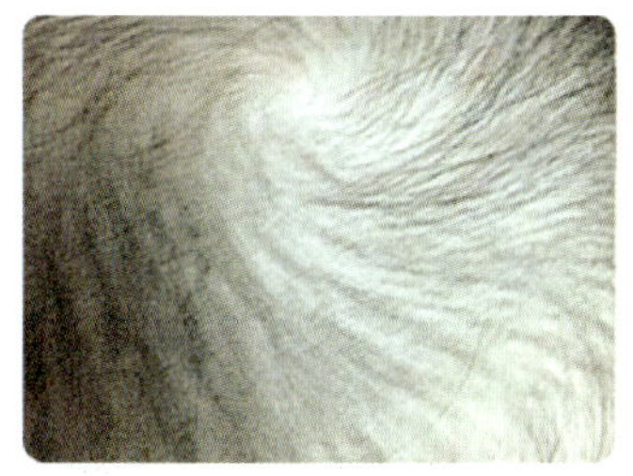
❷-3 점진적인 근원치료 진행 상태

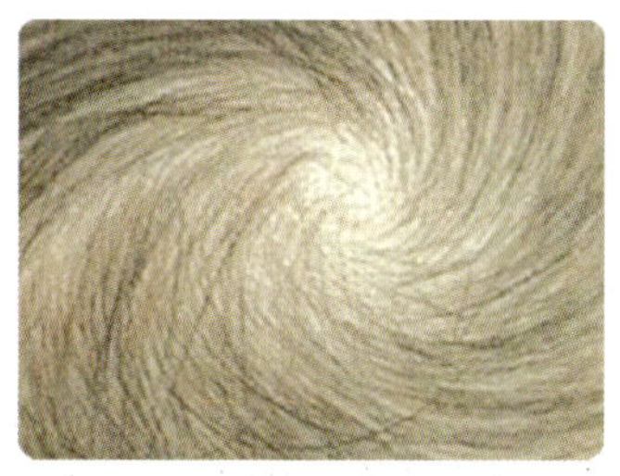
❷-4 점진적인 근원치료 진행 상태

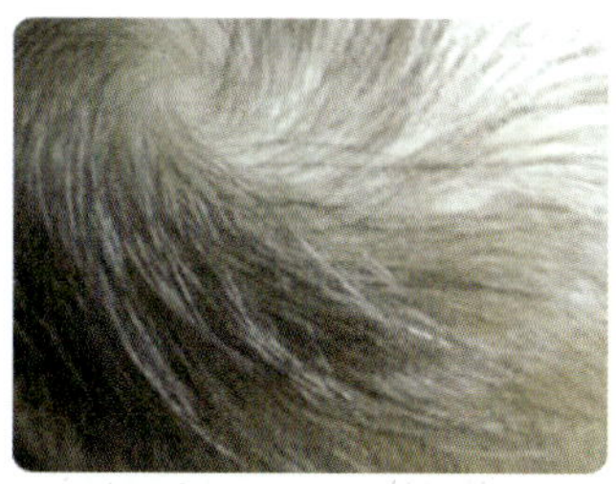
❸ 증상 소멸 및 근본 치료 상태

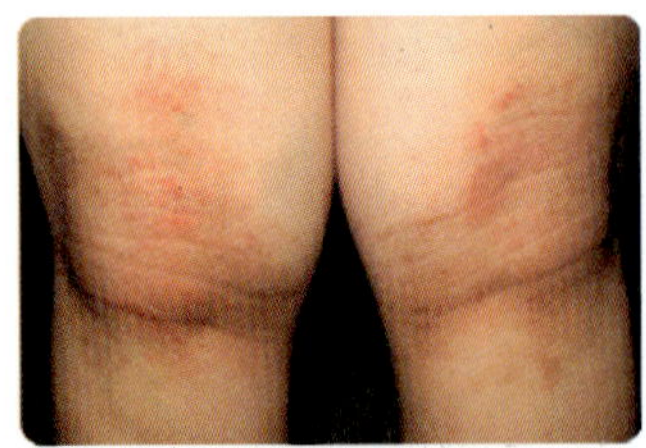

❶ 근원치료 시작 전 아토피피부염 본래 증상

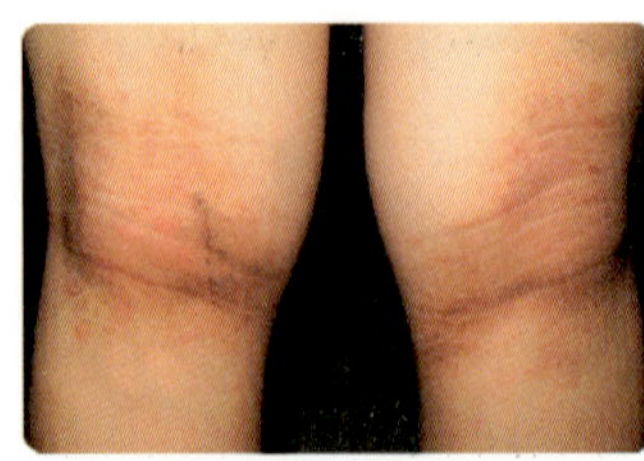

❷-1 점진적인 근원치료 진행 상태

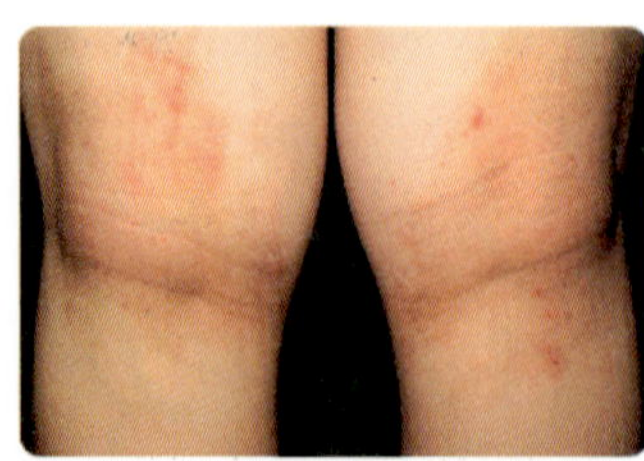

❷-2 점진적인 근원치료 진행 상태

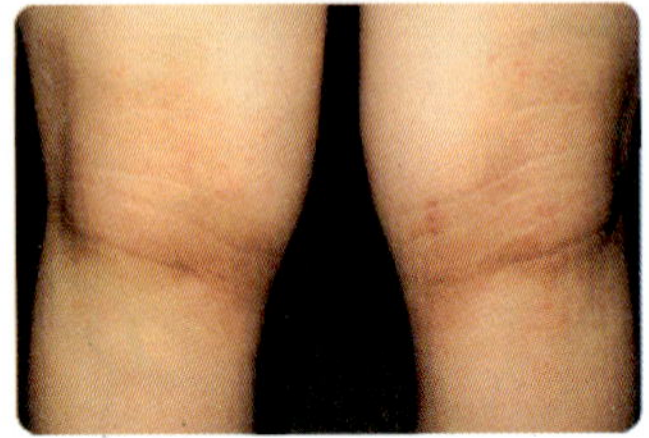

❷-3 점진적인 근원치료 진행 상태

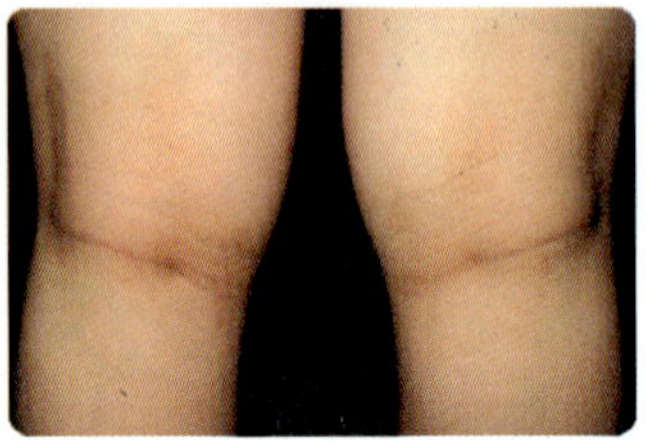

❷-4 점진적인 근원치료 진행 상태

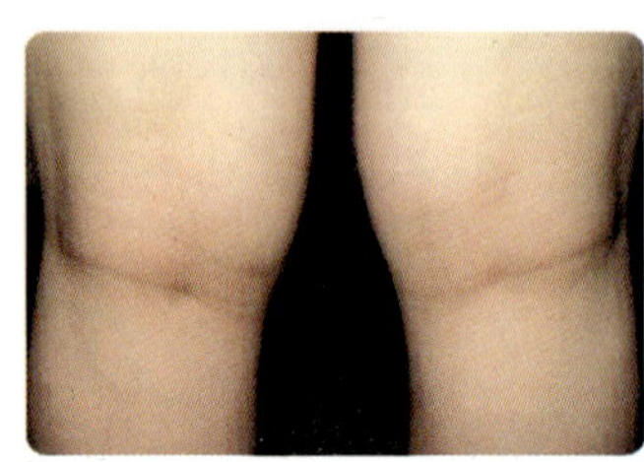

❸ 증상 소멸 및 근본 치료 상태

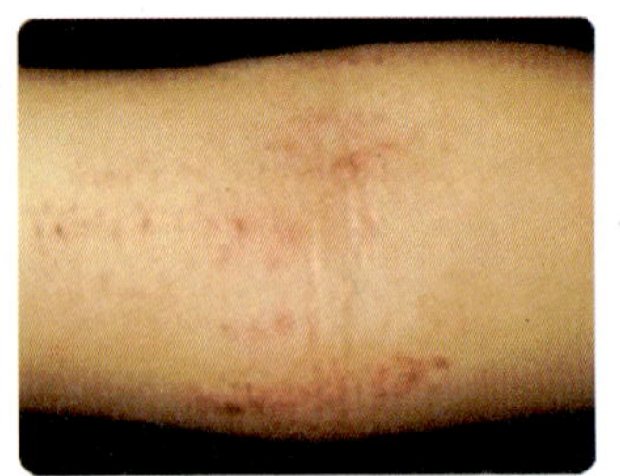

❶ 근원치료 시작 전 아토피피부염 본래 증상

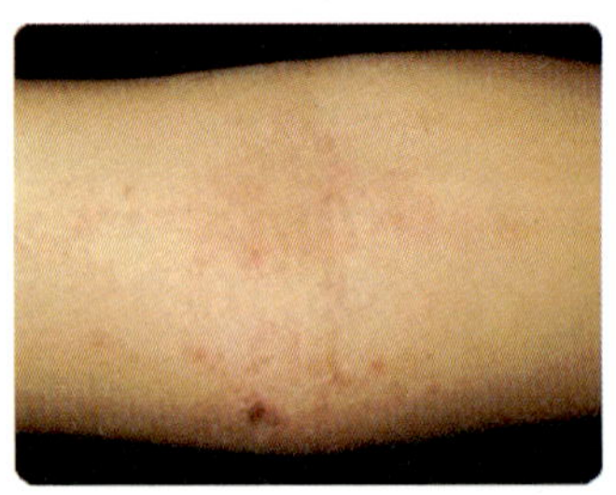

❷-1 점진적인 근원치료 진행 상태

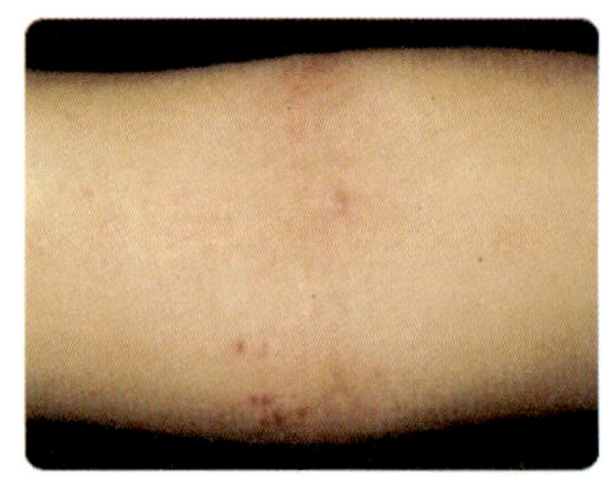

❷-2 점진적인 근원치료 진행 상태

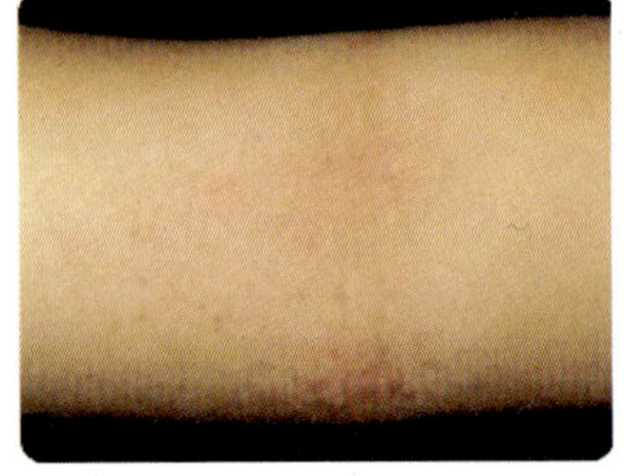

❷-3 점진적인 근원치료 진행 상태

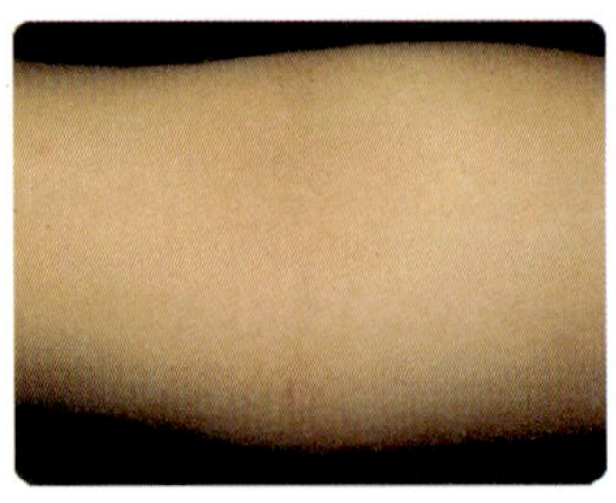

❷-4 점진적인 근원치료 진행 상태

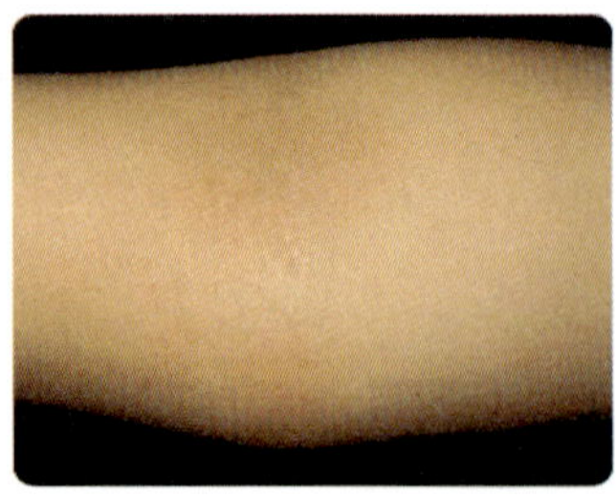

❸ 증상 소멸 및 근본 치료 상태

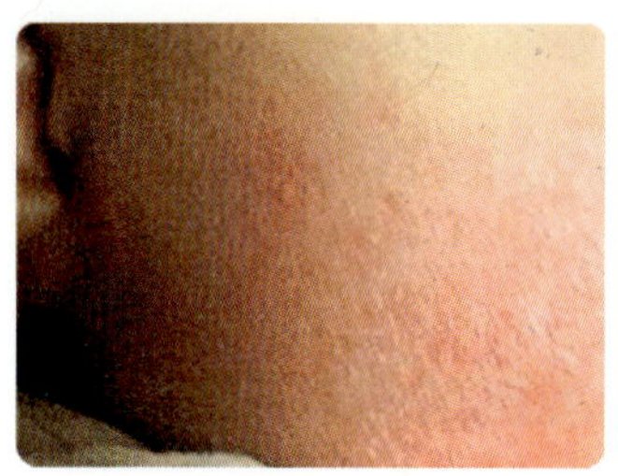
❶ 근원치료 시작 전 아토피피부염 본래 증상

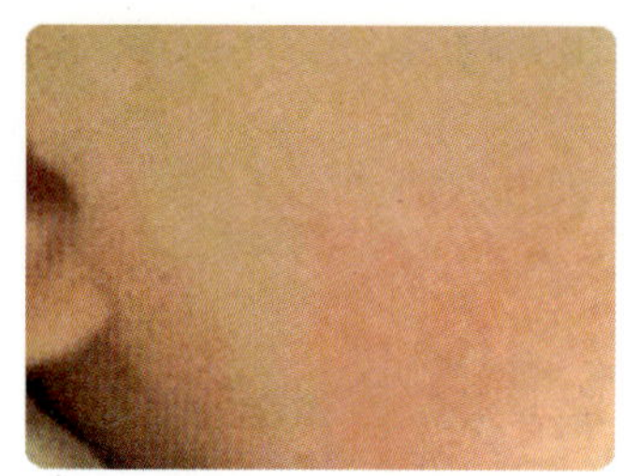
❷-1 점진적인 근원치료 진행 상태

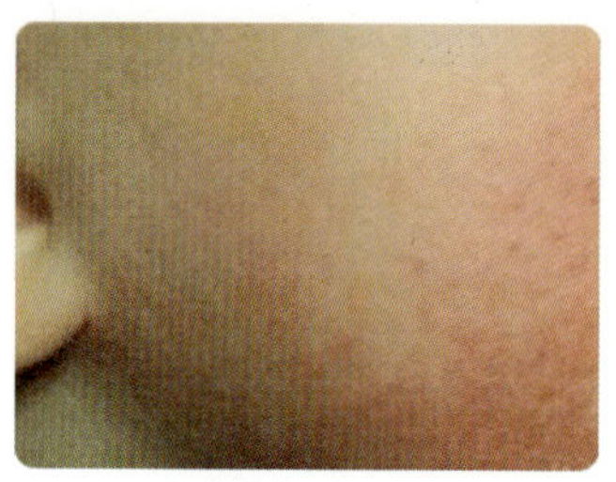
❷-2 점진적인 근원치료 진행 상태

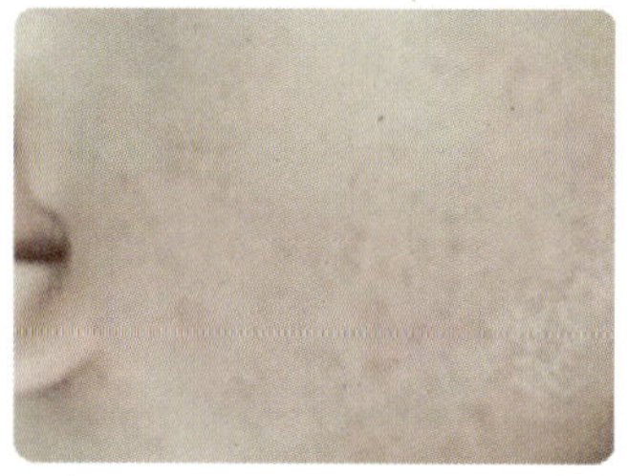
❷-3 점진적인 근원치료 진행 상태

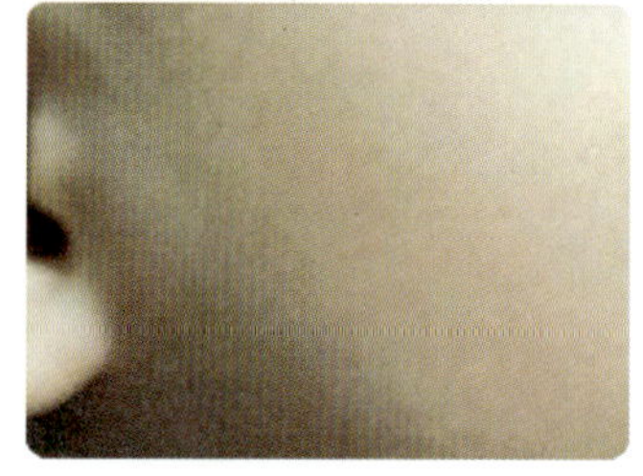
❷-4 점진적인 근원치료 진행 상태

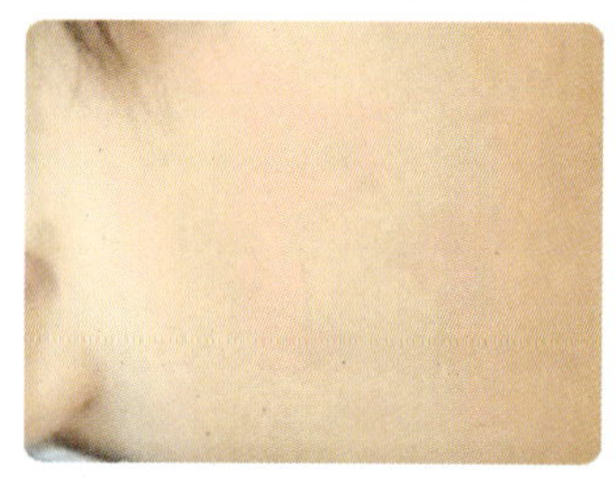
❸ 증상 소멸 및 근본 치료 상태

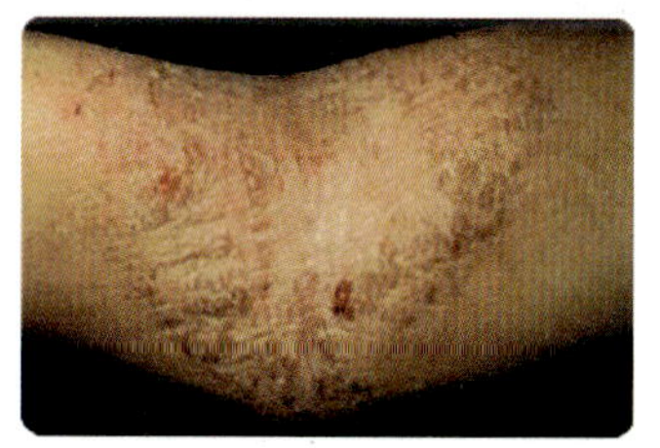
❶ 근원치료 시작 전 아토피피부염 본래 증상

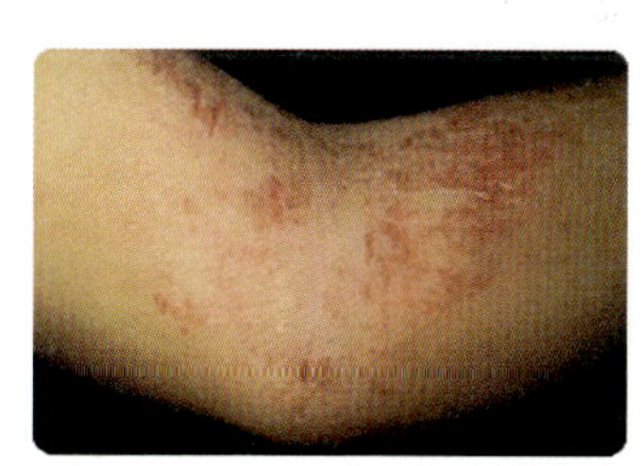
❷-1 점진적인 근원치료 진행 상태

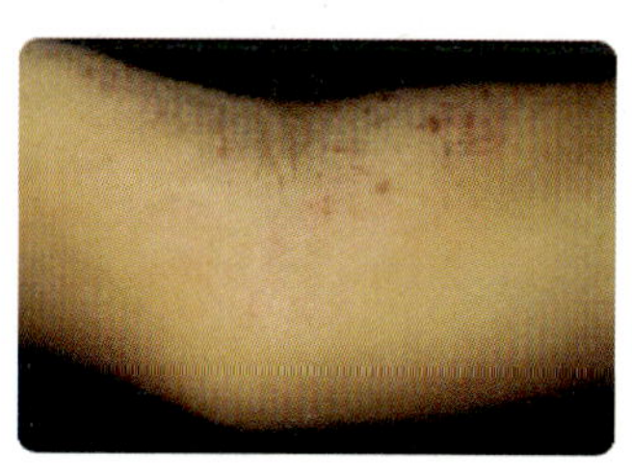
❷-2 점진적인 근원치료 진행 상태

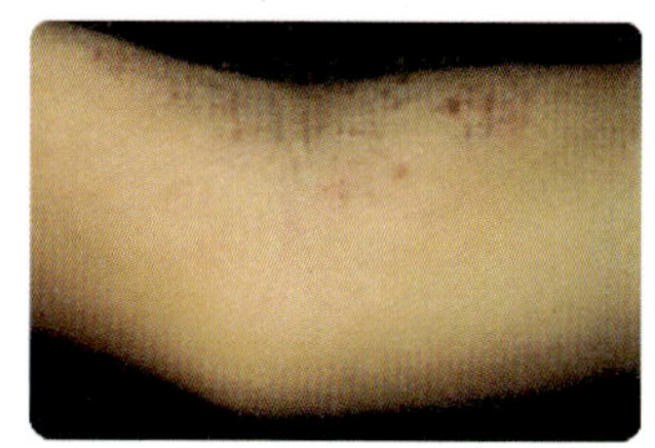
❷-3 점진적인 근원치료 진행 상태

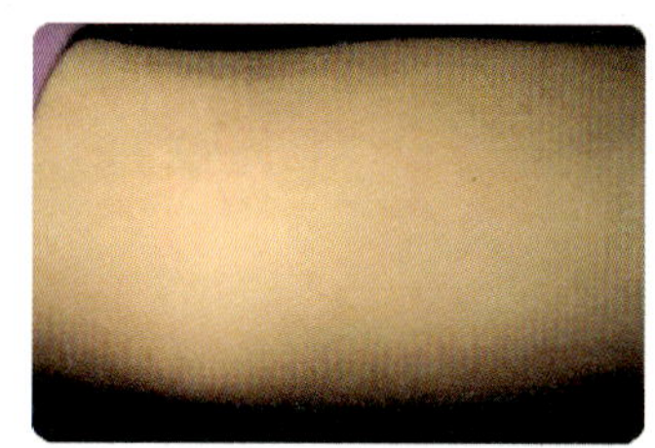
❷-4 점진적인 근원치료 진행 상태

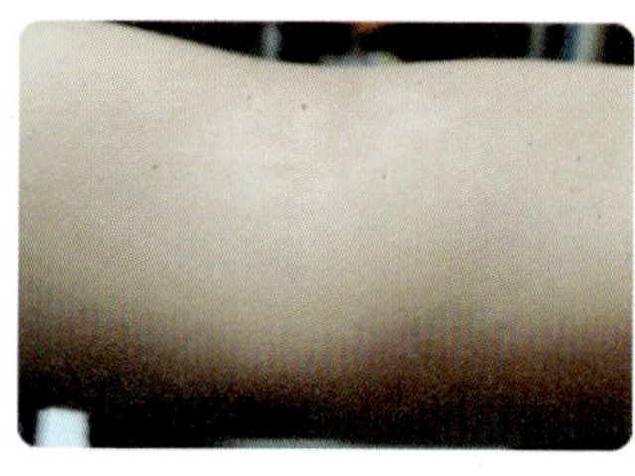
❸ 증상 소멸 및 근본 치료 상태

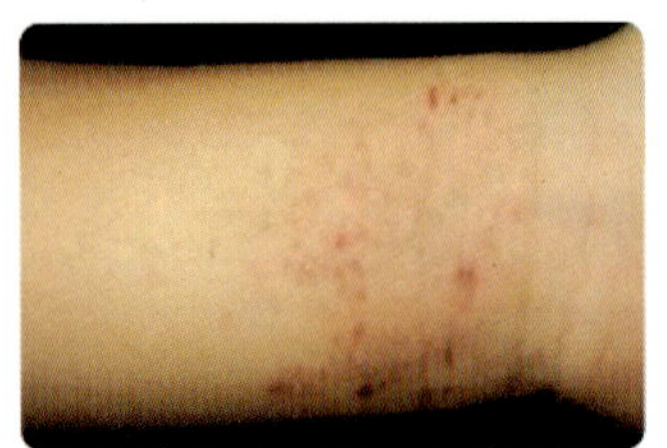

❶ 근원치료 시작 전 아토피피부염 본래 증상

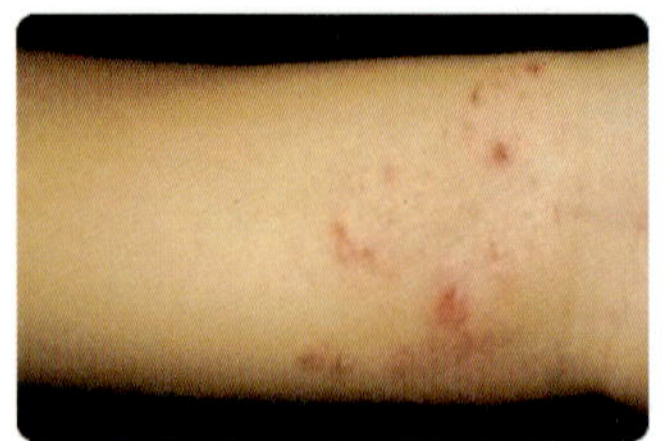

❷-1 점진적인 근원치료 진행 상태

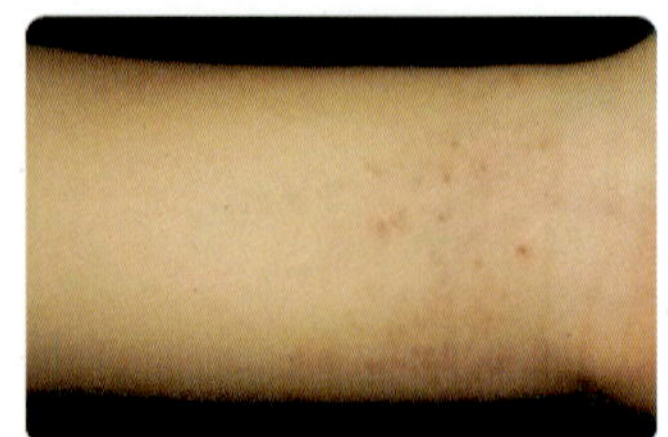

❷-2 점진적인 근원치료 진행 상태

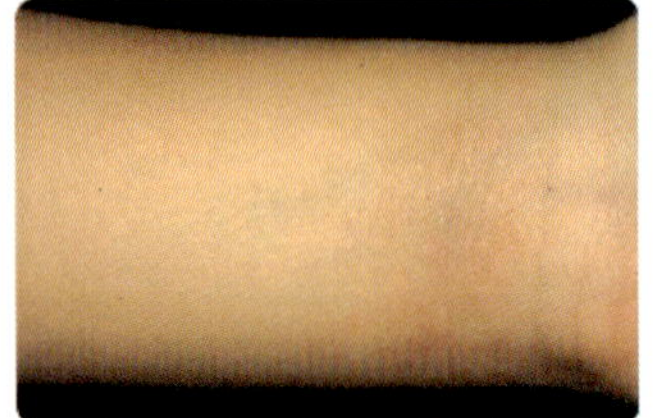

❷-3 점진적인 근원치료 진행 상태

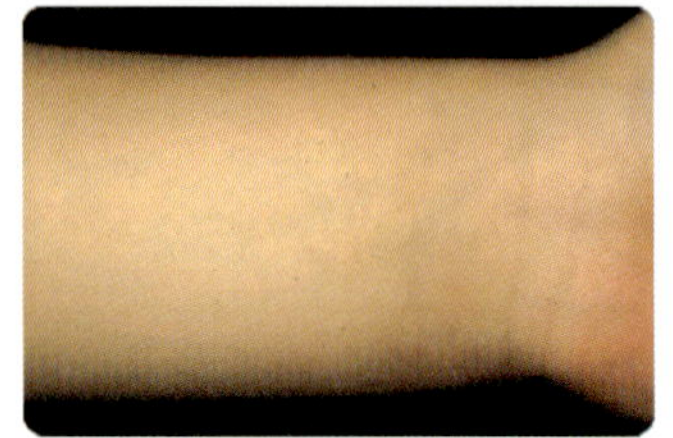

❷-4 점진적인 근원치료 진행 상태

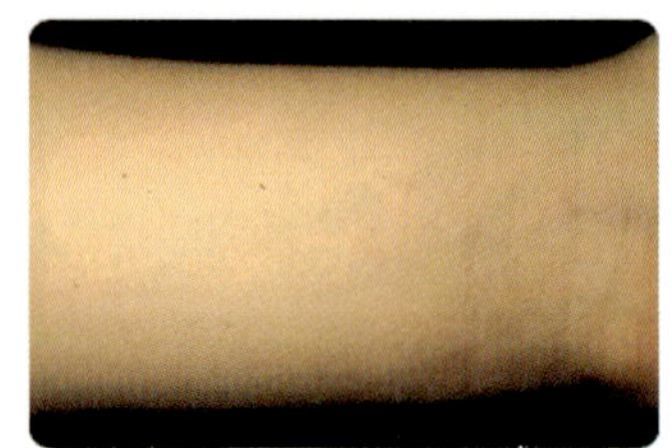

❸ 증상 소멸 및 근본 치료 상태

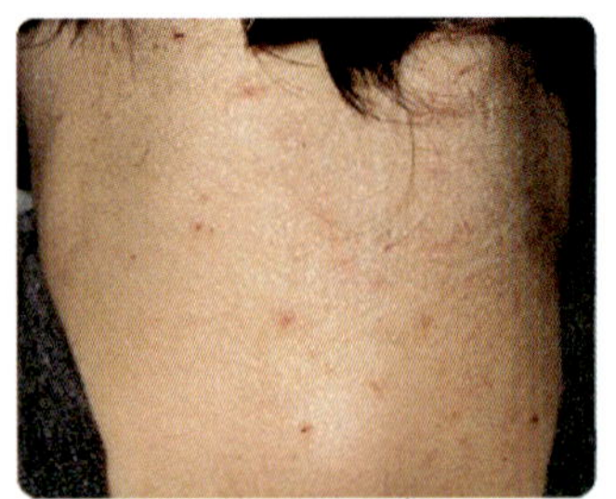

❶ 근원치료 시작 전 아토피피부염 본래 증상

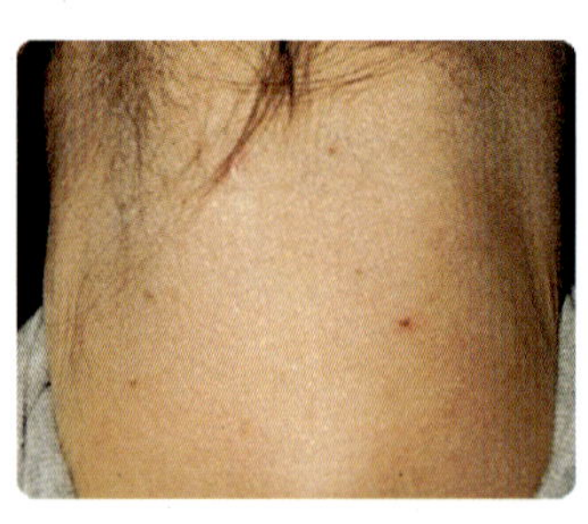

❷-1 점진적인 근원치료 진행 상태

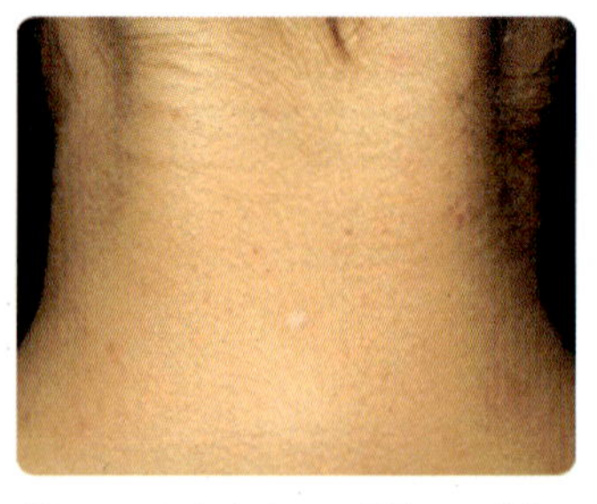

❷-2 점진적인 근원치료 진행 상태

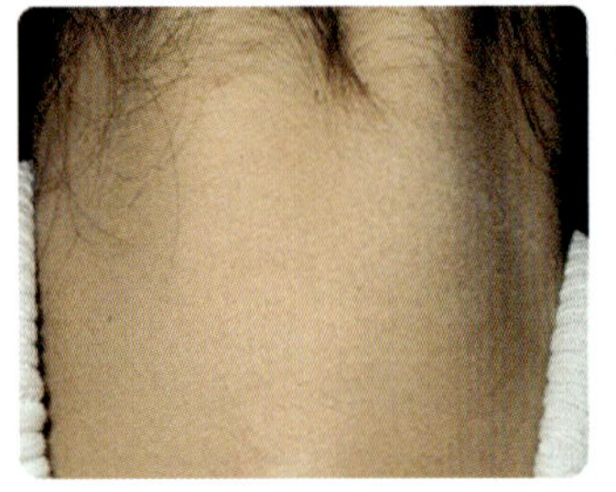

❷-3 점진적인 근원치료 진행 상태

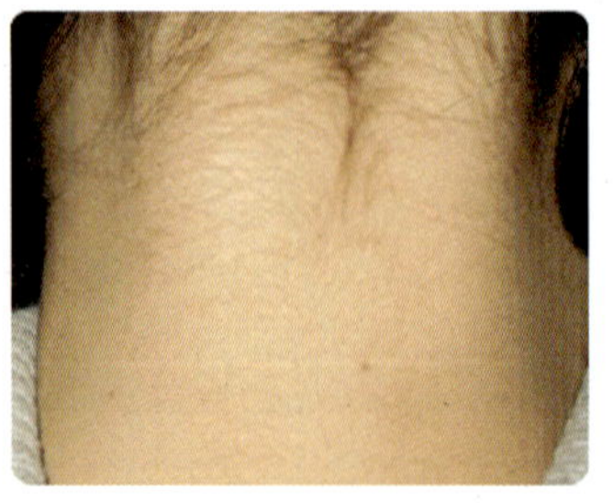

❷-4 점진적인 근원치료 진행 상태

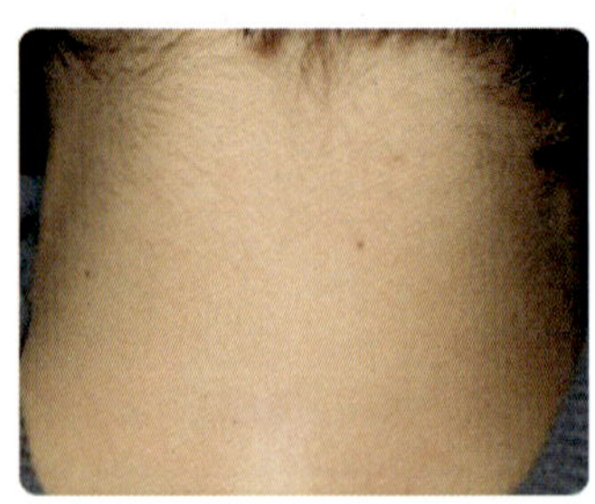

❸ 증상 소멸 및 근본 치료 상태

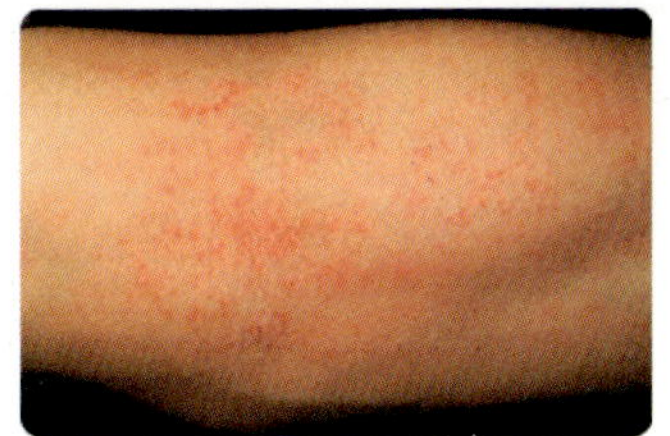
❶ 근원치료 시작 전 아토피피부염 본래 증상

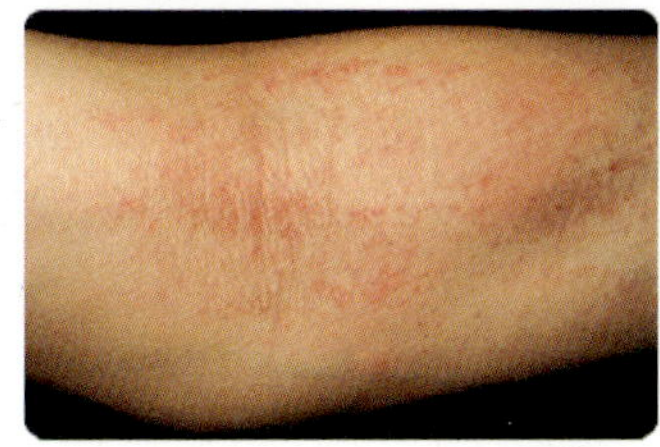
❷-1 점진적인 근원치료 진행 상태

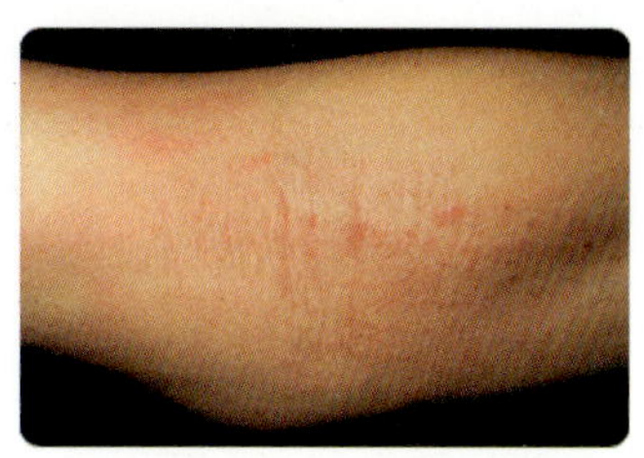
❷-2 점진적인 근원치료 진행 상태

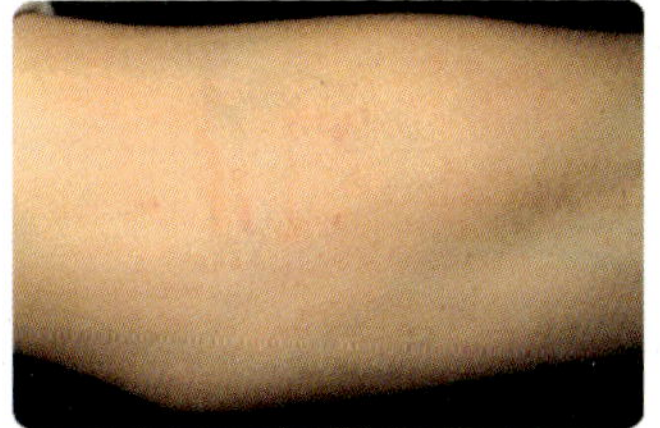
❷-3 점진적인 근원치료 진행 상태

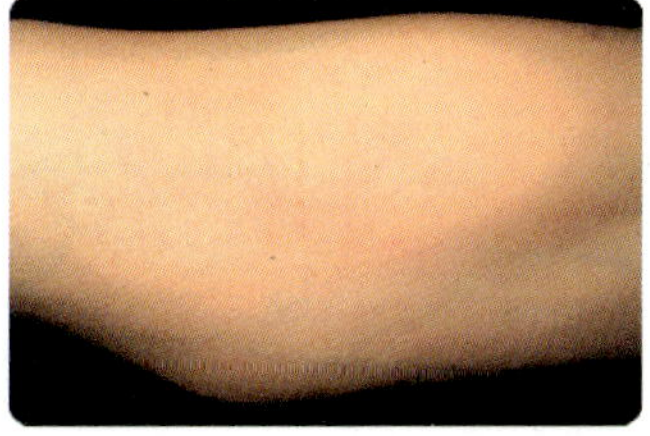
❷-4 점진적인 근원치료 진행 상태

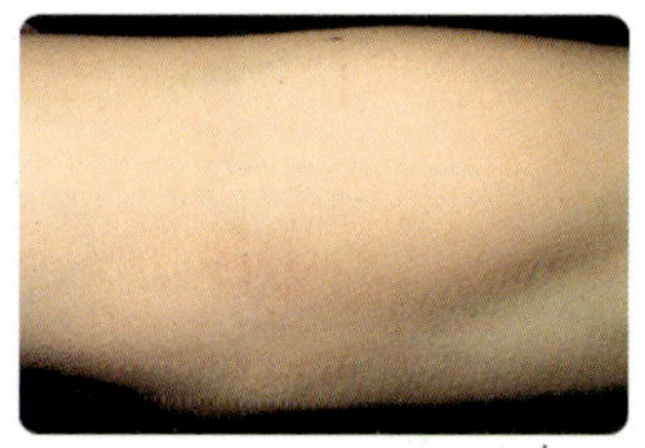
❸ 증상 소멸 및 근본 치료 상태

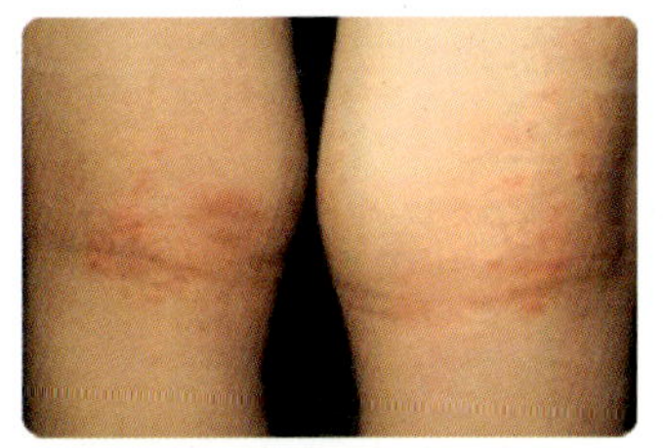
❶ 근원치료 시작 전 아토피피부염 본래 증상

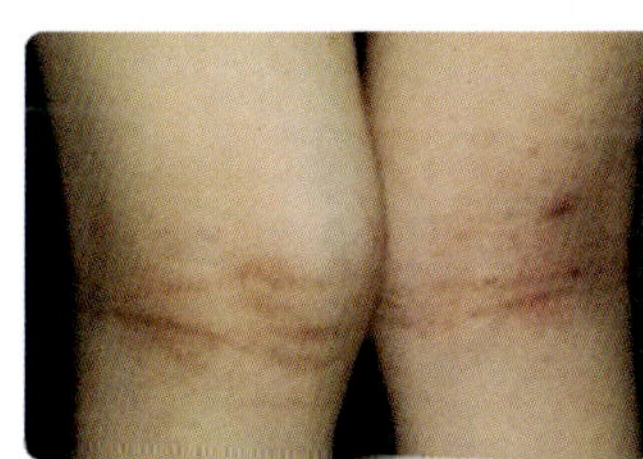
❷-1 점진적인 근원치료 진행 상태

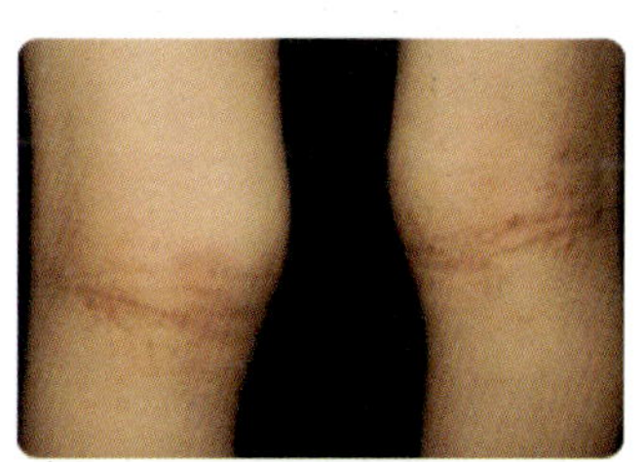
❷-2 점진적인 근원치료 진행 상태

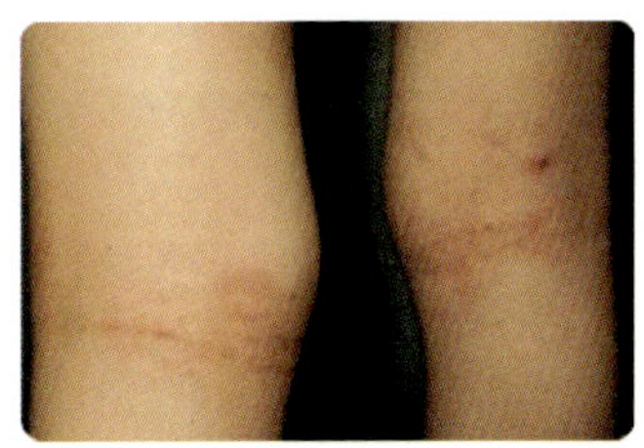
❷-3 점진적인 근원치료 진행 상태

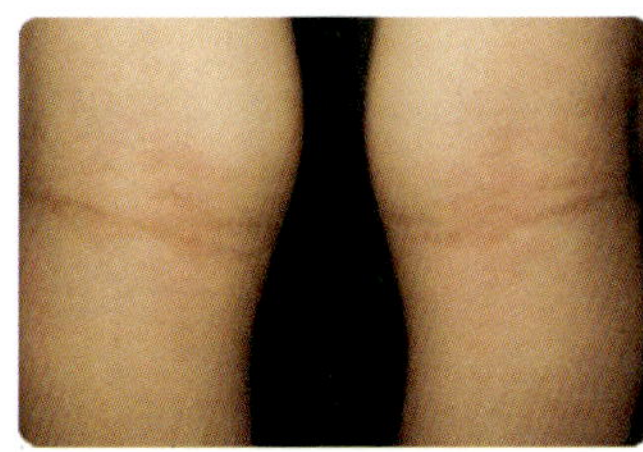
❷-4 점진적인 근원치료 진행 상태

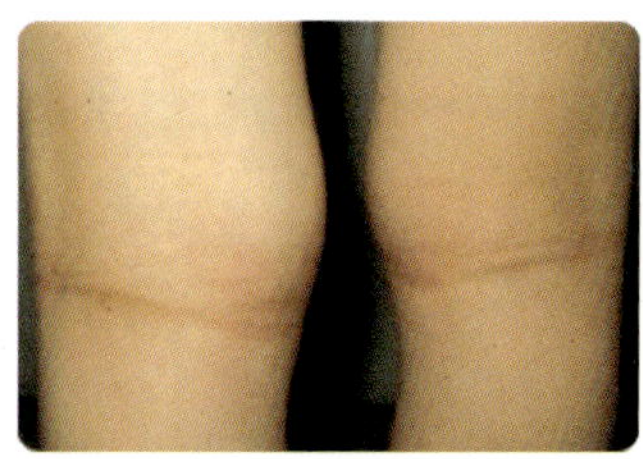
❸ 증상 소멸 및 근본 치료 상태

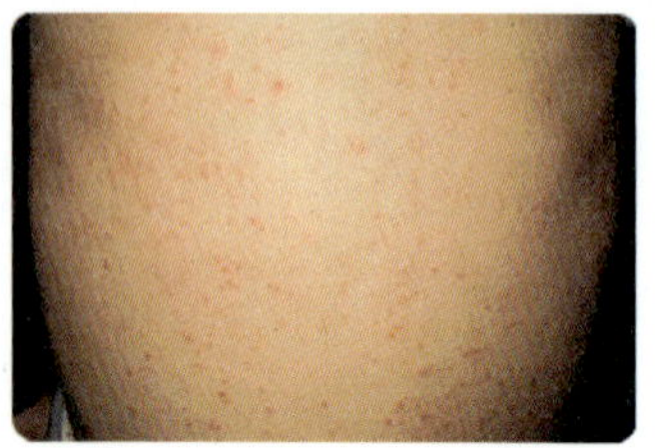

❶ 근원치료 시작 전
아토피피부염 본래 증상

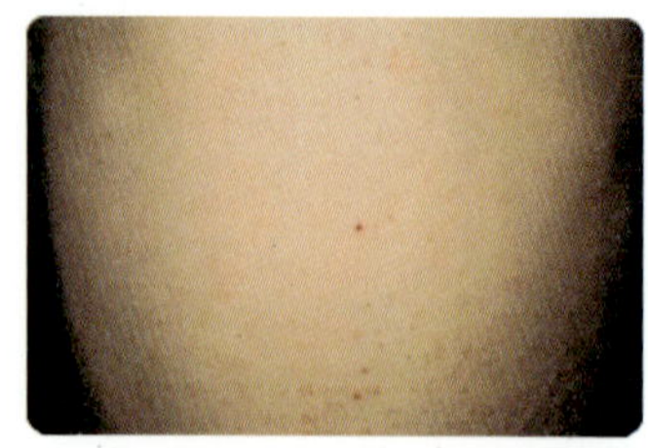

❷-1 점진적인 근원치료 진행 상태

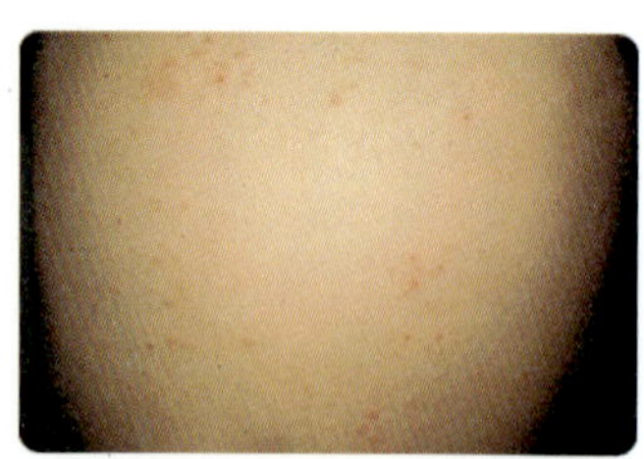

❷-2 점진적인 근원치료 진행 상태

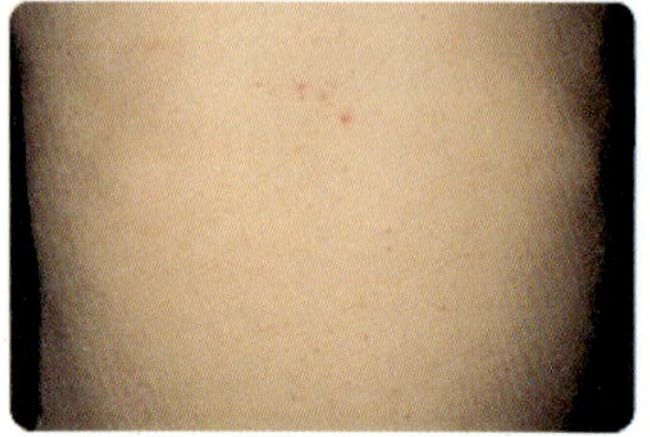

❷-3 점진적인 근원치료 진행 상태

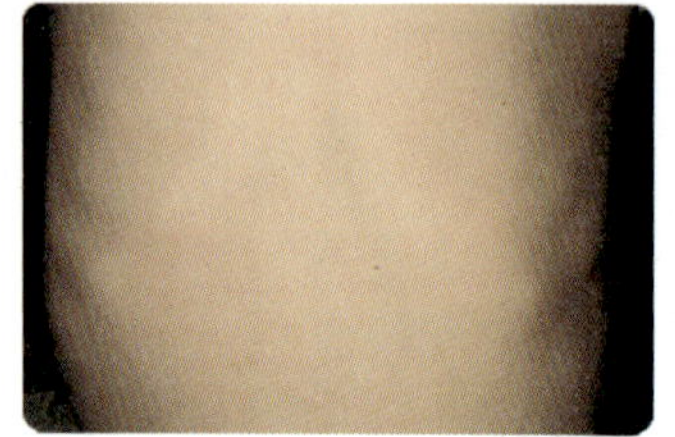

❷-4 점진적인 근원치료 진행 상태

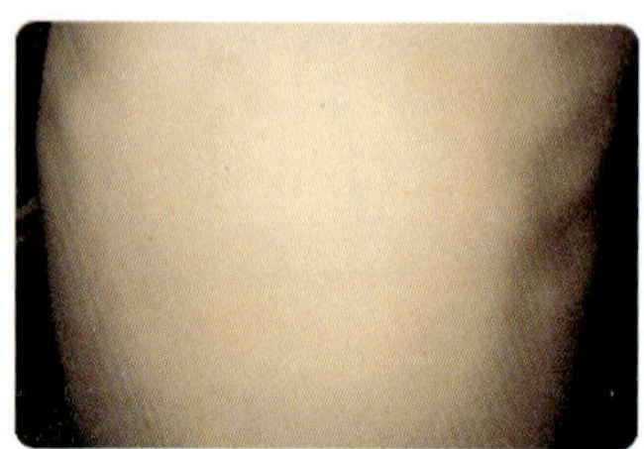

❸ 증상 소멸 및 근본 치료 상태

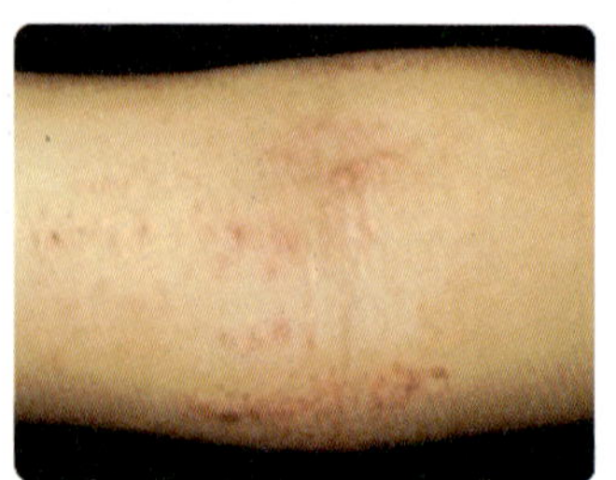

❶ 근원치료 시작 전
아토피피부염 본래 증상

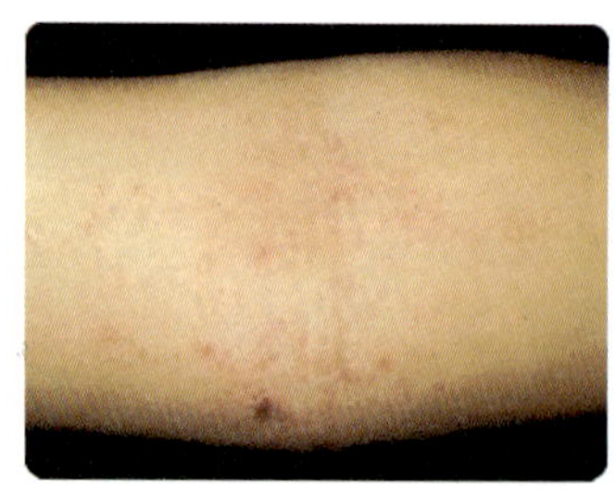

❷-1 점진적인 근원치료 진행 상태

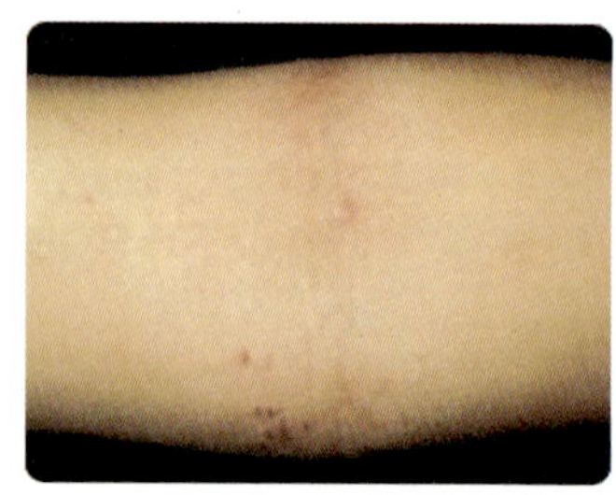

❷-2 점진적인 근원치료 진행 상태

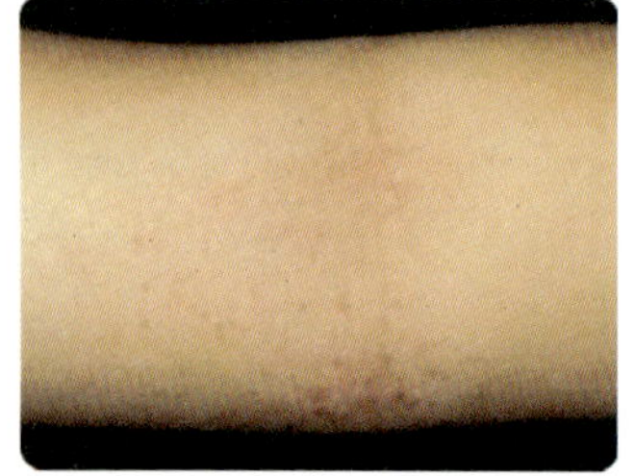

❷-3 점진적인 근원치료 진행 상태

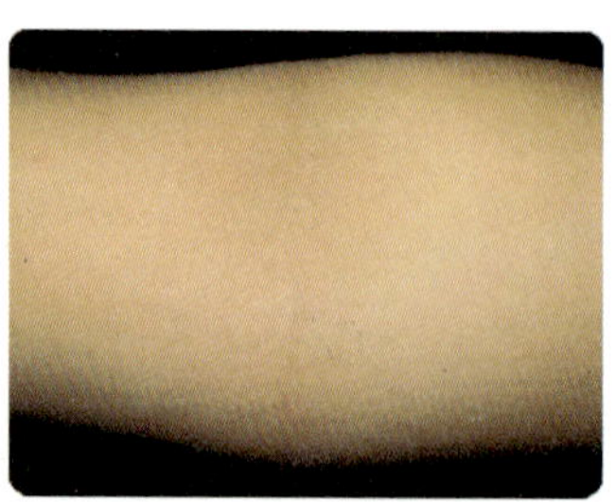

❷-4 점진적인 근원치료 진행 상태

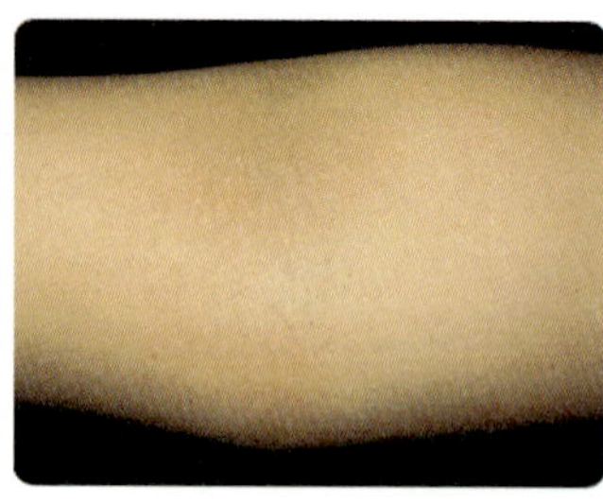

❸ 증상 소멸 및 근본 치료 상태

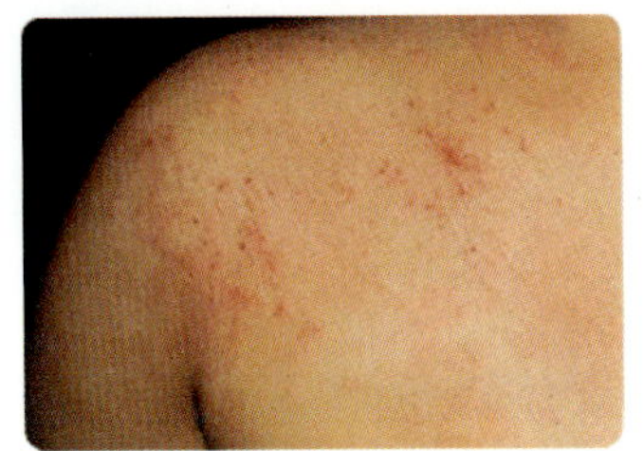
❶ 근원치료 시작 전 아토피피부염 본래 증상

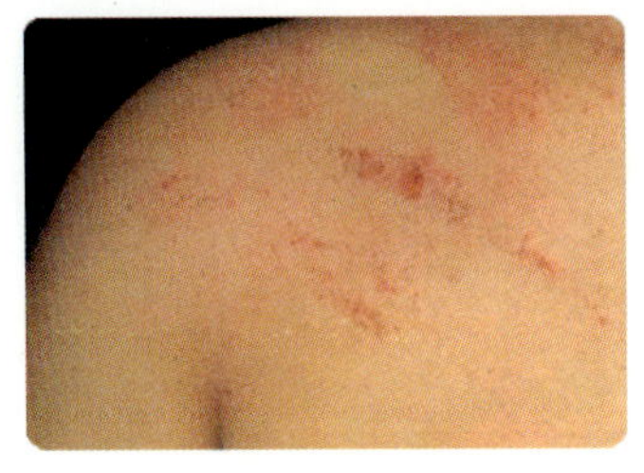
❷-1 점진적인 근원치료 진행 상태

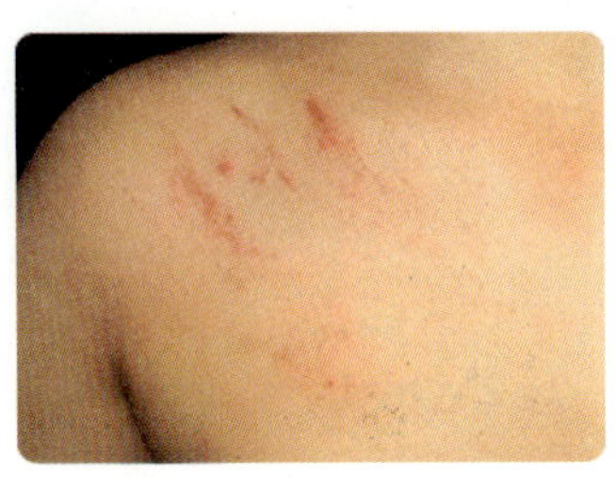
❷-2 점진적인 근원치료 진행 상태

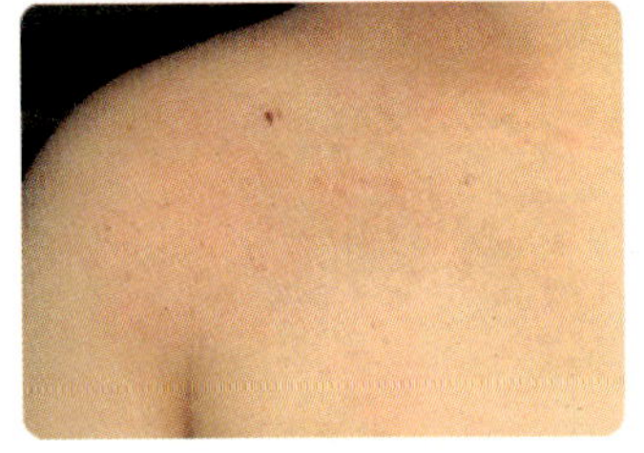
❷-3 점진적인 근원치료 진행 상태

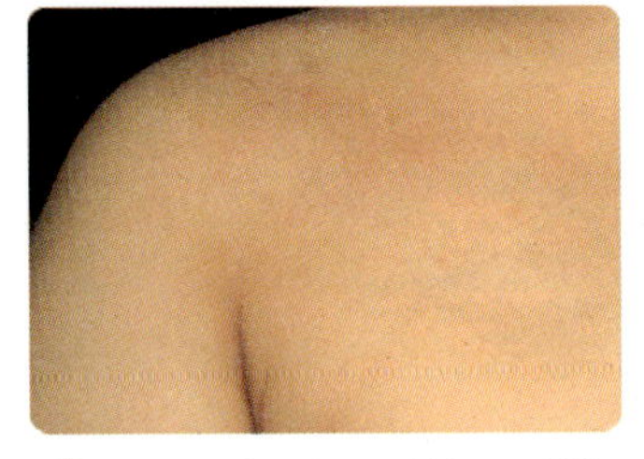
❷-4 점진적인 근원치료 진행 상태

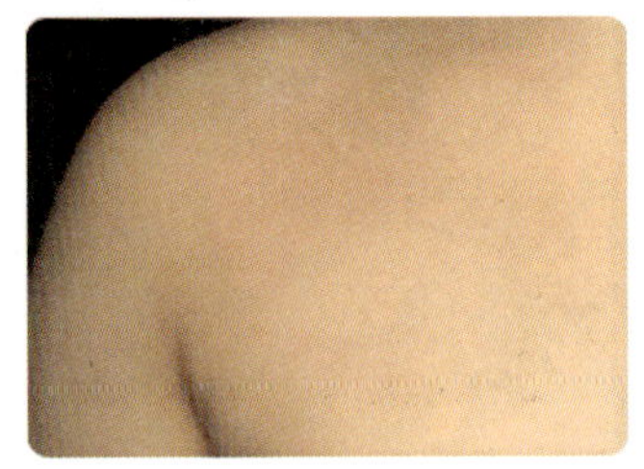
❸ 증상 소멸 및 근본 치료 상태

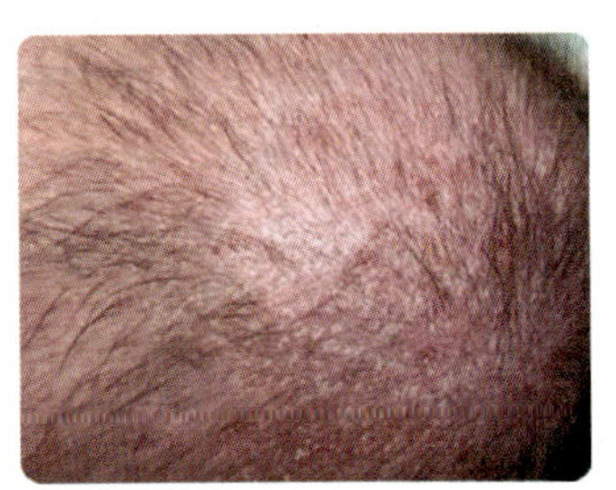
❶ 근원치료 시작 전 아토피피부염 본래 증상

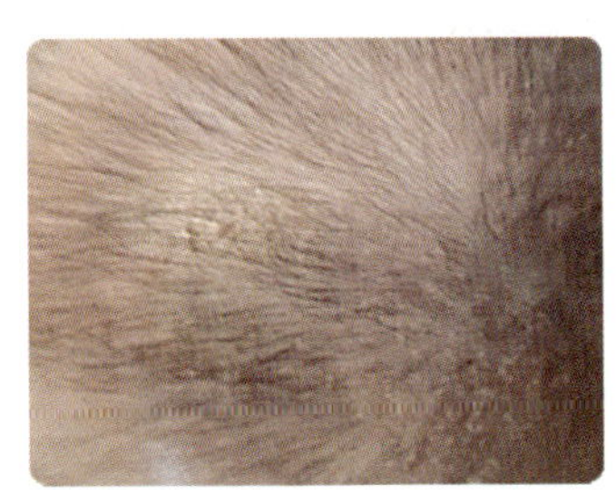
❷-1 점진적인 근원치료 진행 상태

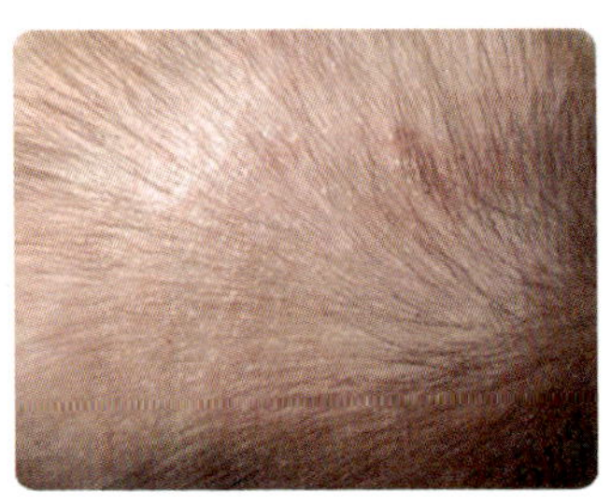
❷-2 점진적인 근원치료 진행 상태

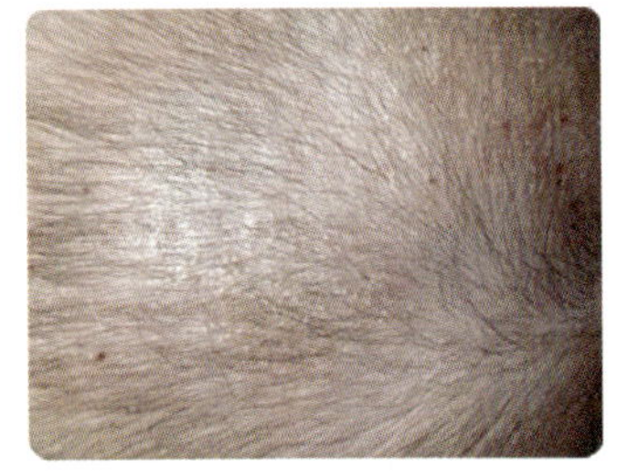
❷-3 점진적인 근원치료 진행 상태

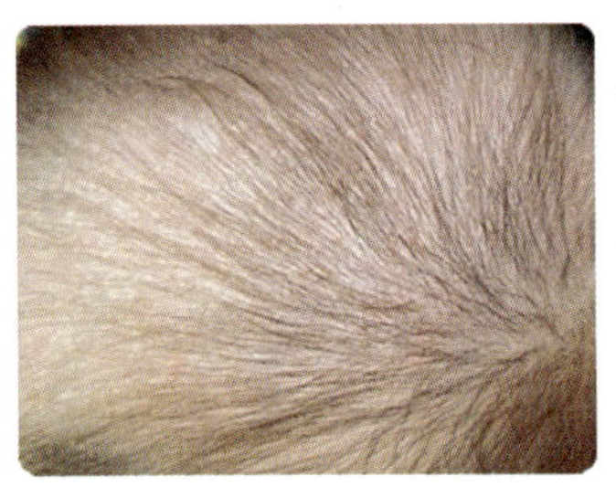
❷-4 점진적인 근원치료 진행 상태

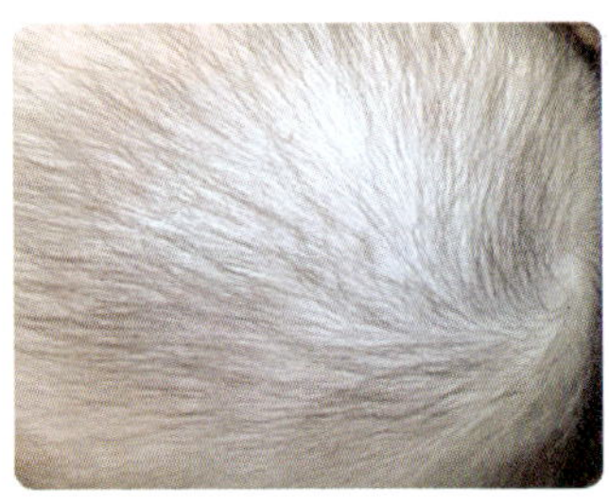
❸ 증상 소멸 및 근본 치료 상태

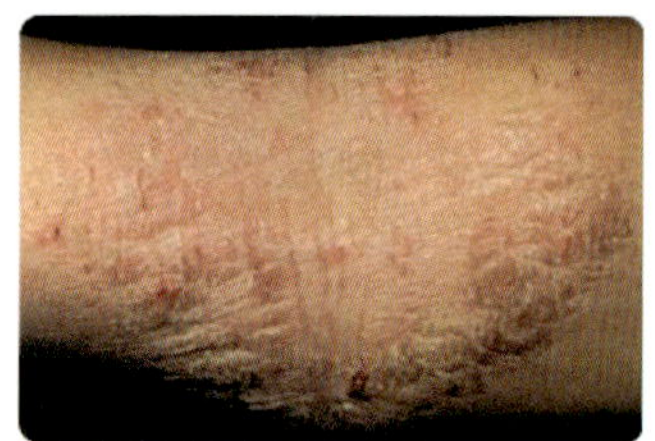

❶ 근원치료 시작 전 아토피피부염 본래 증상

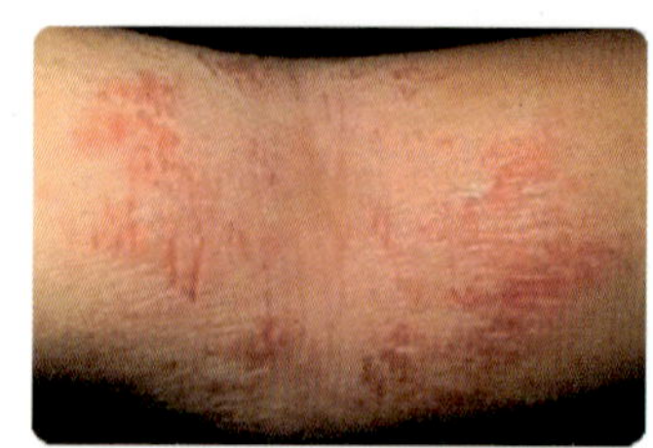

❷-1 점진적인 근원치료 진행 상태

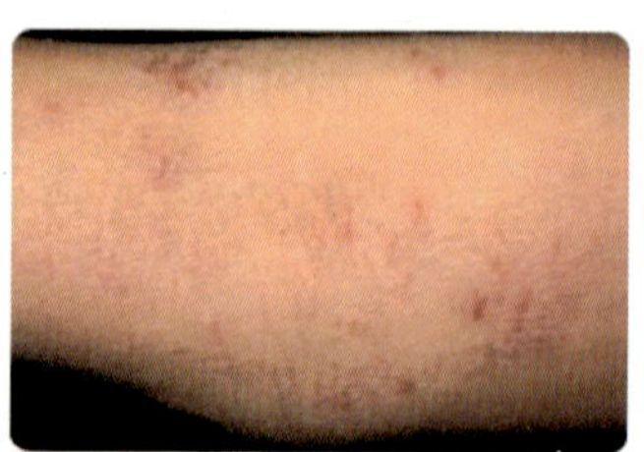

❷-2 점진적인 근원치료 진행 상태

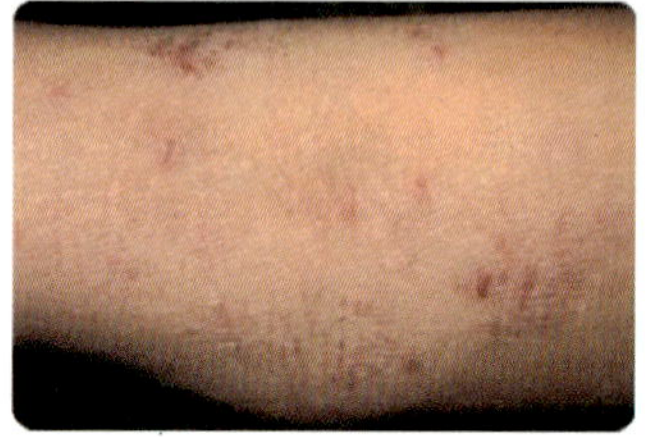

❷-3 점진적인 근원치료 진행 상태

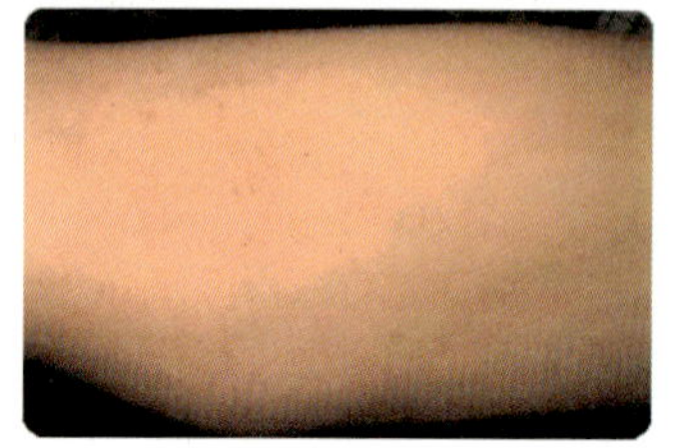

❷-4 점진적인 근원치료 진행 상태

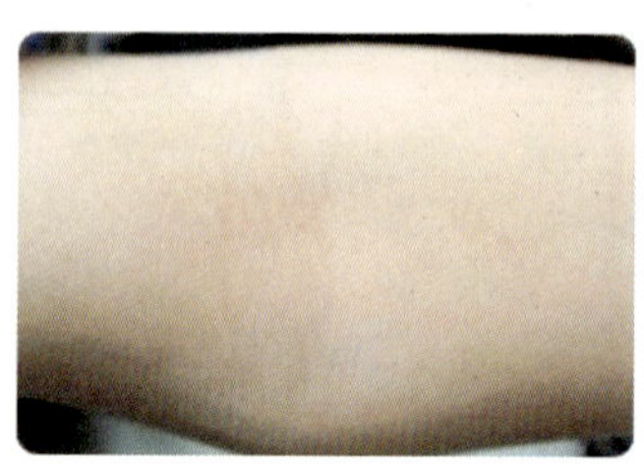

❸ 증상 소멸 및 근본 치료 상태

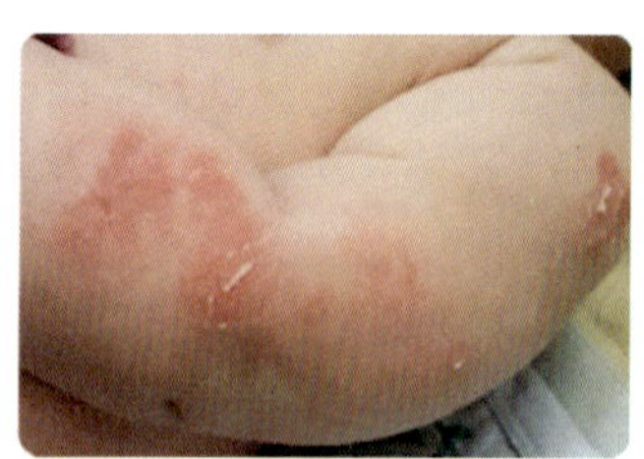

❶ 근원치료 시작 전 아토피피부염 본래 증상

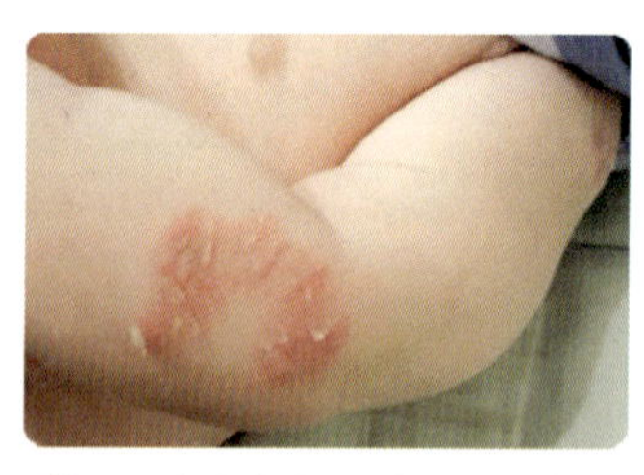

❷-1 점진적인 근원치료 진행 상태

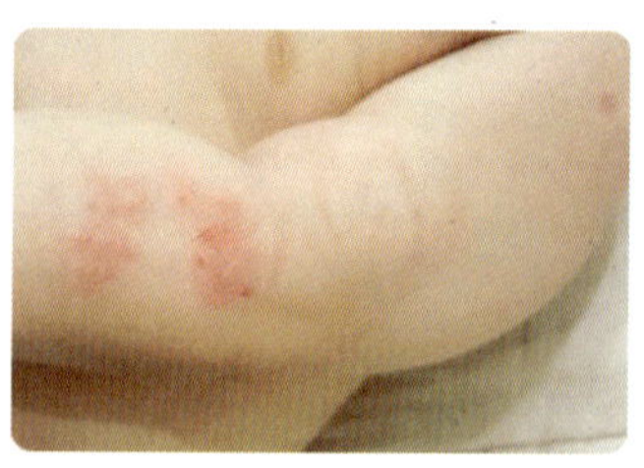

❷-2 점진적인 근원치료 진행 상태

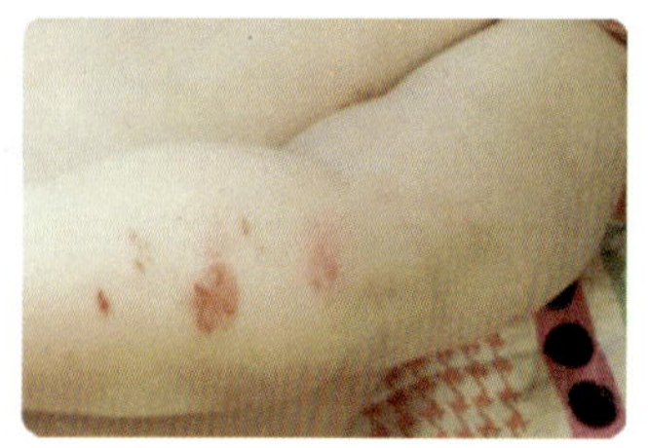

❷-3 점진적인 근원치료 진행 상태

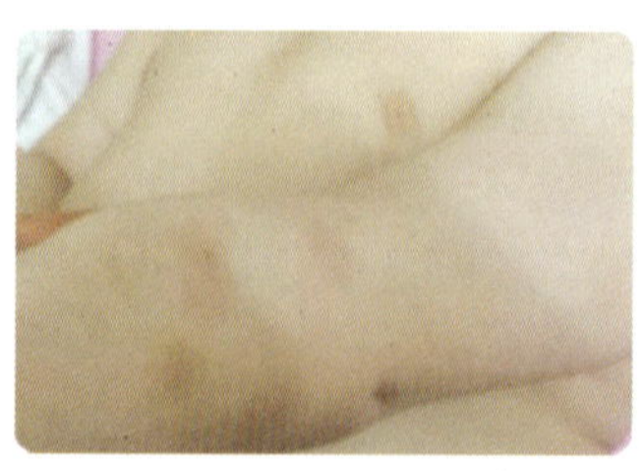

❷-4 점진적인 근원치료 진행 상태

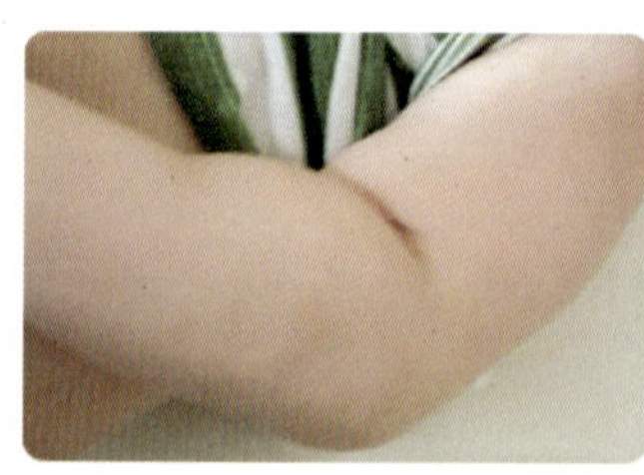

❸ 증상 소멸 및 근본 치료 상태

12장

대증치료 중단 및 근원치료로 대체 치료

Question

1. 발병 초기부터 계속해온 대증치료를 중단하고 근원치료로 대체해서 치료할 경우, 근원 치료가 시작되면 아토피피부염의 근원치료 과정은 어떻게 진행되며 또한 경증(輕症), 중증(中症), 중증(重症) 아토피피부염의 근본 치료가 가능한가요?

발병 초기부터 대증 치료를 계속했으나 아토피피부염이 근본적으로 치유되지 못하고 증상들만 일시적으로 완화된 상태일 때, 악화인자를 철저히 차단한 상태에서 대증 치료를 중단하고 근원 치료로 대체한 후 정상 생명현상과 생체활동을 영위하면, 대증 치료효능으로 일시적으로 완화됐던 증상들이 사라지고 '리바운드 현상'이 진행되면서 본래 앓고 있던 증상들이 악화된 상태로 100% 표출된 이후에 근원 치료가 본격적으로 진행된다.

근원 치료가 진행되면서 아토피피부염의 근본 원인과 이상 증후가 치유되고, 아토피피부염 증상들이 소멸된 부위에 정상 피부조직이 생성되는 등 근본 치료가 실현될 수 있다.

1. 대증치료 중단 및 근원치료로 대체 후 아토피피부염 치료 진행

아토피피부염 발병 초기부터 악화인자를 차단하지 못한 채 대증 치료를 계속했으나 수화미제(水火未濟), 심신불교(心腎不交) 순환 체계 작동 등 비정상적 생명현상과 생체활동은 치유되지 못하고 증상들만 한시적으로 완화된 상태일 때, 악화인자를 철저히 차단한 상태에서 대증 치료를 중단하고, 근원 치료효능을 발휘할 수 있도록 한의학 이론과 치료 원리에 근거하여 처방되고 조제된 한약 복용으로 대체한 후 수화기제, 수승화강(水昇火降) 순환 체계 작동 등 정상 생명현상과 생체활동을 영위하면, '리바운드 현상'이 진행되면서 본래 앓고 있는 아토피피부염 증상들이 마지막 대증 치료 전 증상보다 악화된 상태로 100% 표출된 후 근원 치료가 본격적으로 진행된다.

‘리바운드 현상’이 진행된 이후에 근원 치료가 본격적으로 진행되면서 점진적인 면역능 증강, 점진적인 자연치유력 강화, 점진적인 선천 면역계 기능 회복, 점진적인 피부장벽 기능 회복 등이 실현되면, 그에 비례하여 아토피피부염의 근본 원인과 이상 증후도 점진적으로 치유되고 아토피피부염 증상들도 점진적으로 호전된다. 연속된 근원 치료 과정이 반복 진행된 후, 아토피피부염의 근본 원인과 이상 증후가 치유되고 아토피피부염 증상이 소멸된 부위에 정상 피부조직이 생성되면 아토피피부염이 근본적으로 치료된다.

즉, 근원 치료가 본격적으로 진행된 후 면역능 증강, 자연치유력 강화, 선천 면역계 기능 회복, 피부장벽 기능 회복 등이 실현되면서 아토피피부염의 근본 원인과 이상 증후가 치유되고 홍조, 홍종 등 아토피피부염 증상이 소멸된 부위에 정상 피부조직이 생성되면 아토피피부염이 근본적으로 치료될 수 있다.

2. 경증(輕症) 아토피피부염 대증치료 중단 및 근원치료로 대체 후 치료 진행

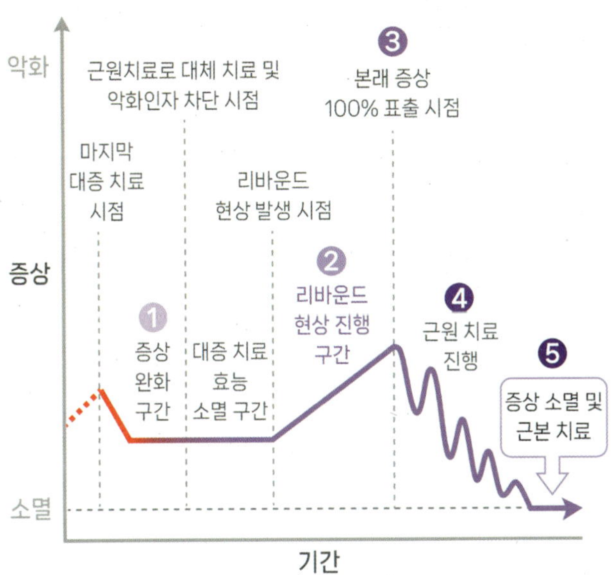

— 얼굴

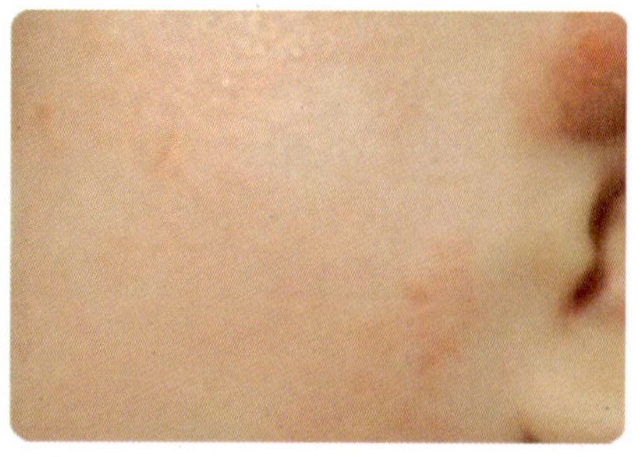

❶ 대증치료 효능으로 증상이 한시적으로 완화된 상태

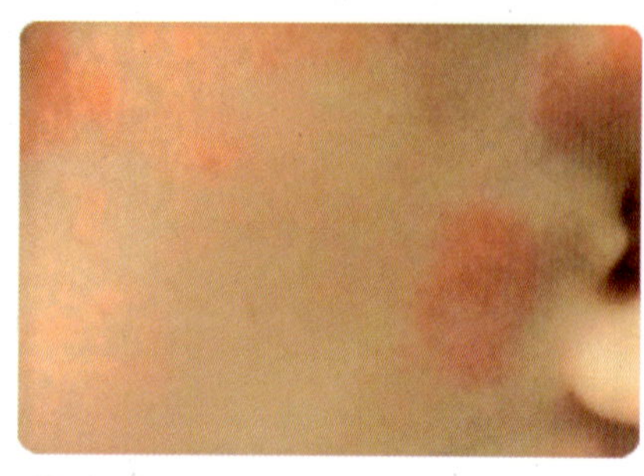

❷ 대증치료 효능 소멸 후 리바운드 현상 진행 상태

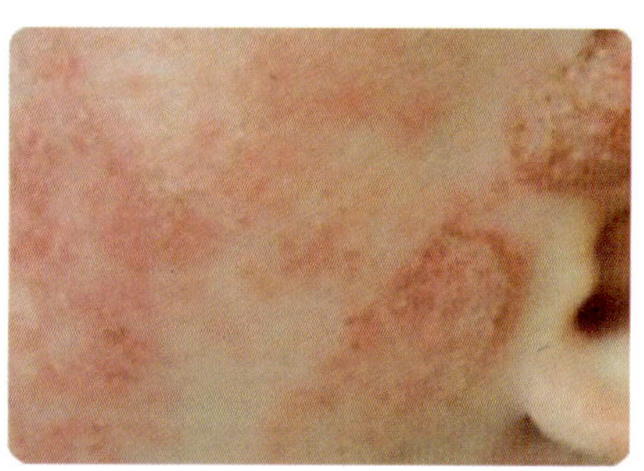

❸ 리바운드 현상 진행 후 본래 증상 100% 표출 상태

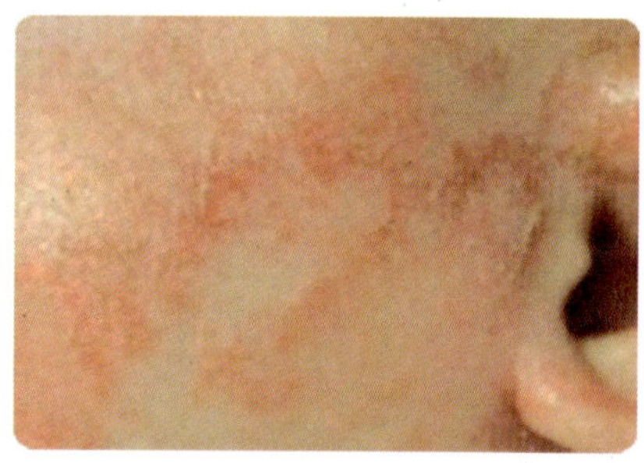

❹-1 점진적인 근원치료 진행 상태

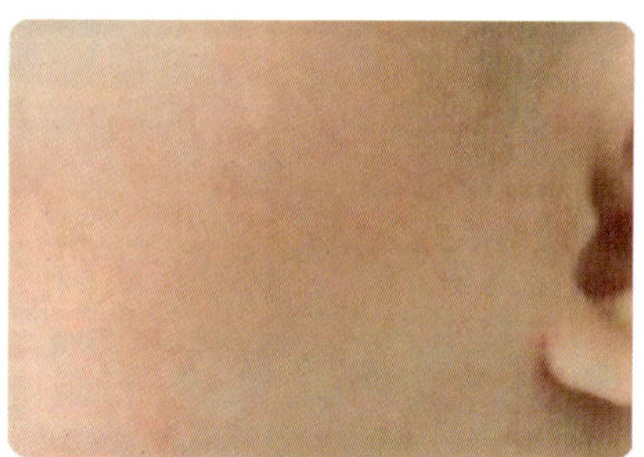

❹-2 점진적인 근원치료 진행 상태

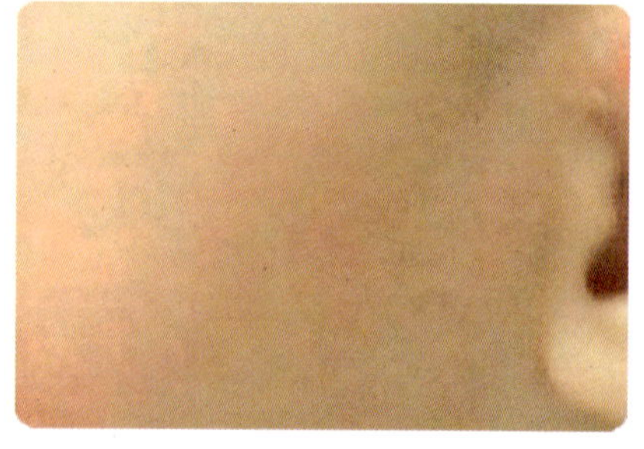

❹-3 점진적인 근원치료 진행 상태

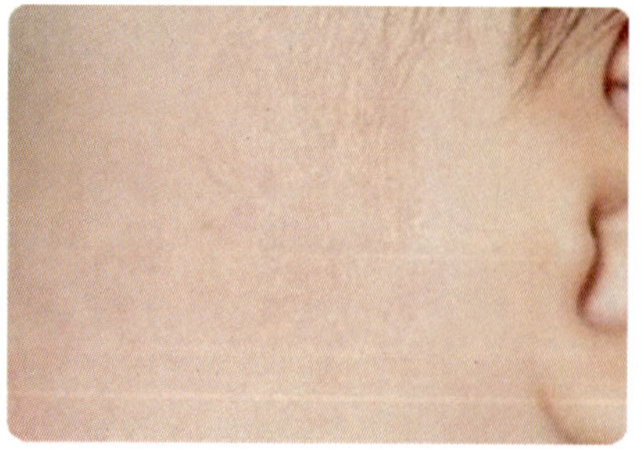

❹-4 점진적인 근원치료 진행 상태

❺ 증상 소멸 및 근본 치료 상태

❶ 대증 치료효능으로 증상이 한시적으로 완화된 상태

아토피피부염 발병 후 체내로 계속 유입되고 피부에 접촉된 악화인자 때문에 얼굴, 목, 팔, 다리 등에 아토피피부염 증상이 악화됐을 때, (악화인자의 존재를 알지 못해 차단하지 못하더라도) 대증 치료 효능을 발휘하는 약물을 사용하면 아토피피부염의 근본 원인과 (악화인자와 연관된) 이상 증후는 치유하지 못하더라도 아토피피부염 증상은 한시적으로 완화시킬 수 있다.

아토피피부염 발병 초기부터 대증 치료를 계속했으나, 식품 섭취, 호흡기 흡입, 피부 접촉, 약물 사용 등의 유입 경로를 통해 알레르겐 등 아토피피부염 악화인자로 작용하는 이물질이 체내로 계속 유입되고 피부에 접촉되면서 아토피피부염 증상이 경증 상태로 진행되더라도, 이전에 사용했던 약물보다 더 강한 약리효능을 발휘하는 대증 치료 약물을 사용하여 악화된 경증 아토피피부염 증상을 완화시킬 수 있다.

❷ 대증 치료 중단 및 근원 치료로 대체 후 '리바운드 현상' 진행 상태

이와 같이 아토피피부염 발병 초기부터 대증 치료를 계속했으나 수화미제, 심신불교 순환 체계 작동 등 비정상적 생명현상과 생체활동은 치유되지 못하고 경증 상태로 진행된 홍조, 피부 건조, 소양증을 비롯한 기타 아토피피부염 증상들만 한시적으로 완화된 상태일 때, (악화인자 체내 유입과 피부 접촉을 철저히 차단한 상태에서) 대증 치료 효능을 발휘하는 약물 사용을 중단하고 근원 치료 효능을 발휘하는 한약 복용으로 대체한 후 수화기제, 수승화강 순환 체계 작동 등 정상 생명현상과 생체활동을 영위하면, 대증 치료 효능으로 한시적으로 완화됐던 아토피피부염 증상들이 사라지고 (악화인자 때문에 생명현상과 생체활동이 손상된 만큼) 본래 앓고 있는 경증 상태로 아토피피부염 증상들이 100% 표출되는 '리바운드 현상'이 수일 동안 진행된다.

❸ '리바운드 현상' 진행 후 본래 증상이 100% 표출된 상태

'리바운드 현상'이 수일 동안 진행되면서 본래 앓고 있는 증상들이 경증 상태로

100% 표출된 이후, 근원 치료가 본격 진행되면서 수화기제, 수승화강 순환 체계 작동 등 정상 생명현상과 생체활동을 영위하면, 본래 앓고 있는 경증 상태로 100% 표출된 홍조 부위에 침전되어 있는 독소와 노폐물이 체내에서 1차 제거된다. 또한, 홍조 부위에 축적되어 있으면서 정상 피부 기능을 온전히 발휘하지 못하는 손상된 피부조직 중 일부가 선천면역세포인 각질형성세포에 의해 1차 각화된 후, 홍조 부위에서 미세한 흰색 각질 형태로 1차 발생한 후 체외로 탈락된다.

홍조 부위에서 각질 형태로 발생하여 체외로 탈락된 이후, 홍조 증상을 비롯한 기타 아토피피부염 증상들이 1차 호전되고, 손상된 선천 면역계 기능의 점진적 1차 회복, 손상된 피부장벽기능의 점진적 1차 회복, 저하된 면역능의 점진적 1차 증강, 약화된 자연치유력의 점진적 1차 강화 등이 실현된다.

❹-1 본래 증상 100% 표출된 후 점진적인 근원 치료 진행 상태

아토피피부염 증상이 1차 호전된 후, 수화기제, 수승화강 순환 체계 작동 등 정상 생명현상과 생체활동을 계속해서 영위하면, 1차 호전된 홍조 부위에 잔존해 있는 독소와 노폐물이 체내에서 2차 제거된다. 또한 홍조 부위에 잔존해 있는 손상된 피부조직 중 일부가 다시 각질형성세포에 의해 각화된 후, 홍조 부위에서 각질 형태로 2차 발생하여 체외로 탈락된다.

각질이 체외로 탈락된 후, 홍조 증상을 비롯하여 소양증, 피부 건조 등 기타 아토피피부염 증상이 2차 호전된다. 이와 함께 손상된 선천 면역계 기능의 점진적 2차 회복, 손상된 피부장벽 기능의 점진적 2차 회복, 저하된 면역능의 점진적 2차 증강, 약화된 자연치유력의 점진적 2차 강화 등이 실현된다.

❹-2 점진적인 근원 치료 진행 상태

연속된 근원 치료 과정이 반복 진행되면서 홍조 부위에 잔존(殘存)하는 독소와 노폐물 양(量)이 계속해서 감소하고 또한 홍조 부위에 잔존하는 손상된 피부조직 양이 계속해서 감소할수록 홍조 부위 염증 감소, 홍조 발생 범위 축소, 홍조 발생 부위 감소 등 홍조 증상이 호전되고 소양증, 피부 건조 등 기타 아토피피부염 증상의 지속적인 호전(好轉) 및 근본 치료가 실현된다.

근원 치료효능에 의한 이러한 아토피피부염 증상의 지속적인 호전 및 근본 치료는, 손상된 선천 면역계 기능의 지속적인 회복, 손상된 피부장벽 기능의 지속적인 회복, 저하된 면역능의 지속적인 증강, 약화된 자연치유력의 지속적인 강화 등에 비례하는 만큼 실현된다.

❹-3 점진적인 근원 치료 진행 상태

정상 생명현상과 생체활동이 영위되면서 근원 치료가 진행되는 동안에 강력한 악화인자로 관여하는 이물질이 체내로 유입되고 피부에 접촉되어 면역체계가 과민반응(알레르기)을 일으킬 경우, 더 이상 근원 치료효능이 발휘되지 못하며 또한 근원 치료도 더 이상 진행되지 않는다.

그리고 근원 치료효능을 발휘하는 한약을 복용하면서 근원 치료가 진행되는 도중에 보습제를 피부에 바르는 등 대증 치료효능을 발휘하는 약물을 함께 사용할 경우에도 더 이상 근원 치료효능이 발휘되지 못하며 또한 근원 치료도 진행되지 않는다.

❹-4 점진적인 근원 치료 진행 상태

연속된 근원 치료 과정이 반복 진행된 후, 선천 면역계 기능 정상 작동 단계, 피부 장벽기능 정상 작동 단계, 온전한 면역능 증강 단계, 온전한 자연치유력 강화 단계 등으로 진입하면 홍조증상을 비롯하여 소양증 등 기타 아토피피부염 증상들도 소멸 단계에 진입한다.

홍조 부위에 침전된 독소와 노폐물이 계속해서 제거되고, 또한 홍종 부위에 축적되어 있는 손상된 피부조직도 각질 형태로 체외로 탈락 제거되는 등의 근원 치료 과정이 반복 진행된 후, 홍조 부위에 침전된 독소와 노폐물이 미량 잔존하고 홍조 부위에 축적된 손상된 피부조직도 미량 잔존할수록 홍조 증상을 비롯하여 소양증과 피부 건조 등 기타 아토피피부염 증상들도 소멸 단계에 진입한다.

❺ 근원 치료로 대체 후 경증(輕症) 아토피피부염 근본 치료 상태

홍조 부위에 잔존해 있던 독소와 노폐물이 체내에서 전부 제거되고, 또한 홍조 부위에 잔존해 있던 손상된 피부조직도 각질형성세포에 의해 전부 각화된 후 각질 형태로 체외로 탈락됨과 동시에 홍조 증상이 소멸된 부위에 정상 피부기능을 온전히 발휘하는 피부조직이 생성되면, 아토피피부염 증상들이 전부 소멸된다.

근원 치료효능을 발휘하는 한약 복용으로 대체한 후 생명현상과 생체활동 정상 영위, 온전한 면역능 증강, 온전한 자연치유력 강화, 면역세포 정상 생성, 면역세포와 연관분자 기능 정상 작동, 선천 면역계 기능 정상 작동, 피부장벽기능 정상 작동 등이 실현되면서 아토피피부염 근본 원인과 이상 증후가 치유되고, 홍종 증상을 비롯한 기타 아토피피부염 증상들이 소멸된 부위에 정상 피부조직이 생성되면, 경증(輕症) 아토피피부염 근본 치료가 실현된다.

3. 중증(中症) 아토피피부염 대증치료 중단 및 근원치료로 대체 후 치료 진행

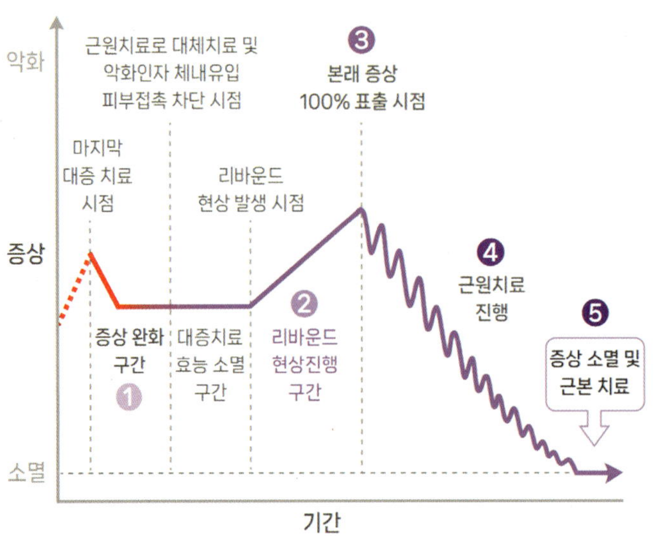

— 귀

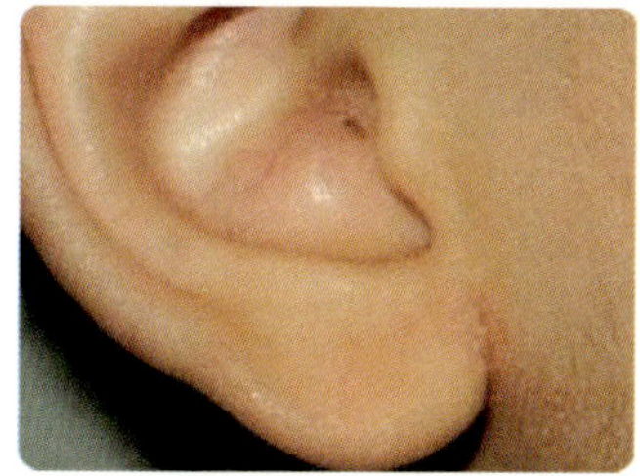

❶ 대증치료 효능으로 증상이 한시적으로 완화된 상태

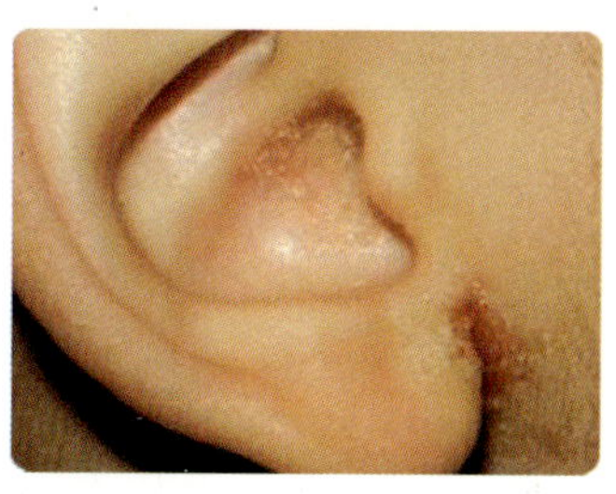

❷ 대증치료 효능 소멸 후 리바운드 현상 진행 상태

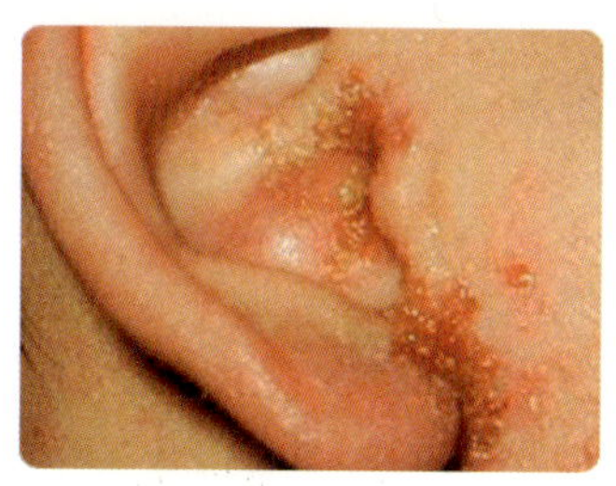

❸ 리바운드 현상 진행 후 본래 증상 100% 표출 상태

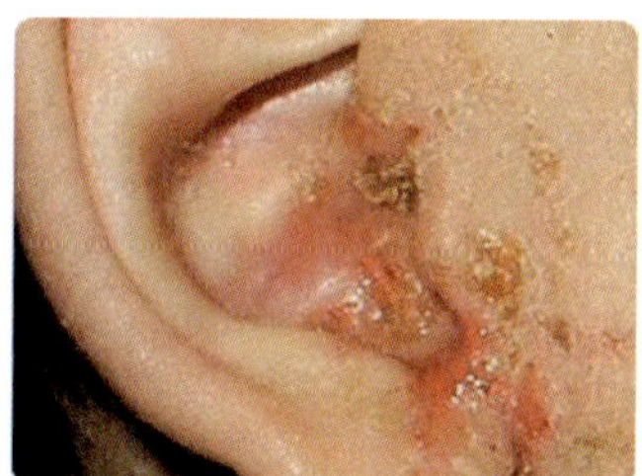

❹-1 점진적인 근원치료 진행 상태

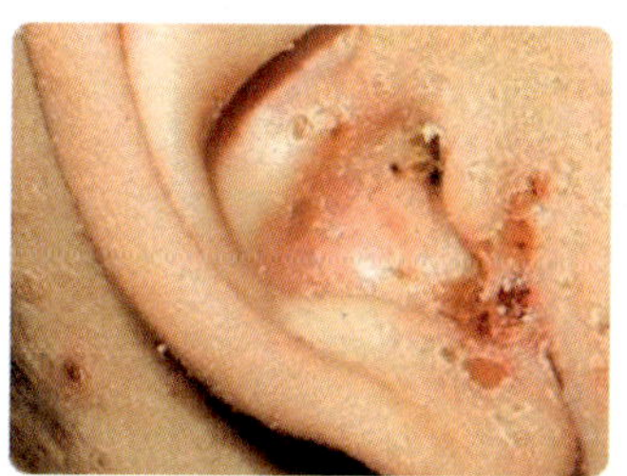

❹-2 점진적인 근원치료 진행 상태

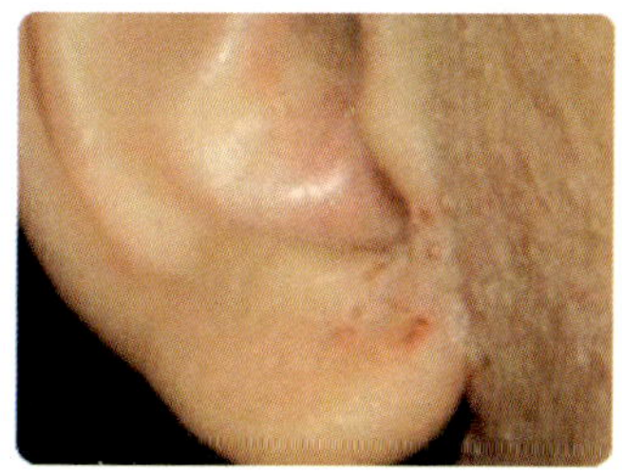

❹-3 점진적인 근원치료 진행 상태

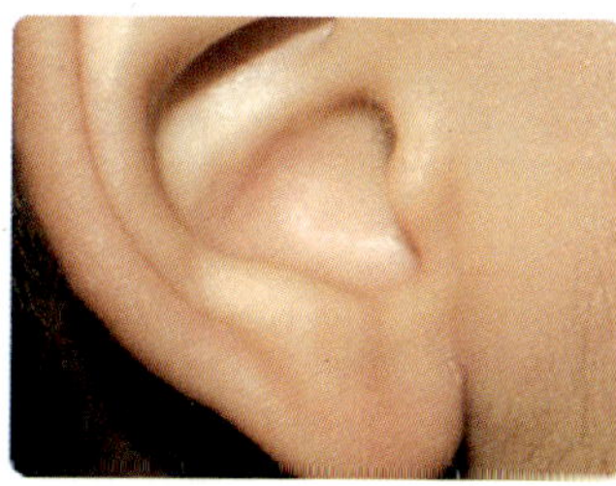

❹-4 점진적인 근원치료 진행 상태

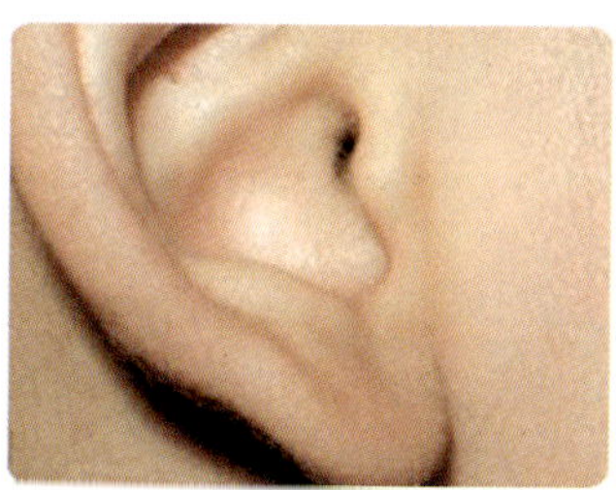

❺ 증상 소멸 및 근본 치료 상태

– 귀

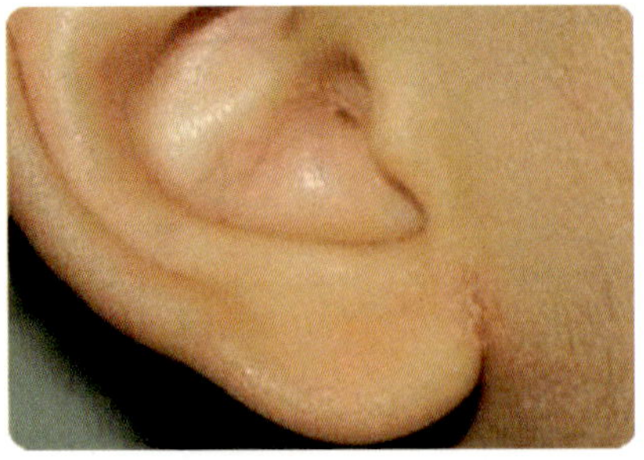

❶ 대증치료 효능으로 증상이 한시적으로 완화된 상태

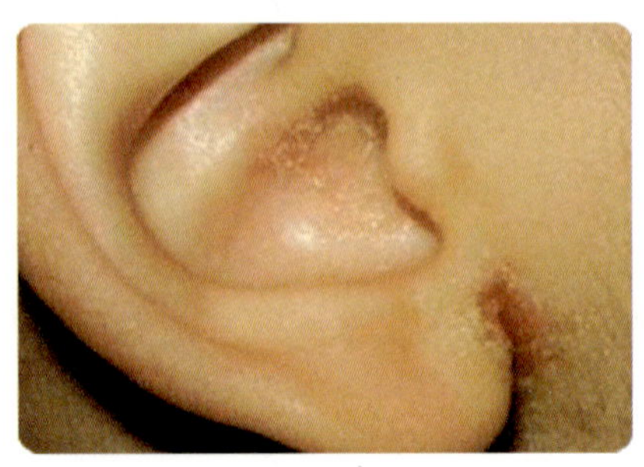

❷ 대증치료 효능 소멸 후 리바운드 현상 진행 상태

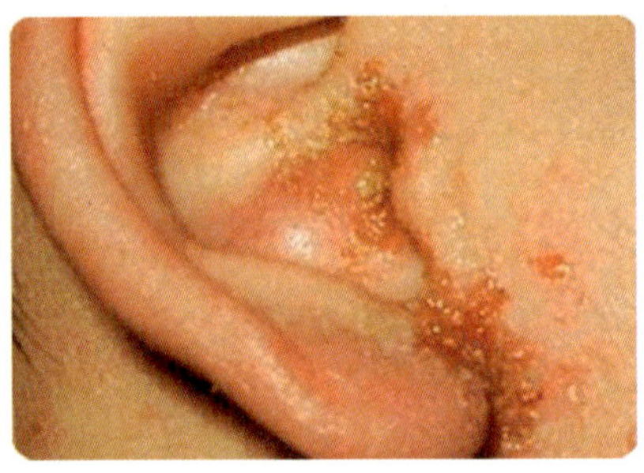

❸ 리바운드 현상 진행 후 본래 증상 100% 표출 상태

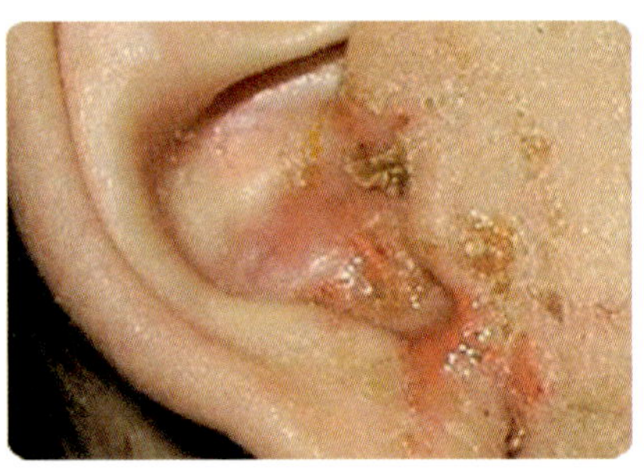

❹-1 점진적인 근원치료 진행 상태

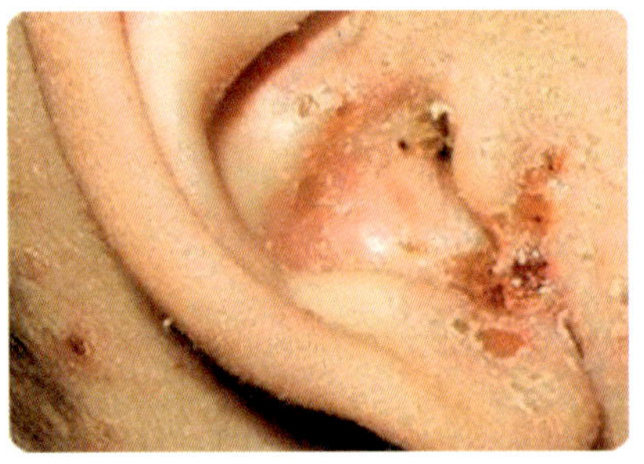

❹-2 점진적인 근원치료 진행 상태

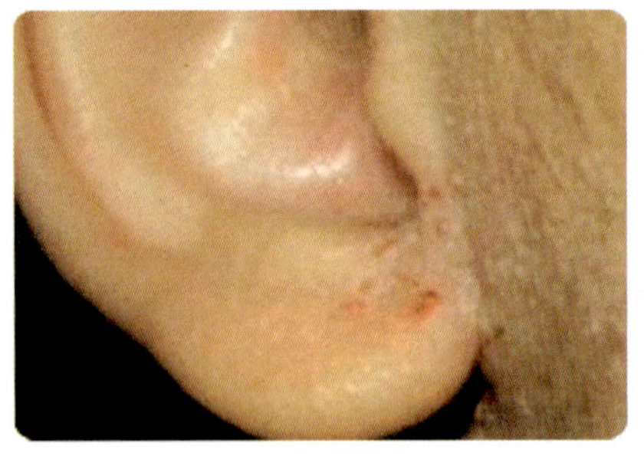

❹-3 점진적인 근원치료 진행 상태

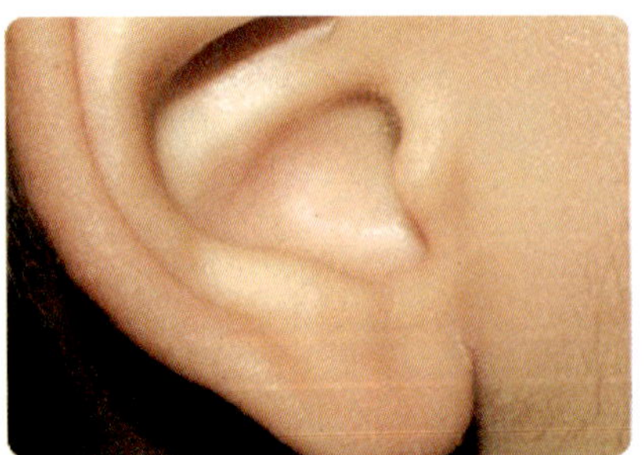

❹-4 점진적인 근원치료 진행 상태

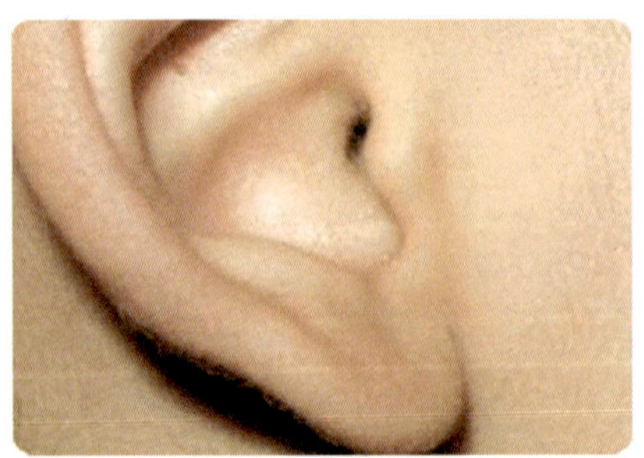

❺ 증상 소멸 및 근본 치료 상태

❶ 대증 치료효능으로 증상이 한시적으로 완화된 상태

아토피피부염 발병 후 체내로 계속 유입되고 피부에 접촉된 악화인자 때문에 얼굴, 귀, 목, 팔, 다리 등에 발생한 아토피피부염 증상들이 악화됐을 때, 악화인자 존재를 알지 못해 차단하지 못해도 대증치료(對症治療) 효능을 발휘하는 약물을 사용하면, 아토피피부염의 근본 원인과 악화인자와 연관된 이상 증후(症候)는 치유(治癒)하지 못하더라도 아토피피부염 증상들은 한시적(限時的)으로 완화(緩和)시킬 수 있다.

아토피피부염 발병 초기부터 대증 치료를 계속했으나, 식품 섭취, 호흡기 흡입, 피부 접촉, 약물 사용 등의 유입 경로를 통해 알레르겐 등 아토피피부염 악화인자로 관여하는 이물질이 체내로 계속 유입되고 피부에 접촉되면서 아토피피부염 증상들이 중증(中症) 상태로 진행되더라도, 이전(以前)에 사용했던 약물보다 더 강한 약리 효능을 발휘하는 대증 치료약물을 사용하여 악화된 중증 아토피피부염 증상들을 다시금 완화시킬 수 있다.

❷ 대증 치료 중단 및 근원 치료로 대체 후 '리바운드 현상' 진행 상태

이와 같이 아토피피부염 발병 초기부터 대증 치료를 계속했으나, 수화미제(水火未濟), 심신불교(心腎不交) 순환 체계 작동 등 비정상적 생명현상과 생체활동은 치유되지 못하고 중증(中症) 상태로 진행된 홍종(紅腫), 상처, 염증을 비롯한 기타 아토피피부염 증상들만 한시적으로 완화된 상태일 때, 악화인자 체내 유입과 피부 접촉을 철저히 차단한 상태에서 대증 치료효능을 발휘하는 약물 사용을 중단하고, 근원 치료효능을 발휘하는 한약 복용으로 대체한 후 수화기제(水火旣濟), 수승화강(水昇火降) 순환 체계 작동 등 정상 생명현상과 생체활동을 영위하면, 대증 치료효능으로 한시적으로 완화됐던 증상들이 사라지고, 악화인자 때문에 생명현상과 생체활동이 손상된 만큼 본래 앓고 있는 증상들이 중증 상태로 100% 표출되는 '리바운드 현상'이 1~2주일(週日)을 전후(前後)한 기간 동안 진행된 이후에 아토피피부염 근원 치료가 본격 진행된다.

❸ '리바운드 현상' 진행 후 본래 증상이 100% 표출된 상태

'리바운드 현상'이 진행되면서 본래 앓고 있는 증상들이 중증(中症) 상태로 100% 표출된 이후, 근원 치료가 본격 진행되면서 수화기제(水火既濟), 수승화강(水昇火降) 순환 체계 작동 등 정상 생명현상과 생체활동을 영위하면, 저하된 면역능의 점진적 증강, 약화된 자연치유력의 점진적 강화, 손상된 선천 면역계 기능의 점진적 기능 회복, 손상된 피부 장벽기능의 점진적 기능 회복 등을 실현시키는 근원 치료효능이 발휘된다.

또한, 중증(中症) 홍종(紅腫) 부위에 침전된 독소와 노폐물을 제거하고 홍종 부위에 축적되어 있는 손상된 피부조직을 각질 형태로 체외로 탈락시키는 근원 치료 과정이 반복 진행되면서 홍종 증상을 비롯한 기타 아토피피부염 증상들의 점진적인 호전 및 근본 치료를 실현시키는 근원 치료효능이 발휘된다.

❹-1 본래 증상 100% 표출된 후 점진적인 근원 치료 진행 상태

연속된 근원 치료 과정이 반복 진행되면서 홍종 부위에 침전된 독소와 노폐물이 함유된 진물이 체외로 배출됨과 동시에 체내에서 제거된 만큼 홍종 부위 부종과 염증 등이 지속적으로 감소한다. 또한, 홍종 부위에 잔존(殘存)한 손상된 피부조직도 각질 형태로 체외로 탈락 제거되는 만큼 홍종 부위 상처 범위가 축소되고 상처 발생 부위가 감소할수록 홍종 증상을 비롯한 기타 아토피피부염 증상 호전 및 근본 치료가 지속적으로 실현된다.

근원 치료효능에 의한 지속적인 아토피피부염 증상 호전 및 근본 치료는, 손상된 선천 면역계 기능의 지속적인 기능 회복, 손상된 피부장벽기능의 지속적인 기능 회복, 저하된 면역능의 지속적인 증강, 약화된 자연치유력의 지속적인 강화 등에 비례하는 만큼 실현된다.

❹-2 점진적인 근원 치료 진행 상태

정상 생명현상과 생체활동이 영위되면서 근원 치료가 진행되는 동안에 강력한 악화인자로 관여하는 이물질이 체내로 유입되고 피부에 접촉되면서 면역체계가 과민반응(알레르기)을 일으킬 경우, 더 이상 근원 치료효능이 발휘되지 못하며 근원 치료도 더 이상 진행되지 않는다.

그리고 근원 치료효능을 발휘하는 한약을 복용하면서 근원 치료가 진행되는 도중에 보습제를 피부에 바르는 등 대증 치료효능을 발휘하는 약물을 함께 사용할 경우에도 더 이상 근원 치료효능이 발휘되지 못하며 근원 치료도 더 이상 진행되지 않는다.

❹-3 점진적인 근원 치료 진행 상태

정상 생명현상과 생체활동이 영위되면서 근원 치료가 진행되는 동안에 강력한 악화인자로 관여하는 이물질이 체내로 유입되고 피부에 접촉되면서 면역체계가 과민반응(알레르기)을 일으킬 경우에는, 더 이상 근원 치료효능이 발휘되지 못하며 근원 치료도 더 이상 진행되지 않는다.

또한, 근원 치료효능을 발휘하는 한약을 복용하면서 근원 치료가 진행되는 도중에 보습제를 피부에 바르는 등 대증 치료효능을 발휘하는 약물을 함께 사용할 경우에도 더 이상 근원 치료효능이 발휘되지 못하며 근원 치료도 더 이상 진행되지 않는다.

❹-4 점진적인 근원 치료 진행 상태

연속된 근원 치료 과정이 반복 진행되면서 홍종 부위에 침전된 독소와 노폐물이 제거되는 만큼 홍종(紅腫) 부위 부종과 염증 등이 지속적으로 감소하고, 홍종 부위에 잔존(殘存)한 손상된 피부조직도 각질 형태로 체외로 탈락 제거되는 만큼 홍종 부위 상처 범위가 축소되고 상처 발생 부위가 감소한다. 이로 인해 홍종 증상, 상처, 염증, 소양증을 비롯한 기타 아토피피부염 증상의 호전 및 근본 치료가 계속해서 실현된다.

아토피피부염 증상 호전 및 근본 치료가 계속 실현되면서 중증(中症) 홍종 증상이 경증(輕症) 홍조 증상으로 호전되면, 상처와 부종이 소멸되면서 더 이상 진물이 발생하지 않고, 소양증, 피부건조 등 기타 증상들도 경증(輕症) 상태로 호전된다.

❺ 근원 치료로 대체 후 중증(中症) 아토피피부염 근본 치료 상태

홍조 부위에 잔존해 있던 독소와 노폐물이 체내에서 전부 제거되고, 또한 홍조 부위에 잔존해 있던 손상된 피부조직 또한 각질형성세포에 의해 전부 각화된 후 각질 형태로 체외로 탈락됨과 동시에 홍조 증상이 소멸된 부위에 정상 피부 기능을 온전히 발휘하는 피부조직이 생성되면 아토피피부염 증상들이 전부 소멸된다.

근원 치료효능을 발휘하는 한약 복용으로 대체한 후 생명현상과 생체활동 정상 영위, 온전한 면역능 증강, 온전한 자연치유력 강화, 면역세포 정상 생성, 면역세포와 연관분자 기능 정상 작동, 선천 면역계 기능 정상 작동, 피부장벽기능 정상 작동 등이 실현되면서 아토피피부염 근본 원인과 이상 증후가 치유되고, 홍종 증상을 비롯한 기타 아토피피부염 증상들이 소멸된 부위에 정상 피부조직이 생성되면 중증(中症) 아토피피부염 근본 치료가 실현된다.

4. 중증(重症) 아토피피부염 대증치료 중단 및 근원치료로 대체 후 치료 진행

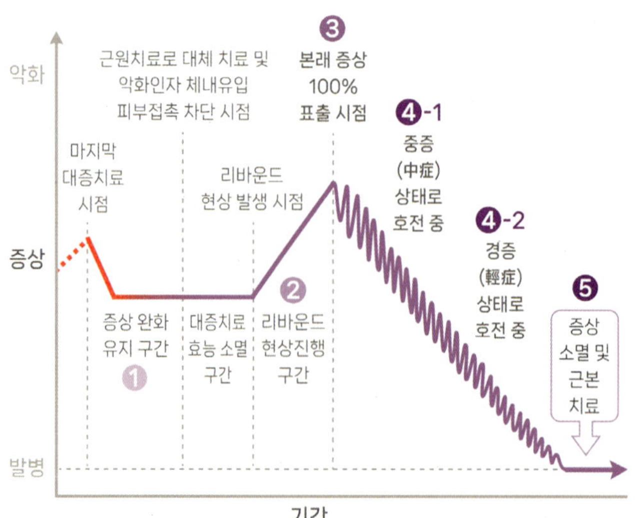

— 얼굴

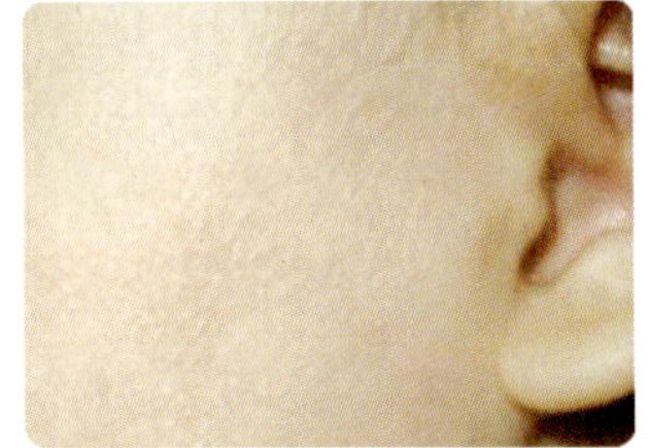

❶ 대증치료 효능으로 증상이 한시적으로 완화된 상태

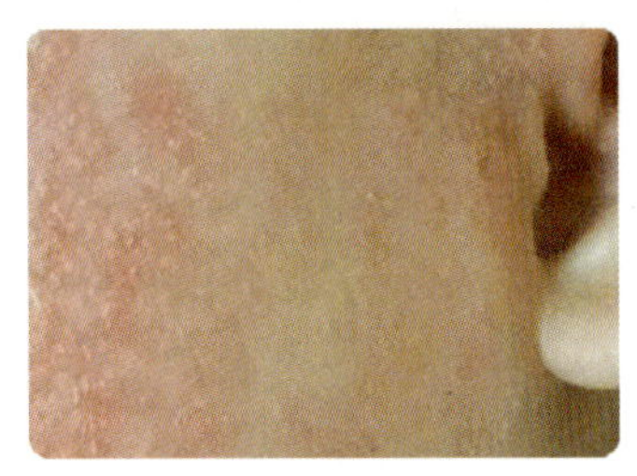

❷-1 대증치료 효능 소멸 후 리바운드 현상 진행 상태

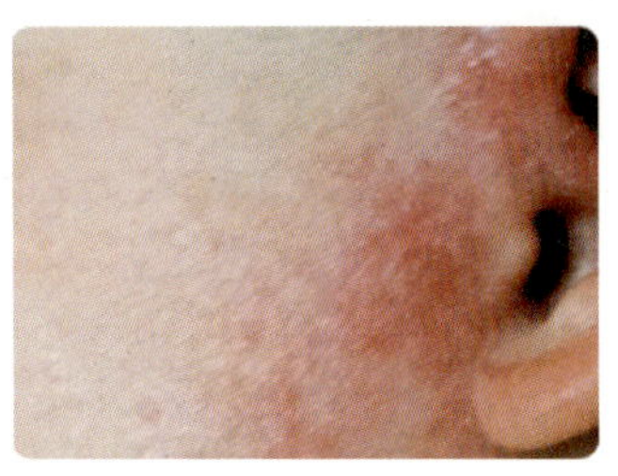

❷-2 리바운드 현상 진행 상태

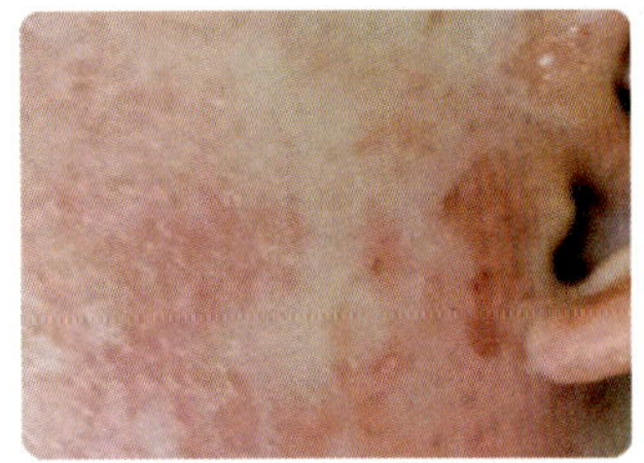

❷-3 리바운드 현상 진행 상태

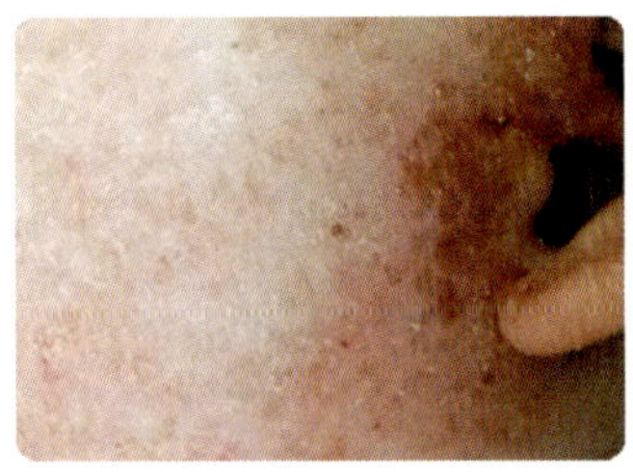

❷-4 리바운드 현상 진행 상태

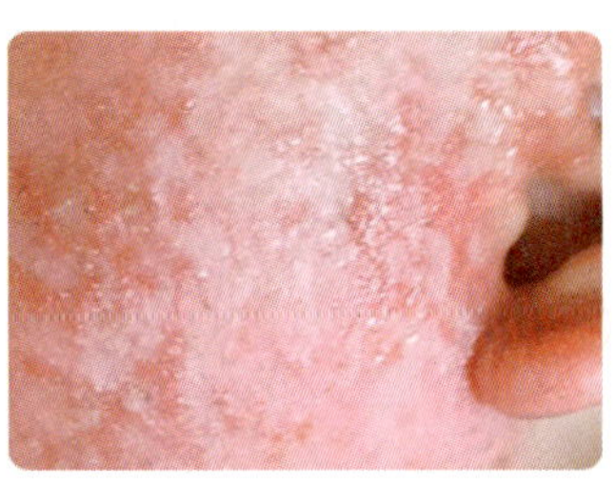

❸ 리바운드 현상 진행 후 본래 증상 100% 표출 상태

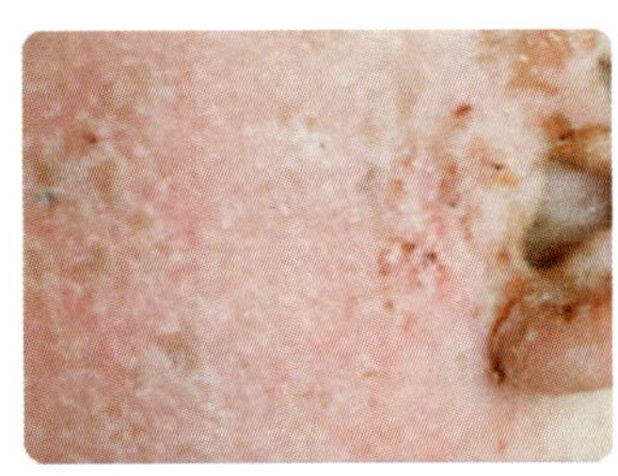

❹-1 점진적인 근원치료 진행 상태

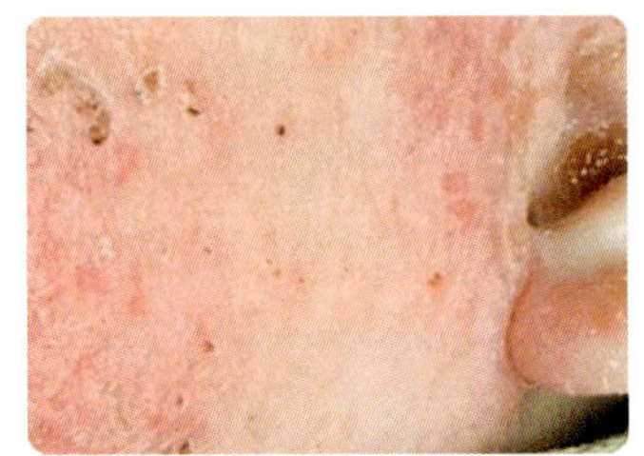

❹-2 점진적인 근원치료 진행 상태

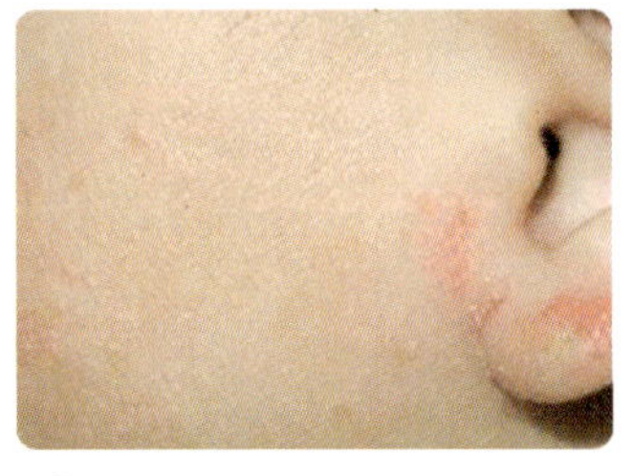

❹-3 점진적인 근원치료 진행 상태

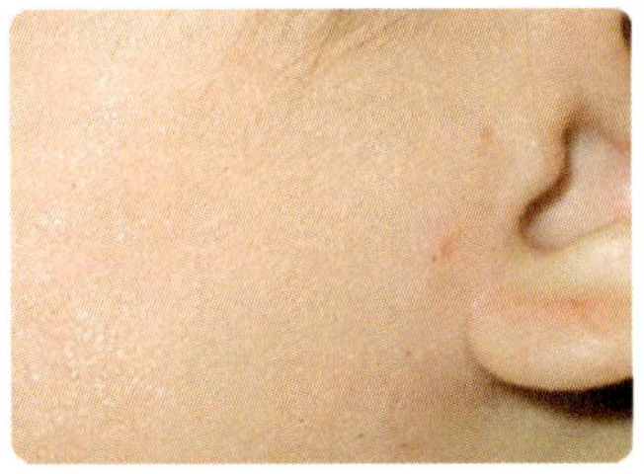

❹-4 점진적인 근원치료 진행 상태

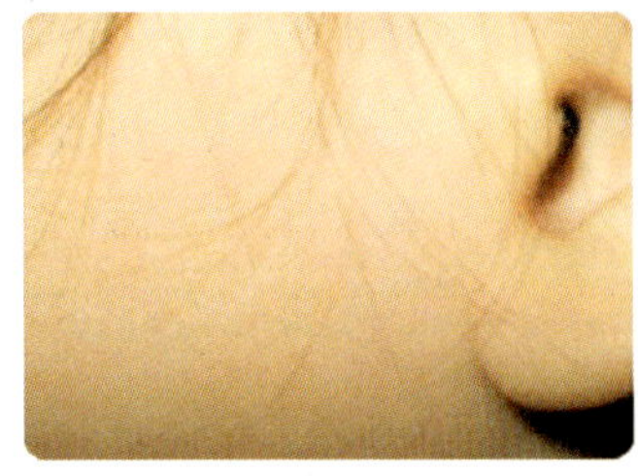

❺ 증상 소멸 및 근본 치료 상태

❶ 대증치료 효능으로 중증(重症) 증상이 한시적으로 완화된 상태

아토피피부염 발병 후 체내로 계속 유입되고 피부에 접촉된 악화인자 때문에 얼굴 부위를 비롯하여 목, 팔, 다리 등에 발생한 아토피피부염 증상들이 악화됐을 때 (악화인자 존재를 알지 못해 악화인자를 차단하지 못해도) 대증치료 효능을 발휘하는 약물을 사용하면, 아토피피부염 근본 원인과 (악화인자와 연관된) 이상 증후는 치유하지 못하더라도 아토피피부염 증상들은 한시적으로 완화시킬 수 있다.

그리고 아토피피부염 발병 초기부터 대증 치료를 계속했으나, 식품 섭취, 호흡기 흡입, 피부 접촉, 약물 사용 등의 유입 경로를 통해 알레르겐 등 아토피피부염 악화인자로 관여하는 이물질이 체내로 계속 유입되고 피부에 접촉되면서 중증(重症) 상태로 악화되더라도, 이전에 사용했던 약물보다 더 강한 약리 효능을 발휘하는 대증 치료 약물을 사용하여 악화된 중증(重症) 아토피피부염 증상들을 다시금 완화시킬 수 있다.

❷-1 대증치료 중단 및 근원치료로 대체 후 리바운드 현상 진행 상태

이와 같이 아토피피부염 발병 초기부터 대증 치료효능을 발휘하는 약물을 계속해서 사용했으나 아토피피부염 근본 원인과 (악화인자와 연관된) 이상 증후는 치유되지 못하고 중증(重症) 상태로 진행된 홍종, 상처, 염증, 소양증을 비롯한 기타 아토피피부염 증상들만 한시적으로 완화된 상태일 때, 대증 치료효능을 발휘하는 약물 사용을 중단하고 근원 치료효능을 발휘하는 한약 복용으로 대체한 후 근원 치료가 시작되면, (그 동안의 대증 치료효능으로) 한시적으로 완화됐던 아토피피부염 증상들이 사라지고 (대증 치료 기간에 체내로 유입되고 피부에 접촉된 악화인자 때문에 생명현상과 생체활동 손상이 심화된 만큼) 본래 앓고 있는 아토피피부염 증상들이 중증(重症) 상태로 100% 표출되는 '리바운드 현상'이 반드시 발생한다.

❷-2 대증치료 중단 및 근원치료로 대체 후 리바운드 현상 진행 상태

즉, 아토피피부염 발병 초기부터 대증 치료를 계속했으나 수화미제(水火未濟), 심신불교(心腎不交) 순환 체계 작동 등 비정상적 생명현상과 생체활동은 치유되지 못하고 중증(重症) 상태로 진행된 홍종, 상처, 염증을 비롯한 기타 아토피피부염 증상들만 한시적으로 완화된 상태일 때, (악화인자 체내유입과 피부접촉을 철저히 차단한 상태에서) 대증 치료효능을 발휘하는 약물 사용을 중단하고 근원치료효능을 발휘하는 한약 복용으로 대체한 후 수화기제(水火既濟), 수승화강(水昇火降) 순환 체계 작동 등 정상 생명현상과 생체활동을 영위하면, 대증 치료효능으로 한시적으로 완화됐던 아토피피부염 증상들이 사라지고 (악화인자 때문에 생명현상과 생체활동 손상이 심화된 만큼) 본래 앓고 있는 아토피피부염 증상들이 중증(重症) 상태로 100% 표출되는 '리바운드 현상'이 1~2개월을 전후한 기간 동안 진행된다.

❷-3 대증치료 중단 및 근원치료로 대체 후 리바운드 현상 진행 상태

(대증 치료효능으로) 한시적으로 완화됐던 증상들이 사라지고 '리바운드 현상'이 1~2개월을 전후한 기간 동안 진행되면서 본래 앓고 있는 아토피피부염 증상들이 중증(重症) 상태로 100% 표출되면, 피부건조 부위가 확대되고 피부 건조 상태도 심해진다. 또한 홍종 증상이 중증(重症) 상태로 표출되면 홍종 부위에 깊게 패인 상처가 발생하고, 홍종 상처부위에서 동물성 단백질이 부패할 때 발생하는 고약한 냄새를 풍기는 농도 짙은 황색 진물이 발생한다. 그리고 진물이 범춘 홍종 부위에서 크고 두터운 짙은 황색을 띤 각질이 많이 발생하며, 각질 발생 범위가 확대되는 등 본래 앓고 있는 증상들이 중증(重症) 상태로 100% 표출된다.

❷-4 대증치료 중단 및 근원치료로 대체 후 리바운드 현상 진행 상태

또한 홍종 증상이 표출된 부위에 인위적으로 자극을 주었을 때, 백색피부그림증이 선명하고 뚜렷하게 발생한 후 백색피부그림증이 완전히 사라지기까지 20~30분을 전후한 시간이 소요되는 현상이 발생한다. 특히 야간에 소양증과 각성 상태가 극심해져 잠자리에 누운 후부터 발열감과 소양증이 심해지고 각성 상태가 심해져 정신이 오히려 맑아지면서 잠이 오지 않아 잠들지 못한다. 밤중인 오전 1시를 전후한 시각이 되면 극심한 소양증 때문에 전신을 심하게 긁으면서 새벽까지 잠들지 못하다가, 새벽 동틀 무렵이 되었을 때 비로소 소양증이 완화되고 졸음이 몰려오면서 한낮이 될 때까지 깊은 잠을 자는 등 밤낮의 수면 시간대가 뒤바뀌는 심각한 수면장애와 심한 소양증이 발생하는 등 본래 앓고 있는 증상이 중증(重症) 상태로 100% 표출된다.

❸ '리바운드 현상 진행 후 본래 중증(重症) 증상 100% 표출 상태

'리바운드 현상'이 진행되면서 본래 앓고 있는 증상들이 중증(重症) 상태로 100% 표출된 이후에 근원 치료가 본격 진행되면, 수화기제, 수승화강 순환 체계 작동 등 정상 생명현상과 생체활동을 영위하게 된다. 이로 인해 저하된 면역능의 점진적 증강, 약화된 자연치유력의 점진적 강화, 손상된 선천 면역계 기능의 점진적 회복, 손상된 피부장벽기능의 점진적 회복 등을 실현시키는 근원 치료효능이 발휘된다.

또한, 중증(重症) 홍종(紅腫) 부위에 침전된 독소와 노폐물을 제거하고, 홍종 부위에 축적된 손상된 피부조직을 각질 형태로 체외로 탈락시키는 근원 치료 과정이 반복 진행되면서 홍종 증상을 비롯한 기타 아토피피부염 증상들의 점진적인 호전과 근본 치료를 실현시키는 근원 치료효능이 발휘된다.

❹-1 본래 중증(重症) 증상 100% 표출된 후 점진적인 근원치료 진행 상태

연속된 근원 치료 과정이 반복 진행되면서 홍종 부위에 침전된 독소와 노폐물이 함유된 진물이 체외로 배출되고 체내에서 제거됨에 따라, 홍종 부위의 부종과 염증이 지속적으로 감소한다. 또한 홍종 부위에 잔존한 손상된 피부조직이 각질 형태로 체외로 탈락 제거되면서 홍종 부위 상처 범위가 축소되고 상처 발생 부위가 감소할수록, 홍종 증상을 비롯한 기타 아토피피부염 증상의 호전 및 근본 치료가 지속적으로 실현된다.

근원 치료효능에 의한 지속적인 아토피피부염 증상 호전 및 근본 치료는 손상된 선천 면역계 기능의 지속적인 회복, 손상된 피부장벽 기능의 지속적인 회복, 저하된 면역능의 지속적인 증강, 약화된 자연치유력의 지속적인 강화 등에 비례하여 실현된다.

❹-2 점진적인 근원치료 진행 상태

연속된 근원 치료 과정이 반복 진행된 후 홍종 부위에 침전된 독소와 노폐물이 함유된 진물이 체외로 배출되고 체내에서 제거됨에 따라 홍종 부위의 부종과 염증이 계속해서 감소한다. 또한 홍종 부위에 잔존한 손상된 피부조직이 각질 형태로 체외로 탈락 제거되면서 홍종 부위의 상처 범위가 축소되고 상처 발생 부위가 감소할수록, 홍종 증상 및 기타 증상이 중증(中症) 상태로 호전되는 등 근본 치료가 계속해서 실현된다.

아토피피부염의 지속적인 호전 및 근본 치료는 손상된 선천 면역계 기능의 지속적인 회복, 손상된 피부장벽 기능의 지속적인 회복, 저하된 면역능의 지속적인 증강, 약화된 자연치유력의 지속적인 강화 등에 비례하여 실현된다.

❹-3 점진적인 근원치료 진행 상태

연속된 근원 치료 과정이 반복 진행되면서 홍종 부위에 침전된 독소와 노폐물이 제거됨에 따라 홍종(紅腫) 부위의 부종과 염증이 지속적으로 감소한다. 또한, 홍종 부위에 잔손(殘存)한 손상된 피부조직이 각질 형태로 체외로 탈락 제거됨에 따라 홍종 부위의 상처 범위가 축소되고 상처 발생 부위가 감소할수록, 홍종 증상, 상처, 염증, 소양증을 비롯한 기타 아토피피부염증상의 호전 및 근본 치료가 계속해서 실현된다.

아토피피부염증상의 호전 및 근본 치료가 계속 실현되면서 중증(中症) 홍종 증상이 경증(輕症) 홍조 증상으로 호전되면 상처와 부종이 소멸되며 더 이상 진물이 발생하지 않고, 소양증, 피부건조 등 기타 아토피피부염증상들도 경증(輕症) 상태로 호전된다.

❹-4 점진적인 근원치료 진행 상태

연속된 근원 치료 과정이 반복 진행된 후 선천 면역계 기능 정상 작동 단계, 피부장벽 기능 정상 작동 단계, 온전한 면역능 증강 단계, 온전한 자연치유력 강화 단계 등으로 진입하면, 홍조 증상을 비롯한 기타 아토피피부염 증상들도 소멸 단계로 진입한다.

홍조 부위에 침전된 독소와 노폐물이 계속해서 제거되고, 또한 홍종 부위에 축적되어 있는 손상된 피부조직도 각질 형태로 체외로 탈락 제거되는 등의 근원 치료 과정이 반복 진행된 후, 홍조 부위에 침전된 독소와 노폐물이 미량(微量) 잔존하고 홍조 부위에 축적된 손상된 피부조직도 미량 잔존할수록, 홍조 증상을 비롯하여 소양증 등 기타 아토피피부염 증상들도 소멸 단계로 진입한다.

❺ 근원 치료로 대체 후 중증(重症) 아토피피부염 근본 치료 상태

홍조 부위에 잔존해 있던 독소와 노폐물이 체내에서 전부 제거되고, 또한 홍조 부위에 잔존해 있던 손상된 피부조직 또한 각질형성세포에 의해 전부 각화된 후 각질 형태로 체외로 탈락됨과 동시에 홍조 증상이 소멸된 부위에 정상 피부기능을 온전히 발휘하는 피부조직이 생성되면, 아토피피부염 증상들이 전부 소멸된다.

근원 치료효능을 발휘하는 한약 복용으로 대체한 후 생명현상과 생체활동 정상 영위, 온전한 면역능 증강, 온전한 자연치유력 강화, 면역세포 정상 생성, 면역세포와 연관 분자 기능 정상 작동, 선천 면역계 기능 정상 작동, 피부장벽 기능 정상 작동 등이 실현되면서 아토피피부염 근본 원인과 이상 증후가 치유되고, 홍종 증상을 비롯한 기타 아토피피부염 증상들이 소멸된 부위에 정상 피부조직이 생성되면, 중증(重症) 아토피피부염 근본 치료가 실현된다.

5. 대증치료 중단 및 근원치료로 대체 후 근본 치료 진행 사례

— 목

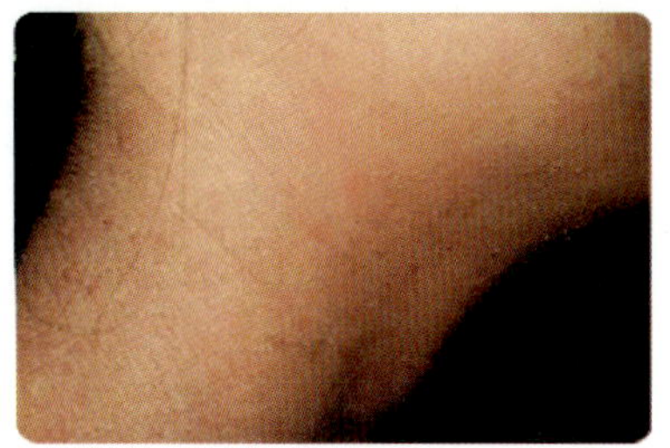

❶ 대증치료 효능으로 증상이 한시적으로 완화된 상태

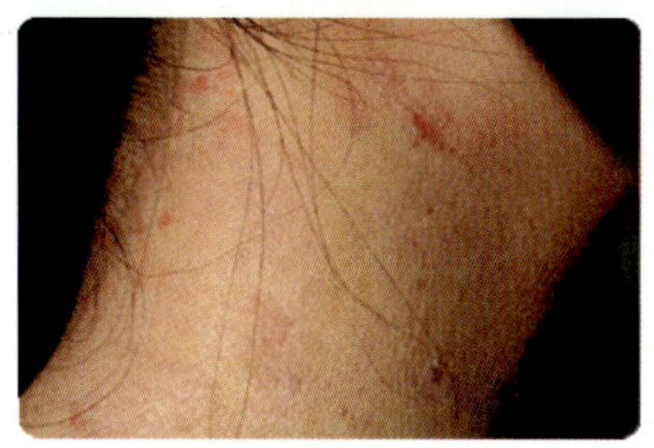

❷ 대증치료 효능 소멸 후 리바운드 현상 진행 상태

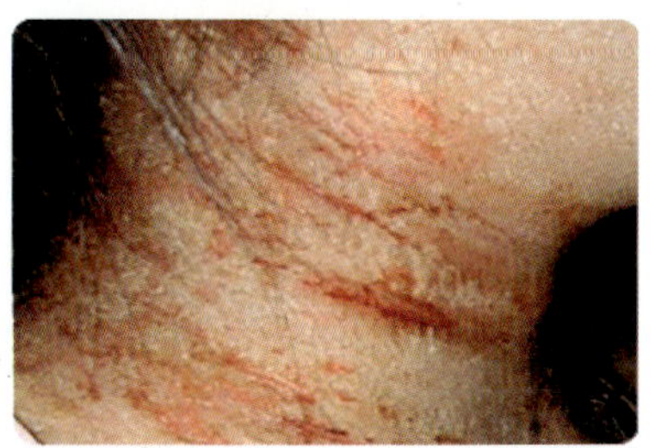

❸ 리바운드 현상 진행 후 본래 증상 100% 표출 상태

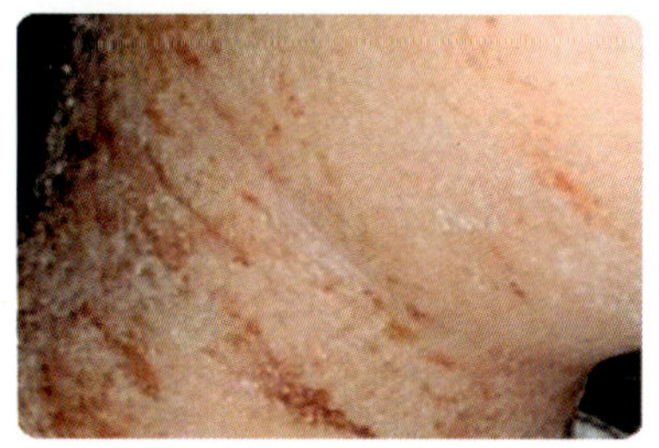

❹-1 점진적인 근원치료 진행 상태

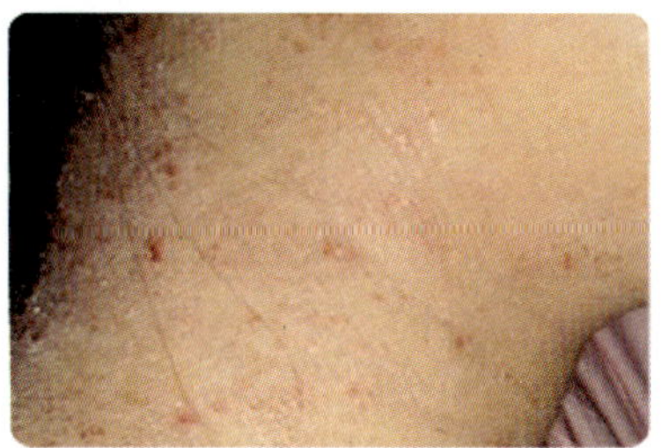

❹-2 점진적인 근원치료 진행 상태

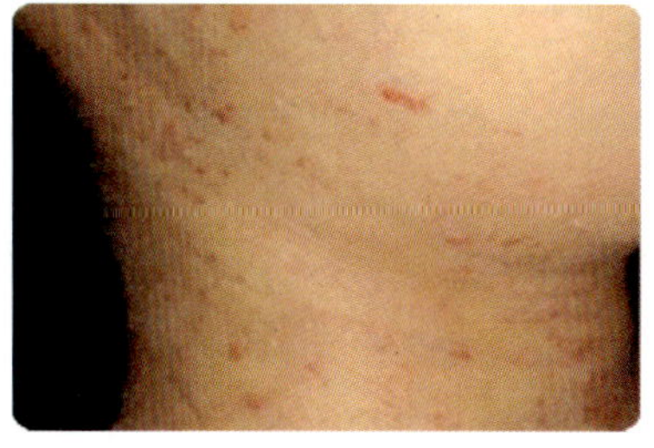

❹-3 점진적인 근원치료 진행 상태

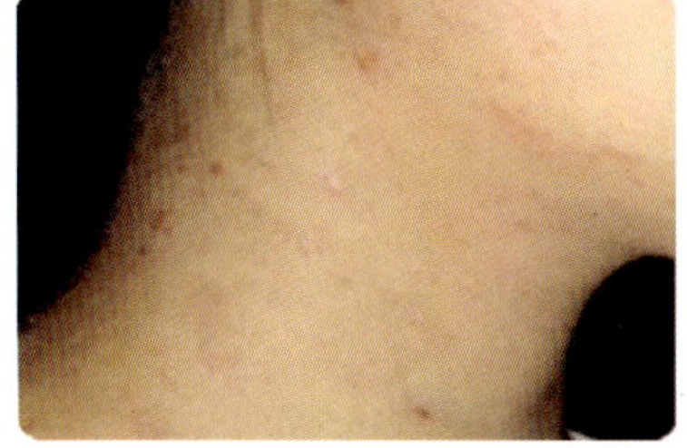

❹-4 점진적인 근원치료 진행 상태

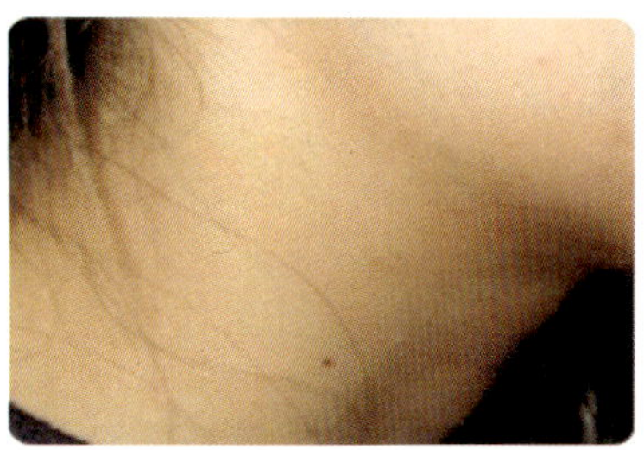

❺ 증상 소멸 및 근본 치료 상태

— 다리

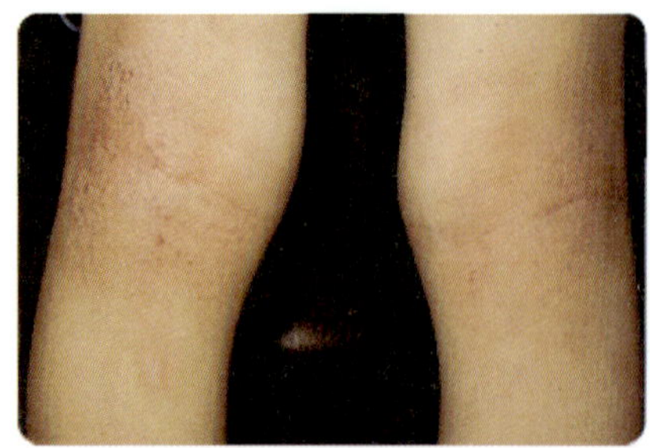

❶ 대증치료 효능으로 증상이 한시적으로 완화된 상태

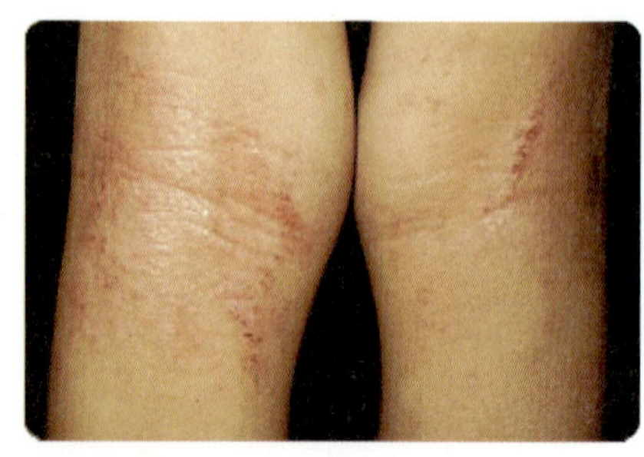

❷ 대증치료 효능 소멸 후 리바운드 현상 진행 상태

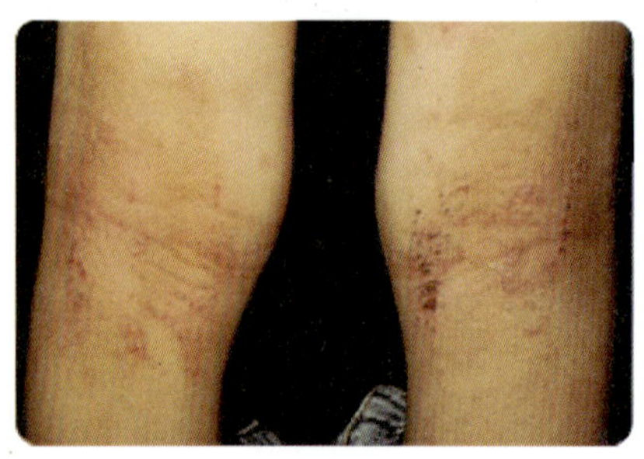

❸ 리바운드 현상 진행 후 본래 증상 100% 표출 상태

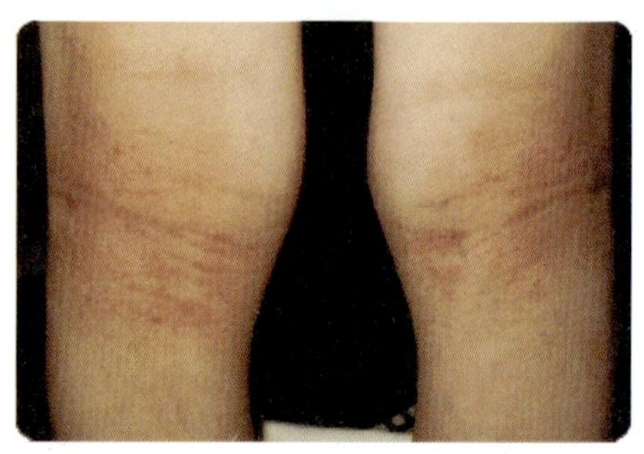

❹-1 점진적인 근원치료 진행 상태

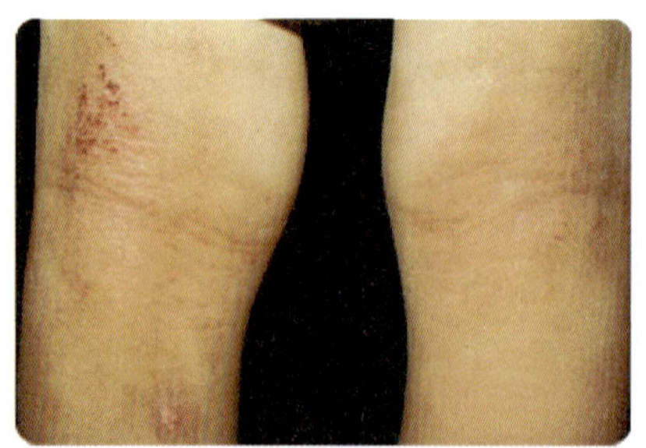

❹-2 점진적인 근원치료 진행 상태

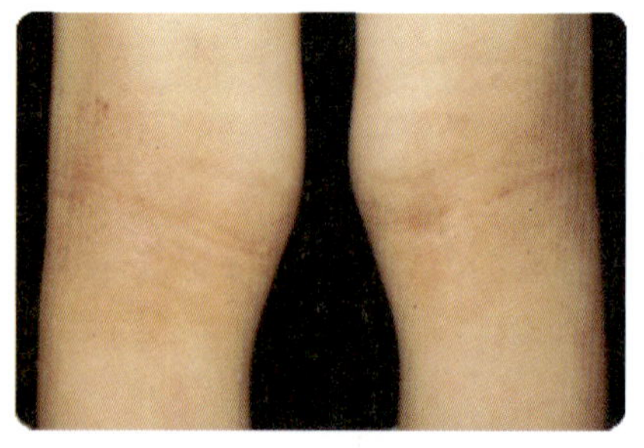

❹-3 점진적인 근원치료 진행 상태

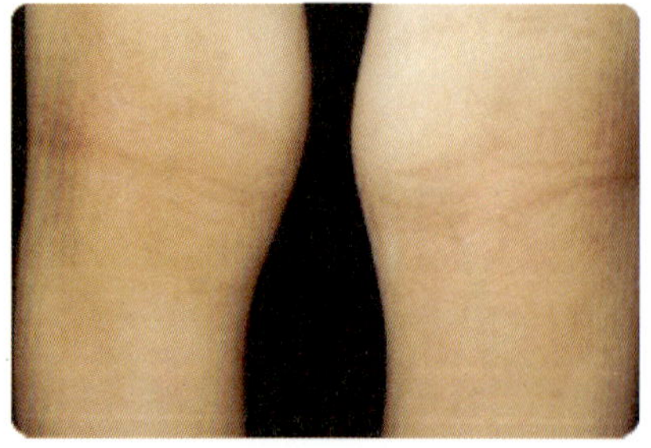

❹-4 점진적인 근원치료 진행 상태

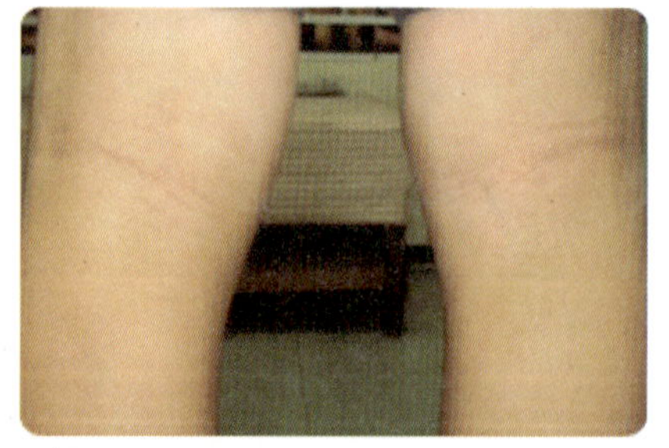

❺ 증상 소멸 및 근본 치료 상태

— 얼굴

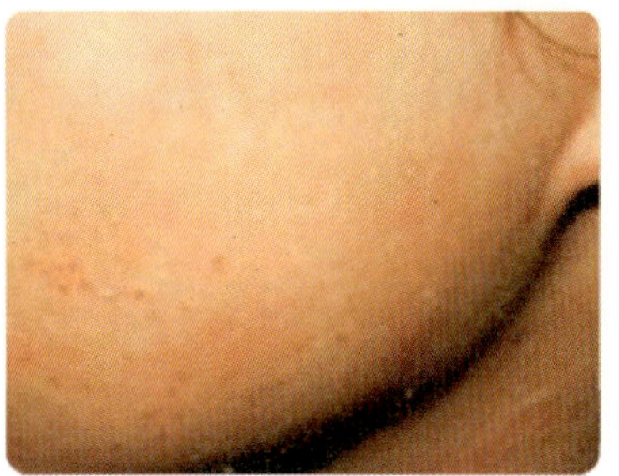

❶ 대증치료 효능으로 증상이 한시적으로 완화된 상태

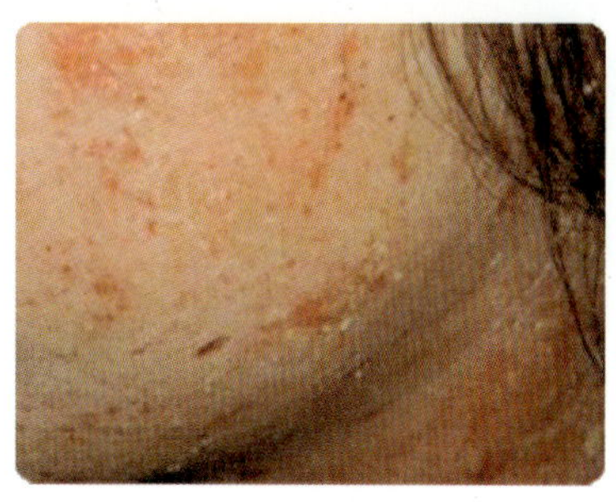

❷ 대증치료 효능 소멸 후 리바운드 현상 진행 상태

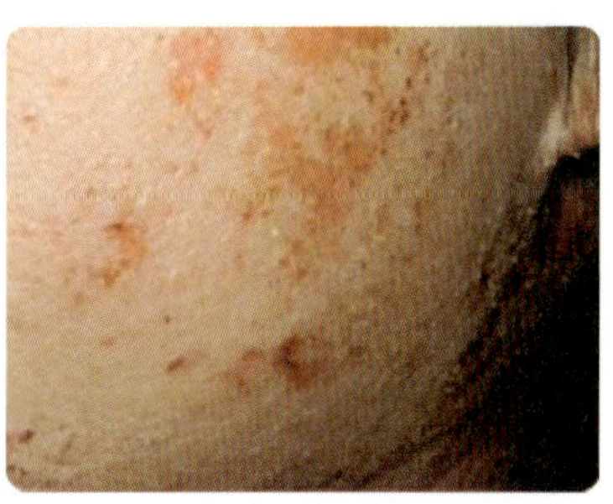

❸ 리바운드 현상 진행 후 본래 증상 100% 표출 상태

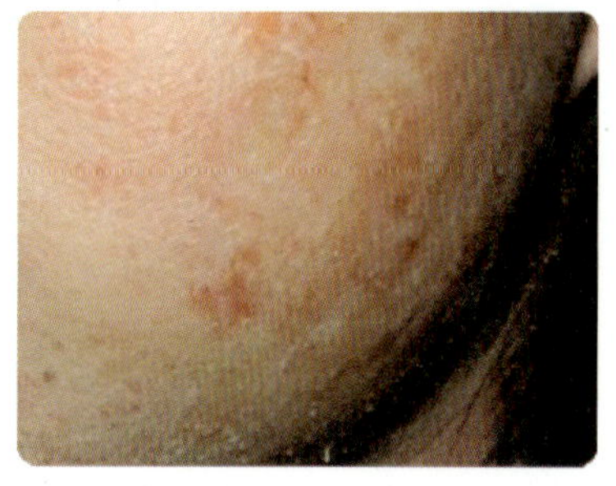

❹-1 점진적인 근원치료 진행 상태

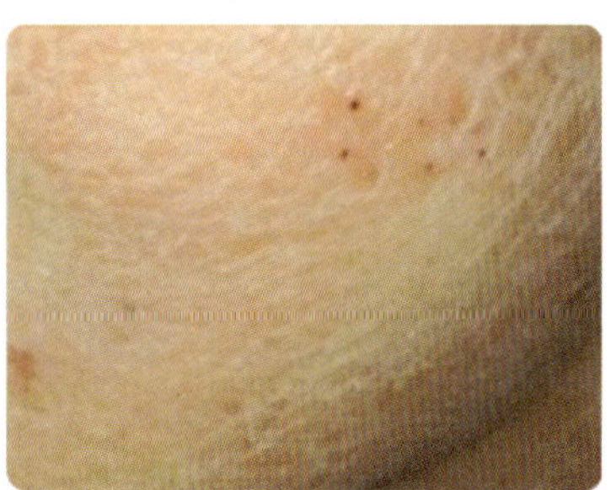

❹-2 점진적인 근원치료 진행 상태

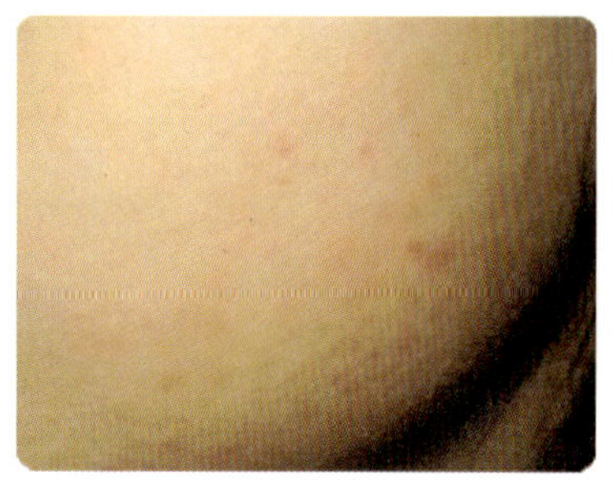

❹-3 점진적인 근원치료 진행 상태

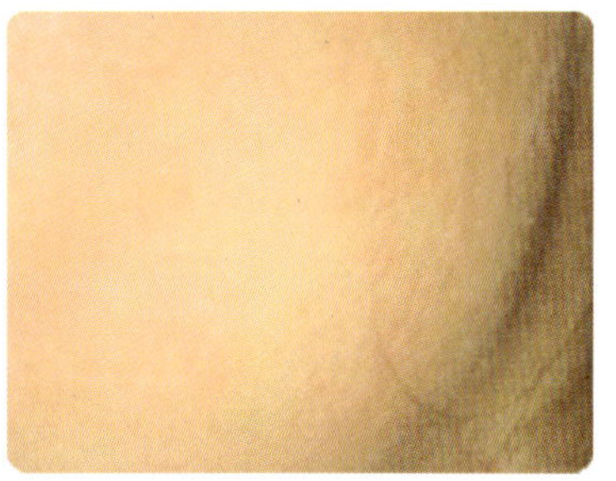

❹-4 점진적인 근원치료 진행 상태

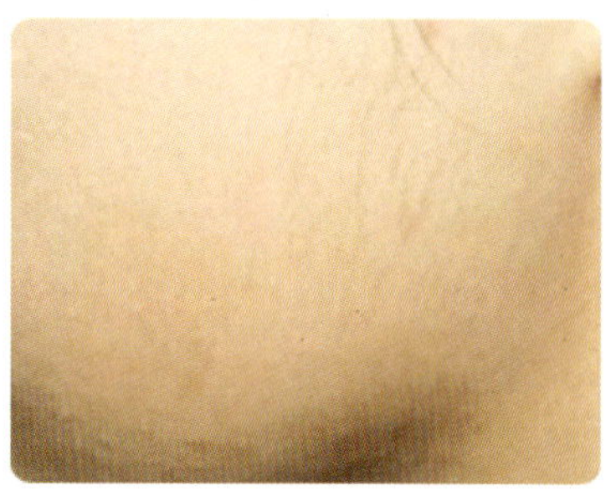

❺ 증상 소멸 및 근본 치료 상태

— 팔

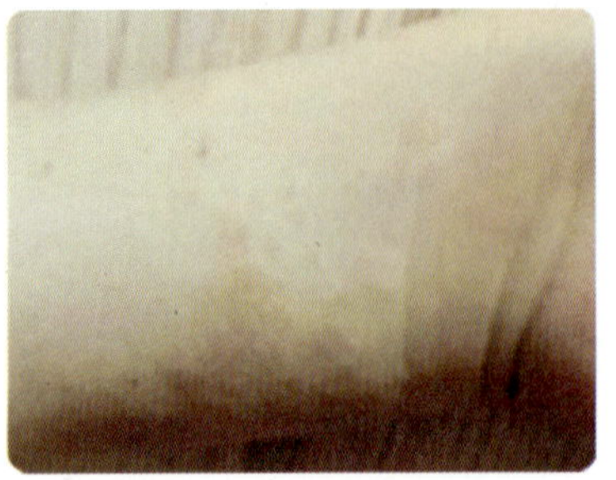

❶ 대증치료 효능으로 증상이 한시적으로 완화된 상태

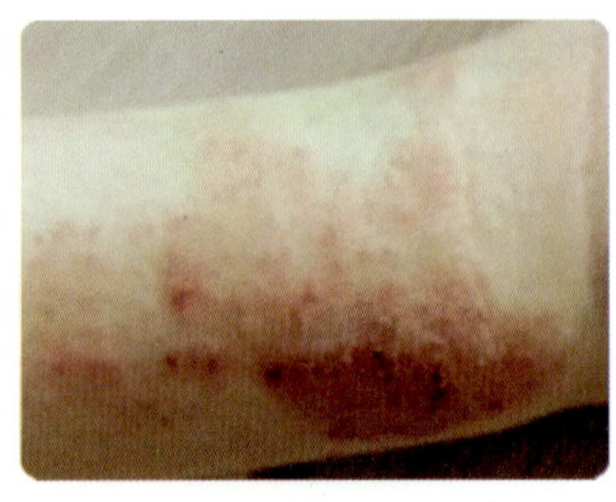

❷ 대증치료 효능 소멸 후 리바운드 현상 진행 상태

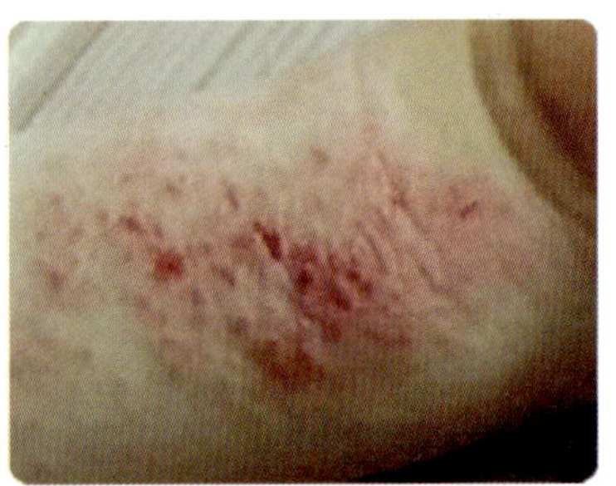

❸ 리바운드 현상 진행 후 본래 증상 100% 표출 상태

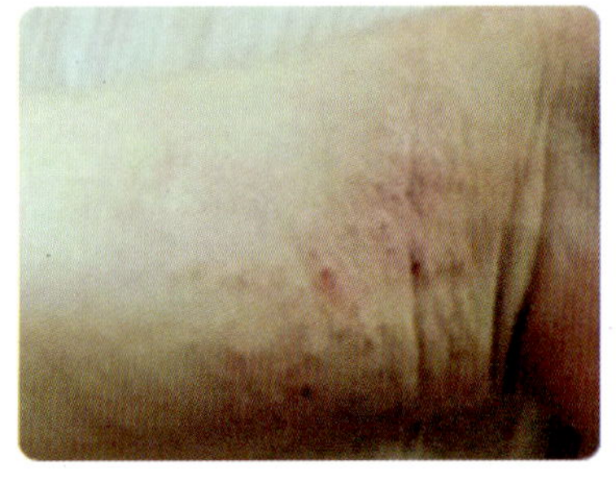

❹-1 점진적인 근원치료 진행 상태

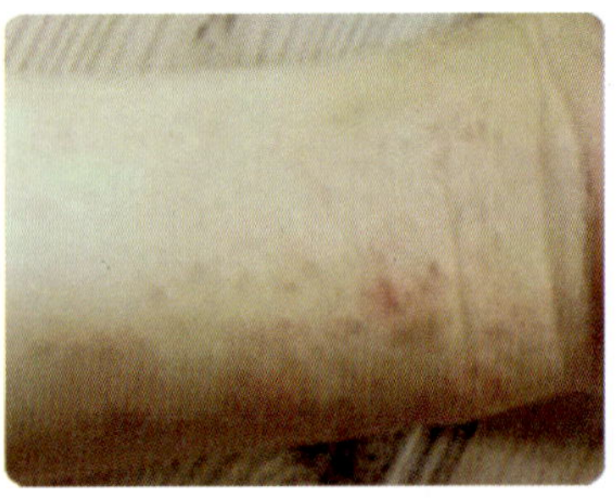

❹-2 점진적인 근원치료 진행 상태

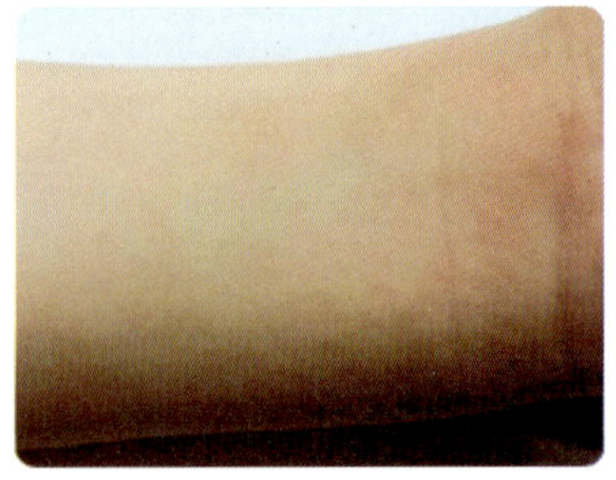

❹-3 점진적인 근원치료 진행 상태

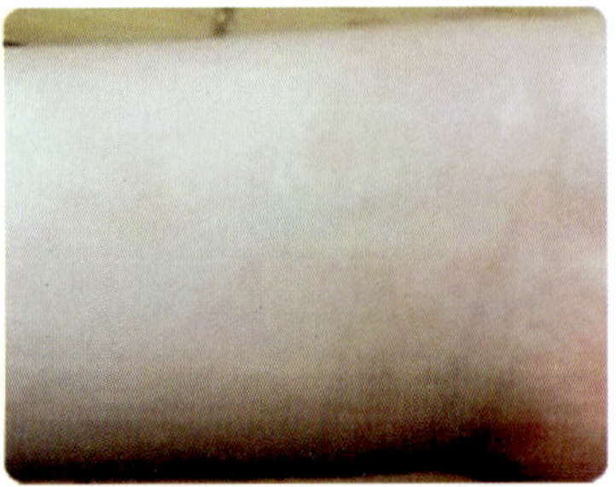

❹-4 점진적인 근원치료 진행 상태

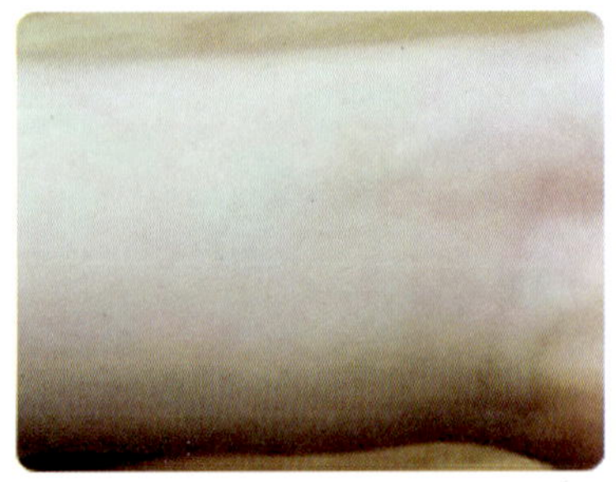

❺ 증상 소멸 및 근본 치료 상태

— 등

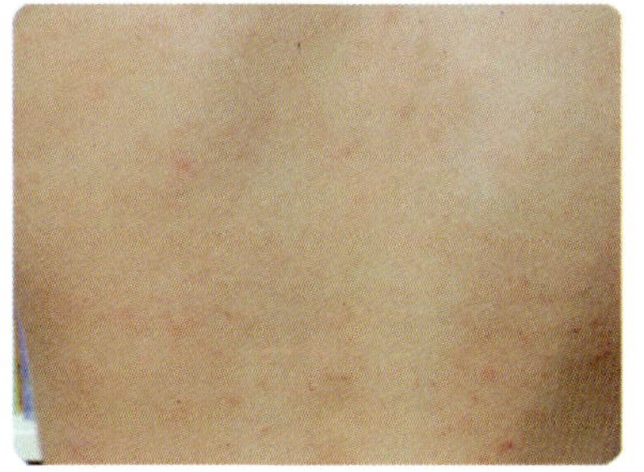
❶ 대증치료 효능으로 증상이 한시적으로 완화된 상태

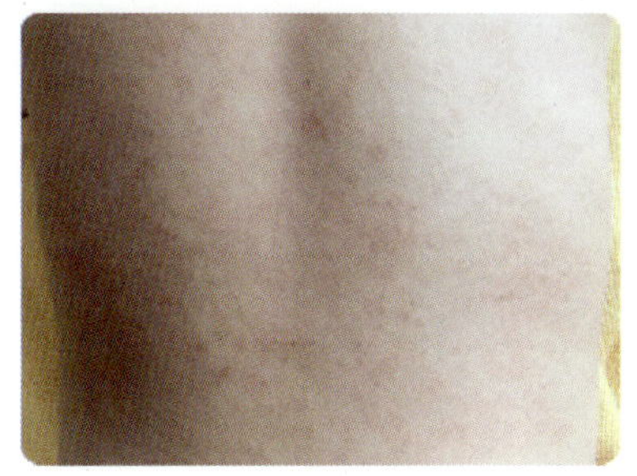
❷ 대증치료 효능 소멸 후 리바운드 현상 진행 상태

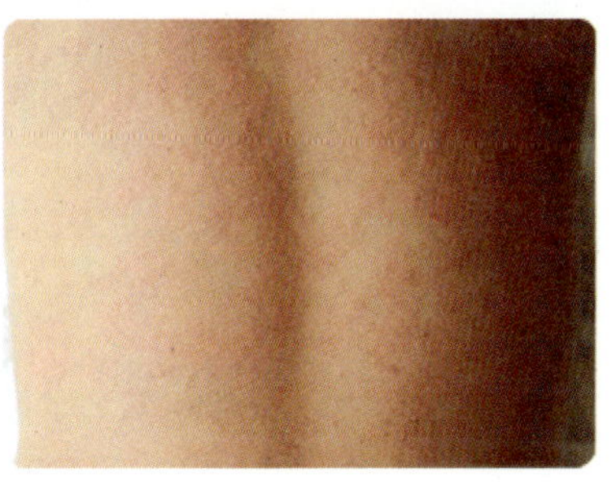
❸ 리바운드 현상 진행 후 본래 증상 100% 표출 상태

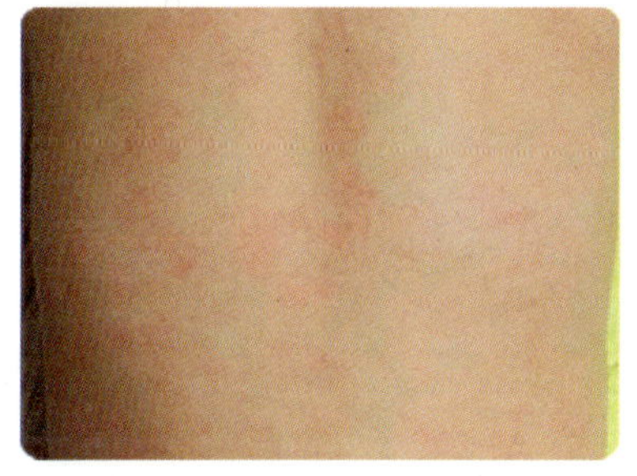
❹-1 점진적인 근원치료 진행 상태

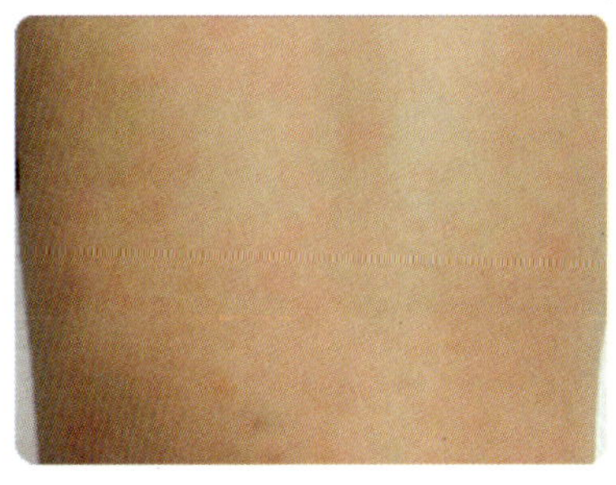
❹-2 점진적인 근원치료 진행 상태

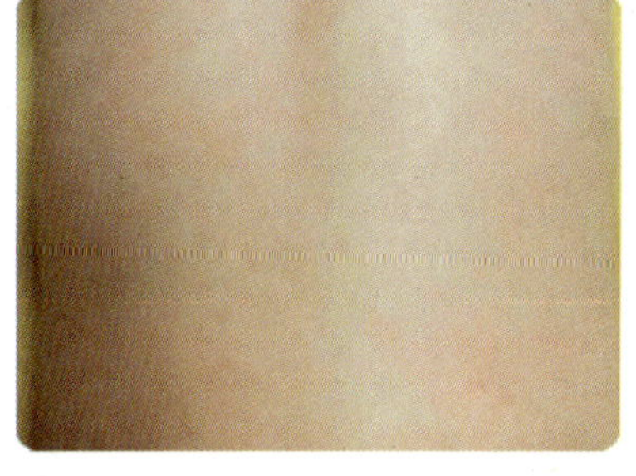
❹-3 점진적인 근원치료 진행 상태

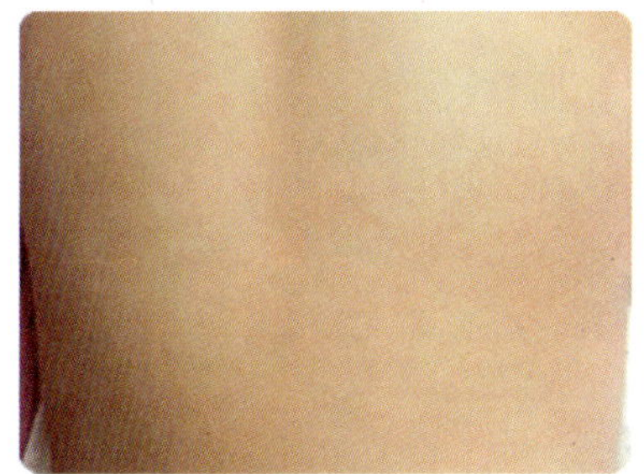
❹-4 점진적인 근원치료 진행 상태

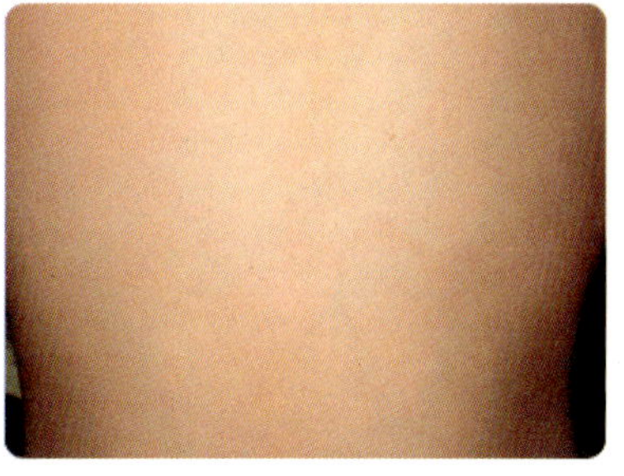
❺ 증상 소멸 및 근본 치료 상태

— 이마

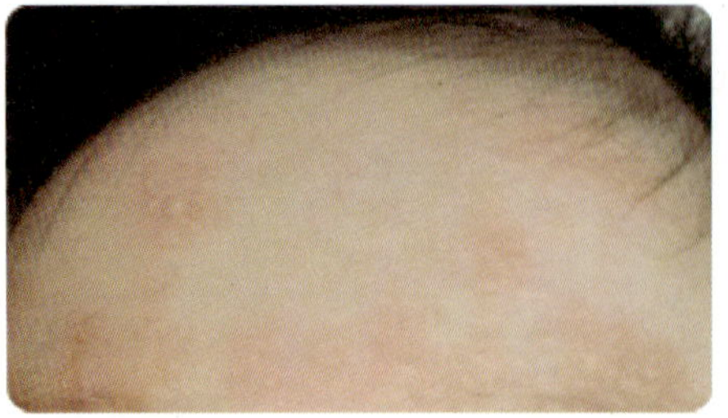

❶ 대증치료 효능으로 증상이 한시적으로 완화된 상태

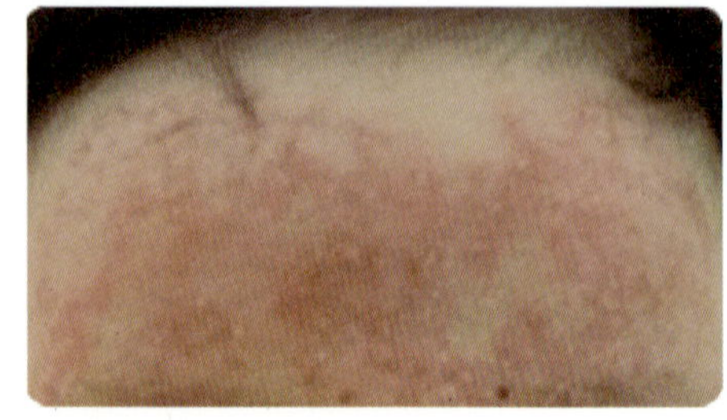

❷ 대증치료 효능 소멸 후 리바운드 현상 진행 상태

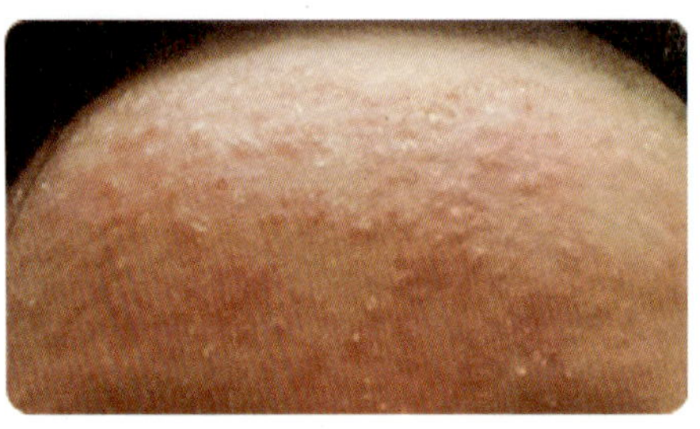

❸ 리바운드 현상 진행 후 본래 증상 100% 표출 상태

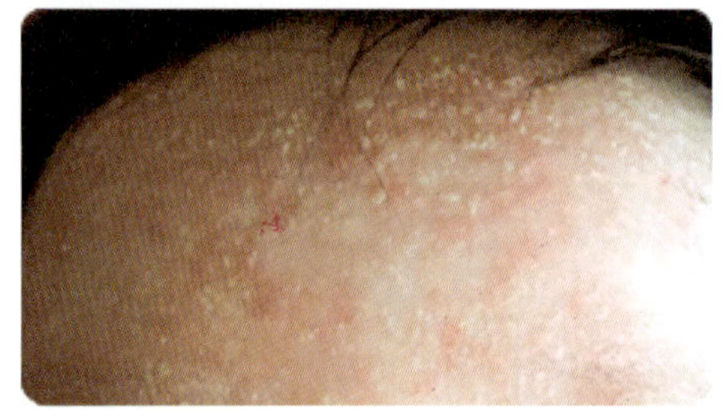

❹-1 점진적인 근원치료 진행 상태

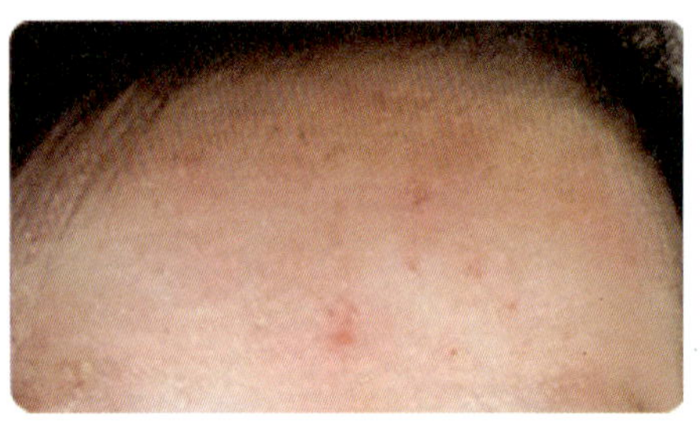

❹-2 점진적인 근원치료 진행 상태

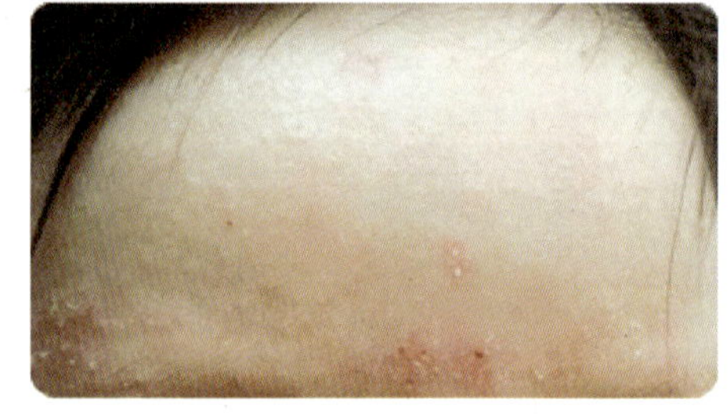

❹-3 점진적인 근원치료 진행 상태

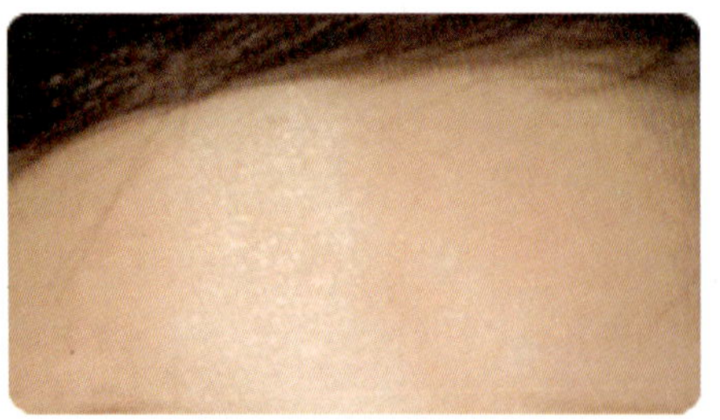

❹-4 점진적인 근원치료 진행 상태

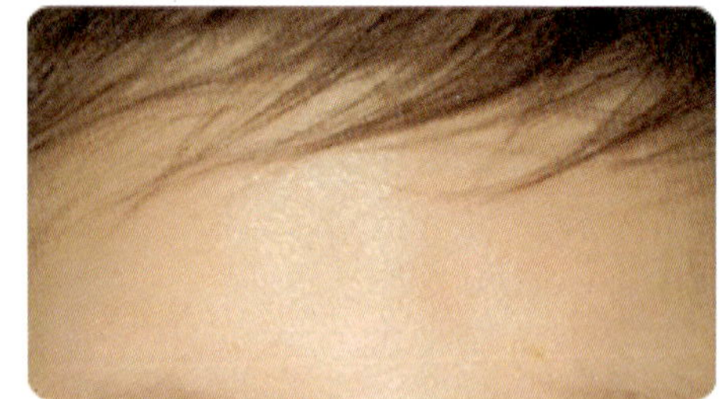

❺ 증상 소멸 및 근본 치료 상태

— 귀

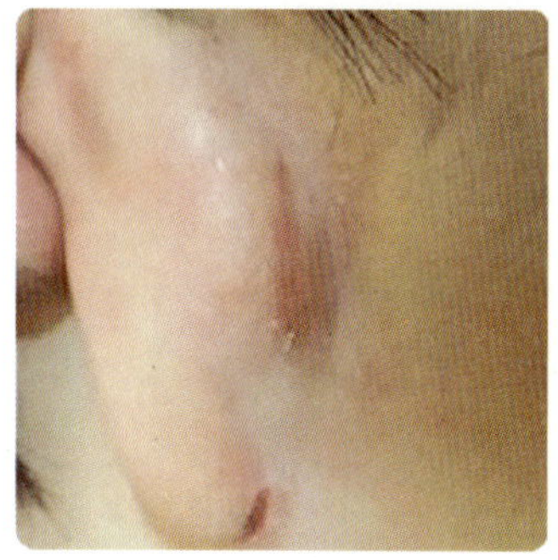

❶ 대증치료 효능으로 증상이 한시적으로 완화된 상태

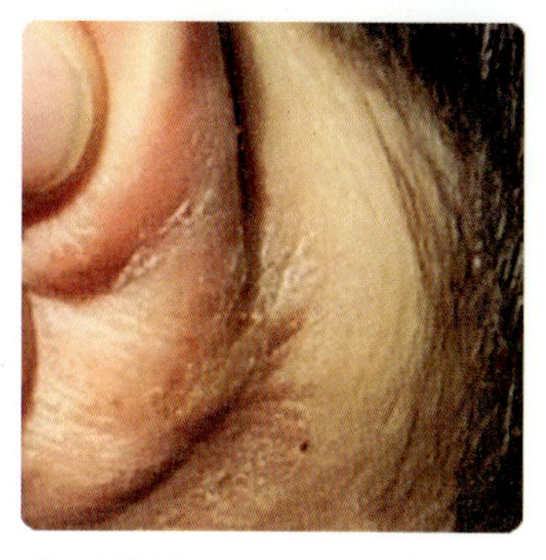

❷ 대증치료 효능 소멸 후 리바운드 현상 진행 상태

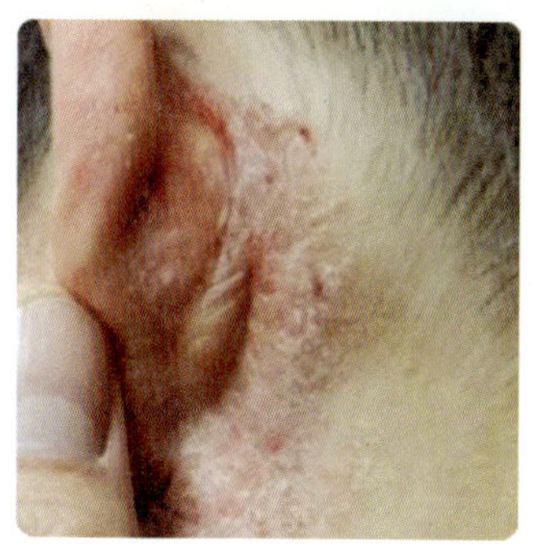

❸ 리바운드 현상 진행 후 본래 증상 100% 표출 상태

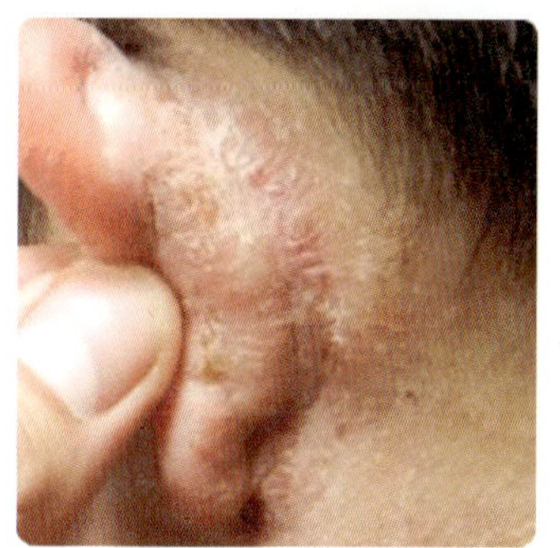

❹-1 점진적인 근원치료 진행 상태

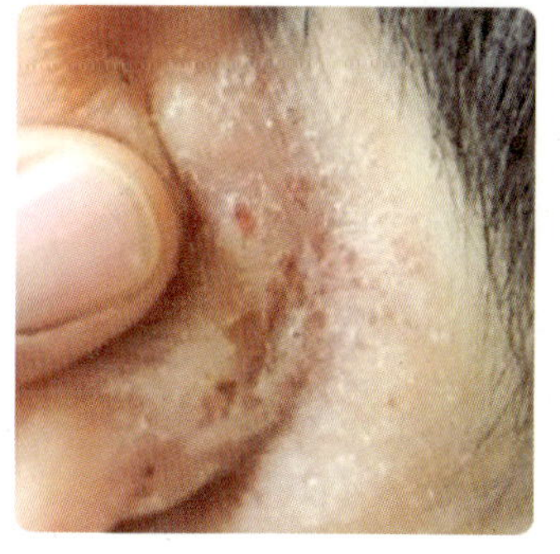

❹-2 점진적인 근원치료 진행 상태

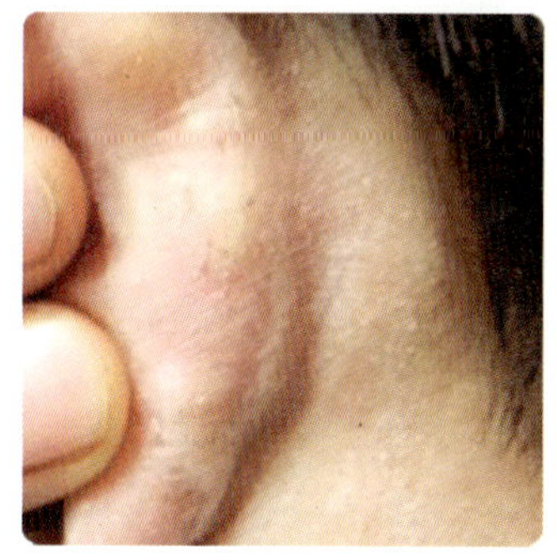

❹-3 점진적인 근원치료 진행 상태

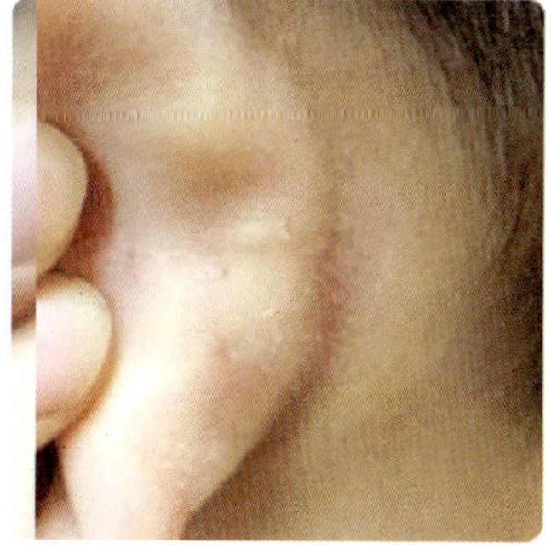

❹-4 점진적인 근원치료 진행 상태

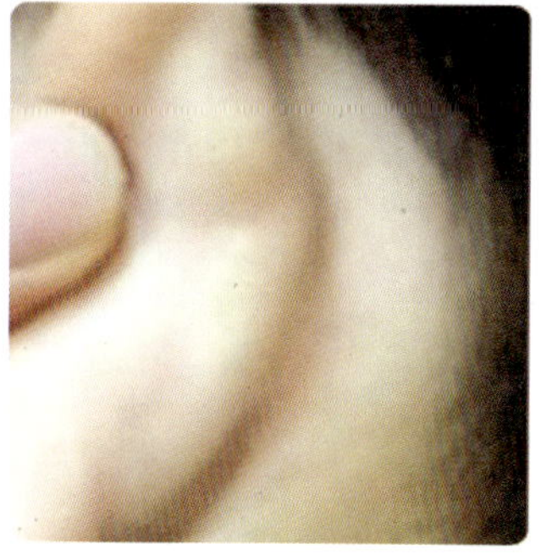

❺ 증상 소멸 및 근본 치료 상태

— 목

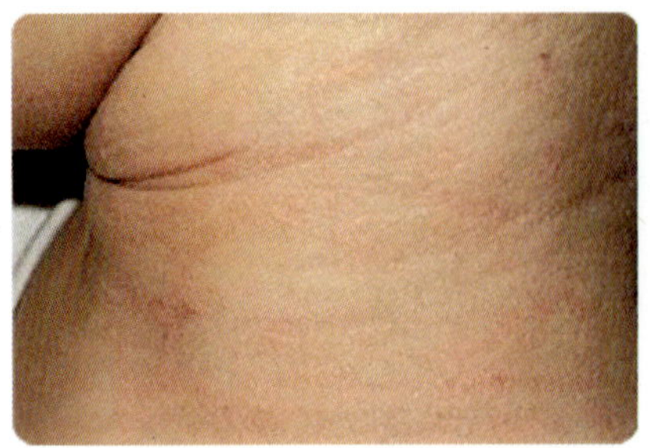

❶ 대증치료 효능으로 증상이 한시적으로 완화된 상태

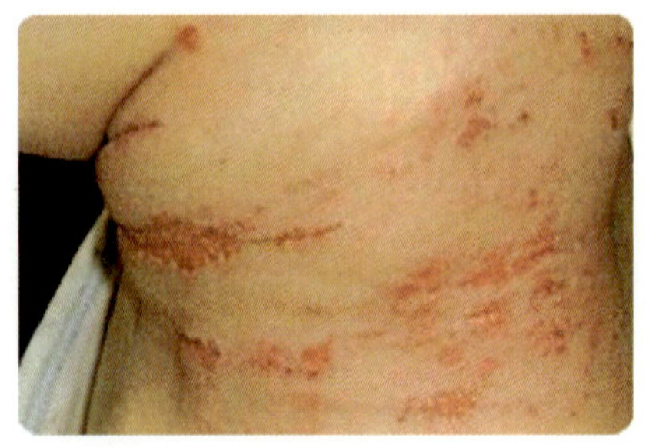

❷ 대증치료 효능 소멸 후 리바운드 현상 진행 상태

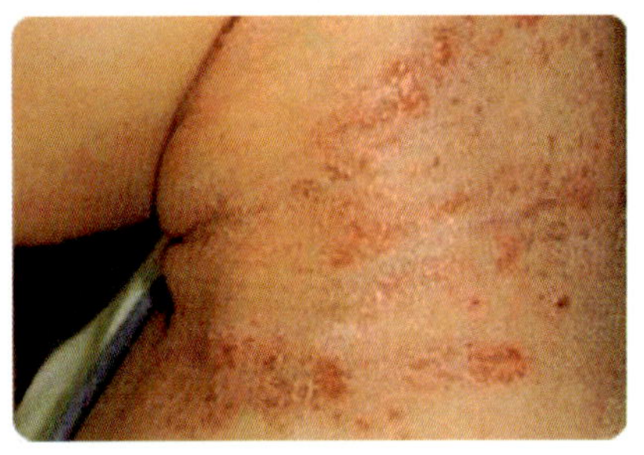

❸ 리바운드 현상 진행 후 본래 증상 100% 표출 상태

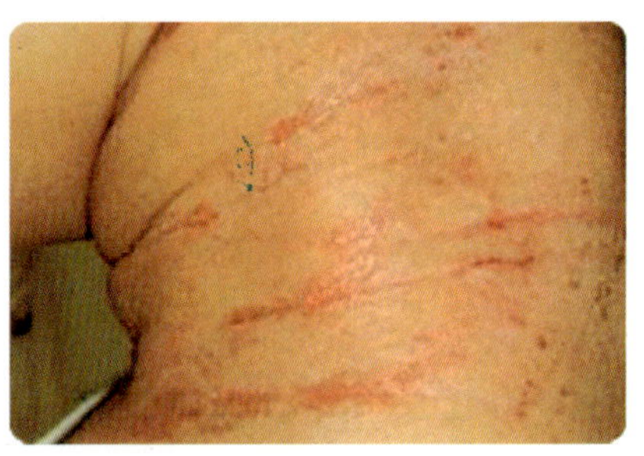

❹-1 점진적인 근원치료 진행 상태

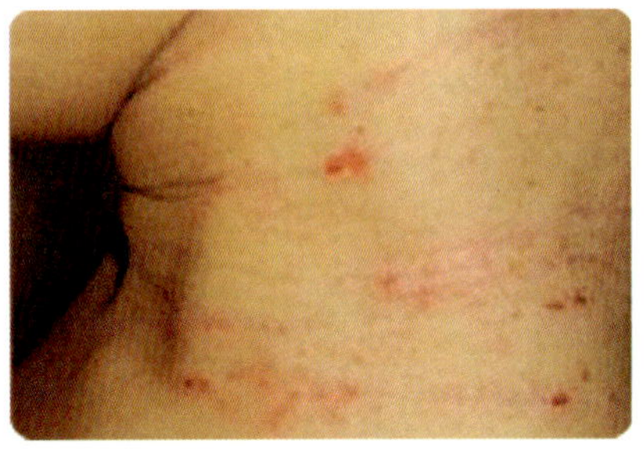

❹-2 점진적인 근원치료 진행 상태

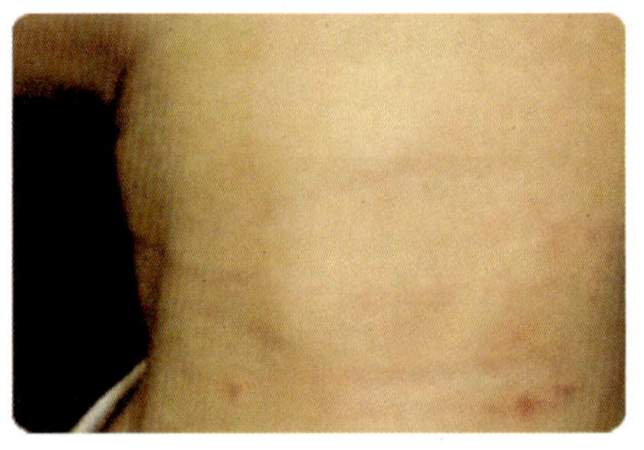

❹-3 점진적인 근원치료 진행 상태

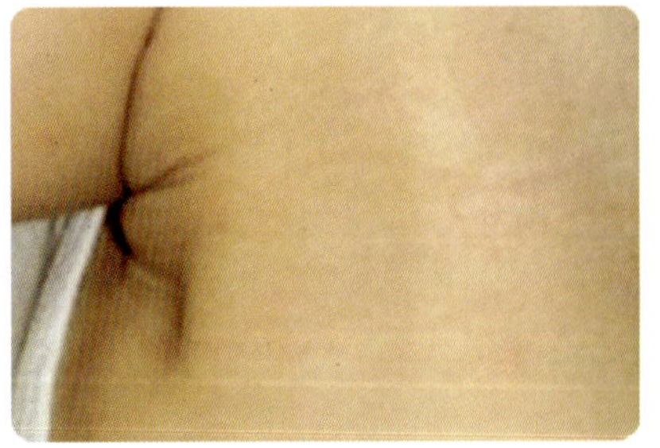

❹-4 점진적인 근원치료 진행 상태

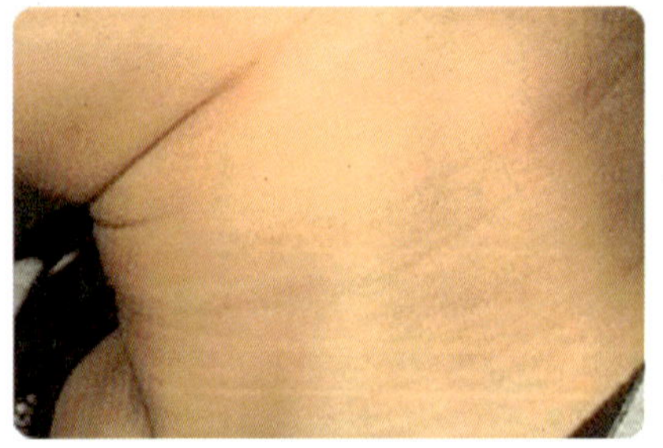

❺ 증상 소멸 및 근본 치료 상태

— 손목

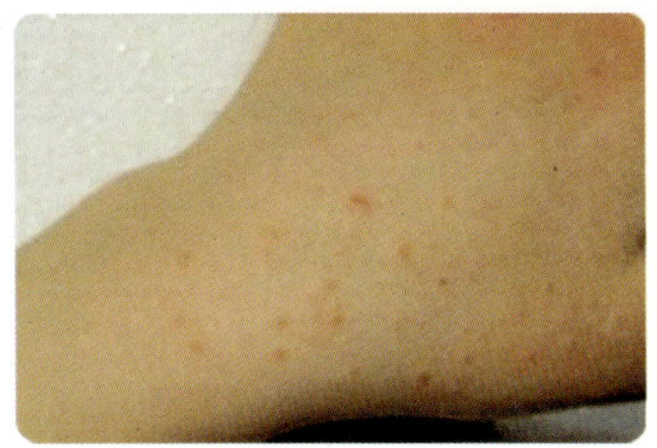

❶ 대증치료 효능으로 증상이 한시적으로 완화된 상태

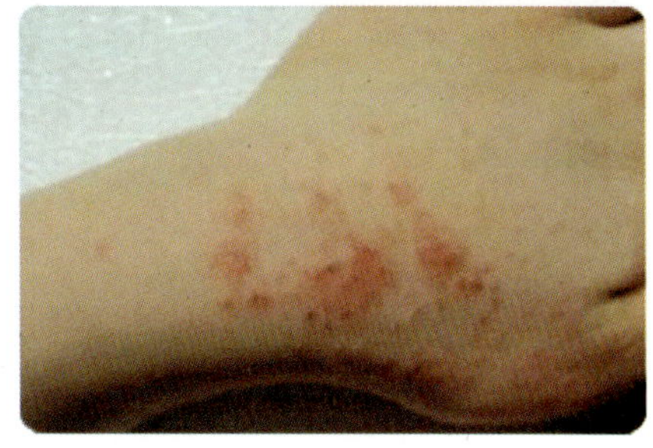

❷ 대증치료 효능 소멸 후 리바운드 현상 진행 상태

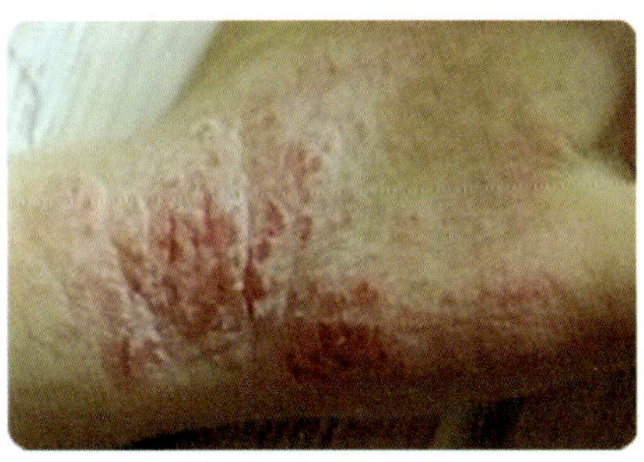

❸ 리바운드 현상 진행 후 본래 증상 100% 표출 상태

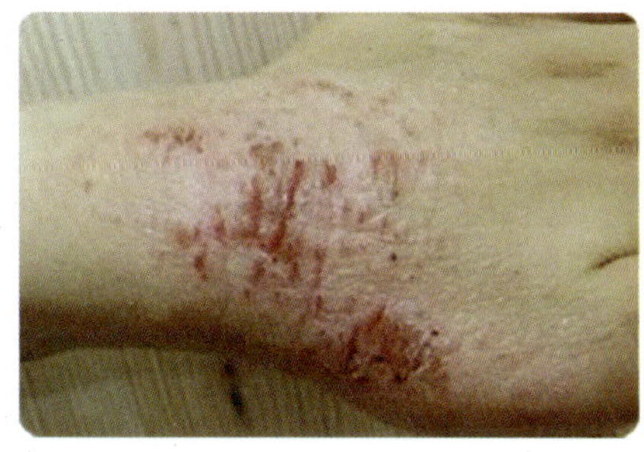

❹-1 점진적인 근원치료 진행 상태

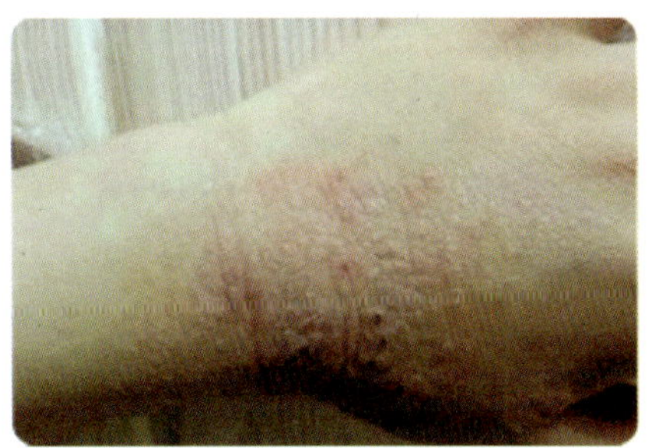

❹-2 점진적인 근원치료 진행 상태

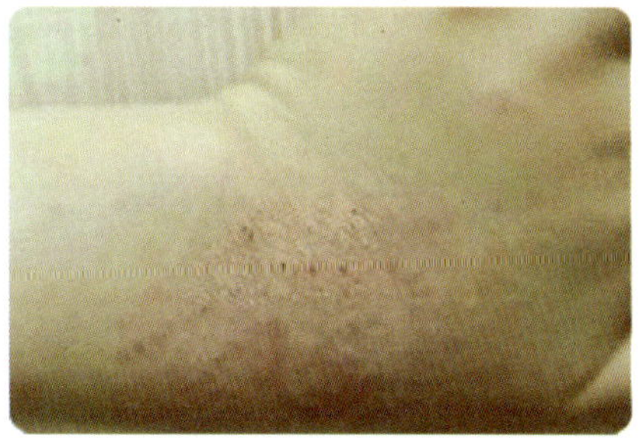

❹-3 점진적인 근원치료 진행 상태

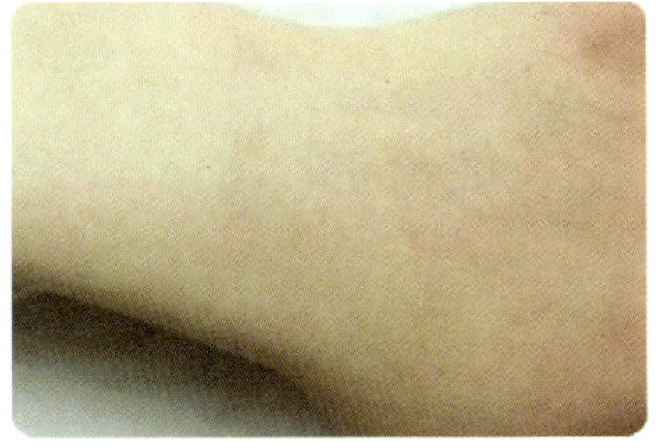

❹-4 점진적인 근원치료 진행 상태

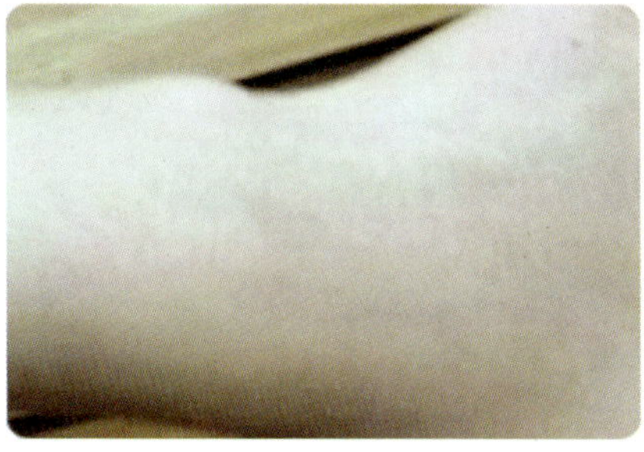

❺ 증상 소멸 및 근본 치료 상태

— 목

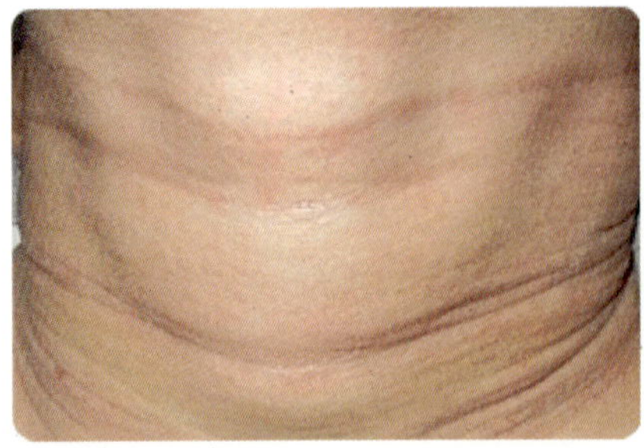

❶ 대증치료 효능으로 증상이 한시적으로 완화된 상태

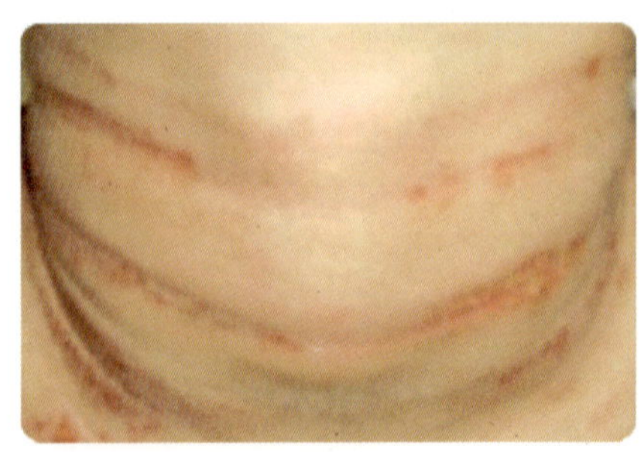

❷ 대증치료 효능 소멸 후 리바운드 현상 진행 상태

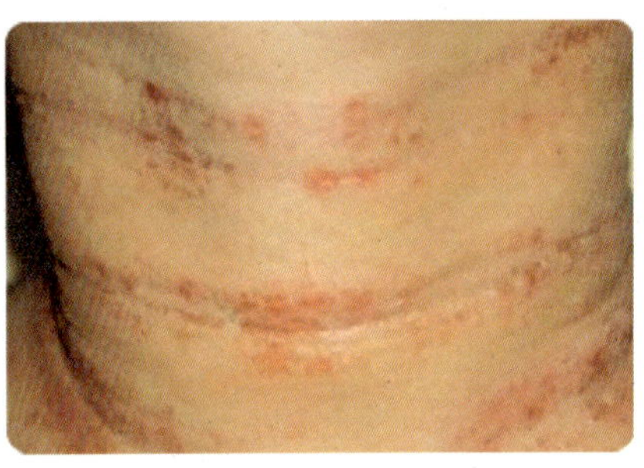

❸ 리바운드 현상 진행 후 본래 증상 100% 표출 상태

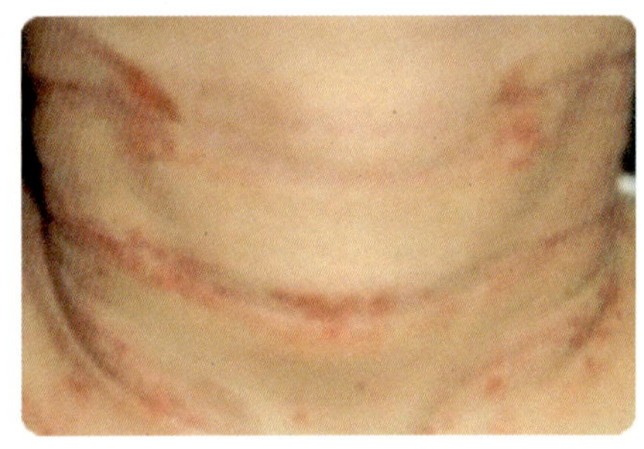

❹-1 점진적인 근원치료 진행 상태

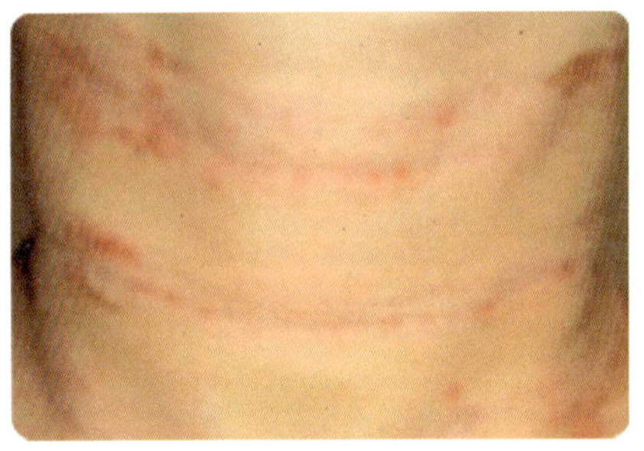

❹-2 점진적인 근원치료 진행 상태

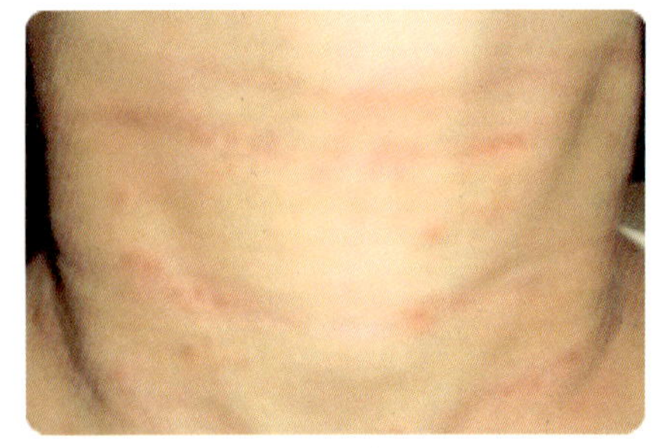

❹-3 점진적인 근원치료 진행 상태

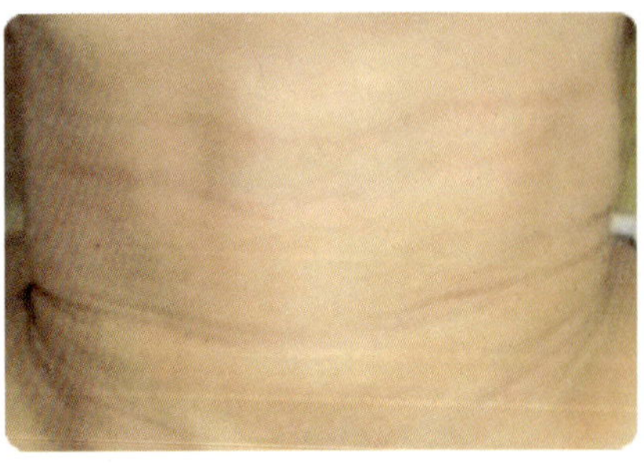

❹-4 점진적인 근원치료 진행 상태

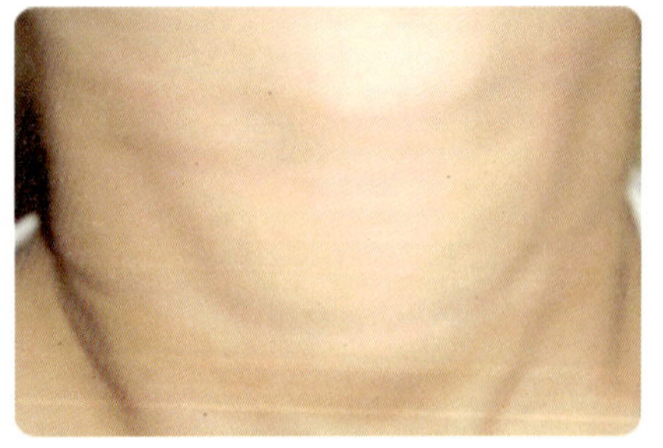

❺ 증상 소멸 및 근본 치료 상태

— 다리

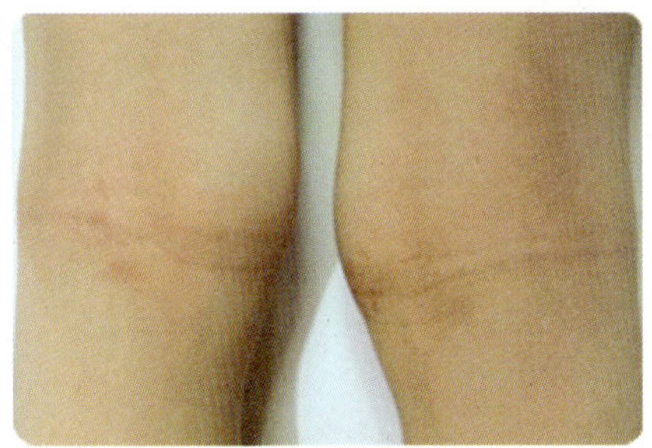

① 대증치료 효능으로 증상이 한시적으로 완화된 상태

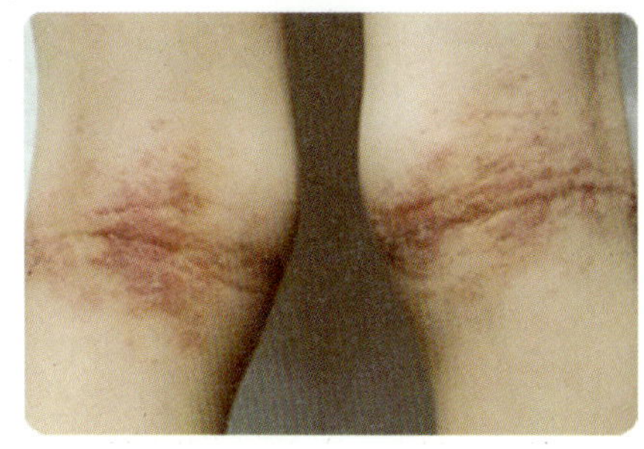

② 대증치료 효능 소멸 후 리바운드 현상 진행 상태

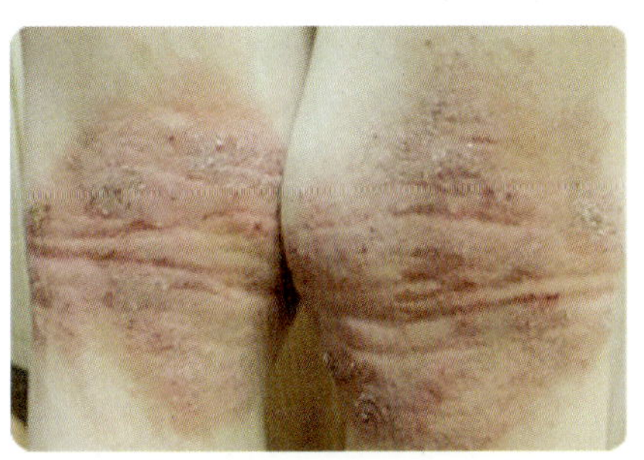

③ 리바운드 현상 진행 후 본래 증상 100% 표출 상태

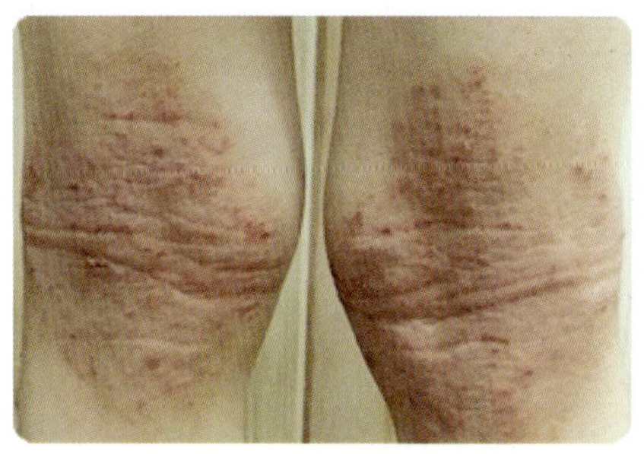

④-1 점진적인 근원치료 진행 상태

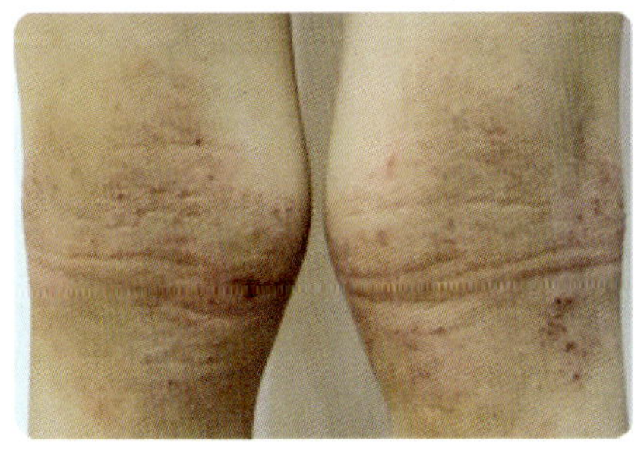

④-2 점진적인 근원치료 진행 상태

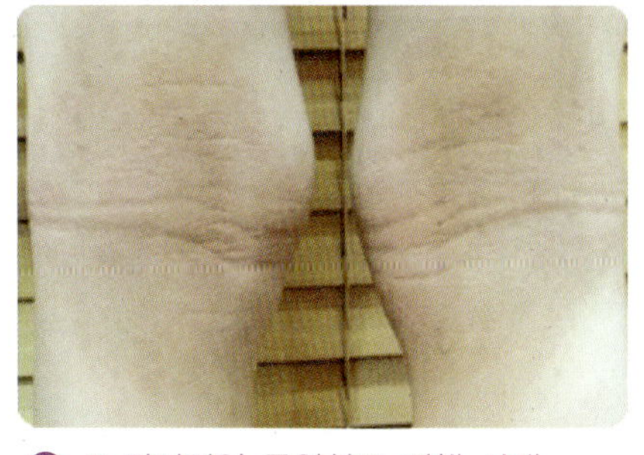

④-3 점진적인 근원치료 진행 상태

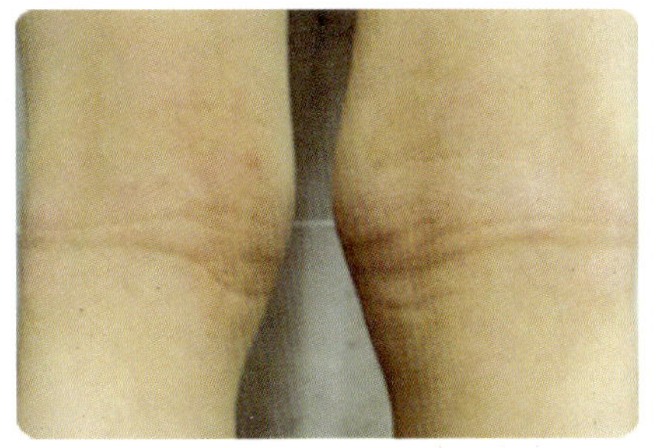

④-4 점진적인 근원치료 진행 상태

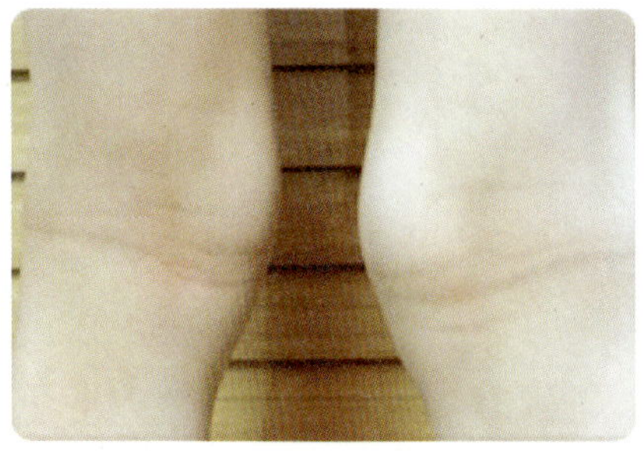

⑤ 증상 소멸 및 근본 치료 상태

— 팔

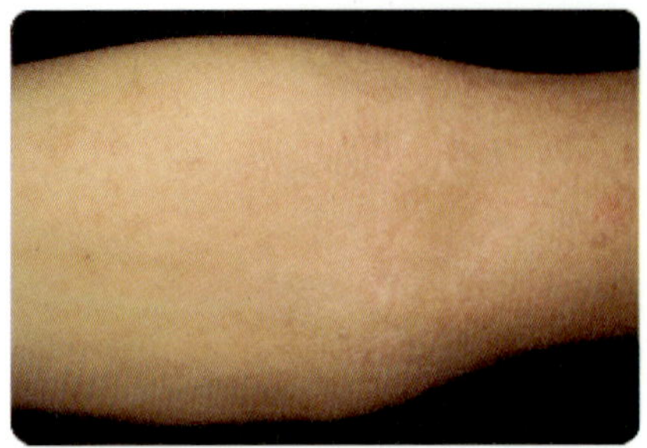

❶ 대증치료 효능으로 증상이 한시적으로 완화된 상태

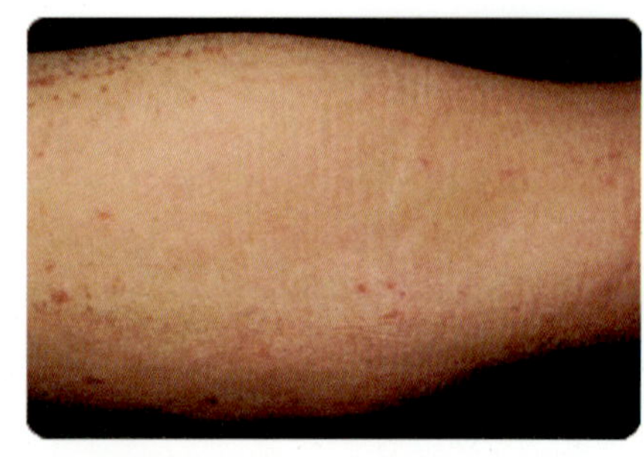

❷ 대증치료 효능 소멸 후 리바운드 현상 진행 상태

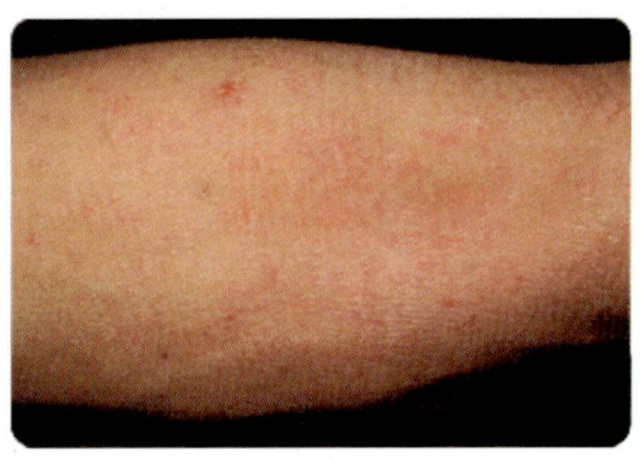

❸ 리바운드 현상 진행 후 본래 증상 100% 표출 상태

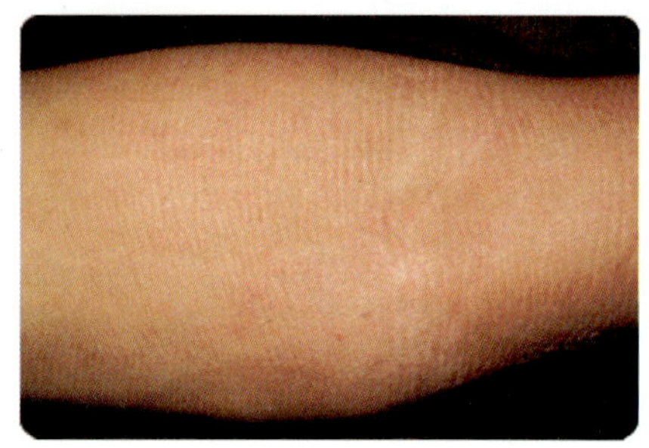

❹-1 점진적인 근원치료 진행 상태

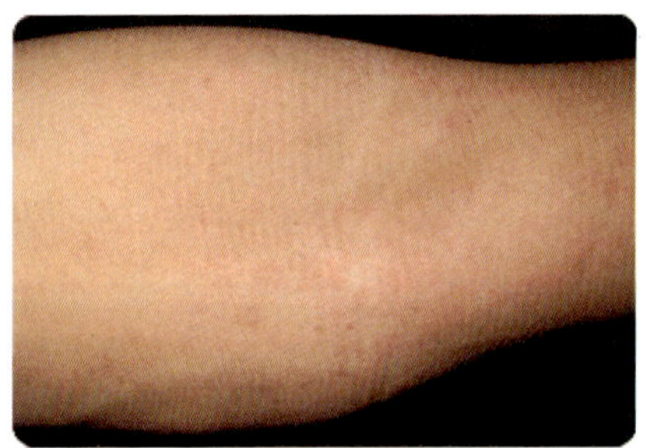

❹-2 점진적인 근원치료 진행 상태

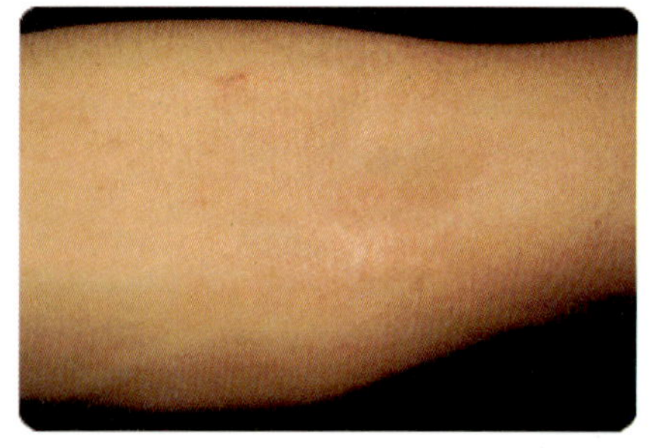

❹-3 점진적인 근원치료 진행 상태

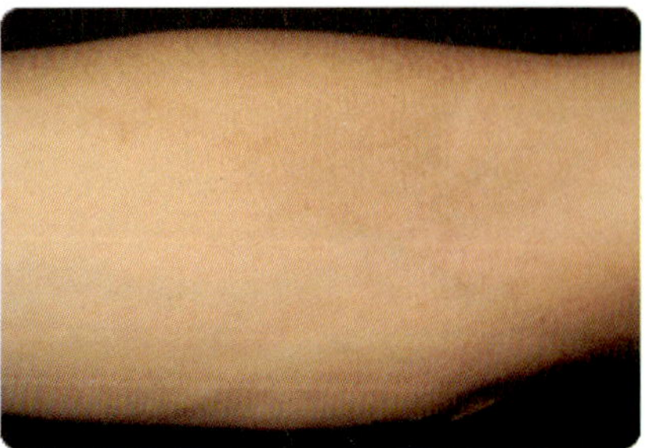

❹-4 점진적인 근원치료 진행 상태

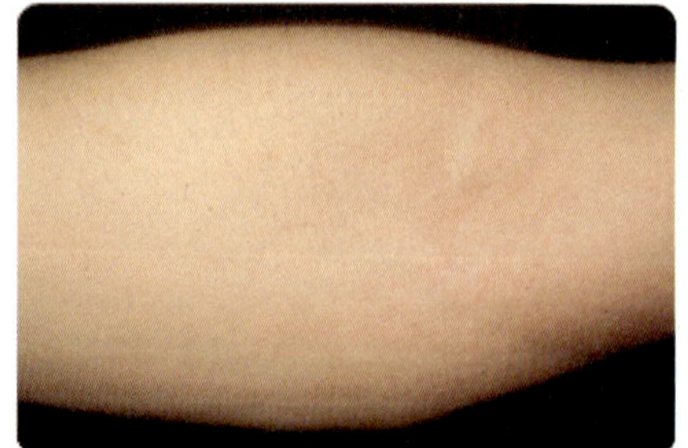

❺ 증상 소멸 및 근본 치료 상태

13장

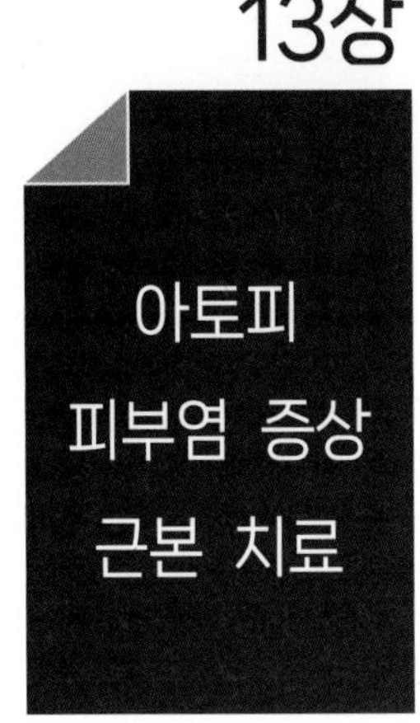

Question

대증치료를 중단하고 근원치료로 대체한 후 효능이 발휘되면

1. 입술, 입 주위, 턱 부위 등에 발생한 알레르기와 아토피피부염 증상이 근본 치료될 수 있나요?
2. 이마, 눈, 귀 부위 등에 발생한 알레르기와 아토피피부염 증상이 근본 치료될 수 있나요?
3. 손발, 두피 부위 등에 발생한 알레르기와 아토피피부염 증상이 근본 치료될 수 있나요?
4. 얼굴, 가슴, 목, 팔, 다리, 귀 부위 등에 발생한 알레르기와 아토피피부염 증상이 근본 치료될 수 있나요?

발병 초기부터 대증 치료를 계속했으나 수화미제(水火未濟), 심신불교(心腎不交) 순환 체계 작동 등에 의한 비정상적 생명현상과 생체활동은 치유되지 못하고 입술, 이마, 손발, 얼굴 부위 등의 알레르기와 기타 부위 아토피피부염 증상들만 한시적으로 완화된 상태일 때, 악화인자를 철저히 차단한 상태에서 계속해온 대증 치료를 중단하고 근원 치료로 대체한 후 수화기제(水火旣濟), 수승화강(水昇火降) 순환 체계 작동 등 정상 생명현상과 생체활동을 영위하면, 한시적으로 완화됐던 증상들이 사라지고 '리바운드 현상'이 진행되면서 본래 앓고 있는 증상들이 악화된 상태로 100% 표출된 이후에 근원 치료가 본격 진행된다.

근원 치료가 본격 진행되면서 아토피피부염의 근본 원인과 이상 증후가 치유되고, 입술, 이마, 손발, 얼굴 부위 등에 발생한 알레르기와 기타 부위 아토피피부염 증상이 소멸된 부위에 정상 피부조직이 생성되면 아토피피부염 근본 치료가 실현될 수 있다.

1. 입술, 입 주위, 턱 부위 등의 근본 치료 진행 사례

1) 입술, 입 주위, 턱 부위 등의 알레르기와 아토피피부염 증상 악화

아토피피부염 발병 후 알레르겐 등 아토피피부염 악화인자로 관여하는 물질이 함유된 식품을 자주 섭취하고 또한 그러한 물질이 함유된 제품을 입안에 자주 넣은 후 면역체계가 과민반응(알레르기)을 일으키면, 입 주위, 입술, 턱 부위 등에 알레르기가 발생하고 기타 부위에 발생한 아토피피부염 증상이 악화된다.

2) 입술, 입 주위, 턱 부위 등의 근본 치료와 악화인자 차단

- 특정 합성첨가물을 비롯하여 알레르겐(알레르기 원인 물질), 자극 물질, 기타 악화인자로 관여하는 이물질이 함유된 특정 식품 섭취 금지
- 특정 보존료, 합성 착향료 등 알레르겐으로 관여하는 물질이 함유된 특정 식품 섭취 금지
- 고춧가루, 마늘, 향신료 등 자극이 강한 양념이 함유된 식품 섭취 금지
- 당질 대사장애가 발생한 경우에 설탕, 올리고 당, 꿀 등이 함유된 식품 섭취 금지
- 단백질 대사장애가 발생한 경우에는 우유, 닭고기, 계란, 돼지고기, 소고기, 생선, 새우, 조개, 꽃게 등 동물성 단백질 섭취 금지
- 인공 향료나 방부제로 사용되는 Benzoic acid, Sorbic acid, Cinnamic acid 등 특정 합성첨가물이 함유된 식품 섭취 금지
- 농약 성분이나 방부제가 잔류된 야채나 과일 등 식품 섭취 금지
- 설익은 과일, 복숭아, 메밀, 밀가루, 토마토 등 알레르기 유발 관여 식품 섭취 금지
- 유화제, 증점제, 합성 착향료가 첨가된 특정 아이스크림, 젤리 식품 등 섭취 금지

- 땅콩, 아몬드 등 알레르기 유발 관여 견과류 섭취 금지
- 아기 엄마가 평소에 다양한 음식을 섭취하면서 아기에게 모유를 수유할 때 식품 알레르겐 등 악화인자로 관여하는 식품 섭취하면서 모유를 수유하는 것 금지
- 젖먹이 아기에게 내분비계 교란물질인 비스페놀A가 함유된 특정 공갈 젖꼭지 제품을 입에 물리는 것 금지
- 술 금지, 담배 금지 (기타 생략)

3) 입술, 입 주위, 턱 부위 등의 근본 치료 진행 사례

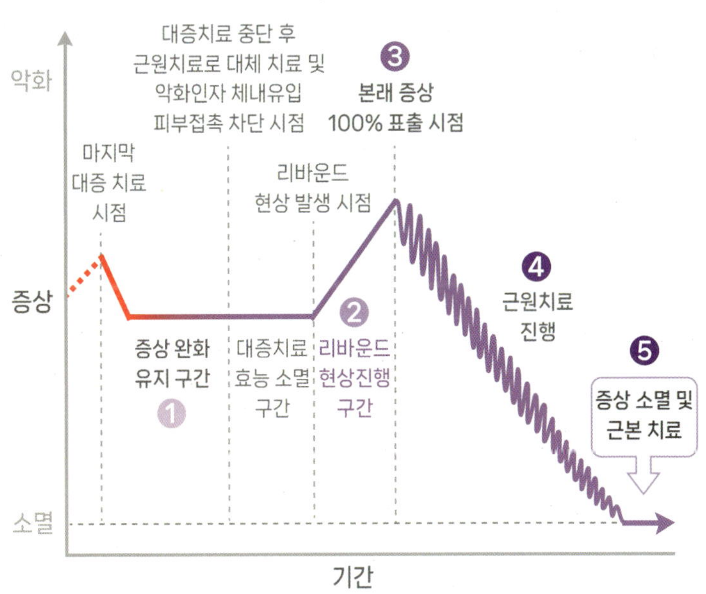

발병 초기부터 대증 치료를 계속했으나 수화미제, 심신불교 순환 체계 작동 등에 의한 비정상적 생명현상과 생체활동은 치유되지 못하고 입 주위, 턱 등에 발생한 알레르기 증상 등만 한시적으로 완화된 상태일 때 악화인자를 철저히 차단한 상태에서 근원치료 효능을 발휘하는 한약 복용으로 대체한 후 근원치료가 시작되면, 한시적으로 완화됐던 증상들(①)이 사라지고 리바운드 현상이 진행(②)

되면서 본래 앓고 있는 증상들이 마지막 대증 치료약물 사용 전(前) 증상보다 악화된 상태로 100% 표출(❸)된 이후에 근원 치료가 본격 진행된다.

한의학 이론과 치료 원리에 근거하여 처방되고 조제된 한약 복용으로 대체한 후 수화기제, 수승화강 순환 체계 작동 등 정상 생명현상과 생체활동을 영위하면, 리바운드 현상이 진행되면서 대증치료 기간에 체내로 유입되고 피부에 접촉된 악화인자 때문에 생명현상과 생체활동이 손상된 만큼 본래 앓고 있는 증상들이 악화된 상태로 100% 표출(❸)된 이후에 근원 치료가 본격 진행(❹)되면서 아토피피부염 근본 원인과 이상 증후가 치유되고 아토피피부염 증상들이 소멸된 부위에 정상 피부조직이 생성된 후 입술, 입 주위, 턱 등에 발생한 알레르기 등이 근본 치료(❺)될 수 있다.

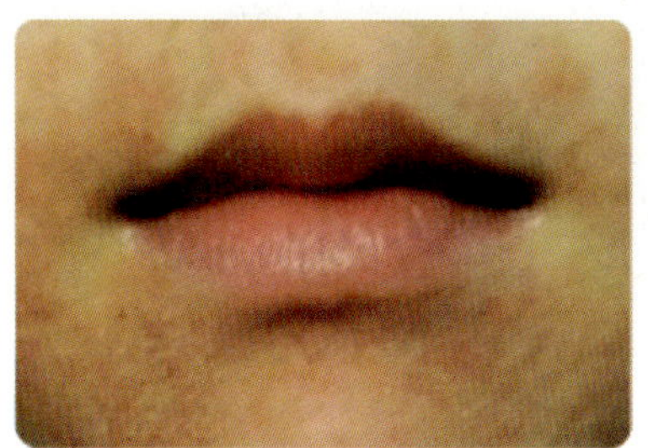

❶ 대증치료 효능으로 증상이 한시적으로 완화된 상태

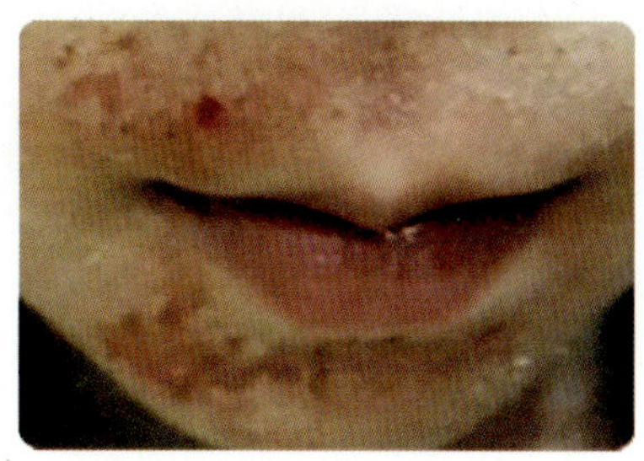

❷ 대증치료 효능 소멸 후 리바운드 현상 진행 상태

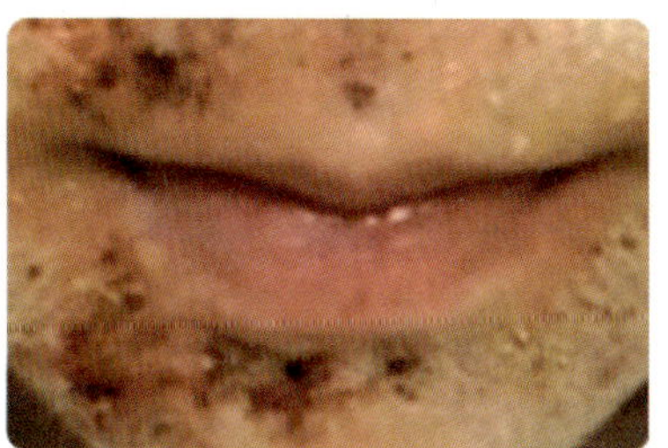

❸ 리바운드 현상 진행 후 본래 증상 100% 표출 상태

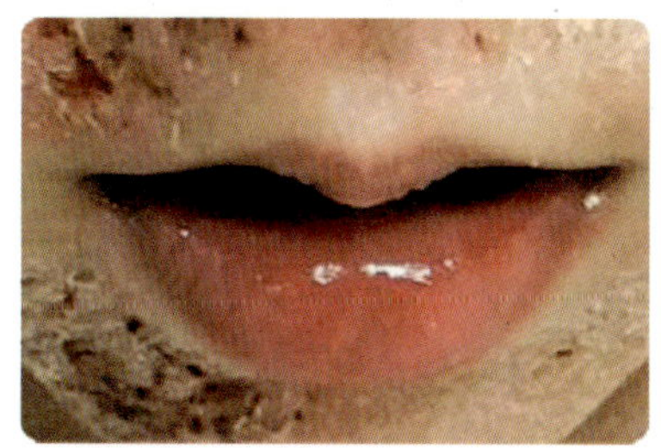

❹-1점진적인 근원치료 진행 상태

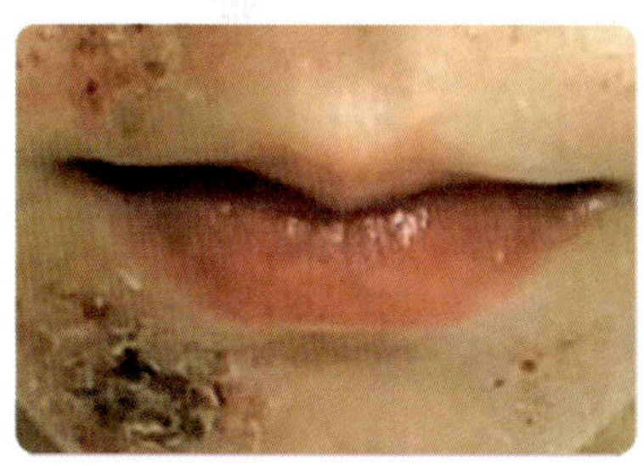

❹-2 점진적인 근원치료 진행 상태

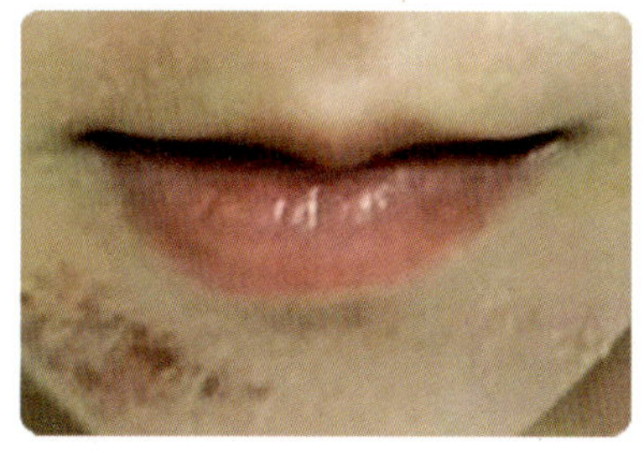

❹-3 점진적인 근원치료 진행 상태

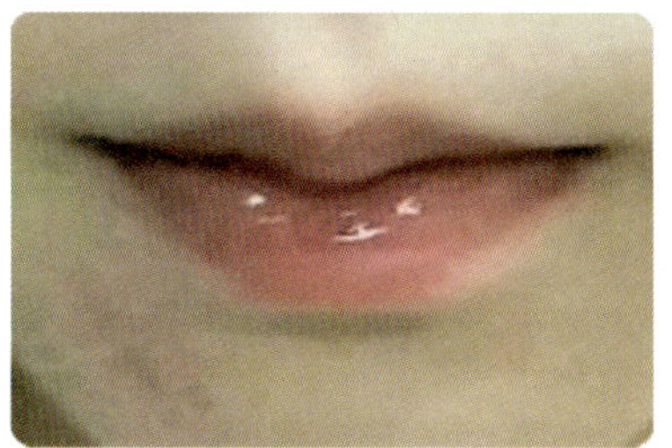

❹-4 점진적인 근원치료 진행 상태

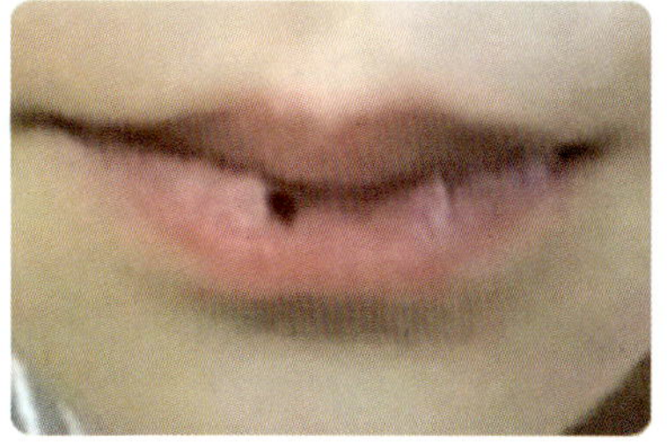

❺ 증상 소멸 및 근본 치료 상태

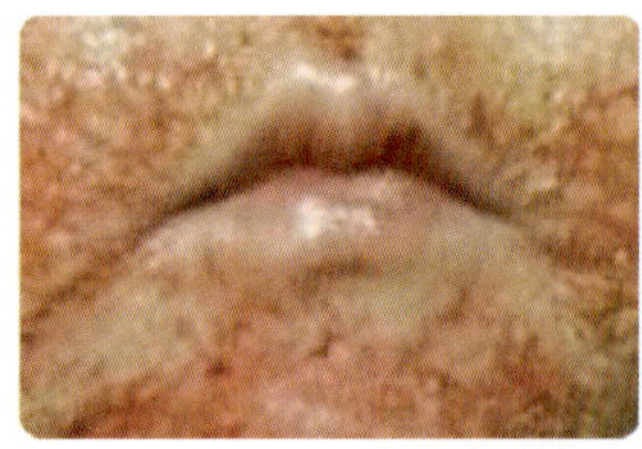
❸ 리바운드 현상 진행 후 본래 증상 100% 표출 상태

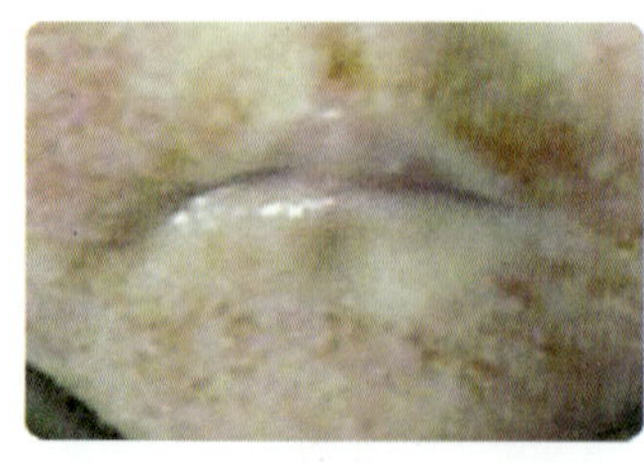
❹-1 점진적인 근원치료 진행 상태

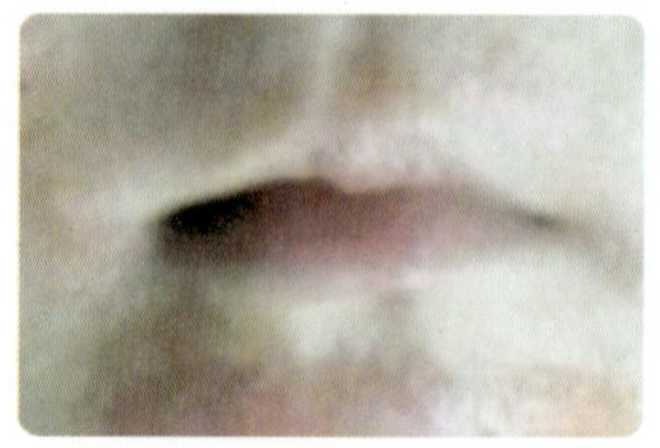
❹-2 점진적인 근원치료 진행 상태

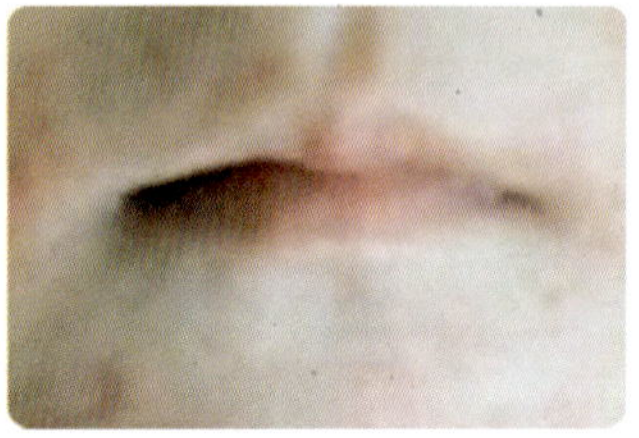
❹-3 점진적인 근원치료 진행 상태

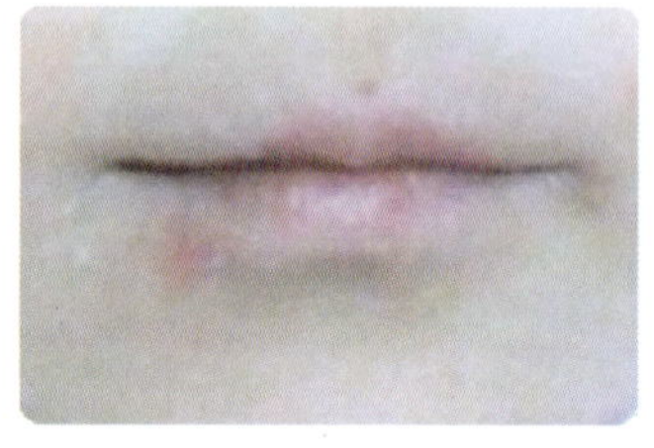
❹-4 점진적인 근원치료 진행 상태

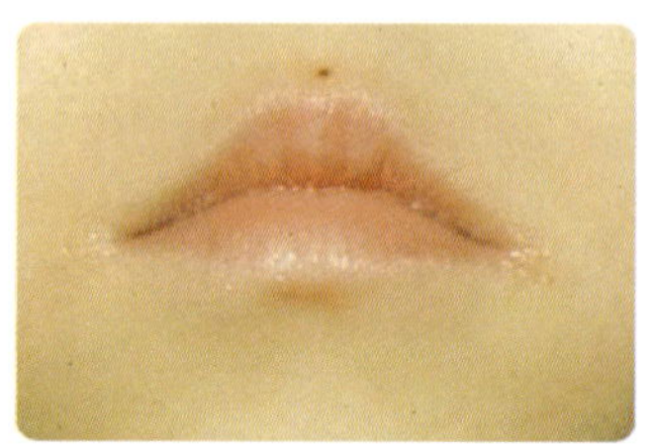
❺ 증상 소멸 및 근본 치료 상태

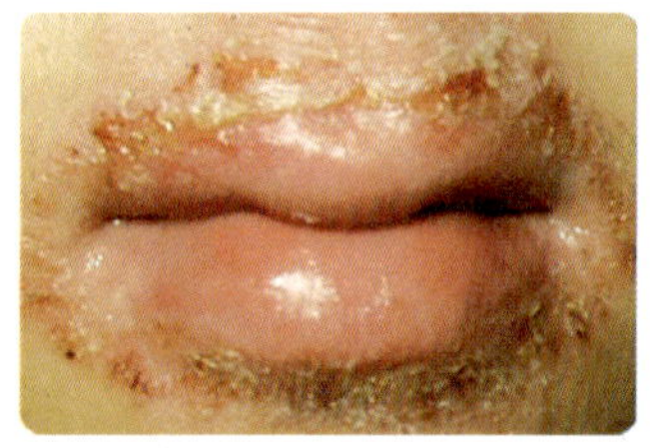
❸ 리바운드 현상 진행 후 본래 증상 100% 표출 상태

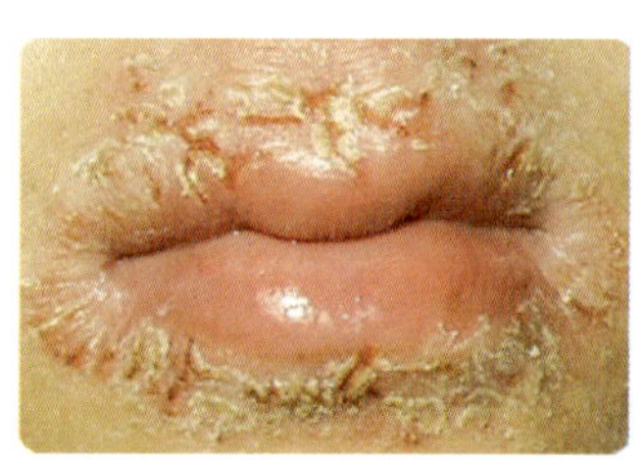
❹-1 점진적인 근원치료 진행 상태

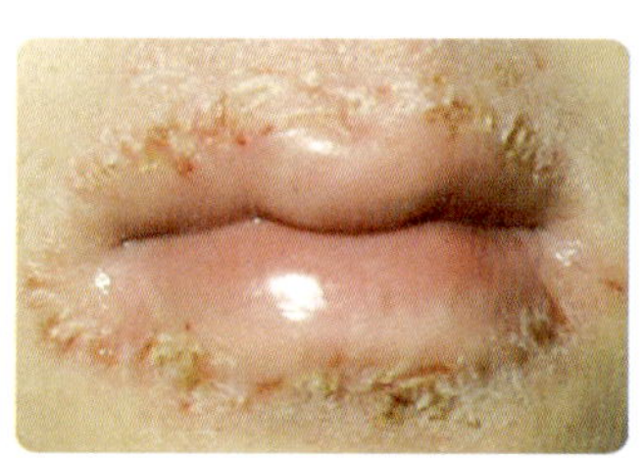
❹-2 점진적인 근원치료 진행 상태

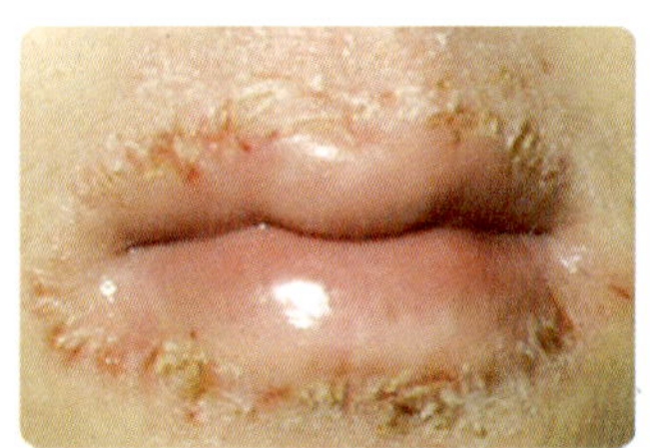
❹-3 점진적인 근원치료 진행 상태

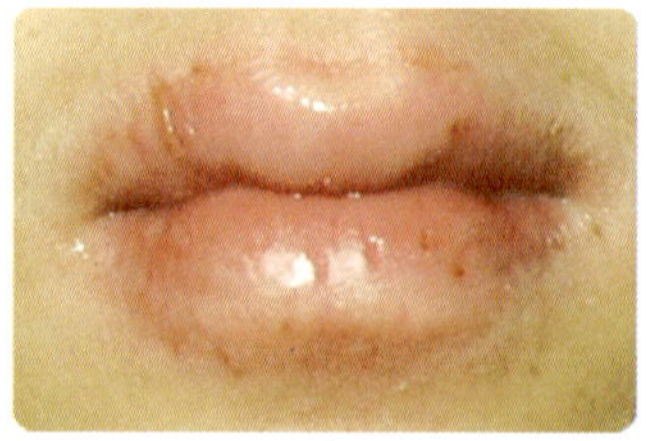
❹-4 점진적인 근원치료 진행 상태

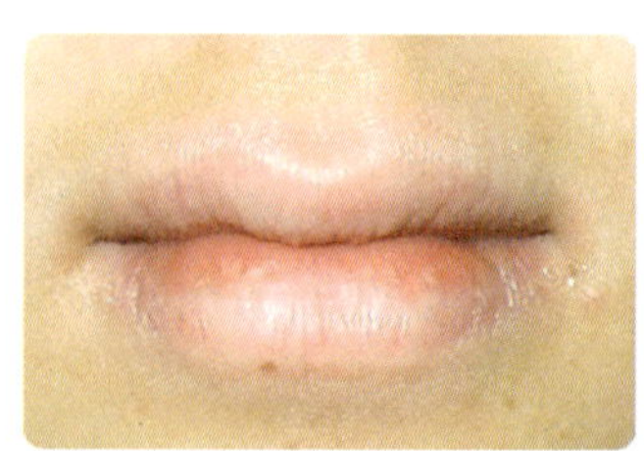
❺ 증상 소멸 및 근본 치료 상태

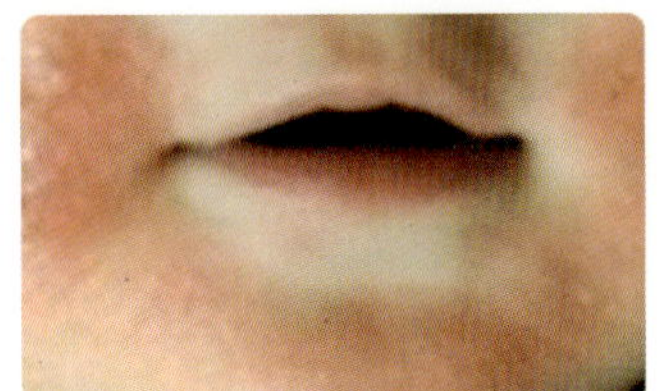
❸ 리바운드 현상 진행 후 본래 증상 100% 표출 상태

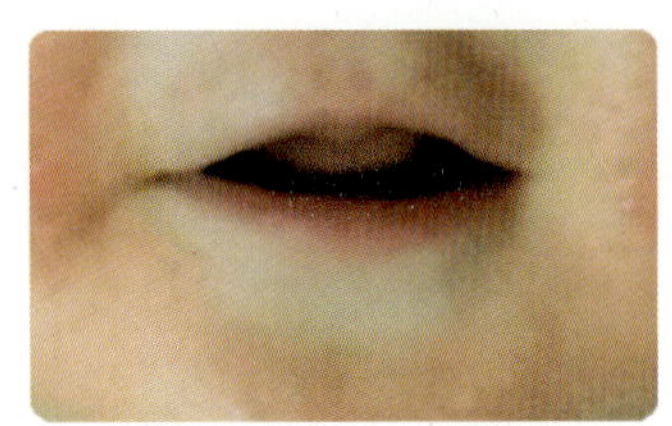
❹-1 점진적인 근원치료 진행 상태

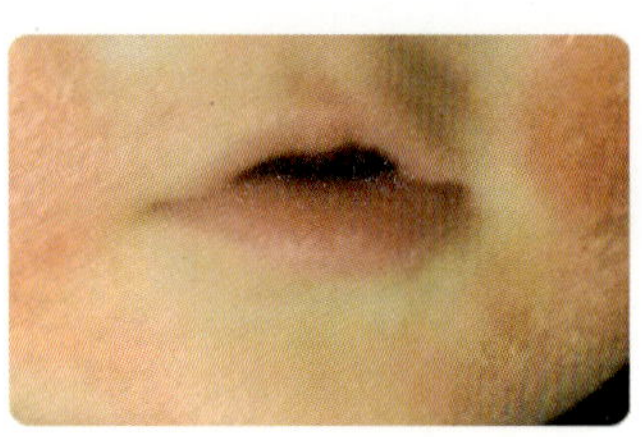
❹-2 점진적인 근원치료 진행 상태

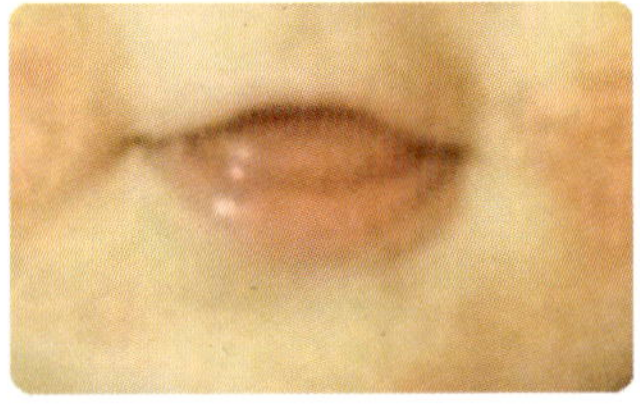
❹-3 점진적인 근원치료 진행 상태

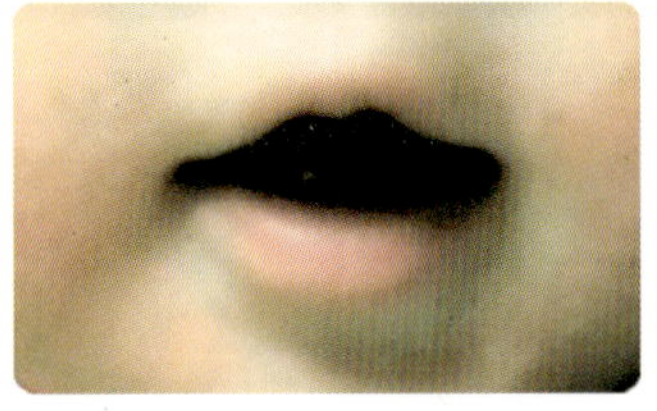
❹-4 점진적인 근원치료 진행 상태

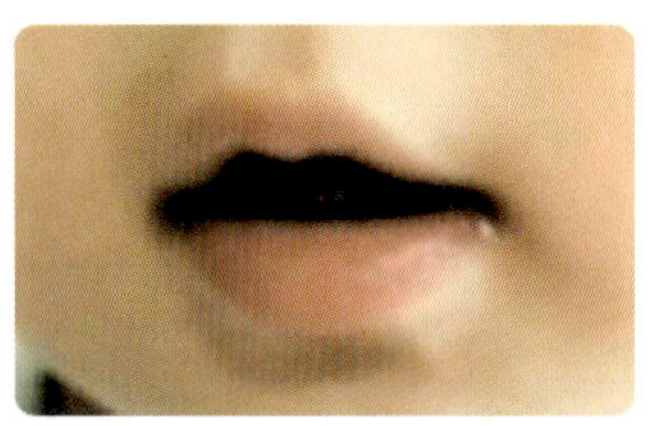
❺ 증상 소멸 및 근본 치료 상태

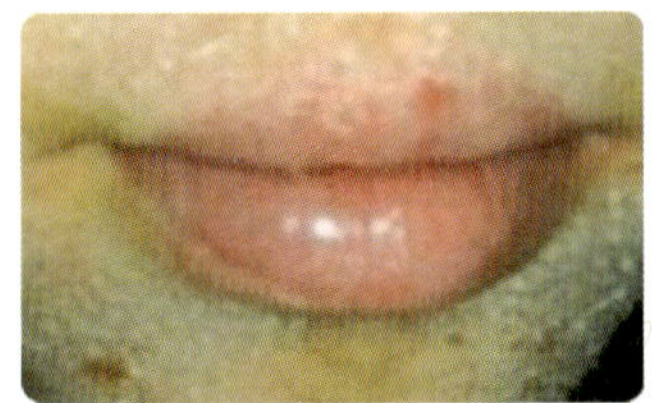
❸ 리바운드 현상 진행 후 본래 증상 100% 표출 상태

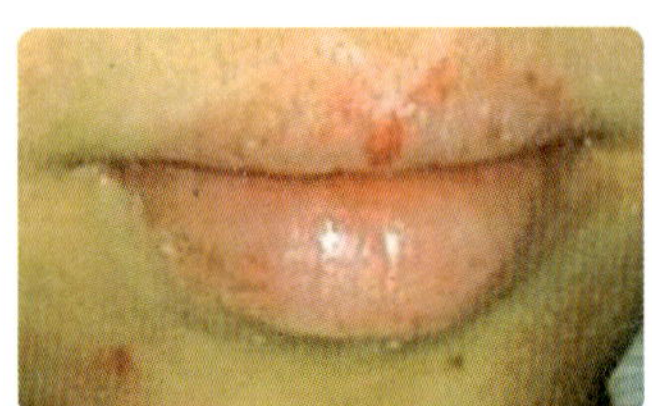
❹-1 점진적인 근원치료 진행 상태

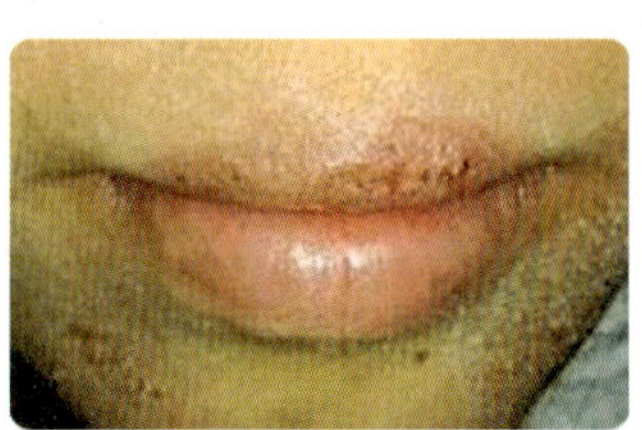
❹-2 점진적인 근원치료 진행 상태

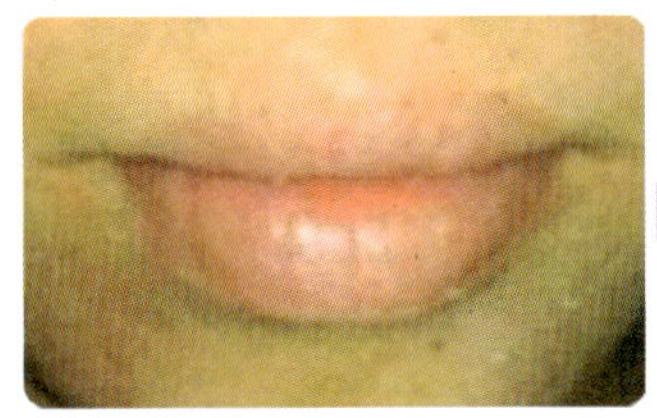
❹-3 점진적인 근원치료 진행 상태

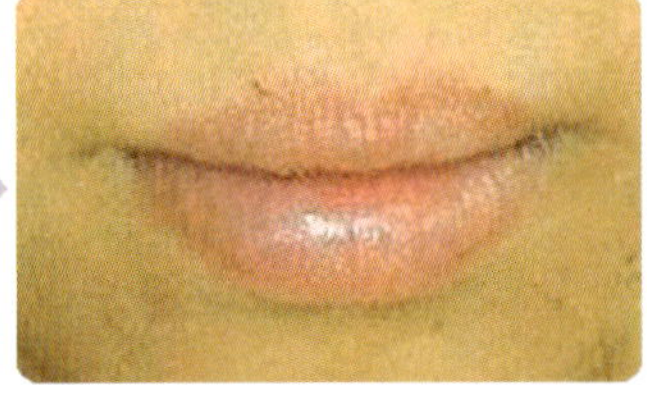
❹-4 점진적인 근원치료 진행 상태

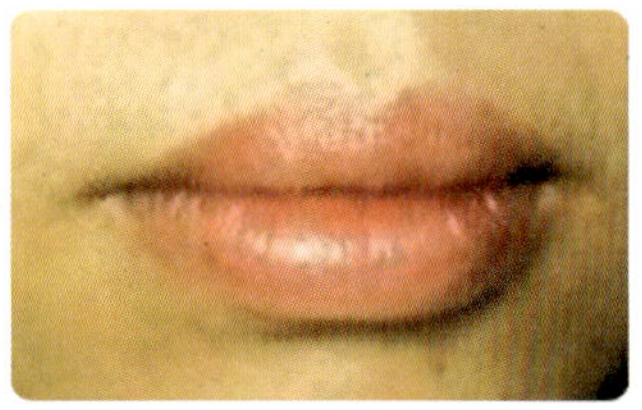
❺ 증상 소멸 및 근본 치료 상태

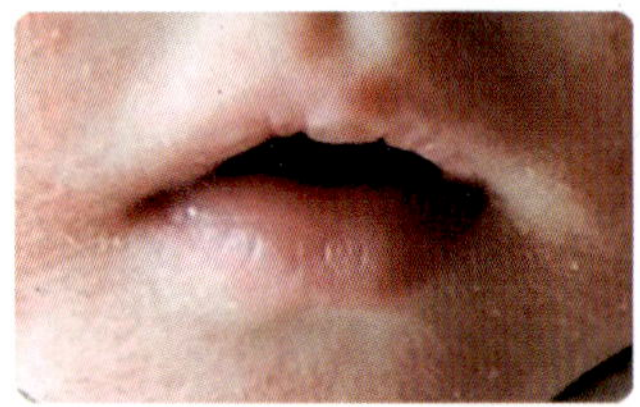
❸ 리바운드 현상 진행 후 본래 증상 100% 표출 상태

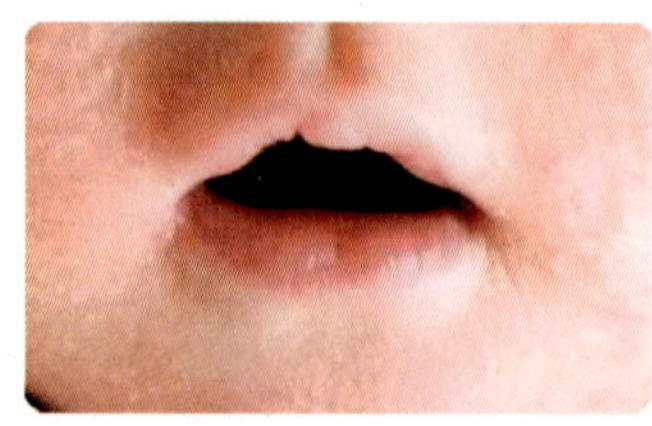
❹-1 점진적인 근원치료 진행 상태

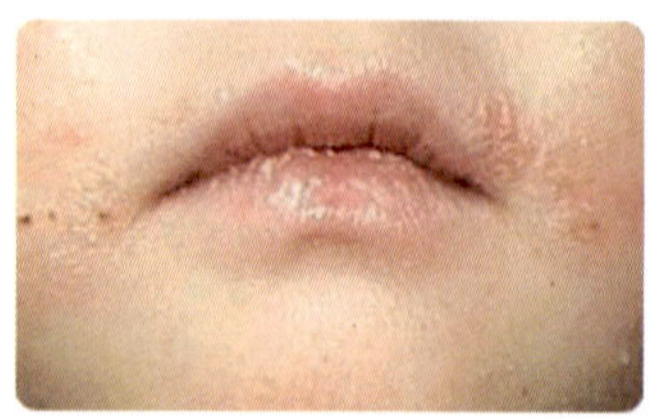
❹-2 점진적인 근원치료 진행 상태

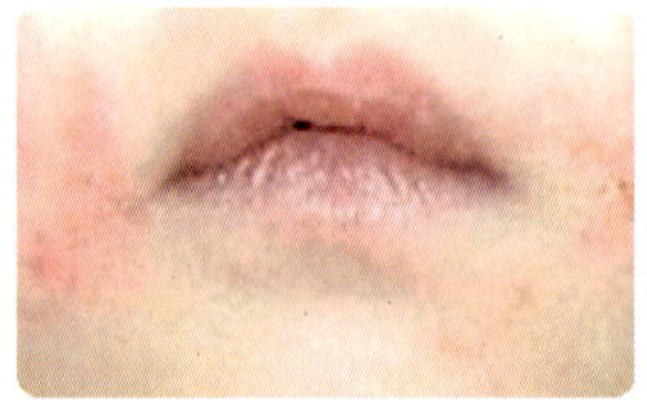
❹-3 점진적인 근원치료 진행 상태

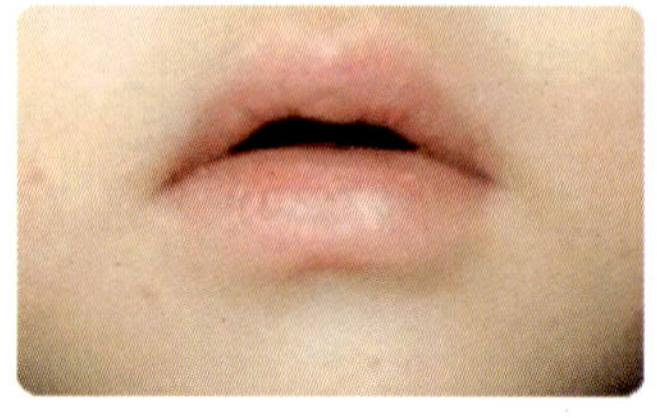
❹-4 점진적인 근원치료 진행 상태

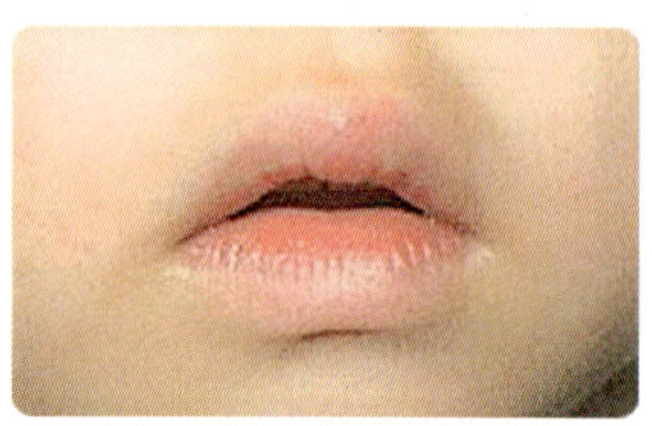
❺ 증상 소멸 및 근본 치료 상태

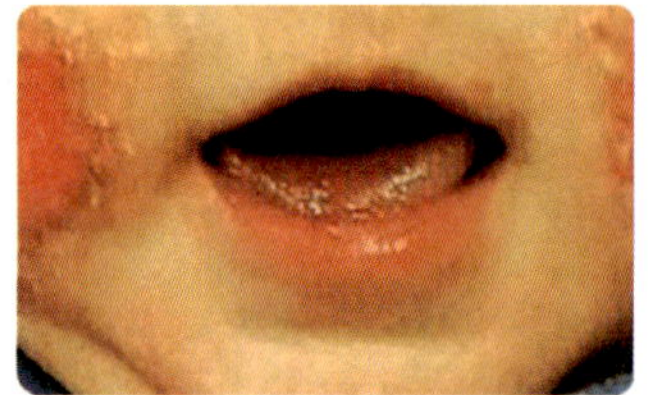
❸ 리바운드 현상 진행 후 본래 증상 100% 표출 상태

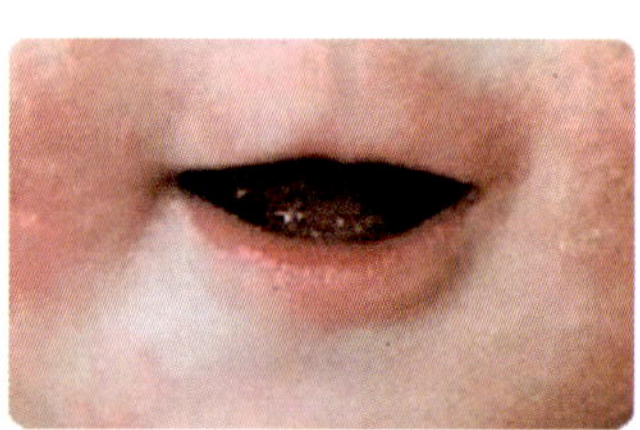
❹-1 점진적인 근원치료 진행 상태

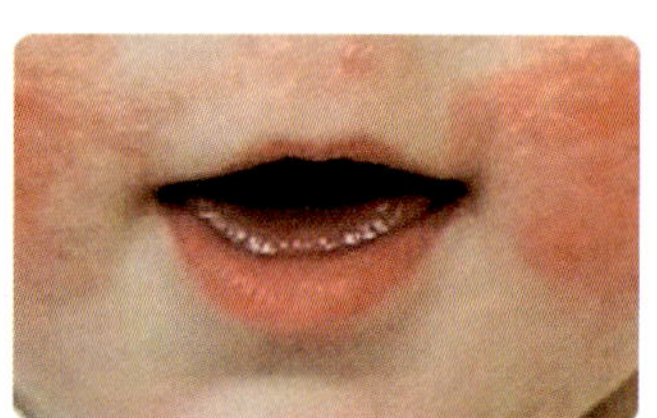
❹-2 점진적인 근원치료 진행 상태

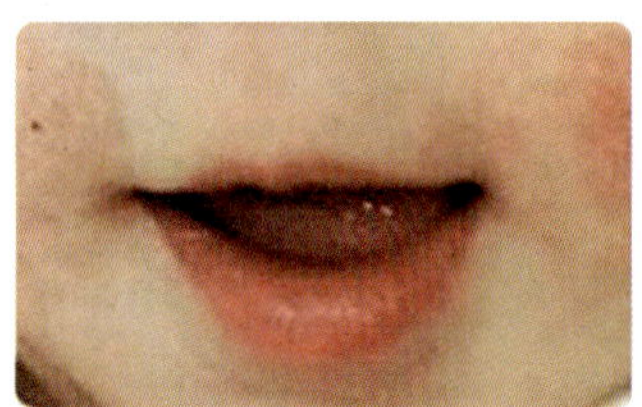
❹-3 점진적인 근원치료 진행 상태

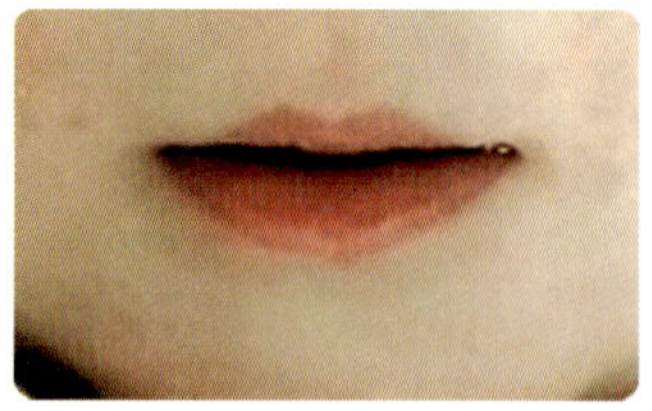
❹-4 점진적인 근원치료 진행 상태

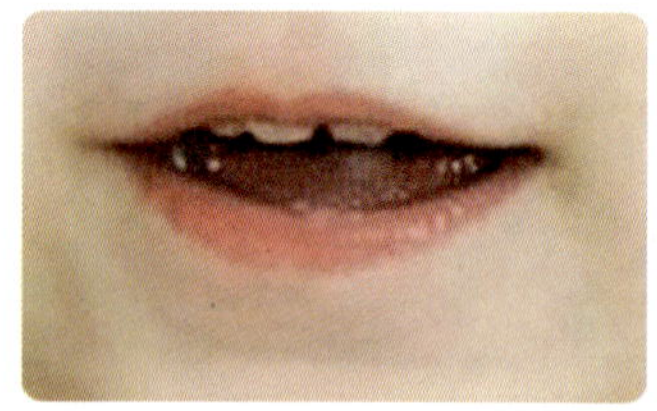
❺ 증상 소멸 및 근본 치료 상태

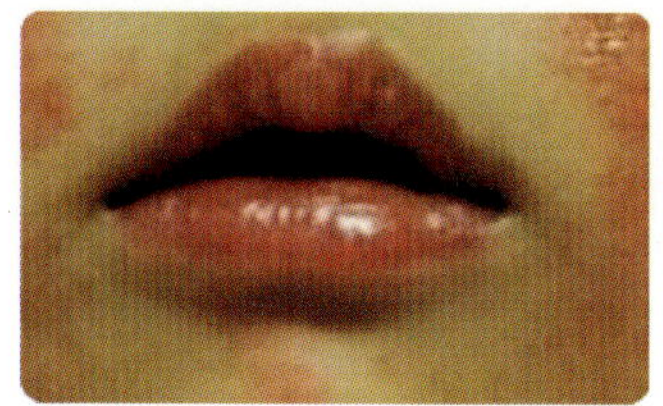
❸ 리바운드 현상 진행 후 본래 증상 100% 표출 상태

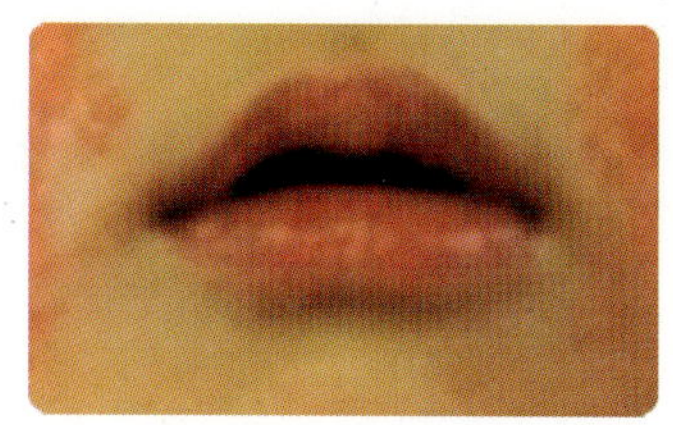
❹-1 점진적인 근원치료 진행 상태

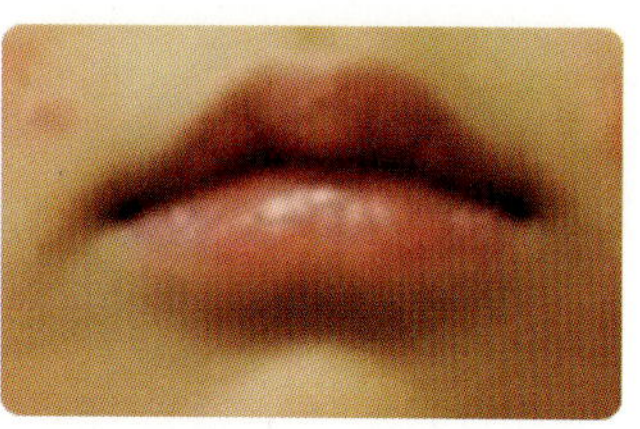
❹-2 점진적인 근원치료 진행 상태

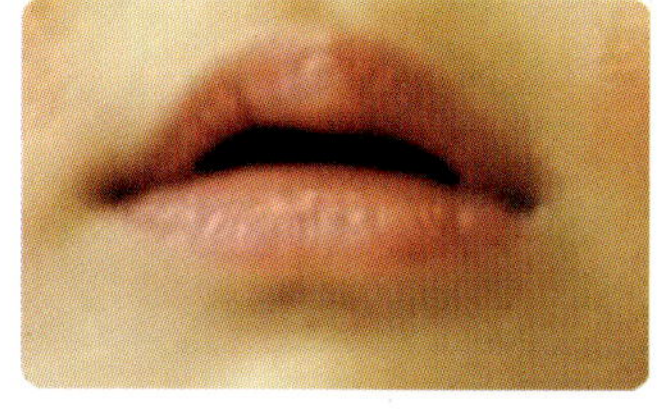
❹-3 점진적인 근원치료 진행 상태

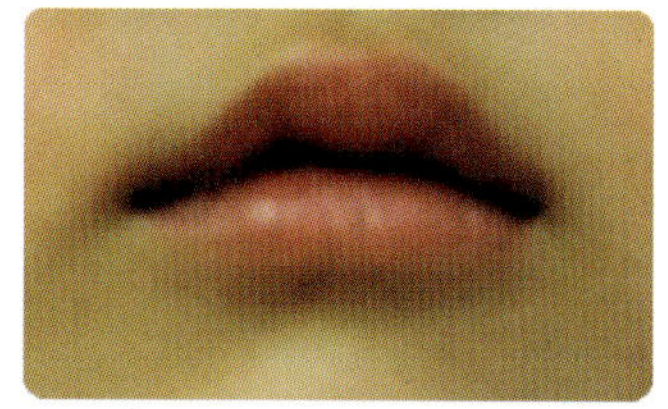
❹ 4 점진적인 근원치료 진행 상태

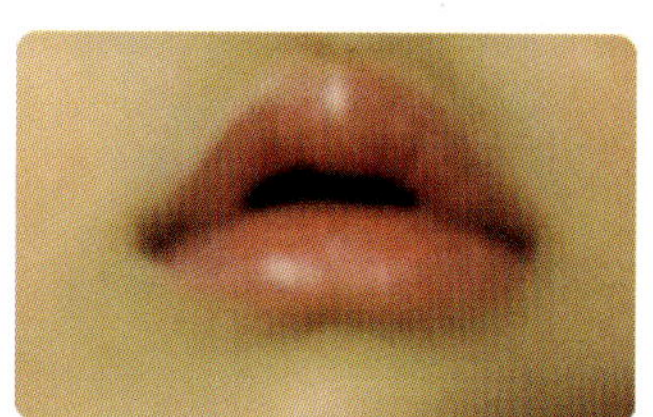
❺ 증상 소멸 및 근본 치료 상태

2. 귀, 이마, 눈 주위 등의 근본 치료 진행 사례

1) 귀, 이마, 눈 주위 알레르기와 아토피피부염 증상 악화

아토피피부염 발병 후 알레르겐 등 아토피피부염 악화인자로 관여하는 휘발성 유기화합물, 중금속, 특정 합성화학물질, 자극물질, 기타 유해물질 등의 성분 냄새가 코를 통해 체내로 계속 흡입된 후 면역체계가 과민반응(알레르기)을 일으키면 이마, 눈 주위, 귀 등에 발생한 알레르기와 기타 부위 아토피피부염 증상이 악화된다.

2) 귀, 이마, 눈 주위 알레르기 등의 근본 치료와 악화인자 차단

- 생활환경 또는 제품에서 뿜어져 나오는 특정 합성화학물질, 휘발성 유기화합물, 중금속, 알레르겐 등의 물질 성분 냄새 흡입 차단

- 특정 합성화학물질, 휘발성 유기화합물, 중금속, 알레르겐, 기타 유해물질 등이 함유된 산업생산품에서 뿜어져 나오는 특정 합성화학물질, 휘발성 유기화합물 등의 성분 냄새 흡입 차단
- 포름알데하이드, 염산, 디클로로메탄 등이 함유된 특정 세정제나 살균 소독제를 사용 금지 등 특정 제품에서 뿜어져 나오는 특정 성분 냄새 흡입 차단
- 새집에 이사하거나 새 가구 또는 새 차를 구입한 이후에 새집증후군, 새가구증후군, 새차증후군을 유발하는 포름알데히드, 벤젠, 톨루엔 등 특정 성분 냄새 흡입 차단
- 특정 환경에서 배출되는 연기나 분진(粉塵) 등에 함유된 특정 합성화학물질, 휘발성 유기화합물, 중금속, 유해물질 성분 냄새 흡입 차단
- 새바닥재증후군을 유발하는 프탈레이트계 가소제 등이 함유된 특정 인조가죽 매트, 에어비닐 매트, 비닐 매트 등을 계속 사용하는 동안에 특정 제품에서 뿜어져 나오는 프탈레이트계 가소제 등의 성분 냄새 흡입 차단
- 테트라클로로에틸렌, 과산화수소 등 알레르기 원인 물질이 함유된 특정 방향제, 탈취제에서 뿜어져 나오는 특정 성분 냄새 흡입 차단
- 새로 구입한 소파, 책상 등의 가구류에서 뿜어져 나오는 포름알데히드 등의 성분 냄새 흡입 차단
- 세탁소에서 세탁한 의류에서 뿜어져 나오는 벤젠 등의 휘발성 유기화합물 성분 냄새 흡입 차단
- 내분비계장애 원인 물질인 디부틸 프탈레이트(DBP) 등이 함유된 특정 매니큐어 제품 등에서 뿜어져 나오는 휘발성 유기용제 성분 냄새 흡입 차단
- 새 페인트를 칠한 실내 공간 또는 놀이터 우레탄 바닥재에서 뿜어져 나오는 휘발성 유기화합물 성분 냄새 흡입 차단
- 농약 성분이 함유된 특정 살충제 및 악취 제거를 위한 방취제로 사용되는 나프탈렌 냄새 흡입 차단
- 특정 플라스틱제품, 고무제품, 비닐제품에서 뿜어져 나오는 프탈레이트계 가소제 등 성분 냄새 흡입 차단 (기타 생략)

3) 귀, 이마, 눈 주위 등의 근본 치료 진행 사례

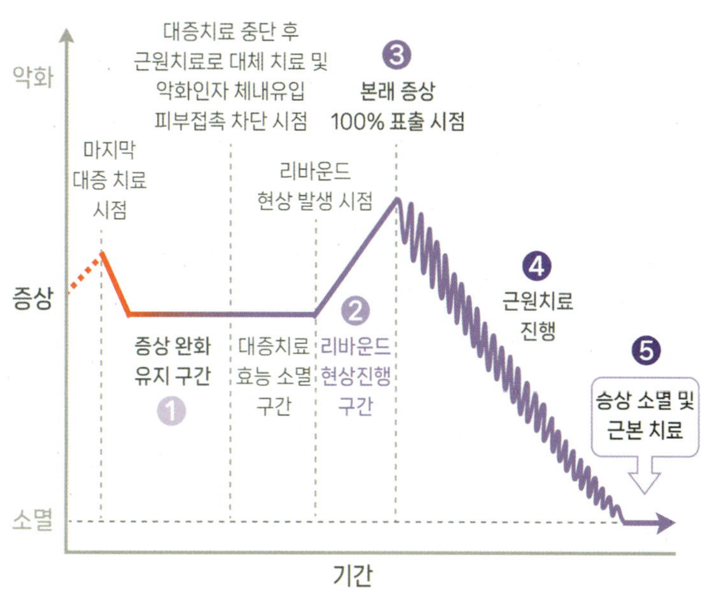

발병 초기부터 대증치료를 계속했으나 수화미제, 심신불교 순환 체계 작동 등에 의한 비정상적 생명현상과 생체활동은 치유되지 못하고 이마, 눈 주위에 발생한 알레르기 증상 등만 한시적으로 완화된 상태일 때 악화인자를 철저히 차단한 상태에서 근원치료 효능을 발휘하는 한약 복용으로 대체한 후 근원 치료가 시작되면, 한시적으로 완화됐던 증상들(❶)이 사라지고 리바운드 현상이 진행(❷)되면서 본래 앓고 있는 증상들이 마지막 대증 치료약물 사용 전(前) 증상보다 악화된 상태로 100% 표출(❸)된 이후에 근원 치료가 본격 진행된다.

한의학 이론과 치료 원리에 근거하여 처방되고 조제된 한약 복용으로 대체한 후 수화기제, 수승화강 순환 체계 작동 등 정상 생명현상과 생체활동을 영위하면, 리바운드 현상이 진행되면서 대증 치료 기간에 체내로 유입되고 피부에 접촉된 악화인자 때문에 생명현상과 생체활동이 손상된 만큼 본래 앓고 있는 증상들이 악화된 상태로 100% 표출(❸)된 이후에 근원 치료가 본격 진행(❹)되면서 아토피피부염 근본 원인과 이상 증후가 치유되고 아토피피부염 증상들이 소멸된 부위에 정상 피부 조직이 생성된 후 이마, 눈 주위에 발생한 알레르기 등이 근본 치료(❺)될 수 있다.

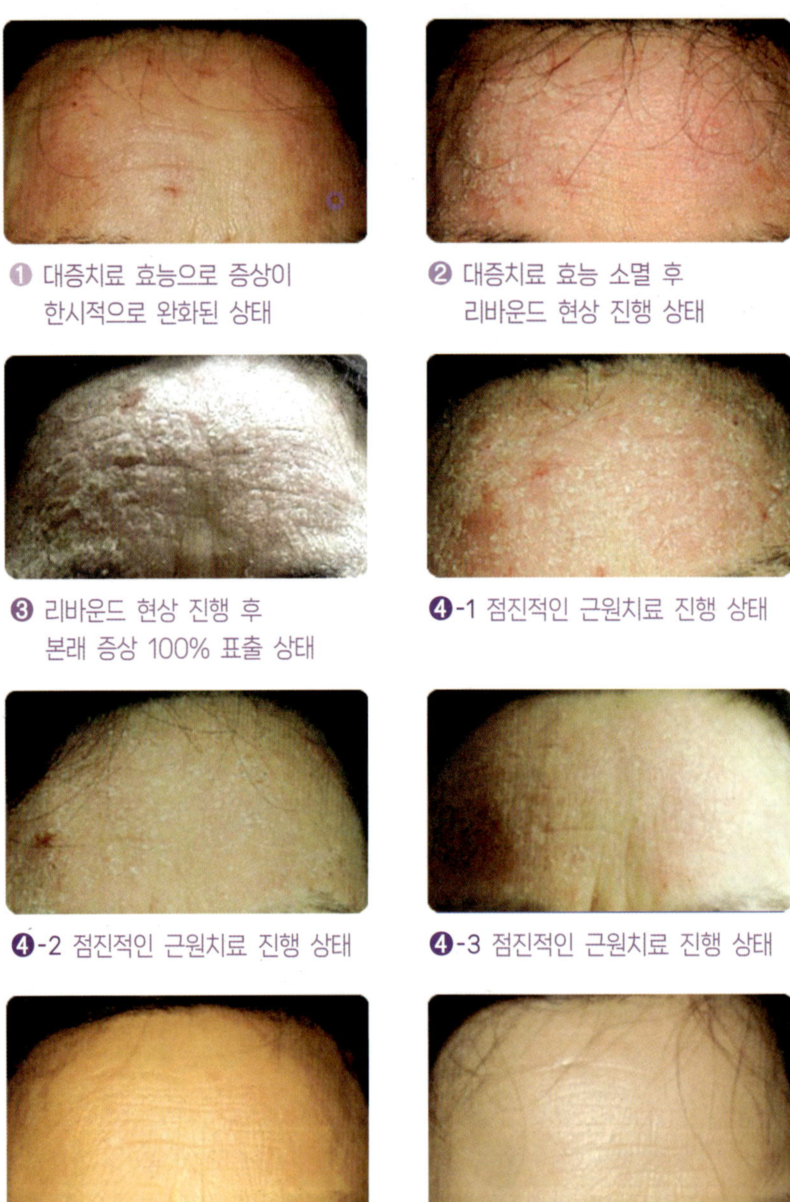

❶ 대증치료 효능으로 증상이 한시적으로 완화된 상태

❷ 대증치료 효능 소멸 후 리바운드 현상 진행 상태

❸ 리바운드 현상 진행 후 본래 증상 100% 표출 상태

❹-1 점진적인 근원치료 진행 상태

❹-2 점진적인 근원치료 진행 상태

❹-3 점진적인 근원치료 진행 상태

❹-4 점진적인 근원치료 진행 상태

❺ 증상 소멸 및 근본 치료 상태

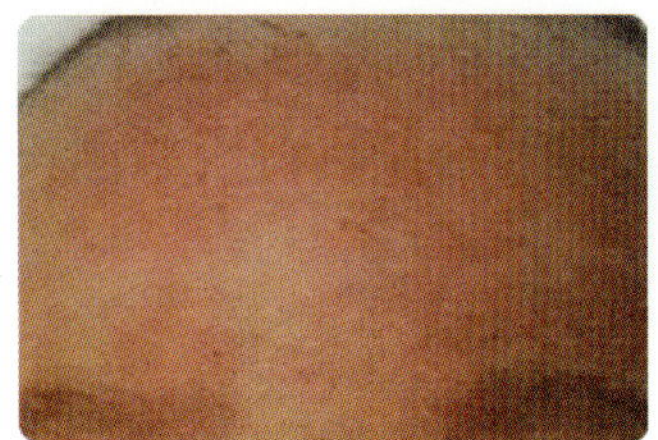

❸ 리바운드 현상 진행 후 본래 증상 100% 표출 상태

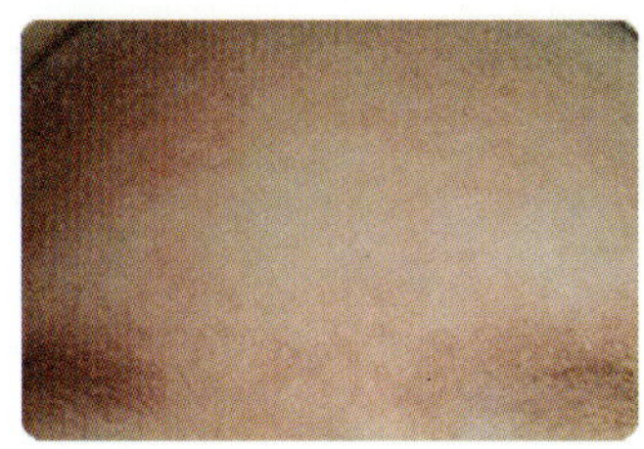

❹-1 점진적인 근원치료 진행 상태

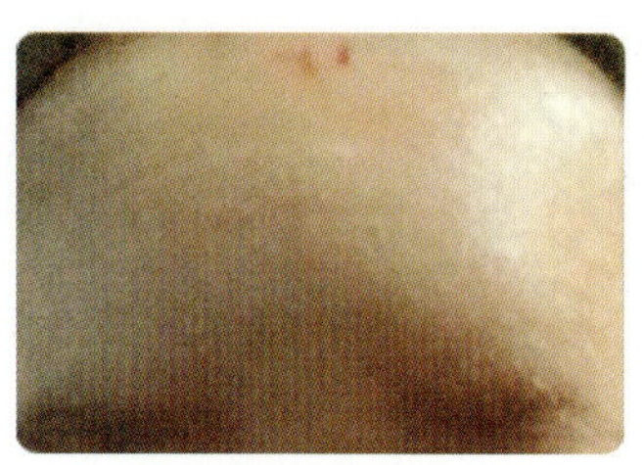

❹-2 점진적인 근원치료 진행 상태

❹-3 점진적인 근원치료 진행 상태

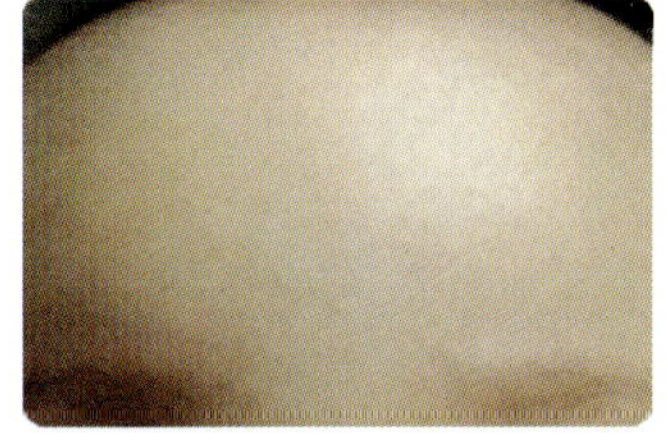

❹-4 점진적인 근원치료 진행 상태

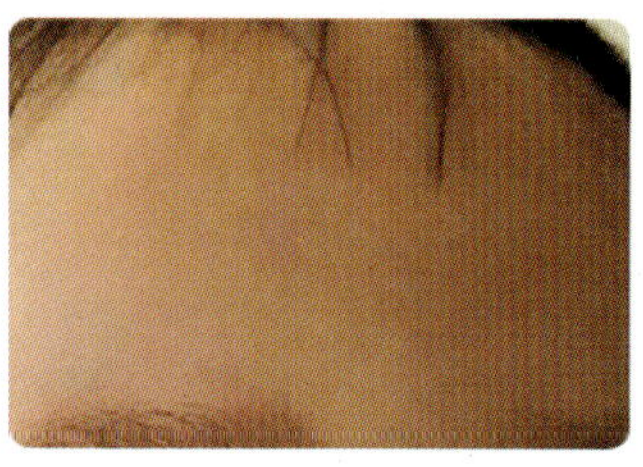

❺ 증상 소멸 및 근본 치료 상태

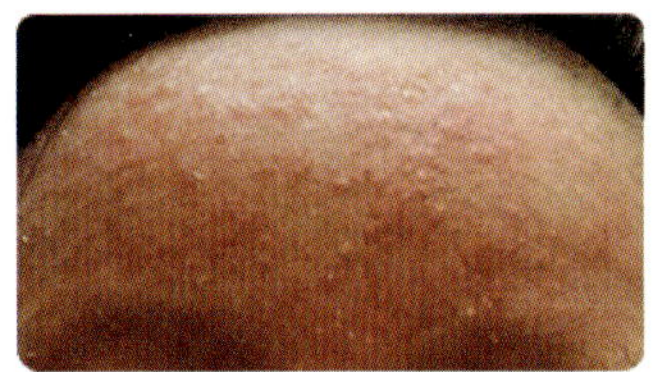

❸ 리바운드 현상 진행 후 본래 증상 100% 표출 상태

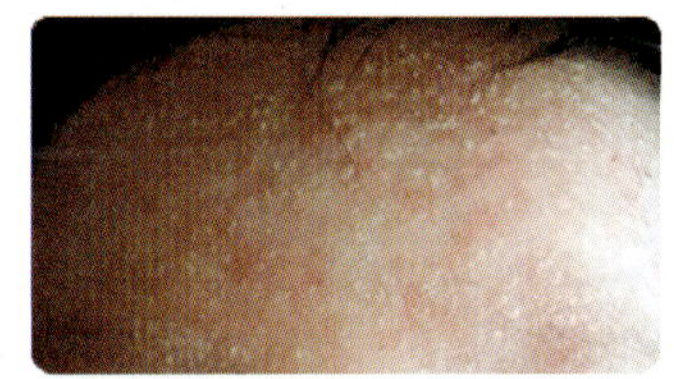

❹-1 점진적인 근원치료 진행 상태

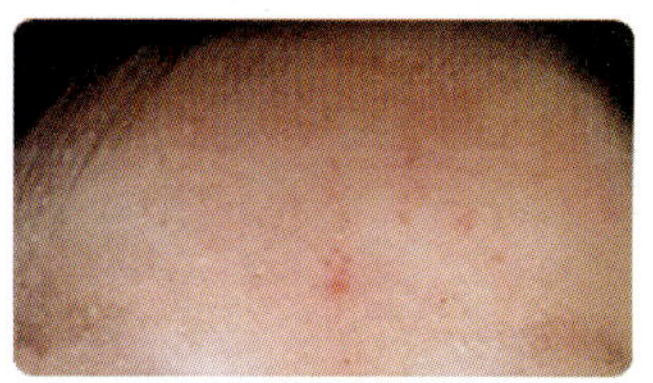

❹-2 점진적인 근원치료 진행 상태

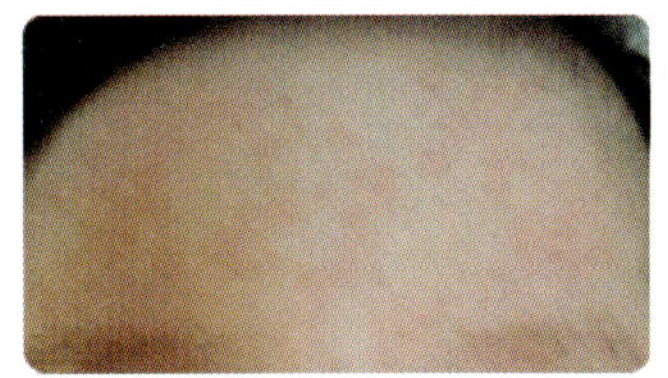

❹-3 점진적인 근원치료 진행 상태

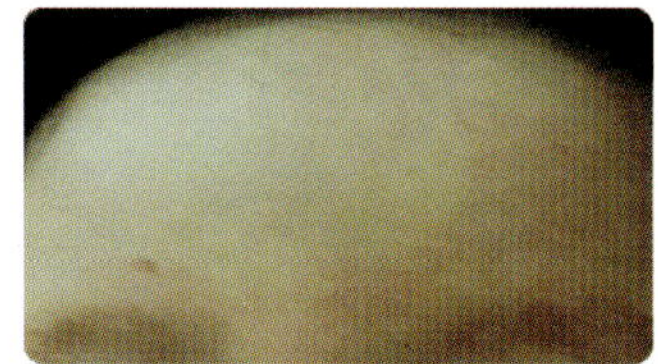

❹-4 점진적인 근원치료 진행 상태

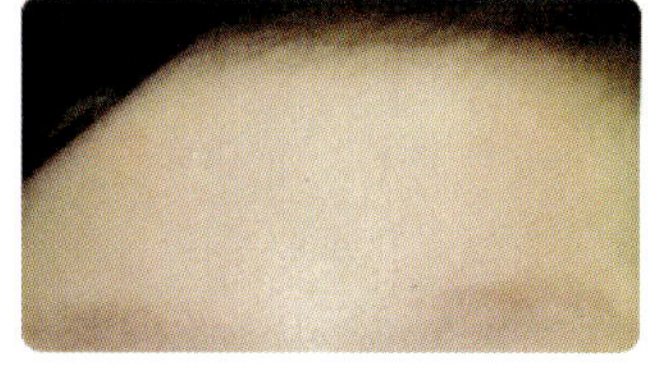

❺ 증상 소멸 및 근본 치료 상태

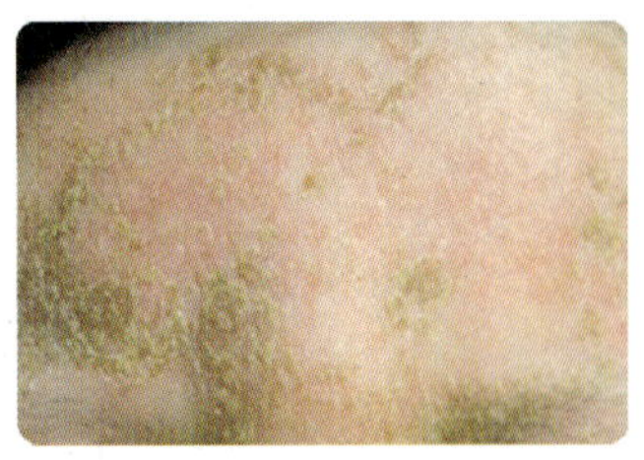

❸ 리바운드 현상 진행 후
본래 증상 100% 표출 상태

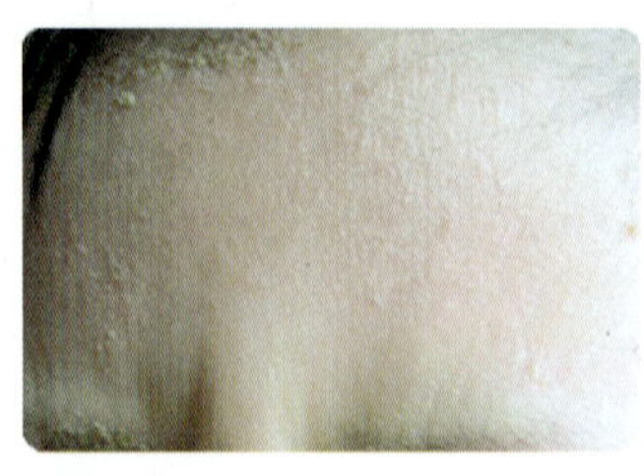

❹-1 점진적인 근원치료 진행
상태

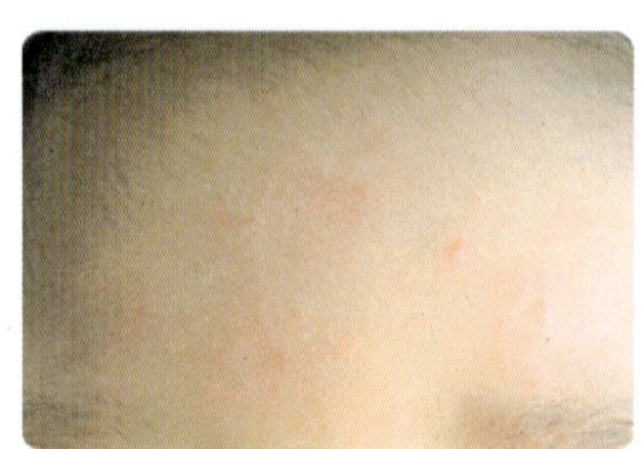

❹-2 점진적인 근원치료 진행
상태

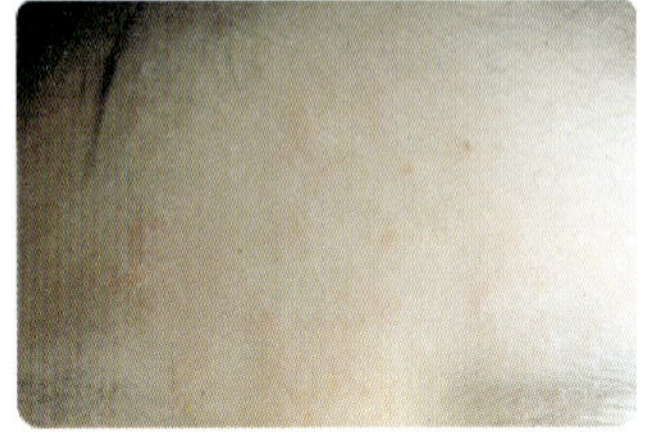

❹-3 점진적인 근원치료 진행
상태

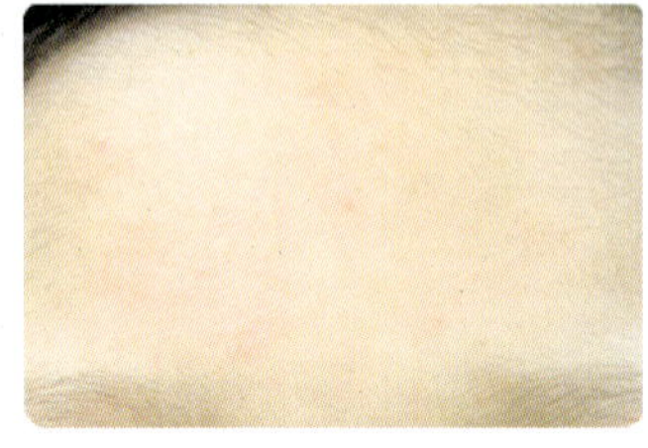

❹-4 점진적인 근원치료 진행
상태

❺ 증상 소멸 및 근본 치료 상태

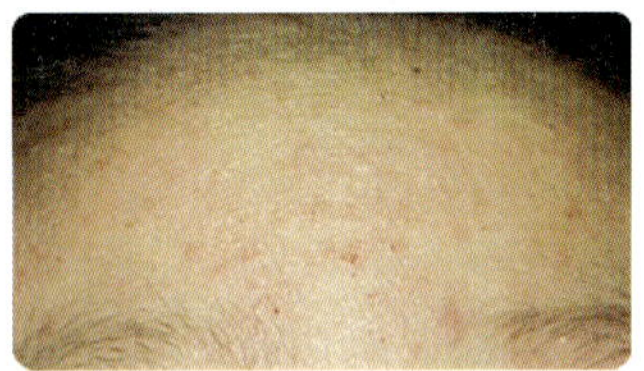

❸ 리바운드 현상 진행 후
본래 증상 100% 표출 상태

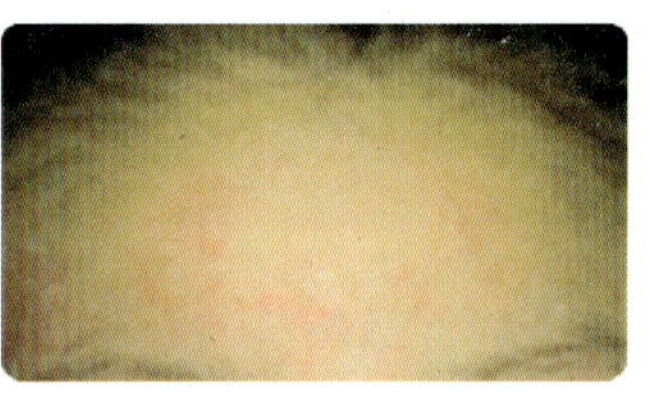

❹-1 점진적인 근원치료 진행
상태

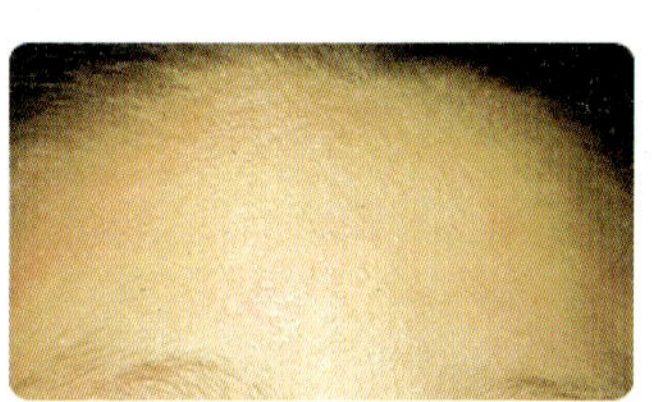

❹-2 점진적인 근원치료 진행
상태

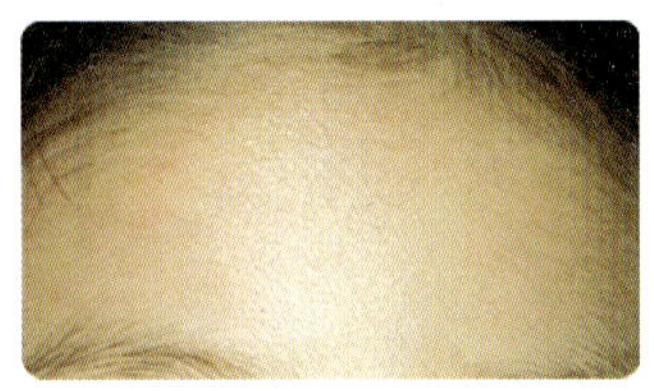

❹-3 점진적인 근원치료 진행
상태

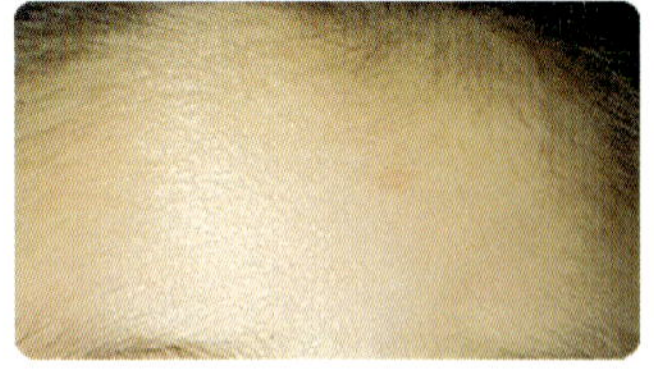

❹-4 점진적인 근원치료 진행
상태

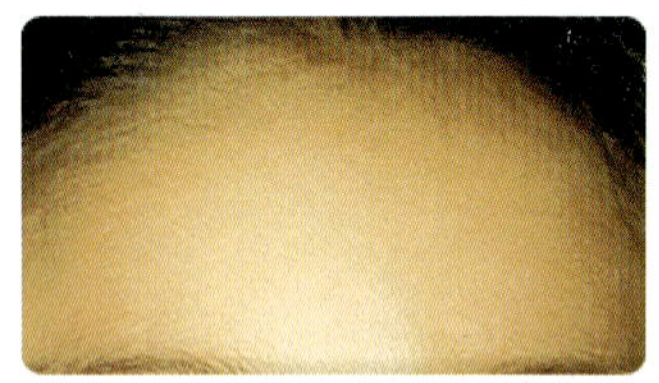

❺ 증상 소멸 및 근본 치료 상태

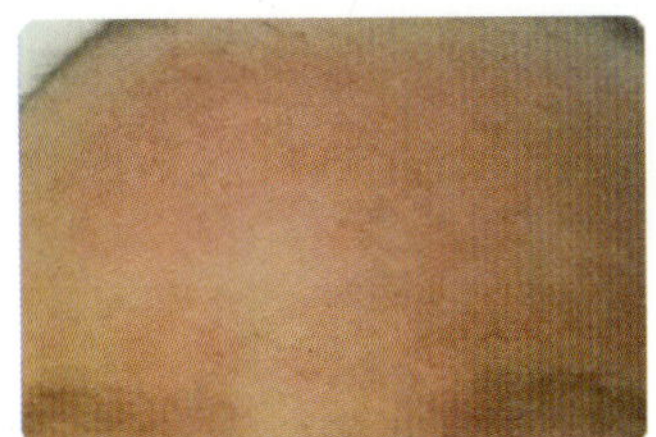

❸ 리바운드 현상 진행 후 본래 증상 100% 표출 상태

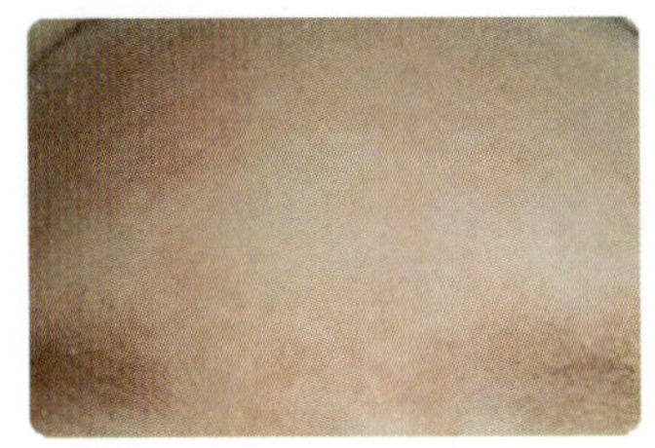

❹-1 점진적인 근원치료 진행 상태

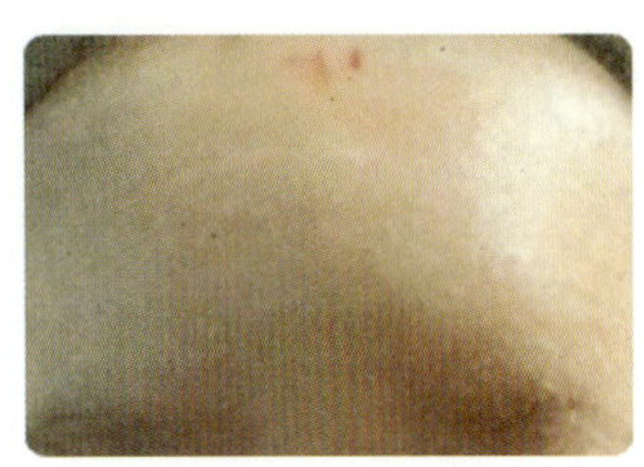

❹-2 점진적인 근원치료 진행 상태

❹-3 점진적인 근원치료 진행 상태

❹-4 점진적인 근원치료 진행 상태

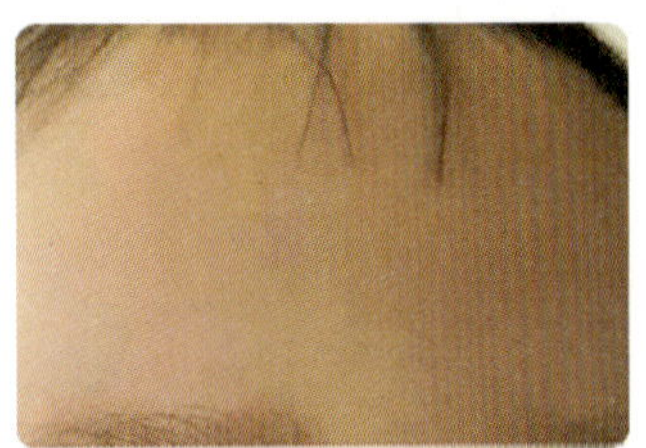

❺ 증상 소멸 및 근본 치료 상태

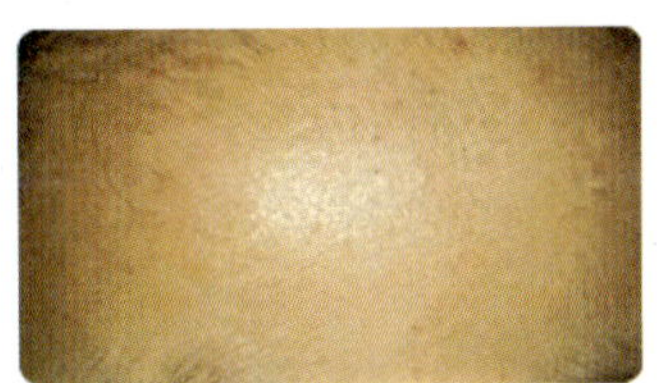

❸ 리바운드 현상 진행 후 본래 증싱 100% 표출 싱태

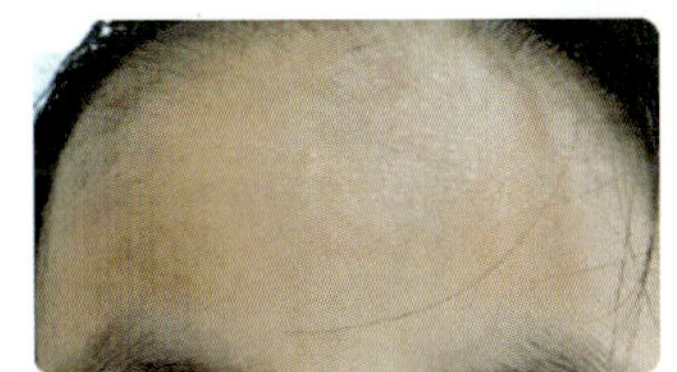

❹-1 점진적인 근원치료 진행 싱태

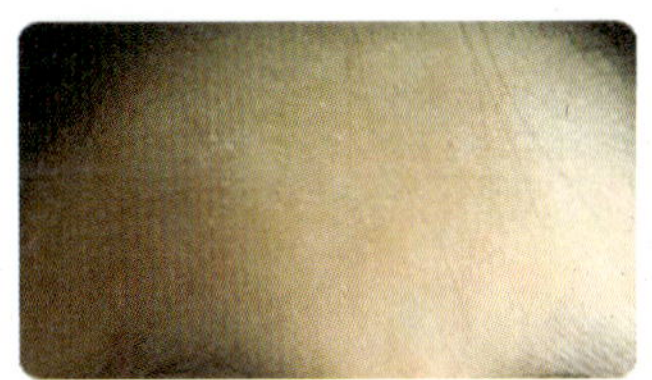

❹-2 점진적인 근원치료 진행 상태

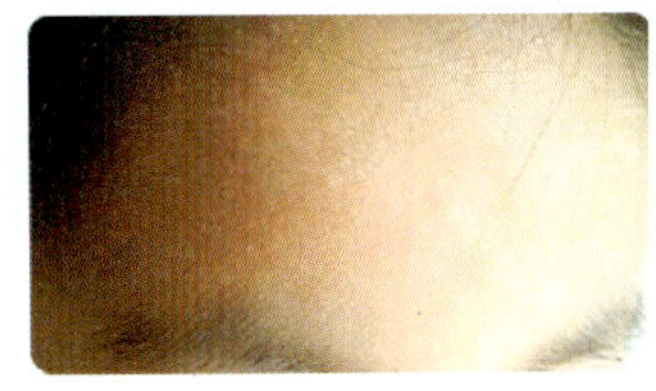

❹-3 점진적인 근원치료 진행 상태

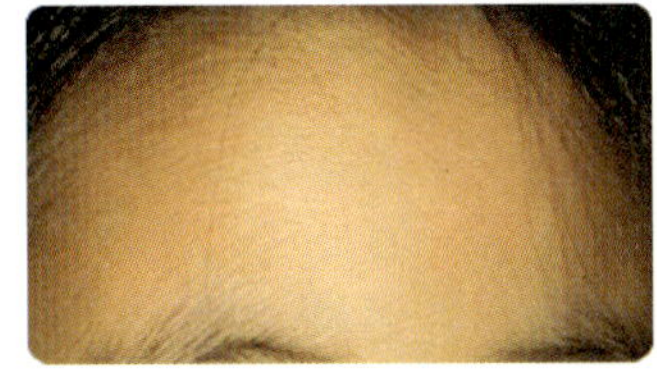

❹-4 점진적인 근원치료 진행 상태

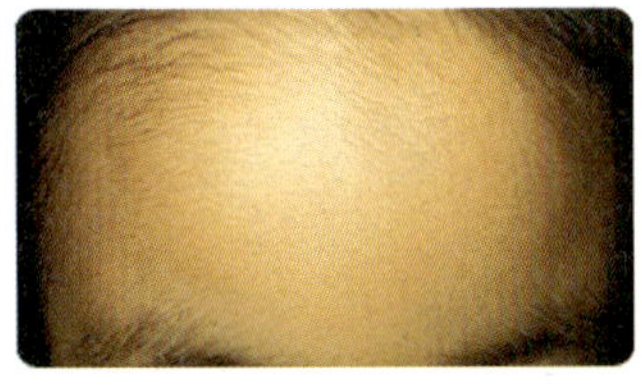

❺ 증상 소멸 및 근본 치료 상태

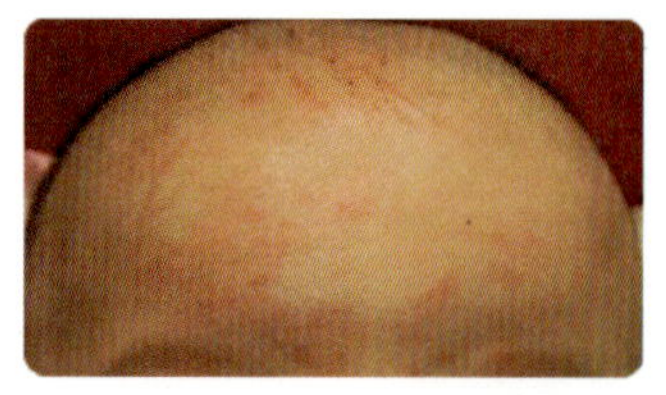

❸ 리바운드 현상 진행 후
본래 증상 100% 표출 상태

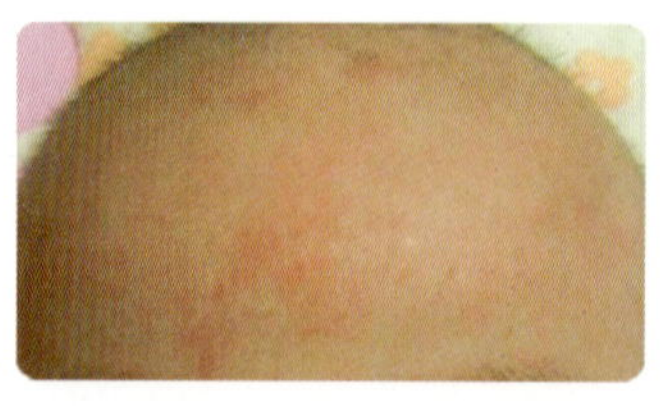

❹-1 점진적인 근원치료 진행
상태

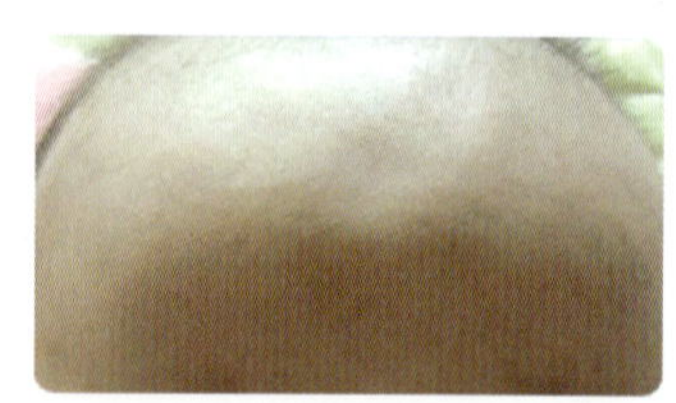

❹-2 점진적인 근원치료 진행
상태

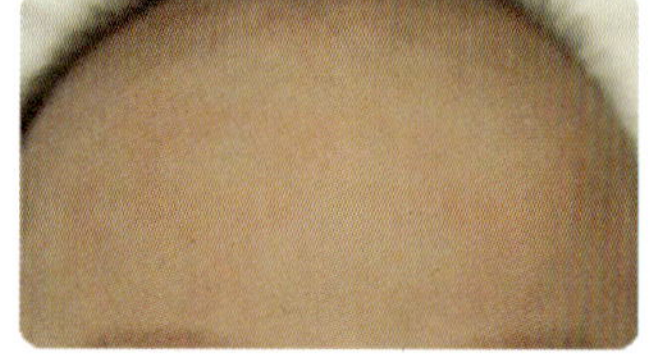

❹-3 점진적인 근원치료 진행
상태

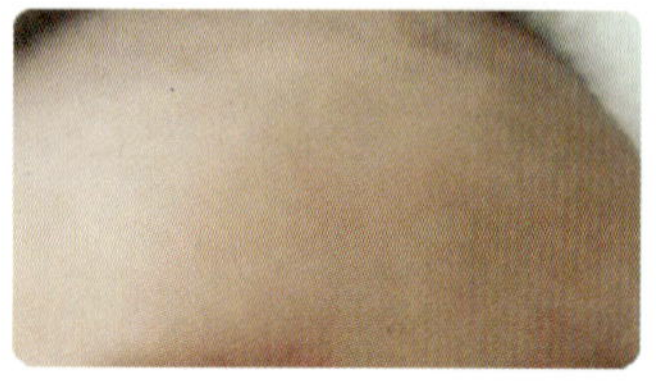

❹-4 점진적인 근원치료 진행
상태

❺ 증상 소멸 및 근본 치료 상태

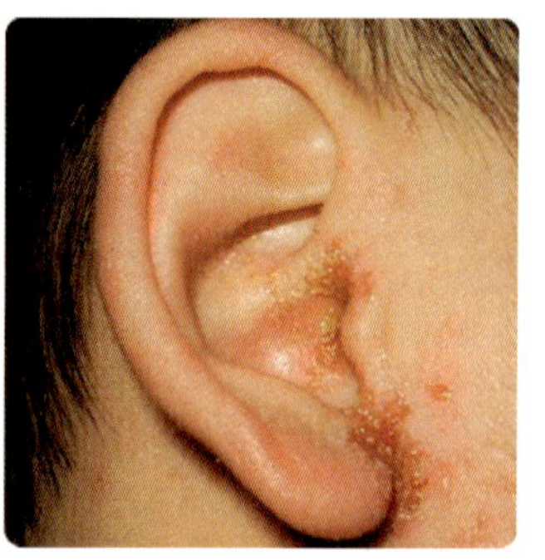

❸ 리바운드 현상 진행 후
본래 증상 100% 표출 상태

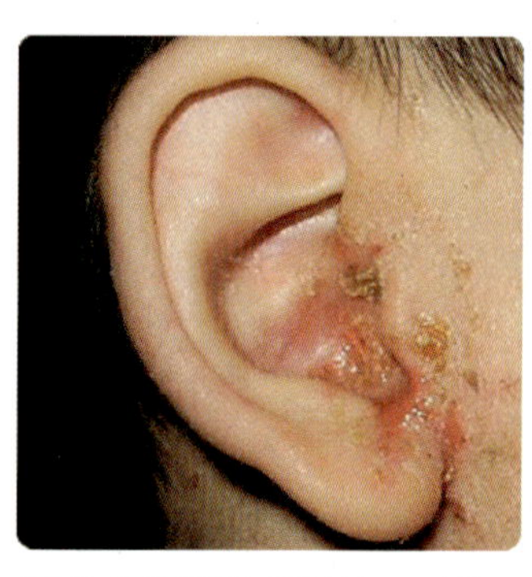

❹-1 점진적인 근원치료 진행
상태

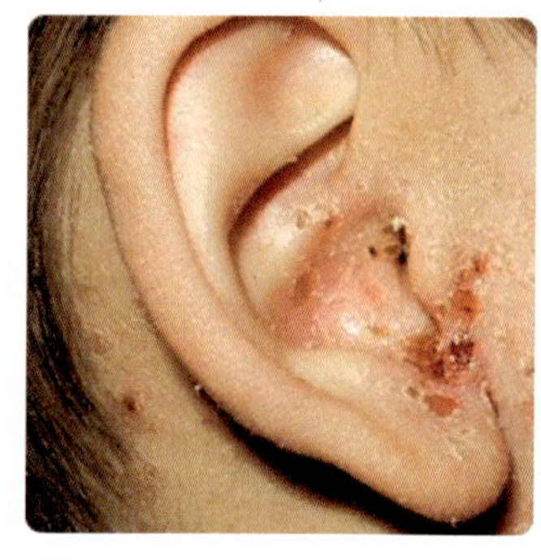

❹-2 점진적인 근원치료 진행
상태

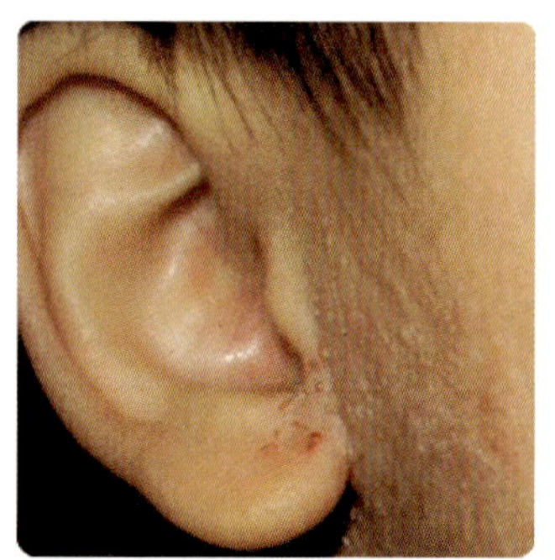

❹-3 점진적인 근원치료 진행
상태

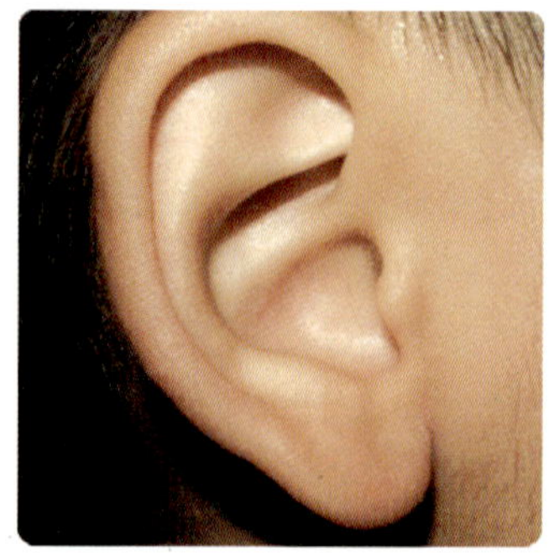

❹-4 점진적인 근원치료 진행
상태

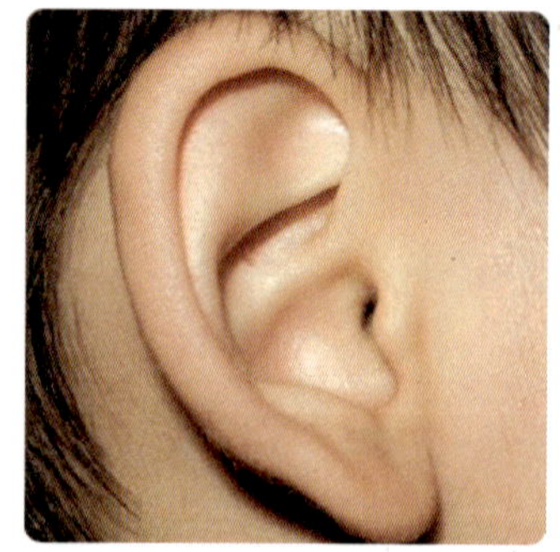

❺ 증상 소멸 및 근본 치료 상태

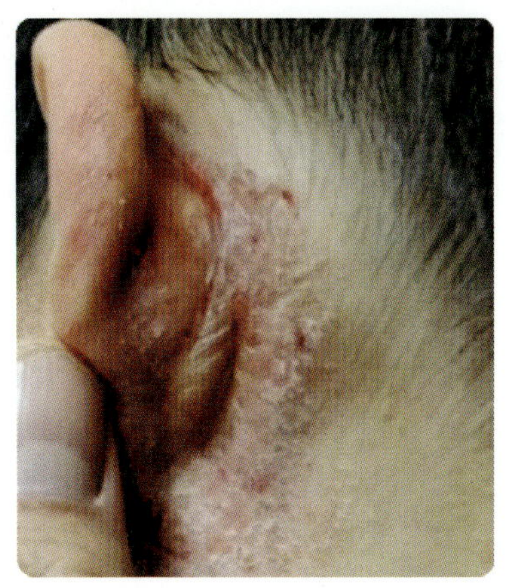

❸ 리바운드 현상 진행 후
본래 증상 100% 표출 상태

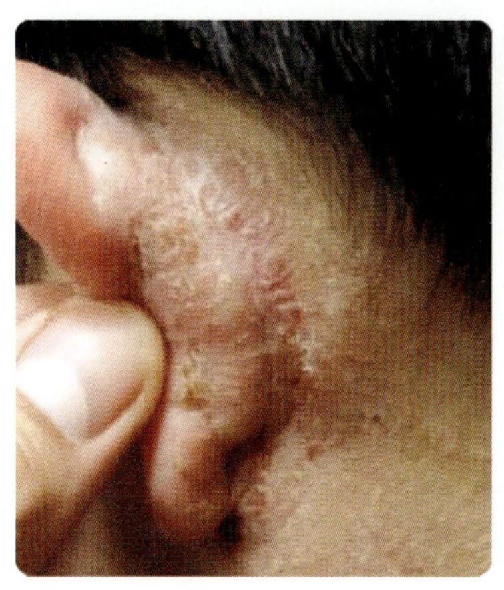

❹-1 점진적인 근원치료 진행 상태

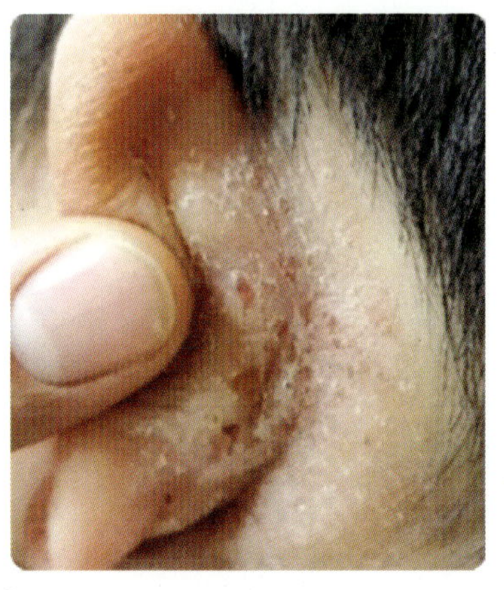

❹-2 점진적인 근원치료 진행 상태

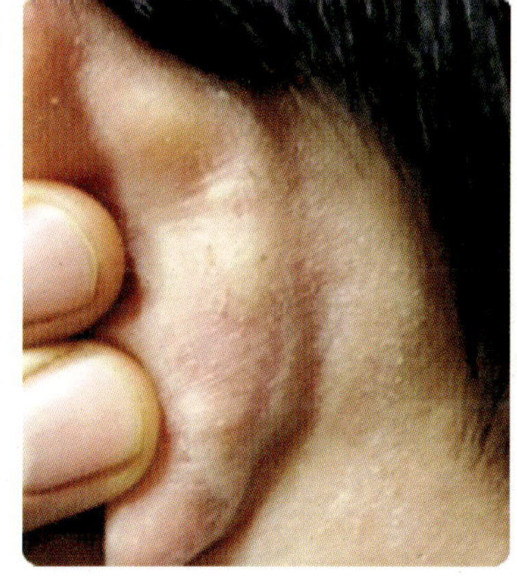

❹-3 점진적인 근원치료 진행 상태

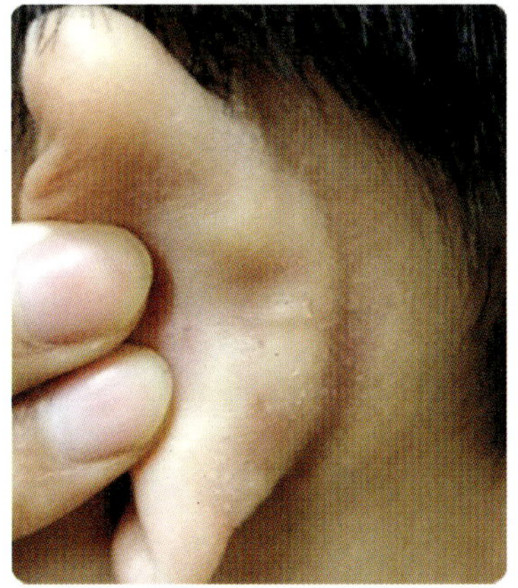

❹-4 점진적인 근원치료 진행 상태

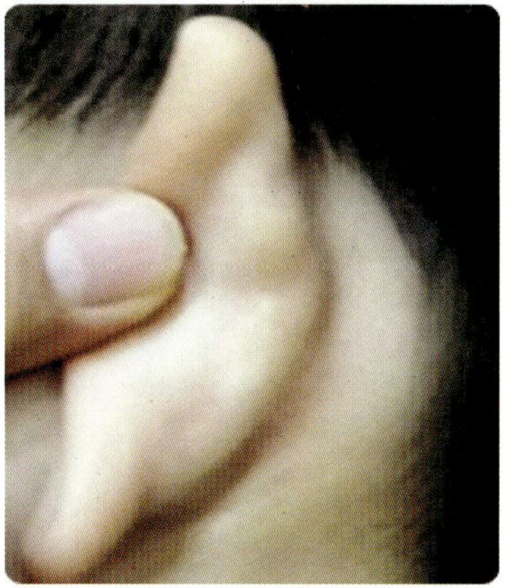

❺ 증상 소멸 및 근본 치료 상태

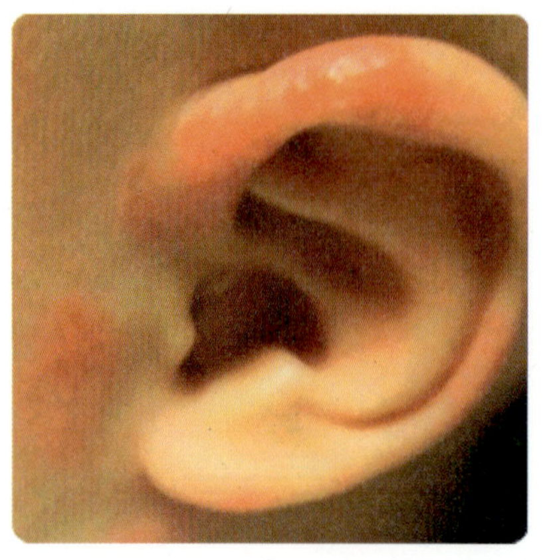

❸ 리바운드 현상 진행 후
본래 증상 100% 표출 상태

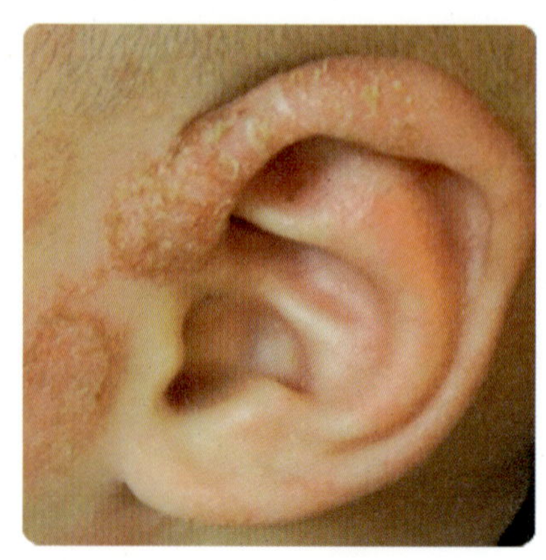

❹-1 점진적인 근원치료 진행 상태

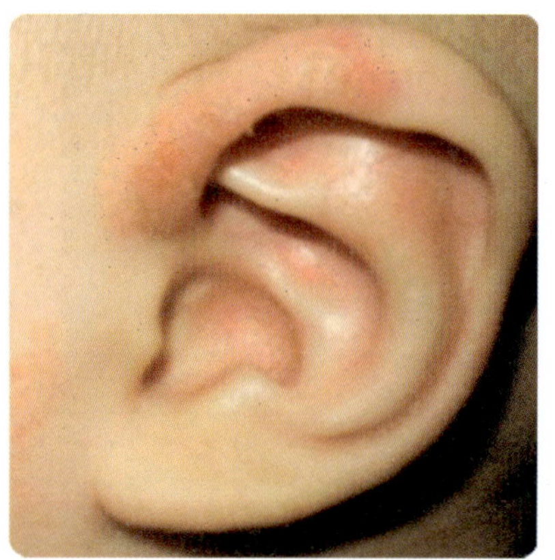

❹-2 점진적인 근원치료 진행 상태

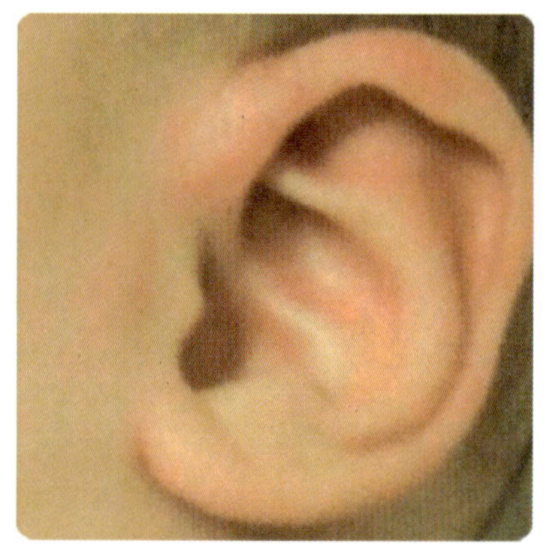

❹-3 점진적인 근원치료 진행 상태

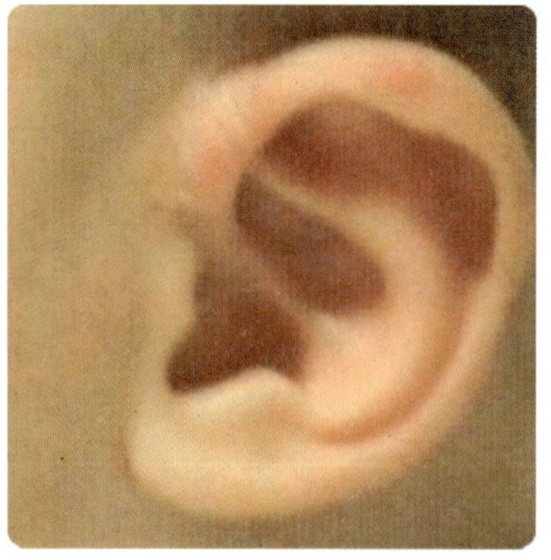

❹-4 점진적인 근원치료 진행 상태

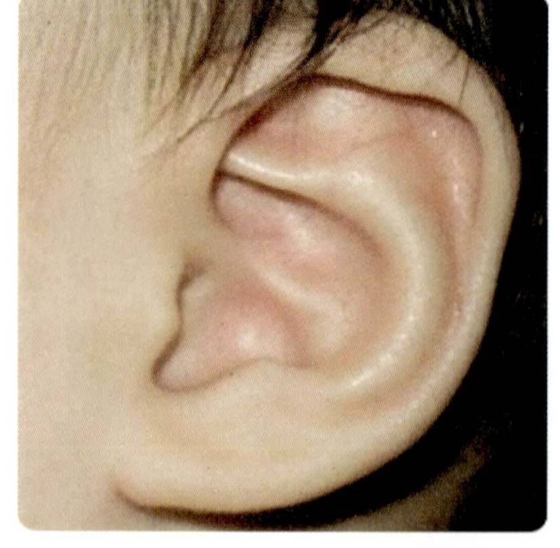

❺ 증상 소멸 및 근본 치료 상태

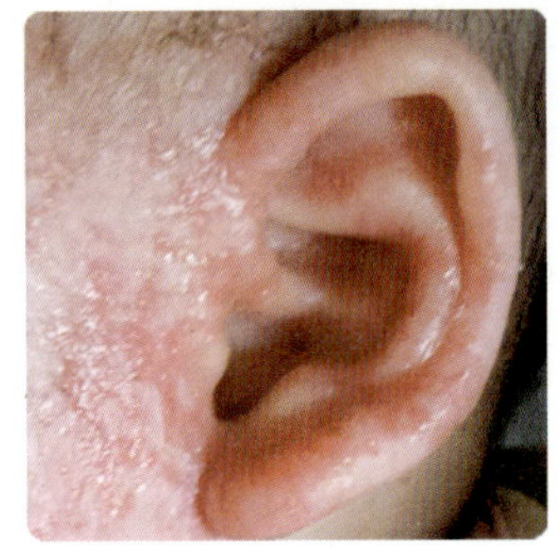
❸ 리바운드 현상 진행 후 본래 증상 100% 표출 상태

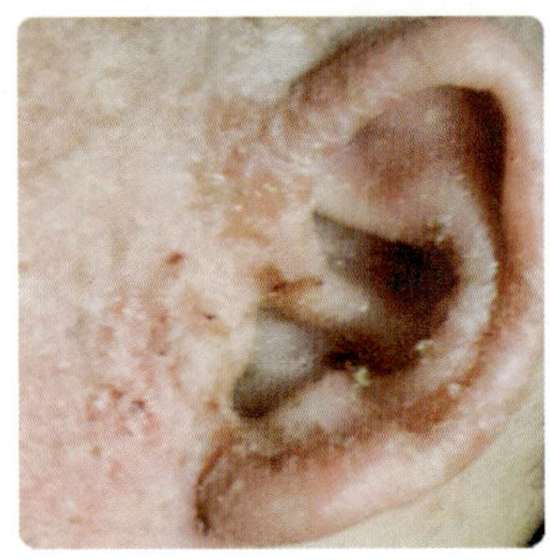
❹-1 점진적인 근원치료 진행 상태

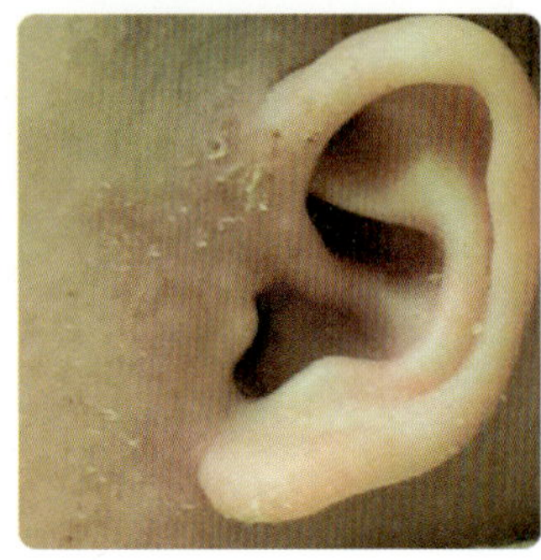
❹-2 점진적인 근원치료 진행 상태

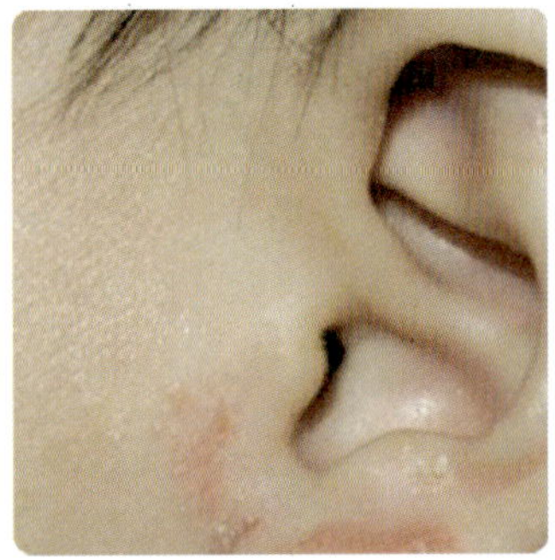
❹-3 점진적인 근원치료 진행 상태

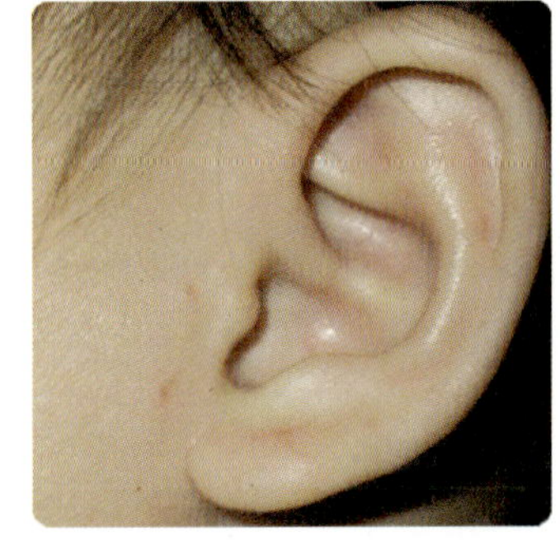
❹-4 점진적인 근원치료 진행 상태

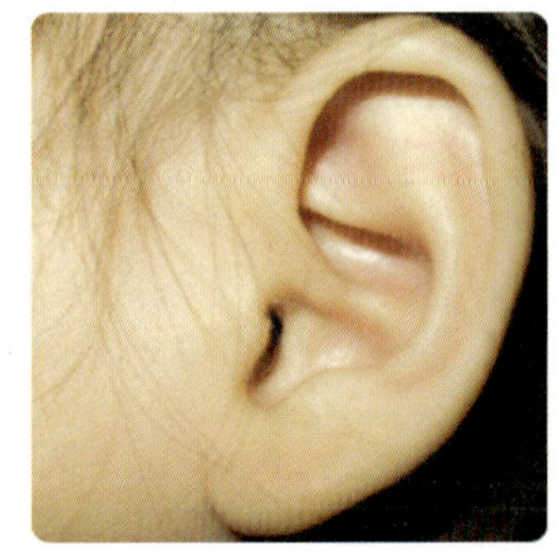
❺ 증상 소멸 및 근본 치료 상태

3. 손발, 두피 부위 등의 근본 치료 진행 사례

1) 손발, 두피 부위 알레르기와 아토피피부염 증상 악화

아토피피부염 발병 후 알레르겐 등 아토피피부염 악화인자로 관여하는 휘발성 유기화합물, 중금속, 특정 합성화학물질, 자극물질 등이 함유된 특정 제품이 손발, 두피 등에 계속 접촉된 후 면역체계가 과민반응(알레르기)을 일으키면 손발과 두피 등에 발생한 알레르기 접촉성피부염과 기타 부위 아토피피부염 증상이 악화된다.

2) 손발, 두피 부위 알레르기 등의 근본 치료와 악화인자 차단

- 특정 합성화학물질, 휘발성 유기화합물, 중금속, 알레르겐, 기타 유해물질 및 그러한 이물질들이 함유된 제품(산업생산품) 사용 주의 및 피부 접촉 차단
- 프탈레이트 가소제, 납, 카드뮴 등이 함유된 특정 지우개, 색연필, 필통 등 사용 주의 및 피부 접촉 차단
- 폼알데하이드, 벤질알콜 등이 함유된 특정 페인트로 칠을 한 장난감, 생활용품 사용 주의 및 피부 접촉 차단
- 폼알데하이드, 형광증백제, 계면활성제, 아민류 염료 등이 함유된 새 옷 착용 주의 및 피부 접촉 차단
- 프탈레이트류 가소제, 납, 폼알데하이드 성분이 함유된 특정 플라스틱 인형이나 장난감, 물놀이용 튜브 사용 주의 및 피부 접촉 차단
- Benzoic acid, Sorbic acid, 계면활성제(SLS, SLES), 메칠클로로이소치아졸리논(CMIT), 메칠이소치아졸리논(MIT) 성분이 함유된 특정 샴푸, 린스 사용 주의 및 피부 접촉 차단
- 알킬페놀류인 노닐페놀에톡실레이트, 방부제가 함유된 특정 세제 사용 주의 및 피부접촉 차단
- 아릴아민, 폼알데하이드, 납 성분이 함유된 특정 플라스틱 슬리퍼 등 신발 사용 주의 및 피부 접촉 차단
- 파라벤(방부제), 프탈레이트계 가소제 성분 등이 함유된 특정 미용 제품 사용 주의 및 피부 접촉 차단
- 새책증후군을 유발하는 폼알데하이드, 표백제, 방부제, 형광증백제 등 특정 성분이 함유된 새 책 사용 주의 및 피부 접촉 차단
- 새바닥재증후군을 유발하는 폼알데하이드, 톨루엔, 프탈레이트계 가소제 등의 특정 성분이 함유된 인조가죽 매트, 비닐 매트 사용 주의 및 피부 접촉 차단
- 새가구증후군을 유발하는 폼알데하이드, 벤질알콜 등의 특정 성분이 함유된 새 소파 사용 주의 및 피부 접촉 차단
- 특정 합성화학물질 등이 함유된 인조 찰흙, 색종이 등 사용 주의 및 피부 접촉 차단
- 벌 침, 곤충 독 등 피부 접촉 차단 (기타 생략)

3) 손발, 두피 부위 등의 근본 치료 진행 사례

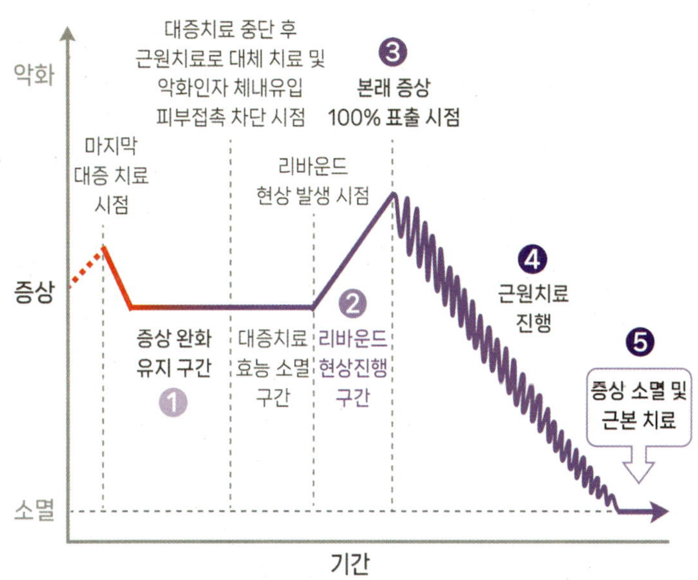

발병 초기부터 대증 치료를 계속했으나 수화미제, 심신불교 순환 체계 작동 등에 의한 비정상적 생명현상과 생체활동은 치유되지 못하고 손목, 두피 등에 발생한 알레르기 증상 등만 한시적으로 완화된 상태일 때 악화인자를 철저히 차단한 상태에서 근원치료 효능을 발휘하는 한약 복용으로 대체한 후 근원치료가 시작되면, 한시적으로 완화됐던 증상들(①)이 사라지고 리바운드 현상이 진행(②)되면서 본래 앓고 있는 증상들이 마지막 대증 치료약물 사용 전(前) 증상보다 악화된 상태로 100% 표출(③)된 이후에 근원치료가 본격 진행된다.

한의학 이론과 치료 원리에 근거하여 처방되고 조제된 한약 복용으로 대체한 후 수화기제, 수승화강 순환 체계 작동 등 정상 생명현상과 생체활동을 영위하면, 리바운드 현상이 진행되면서 대증치료 기간에 체내로 유입되고 피부에 접촉된 악화인자 때문에 생명현상과 생체활동이 손상된 만큼 본래 앓고 있는 증상들이 악화된 상태로 100% 표출(③)된 이후에 근원치료가 본격 진행(④)되면서 아토피피부염 근본 원인과 이상 증후가 치유되고 아토피피부염 증상들이 소멸된 부위에 정상 피부조직이 생성된 후 손목에 발생한 알레르기 등이 근본 치료(❺) 될 수 있다.

— 손 & 손목

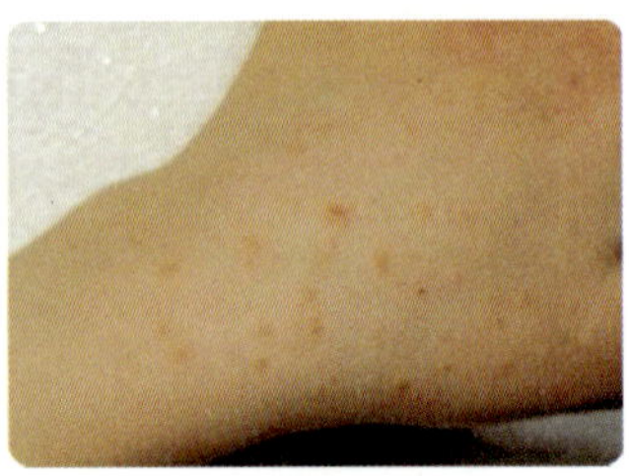

❶ 대증치료 효능으로 증상이 한시적으로 완화된 상태

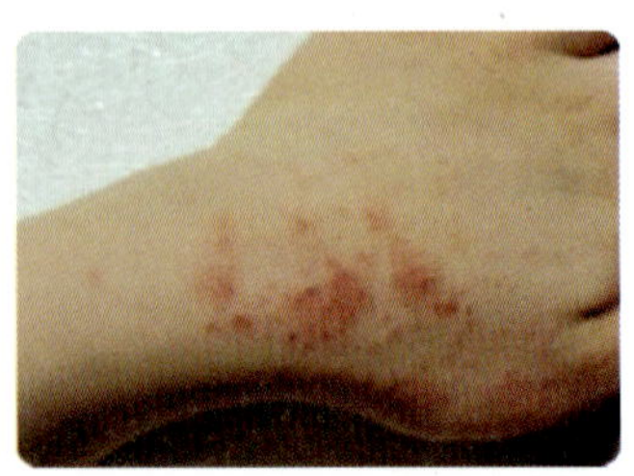

❷ 대증치료 효능 소멸 후 리바운드 현상 진행 상태

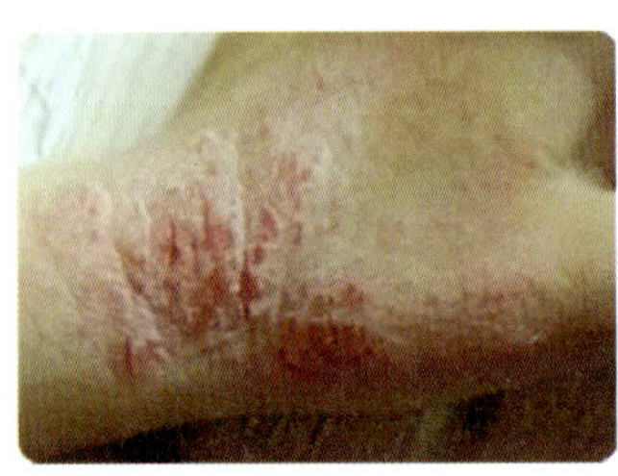

❸ 리바운드 현상 진행 후 본래 증상 100% 표출 상태

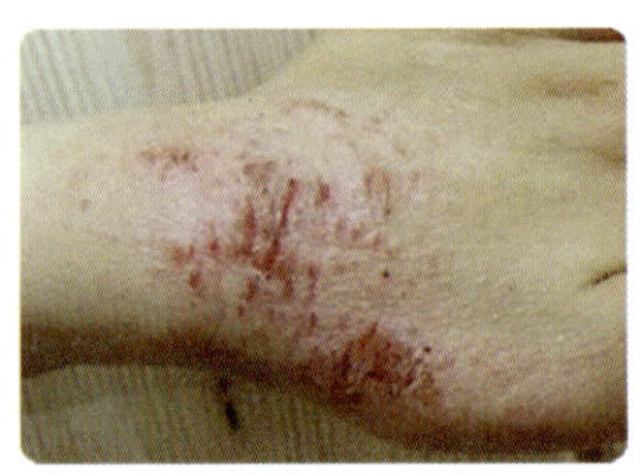

❹-1 점진적인 근원치료 진행 상태

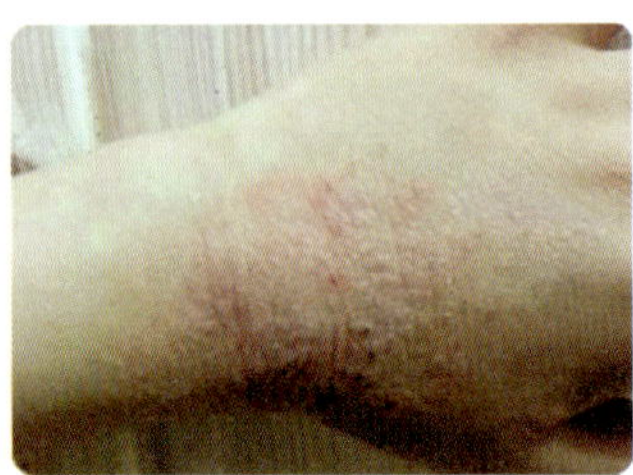

❹-2 점진적인 근원치료 진행 상태

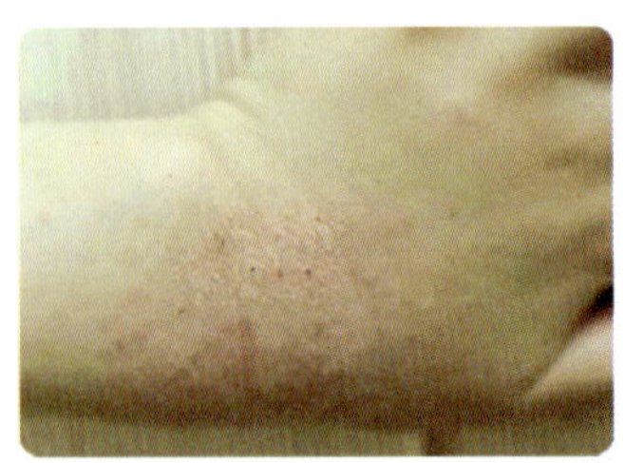

❹-3 점진적인 근원치료 진행 상태

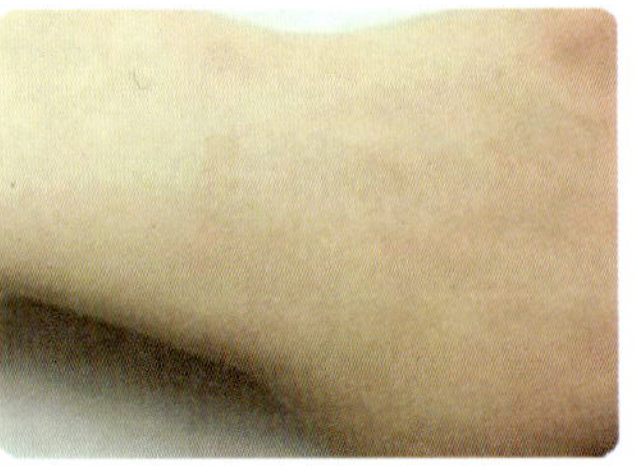

❹-4 점진적인 근원치료 진행 상태

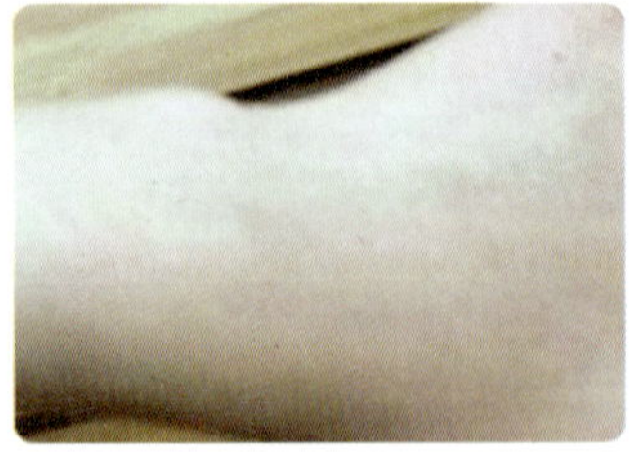

❺ 증상 소멸 및 근본 치료 상태

— 두피

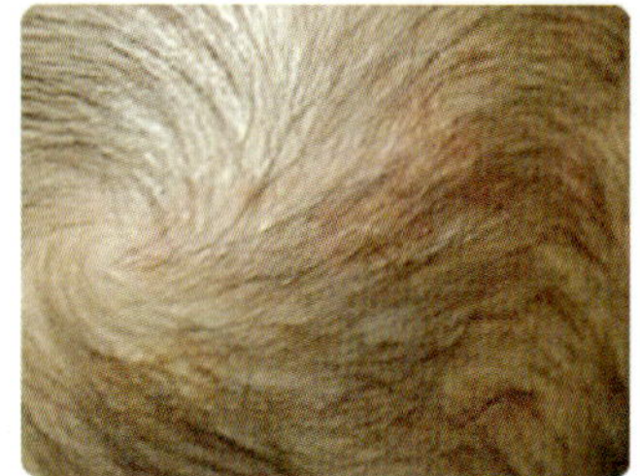

❸ 리바운드 현상 진행 후 본래 증상 100% 표출 상태

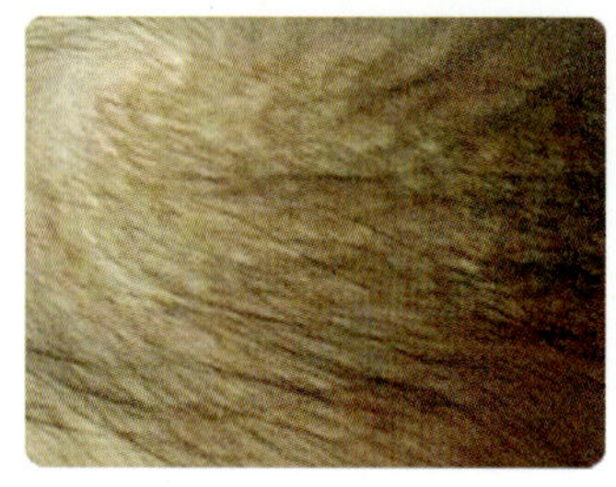

❹-1 점진적인 근원치료 진행 상태

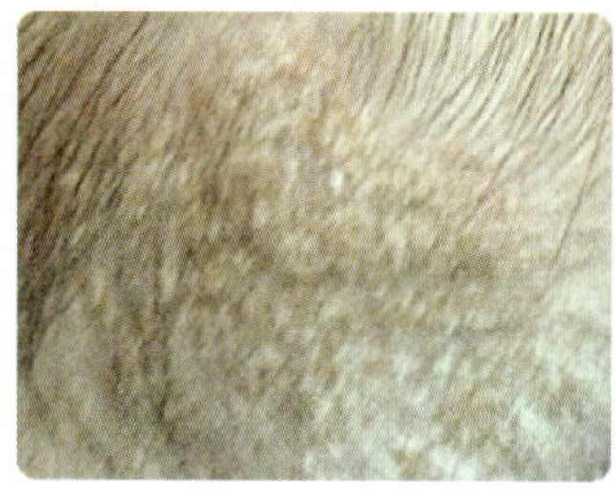

❹-2 점진적인 근원치료 진행 상태

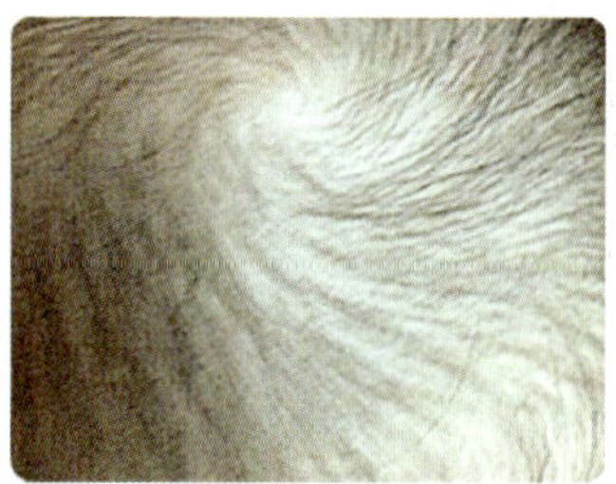

❹-3 점진적인 근원치료 진행 상태

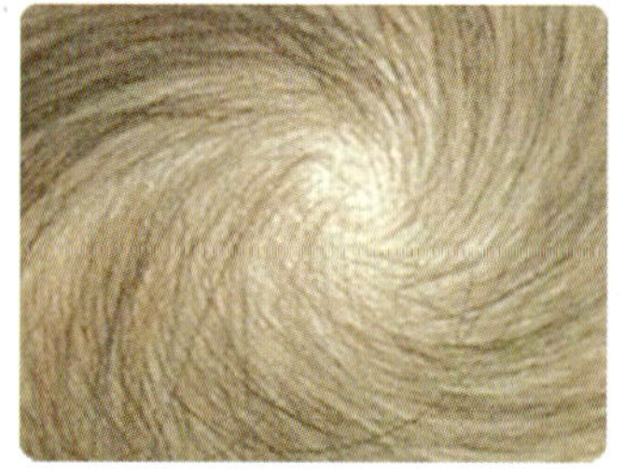

❹-4 점진적인 근원치료 진행 상태

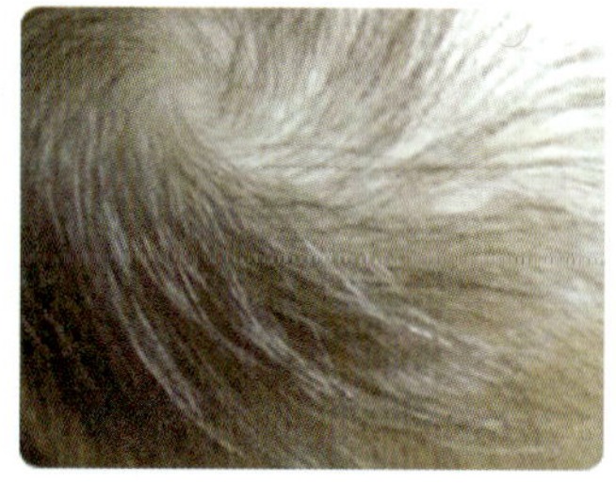

❺ 증상 소멸 및 근본 치료 상태

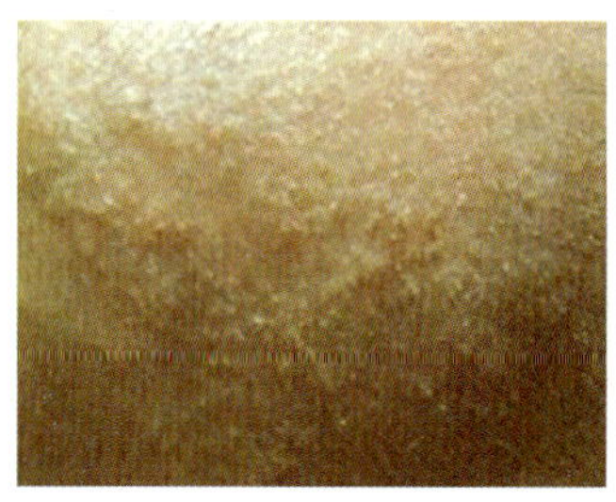

❸ 리바운드 현상 진행 후 본래 증상 100% 표출 상태

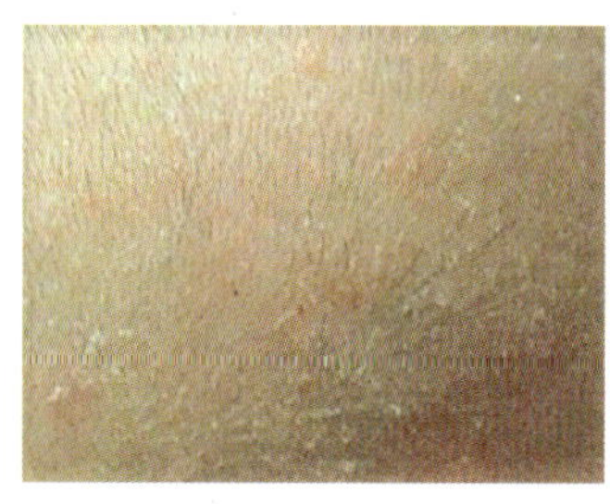

❹-1 점진적인 근원치료 진행 상태

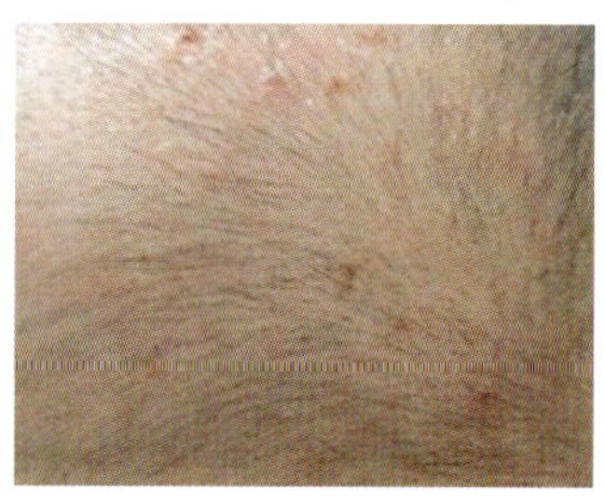

❹-2 점진적인 근원치료 진행 상태

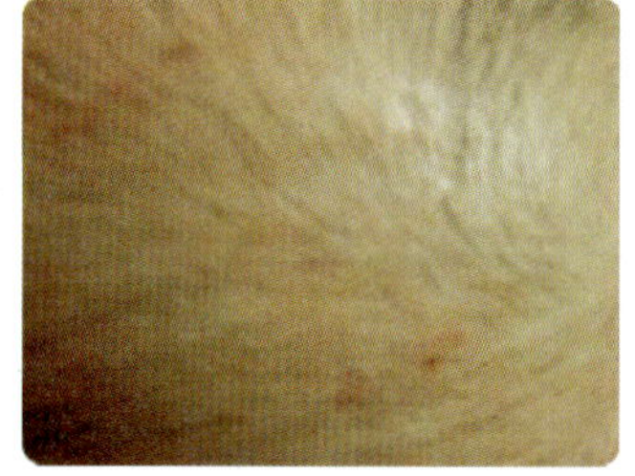

❹-3 점진적인 근원치료 진행 상태

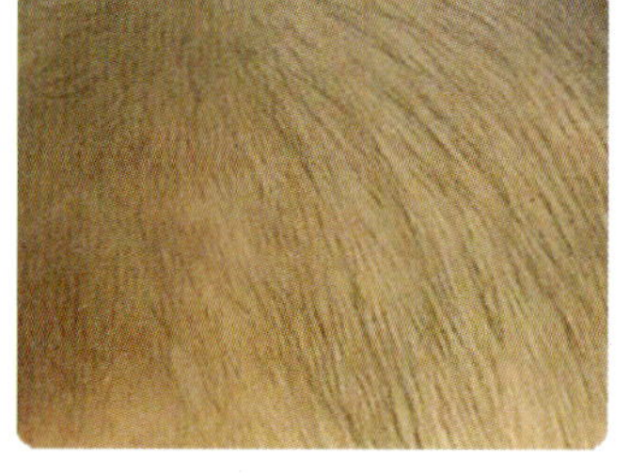

❹-4 점진적인 근원치료 진행 상태

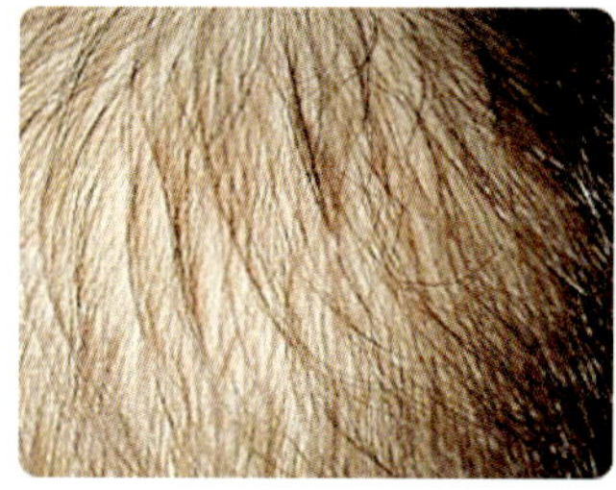

❺ 증상 소멸 및 근본 치료 상태

— 어깨

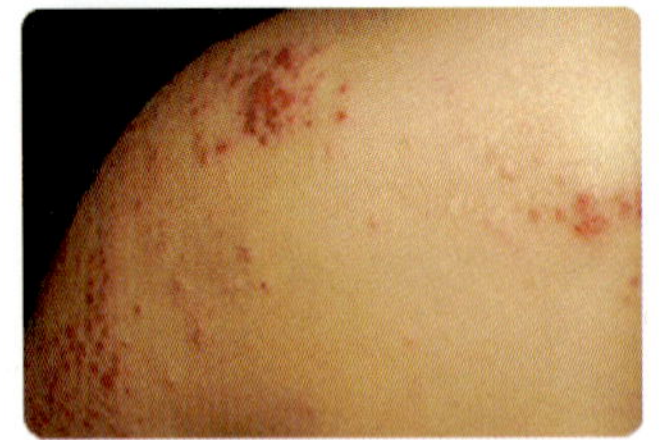

❸ 리바운드 현상 진행 후 본래 증상 100% 표출 상태

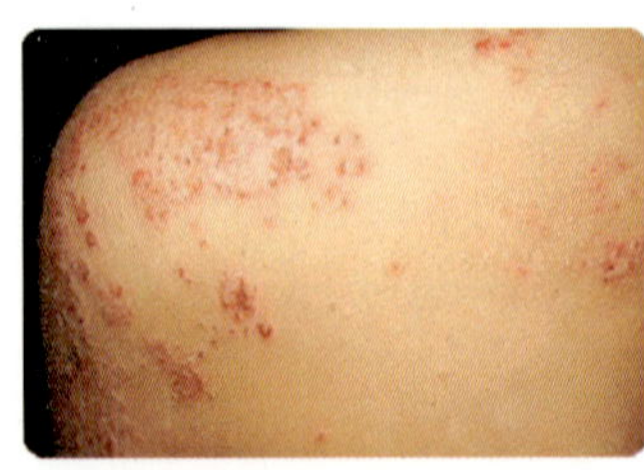

❹-1 점진적인 근원치료 진행 상태

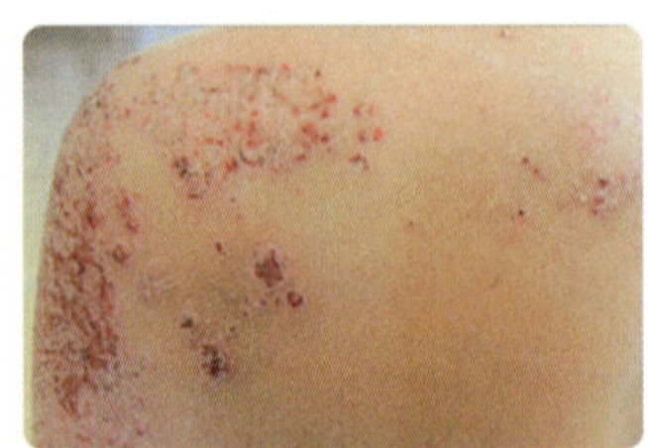

❹-2 점진적인 근원치료 진행 상태

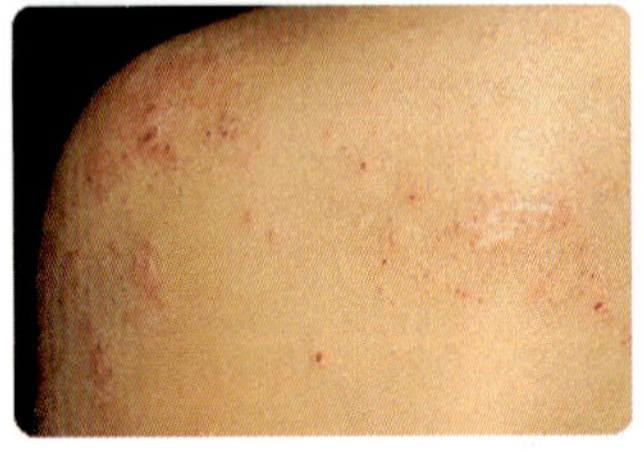

❹-3 점진적인 근원치료 진행 상태

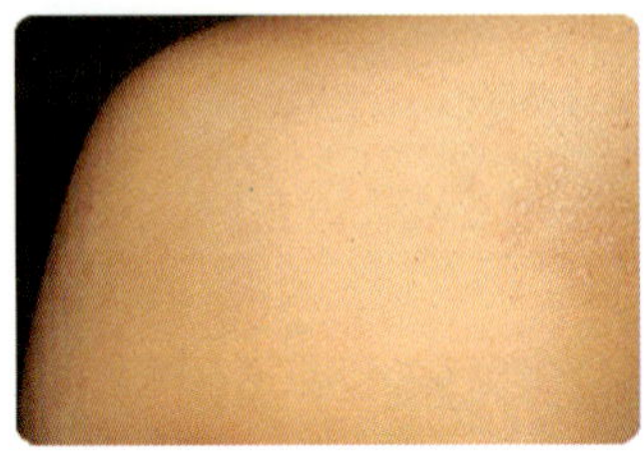

❹-4 점진적인 근원치료 진행 상태

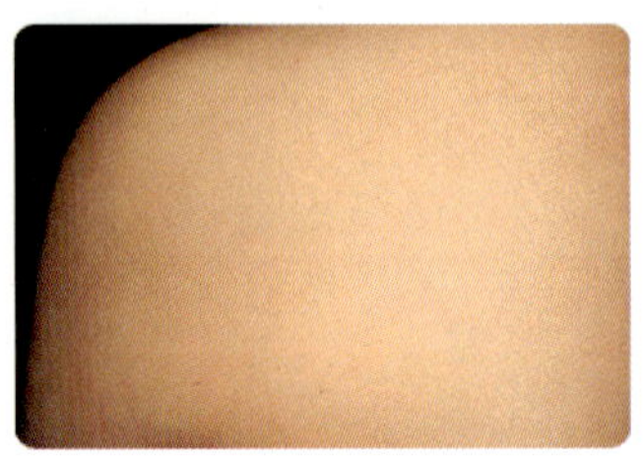

❺ 증상 소멸 및 근본 치료 상태

— 등

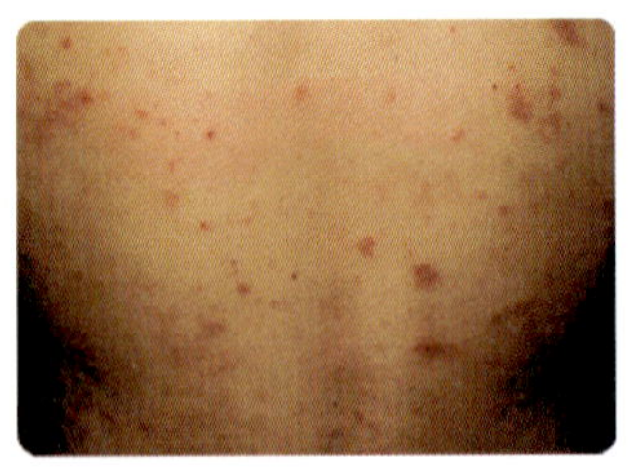

❸ 리바운드 현상 진행 후 본래 증상 100% 표출 상태

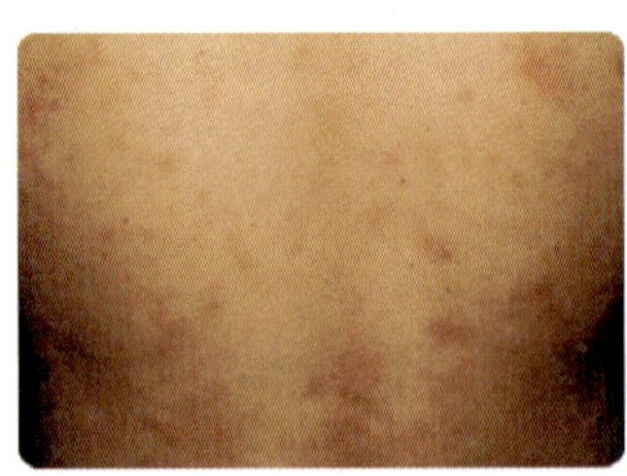

❹-1 점진적인 근원치료 진행 상태

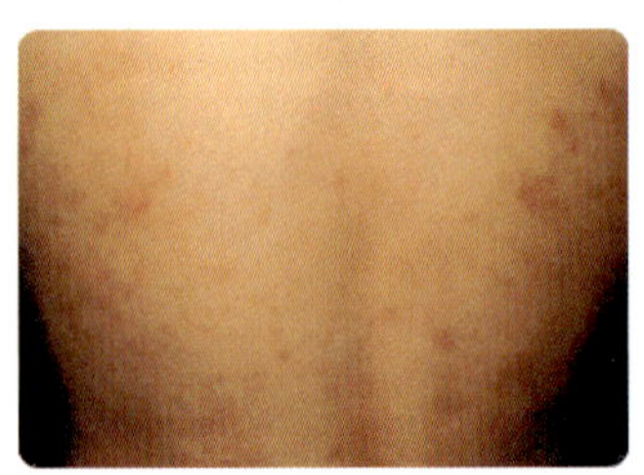

❹-2 점진적인 근원치료 진행 상태

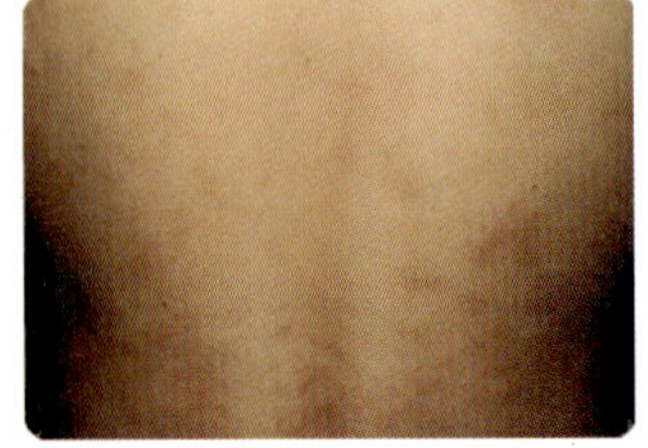

❹-3 점진적인 근원치료 진행 상태

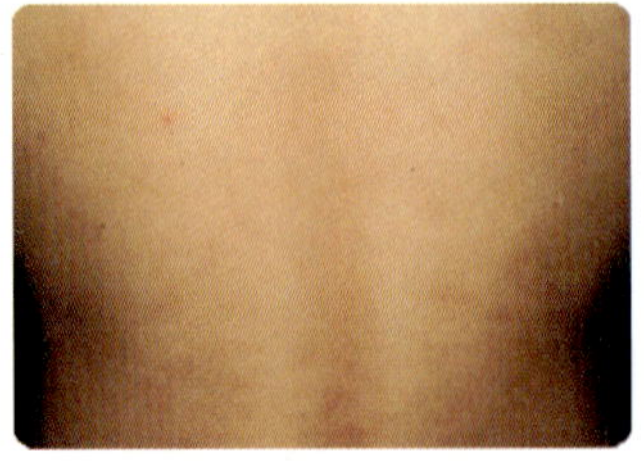

❹-4 점진적인 근원치료 진행 상태

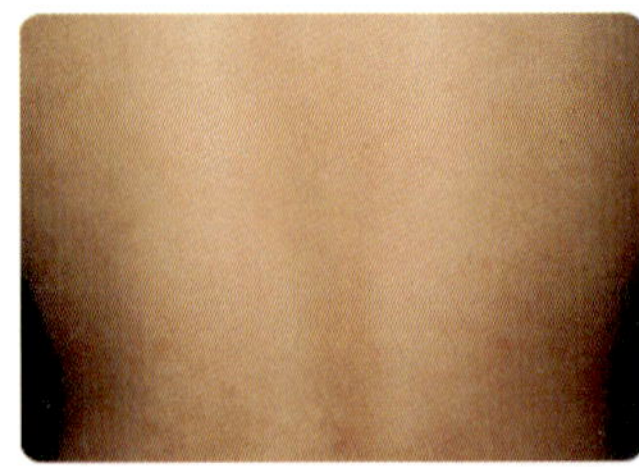

❺ 증상 소멸 및 근본 치료 상태

— 팔

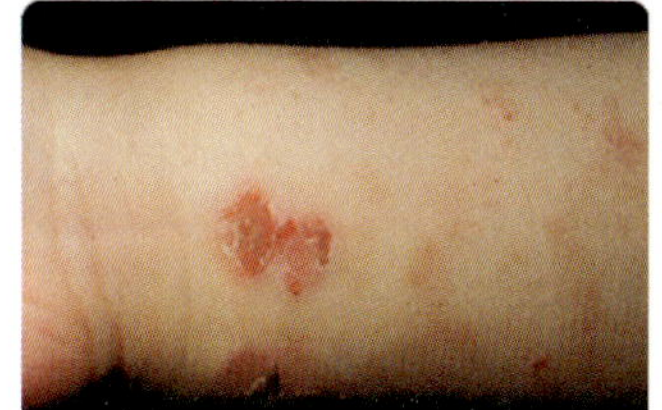
❸ 리바운드 현상 진행 후 본래 증상 100% 표출 상태

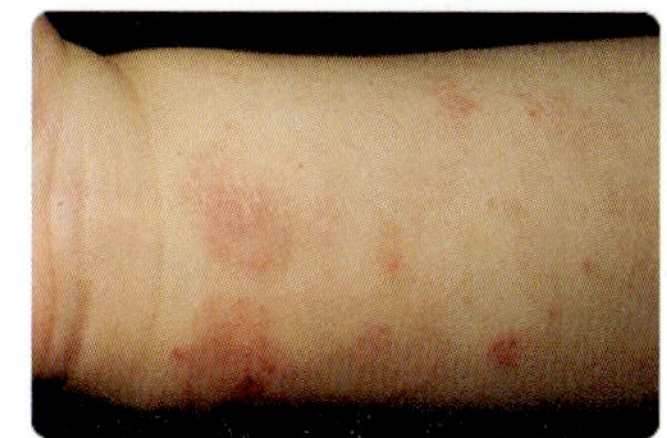
❹-1 점진적인 근원치료 진행 상태

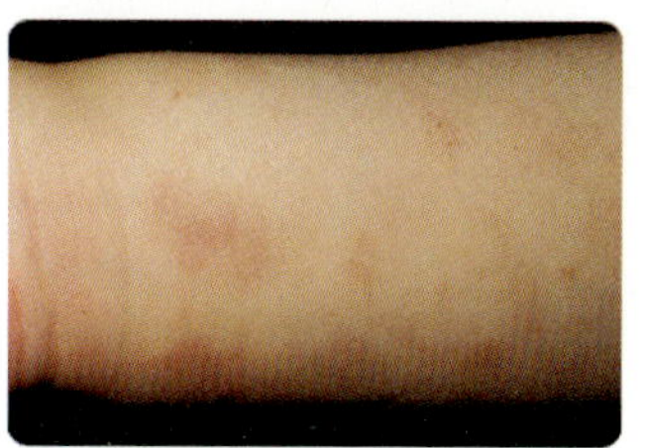
❹-2 점진적인 근원치료 진행 상태

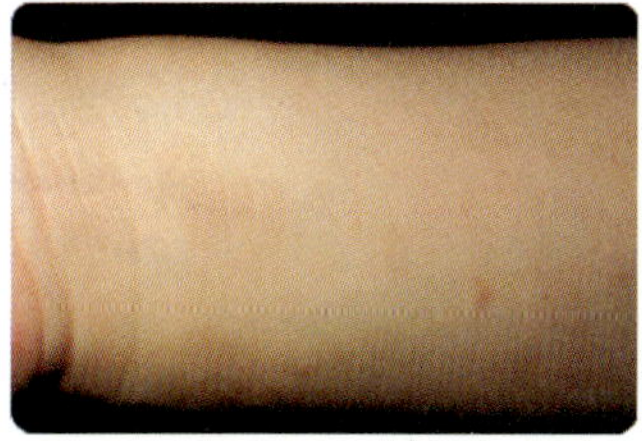
❹-3 점진적인 근원치료 진행 상태

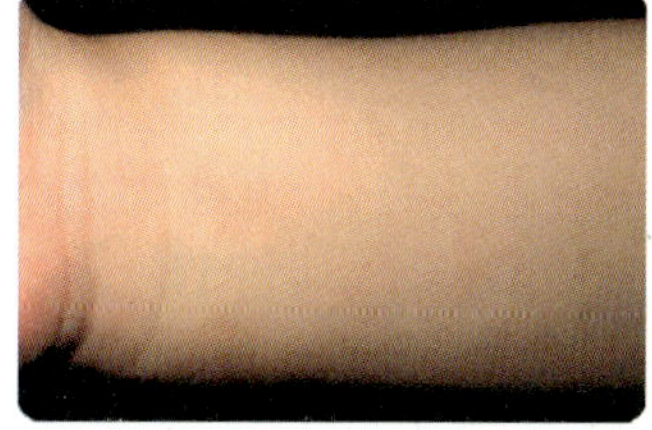
❹-4 점진적인 근원치료 진행 상태

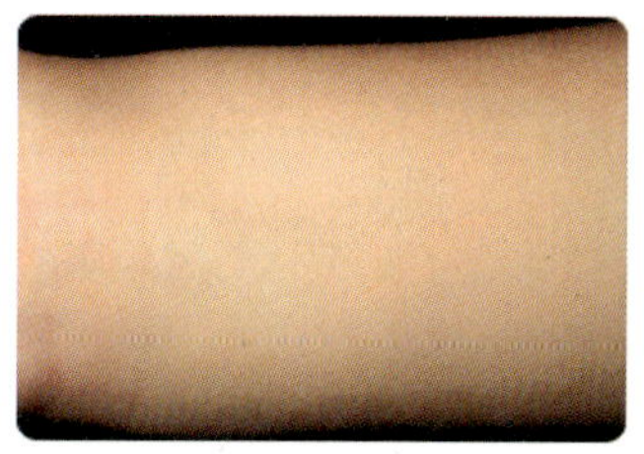
❺ 증상 소멸 및 근본 치료 상태

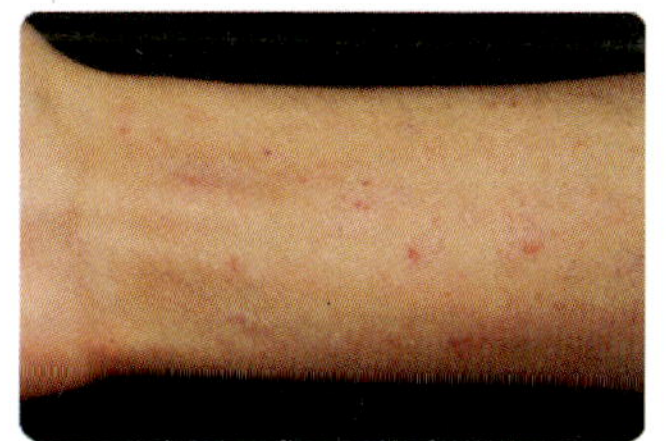
❸ 리바운드 현상 진행 후 본래 증상 100% 표출 상태

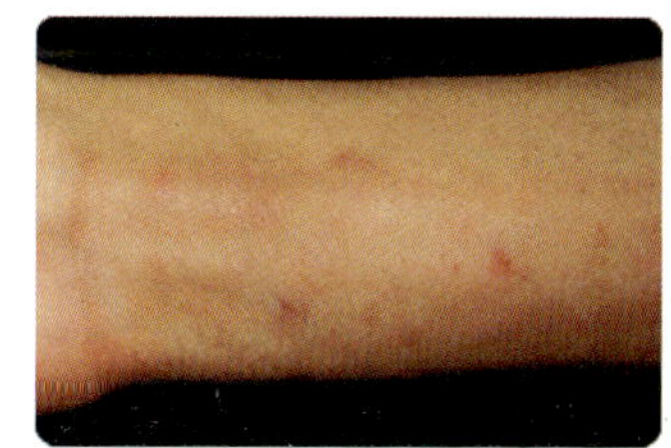
❹-1 점진적인 근원치료 진행 상태

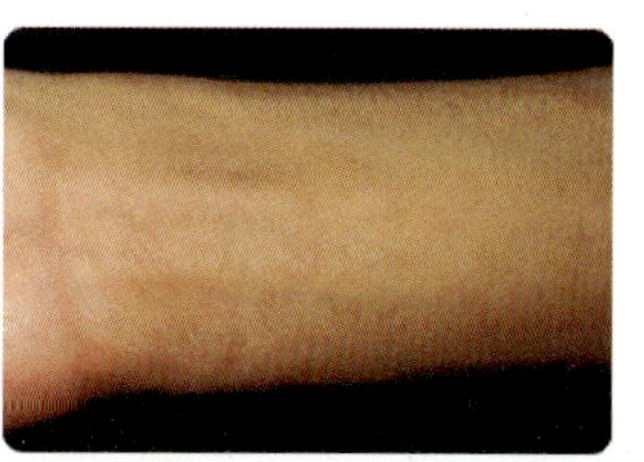
❹-2 점진적인 근원치료 진행 상태

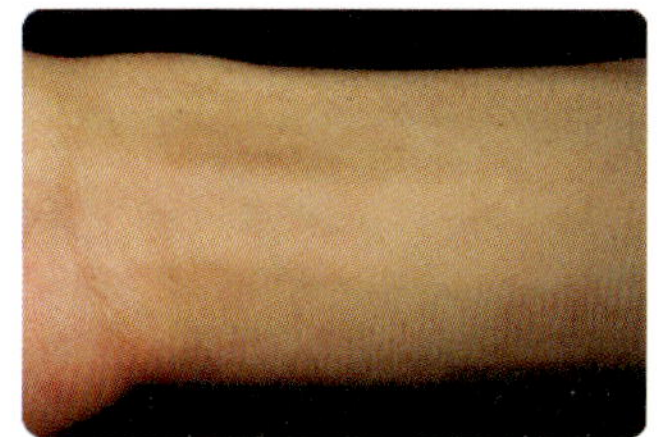
❹-3 점진적인 근원치료 진행 상태

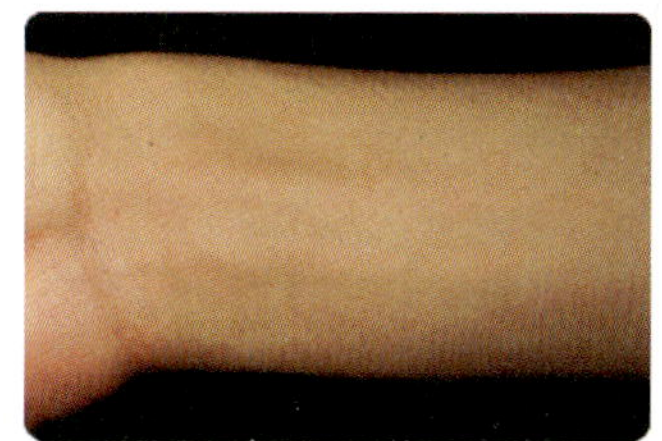
❹-4 점진적인 근원치료 진행 상태

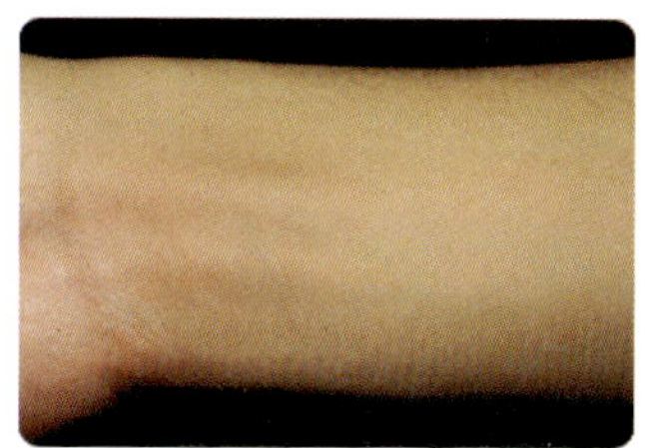
❺ 증상 소멸 및 근본 치료 상태

— 팔 & 손

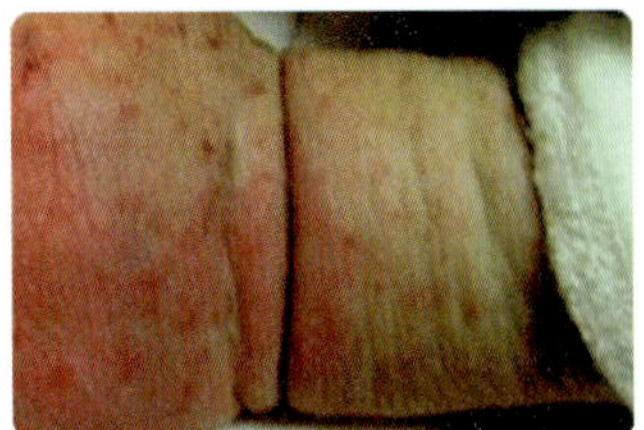
❸ 리바운드 현상 진행 후 본래 증상 100% 표출 상태

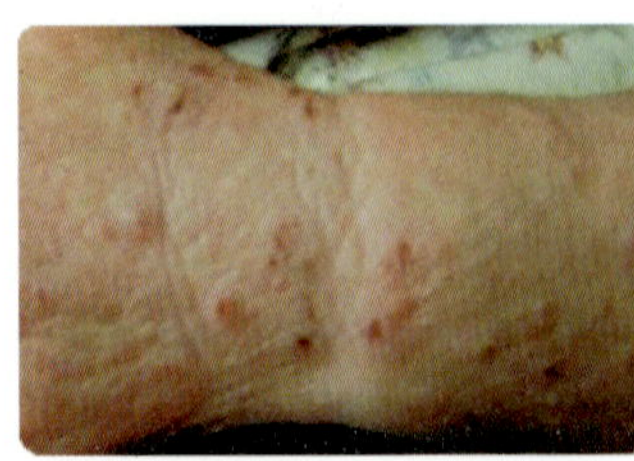
❹-1 점진적인 근원치료 진행 상태

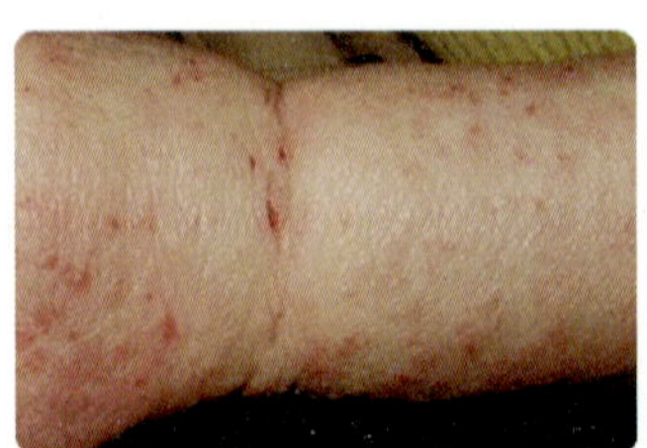
❹-2 점진적인 근원치료 진행 상태

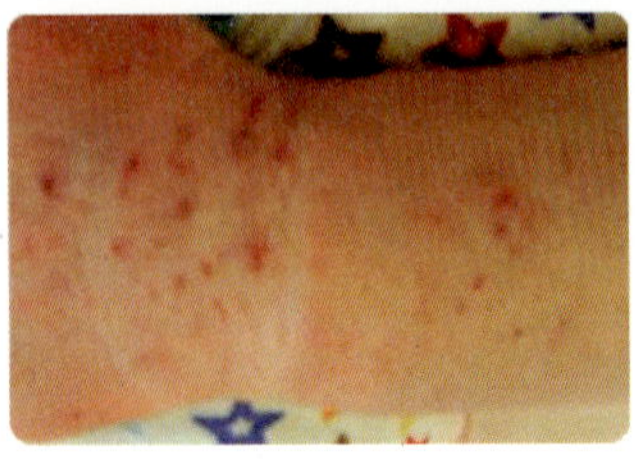
❹-3 점진적인 근원치료 진행 상태

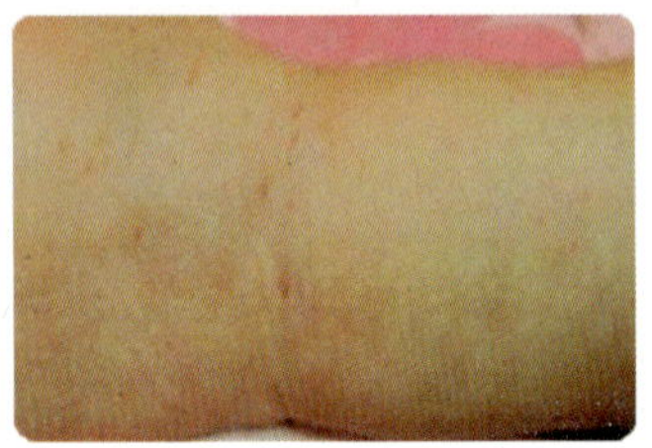
❹-4 점진적인 근원치료 진행 상태

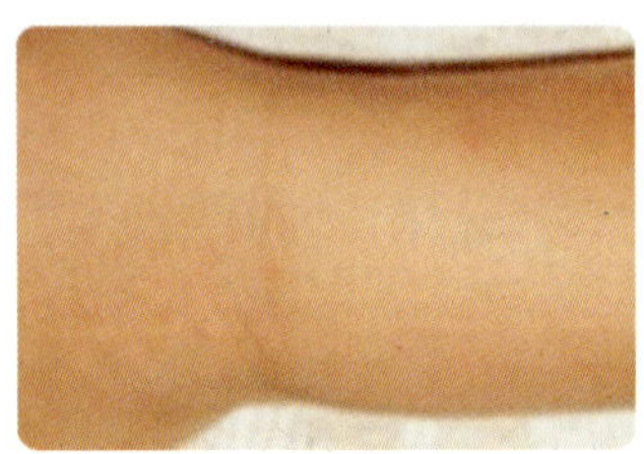
❺ 증상 소멸 및 근본 치료 상태

— 손 & 손목

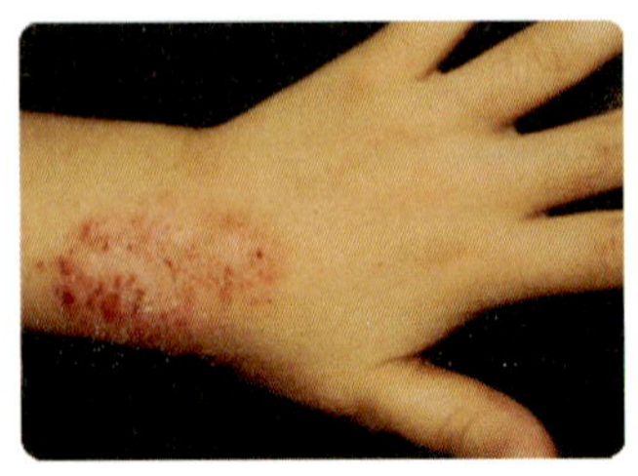
❸ 리바운드 현상 진행 후 본래 증상 100% 표출 상태

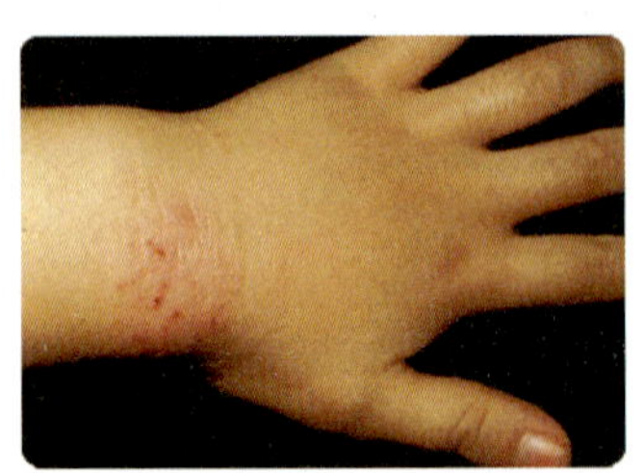
❹-1 점진적인 근원치료 진행 상태

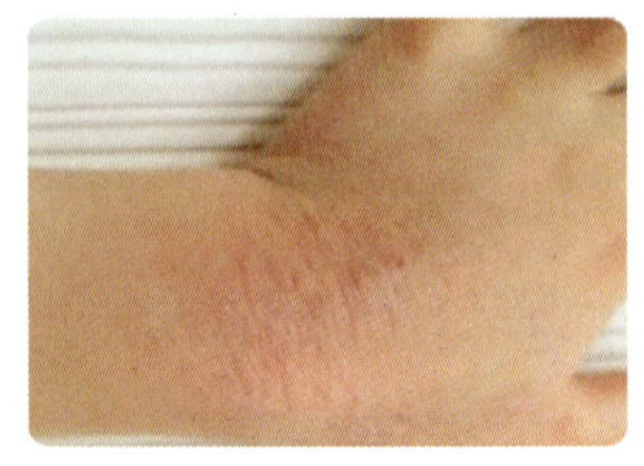
❹-2 점진적인 근원치료 진행 상태

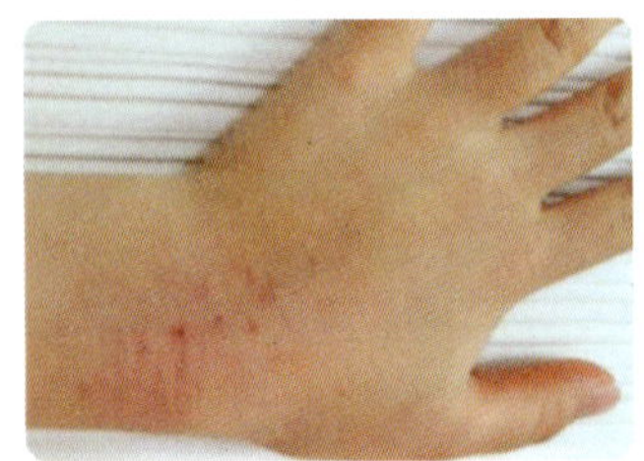
❹-3 점진적인 근원치료 진행 상태

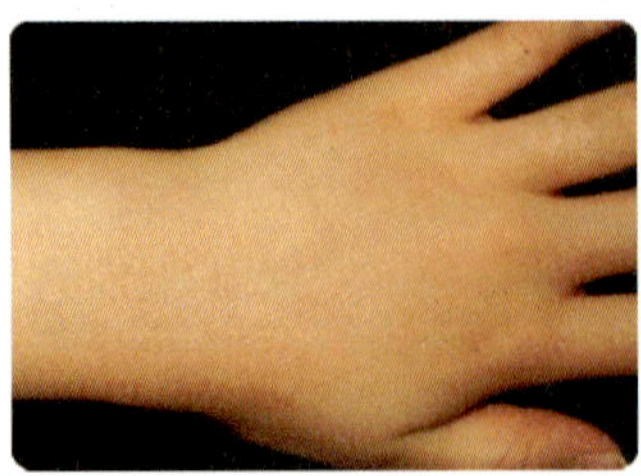
❹-4 점진적인 근원치료 진행 상태

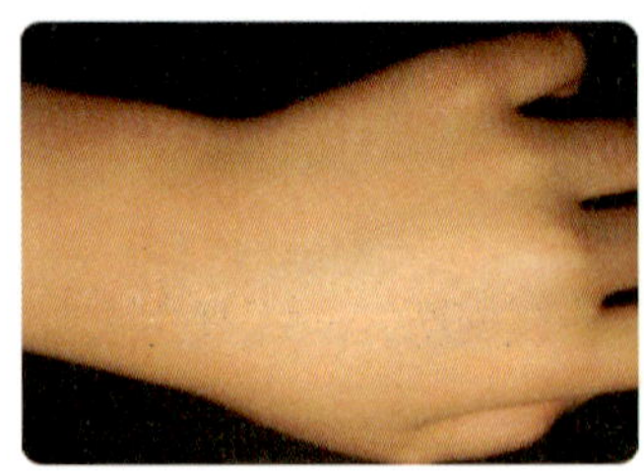
❺ 증상 소멸 및 근본 치료 상태

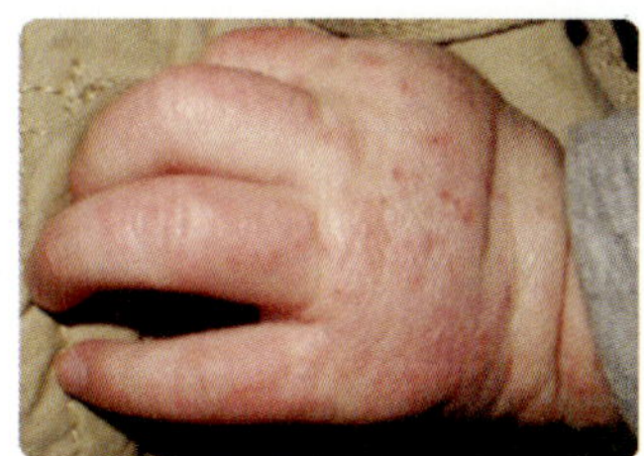
❸ 리바운드 현상 진행 후 본래 증상 100% 표출 상태

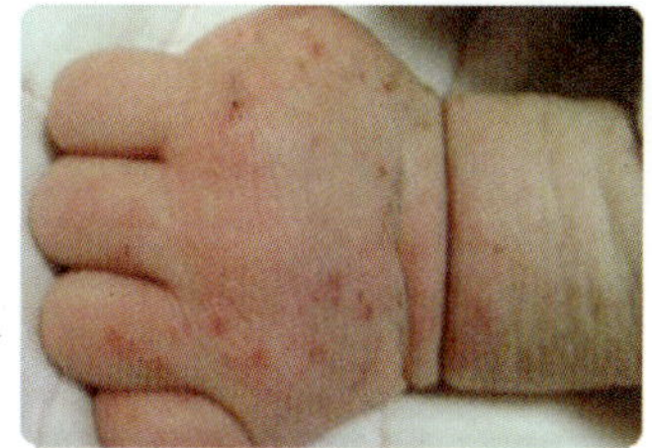
❹-1 점진적인 근원치료 진행 상태

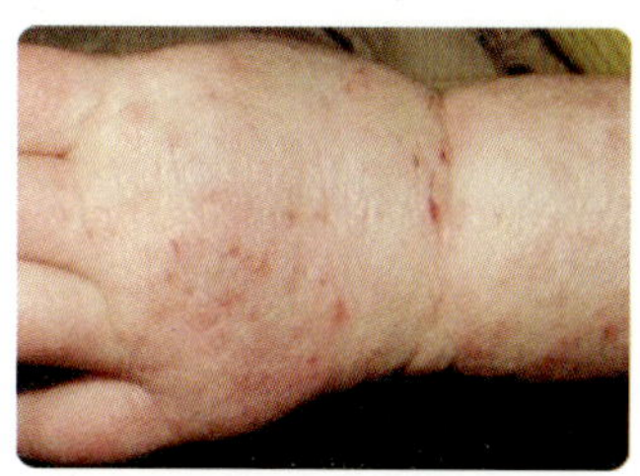
❹-2 점진적인 근원치료 진행 상태

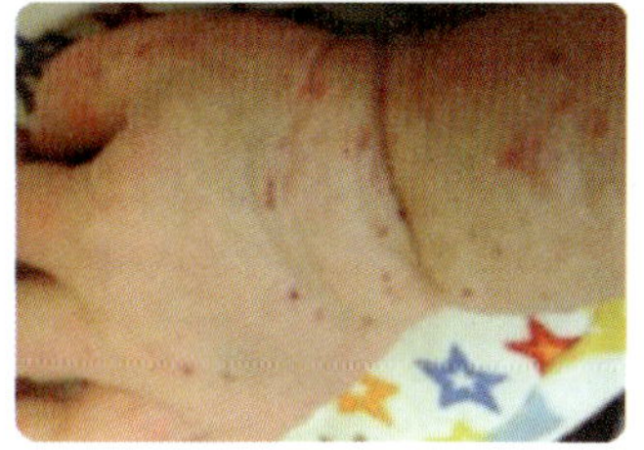
❹-3 점진적인 근원치료 진행 상태

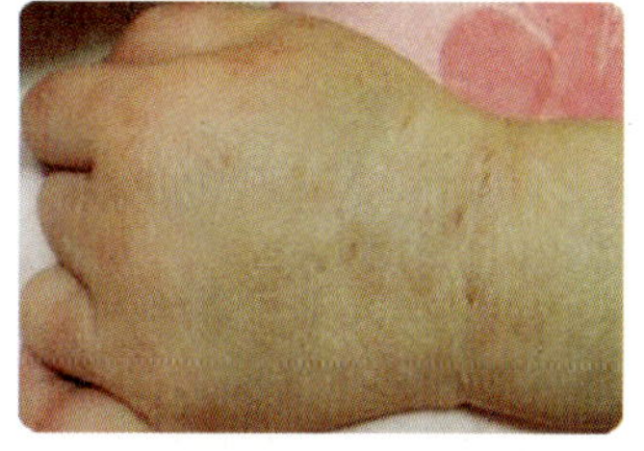
❹-4 점진적인 근원치료 진행 상태

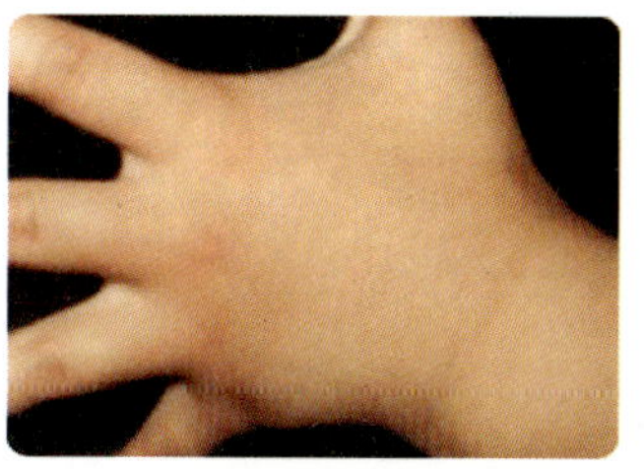
❺ 증상 소멸 및 근본 치료 상태

— 손

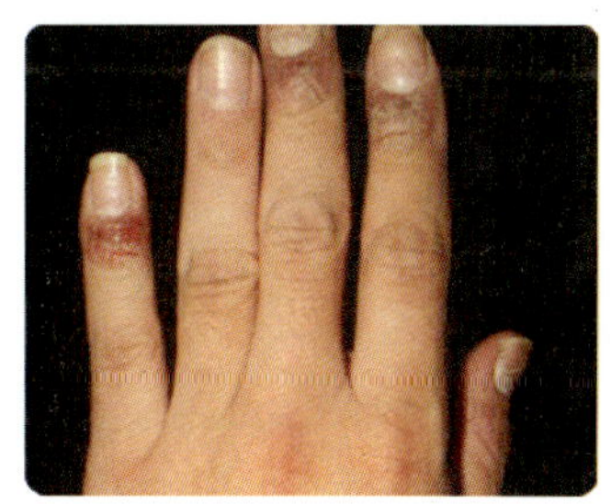
❸ 리바운드 현상 진행 후 본래 증상 100% 표출 상태

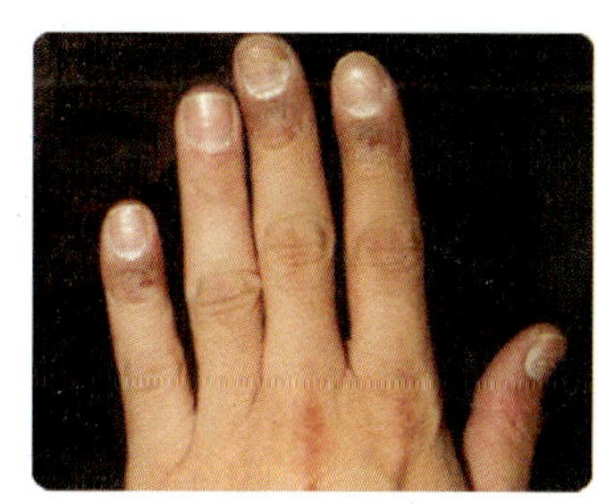
❹-1 점진적인 근원치료 진행 상태

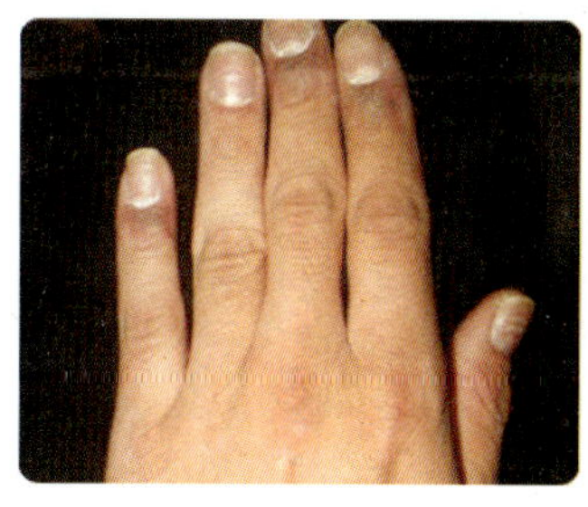
❹-2 점진적인 근원치료 진행 상태

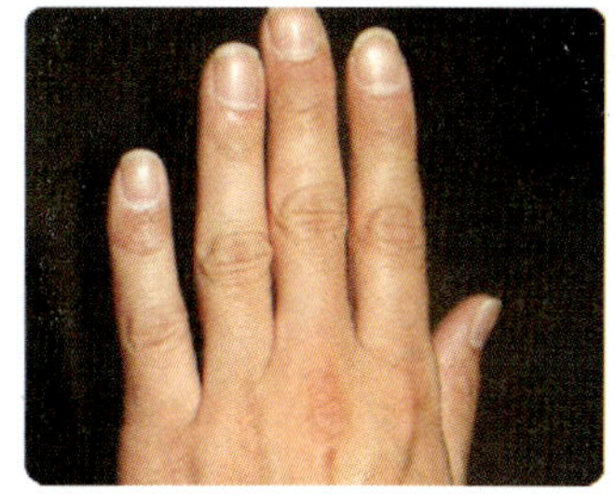
❹-3 점진적인 근원치료 진행 상태

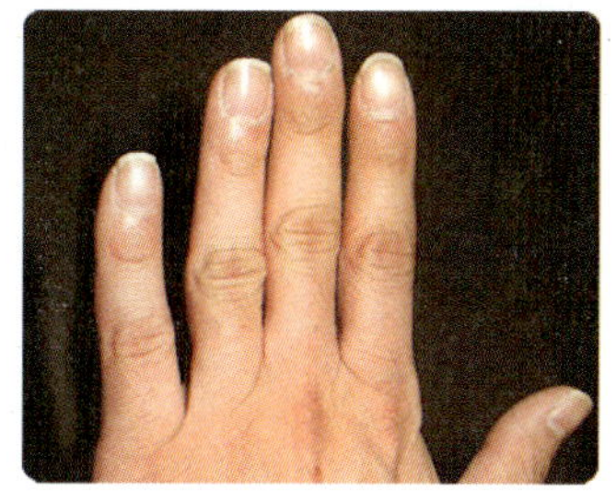
❹-4 점진적인 근원치료 진행 상태

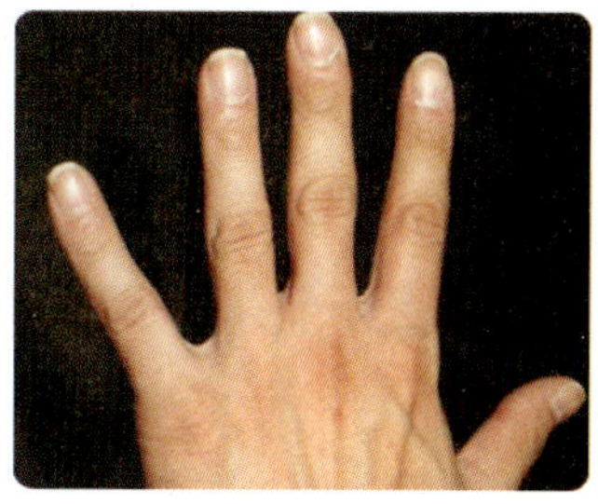
❺ 증상 소멸 및 근본 치료 상태

— 발

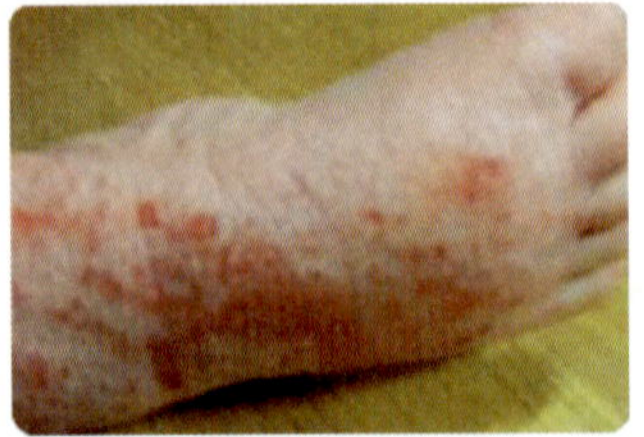
❸ 리바운드 현상 진행 후 본래 증상 100% 표출 상태

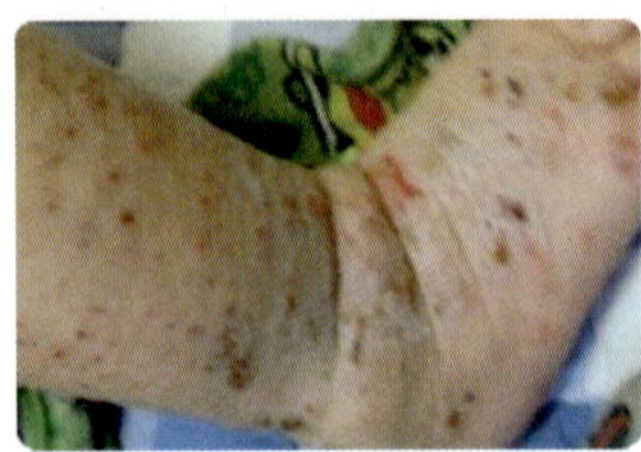
❹-1 점진적인 근원치료 진행 상태

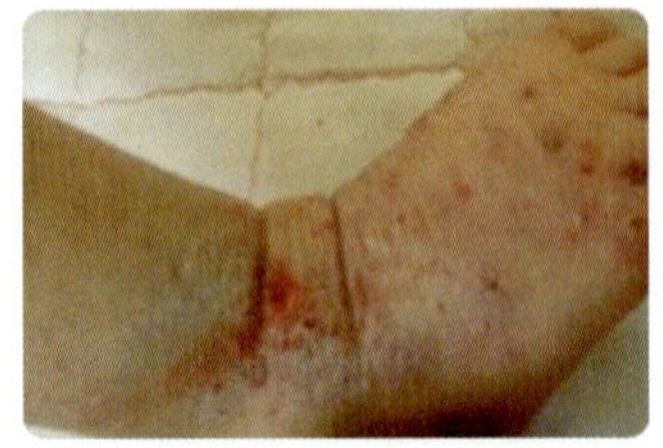
❹-2 점진적인 근원치료 진행 상태

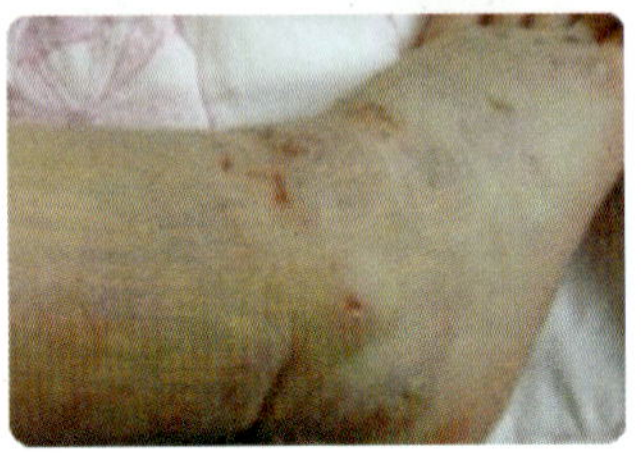
❹-3 점진적인 근원치료 진행 상태

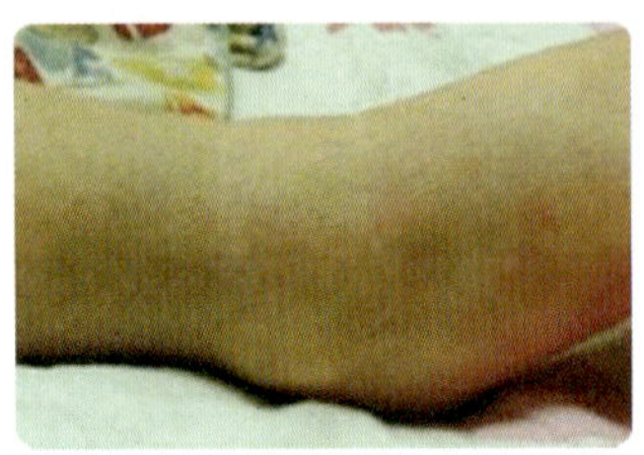
❹-4 점진적인 근원치료 진행 상태

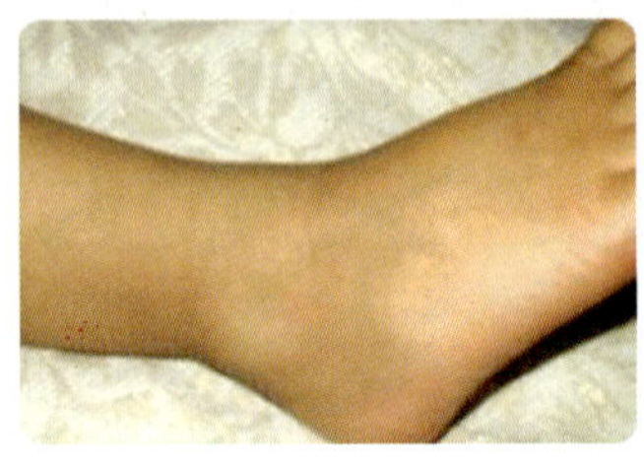
❺ 증상 소멸 및 근본 치료 상태

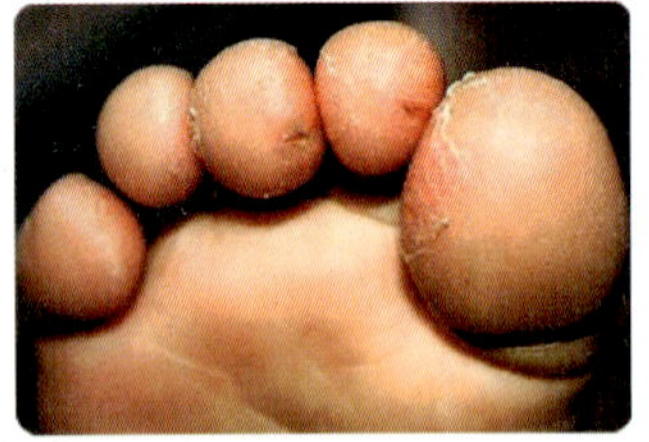
❸ 리바운드 현상 진행 후 본래 증상 100% 표출 상태

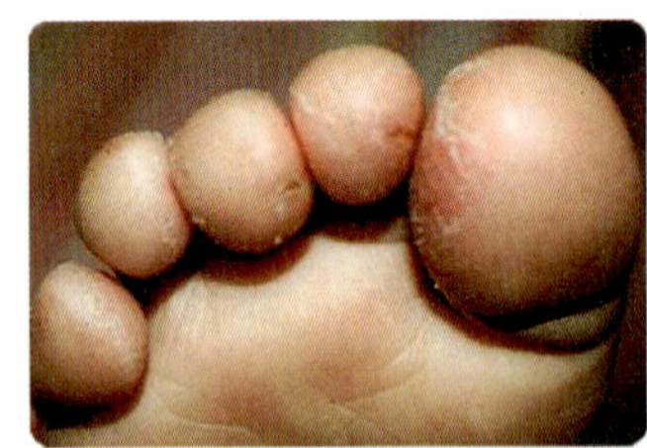
❹-1 점진적인 근원치료 진행 상태

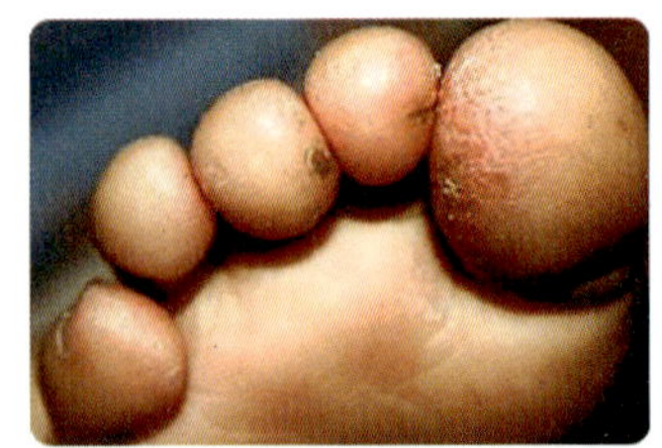
❹-2 점진적인 근원치료 진행 상태

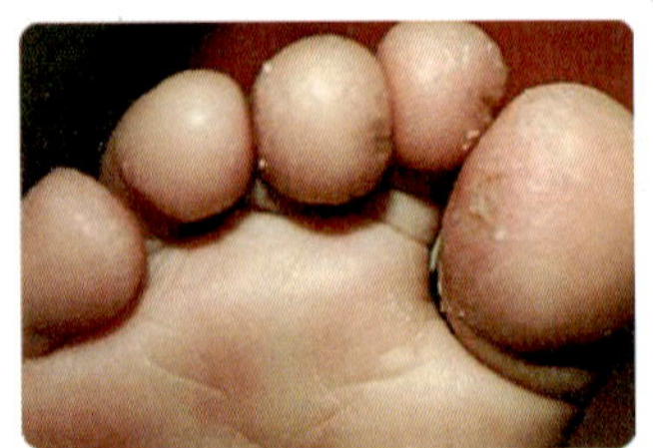
❹-3 점진적인 근원치료 진행 상태

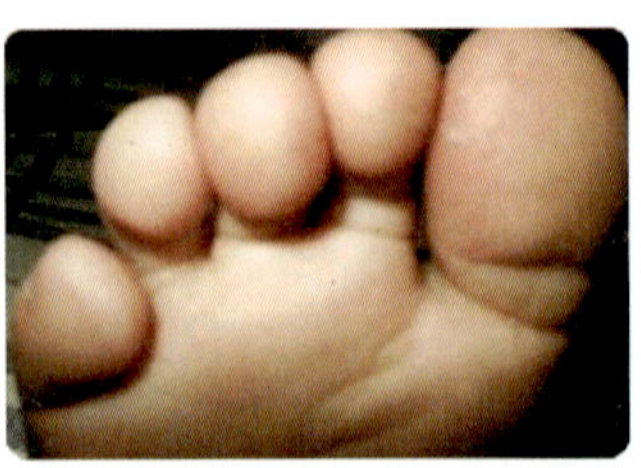
❹-4 점진적인 근원치료 진행 상태

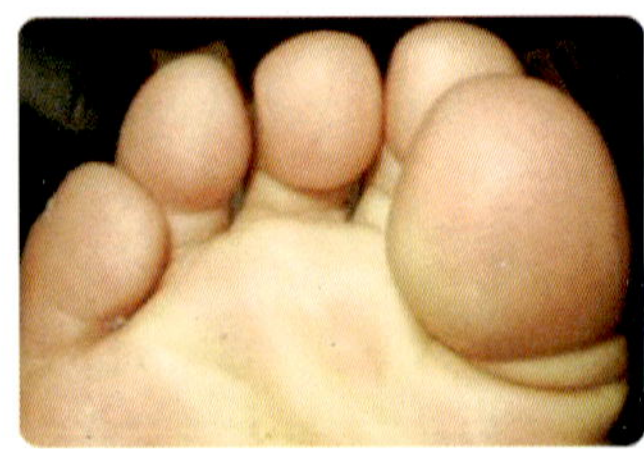
❺ 증상 소멸 및 근본 치료 상태

4. 얼굴, 가슴, 목 등의 근본 치료 진행 사례

1) 얼굴, 목, 가슴, 팔다리 부위 알레르기와 아토피피부염 증상 악화

아토피피부염이 발병한 이후에 특정 약물을 계속 사용한 후 약물알레르기를 비롯하여 간(肝)·신(腎) 등 손상, 시상하부-뇌하수체-부신 축(軸) 위축, 단백질 대사장애, 심혈관계 손상, 말초혈관 수축, 수족 냉증 등의 약물 부작용이 발생할 경우, 얼굴, 가슴, 목, 팔, 다리, 귀 등에 발생한 알레르기와 기타 부위 아토피피부염 증상이 악화된다.

2) 얼굴, 목, 가슴, 팔다리 부위 등의 근본 치료 진행 사례

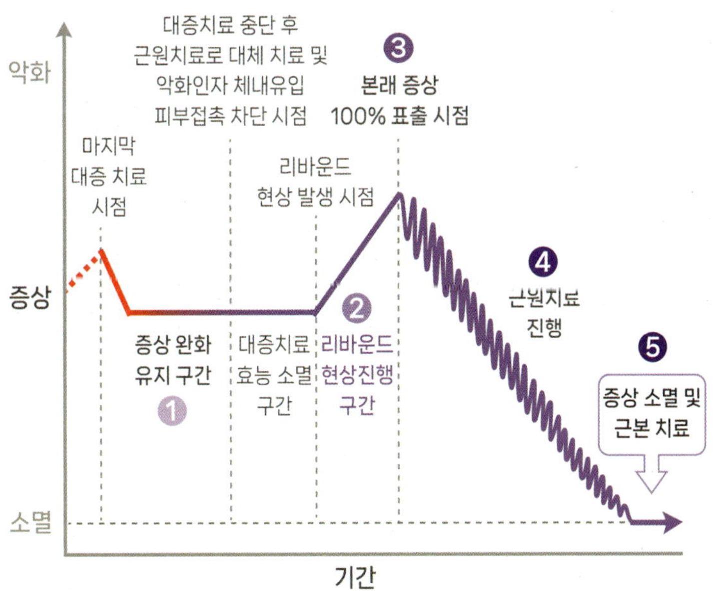

발병 초기부터 대증 치료를 계속했으나 수화미제, 심신불교 순환 체계 작동 등에 의한 비정상적 생명현상과 생체활동은 치유되지 못하고 목, 가슴에 발생한 알레르기 증상 등만 한시적으로 완화된 상태일 때 악화인자를 철저히 차단한 상태에서 근원치료 효능을 발휘하는 한약 복용으로 대체한 후 근원 치료가 시작되면, 한시적으로 완화됐던 증상들(❶)이 사라지고 리바운드 현상이 진행(❷)되면서 본래 앓고 있는 증상들이 마지막 대증 치료약물 사용 전(前) 증상보다 악화된 상태로 100% 표출(❸)된 이후에 근원 치료가 본격 진행된다.

한의학 이론과 치료 원리에 근거하여 처방되고 조제된 한약 복용으로 대체한 후 수화기제, 수승화강 순환 체계 작동 등 정상 생명현상과 생체활동을 영위하면, 리바운드 현상이 진행되면서 대증 치료 기간에 체내로 유입되고 피부에 접촉된 악화인자 때문에 생명현상과 생체활동이 손상된 만큼 본래 앓고 있는 증상들이 악화된 상태로 100% 표출(❸)된 이후에 근원치료가 본격 진행(❹)되면서 아토피피부염 근본 원인과 이상 증후가 치유되고 아토피피부염 증상들이 소멸된 부위에 정상 피부조직이 생성된 후 얼굴, 목, 가슴에 발생한 알레르기 등이 근본 치료(❺)될 수 있다.

— 목

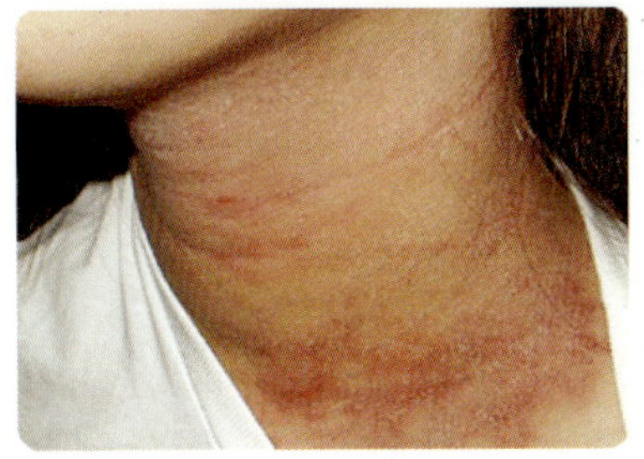

❶ 대증치료 효능으로 증상이 한시적으로 완화된 상태

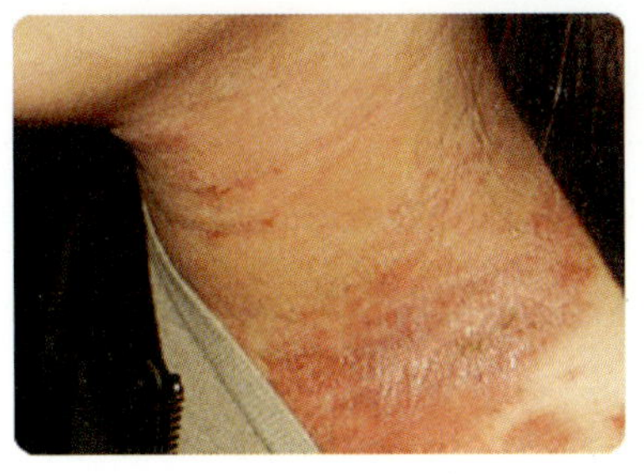

❷ 대증치료 효능 소멸 후 리바운드 현상 진행 상태

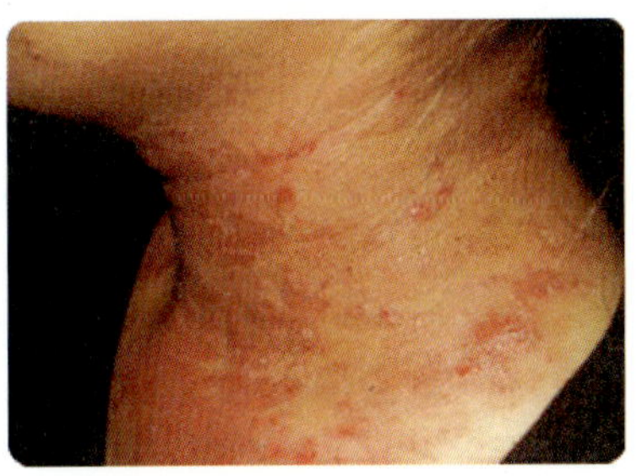

❸ 리바운드 현상 진행 후 본래 증상 100% 표출 상태

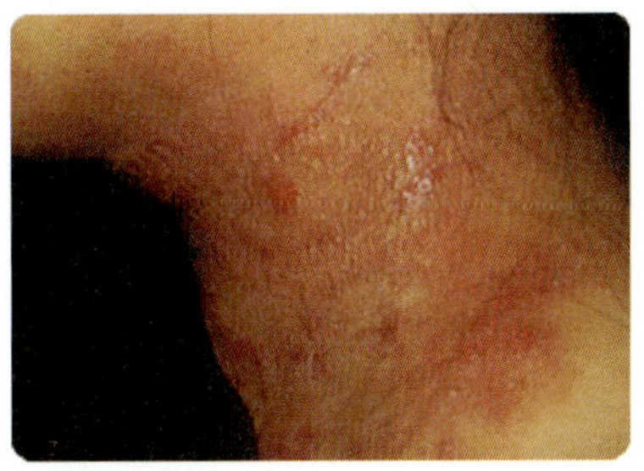

❹-1 점진적인 근원치료 진행 상태

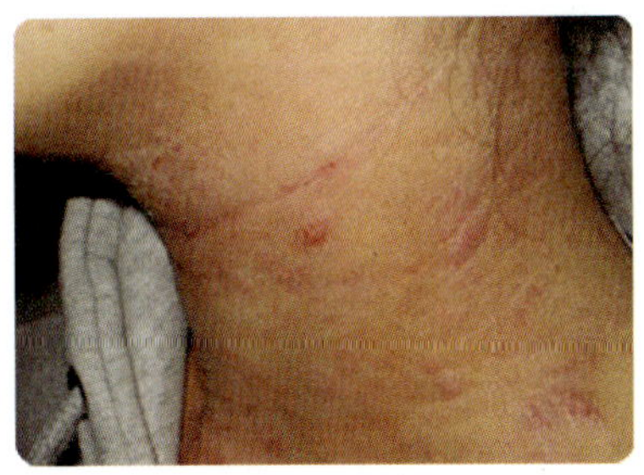

❹-2 점진적인 근원치료 진행 상태

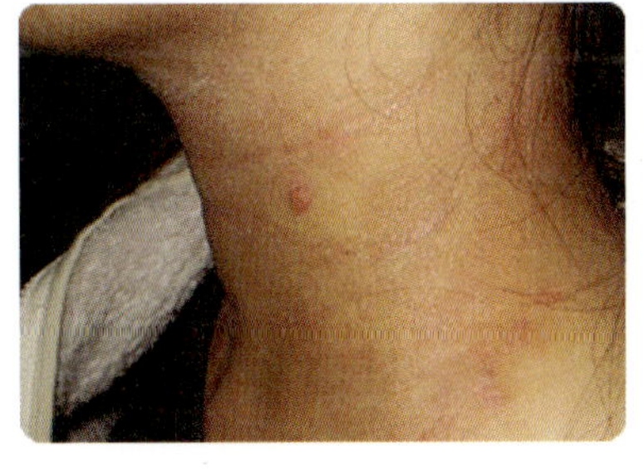

❹-3 점진적인 근원치료 진행 상태

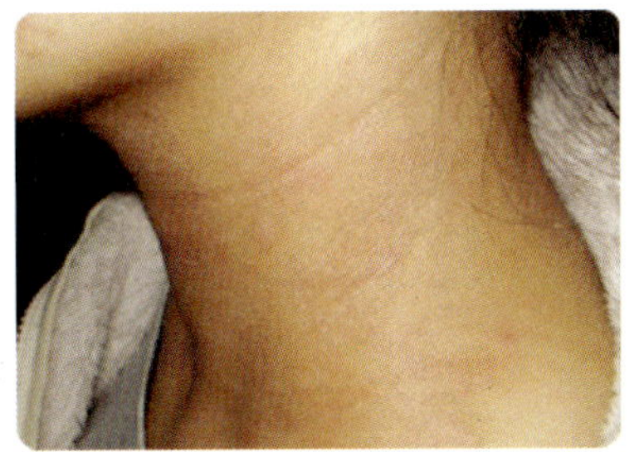

❹-4 점진적인 근원치료 진행 상태

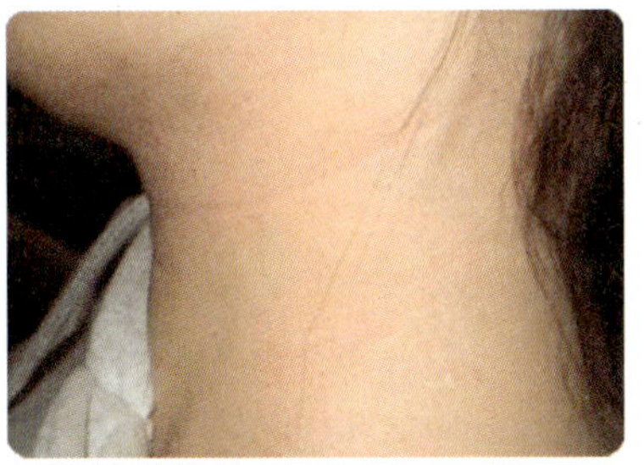

❺ 증상 소멸 및 근본 치료 상태

— 얼굴

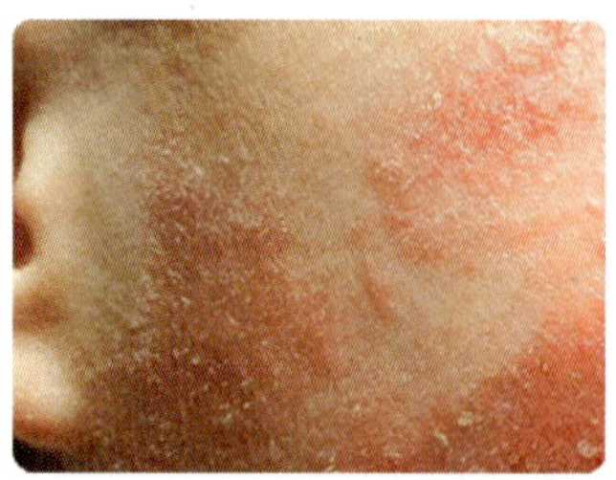

❸ 리바운드 현상 진행 후 본래 증상 100% 표출 상태

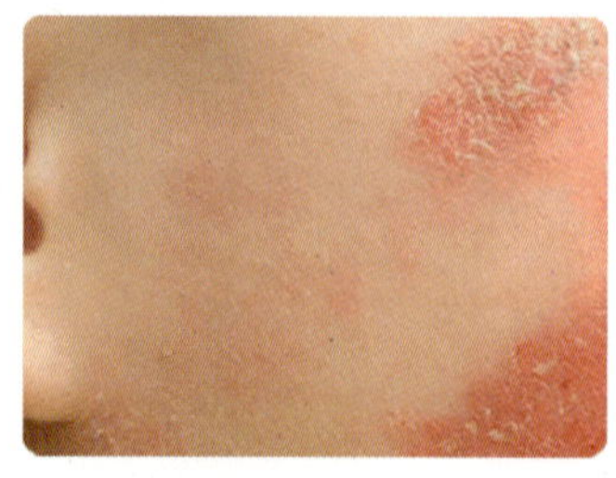

❹-1 점진적인 근원치료 진행 상태

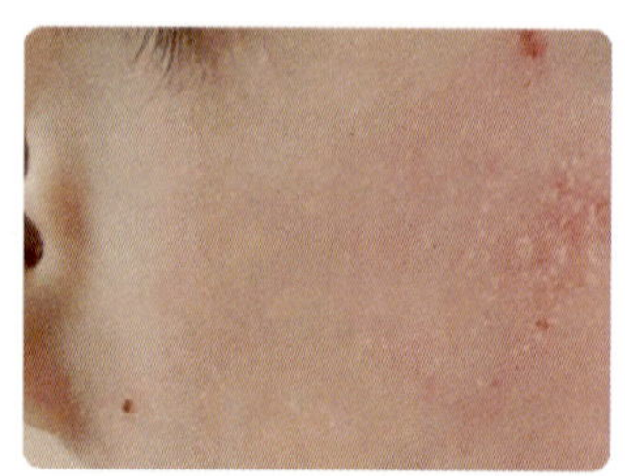

❹-2 점진적인 근원치료 진행 상태

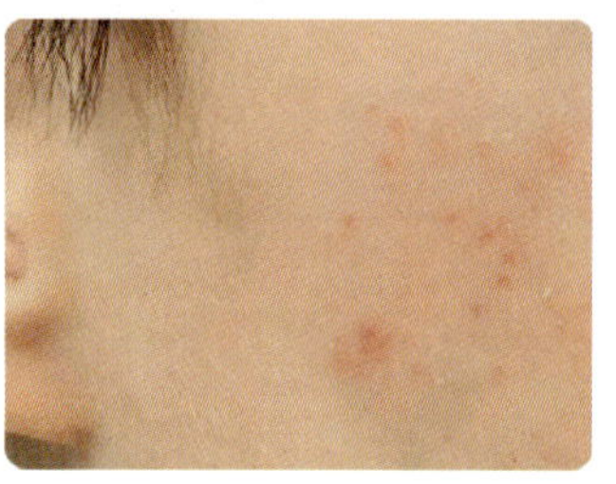

❹-3 점진적인 근원치료 진행 상태

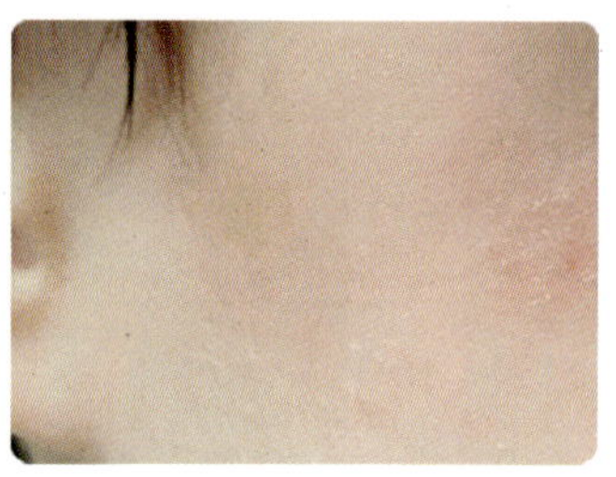

❹-4 점진적인 근원치료 진행 상태

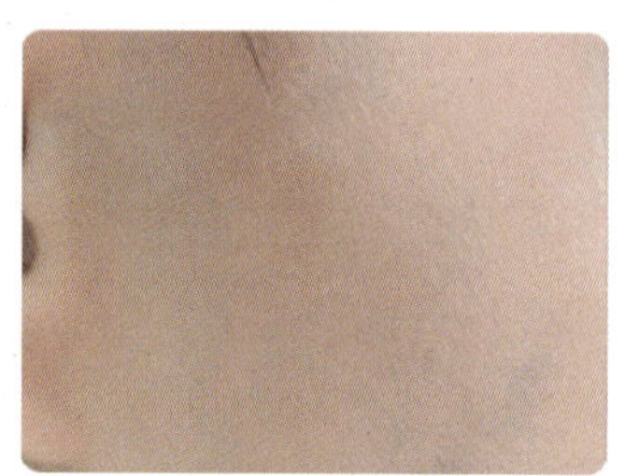

❺ 증상 소멸 및 근본 치료 상태

— 얼굴

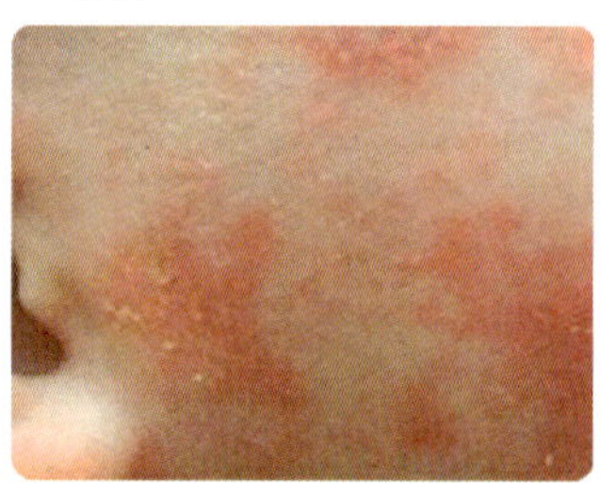

❸ 리바운드 현상 진행 후 본래 증상 100% 표출 상태

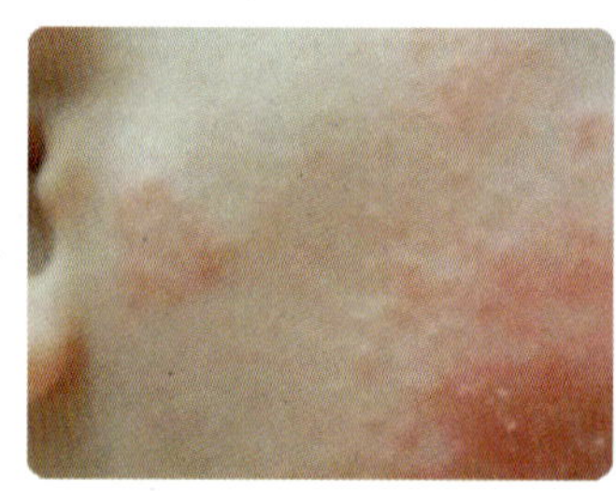

❹-1 점진적인 근원치료 진행 상태

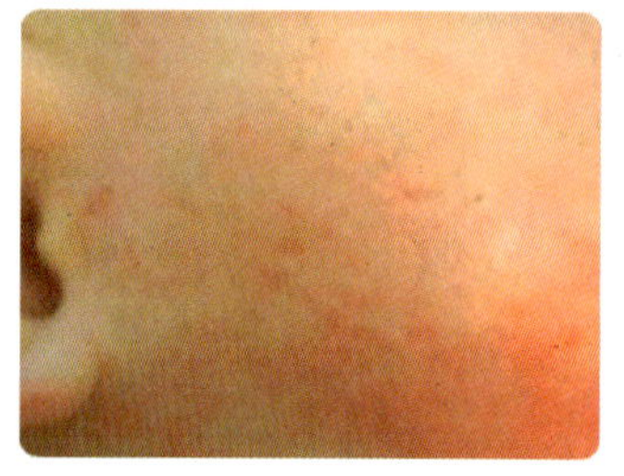

❹-2 점진적인 근원치료 진행 상태

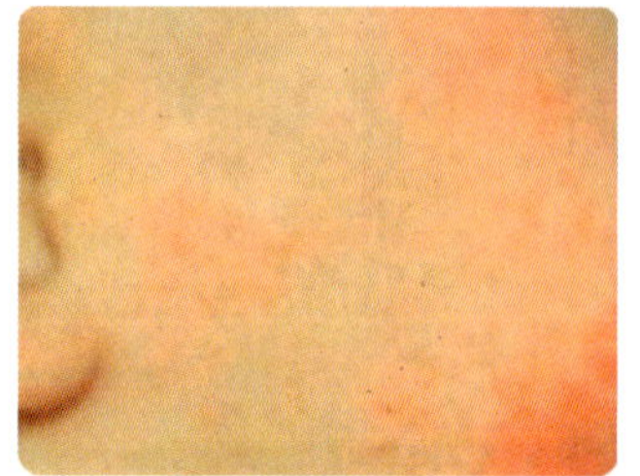

❹-3 점진적인 근원치료 진행 상태

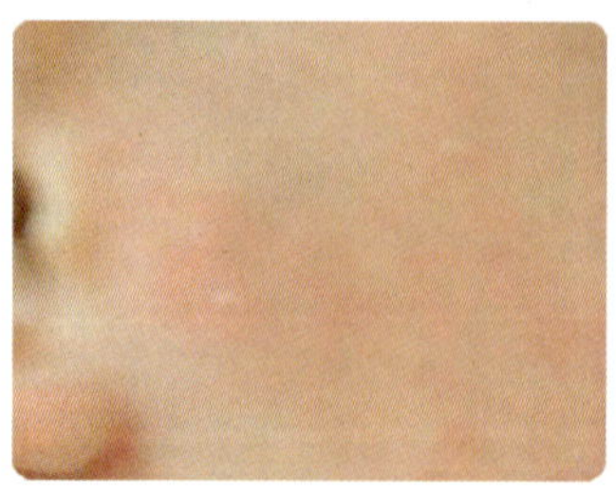

❹-4 점진적인 근원치료 진행 상태

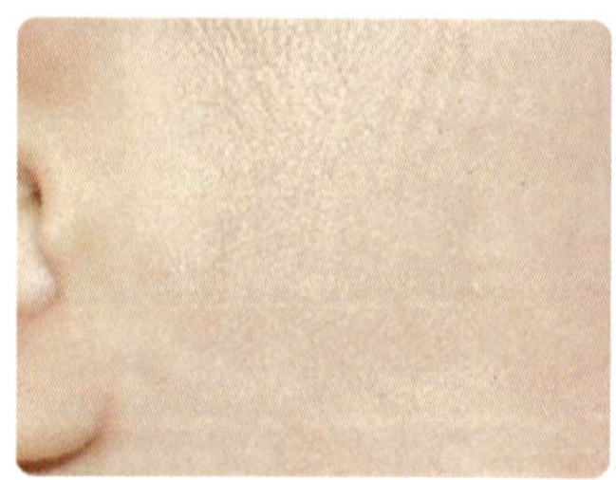

❺ 증상 소멸 및 근본 치료 상태

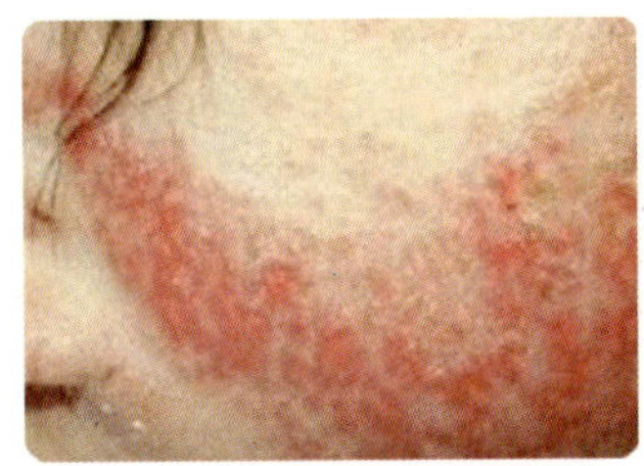
❸ 리바운드 현상 진행 후 본래 증상 100% 표출 상태

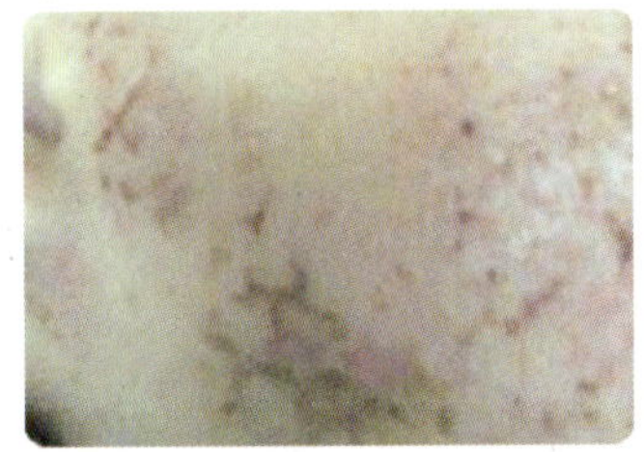
❹-1 점진적인 근원치료 진행 상태

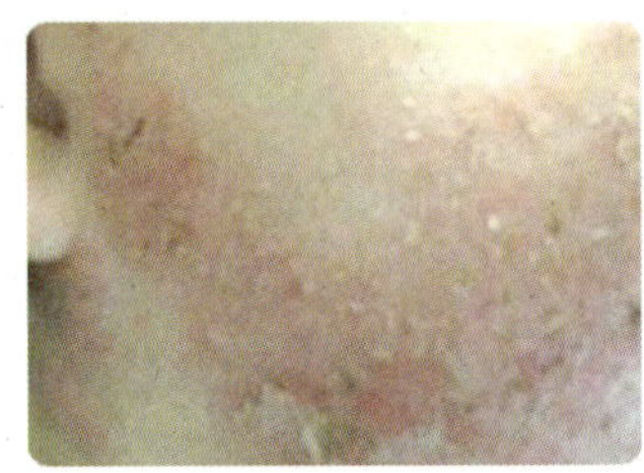
❹-2 점진적인 근원치료 진행 상태

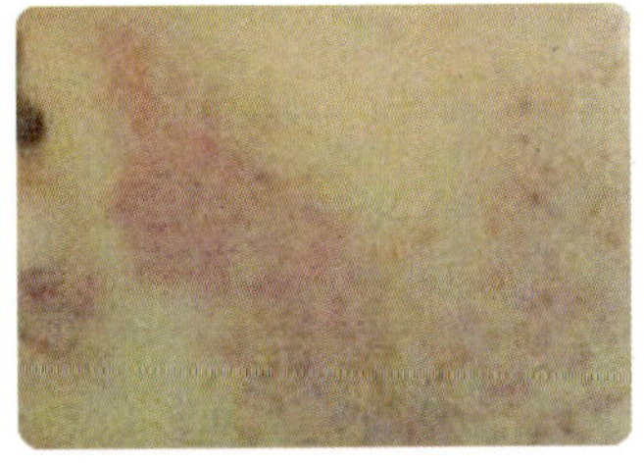
❹-3 점진적인 근원치료 진행 상태

❹-4 점진적인 근원치료 진행 상태

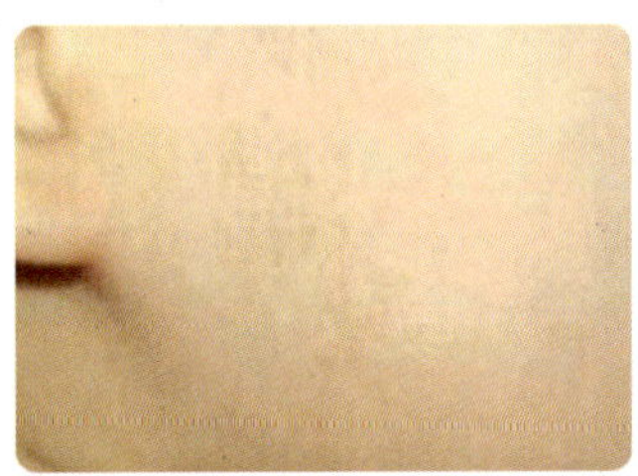
❺ 증상 소멸 및 근본 치료 상태

— 얼굴

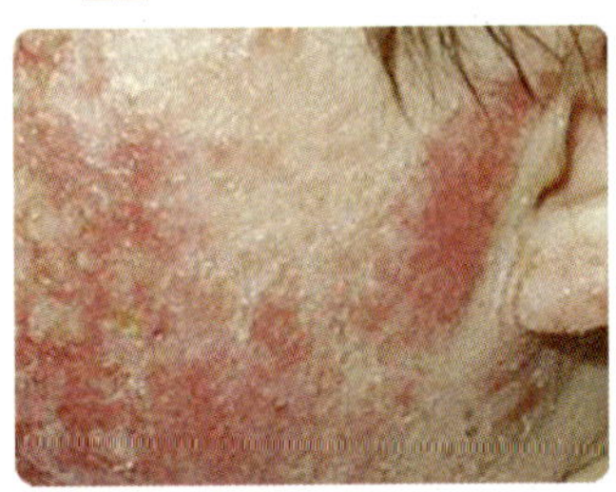
❸ 리바운드 현상 진행 후 본래 증상 100% 표출 상태

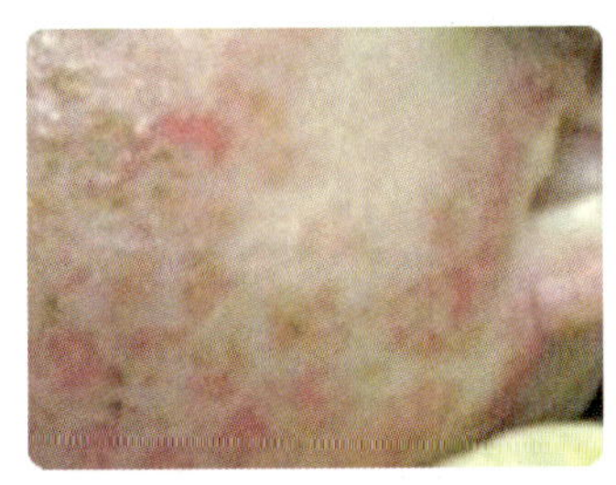
❹-1 점진적인 근원치료 진행 상태

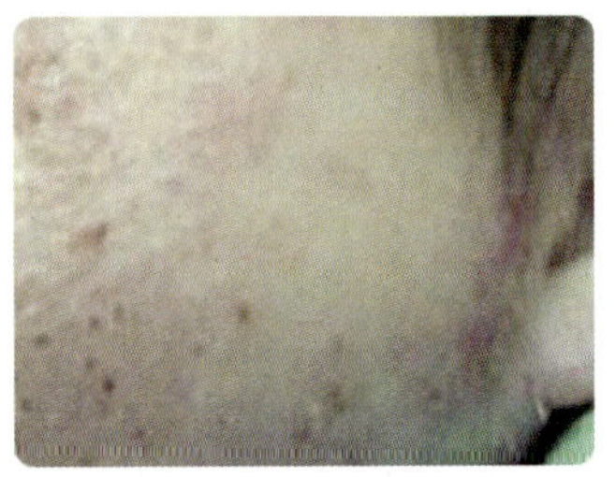
❹-2 점진적인 근원치료 진행 상태

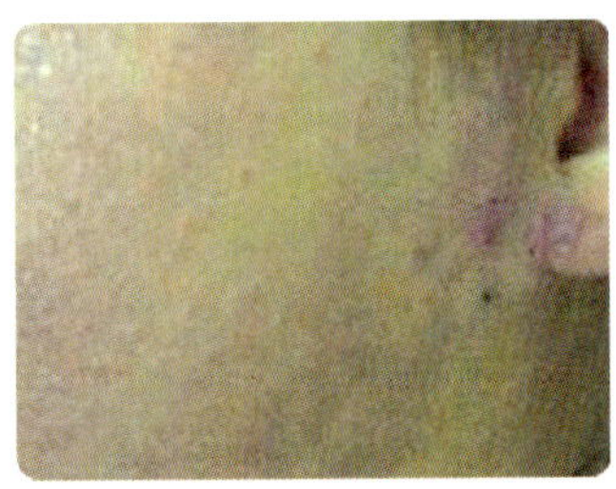
❹-3 점진적인 근원치료 진행 상태

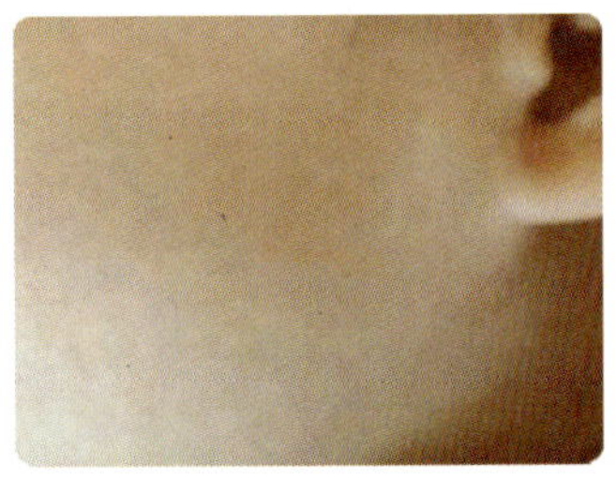
❹-4 점진적인 근원치료 진행 상태

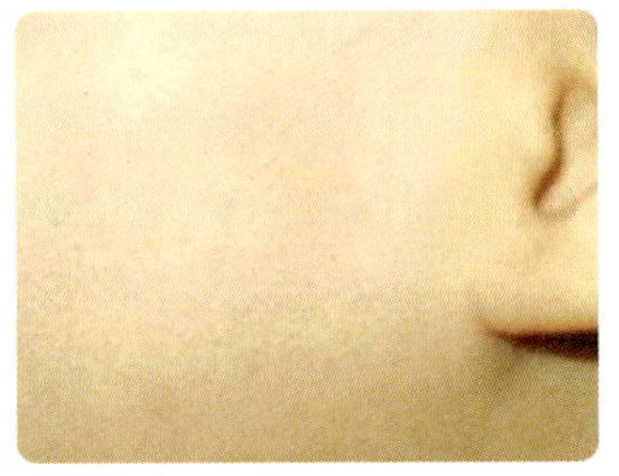
❺ 증상 소멸 및 근본 치료 상태

— 목

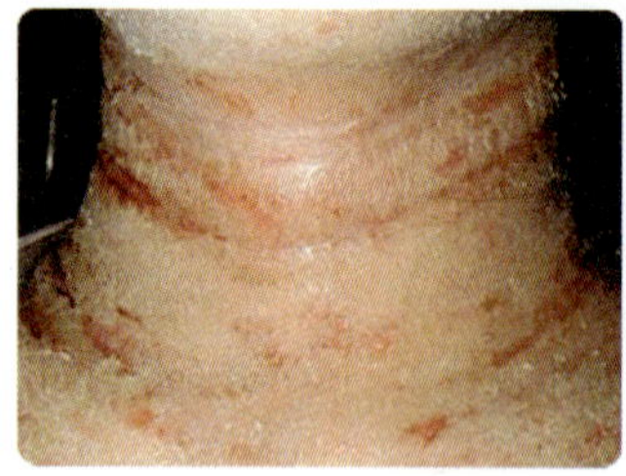

❸ 리바운드 현상 진행 후 본래 증상 100% 표출 상태

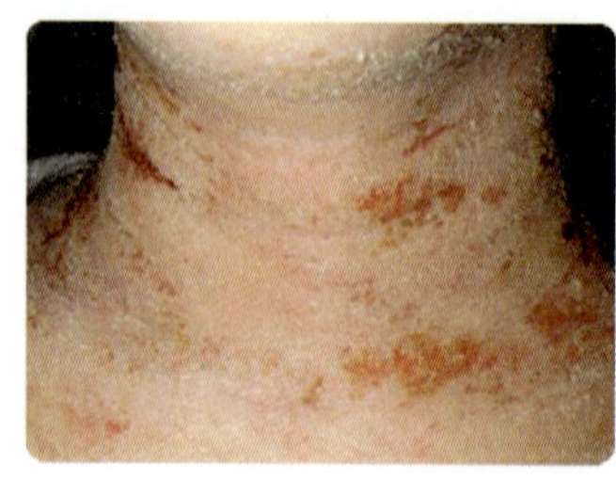

❹-1 점진적인 근원치료 진행 상태

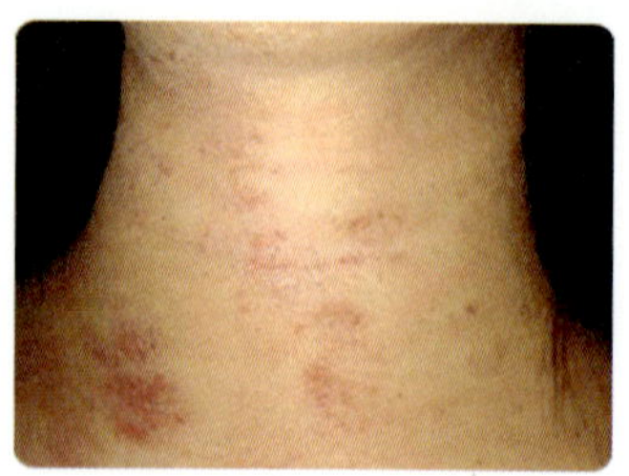

❹-2 점진적인 근원치료 진행 상태

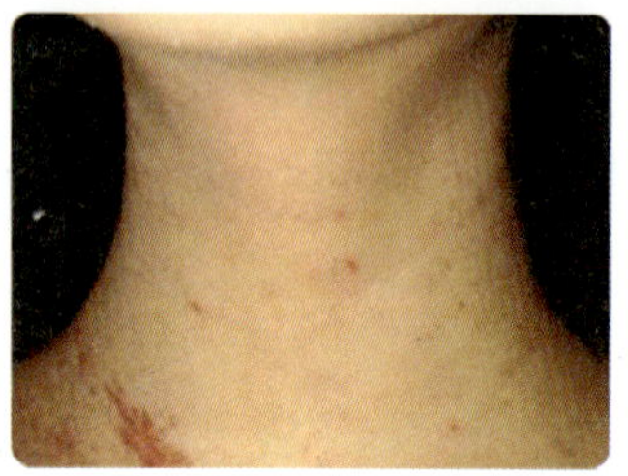

❹-3 점진적인 근원치료 진행 상태

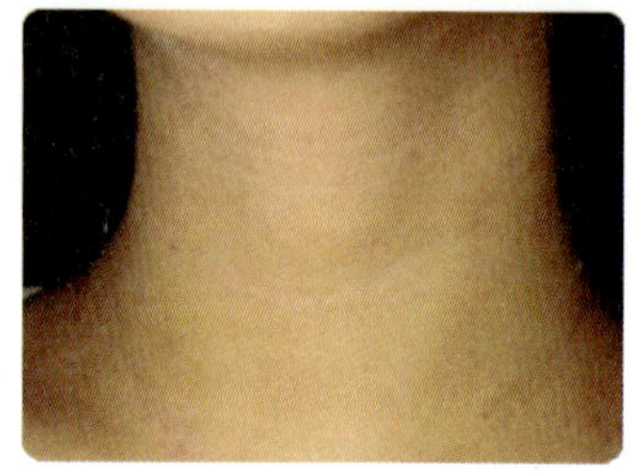

❹-4 점진적인 근원치료 진행 상태

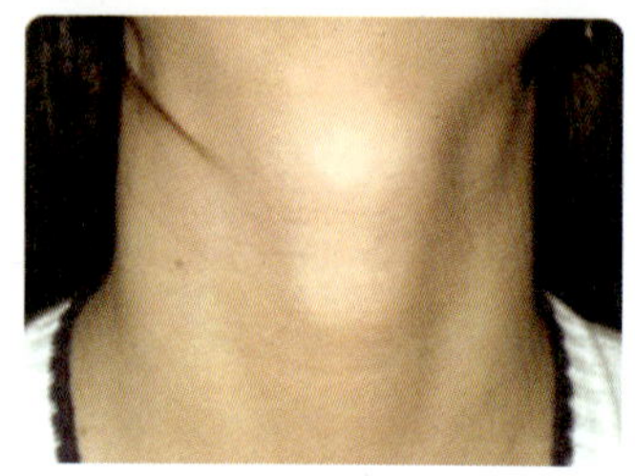

❺ 증상 소멸 및 근본 치료 상태

— 목

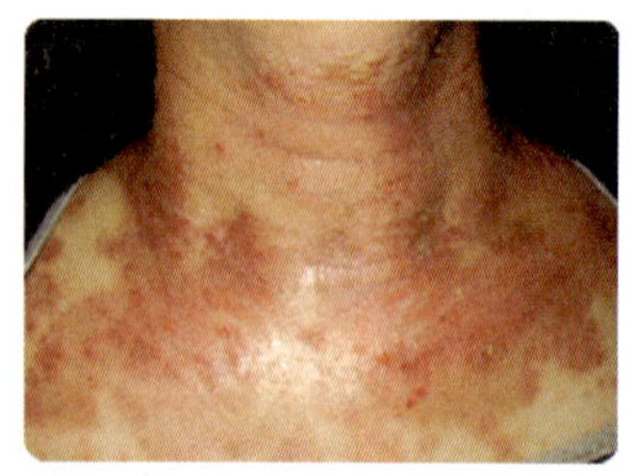

❸ 리바운드 현상 진행 후 본래 증상 100% 표출 상태

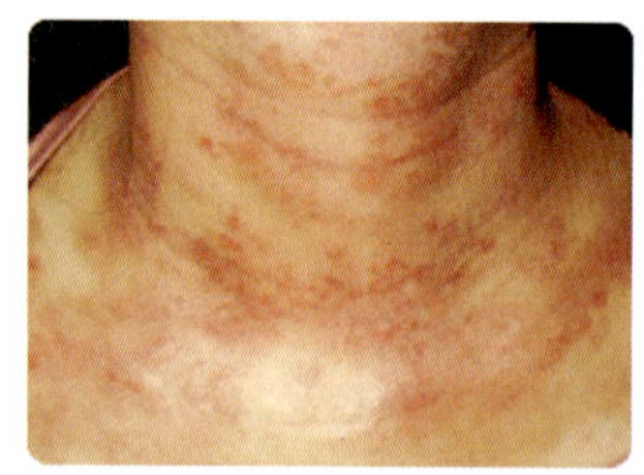

❹-1 점진적인 근원치료 진행 상태

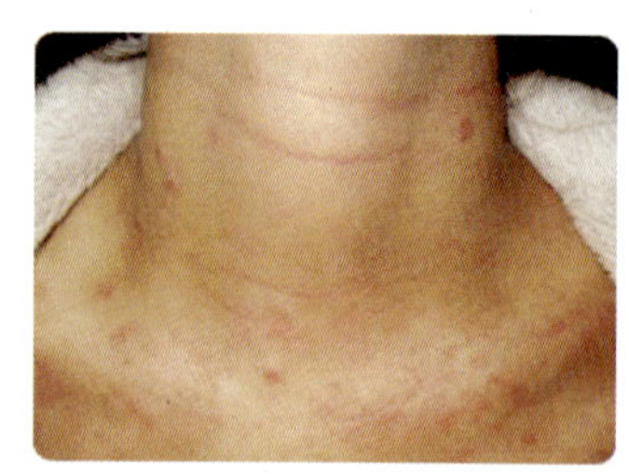

❹-2 점진적인 근원치료 진행 상태

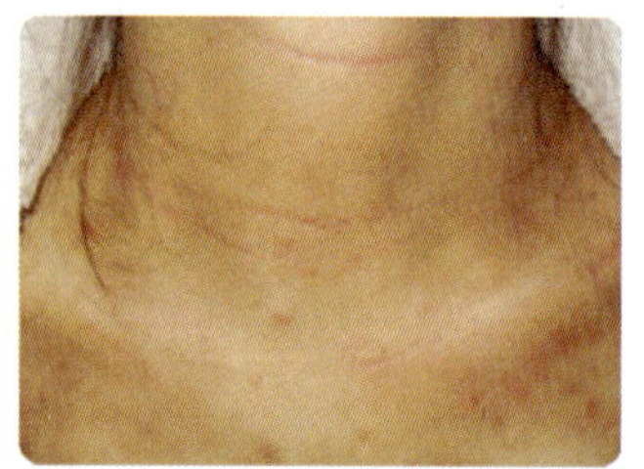

❹-3 점진적인 근원치료 진행 상태

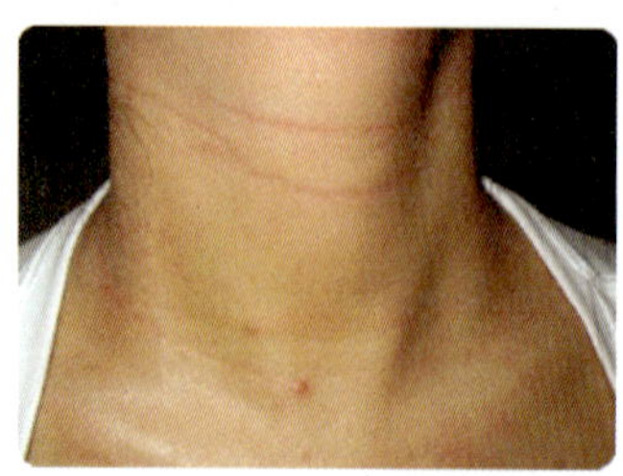

❹-4 점진적인 근원치료 진행 상태

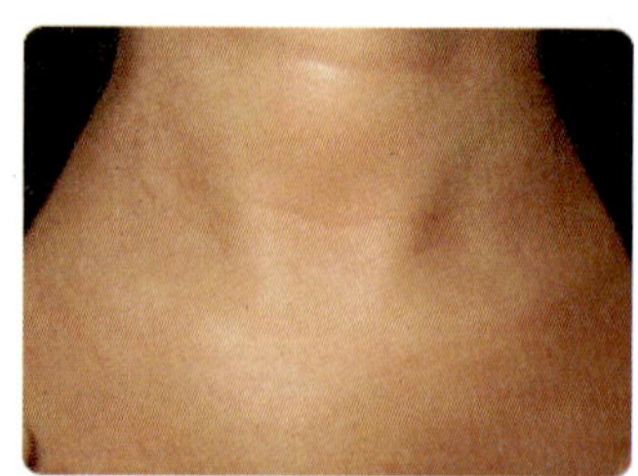

❺ 증상 소멸 및 근본 치료 상태

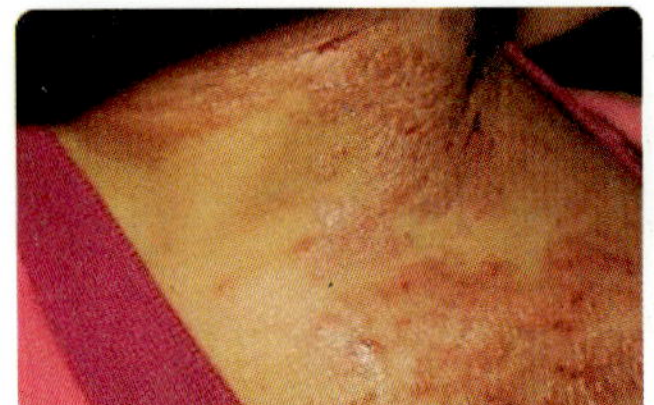
❸ 리바운드 현상 진행 후 본래 증상 100% 표출 상태

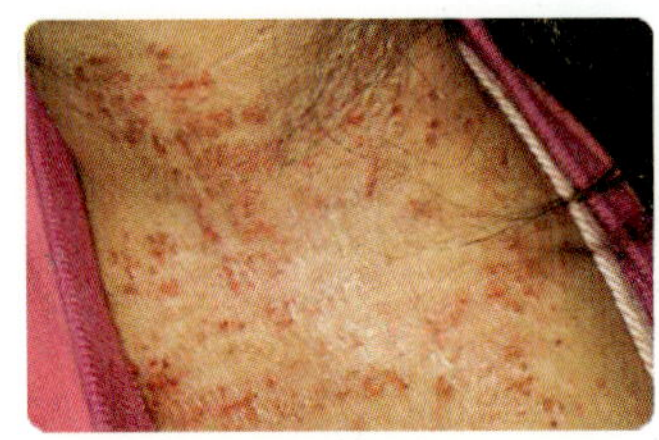
❹-1 점진적인 근원치료 진행 상태

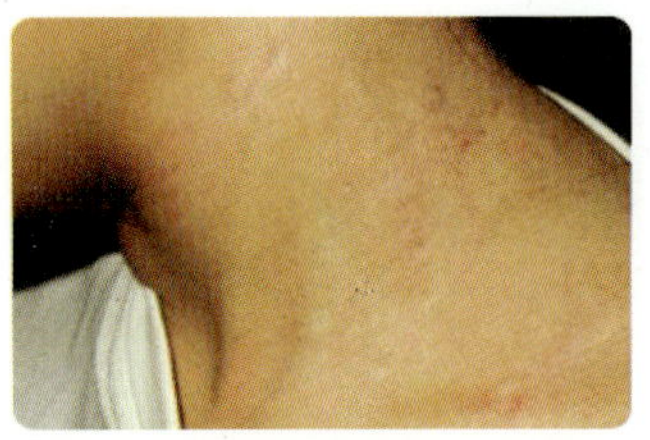
❹-2 점진적인 근원치료 진행 상태

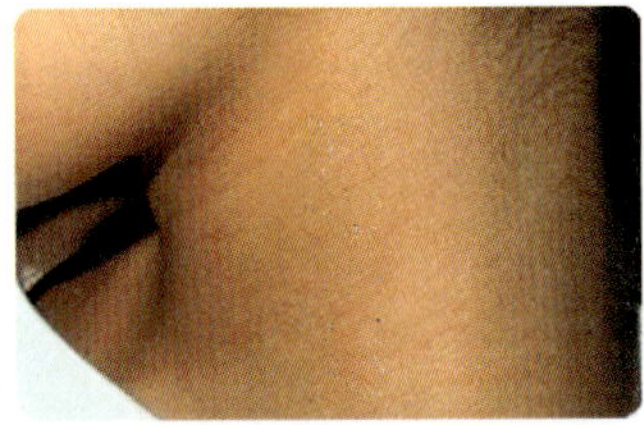
❹-3 점진적인 근원치료 진행 상태

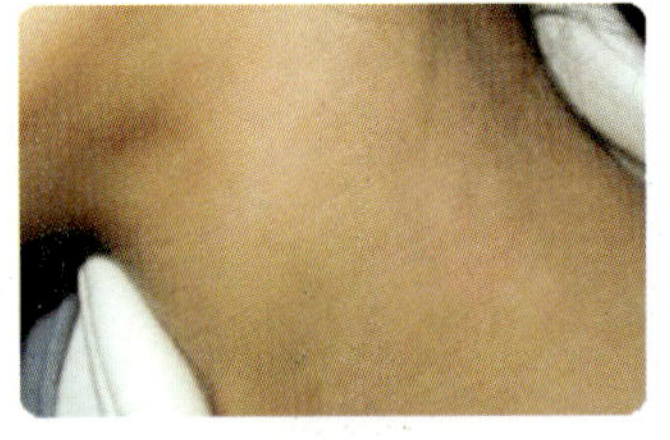
❹-4 점진적인 근원치료 진행 상태

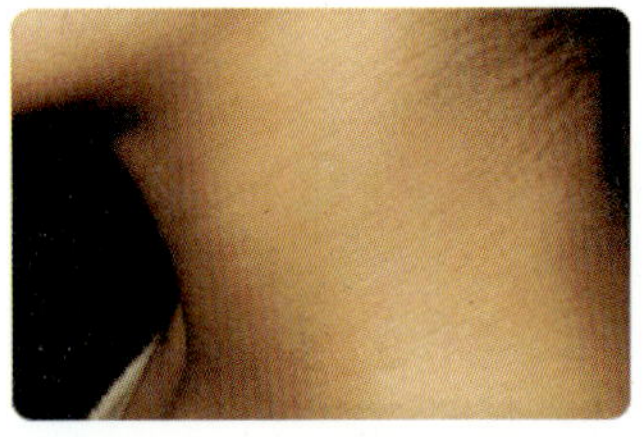
❺ 증상 소멸 및 근본 치료 상태

— 복부

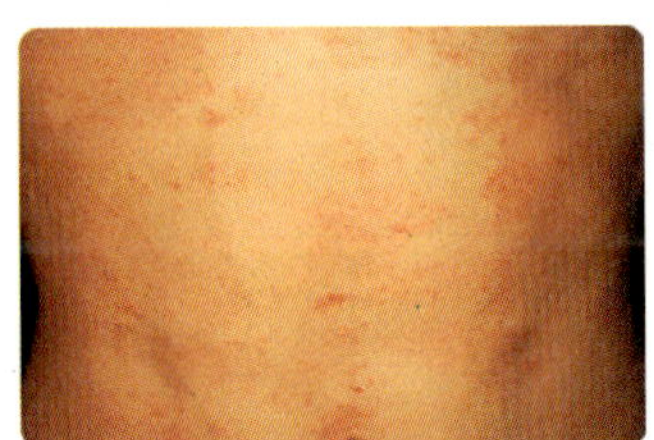
❸ 리바운드 현상 진행 후 본래 증상 100% 표출 상태

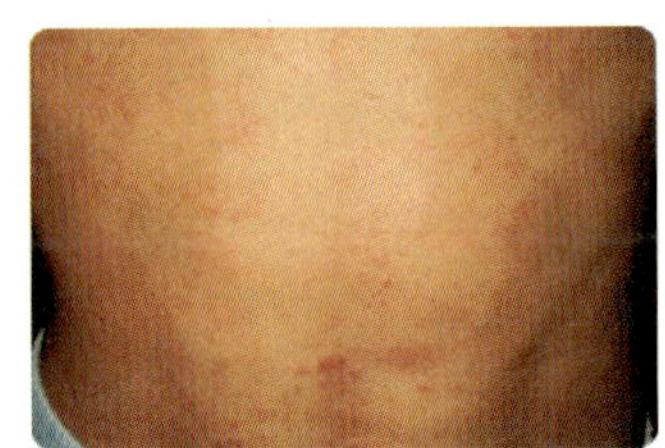
❹-1 점진적인 근원치료 진행 상태

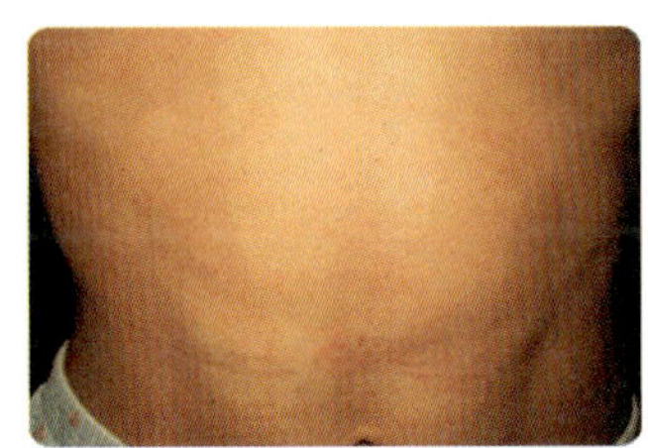
❹-2 점진적인 근원치료 진행 상태

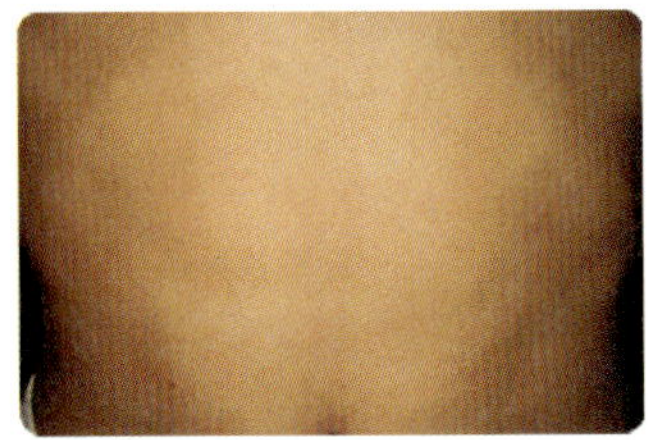
❹-3 점진적인 근원치료 진행 상태

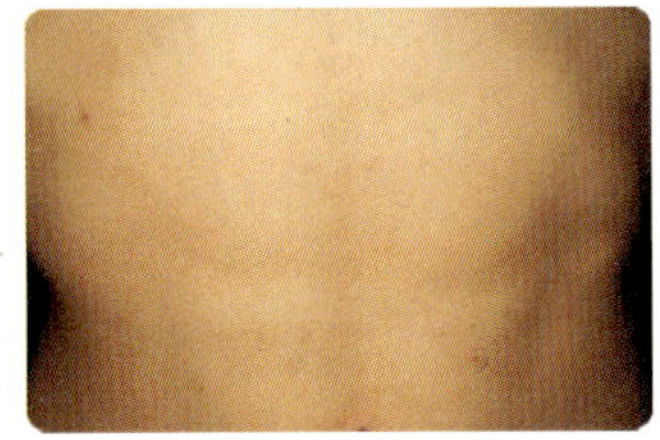
❹-4 점진적인 근원치료 진행 상태

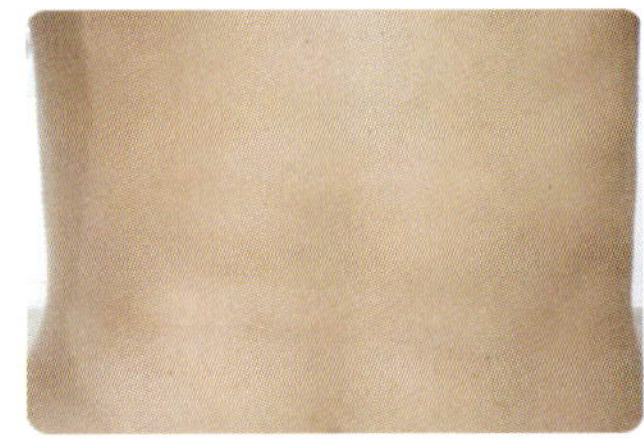
❺ 증상 소멸 및 근본 치료 상태

— 다리

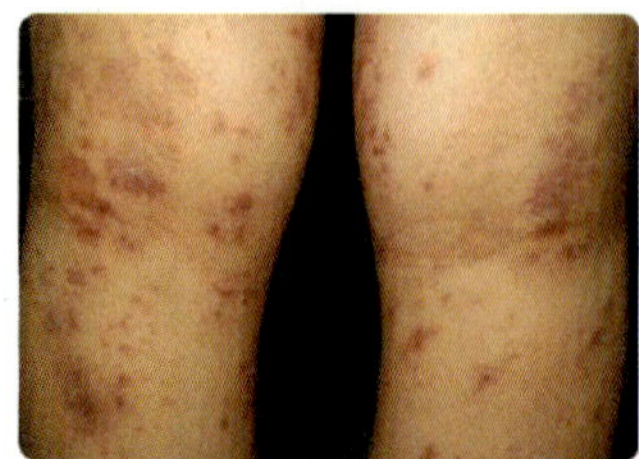

❸ 리바운드 현상 진행 후 본래 증상 100% 표출 상태

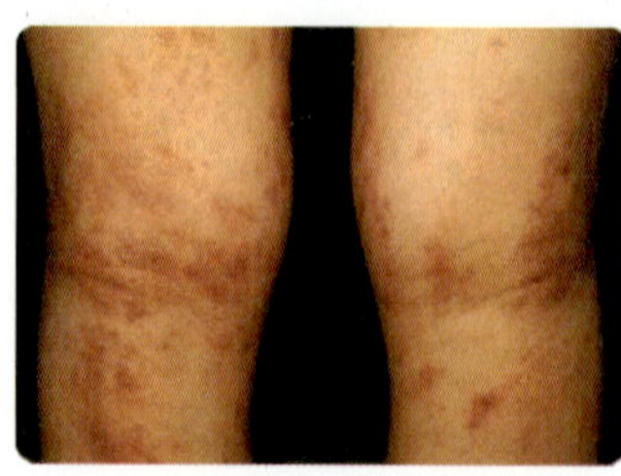

❹-1 점진적인 근원치료 진행 상태

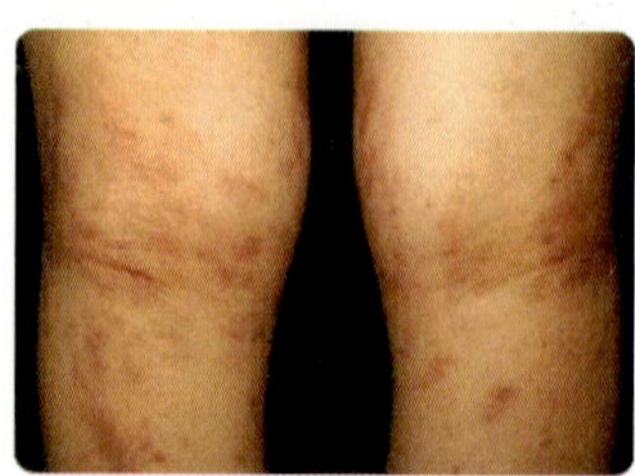

❹-2 점진적인 근원치료 진행 상태

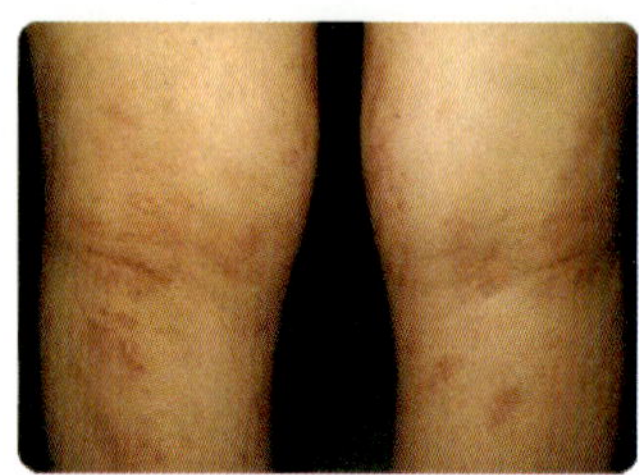

❹-3 점진적인 근원치료 진행 상태

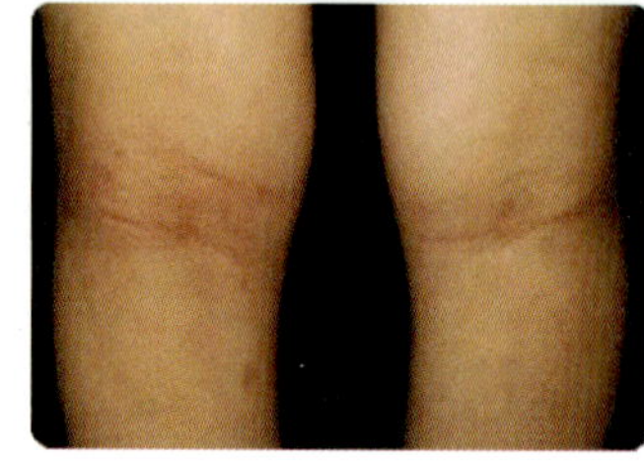

❹-4 점진적인 근원치료 진행 상태

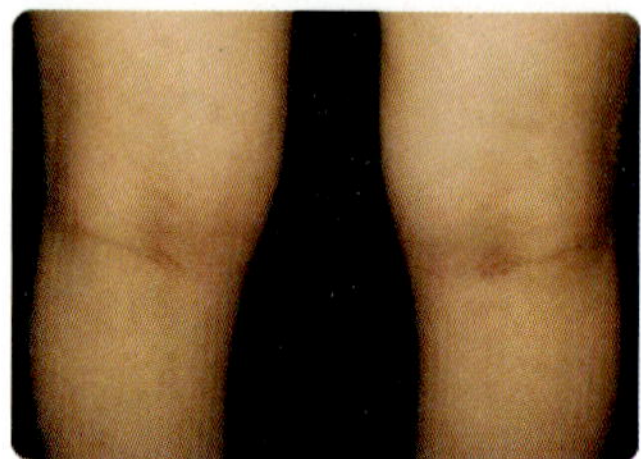

❺ 증상 소멸 및 근본 치료 상태

14장

아토피피부염 근원치료 후 증상 소멸

Question

발병 초기부터 계속해온 대증치료를 중단하고 근원치료로 대체한 후 그 효능이 발휘되면 중증(重症) 아토피피부염의 홍종(紅腫), 상처, 진물, 각질, 수면장애, 소양증, 백색피부그림증 소멸 과정은 어떻게 진행되나요?

1. 근원치료로 대체 후 홍종(紅腫) 증상 소멸
2. 근원치료로 대체 후 상처 소멸
3. 근원치료로 대체 후 진물 소멸
4. 근원치료로 대체 후 각질 소멸
5. 근원치료로 대체 후 수면장애, 소양증 소멸
6. 근원치료로 대체 후 백색피부그림증 소멸
7. 근원치료 후 태선화 소멸

악화인자를 철저히 차단한 상태에서 근원치료 효능을 발휘하는 한약 복용으로 대체한 후 근원치료가 시작되면, 한시적으로 완화됐던 증상들이 사라지고 리바운드 현상이 진행되면서 본래 앓고 있는 홍종 등 증상들이 중증(重症) 상태로 100% 표출된 이후에 근원 치료가 본격 진행된다.

리바운드 현상이 진행된 이후에 근원치료가 본격 진행되면서 아토피피부염 근본 원인과 이상 증후가 치유되고 아토피피부염 증상이 소멸된 부위에 피부 장벽

기능 등을 온전히 발휘하는 정상 피부조직이 생성되면 아토피피부염이 근본 치료될 수 있다.

1. 근원치료로 대체 후 홍종(紅腫) 증상 소멸

고름을 치료해도 고름이 정상 피부로 환원될 수 없듯이 홍종(紅腫)이 된 피부조직 또한 각종 약물로 치료하더라도 정상 피부로 환원되지 못한다. 홍종 증상을 근본 치료하기 위해서는 홍종된 피부조직이 100% 소멸돼야 하며, 또한 홍종된 피부조직이 소멸된 부위에 정상 피부조직이 온전하게 생성되어야 한다.

발병 초기부터 대증치료를 계속했으나 악화인자를 차단하지 못해 악화인자와 연관된 이상 증후가 심화되면서 중증(重症) 상태로 진행된 아토피피부염이 근본 치료되지 못하고 홍종 등 아토피피부염 증상들만 한시적으로 완화된 상태일 때 악화인자를 철저히 차단한 상태에서 근원치료 효능을 발휘하는 한약 복용으로 대체한 후 근원치료가 시작되면, 한시적으로 완화됐던 증상들이 사라지고 리바운드 현상이 진행되면서 본래 앓고 있는 홍종 등 증상들이 중증(重症) 상태로 100% 표출된 이후에 근원 치료가 본격 진행된다.

리바운드 현상이 진행된 이후에 근원치료가 본격 진행되면서 생명현상과 생체활동 정상 영위, 면역세포 정상생성, 면역세포와 연관분자 기능 정상 작동, 선천면역계 기능 정상 작동, 피부 장벽기능 정상 작동, 면역능 증강, 자연치유력 강화 등이 실현되면서 아토피피부염 근본 원인과 이상 증후가 치유되고 아토피피부염 증상이 소멸된 부위에 피부 장벽기능 등을 온전히 발휘하는 정상 피부조직이 생성되면 홍종 증상이 100% 소멸된다.

1) 홍종(紅腫) 증상 호전 및 소멸 진행 상태

— 리바운드 현상 진행 후 100% 표출된 본래 앓고 있는 홍종 증상이 중증(重症) 상태인 경우

- 홍종 증상이 중증(重症)일수록 상처, 부종, 염증, 소양증, 피부 건조 및 기타 아토피피부염 증상들이 심하다.
- 홍종 부위에 독소와 노폐물 침전량과 손상된 피부조직 축적량이 많을수록 염증과 부종이 심하며, 홍종 부위 염증과 부종이 심할수록 홍종 범위가 더욱 확대되고 홍종 부위에 깊게 패인 상처가 발생한다.
- 중증(重症) 홍종일수록 동물성 단백질이 부패할 때 발생하는 고약한 냄새를 풍기는 농도 짙은 황색 진물이 깊이 패인 상처에서 많이 배출된 후 상처 부위에 초기 형태의 가피(痂皮)가 생성되면서 진물이 멈춘다. 이후에는 손상된 피부조직이 많이 축적된 홍종 부위에서 짙은 황색을 띠고 크기가 큰 두터운 각질이 많이 발생한다.

— 근원치료 진행 후 중증(中症) 아토피피부염으로 호전될 경우, 홍종 증상 변화 상태

- 홍종 증상이 중증(中症) 상태로 호전될수록 상처, 부종, 염증, 소양증, 피부 건조 및 기타 증상들도 호전된다.
- 중증(中症) 홍종 상태로 호전될수록 홍종 부위에 침전되어 있던 독소와 노폐물 양이 감소하며, 홍종 부위에 축적되어 있던 손상된 피부조직 양도 점차 감소하면서 홍종 발생 부위가 줄어들고 홍종 범위도 축소된다.
- 홍종 부위 얕게 패인 상처에서는 투명한 진물 또는 동물성 단백질이 부패할 때 발생하는 비릿한 냄새를 풍기는 옅은 황색 진물이 맺힌다. 이후 홍종 상처 부위에 다시 가피가 생성되면, 홍종 부위에서 이전보다 각질 크기가 더 작아지고 두께도 더 얇아진 흰색 또는 옅은 황색을 띤 각질이 발생하며, 각질 발생량도 감소한다.

— 근원치료 진행 후 경증(輕症) 아토피피부염으로 호전될 경우, 홍종 증상 변화 상태

- 상처와 부종이 소멸되면서 중증 상태였던 홍종 증상이 경증(輕症) 홍조 상태로 호전되면 염증, 소양증, 피부건조 및 기타 증상들도 경증(輕症) 상태로 호전된다.
- 경증(輕症) 상태로 호전될수록 홍조 부위에 침전된 독소와 노폐물 양이 더욱 감소하고 또한 홍조 부위에 축적된 손상된 피부조직 양도 더욱 감소하면서 홍조(紅潮) 증상 발생 부위도 줄어들고 홍조 범위도 축소된다.

— 연속된 근원치료 과정이 반복 진행된 후 홍종 증상 및 기타 아토피피부염 증상들 전부 소멸

2) 중증(重症) 홍종(紅腫) 증상 호전 및 소멸 진행 상태

한의학 이론과 치료 원리에 근거하여 처방되고 조제된 한약 복용으로 대체한 후 수화기제, 수승화강 순환 체계 작동 등 정상 생명현상과 생체활동을 영위하면, 리바운드 현상이 진행되면서 본래 앓고 있는 홍종 증상을 비롯한 기타 아토피피부염 증상들이 마지막 대증 치료 전 증상보다 악화된 중증(重症) 상태로 100% 표출(❸)된 이후에 근원 치료가 본격 진행된다.

근원 치료가 본격 진행(❹)되면서 아토피피부염 근본 원인과 이상 증후가 치유되고 아토피피부염 증상들이 소멸된 부위에 정상 피부조직이 생성되면 홍종 증상을 비롯한 기타 아토피피부염 증상들의 근본 치료가 실현(❺)될 수 있다.

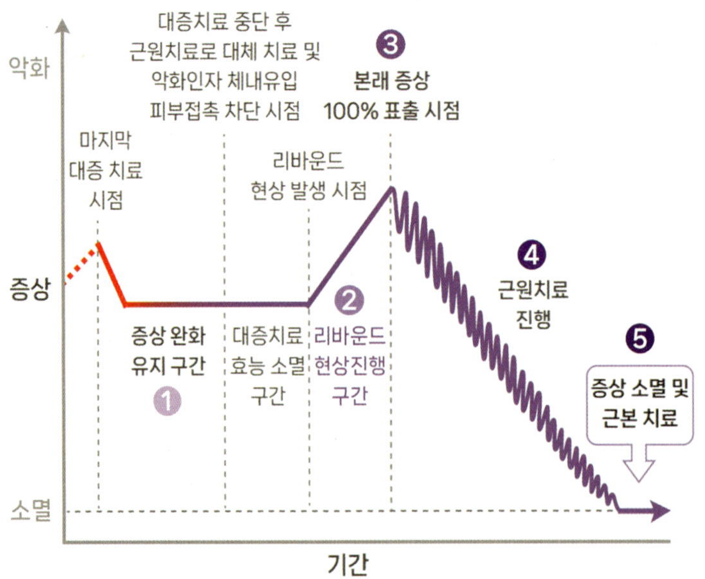

3) 중증(重症) 홍종(紅腫) 증상 호전 및 소멸 진행 사례

— 얼굴

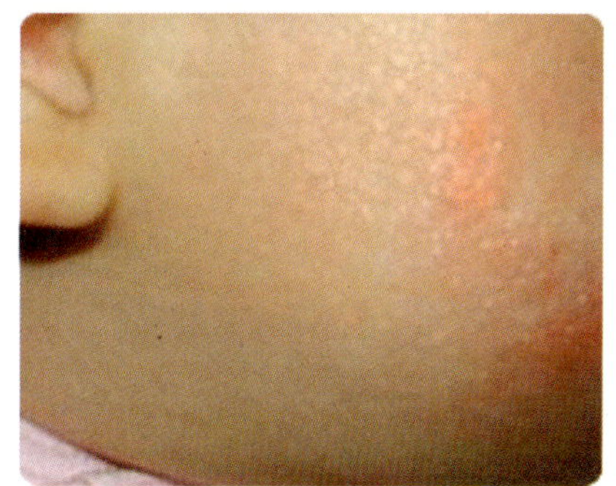

❶ 대증치료 효능으로 중증(重症) 증상이 한시적으로 완화된 상태

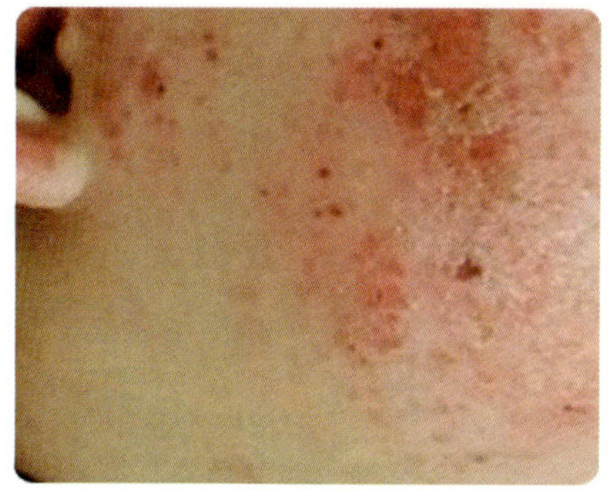

❷-1 대증치료 중단 및 근원치료로 대체 후 리바운드 현상 진행 상태

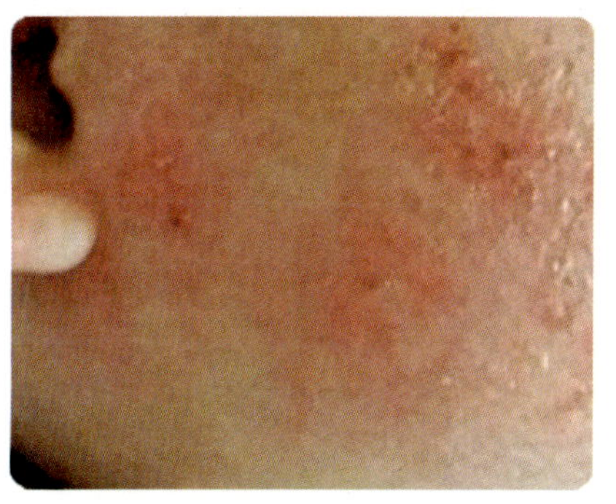

❷-2 대증치료 중단 및 근원치료로 대체 후 리바운드 현상 진행 상태

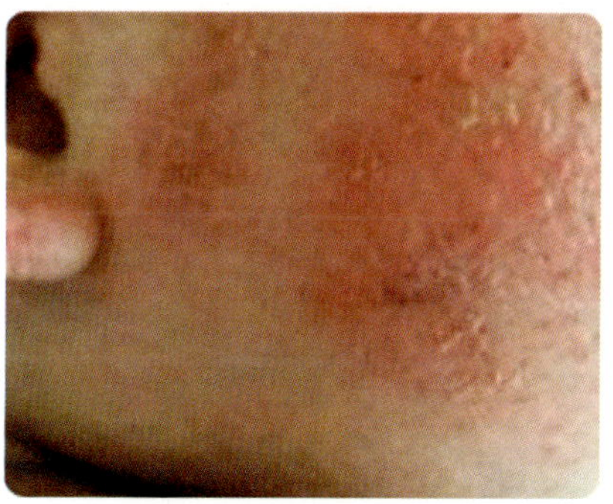

❷-3 대증치료 중단 및 근원치료로 대체 후 리바운드 현상 진행 상태

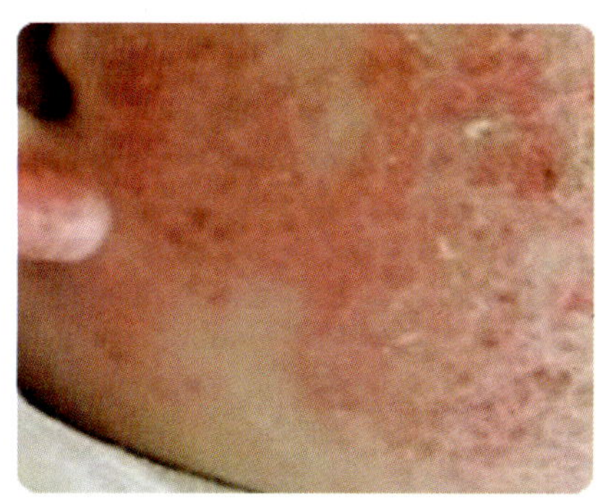

❷-4 대증치료 중단 및 근원치료로 대체 후 리바운드 현상 진행 상태

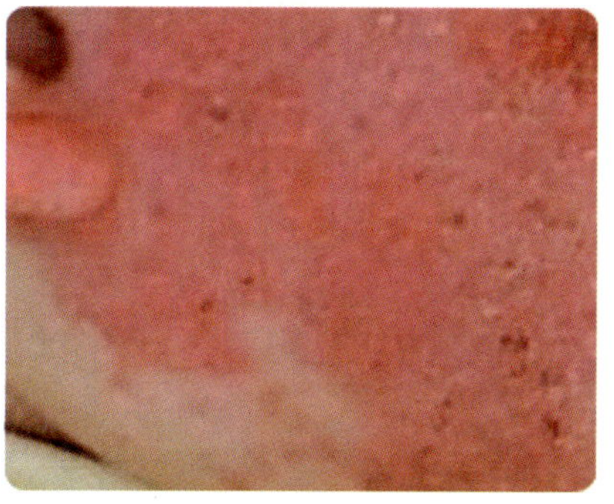

❸ 리바운드 현상 진행 후 본래 중증(重症) 증상 100% 표출 상태

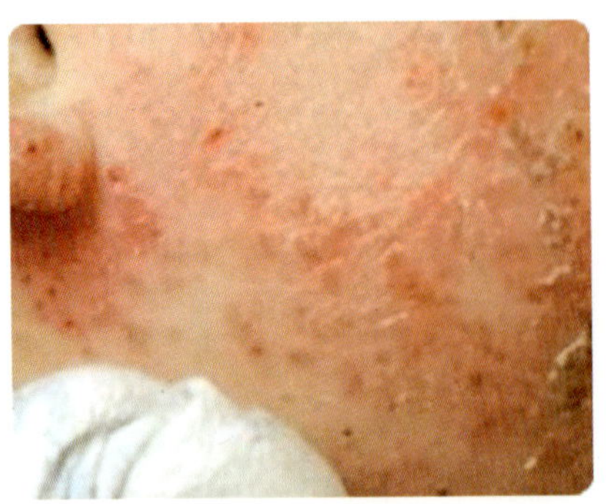

❹-1 근원치료 본격 진행 상태

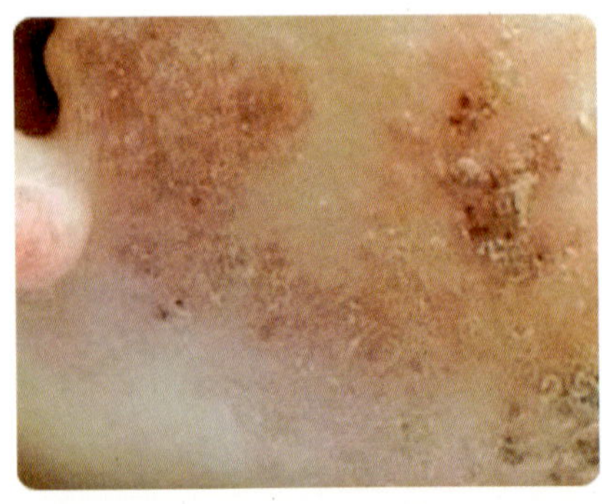

❹-2 점진적인 홍종 증상 소멸 진행 상태

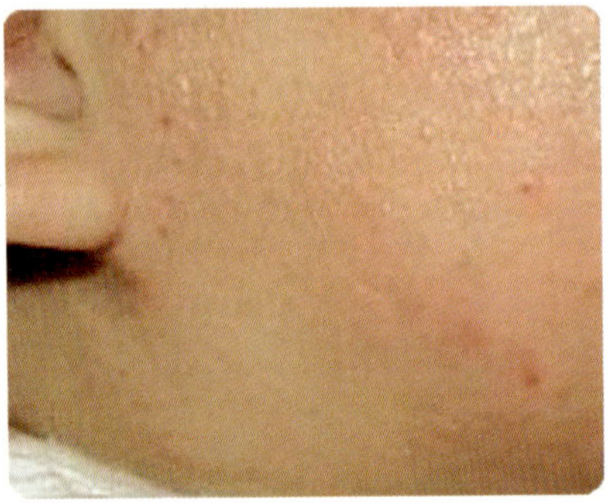

❹-3 점진적인 홍종 증상 소멸 진행 상태

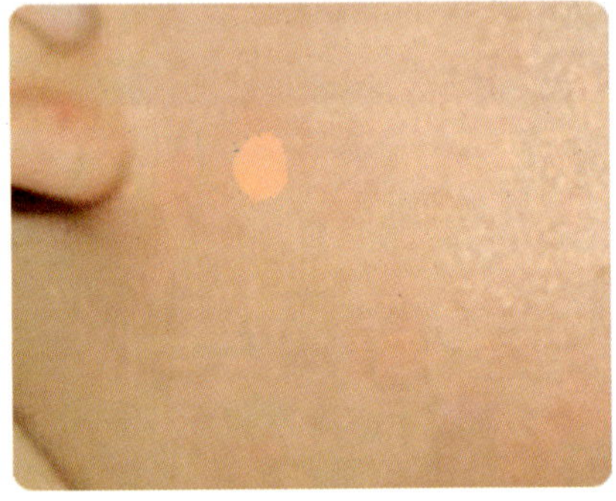

❹-4 점진적인 홍종 증상 소멸 진행 상태

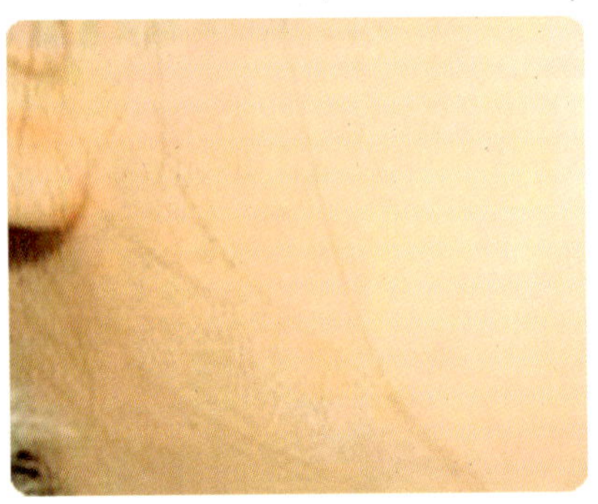

❺-1 근원치료 후 홍종 증상 소멸 및 근본 치료 상태

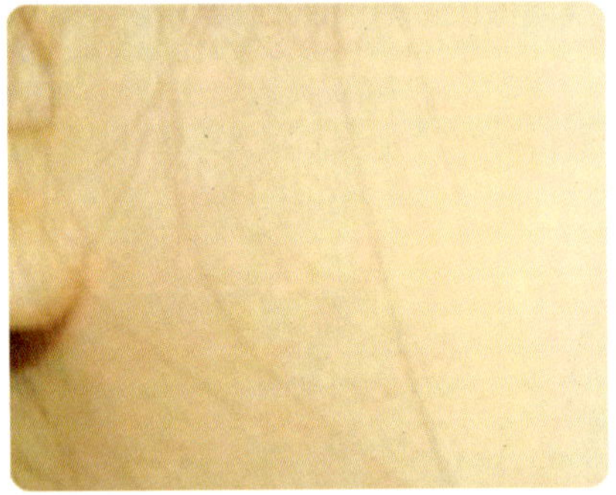

❺-2 근원치료 후 홍종 증상 소멸 및 근본 치료 상태

2. 근원치료로 대체 후 상처 소멸

발병 초기부터 대증 치료를 계속했으나 악화인자를 차단하지 못해 악화인자와 연관된 이상 증후가 심화되면서 중증(重症) 상태로 진행된 아토피피부염이 근본 치료되지 못하고 홍종 부위 상처 등 아토피피부염 증상들만 한시적으로 완화된 상태일 때 악화인자를 철저히 차단한 상태에서 근원치료 효능을 발휘하는 한약 복용으로 대체한 후 근원치료가 시작되면, 한시적으로 완화됐던 증상들이 사라지고 리바운드 현상이 진행되면서 본래 앓고 있는 홍종 부위 상처를 비롯한 증상들이 중증(重症) 상태로 100% 표출된 이후에 근원 치료가 본격 진행된다.

리바운드 현상이 진행된 이후에 근원치료가 본격 진행되면서 아토피피부염 근본 원인과 이상 증후가 치유되고 아토피피부염 증상이 소멸된 부위에 피부장벽 기능 등을 온전히 발휘하는 정상 피부조직이 생성되면 홍종 부위에 발현했던 상처가 100% 소멸된다.

1) 중증(重症) 홍종 부위 상처 호전 및 소멸 진행 상태

— 리바운드 현상 진행 후 100% 표출된 본래 앓고 있는 홍종 증상이 중증(重症) 상태인 경우

- 홍종 증상이 중증(重症)일수록 상처, 부종, 염증, 소양증, 피부 건조 및 기타 아토피피부염 증상들이 심하다.
- 홍종 부위에 독소와 노폐물 침전량과 손상된 피부조직 축적량이 많을수록 염증과 부종이 심해지며, 홍종 부위 염증과 부종이 심할수록 홍종 범위가 더욱 확대되고 홍종 부위에 깊게 패인 상처가 발생한다.
- 홍종 증상이 심할수록 피부 장벽기능이 손상된 홍종 부위에 깊게 패인 상처가 많이 발생하고 상처 발생 범위도 확대된다.

— 근원치료 진행 후 중증(中症) 아토피피부염으로 호전될 경우, 상처 변화 상태

- 홍종 증상이 중증(中症) 상태로 호전될수록 상처, 부종, 염증, 소양증, 피부 건조 및 기타 증상들도 호전된다.
- 중증(中症) 홍종 상태로 호전될수록 홍종 부위에 침전되어 있던 독소와 노폐물 양이 감소하며, 홍종 부위에 축적되어 있던 손상된 피부조직 양도 점차 감소하면서 홍종 발생 부위가 줄어들고 홍종 범위도 축소된다.
- 홍종 증상이 중증(中症) 상태로 호전되면서 홍종 발생 부위가 줄어들고 홍종 범위도 축소될수록 피부 장벽기능이 손상된 홍종 부위에 얕게 패인 상처가 발생하며, 상처 발생 부위도 줄어들고 상처 범위도 축소된다.

— 근원치료 진행 후 경증(輕症) 아토피피부염으로 호전될 경우, 상처 소멸 상태

- 상처와 부종이 소멸되면서 중증 상태였던 홍종 증상이 경증(輕症) 홍조 상태로 호전되면 염증, 소양증, 피부 건조 및 기타 증상들도 경증(輕症) 상태로 호전된다.
- 홍조 부위에 정상 피부기능을 온전히 발휘하지 못하는 손상된 피부조직이 미량 축적되어 있고, 독소와 노폐물이 미량 침전되어 있는 상태에서 피부장벽기능이 제대로 실행되면 홍조 부위에 더 이상 상처가 발생하지 않는다.

— 연속된 근원치료 과정이 반복 진행된 후 상처 및 기타 아토피피부염 증상들 전부 소멸

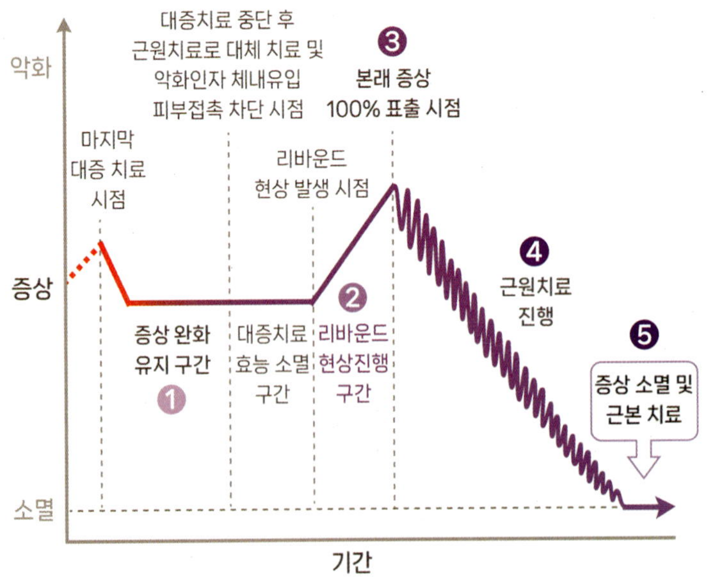

— 팔

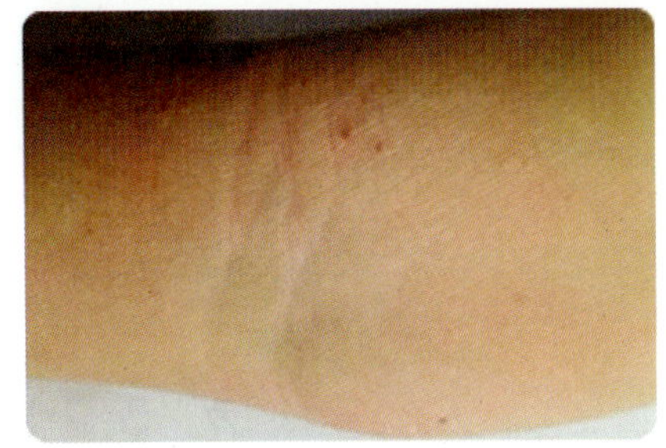

❶ 대증치료 효능으로 중증(重症) 증상이 한시적으로 완화된 상태

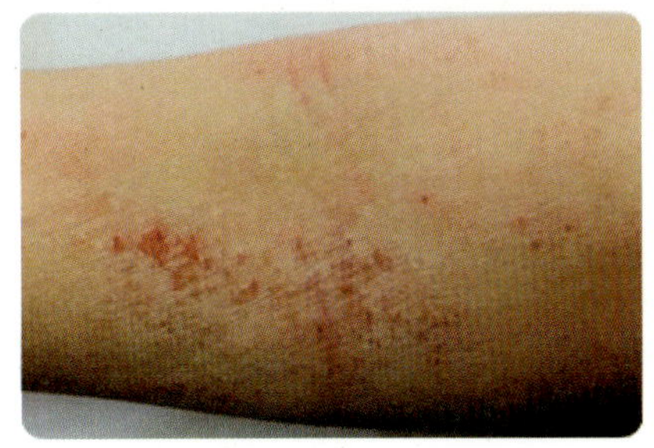

❷-1 대증치료 중단 및 근원치료로 대체 후 리바운드 현상 진행 상태

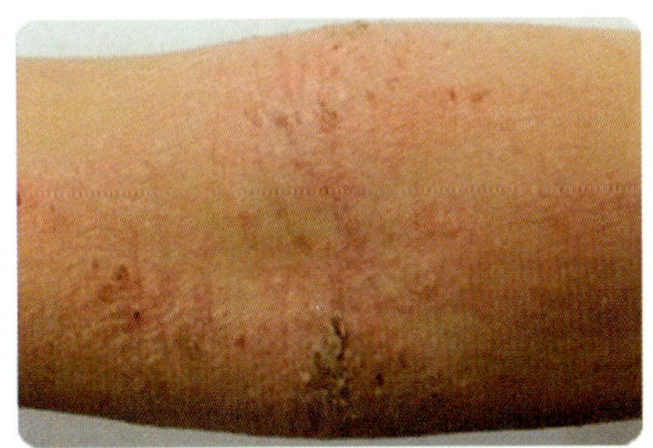

❷-2 대증치료 중단 및 근원치료로 대체 후 리바운드 현상 진행 상태

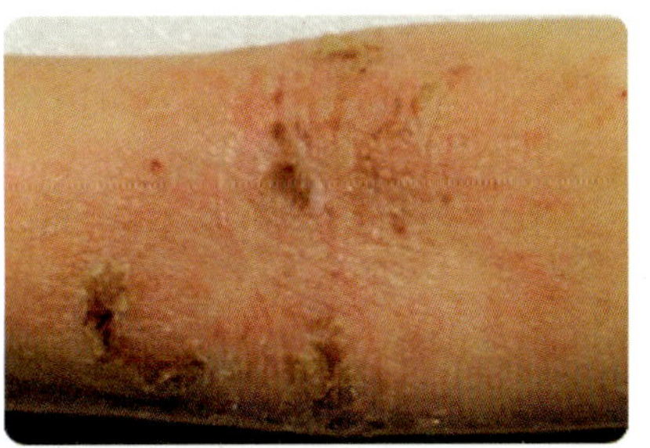

❷-3 대증치료 중단 및 근원치료로 대체 후 리바운드 현상 진행 상태

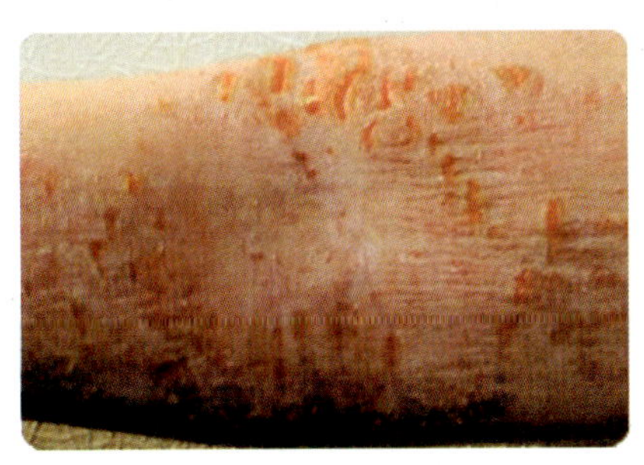

❷-4 대증치료 중단 및 근원치료로 대체 후 리바운드 현상 진행 상태

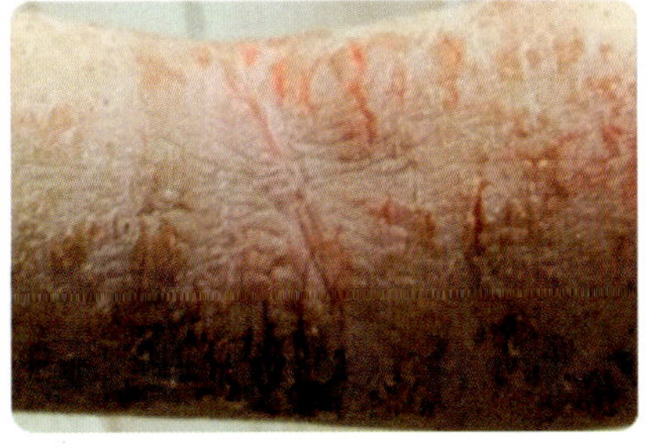

❸ 리바운드 현상 진행 후 본래 중증(重症) 증상 100% 표출 상태

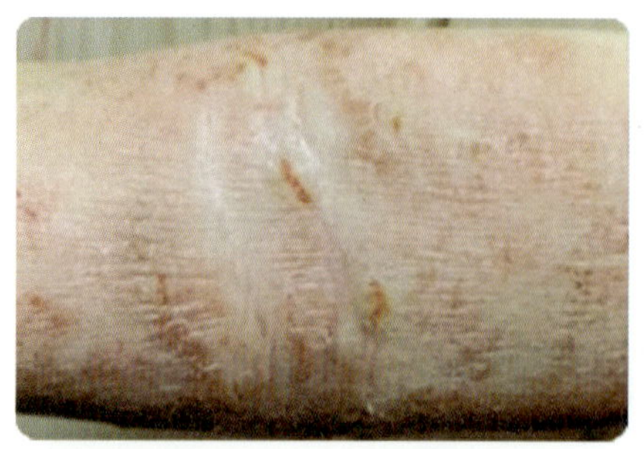
❹-1 근원치료 본격 진행 상태

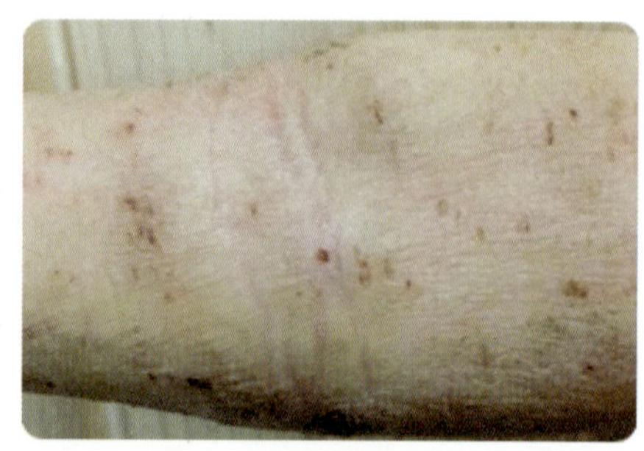
❹-2 점진적인 상처 소멸 진행 상태

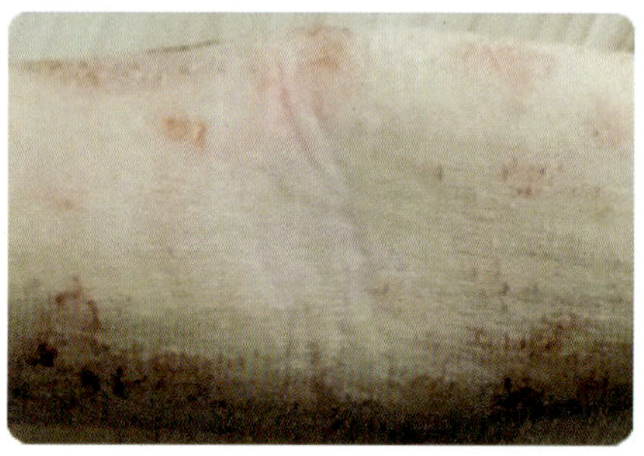
❹-3 점진적인 상처 소멸 진행 상태

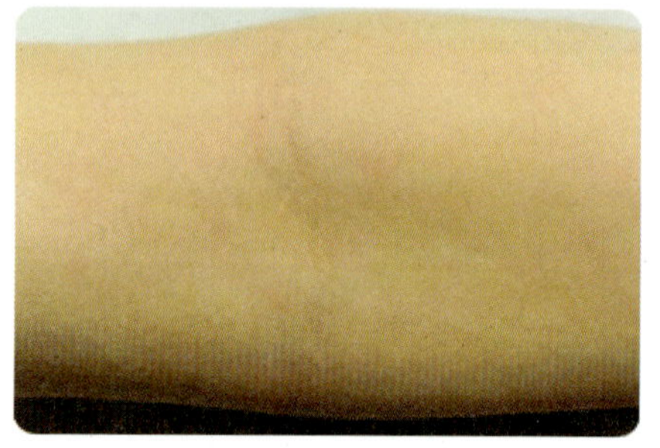
❹-4 점진적인 상처 소멸 진행 상태

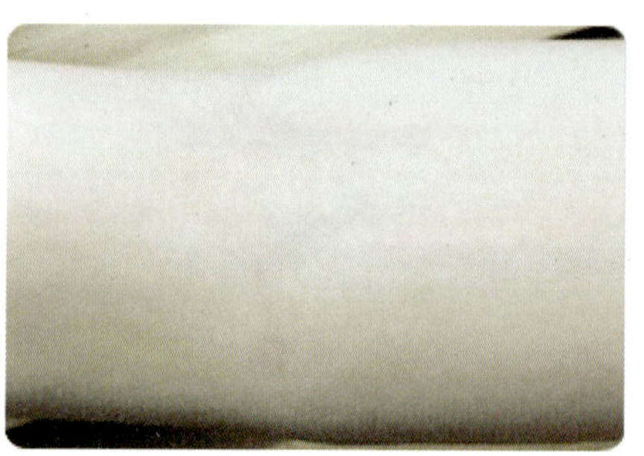
❺ 근원치료 후 상처 소멸 및 근본 치료 상태

3. 근원치료로 대체 후 진물 소멸

중증(重症) 홍종 상처 부위에서 체외로 배출되는 진물을 소멸시키려면, 홍종(紅腫)된 피부조직이 100% 소멸되어야 하며, 또한 홍종된 피부조직이 소멸된 부위에 정상 피부조직이 온전하게 생성되어야 한다.

발병 초기부터 대증치료를 계속했으나 악화인자를 차단하지 못해 악화인자와 연관된 이상 증후가 심화면서 중증(重症) 상태로 진행된 아토피피부염이 근본 치료되지 못하고 홍종, 상처, 진물 등 아토피피부염 증상들만 한시적으로 완화된 상태일 때 악화인자를 철저히 차단한 상태에서 근원치료 효능을 발휘하는 한약 복용으로 대체한 후 근원치료가 시작되면, 한시적으로 완화됐던 증상들이 사라지고 리바운드 현상이 진행되면서 본래 앓고 있는 중증(重症) 상태로 100% 표출된 홍종 상처 부위에서 진물이 체외로 배출된다.

리바운드 현상이 진행된 이후에 근원치료가 본격 진행되면서 아토피피부염 근본 원인과 이상 증후가 치유되고 아토피피부염 증상이 소멸된 부위에 피부 장벽기능 등을 온전히 발휘하는 정상 피부조직이 생성되면 홍종 상처 부위에서 체외로 배출되던 진물이 100% 소멸된다.

1) 중증(重症) 홍종 상처 부위 진물 호전 및 소멸 진행 상태

— 리바운드 현상 진행 후 100% 표출된 본래 앓고 있는 홍종 증상이 중증(重症)인 경우

- 홍종 증상이 중증(重症)일수록 상처, 부종, 염증, 소양증, 피부 건조 및 기타 아토피피부염 증상들이 심하다.
- 홍종 부위에 독소와 노폐물 침전 양과 손상된 피부조직 축적량이 많을수록 염증과 부종이 심해지며, 홍종 부위 염증과 부종이 심할수록 홍종 범위가 더욱 확대되고 홍종 부위에 깊게 패인 상처가 발생한다.
- 피부 장벽기능이 손상된 홍종 부위 깊게 패인 상처에서 동물성 단백질이 부패할 때 발생하는 고약한 냄새를 풍기는 농도 짙은 황색 진물이 많이 발생한 후 체외로 배출됨

— 근원치료 진행 후 중증(中症) 아토피피부염으로 호전될 경우, 진물 변화 상태

- 홍종 증상이 중증(中症) 상태로 호전될수록 상처, 부종, 염증, 소양증, 피부 건조 및 기타 증상들도 호전된다.

- 중증(中症) 홍종 상태로 호전될수록 홍종 부위에 침전되어 있던 독소와 노폐물 양이 감소하며, 홍종 부위에 축적되어 있던 손상된 피부조직 양도 점차 감소하면서 홍종 발생 부위가 줄어들고 홍종 범위도 축소된다.
  피부 장벽기능이 손상된 홍종 부위 얕게 패인 상처에서 배출되는 진물 양이 감소한다.
- 홍종 부위 얕게 패인 상처에서 투명한 진물 또는 동물성 단백질이 부패할 때 발생하는 비릿한 냄새를 풍기는 옅은 황색 진물이 맺힌다.

— 근원치료 진행 후 경증(輕症) 아토피피부염으로 호전될 경우, 진물 소멸 상태

- 상처와 부종이 소멸되면서 중증 상태였던 홍종 증상이 경증(輕症) 홍조 상태로 호전되면 염증, 소양증, 피부 건조 및 기타 증상들도 경증(輕症) 상태로 호전된다.
- 연속된 근원치료 과정이 반복 진행된 후 홍종 부위에 잔존해 있던 독소와 노폐물 및 손상된 피부조직이 많이 제거되면서 부종과 상처가 소멸되면, 홍종 증상은 경증(輕症) 홍조 상태로 호전되면서 더 이상 진물이 발생하지 않는다.

— 연속된 근원치료 과정이 반복 진행된 후 진물 및 기타 아토피피부염 증상들 전부 소멸

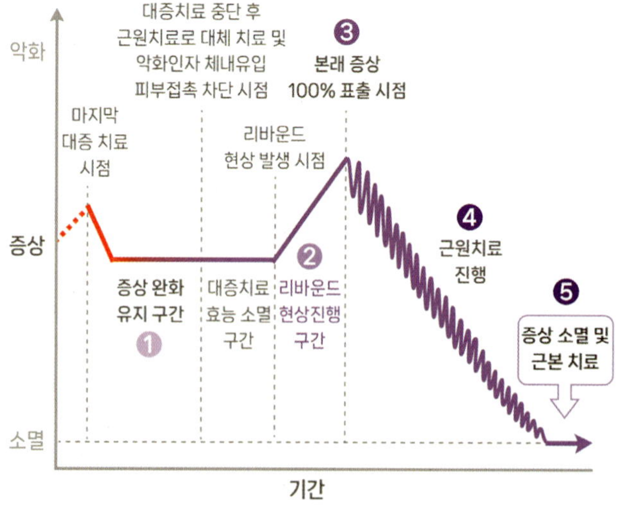

— 목

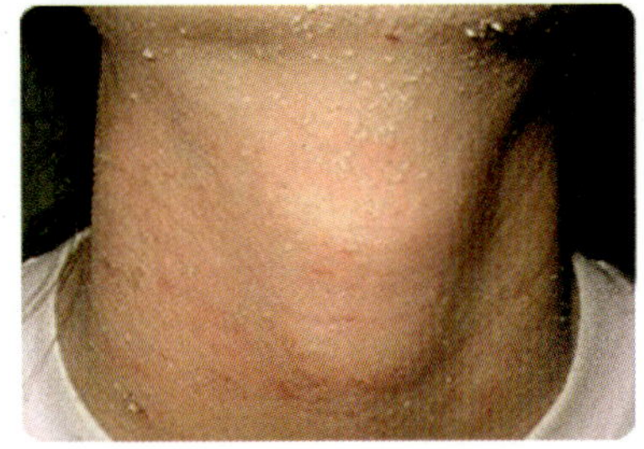

❶ 대증치료 효능으로 중증(重症) 증상이 한시적으로 완화된 상태

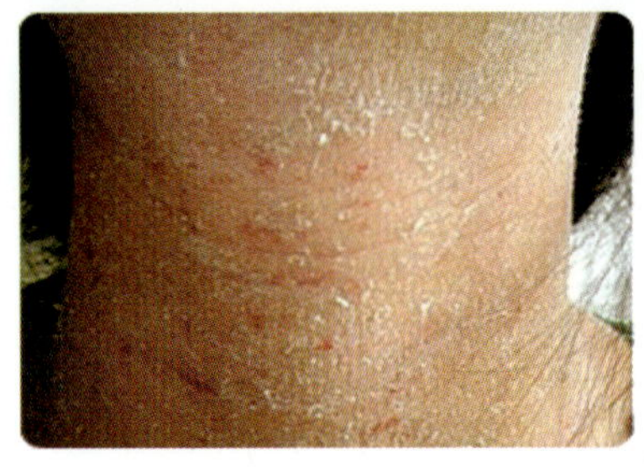

❷ 대증치료 중단 및 근원치료로 대체 후 리바운드 현상 진행 상태

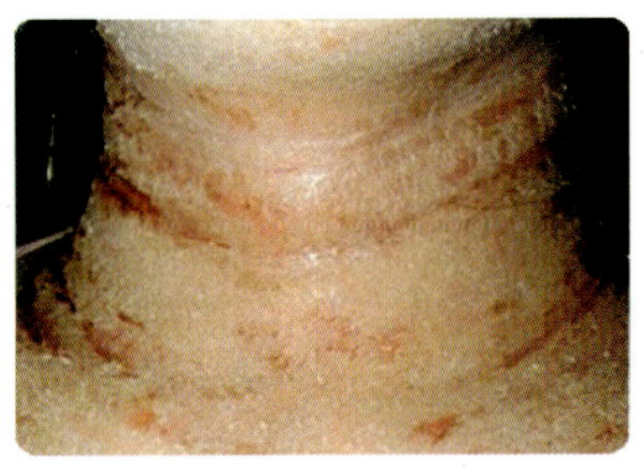

❸ 리바운드 현상 진행 후 본래 중증(重症) 증상 100% 표출 상태

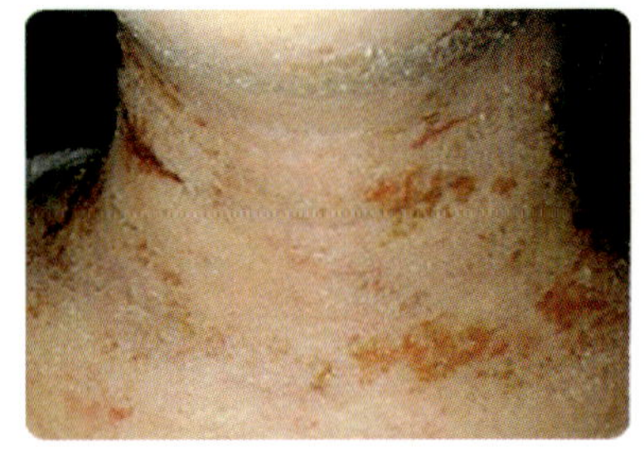

❹-1 근원치료 본격 진행 상태

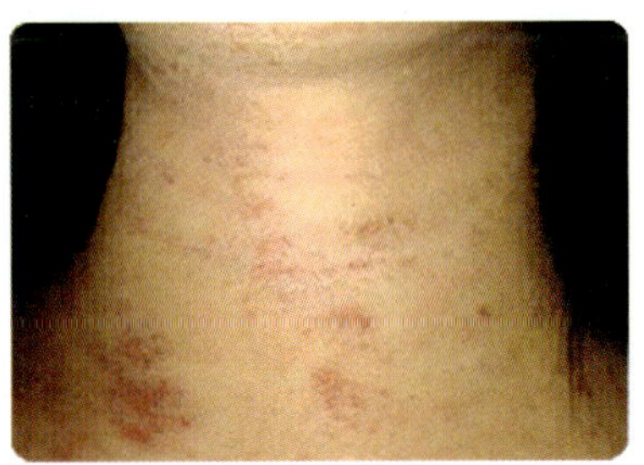

❹-2 점진적인 진물 소멸 진행 상태

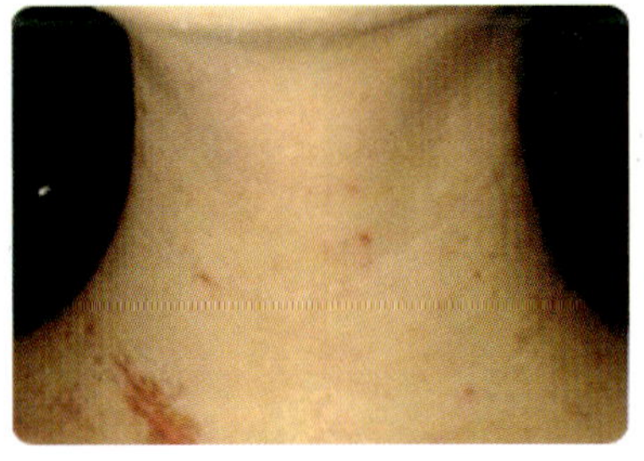

❹-3 점진적인 진물 소멸 진행 상태

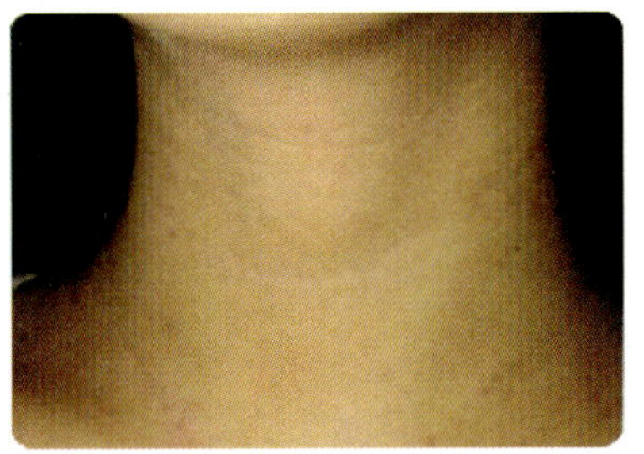

❹-4 점진적인 진물 소멸 진행 상태

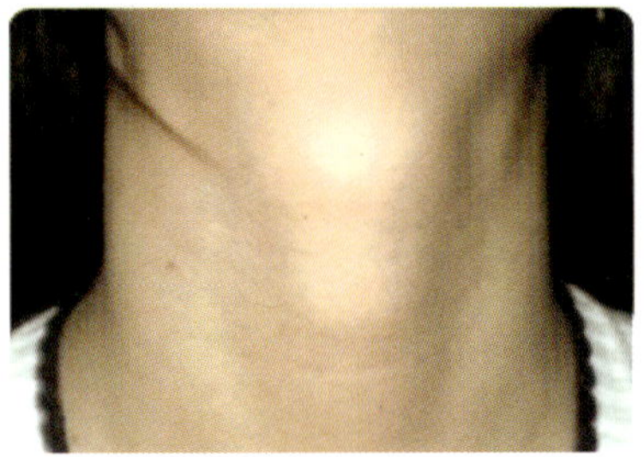

❺ 근원치료 후 진물 소멸 및 근본 치료 상태

4. 근원치료로 대체 후 각질(=인설) 소멸

발병 초기부터 대증치료를 계속했으나 악화인자를 차단하지 못해 악화인자와 연관된 이상 증후가 심화되면서 중증(重症) 상태로 진행된 아토피피부염이 근본 치료되지 못하고 홍종, 상처, 진물 등 아토피피부염 증상들만 한시적으로 완화된 상태일 때 악화인자를 철저히 차단한 상태에서 근원치료 효능을 발휘하는 한약 복용으로 대체한 후 근원치료가 시작되면, 한시적으로 완화됐던 증상들이 사라지고 리바운드 현상이 진행되면서 본래 앓고 있는 아토피피부염 증상들이 중증(重症) 상태로 100% 표출되면서 홍종 부위 등에서 각질이 발생한다.

리바운드 현상 진행 후 근원치료가 본격적으로 이루어지면서 아토피피부염의 근본 원인과 이상 증후가 치유되고, 홍종 부위 등에 축적되어 정상 피부 기능을 온전히 발휘하지 못하는 손상된 피부조직이 선천면역세포인 각질형성세포에 의해 각화된 후 각질 형태로 체외로 전부 탈락됨과 동시에 피부 장벽기능 등을 온전히 발휘하는 정상 피부조직이 생성되면, 홍종을 비롯한 기타 증상들이 소멸되면서 각질이 더 이상 발생하지 않는다.

1) 중증(重症) 홍종 부위 각질 호전 및 소멸 진행 상태

— 리바운드 현상 진행 후 100% 표출된 본래 앓고 있는 홍종 증상이 중증(重症)인 경우

- 홍종 증상이 중증(重症)일수록 상처, 부종, 염증, 소양증, 피부 건조 및 기타 아토피피부염 증상들이 심하다.
- 중증(重症) 홍종 부위에 독소와 노폐물 침전 양과 손상된 피부조직 축적량이 많을수록 염증과 부종이 심하며, 피부 장벽기능 손상이 심한 홍종 부위 깊게 패인 상처에서 농도 짙은 황색 진물이 발생한 후 체외로 배출된다.
- 진물이 체외로 배출된 후 홍종 상처 부위에 초기 형태의 가피(痂皮)가 생성되면서 진물이 멈춘 이후에는 손상된 피부조직이 많이 축적된 홍종 부위에서 짙은 황색을 띠고 크기가 큰 두터운 각질이 많이 발생한다.

— 근원 치료 진행 후 중증(中症) 아토피피부염으로 호전될 경우, 각질 변화 상태

- 홍종 증상이 중증(中症) 상태로 호전될수록 상처, 부종, 염증, 소양증, 피부 건조 및 기타 증상들도 호전된다.
- 중증(中症) 홍종 부위에 침전된 독소와 노폐물 양이 감소하고 또한 홍종 부위에 축적된 손상된 피부조직 양이 감소할수록 피부 장벽기능이 손상된 홍종 부위 얕게 패인 상처에서 투명한 진물 또는 옅은 황색 진물이 맺힌다.
- 홍종 상처 부위에 또 다시 가피가 생성된 후 이전보다 각질 크기가 더 작아지고 각질 두께도 더 얇아진 흰색 또는 옅은 황색을 띤 각질이 발생하고 각질 발생량도 감소함.

— 근원 치료 진행 후 경증(輕症) 아토피피부염으로 호전될 경우, 각질 변화 상태

- 상처와 부종이 소멸되면서 중증 상태였던 홍종 증상이 경증(輕症) 홍조 상태로 호전되면 염증, 소양증, 피부 건조 및 기타 증상들도 경증(輕症) 상태로 호전된다.
- 홍조 부위에 정상 피부 기능을 온전히 발휘하지 못하는 손상된 피부조직이 미량 축적되어 있으며 또한 홍조 부위에 독소와 노폐물이 미량 침전된 상태일수록 홍조 부위에서 미세한 흰색 각질이 발생하며, 각질 발생량도 중증(中症) 상태일 때 보다 적게 발생한다.

— 연속된 근원 치료 과정이 반복 진행된 후 각질 및 기타 아토피피부염 증상 전부 소멸

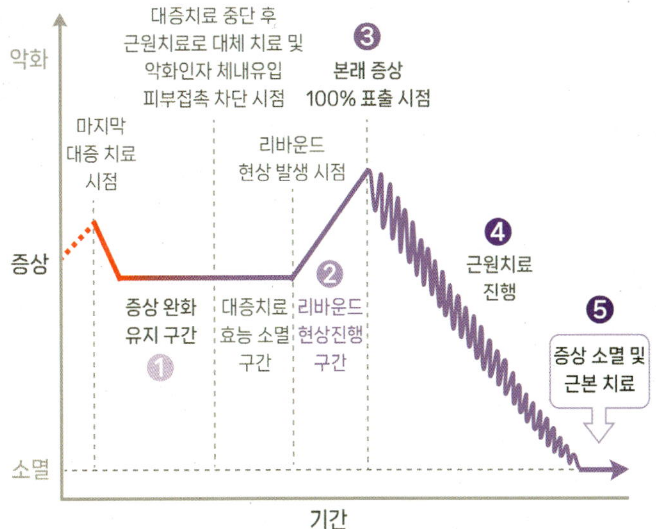

— 목

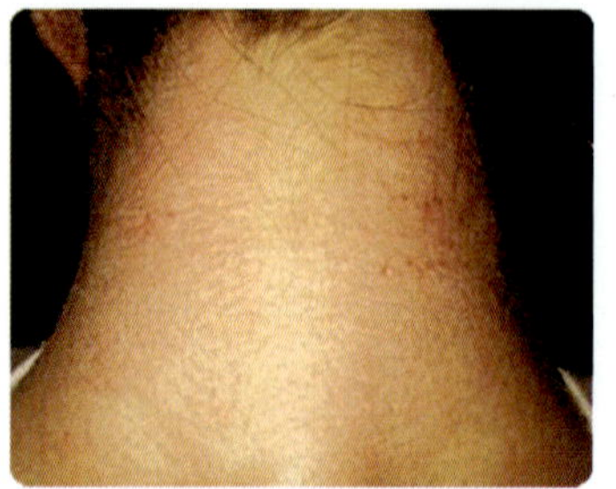

❶ 대증치료 효능으로 중증(重症) 증상이 한시적으로 완화된 상태

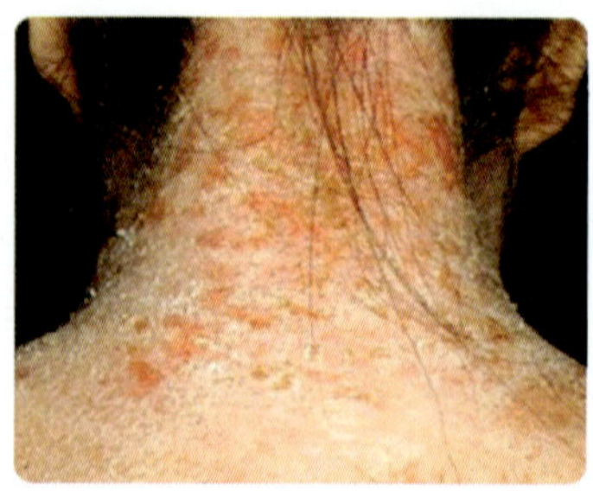

❷ 대증치료 중단 및 근원치료로 대체 후 리바운드 현상 진행 상태

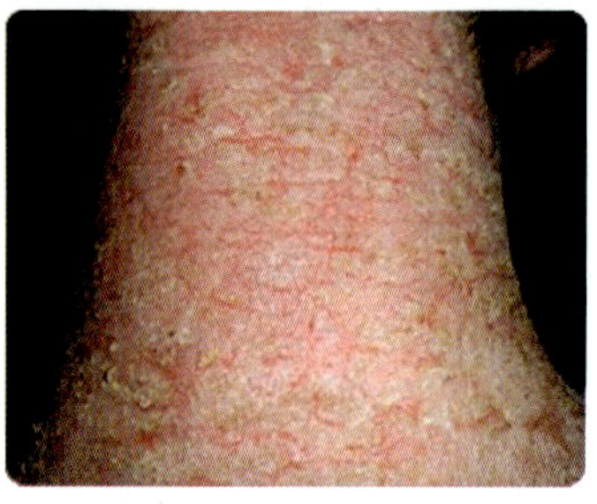

❸ 리바운드 현상 진행 후 본래 중증(重症) 증상 100% 표출 상태

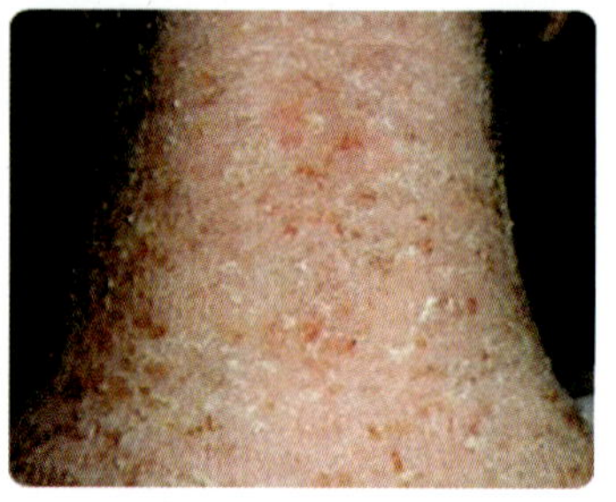

❹-1 근원치료 본격 진행 상태

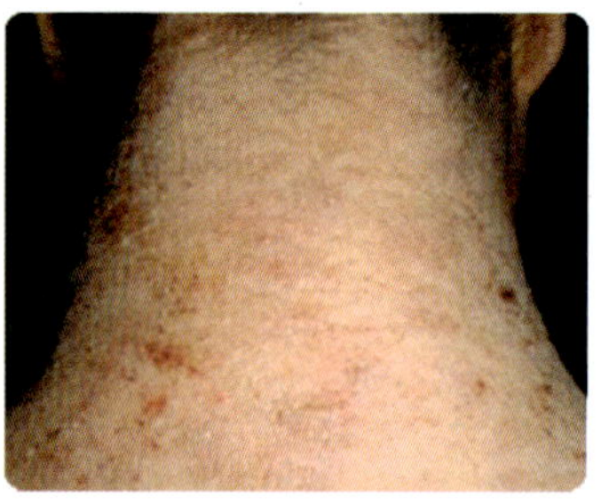

❹-2 점진적인 각질 소멸 진행 상태

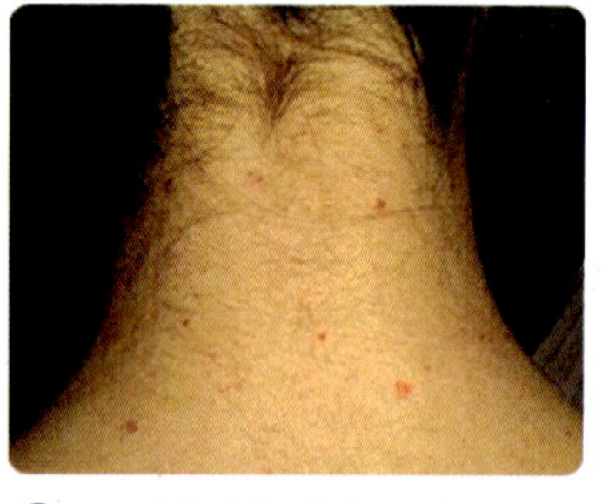

❹-3 점진적인 각질 소멸 진행 상태

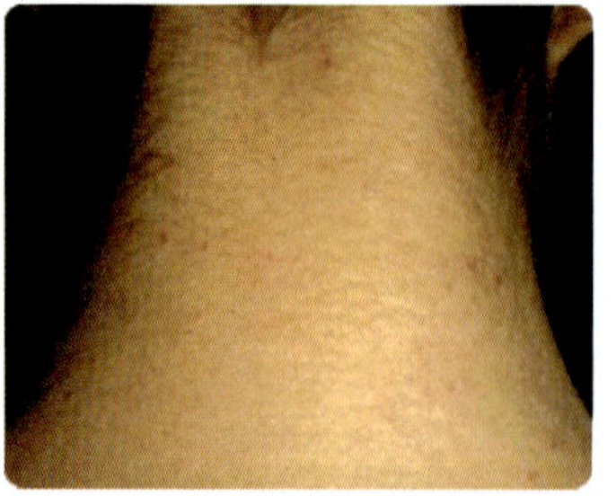

❹-4 점진적인 각질 소멸 진행 상태

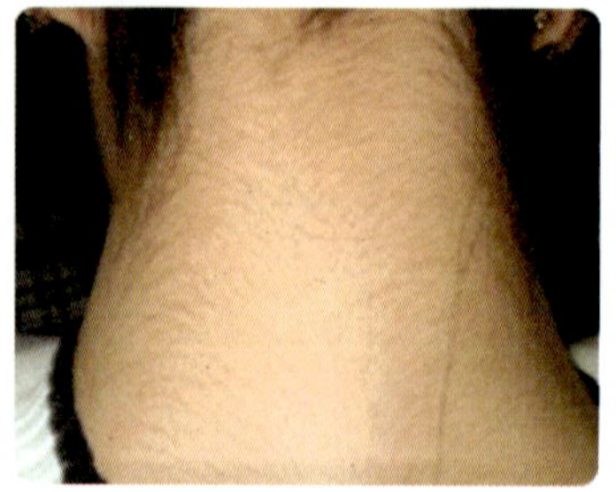

❺ 근원치료 후 각질 소멸 및 근본 치료 상태

5. 근원치료로 대체 후 소양증, 수면장애 소멸

발병 초기부터 대증 치료를 계속했으나 악화인자와 연관된 이상 증후가 심화되면서 중증(重症) 상태로 진행된 아토피피부염이 근본 치료되지 못하고 소양증, 수면장애를 비롯한 아토피피부염 증상들만 한시적으로 완화된 상태일 때 악화인자를 철저히 차단한 상태에서 근원치료 효능을 발휘하는 한약 복용으로 대체한 후 근원치료가 시작되면, 한시적으로 완화됐던 증상들이 사라지고 리바운드 현상이 진행되면서 본래 앓고 있는 소양증과 수면장애를 비롯한 기타 증상들이 중증(重症) 상태로 100% 표출된다.

리바운드 현상이 진행된 이후에 근원치료가 본격 진행되면서 아토피피부염 근본 원인과 이상 증후가 치유되면 소양증과 수면장애를 비롯한 기타 아토피피부염 증상들이 100% 소멸된다.

1) 중증(重症) 아토피피부염 소양증, 수면장애 호전 및 소멸 진행 상태

— 리바운드 현상 진행 후 100% 표출된 본래 앓고 있는 증상이 중증(重症)인 경우

- 중증(重症) 일수록 소양증이 극심해지며, 특히 낮보다 야간에 소양증이 극심해진다.
- 야간에 발열감과 소양증이 심해지고 또한 각성제를 복용한 것처럼 정신이 맑아지면서 잠이 오지 않아 잠들지 못하며, 설령 잠깐 얕은 잠을 자더라도 잠시 후 다시 잠에서 깨어나는 등 심각한 수면장애가 발생한다.
- 밤중인 오전 1시를 전후한 시각이 되면 심한 소양증 때문에 전신을 심하게 긁으면서 새벽까지 잠들지 못하다가 새벽 동틀 무렵이 되었을 때 비로소 소양증이 완화되고 졸음이 몰려오면서 잠들기 시작하면 한낮이 될 때까지 깊은 잠을 자는 등 밤낮의 수면 시각이 뒤바뀌는 심한 수면장애와 소양증이 발생한다.

— 근원치료 진행 후 중증(中症) 상태로 호전될 경우, 소양증, 수면장애 변화 상태

- 중증(中症) 상태로 호전될수록 야간 발열감, 수면장애, 소양증이 점점 감소하며, 야간에 발

생하던 각성 상태도 점차 감소하면서 잠들기가 중증(重症) 상태일 때보다 수월해진다.

- 저녁에 잠자리에 누운 후 심했던 발열감과 소양증, 각성 상태가 이전보다 감소하면서 잠들기가 점점 수월해지고, 밤중인 오전 1시를 전후한 시각에 깨어나더라도 이전보다 소양증이 감소하면서 다시 잠들기가 수월해진다. 또한, 잠에서 깨어났다가 다시 잠드는 경우도 줄어들고, 점차 깊은 잠을 자는 등 수면장애와 소양증이 점점 감소한다.

— 근원치료 진행 후 경증(輕症) 상태로 호전될 경우, 소양증, 수면장애 변화 상태

- 경증(輕症) 상태로 호전될수록 일상 생활을 하는 동안 소양증이 경미하게 발생하며, 저녁에 잠자리에 누운 후 곧바로 졸음이 몰려와 잠들기가 수월해진다. 야간에 잠이 들면 아침까지 깨어나지 않고 비교적 편안하게 깊은 잠을 자며, 수면장애가 발생하지 않거나 경미한 편이다. 수면 중에 소양증으로 몸을 뒤척이며 긁더라도 잠에서 깨어나지 않는다.

— 연속된 근원치료 과정이 반복 진행된 후 소양증과 수면장애 및 기타 아토피피부염 증상들 전부 소멸

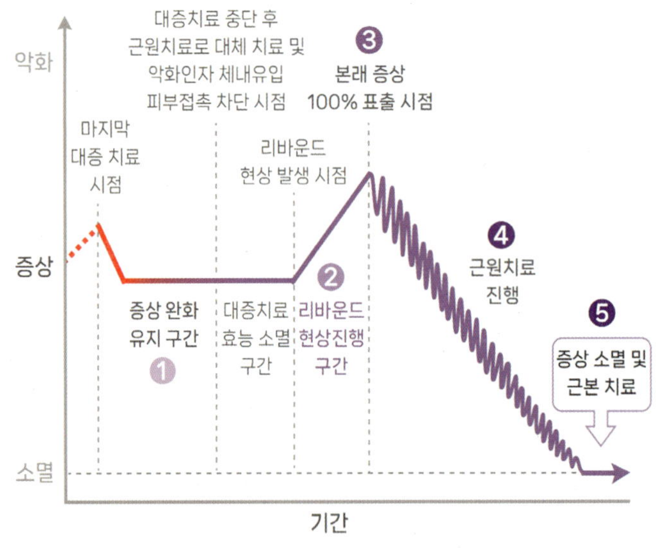

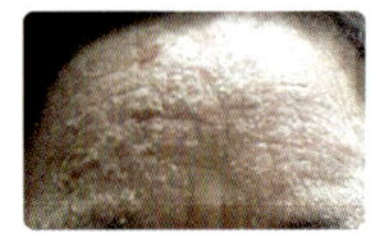
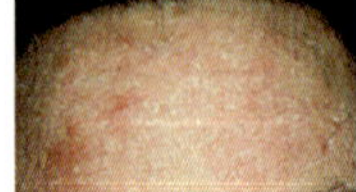

— 이마

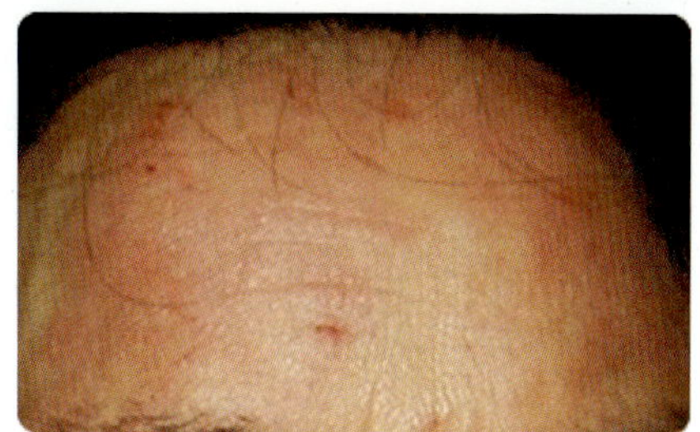

❶ 대증치료 효능으로 중증(重症) 증상이 한시적으로 완화된 상태

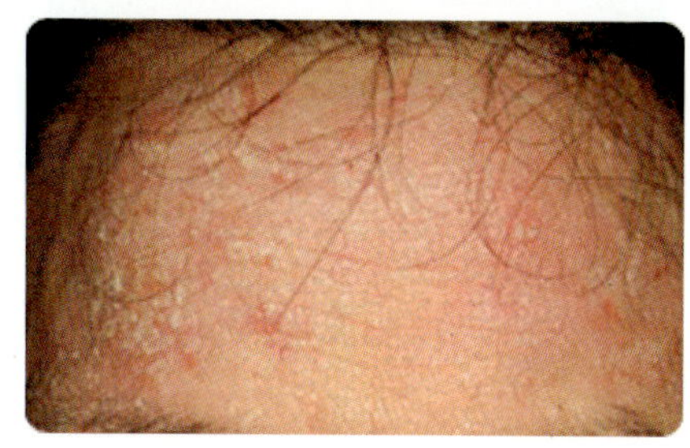

❷ 대증치료 중단 및 근원치료로 대체 후 리바운드 현상 진행 상태

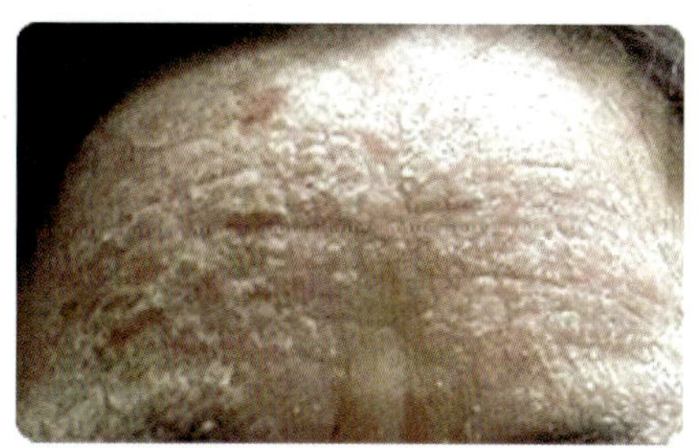

❸ 리바운드 현상 진행 후 본래 중증(重症) 증상 100% 표출 상태

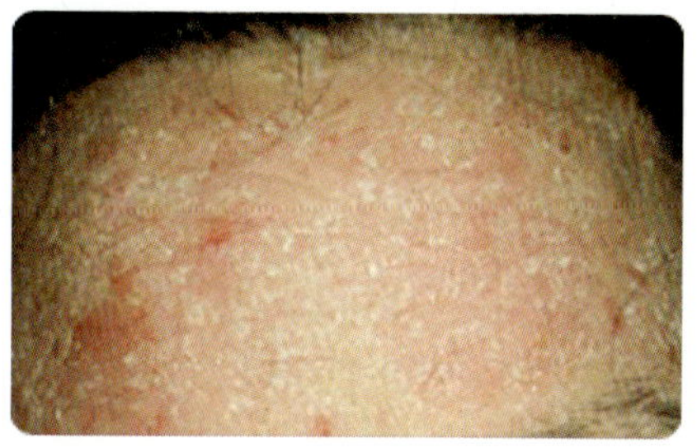

❹-1 근원치료 본격 진행 상태

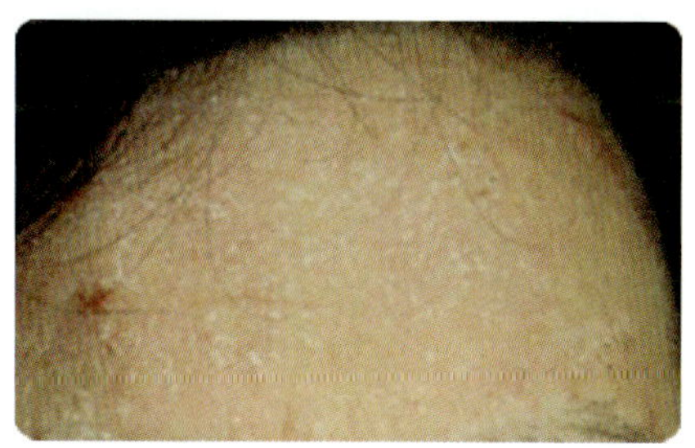

❹-2 점진적인 소양증, 수면장애 소멸 진행 상태

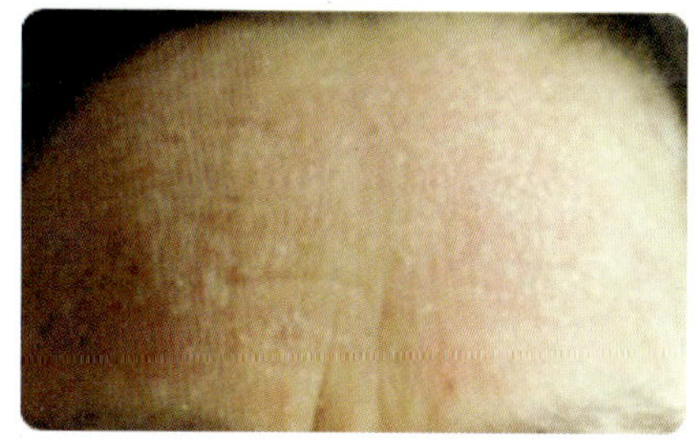

❹-3 점진적인 소양증, 수면장애 소멸 진행 상태

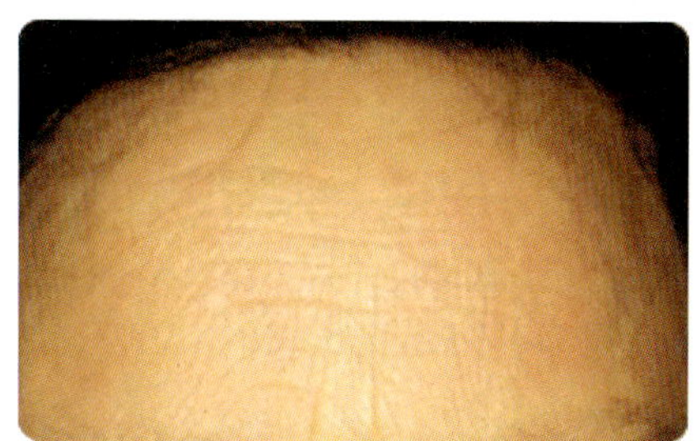

❹-4 점진적인 소양증, 수면장애 소멸 진행 상태

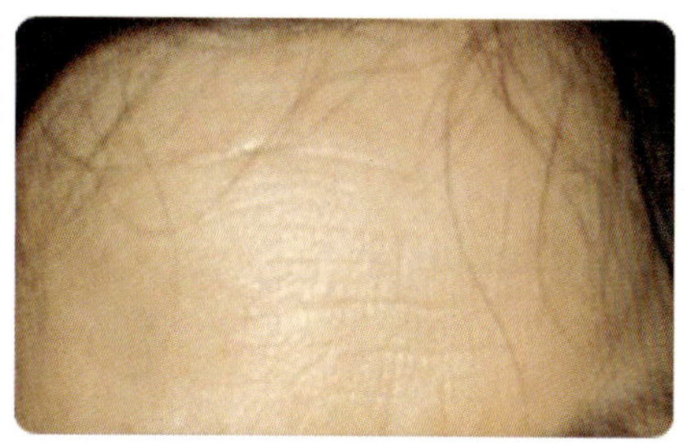

❺ 근원치료 후 소양증, 수면장애 소멸 및 근본 치료 상태

6. 근원치료로 대체 후 백색피부그림증 소멸

발병 초기부터 대증치료를 계속했으나 악화인자를 차단하지 못해 악화인자와 연관된 이상 증후가 심화되면서 중증(重症) 상태로 진행된 아토피피부염이 근본 치료되지 못하고 홍종 등 증상들만 한시적으로 완화된 상태일 때, 악화인자를 철저히 차단한 상태에서 계속해온 대증치료를 중단하고 근원치료 효능을 발휘하는 한약 복용으로 대체한 후 근원치료가 시작되면, 한시적으로 완화됐던 증상들이 사라지고 리바운드 현상이 진행되면서 본래 앓고 있는 홍종, 백색피부그림증을 비롯한 기타 아토피피부염 증상들이 중증(重症) 상태로 100% 표출된다.

리바운드 현상이 진행된 이후에 근원 치료가 본격 진행되면서 생명현상과 생체활동 정상 영위, 면역세포 정상생성, 면역세포와 연관분자 기능 정상 작동, 선천면역계 기능 정상 작동, 피부장벽기능 정상 작동, 면역능 증강, 자연치유력 강화 등이 실현되어 아토피피부염 근본 원인과 이상 증후가 치유되면 홍종 부위 등에서 발현하던 백색피부그림증이 100% 소멸된다.

1) 중증(重症) 홍종 부위 백색피부그림증 호전 및 소멸 진행 상태

— 리바운드 현상 진행 후 100% 표출된 본래 앓고 있는 홍종 증상이 중증(重症)인 경우

- 중증(重症)일수록 홍종 부위에 펜으로 줄을 긋듯이 수차례 힘을 주어 자극을 주었을 때, 홍종 부위에 침전된 독소와 노폐물 양과 정상 피부기능을 온전히 발휘하지 못하는 손상된 피부조직 축적량이 많고, 부종(浮腫) 및 혈류 순환 장애 등이 심할수록 아토피피부염이 발병하지 않은 사람에게서 발현되는 발적(發赤)된 줄이 아닌 흰 줄이 발현되는 백색피부그림증이 발생한다.
- 백색피부그림증이 중증(重症)일수록 흰 줄 폭이 넓고 뚜렷하게 발현한 이후에 백색피부그림증이 완전히 소멸되기까지 20~30분을 전후한 시간이 소요된다.

— 근원 치료 진행 후 중증(中症) 아토피피부염으로 호전될 경우, 백색피부그림증 변화 상태

- 홍종 부위에 침전된 독소와 노폐물 양과 손상된 피부조직 축적량이 감소하고 부종과 혈류 순환 장애 등이 점차 감소하면서 백색피부그림증이 중증(中症) 상태로 호전되면, 홍종 부위에 펜으로 줄을 긋듯이 수차례 힘을 주어 자극을 주었을 때 홍종 부위에 발현되는 흰 선의 폭이 좁아지고 중증(重症)일 때보다 덜 선명하게 발생한 이후 완전히 소멸되기까지 5~10분의 시간이 소요된다.

— 근원치료 진행 후 경증(輕症) 아토피피부염으로 호전될 경우, 백색피부그림증 변화 상태

- 홍조 부위에 독소와 노폐물 침전량과 정상 피부 기능을 온전히 발휘하지 못하는 손상된 피부조직 축적량이 미량이고 혈류 순환 장애가 경미한 경증(輕症) 백색피부그림증일수록, 홍조 부위에 펜으로 줄을 긋듯이 수차례 힘을 주어 자극을 주었을 때 가늘고 희미한 형태의 흰 줄이 미약하게 발생하거나 또는 발생하지 않는다.
- 백색피부그림증이 미약하게 발현되더라도 1~2분 이내에 소멸된다.

— 연속된 근원치료 과정이 반복 진행된 후 백색피부그림증 및 기타 아토피피부염 증상들 전부 소멸

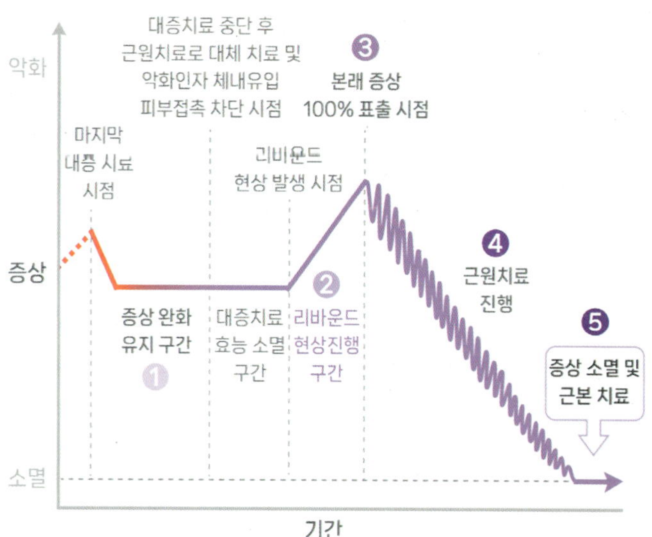

— 이마

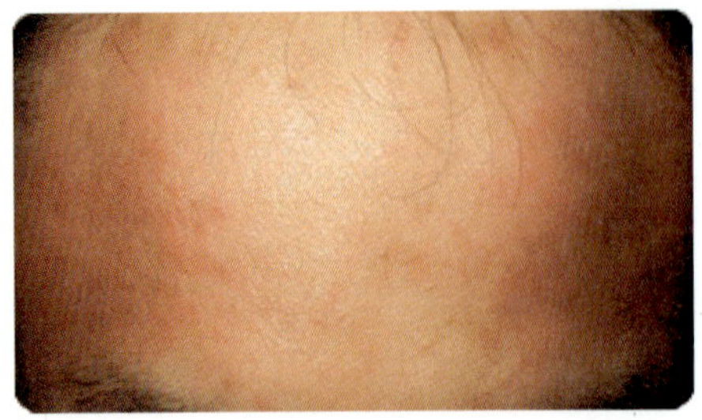

❶ 대증치료 효능으로 중증(重症) 증상이 한시적으로 완화된 상태

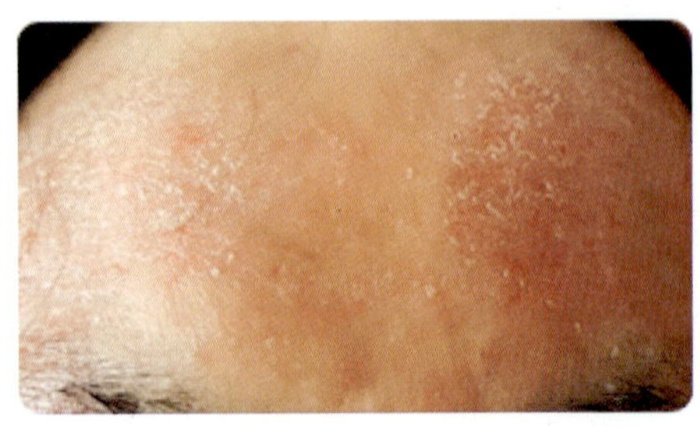

❷ 대증치료 중단 및 근원치료로 대체 후 리바운드 현상 진행 상태

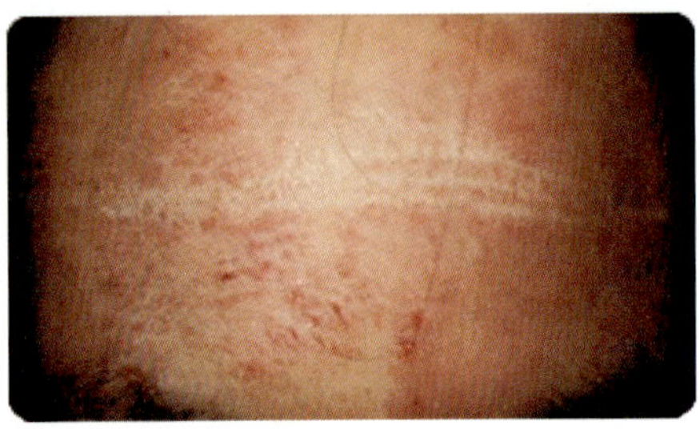

❸ 리바운드 현상 진행 후 본래 중증(重症) 증상 100% 표출 상태

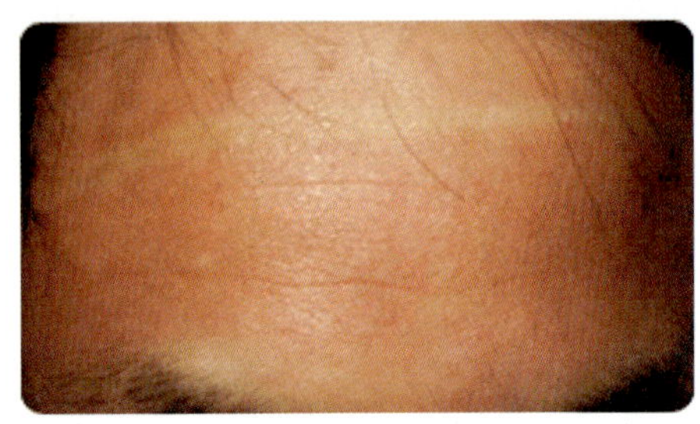

❹-1 근원치료 본격 진행 상태

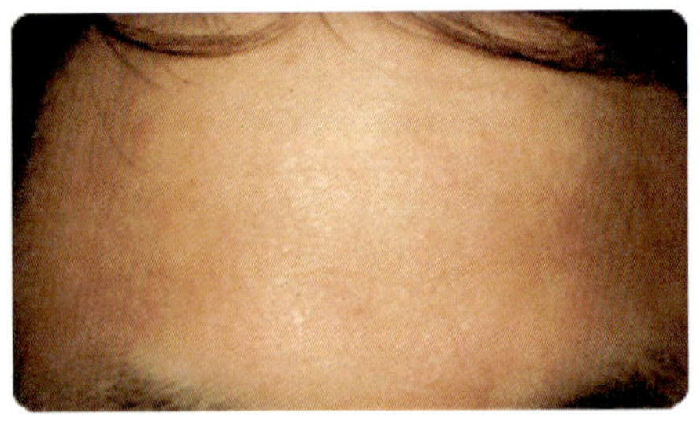

❹-2 점진적인 백색피부그림증 소멸 진행 상태

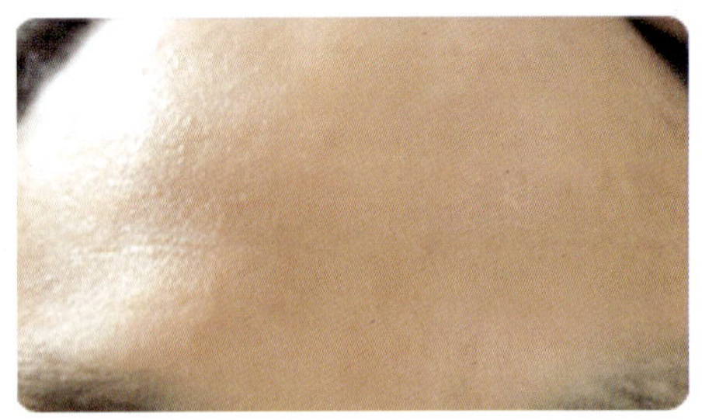

❺ 근원치료 후 백색피부그림증 소멸 및 근본치료 상태

7. 근원치료 후 태선화 증상 소멸

아토피피부염 발병 후 특정 약물을 일체 사용하지 않았으나 체내로 유입되고 피부에 접촉된 악화인자 때문에 태선화 증상을 비롯한 기타 아토피피부염 증상

들이 중증(重症) 상태로 진행됐을 때 악화인자를 철저히 차단한 상태에서 근원 치료 효능을 발휘하는 한약 복용을 시작한 후 수화기제, 수승화강 순환 체계 작동 등 정상 생명현상과 생체활동을 영위하면, 태선화 부위에 침전된 독소와 노폐물을 제거하고 또한 태선화 부위에 축적되어 있으면서 정상 피부기능을 온전히 발휘하지 못하는 손상된 피부조직은 선천면역세포인 각질형성세포에 의해 각화(角化)시킨 후 각질 형태로 체외로 탈락시키는 등의 근원 치료가 진행된다.

연속된 근원 치료 과정이 반복 진행된 후 아토피피부염 근본 원인과 이상 증후가 치유되고 태선화 증상을 비롯한 기타 아토피피부염 증상들이 소멸되면 아토피피부염 근본 치료가 실현된다.

1) 중증(重症) 태선화 증상 호전 및 소멸 진행 상태

— 본래 앓고 있는 태선화 증상이 중증(重症)인 경우

- 태선화 부위에 독소와 노폐물 침전 양과 손상된 피부조직 축적 양이 많을수록 '태선화'된 부위가 두터우며, 태선화 증상 발생 범위가 넓다.
- 태선화 부위에 독소와 노폐물 침전 양과 손상된 피부조직 축적량이 증가할수록 피부 장벽 기능이 손상된 태선화 부위에 염증과 상처가 심해지고 태선화 부위 피부 건조 상태와 소양증이 심해진다.
- 내선화 부위 상처에서 동물성 단백질이 부패할 때 발생하는 고약한 냄새를 풍기는 농도 짙은 황색 진물이 맺히며, 손상된 피부조직이 축적되어 있는 태선화 부위에서 각질 크기가 크고 두터운 짙은 황색을 띤 각질이 발생한다.

— 근원치료 진행 후 중증(中症) 아토피피부염으로 호전될 경우, 태선화 증상 변화 상태

- 태선화 부위에 침전된 독소와 노폐물 양이 점차 감소하고 또한 태선화 부위에 축적된 손상된 피부조직 양이 감소할수록 태선화 부위가 점점 얇아지며, 태선화 증상 발생 범위도 점점 축소된다. 또한 태선화 부위 염증과 상처가 줄어들고 피부 건조 상태와 소양증도 감소한다.
- 태선화 부위 얕게 패인 상처에서 또는 동물성 단백질이 부패할 때 발생하는 비릿한 냄새를 풍기는 옅은 황색 진물이나 투명한 진물이 맺히며, 손상된 피부조직이 축적되어 있는 태선

화 부위에서 중증(重症) 태선화 상태였을 때 보다 각질 크기보다 작고 얇아진 옅은 황색 각질 또는 흰색 각질이 발생한다.

— 근원치료 진행 후 경증(輕症) 아토피피부염으로 호전될 경우, 태선화 증상 변화 상태

- 태선화 부위에 침전된 독소와 노폐물 양과 태선화 부위에 축적된 손상된 피부조직 양이 미량일수록 태선화 부위가 더욱 얇아지고 태선화 증상 발생 범위도 더욱 축소된다.
- 태선화 부위에 발생하는 염증과 피부 건조 상태 및 소양증도 더욱 감소하며, 중증(中症) 태선화 상태였을 때 보다 각질 크기가 더욱 작아진 미세한 흰색 각질이 이전 보다 적게 발생한다.

— 연속된 근원치료 과정이 반복 진행된 후 태선화 및 기타 증상들 전부 소멸

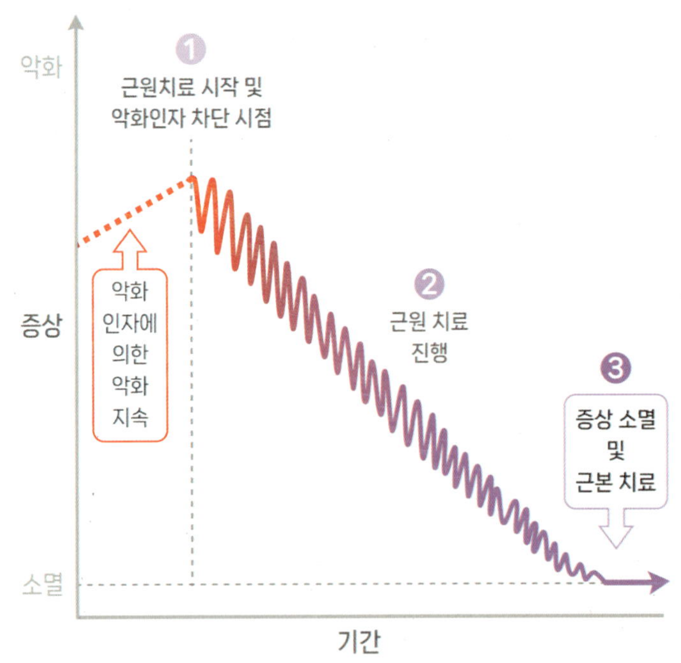

— 팔

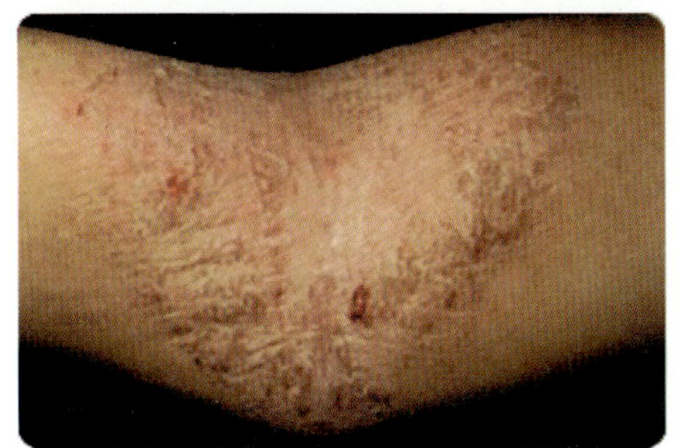

❶ 근원치료 시작 전 태선화 증상

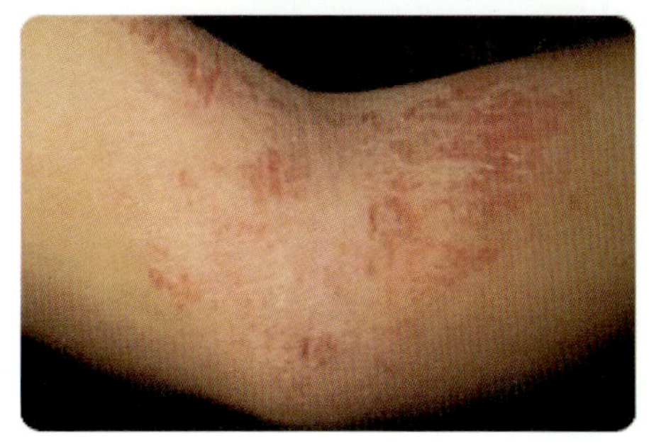

❷-1 근원치료 시작 후 태선화 증상 소멸 진행 상태

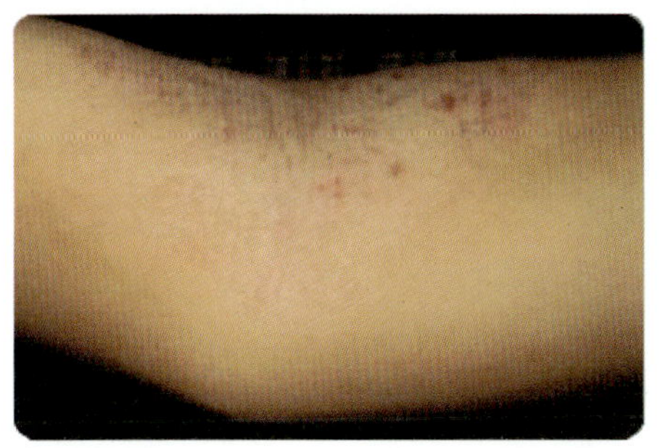

❷-2 근원치료 진행 및 태선화 증상 소멸 진행 상태

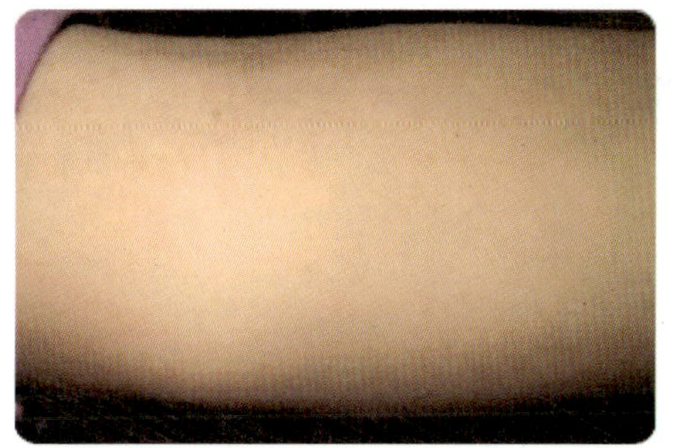

❷-3 근원치료 진행 및 태선화 증상 소멸 진행 상태

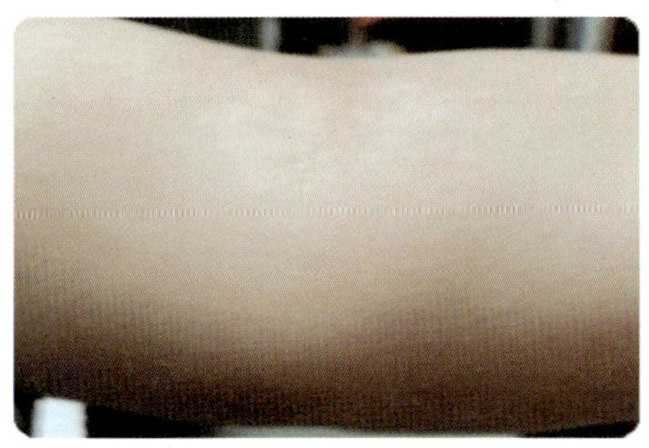

❸ 근원치료 후 태선화 증상 소멸 및 근본 치료 상태

15장

소문 운기 칠편과 오운육기학

1. 소문(素問) 운기칠편(運氣七編) 주요 원리

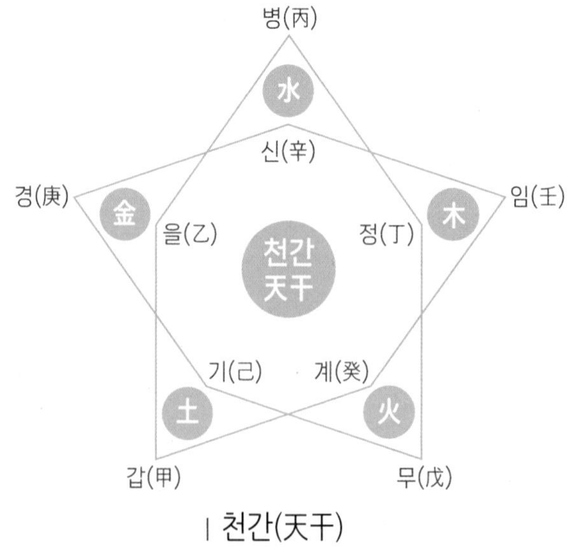

| 천간(天干)

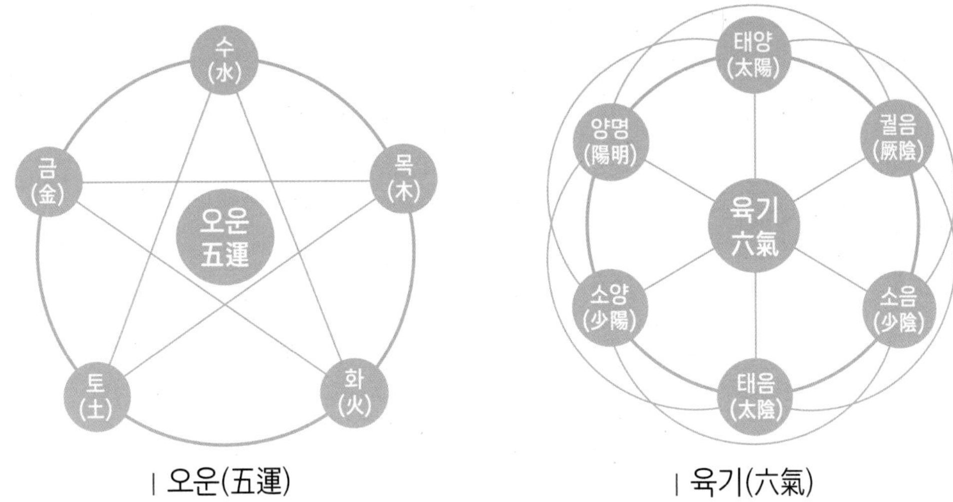

| 오운(五運)　　　　| 육기(六氣)

운기칠편(運氣七編)이라 함은 황제내경(黃帝內經) 소문(素問)에 수록되어 있는 천원기대론(天元紀大論), 오운행대론(五運行大論), 육미지대론(六微旨大論), 기교변대론(氣交變大論), 오상정대론(五常政大論), 육원정기대론(六元正紀大論) 지진요대론(至眞要大論)의 칠편(七編)을 지칭한다.

1) 소문(素問) 운기칠편(運氣七編) 주요 원리 정리

(1) 천간(天干)

- 천간(天干 = 十干) : 갑(甲), 을(乙), 병(丙), 정(丁), 무(戊), 기(己), 경(庚), 신(辛), 임(壬), 계(癸)

- 양간(陽干) : 갑(甲), 병(丙), 무(戊), 경(庚), 임(壬)
- 음간(陰干) : 을(乙), 정(丁), 기(己), 신(辛), 계(癸)

(2) 지지(地支)

- 지지(地支 = 十二支) : 자(子), 축(丑), 인(寅), 묘(卯), 진(辰), 사(巳), 오(午), 미(未), 신(申), 유(酉), 술(戌), 해(亥)

(3) 오운(五運)

- 주운(主運) : 목운(木運), 화운(火運). 토운(土運), 금운(金運), 수운(水運)
- 대운(大運) : 甲己之歲 土運 統之, 乙庚之歲 金運統之, 丙辛之歲 水運 統之, 丁壬之歲 木運 統之, 戊癸之歲 火運統之

- 객운(客運) : 태과지운(太過之運), 불급지운(不及之運), 평기지운(平氣之運)

태과지년(太過之年) : 대한일(大寒日) 전 13일부터 객운(客運)이 도래(到來)
불급지년(不及之年) : 대한일(大寒日) 후 13일부터 객운(客運)이 도래(到來)
평기지년(平氣之年) : 대한일(大寒日)에 객운(客運)이 도래(到來)

(4) 오운(五運)과 장부(臟腑) 배속(配屬)

목(木) : 간(肝), 담(膽)
화(火) : 심(心), 소장(小腸)
토(土) : 비(脾), 위(胃)
금(金) : 폐(肺), 대장(大腸)
수(水) : 신(腎), 방광(膀胱)

(5) 천간(天干)과 장부(臟腑) 배속(配屬)

갑(甲)-담(膽), 을(乙)-간(肝), 병(丙)-소장(小腸),
정(丁)-심(心), 무(戊)-위(胃), 기(己)-비(脾),
경(庚)-대장(大腸), 신(辛)-폐(肺), 임(壬)-방광(膀胱),
계(癸)-신(腎)

(6) 육기(六氣)

- 본기(本氣) : 풍(風), 한(寒), 서(暑), 습(濕), 조(燥), 화(火)
- 표기(標氣) : 궐음(厥陰), 소음(少陰), 태음(太陰), 소양(少陽), 양명(陽明), 태양(太陽)

(7) 표(標)인 삼음(三陰), 삼양(三陽)과 본(本)인 육기(六氣)

표(標)인 궐음(厥陰)의 本은 풍(風), 표(標)인 소음(少陰)의 本은 화(火-君火),
표(標)인 태음(太陰)의 本은 습(濕), 표(標)인 소양(少陽)의 本은 화(火-相火),
표(標)인 양명(陽明)의 本은 조(燥), 표(標)인 태양(太陽)의 本은 한(寒)

(8) 육기(六氣)의 표기(標氣), 본기(本氣) 배속(配屬)

궐음 풍목(厥陰 風木), 소음 군화(少陰 君火), 태음 습토(太陰 濕土),
소양 상화(少陽 相火), 양명 조금(陽明 燥金), 태양 한수(太陽 寒水)

(9) 12지지(地支)와 육기(六氣)의 표기(標氣), 본기(本氣) 배속(配屬)

자오 소음 군화(子午 少陰 君火), 축미태음 습토(丑未太陰 濕土),
인신 소양 상화(寅申 少陽 相火), 묘유양명 조금(卯酉陽明 燥金),
진술 태양 한수(辰戌 太陽 寒水), 사해 궐음풍목(巳亥 厥陰風木)

(10) 천기(天氣)와 지기(地氣)로 작용하는 표기(標氣)

- 천기(天氣)인 객기(客氣)로 작용하는 표기(標氣) :
  궐음지기(厥陰之氣), 소음지기(少陰之氣), 태음지기(太陰之氣),
  소양지기(少陽之氣), 양명지기(陽明之氣), 태양지기(太陽之氣)

- 지기(地氣)인 주기(主氣)로 작용하는 표기(標氣) :
  궐음지기(厥陰之氣), 소음지기(少陰之氣), 소양지기(少陽之氣),
  태음지기(太陰之氣), 양명지기(陽明之氣), 태양지기(太陽之氣)

(11) 지기(地氣)인 주기(主氣) 작용 순서

- 주기(主氣—地의 작용) : 목(木) ⇨ 화(火) ⇨ 토(土) ⇨ 금(金) ⇨ 수(水)
- 주기(主氣) 도래(到來) : 厥陰風木(初之氣) ⇨ 少陰君火(二之氣) ⇨ 少陽相火(三之氣) ⇨ 太陰濕土(四之氣) ⇨ 陽明燥金(五之氣) ⇨ 太陽寒水(終之氣)

(12) 천기(天氣)인 객기(客氣) 작용 순서

- 객기(客氣 - 天의 작용) : 일음(一陰) ⇨ 이음(二陰) ⇨ 삼음(三陰) ⇨ 일양(一陽) ⇨ 이양(二陽) ⇨ 삼양(三陽)
- 객기(客氣) 도래(到來) : 厥陰風木(初之氣) ⇨ 少陰君火(二之氣) ⇨ 太陰濕土(三之氣) ⇨ 少陽相火(四之氣) ⇨ 陽明燥金(五之氣) ⇨ 太陽寒水(終之氣)

(13) 객기(客氣)인 삼음지기(三陰之氣), 삼양지기(三陽之氣)의 사천(司天), 재천(在泉) 주관

- 사천(司天) : 도래(到來)하는 매세(每歲)의 상반년(上半年)을 주관
- 재천(在泉) : 도래(到來)하는 매세(每歲)의 하반기(下半年)를 주관

(14) 객기(客氣)인 삼음지기(三陰之氣), 삼양지기(三陽之氣)의 사천(司天), 재천(在泉) 배속(配屬)

궐음(司天) ⇔ 소양(在泉),　　소음(司天) ⇔ 양명(在泉),
태음(司天) ⇔ 태양(在泉),　　소양(司天) ⇔ 궐음(在泉),
양명(司天) ⇔ 소음(在泉),　　태양(司天) ⇔ 태음(在泉)

(15) 60갑자년(甲子年)에 초지기(初之氣)로 도래(到來)하는 객기(客氣)

- 子午之歲 初之氣 : 태양지기(太陽之氣)
- 丑未之歲 初之氣 : 궐음지기(厥陰之氣)
- 寅申之歲 初之氣 : 소음지기(少陰之氣)
- 卯酉之歲 初之氣 : 태음지기(太陰之氣)
- 辰戌之歲 初之氣 : 소양지기(少陽之氣)
- 巳亥之歲 初之氣 : 양명기기(陽明之氣)

(16) 60갑자년(甲子年)과 객기(客氣)의 사천(司天), 재천(在泉) 배속(配屬)

- 子午之歲 : 少陰君火(司天) ⇔ 陽明燥金(在泉)

- 丑未之歲 : 太陰濕土(司天) ⇔ 太陽寒水(在泉)
- 寅申之歲 : 少陽相火(司天) ⇔ 厥陰風木(在泉)
- 卯酉之歲 : 陽明燥金(司天) ⇔ 少陰君火(在泉)
- 辰戌之歲 : 太陽寒水(司天) ⇔ 太陰濕土(在泉)
- 巳亥之歲 : 厥陰風木(司天) ⇔ 少陽相火(在泉)

(17) 60갑자년(甲子年)과 객기(客氣)의 사천(司天), 재천(在泉) 배속(配屬)

- 子午之歲 少陰君火主之 (甲子 丙子 戊子 庚子 壬子 甲午 丙午 戊午 庚午 壬午) ⇔ 陽明燥金(在泉)
- 丑未之歲 太陰濕土主之 (乙丑 己丑 丁丑 辛丑 癸丑 乙未 己未 丁未 辛未 癸未) ⇔ 太陽寒水(在泉)
- 寅申之歲 少陽相火主之 (甲寅 丙寅 戊寅 庚寅 壬寅 甲申 丙申 戊申 庚申 壬申) ⇔ 厥陰風木(在泉)
- 卯酉之歲 陽明燥金主之 (乙卯 己卯 丁卯 辛卯 癸卯 乙酉 己酉 丁酉 辛酉 癸酉) ⇔ 少陰君火(在泉)
- 辰戌之歲 太陽寒水主之 (甲辰 丙辰 戊辰 庚辰 壬辰 甲戌 丙戌 戊戌 庚戌 壬戌) ⇔ 太陰濕土(在泉)
- 巳亥之歲 厥陰風木主之 (乙巳 己巳 丁巳 辛巳 癸巳 乙亥 己亥 丁亥 辛亥 癸亥) ⇔ 少陽相火(在泉)

(18) 60갑자년(甲子年)과 객기(客氣)인 삼음지기(三陰지기), 삼양지기(三陽之氣)의 도래 순서

- 子午之歲 : 太陽之氣(初之氣) ⇨ 厥陰之氣(二之氣) ⇨ 少陰之氣(三之氣) ⇨ 太陰之氣(四之氣) ⇨ 少陽之氣(五之氣) ⇨ 陽明之氣(六之氣)
- 丑未之歲 : 厥陰之氣(初之氣) ⇨ 少陰之氣(二之氣) ⇨ 太陰之氣(三之氣) ⇨ 少陽之氣(四之氣) ⇨ 陽明之氣(五之氣) ⇨ 太陽之氣(六之氣)
- 寅申之歲 : 少陰之氣(初之氣) ⇨ 太陰之氣(二之氣) ⇨ 少陽之氣(三之氣)

⇨ 陽明之氣(四之氣) ⇨ 太陽之氣(五之氣) ⇨ 厥陰之氣(六之氣)

- 卯酉之歲 : 太陰之氣(初之氣) ⇨ 少陽之氣(二之氣) ⇨ 陽明之氣(三之氣) ⇨ 太陽之氣(四之氣) ⇨ 厥陰之氣(五之氣) ⇨ 少陰之氣(六之氣)
- 辰戌之歲 : 少陽之氣(初之氣) ⇨ 陽明之氣(二之氣) ⇨ 太陽之氣(三之氣) ⇨ 厥陰之氣(四之氣) ⇨ 少陰之氣(五之氣) ⇨ 太陰之氣(六之氣)
- 巳亥之歲 : 陽明之氣(初之氣) ⇨ 太陽之氣(二之氣) ⇨ 厥陰之氣(三之氣) ⇨ 少陰之氣(四之氣) ⇨ 太陰之氣(五之氣) ⇨ 少陽之氣(六之氣)

(19) 삼음지경(三陰之經), 삼양지경(三陽之經)과 장부(臟腑) 배속(配屬)

소음지경(少陰之經)–主心與腎二藏(心, 腎을 주관)

태음지경(太陰之經)–主脾與肺二藏(脾, 肺를 주관)

궐음지경(厥陰之經)–主肝與心包二藏(肝, 心包를주관)

소양지경(少陽之經)–主膽與三焦二藏(膽, 三焦를주관)

양명지경(陽明之經)–主胃與大腸二藏(胃, 大腸을 주관)

태양지경(太陽之經)–主膀胱與小腸二藏(膀胱, 小腸을 주관)

(20) 12경맥(經脈)과 장부(臟腑) 배속(配屬)

수태음폐경(手太陰肺經), 수양명대장경(手陽明大腸經),

족양명위경(足陽明胃經), 족태음비경(足太陰脾經),

수소음심경(手少陰心經), 수태양소장경(手太陽小腸經),

족태양방광경(足太陽膀胱經), 족소음신경(足少陰腎經),

수궐음심포경(手厥陰心包經), 수소양삼초경(手少陽三焦經),

족소양담경(足少陽膽經), 족궐음간경(足厥陰肝經)

(21) 삼음지기(三陰之氣), 삼양지기(三陽之氣)의 12경맥(經脈) 입경(入經) 및 귀경(歸經)

수태음폐경–太陰之氣 入, 歸經 수양명대장경–陽明之氣 入, 歸經

족양명위경–陽明之氣 入, 歸經 족태음비경–太陰之氣 入, 歸經

수소음심경-少陰之氣 入, 歸經
족태양방광경-太陽之氣 入, 歸經
수궐음심포경-厥陰之氣 入, 歸經
족소양담경-少陽之氣 入, 歸經
수태양소장경-太陽之氣 入, 歸經
족소음신경-少陰之氣 入, 歸經
수소양삼초경-少陽之氣 入, 歸經
족궐음간경-厥陰之氣 入, 歸經

(이하 생략)

2) 육기(六氣) 도해(圖解)에 관한 설명

(1) 운기칠편(運氣七編)의 주요 원리 중에서

① 육기(六氣)의 표(標)인 삼음(三陰)과 삼양(三陽)
② 육기(六氣)의 표기(標氣), 본기(本氣) 배속(配屬)
③ 12지지(地支)와 육기(六氣)의 표기(標氣), 본기(本氣) 배속(配屬)
④ 천기(天氣)인 객기(客氣) 도래 순서
⑤ 객기(客氣)인 삼음지기(三陰之氣)와 삼양지기(三陽之氣)의 사천(司天), 재천(在泉) 배속(配屬)
⑥ 객기(客氣)인 삼음지기(三陰之氣)와 삼양지기(三陽之氣)의 사천(司天), 재전(在泉) 수관
⑦ 60갑자년(甲子年)에 초지기(初之氣)로 도래하는 객기(客氣)
⑧ 60갑자년(甲子年)과 객기(客氣)의 사천(司天), 재천(在泉) 배속(配屬) 등의 주요 원리를 본인이 이와 같은 육기(六氣) 도해(圖解)로 완성시킨 이유는, 운기 칠편 이론 이면에 함축되어 있는 오운육기학(五運六氣學)의 진면목인 삼음, 삼양체질의 분석과 분류 및 삼음, 삼양체질의 체질적 특성들을 일목요연(一目瞭然)하게 파악할 수 있기 때문이다.

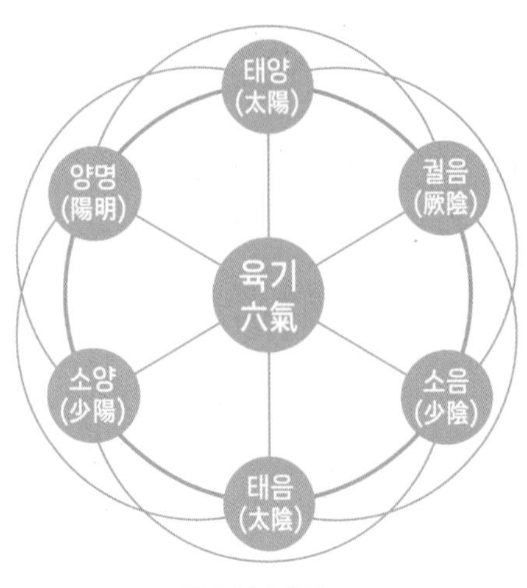

| 육기(六氣)

또한 오운육기학을 궁리(窮理)하면, 체내 12경맥(經脈) 등에 특성적으로 운기(運氣)되는 궐음지기(厥陰之氣), 소음지기(少陰之氣), 태음지기(太陰之氣)인 삼음지기(三陰之氣)와 소양지기(少陽之氣), 양명지기(陽明之氣), 태양지기(太陽之氣)인 삼양지기(三陽之氣)의 기질적(氣質的) 특성과 장부의 성쇠한 작용 등의 차이에 따라 제각기 다르게 발현되는 생명현상과 생체 활동을 분석한 후 사람의 체질을 궐음, 소음, 태음, 소양, 양명, 태양 체질로 분류할 수 있다.

그리고 체질적 특성과 연관된 본성, 성격, 칠정(七情), 장부의 허실(虛實), 행동, 체형, 체형의 변화, 특정 체질과 연관된 특정 질환의 발병 가능성 예측, 특정 체질과 연관된 특정 질환의 발병 예방 등 체질적 특성과 연관된 생리현상과 병리현상 등을 정밀하게 파악할 수 있다.

3) 오운육기학의 삼음삼양 체질 분류와 주역팔괘(周易八卦)

오운육기학의 삼음삼양 개념을 주역 팔괘와 합치(合致)시켜 궐음, 소음, 소양, 태음, 양명, 태양 체질 등 기본 6체질로 분류하고 또한 체질적 특성과 연관된 생리현상과 병리현상 등을 탐구하면, 기존의 한의계에서는 도출해내지 못했던 새로운 분야 개척 등 한의학의 미래 발전과 관련한 다양한 방안들이 전개될 수 있다.

그리고 아토피피부염을 비롯한 각종 난치 질환 및 과거에는 발병하지 않았던 각종 증후군의 근원 치료 방안 및 예방 대책 등을 용이하게 확립할 수 있다.

八	七	六	五	四	三	二	一
坤	艮	坎	巽	震	離	兌	乾
地	山	水	風	雷	火	澤	天
☷	☶	☵	☴	☳	☲	☱	☰
純陰	陽明	太陽	厥陰	少陽	少陰	太陰	純陽
	體質	體質	體質	體質	體質	體質	
	(燥金)	(寒水)	(風木)	(相火)	(君火)	(濕土)	

2. 소문(素問) 운기칠편(運氣七編) 이론과 원리 활용

1) 황제내경 소문 운기칠편 이론과 원리 활용

한의학 원전인 황제내경(黃帝內經) 소문(素問) 기대변대론편(氣交變大論編)에 수록되어 있는 '得其人不敎是謂失道, 傳非其人慢泄天寶' 문구는 동양철학 및 한의학의 관점에서 다음과 같이 풀이할 수 있다.

得其人不敎是謂失道(득기인불교시위실도), 傳非其人慢泄天寶(전비기인만설천보)

체(體), 용(用)이 상근기(上根機)인 자(者)에게 (하늘의 보배로운 이치를) 전수(傳授)하지 않음은 하늘의 도리(道理)를 저버리는 것이요, 체(體), 용(用)이 하근기(下根機)인 자(者)에게

전수해줌은 하늘의 보배로운 이치(理致)를 함부로 누설(漏泄)하는 것이다.

운기칠편(運氣七編)의 삼음삼양 이론과 원리를 근간으로 하여 사람의 체질을 궐음(厥陰) 체질, 소음(少陰) 체질, 태음(太陰) 체질, 소양(少陽) 체질, 양명(陽明) 체질, 태양(太陽) 체질 등 기본 6체질로 분류할 수 있으며, 또한 기본 6체질은 12유형의 체질적 특성으로 세분화하여 분석할 수 있다.

예를 들면,

- 성인 남녀가 결혼한 후 특정 체질 및 체질적인 특성을 지닌 아기의 탄생을 원할 때, 그들이 원하는 체질 및 체질적 특성을 지닌 아기가 탄생할 수 있도록 임신 전에 잉태 시기를 조언해 줄 수 있다.
- 현재 잉태 중인 태아의 체질 및 체질적 특성에 관한 분석이 가능하며, 태아 체질 및 체질적 특성에 적합한 태교 자료들을 선별하여 조언해 줄 수 있다.
- 잉태 중인 태아의 체질 및 체질적 특성에 관한 분석 자료들은 출산 후 아기의 성장 과정을 통해 체질 및 체질적 특성에 관한 분석 자료들의 진위 여부와 정확도를 확인할 수 있다.
- 현재 잉태 중인 태아의 체질 및 체질적 특성을 파악하면, 향후 태어날 아기의 체질이 아기 부모 중에서 누구의 체질과 유사 또는 동일한지를 임신 기간 중에 분석해낼 수 있다.
- 현재 잉태 중인 태아의 체질 및 체질적 특성이 아기 엄마 또는 아빠의 체질이 아닌 친가 또는 외가의 조부모 중에서 어느 누구의 체질과 닮았는지를 임신 기간 중에 분석해낼 수 있다.
- 현재 잉태 중인 태아의 체질 및 체질적 특성이 아기 부모의 체질을 비롯하여 친가와 외가 조부모의 체질과는 다른 체질 및 체질적 특성을 지니고 있는지를 임신 기간 중에 분석해낼 수 있다.
- 현재 잉태 중인 태아의 체질을 파악하고 나면, 출생 후 아기의 체질적 특성이 성장 과정을 통해 표출되는 성정, 체형의 변화, 생리적 현상 등을 예측할 수 있으며, 또한 아기의 체질 및 체질적 특성과 연관된 생명현상과 생체활동의 장

단점을 분석해낼 수 있다.

- 태아의 체질을 파악하고 나면, 향후 태어날 아기의 체질 및 체질적 특성과 연관된 생명현상과 생체활동의 장점을 최대화시키고 단점을 최소화시킬 수 있는 태교 자료들을 선별하여 조언해 줄 수 있다.
- 향후 태어날 아기의 체질 및 체질적 특성과 연관된 생명현상과 생체활동의 장점을 최대화시키고 단점을 최소화시킬 수 있는 태교를 제공하면 건강한 아기의 탄생을 기대할 수 있다.
- 태아의 체질을 분석하고 나면, 탄생 후 성장 과정을 통해 나타나는 체형의 변화 상태 및 성인이 되었을 때 체형의 특징을 비롯한 다양한 생리현상 등을 분석 및 예측할 수 있다.
- 현재 잉태 중인 태아의 체질을 파악하고 나면, 탄생 후 아기가 장차 비만해질 가능성이 높거나 또는 비만해질 가능성이 낮은 체질적 특성을 지니고 있는지를 분석할 수 있다.
- 장차 비만해질 가능성이 높은 체질적 특성을 지니고 태어난 아기가 유년시절에는 비만한 체형이 아니더라도 성장 과정을 거치면서 성인이 되었을 때 전신이 비만한 체형, 또는 복부가 특히 비만한 체형이 될 가능성이 높은 체질적 특성을 지니고 있는지를 분석할 수 있다.
- 출생한 아기가 유년시절에는 비만한 체형이 아니더라도 성장 과정을 거치면서 성인이 되면서 비만한 체형이 됐을 때, 선천적인 요인과 연관된 체형 또는 체질과 연관된 체형 또는 후천적인 요인과 연관된 체형인지를 분석할 수 있다.
- 태아의 체질 및 체질적인 특성을 파악하고 나면, 탄생 후 아토피피부염 등 특정 질환이 발생할 가능성이 높은 체질적 특성을 지니고 있는지를 분석해 낼 수 있다.
- 태아의 체질 및 체질적인 특성을 파악하고 나면, 탄생 후 아토피피부염 등 특정 질환의 발병 가능성을 줄일 수 있는 방안을 마련할 수 있다.
- 현재 잉태 중인 태아의 체질 및 체질적인 특성을 파악하고 나면, 향후 체질적인 특성과 연관된 특정 질환의 발병 가능성을 낮출 수 있는 태교가 가능해진다.
- 특정 체질 및 체질적 특성을 지니고 태어난 자녀에게 적합한 육아 교육 자료를

아기 부모에게 제공해 줄 수 있다.

- 성장 후 특정 체질 및 체질적 특성과 연관된 특정 질환이 발생했을 때, 체질 및 체질적 특성에 적합한 치료법과 약물을 사용하면, 빠른 치료 효과를 발휘할 수 있다.

이와 같이 황제내경 소문(素問) 운기칠편(運氣七編)의 핵심 이론인 오운육기학의 삼음 삼양 이론과 원리에 근거한 궐음(厥陰), 소음(少陰), 소양(少陽), 태음(太陰), 양명(陽明), 태양(太陽) 체질의 체질적 특성과 연관된 생리현상과 병리현상 등을 탐구하면 아토피피부염을 비롯한 각종 난치 질환 및 과거에는 발병하지 않았던 각종 증후군의 근원 치료 방안 및 예방 대책 등을 용이하게 확립할 수 있다.

또한, 기존의 한의계에서는 도출해 내지 못했던 새로운 분야 개척 등 한의학의 미래 발전과 관련한 다양한 방안들을 전개시킬 수 있다. 이는 한의학의 이론적, 임상적 기반을 더욱 견고하게 하며, 현대 의학과의 융합을 통해 보다 체계적이고 과학적인 접근을 가능하게 할 것이다.

16장

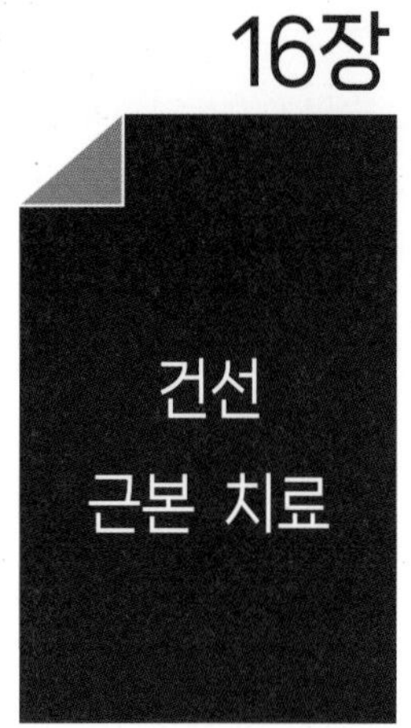

1. 중증(重症) 건선 근원치료 진행

건선이 발병한 이후에도 특정 약물을 일체 사용하지 않았으나 건선 악화인자로 관여하는 이물질이 체내로 계속 유입되거나 피부에 자극을 준 후 중증(重症) 상태로 진행됐을 때, 악화인자를 철저히 차단한 상태에서 근원치료 효능을 발휘하는 한약 복용을 시작하면 생명현상과 생체활동이 정상적으로 영위되면서 건선의 근본 원인과 악화인자와 연관된 이상 증후가 치유되고, 건신 병변이 소멸된 부위에 피부장벽기능 등을 온전히 발휘하는 정상 피부조직이 생성된다. 이때, 리바운드 현상은 발생하지 않으면서 한시적인 증상 완화가 아닌 근본 치료를 실현할 수 있다.

즉, 근원치료 효능을 발휘하는 한약 복용을 시작한 후 정상 생명현상과 생체활동을 영위하면서 약화된 자연치유력의 점진적인 강화, 저하된 면역능의 점진적인 증강, 손상된 선천 면역계 기능의 점진적인 회복, 손상된 피부장벽기능의 점진적인 회복 등이 실현되면, 점진적인 건선 증상 호전 및 근원 치료가 실현된다.

연속된 근원치료 과정이 진행된 후 온전한 생명현상과 생체활동 정상 영위, 온전한 자연치유력 강화, 온전한 면역능 증강, 선천 면역계 기능 정상 작동, 피부장벽기능 정상 작동 등이 실현되면서 건선의 근본 원인과 이상 증후가 치유되고, 건선 증상이 소멸된 부위에 피부장벽기능 등을 온전히 발휘하는 정상 피부조직이 생성되면, 근원 치료 종료 후에도 과거에 악화인자로 작용했던 이물질이 체내로 유입되거나 피부에 접촉되더라도 건선이 재발하지 않는다.

1) 중증(重症) 건선 근원치료 진행

— 팔, 다리, 복부, 허리 등에 발현된 중증(重症) 건선을 치료하기 위해 근원치료 효능을 발휘하는 한약 복용을 시작하면 근원치료가 본격 진행

- 중증(重症) 건선 병변 부위에 축적되어 있으면서 정상 피부기능을 온전히 발휘하지 못하는 피부조직 중 일부가 선천면역세포인 각질형성 세포에 의해 각화되어 건선 병변 부위에서 각질 형태로 발생한 후 체외로 탈락되면서 건선 병변이 호전
- 호전된 건선 병변 부위에서 각질형성 세포에 의해 각화된 각질이 체외로 계속 탈락되면서 건선 병변이 계속해서 호전
- 중증(中症) 및 경증(輕症) 상태로 건선 병변이 지속적으로 호전
- 근원치료 후 건선 근본 원인과 악화인자와 연관된 이상 증후가 치유되고 건선 병변이 소멸된 부위에 정상 피부 기능을 온전하게 발휘하는 피부 조직이 생성되면 중증(重症) 건선 근본 치료가 실현될 수 있다.

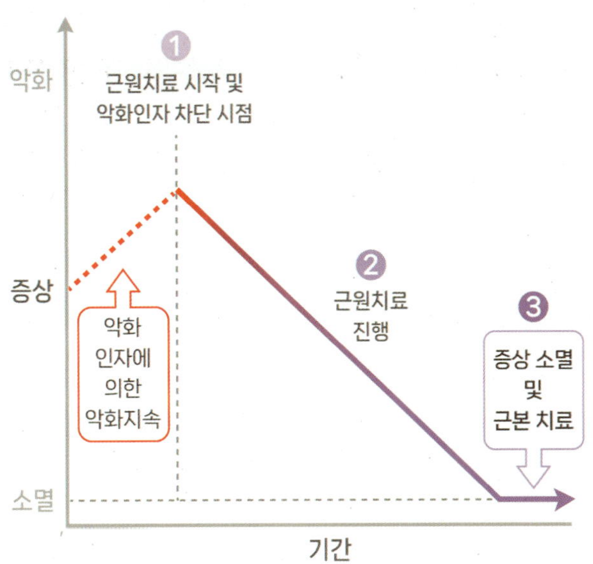

악화인자를 철저히 차단한 상태에서 근원치료 효능을 발휘하는 한약 복용을 시작한 후 중증(重症) 건선(①) 근원치료가 본격 진행(②)되면 리바운드 현상은 발생하지 않으면서 건선 근본 원인과 이상 증후가 치유되고 건선 병변이 소멸된 부위에 정상 피부조직이 생성된 후 건선 근본 치료가 실현(③)된다.

— 팔

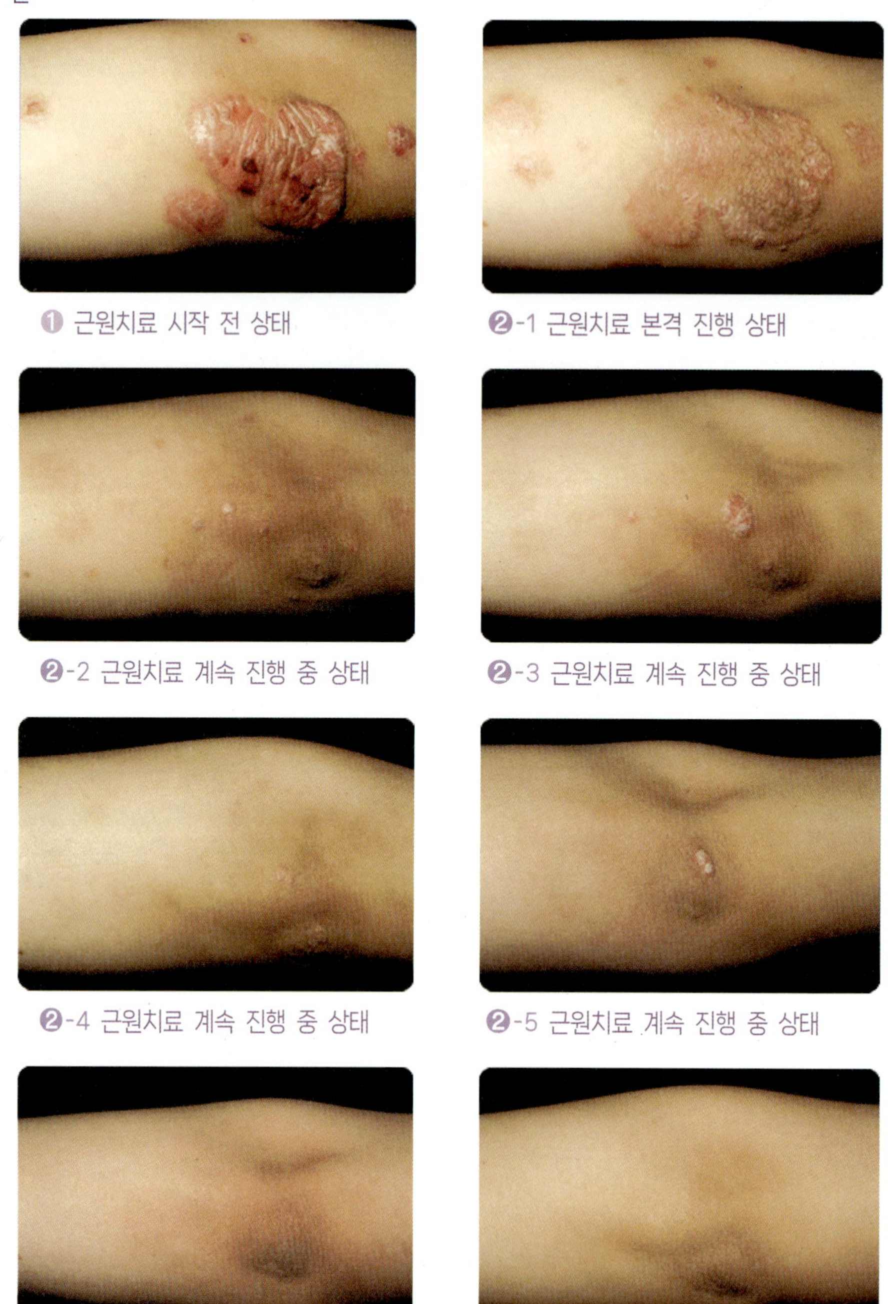

❶ 근원치료 시작 전 상태

❷-1 근원치료 본격 진행 상태

❷-2 근원치료 계속 진행 중 상태

❷-3 근원치료 계속 진행 중 상태

❷-4 근원치료 계속 진행 중 상태

❷-5 근원치료 계속 진행 중 상태

❷-6 근원치료 계속 진행 중 상태

❸ 중증(重症) 건선 근본치료 상태

참고) 건선 병변이 점진적으로 소멸되고 건선이 소멸된 부위에 정상 피부조직이 생성되는 근원치료 진행 상태와 근본 치료된 상태의 시각적 이해를 위해 제시된 이미지 자료이다.

❶ 근원치료 시작 전 상태

악화인자 체내 유입과 피부 접촉을 철저히 차단한 상태에서 한의학 이론과 건선 치료 원리에 근거하여 창안된 처방으로 조제된 한약을 복용한 후 근원치료 효능이 발휘되면, 건선 발병 후 비정상적으로 실행되던 생명현상과 생체활동이 비로소 정상적으로 영위되기 시작하면서 저하된 면역능의 점진적 증강, 약화된 자연 치유력의 점진적 강화, 손상된 선천 면역계 기능의 점진적 회복, 면역세포 정상 생성, 면역세포와 연관 분자의 점진적 기능 회복, 손상된 피부 장벽기능의 점진적 회복 등을 실현시키는 근원치료 효능이 발휘된다.

❷-1 근원치료 본격 진행 상태

근원치료가 본격 진행되면, 건선 병변 부위에 축적돼 있으면서 정상 피부 기능을 온전히 발휘하지 못하는 피부조직 중 일부가 선천면역세포인 각질형성세포에 의해 각화되어 건선 병변 부위에서 각질 형태로 발생한 후 체외로 탈락시키는 근원치료 과정이 진행되면서 건선 병변이 호전된다. 이러한 건선 병변 호전은 손상된 선천면역계 기능의 점진적 회복, 손상된 피부장벽 기능의 점진적 회복, 저하된 면역능의 점진적 증강, 약화된 자연 치유력의 점진적 강화 등에 비례하는 만큼 실현된다.

❷-2 근원치료 계속 진행 중 상태

근원치료 효능이 발휘되는 도중에 건선 유발요인을 비롯하여 악화인자로 관여하는 이물질이 체내로 유입되거나 피부에 접촉되면서 면역체계가 과민반응을 일으키는 등 정상 생명현상과 생체활동이 더 이상 영위되지 못할 경우에는, 근원치료 효능이 더 이상 발휘되지 못하며 또한 근원치료도 더 이상 진행되지 않는다. 그리고 근원치료 효능을 발휘하는 한약을 복용하면서 근원치료가 진행되는 도중에 대증치료 효능을 발휘하는 약물 등을 함께 사용할 경우에도 근원치료가 더 이상 진행되지 않는다.

❷-3 근원치료 계속 진행 중 상태

지속적으로 호전된 건선 병변 부위에 잔존해 있으면서 정상 피부기능을 온전히 발휘하지 못하는 피부조직이 계속해서 선천면역세포인 각질형성세포에 의해 각화되어 각질 형태로 체외로 탈락되고, 건선 병변이 존재했던 부위에 정상 피부조직 생성 범위가 점차 확대될수록 건선 병변 부위가 점점 축소된다. 이러한 지속적인 건선 병변 호전 상태는 손상된 선천 면역계 기능의 점진적 회복, 손상된 피부장벽 기능의 점진적 회복, 저하된 면역능의 점진적 증강, 약화된 자연치유력의 점진적 강화 등에 비례하는 만큼 실현된다.

❷-4 근원치료 계속 진행 중 상태

건선 병변이 지속적으로 호전됨에 따라 건선 병변에 잔존해 있으면서 정상 피부 기능을 온전히 발휘하지 못하는 피부조직 축적량이 감소할수록, 선천면역세포인 각질형성세포에 의해 각화되어 각질 형태로 체외로 탈락되는 각질의 양이 줄어들고 탈락되는 각질의 크기도 작아진다. 그리고 근원치료 효능이 지속적으로 발휘되면서 건선 병변 부위가 더욱 축소되고 정상 피부조직 생성 범위가 더욱 확대될수록 건선이 근본적으로 치료될 가능성이 높아진다.

❷-5 근원치료 계속 진행 중 상태

근원치료 효능을 발휘하는 한약을 계속해서 복용한 후, 선천 면역계 기능 정상 작동 단계 진입, 피부장벽 기능 정상 작동 단계 진입, 면역세포 정상 생성 단계 진입, 면역세포와 연관 분자 기능 정상 작동 단계 진입, 온전한 면역능 증강 단계 진입, 온전한 자연 치유력 강화 단계 진입 등이 실현되면서 건선의 근본 원인과 악화인자와 연관된 이상 증후가 치유 단계에 진입할수록, 그에 비례하여 건선 병변도 소멸 단계로 진입한다.

❷-6 근원치료 계속 진행 중 상태

건선 병변 부위에 잔존해 있으면서 정상 피부 기능을 온전하게 발휘하지 못하는 피부 조직이 각질형성세포에 의해 전부 각화되어 각질 형태로 체외로 모두 탈락되면 건선 병변이 소멸된다. 근원치료 후, 건선의 근본 원인과 악화인자와 연관된 이상 증후가 온전하게 치유되고, 건선 병변이 소멸된 부위에 정상 피부 기능을 온전하게 발휘하는 피부 조직이 생성되면 한시적인 건선 증상 완화가 아닌 근본 치료가 실현될 수 있다.

❸ 중증(重症) 건선 근본치료 상태

근원치료 효능을 발휘하는 한약 복용을 시작한 후 생명현상과 생체활동이 정상적으로 영위되고, 온전한 면역능 증강, 온전한 자연 치유력 강화, 면역세포 정상 생성, 면역세포와 연관분자 기능 정상 작동, 선천 면역계 기능 정상 작동, 피부 장벽 기능 정상 작동 등이 실현되면서 중증(重症) 건선이 근본적으로 치료된 이후에는, 건선 유발 요인을 비롯한 악화 인자가 체내로 유입되더라도 정상 생명현상과 생체활동을 영위하면서 면역체계가 과민반응을 일으키지 않으면 건선이 재발하지 않는다.

2. 대증치료 중단 및 근원치료로 대체 후 중증(重症) 건선 근원 치료 진행

건선 발병 후 대증 치료를 계속했으나 건선 근본 원인과 (악화인자와 연관된) 이상 증후는 치유되지 못하고 중증(重症) 상태로 진행된 건선 증상만 한시적으로 완화된 상태일 때, 악화인자를 철저히 차단한 상태에서 대증 치료를 중단하고 근원 치료로 대체한 후 근원 치료가 시작되면, 한시적으로 완화됐던 건선 증상이 사라지고 리바운드 현상이 진행되면서 본래 앓고 있는 중증(重症) 상태로 건선 병변이 100% 표출된다. 이후 건선 근본 원인과 이상 증후가 치유되고 건선 병변이 소멸된 부위에 정상 피부조직이 생성되면 근본 치료가 실현될 수 있다.

1) 근원치료로 대체한 후 중증(重症) 건선 근원치료 진행

— 대증치료 중단 및 근원치료로 대체 후 리바운드 현상이 진행되면서 본래 앓고 있는 중증(重症) 상태로 건선 병변이 100% 표출된 이후에 근원치료가 본격 진행

- 중증(重症) 건선 병변 부위에 축적되어 있으면서 정상 피부기능을 온전히 발휘하지 못하는 피부조직 중 일부가 선천면역세포인 각질형성세포에 의해 각화되어 건선 병변 부위에서 각질 형태로 발생한 후 체외로 탈락되면서 건선 병변이 호전
- 호전된 건선 병변 부위에서 각질형성세포에 의해 각화된 각질이 체외로 계속 탈락되면서 건선 병변이 계속해서 호전
- 중증(中症) 및 경증(輕症) 상태로 건선 병변이 지속적으로 호전
- 근원치료로 대체 후 건선 근본 원인과 악화 인자와 연관된 이상 증후가 치유되고 건선 병변이 소멸된 부위에 정상 피부조직이 생성되면 중증(重症) 건선 근본 치료가 실현

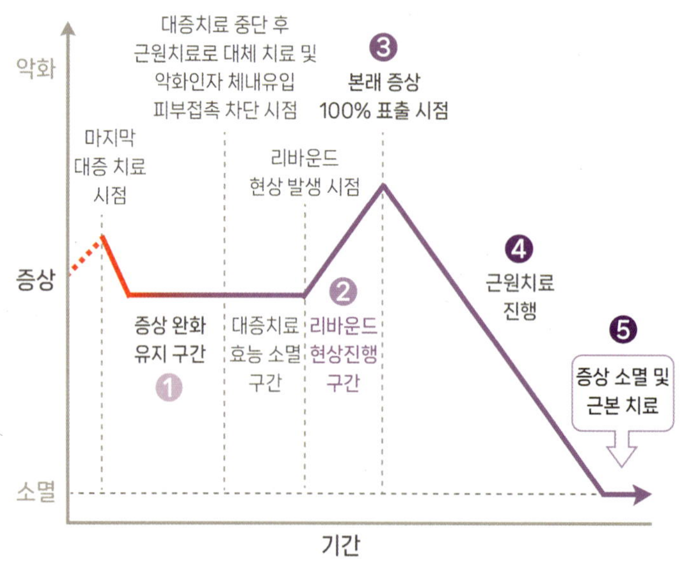

발병 초기부터 대증치료를 계속했으나 건선이 근본 치료되지 못하고 중증(重症) 건선 증상만 한시적으로 완화된 상태(❶)일 때 악화인자를 철저히 차단한 상태에서 근원치료로 대체한 후 근원치료 효능이 발휘되면, 한시적으로 완화됐던

건선 증상(❶)이 사라지고 리바운드 현상이 진행(❷)되면서 본래 앓고 있는 중증(重症) 상태로 100% 표출(❸)된 이후에 근원 치료가 본격 진행(❹)되면서 건선 근본 원인과 악화인자와 연관된 이상 증후가 치유되고 건선 병변이 소멸된 부위에 정상 피부조직이 생성되면 건선 근본 치료가 실현(❺)된다.

— 팔

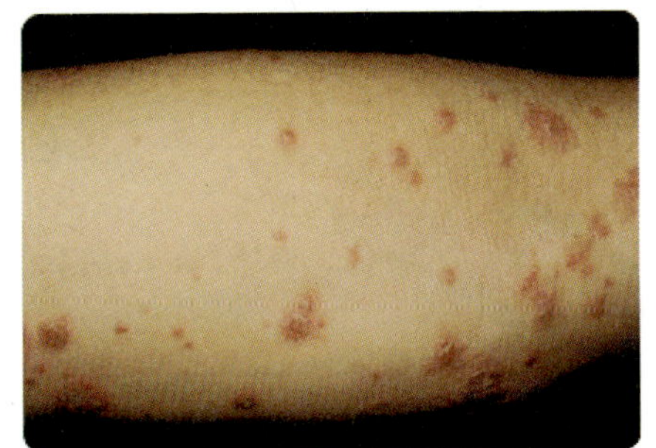

❶ 대증치료 효능으로 중증(重症) 건선이 한시적으로 완화된 상태

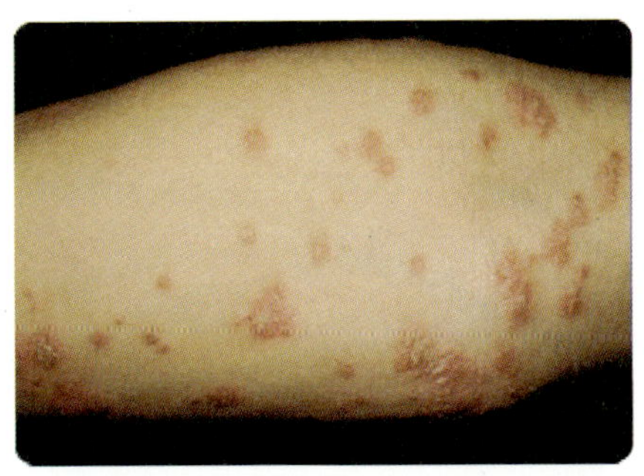

❷-1 대증치료 중단 및 근원치료로 대체 후 리바운드 현상 진행 상태

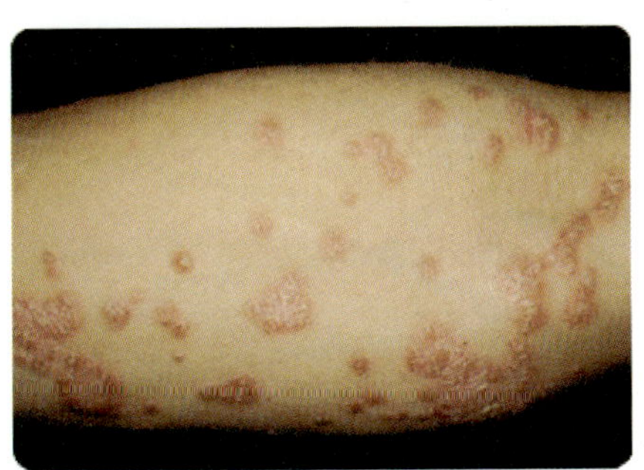

❷-2 리바운드 현상 진행 계속 진행

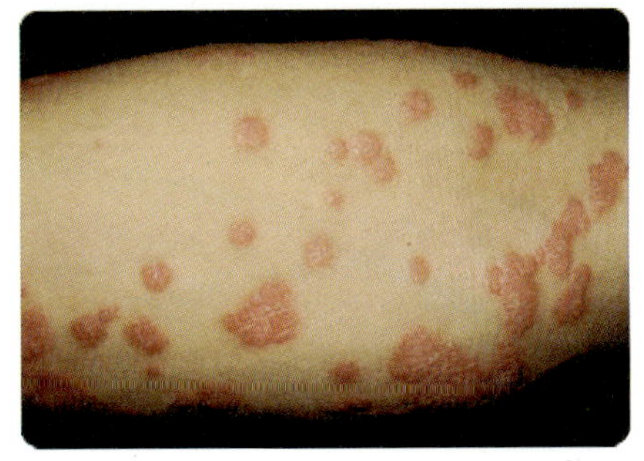

❷-3 리바운드 현상 진행 계속 진행

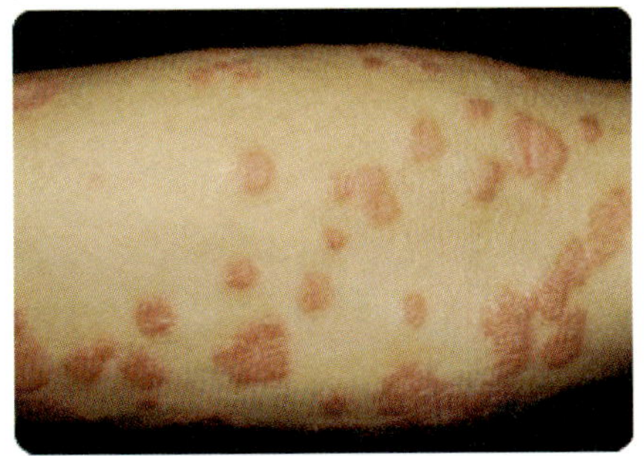

❷-4 리바운드 현상 진행 계속 진행

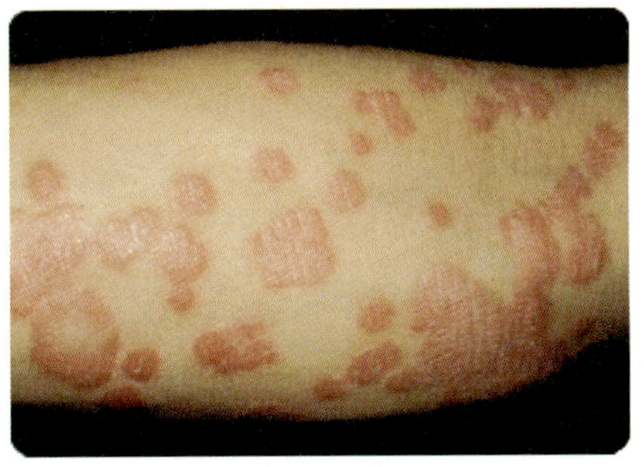

❸ 리바운드 현상 진행 후 본래 중증(重症) 증상 100% 표출 상태

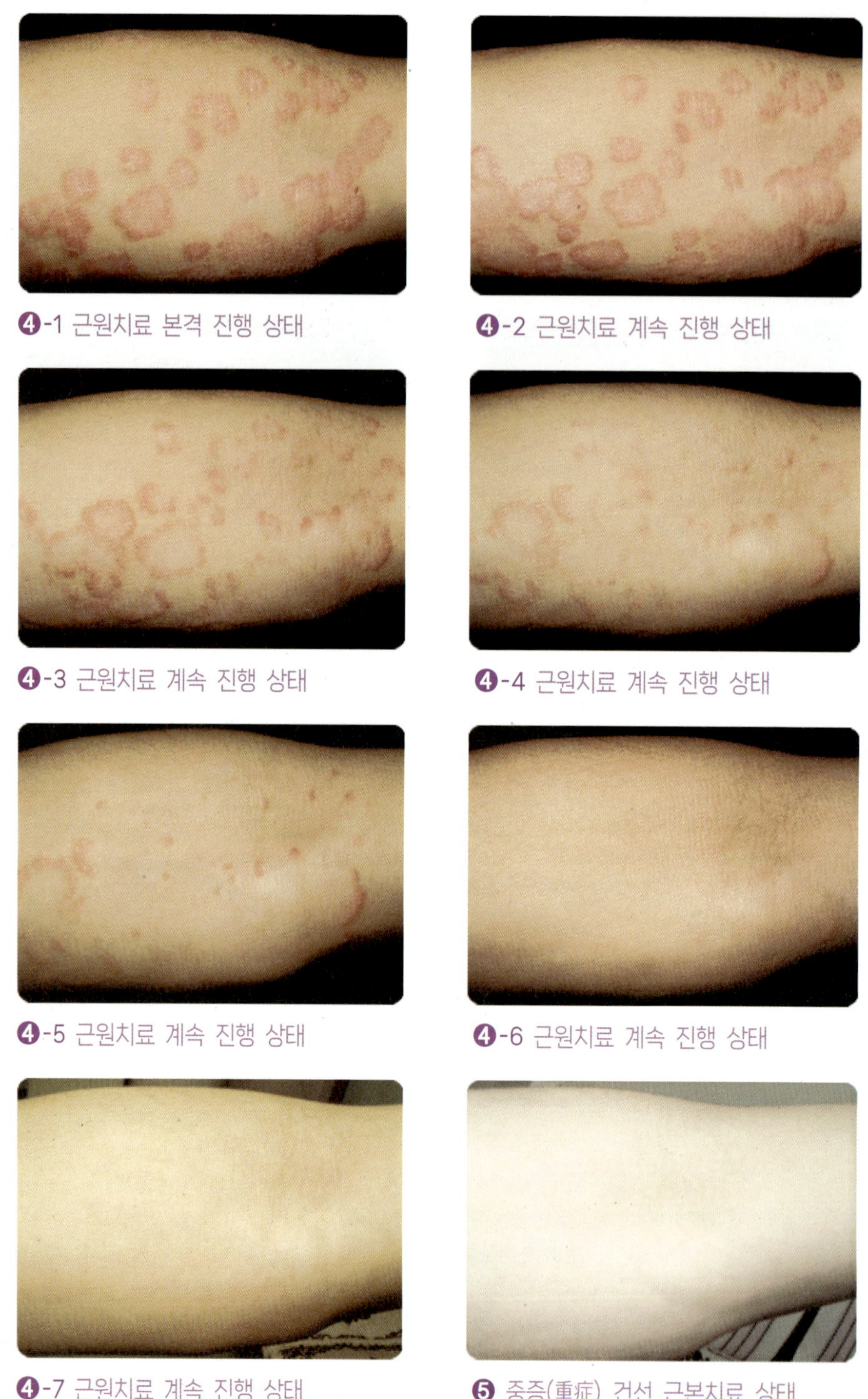

❹-1 근원치료 본격 진행 상태

❹-2 근원치료 계속 진행 상태

❹-3 근원치료 계속 진행 상태

❹-4 근원치료 계속 진행 상태

❹-5 근원치료 계속 진행 상태

❹-6 근원치료 계속 진행 상태

❹-7 근원치료 계속 진행 상태

❺ 중증(重症) 건선 근본치료 상태

참고) 리바운드 현상이 진행되면서 본래 앓고 있는 중증(重症) 상태로 건선 병변이 100% 표출된 이후에 근원치료 진행 상태와 근본 치료된 상태의 시각적 이해를 위해 제시된 이미지 자료이다.

❶ 대증치료 효능으로 중증(重症) 건선이 한시적으로 완화된 상태

건선 발병 후 체내로 계속 유입되고 피부에 접촉된 악화인자로 인해 면역체계가 과민반응을 일으키면서 건선 병변이 점점 악화될 때, 악화인자의 존재를 알지 못해 이를 차단하지 못하더라도 대증치료를 통해 건선 증상은 한시적으로 완화시킬 수 있다.

또한, 악화인자가 체내로 계속 유입되고 피부에 접촉되면서 건선 병변이 중증(重症) 상태로 악화되더라도 이전에 사용했던 약물보다 더 강한 약리 효능을 발휘하는 대증치료 약물을 사용하여 증상을 다시금 완화시킬 수 있다.

❷-1 대증치료 중단 및 근원치료로 대체 후 리바운드 현상 진행 상태

건선 발병 초기부터 대증치료를 계속했으나 건선 근본 원인과 이상 증후는 치유되지 못하고 건선 증상만 한시적으로 완화된 상태일 때, 계속해온 대증치료를 중단하고 악화인자를 철저히 차단한 상태에서 근원치료로 대체한 후 근원치료 효능이 발휘되면, 그동안의 대증치료 효능으로 한시적으로 완화됐던 건선 증상이 사라지며, 대증치료 기간에 체내로 유입되고 피부에 접촉된 악화인자 때문에 생명현상과 생체활동 손상이 심화된 만큼 본래 앓고 있는 건선 병변이 악화된 상태로 100% 표출되는 리바운드 현상이 반드시 발생한다.

❷-2 리바운드 현상 신행 계속 진행

이와 같이 대증치료 효능을 발휘하는 약물 등의 사용을 중단하고 근원치료 효능을 발휘하는 한약 복용으로 대체해서 근원치료를 시작했을 때 리바운드 현상이 발생하는 까닭은, 그동안의 대증치료로는 건선 병변이 근본 치료 및 치유된 상태가 아니고 건선 증상만 한시적으로 완화된 상태이기 때문이다. 또한, 리바운드 현상 발생 후 일정 기간 동안 리바운드 현상이 진행되면서 본래 앓고 있는 상태로 건선 병변을 100% 표출시키는 정상 생명현상과 생체활동을 영위해야 향후 건선 병변을 100% 소멸시킬 수 있기 때문이다.

❷-3 리바운드 현상 진행 계속 진행

즉, 근원치료로 대체한 후 본래 앓고 있는 상태로 건선 병변이 100% 표출되는 리바운드 현상이 먼저 발생하는 까닭은, 리바운드 현상을 통해 100% 표출된 건선 병변 부위에 축적되어 있으면서 정상 피부 기능을 온전히 발휘하지 못하는 피부조직 일체를 선천면역세포인 각질형성세포에 의해 각화시킨 후 건선 병변 부위에서 발생한 각질을 체외로 전부 탈락시켜 건선 병변을 소멸시키고, 또한 건선 병변이 소멸된 부위에 정상 피부조직을 생성시키려는 생명현상과 생체활동을 정상 영위할 때 필연적으로 발생하는 현상이기 때문이다.

❷-4 리바운드 현상 진행 계속 진행

악화인자 체내 유입과 피부 접촉을 철저히 차단한 상태에서 근원 치료 효능을 발휘하는 한약 복용으로 대체한 후 근원 치료가 시작되면, 건선 유발 요인이 체내로 유입된 이후 비정상적으로 실행되던 생명현상과 생체활동이 비로소 정상적으로 영위되기 시작한다. 이로 인해 저하된 면역능의 점진적 증강, 약화된 자연치유력의 점진적 강화, 손상된 선천 면역계 기능의 점진적 회복, 면역세포의 정상 생성, 면역세포와 연관 분자의 점진적 기능 회복, 손상된 피부 장벽 기능의 점진적 회복 등이 실현되는 근원 치료 효능이 발휘된다.

❸ 리바운드 현상 진행 후 본래 중증(重症) 증상 100% 표출 상태

그와 동시에 건선 유발 요인을 비롯한 악화인자로 인해 면역능 저하, 자연 치유력 약화, 선천 면역계 기능 손상, 면역세포 생성 장애, 면역세포와 연관 분자의 기능 손상, 피부 장벽 기능 손상 등이 발생하며, 이러한 손상에 비례한 만큼 본래 앓고 있는 상태로 건선 병변이 100% 표출될 때까지 일정 기간 동안 리바운드 현상이 진행된다. 리바운드 현상이 일정 기간 동안 진행되면서 본래 앓고 있는 건선 병변이 악화된 상태로 100% 표출되고 나면, 악화된 상태로 100% 표출된 본래 앓고 있는 건선 병변을 소멸시키는 근원 치료가 본격적으로 진행된다.

❹-1 근원치료 본격 진행 상태

근원치료가 본격 진행되면, 건선 병변 부위에 축적돼 정상 피부 기능을 온전히 발휘하지 못하는 피부조직 중 일부가 선천 면역세포인 각질형성세포에 의해 각화되어 건선 병변 부위에서 각질 형태로 발생한 후 체외로 탈락되는 근원 치료 과정이 진행된다. 이로 인해 건선 병변이 호전되며, 이러한 건선 병변의 호전은 손상된 선천 면역계 기능의 점진적 회복, 손상된 피부 장벽 기능의 점진적 회복, 저하된 면역능의 점진적 증강, 약화된 자연 치유력의 점진적 강화 등에 비례하여 실현된다.

❹-2 근원치료 계속 진행 상태

근원치료 효능이 발휘되는 도중에 건선 유발요인을 비롯해 악화인자로 관여하는 이물질이 체내로 계속 유입되거나 피부에 접촉되면서 면역체계가 과민반응을 일으키는 등 정상 생명현상과 생체활동이 더 이상 영위되지 못할 경우, 근원치료 효능이 더 이상 발휘되지 않으며 근원치료도 더 이상 진행되지 않는다. 또한, 근원치료 효능을 발휘하는 한약을 복용하면서 근원치료가 진행되는 도중에 대증치료 효능을 발휘하는 약물 등을 함께 사용할 경우에도 근원치료는 더 이상 진행되지 않는다.

❹-3 근원치료 계속 진행 상태

근원치료 효능이 계속 발휘되면 호전된 건선 병변에 잔존해 있으면서 정상 피부기능을 온전히 발휘하지 못하는 피부조직이 선천면역세포인 각질형성세포에 의해 각화되어 각질 형태로 체외로 탈락된다. 또한, 각질 형태로 탈락된 건선 병변 부위에 정상 피부조직이 생성되는 근원 치료 진행 상태가 전개된다. 이러한 건선 병변의 지속적인 호전은 손상된 선천면역계 기능의 점진적 회복, 손상된 피부장벽 기능의 점진적 회복, 저하된 면역능의 점진적 증강, 약화된 자연치유력의 점진적 강화 등에 비례하는 만큼 실현된다.

❹-4 근원치료 계속 진행 상태

지속적으로 호전된 건선 병변 부위에 잔존해 있으면서 정상 피부기능을 온전히 발휘하지 못하는 피부조직이 계속해서 선천면역세포인 각질형성세포에 의해 각화되어 각질 형태로 체외로 탈락된다. 건선 병변이 존재했던 부위에 정상 피부조직 생성 범위가 점차 확대될수록 건선 병변 부위는 점점 축소된다. 이러한 지속적인 건선 병변 호전 상태는 손상된 선천면역계 기능의 점진적 회복, 손상된 피부장벽 기능의 점진적 회복, 저하된 면역능의 점진적 증강, 약화된 자연치유력의 점진적 강화 등에 비례하는 만큼 실현된다.

❹-5 근원치료 계속 진행 상태

건선 병변이 지속적으로 호전되어 건선 병변에 잔존해 있으면서 정상 피부기능을 온전히 발휘하지 못하는 피부조직 축적량이 감소할수록, 선천면역세포인 각질형성세포에 의해 각화되어 각질 형태로 체외로 탈락되는 각질 양이 줄어들고 탈락되는 각질 크기도 작아진다. 또한 근원치료 효능이 지속적으로 발휘되면서 건선 병변 부위가 더욱 축소되고 정상 피부조직 생성 범위가 더욱 확대될수록, 건선이 근본적으로 치료될 가능성이 높아진다.

❹-6 근원치료 계속 진행 상태

근원치료 효능을 발휘하는 한약을 계속해서 복용한 후, 선천면역계 기능 정상 작동 단계, 피부장벽 기능 정상 작동 단계, 면역세포 정상 생성 단계, 면역세포와 연관 분자 기능 정상 작동 단계, 온전한 면역능 증강 단계, 온전한 자연치유력 강화 단계 등이 실현되면서 건선 근본 원인과 악화인자와 연관된 이상 증후가 치유 단계에 진입할수록, 그에 비례하는 만큼 건선 병변도 소멸 단계로 진입한다.

❹-7 근원치료 계속 진행 상태

건선 병변 부위에 잔존해 있으면서 정상 피부기능을 온전히 발휘하지 못하는 피부조직이 각질형성세포에 의해 전부 각화되어 각질 형태로 체외로 모두 탈락되면 건선 병변이 소멸된다. 근원치료 후, 건선의 근본 원인과 악화인자와 연관된 이상 증후가 완전히 치유되고 건선 병변이 소멸된 부위에 정상 피부기능을 온전히 발휘하는 피부조직이 생성되면, 한시적인 건선 증상 완화가 아닌 근본치료가 실현된다.

❺ 중증(重症) 건선 근본 치료 상태

대증치료 효능을 발휘하는 약물 사용을 중단하고 근원치료 효능을 발휘하는 한약 복용을 시작한 후, 생명현상과 생체활동이 정상적으로 영위되면서 온전한 면역능 증강, 온전한 자연치유력 강화, 면역세포 정상 생성, 면역세포와 연관 분자의 기능 정상 작동, 선천 면역계 기능 정상 작동, 피부 장벽 기능 정상 작동 등이 실현된다. 이러한 과정에서 중증(重症) 건선이 근본적으로 치료된 이후, 건선 유발 요인을 비롯한 악화인자가 체내로 유입되거나 피부에 접촉되더라도 정상 생명현상과 생체활동이 유지되고 면역체계가 과민반응을 일으키지 않으면 건선이 재발하지 않는다.

참고 문헌

- 黃帝內經 靈樞(全), 素問(上·下). 金達鎬, 李鍾馨 共編譯. 圖書出版 醫聖堂 (2001.02.15)
- 素問入式運氣論奧. 劉溫舒 著. KIOM한국한의학연구원 (2007.12.31)
- 石塘 理氣 韓醫學. 한남주 著, 김성전編. 圖書出版 醫聖堂 (1992.06.25)
- 難經入門. 崔昇勳 譯. 法仁文化社 (1998.03.02)
- 五運六氣學 -理論과實際-. 백남철 著. 翰林醫學社 (1979.08.15)

저자 약력

박 정 원 朴政圓

- 1977년 경희대학교 한의과대학 입학
- 1983년 경희대학교 한의과대학 졸업
- 現 박정원한의원 원장

박정원한의원(http://cafe.daum.net/5un6gi)
(태열, 아토피피부염, 건선 자료 수록)

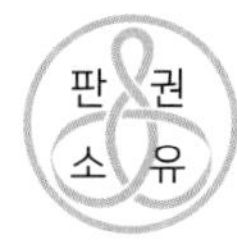

아토피 피부염 치유

2024. 08. 20. 초판발행

저 자 : 박 정 원
발행인 : 김 대 경
발행처 : 도서출판 의 성 당

주 소 : 서울시 강서구 공항대로 222 발산W타워 704호
1969.12.19. 제11-45호
전 화 : (02) 2666-7771~2
팩 스 : (02) 2607-6071
이메일 : esdang@hanmail.net
홈페이지 : www.esdang.com (의성당)
I S B N : 978-89-97223-29-9-93510
정 가 : 70,000원